CB030263

SÉRIE MANUAL DO MÉDICO-RESIDENTE

CONDUTAS PRÁTICAS EM CARDIOLOGIA

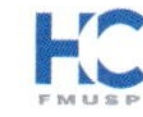

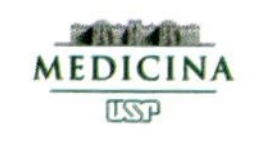

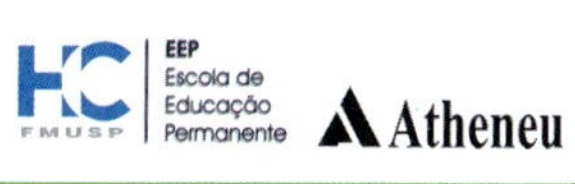

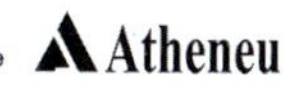

SÉRIE MANUAL DO MÉDICO-RESIDENTE

Coordenadores da Série
Jose Otavio Costa Auler Junior
Luis Yu

- *Acupuntura e Medicina Tradicional Chinesa*
- *Anestesiologia*
- *Condutas Práticas em Cardiologia*
- *Cirurgia da Mão*
- *Cirurgia de Cabeça e Pescoço*
- *Cirurgia Geral*
- *Cirurgia Plástica*
- *Cirurgia Torácica*
- *Cuidados Paliativos – Falências Orgânicas*
- *Dermatologia*
- *Endocrinologia e Metabologia*
- *Endoscopia*
- *Genética Médica*
- *Geriatria*
- *Imunologia Clínica e Alergia*
- *Infectologia*
- *Mastologia*
- *Medicina de Família e Comunidade*
- *Medicina do Trabalho*
- *Medicina Esportiva*
- *Medicina Física e Reabilitação*
- *Nefrologia*
- *Neurologia*
- *Neurologia Infantil*
- *Oftalmologia*
- *Ortopedia e Traumatologia*
- *Otorrinolaringologia*
- *Pediatria*
- *Pneumologia*
- *Radiologia e Diagnóstico por Imagem*
- *Reumatologia*
- *Urologia*

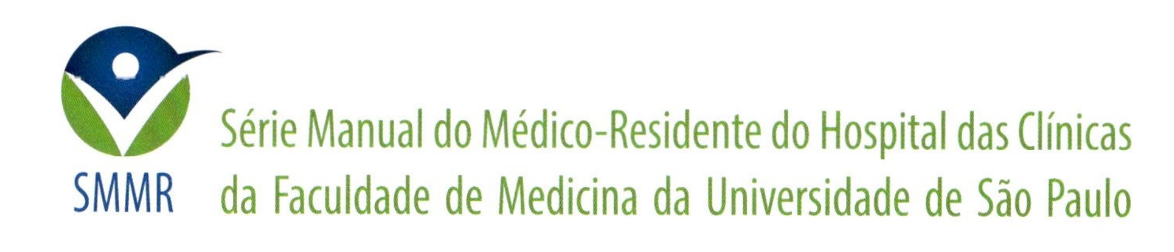

Coordenadores da Série
JOSE OTAVIO COSTA AULER JUNIOR
LUIS YU

VOLUME
CONDUTAS PRÁTICAS EM CARDIOLOGIA

Editores do Volume
ROBERTO KALIL FILHO
LUDHMILA ABRAHÃO HAJJAR

Coeditores do Volume
BRUNO SOARES DA SILVA RANGEL
BRUNA ROMANELLI SCARPA MATUCK
BRENNO RIZERIO GOMES
VAGNER MADRINI JUNIOR
NÁDIA ROMANELLI QUINTANILHA

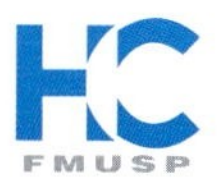

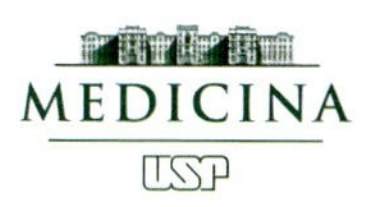

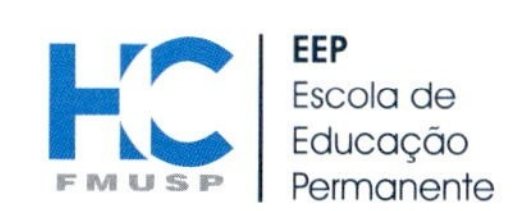

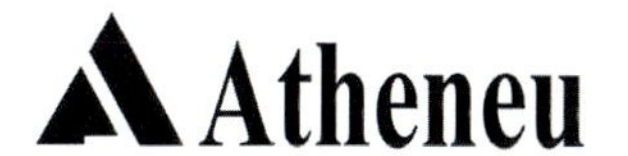

EDITORA ATHENEU

São Paulo	—	*Rua Maria Paula, 123 – 18º andar* *Tels.: (11) 2858-8750* *E-mail: atheneu@atheneu.com.br*
Rio de Janeiro	—	*Rua Bambina, 74* *Tel.: (21) 3094-1295* *E-mail: atheneu@atheneu.com.br*

CAPA: Equipe Atheneu
PRODUÇÃO EDITORIAL: Villa d'Artes

CIP-BRASIL. CATALOGAÇÃO NA PUBLICAÇÃO
SINDICATO NACIONAL DOS EDITORES DE LIVROS, RJ

C753
Condutas práticas em cardiologia / coordenadores Jose Otavio Costa Auler Junior , Luis Yu ; editores Ludhmila Abrahão Hajjar, Roberto Kalil Filho. - 1. ed. - Rio de Janeiro : Atheneu, 2022.
: il. ; 24 cm. (Manual do médico-residente do Hospital das Clínicas da Faculdade de Medicina da Universidade de São Paulo)

Inclui bibliografia e índice
ISBN 978-65-5586-532-5

1. Cardiologia - Manuais, guias, etc. 2. Residentes (Medicina) - Manuais, guias, etc. I. Auler Júnior, José Otávio Costa. II. Yu, Luis. III. Hajjar, Ludhmila Abrahão. IV. Kalil Filho, Roberto. V. Título. VI. Série.

22-77750 CDD: 616.12
CDU: 616.12

Gabriela Faray Ferreira Lopes - Bibliotecária - CRB-7/6643

12/05/2022 17/05/2022

HAJJAR, . A.; KALIL FILHO, R.; AULER JÚNIOR, J. O. C.
Série Manual do Médico-Residente do Hospital das Clínicas da Faculdade de Medicina da Universidade de São Paulo – Volume Condutas Práticas em Cardiologia.

Coordenadores da Série

Jose Otavio Costa Auler Junior
Professor Associado da Disciplina de Anestesiologia da Faculdade de Medicina da Universidade de São Paulo (FMUSP).
Diretor da FMUSP (2014–2018).

Luis Yu
Professor-Associado de Nefrologia da Faculdade de Medicina da Universidade de São Paulo (FMUSP). Ex-Coordenador-Geral da Comissão de Residência Médica (COREME) da FMUSP.

Editores do Volume

Roberto Kalil Filho
Doutorado em Cardiologia pela Universidade de São Paulo (USP). Professor Titular da Disciplina Cardiologia da USP.

Ludhmila Abrahão Hajjar
Doutorado em Medicina pela Faculdade de Medicina da Universidade de São Paulo (FMUSP). Professora Associada (MS-5) da Universidade de São Paulo (USP).

Coeditores do Volume

Bruno Soares da Silva Rangel
Médico Especialista em Clínica Médica pela Universidade Federal do Rio de Janeiro (UFRJ). Cardiologista pelo Hospital Sírio-Libanês (HSL). Especialista em Cardiologia pela Sociedade Brasileira de Cardiologia (SBC). Preceptor da Graduação e Residência de Cardiologia do Instituto do Coração do Hospital das Clínicas da Faculdade de Medicina da Universidade de São Paulo (InCor/HCFMUSP).

Bruna Romanelli Scarpa Matuck
Graduação em Medicina pela Faculdade de Medicina da Universidade de São Paulo (FMUSP). Residência em Clínica Médica pelo Hospital das Clínicas da Faculdade de Medicina da Universidade de São Paulo (HCFMUSP). Residência em Cardiologia pelo Instituto do Coração do Hospital das Clínicas da Faculdade de Medicina da Universidade de São Paulo (InCor/HCFMUSP). Médica Preceptora da Cardiologia do InCor/HCFMUSP (2018-2019). Complementação especializada em Aterosclerose pelo InCor/HCFMUSP.

Brenno Rizerio Gomes
Graduação em Medicina pela Faculdade de Medicina da Universidade de São Paulo (FMUSP). Residência em Clínica Médica pelo Hospital das Clínicas da Faculdade de Medicina da Universidade de São Paulo (HCFMUSP). Residência em Cardiologia pelo Instituto do Coração do Hospital das Clínicas da Faculdade de Medicina da Universidade de São Paulo (InCor/HCFMUSP). Médico Preceptor da Cardiologia do InCor/HCFMUSP (2018-2019). Médico Assistente da Unidade de Insuficiência Cardíaca do InCor/HCFMUSP.

Vagner Madrini Junior
Médico Graduado pela Universidade Federal do Pará (UFPA). Especialista em Clínica Médica pela Escola Paulista de Medicina da Universidade Federal de São Paulo (EPM/Unifesp). Especialista em Cardiologia pelo Instituto do Coração do Hospital das Clínicas da Faculdade de Medicina da Universidade de São Paulo (InCor/HCFMUSP). Especialista em Cardiologia pelo InCor/HCFMUSP. Especialista em Terapia Intensiva pela Escola de Educação Permanente (EEP/HCFMUSP). Preceptor da Residência de Cardiologia do InCor/HCFMUSP (2018-2019). Doutorando em Ciências - Cardiologia pela FMUSP. Membro da Comissão Científica da Sociedade de Cardiologia do Estado de São Paulo (SOCESP), biênio 2022-2023. Professor Convidado da FMUSP. Pesquisador da Comissão Científica do InCor/HCFMUSP. Médico Assistente do Departamento de Miocardiopatias e Doenças da Aorta do InCor/HCFMUSP.

Nádia Romanelli Quintanilha
Graduação em Medicina e Residência Médica em Clínica Médica pela Faculdade de Medicina do ABC (FMABC). Residência Médica em Cardiologia pelo Hospital Sírio-Libanês (HSL). *Fellow* em Coronariopatia Aguda e Medicina Intensiva pelo Instituto do Coração do Hospital das Clínicas da Faculdade de Medicina da Universidade de São Paulo (InCor/HCFMUSP). Especialista em Cardiologia pela Sociedade Brasileira de Cardiologia (SBC).

Colaboradores

Alberto Pereira Ferraz
Especialização em Eletrofisiologia Invasiva pelo Instituto do Coração do Hospital das Clínicas da Faculdade de Medicina da Universidade de São Paulo (InCor/HCFMUSP). Plantonista da UTI Clínica do InCor/HCFMUSP.

Alexandra Régia Dantas Brígido
Médica pela Universidade Federal do Rio Grande do Norte (UFRN). Residência Médica em Clínica Médica pela Escola Paulista de Medicina da Universidade Federal de São Paulo (EPM/Unifesp). Residência Médica em Cardiologia pelo Instituto do Coração do Hospital das Clínicas da Faculdade de Medicina da Universidade de São Paulo (InCor/HCFMUSP). Especialista em Cardiologia pela Sociedade Brasileira de Cardiologia (SBC). *Fellowship* em Arritmia Clínica, Eletrofisiologia e Estimulação Cardíaca Artificial no InCor/HCFMUSP.

Alexandre Antônio Cunha Abizaid
Doutorado em Medicina (Cardiologia) pela Universidade Federal de São Paulo (Unifesp).

Alexandre de Matos Soeiro
Doutorado em Cardiologia pela Faculdade de Medicina da Universidade de São Paulo (FMUSP). Coordenador da Unidade Cardiológica Intensiva da Real e Benemérita Associação Portuguesa de Beneficência.

Allan Piffer Silvestrucci Silva
Formação Acadêmica em Medicina pela Universidade Nove de Julho (Uninove). Residência em Clínica Médica (Hospital Universitário São Francisco). Especialista em Cardiologia pelo Instituto do Coração do Hospital das Clínicas da Faculdade de Medicina da Universidade de São Paulo (InCor/HCFMUSP). Especialista pela Sociedade Brasileira de Cardiologia (SBC).

Amanda Batalha Pereira
Médica formada pela Universidade Federal do Maranhão (UFMA). Especialista em Clínica Médica pelo Hospital Municipal Doutor Fernando Malho Pires da Rocha e Hospital das Clínicas da Faculdade de Medicina da Universidade de São Paulo (FMUSP). Cardiologista pelo Hospital Sírio-Libanês (HSL).

Ana Belén Guadalupe Saeteros
Medica pela Universidad Central del Ecuador. Quito-Equador. Residência Médica pelo Hospital de Especialidades Eugenio Espejo. Quito-Equador. Atualmente Residência em Cardiologia pelo Instituto do Coração do Hospital das Clínicas da Faculdade de Medicina da Universidade de São Paulo (InCor/HCFMUSP).

Ana Flávia Diez de Andrade

Graduada em Medicina pela Pontifícia Universidade Católica de São Paulo (PUC-SP). Clínica Médica pelo Hospital Municipal Dr. Fernando Mauro Pires da Rocha. Cardiologia em formação pelo Instituto do Coração do Hospital das Clínicas da Faculdade de Medicina da Universidade de São Paulo (InCor/HCFMUSP).

Ana Luisa Souza Nascimento

Graduação em Medicina pelo Centro Universitário de Volta Redonda (UniFOA). Residência em Clínica Médica pela Santa Casa de Misericórdia de Juiz de Fora. Residência em Cardiologia pelo Hospital Sírio-Libanês (HSL).

Ana Luiza Piqueira de Mello Eiras

Formada em Medicina pelo Centro Universtário do Estado do Paraná (CESUPA). Especialista em Clínica Médicas pelo Hospital Municipal Pimentas Bonsucesso. Especializanda em Cardiologia pelo Instituto do Coração do Hospital das Clínicas da Faculdade de Medicina da Universidade de São Paulo (InCor/HCFMUSP).

Ana Paula Lindoso Lima

Especialização em Estimulação Cardíaca Eletrônica Implantável pela Santa Casa de Misericórdia de Goiânia. Participação em Projetos de Pesquisa da Polícia Militar do Estado de Goiás.

Ana Vitoria Vitoreti Martins

Médica pela Universidade Federal de Juiz de Fora (UFJF). Especialista em Clínica Médica pelo Hospital das Clínicas da Universidade Federal de Minas Gerais (HCUFMG). Cardiologista pelo Instituto do Coração do Hospital das Clínicas da Faculdade de Medicina da Universidade de São Paulo (InCor/HCFMUSP).

Angélica Binotto

Doutorado em Cardiologia pela Universidade de São Paulo (USP). Professor da Universidade Nove de Julho (Uninove). Doutorado em Enfermagem pela Universidade Federal do Paraná (UFPR). Professora da Universidade Estadual do Centro-Oeste (UNICENTRO).

Anna Christina de Lima Ribeiro

Doutora em Ciências (Cardiologia) pela Faculdade de Medicina da Universidade de São Paulo (FMUSP). Especialista em Cardiologia Pediátrica pela Sociedade Brasileira de Cardiologia (SBC). Especialista em Pediatria pela Sociedade Brasileira de Pediatria (SBP). Médica Assistente da Unidade Clínica de Cardiologia Pediátrica e Cardiopatias Congênitas do Adulto do Instituto do Coração do Hospital das Clínicas da Faculdade de Medicina da Universidade de São Paulo (InCor/HCFMUSP).

Anthony Medina Conceição

Residência em Cardiologia pelo Instituto do Coração do Hospital das Clínicas da Faculdade de Medicina da Universidade de São Paulo (InCor/HCFMUSP). Residência em Clínica Médica pelo Hospital das Clínicas da Faculdade de Medicina da Universidade de São Paulo (HCFMUSP). Graduação pela Escola Bahiana de Medicina e Saúde Pública (EBMSP).

Antônio Fernando Barros de Azevedo Filho

Graduação em Medicina pela Faculdade de Medicina da Universidade de São Paulo (FMUSP). Residência em Clínica Médica pelo Hospital das Clínicas da Faculdade de Medicina da Universidade de São Paulo (HCFMUSP). Residência em Cardiologia pelo Instituto do Coração do Hospital das Clínicas da Faculdade de Medicina da Universidade de São Paulo (InCor/HCFMUSP). Especialista em Cardiologia pela Sociedade Brasileira de Cardiologia (SBC).Especialização em Medicina Intensiva pelo InCor/HCFMUSP. Ex-Médico-Preceptor da Graduação e Residência em Clínica Médica pelo HCFMUSP (2012-2014). Ex-Médico-Preceptor da Graduação, Residência e Estágio em Cardiologia pelo InCor/HCFMUSP.

Antonio Sergio de Santis Andrade

Doutorado em Doutorado em Ciências da Saúde pela Universidade de São Paulo (USP). Médico Assistente do Instituto do Coração do Hospital das Clínicas da Faculdade de Medicina da Universidade de São Paulo (InCor/HCFMUSP).

Aristóteles Comte de Alencar Neto

Residência Médica pelo Hospital das Clínicas da Universidade de São Paulo (USP). Pesquisador do Instituto do Coração do Hospital das Clínicas da Faculdade de Medicina da Universidade de São Paulo (InCor/HCFMUSP).

Armindo Jreige Júnior

Graduação em Medicina pela Universidade de Brasília (UnB). Residência de Clínica Médica pela Universidade Federal de São Paulo (EPM/Unifesp). Residência de Cardiologia pelo Instituto do Coração do Hospital das Clínicas da Faculdade de Medicina da Universidade de São Paulo (InCor/HCFMUSP). Médico Assistente na Unidade de Enfermaria do InCor/HCFMUSP (2021-2022). Preceptor Voluntário do internato de Cardiologia da Universidade de Brasília (UnB).

Augusto Hiroshi Uchida

Graduado em Medicina pela Universidade de São Paulo (USP). Residência em Clínica Médica pelo Hospital das Clínicas da Faculdade de Medicina da Universidade de São Paulo (HC-FMUSP). Cardiologia pelo Instituto do Coração do Hospital das Clínicas da Faculdade de Medicina da Universidade de São Paulo (InCor/HCFMUSP). Ex-Preceptor dos Residentes do InCor/HCFMUSP. Atualmente é Médico Assistente no InCor/HCFMUSP. É Ph.D. pela USP.

Bruno Alves da Mota Rocha

Médico pela Universidade Federal de Pernambuco (UFP). Cardiologista pelo Instituto do Coração do Hospital das Clínicas da Faculdade de Medicina da Universidade de São Paulo (InCor/HCFMUSP). *Fellow* de Hemodinâmica e Cardiologia Intervencionista pelo InCor/HCFMUSP.

Bruno Biselli

Médico Assistente da Unidade de Insuficiência Cardíaca do Instituto do Coração do Hospital das Clínicas da Faculdade de Medicina da Universidade de São Paulo (InCor/HCFMUSP). Cardiologista do Hospital Sírio-Libanês (HSL).

Bruno Maeda Fuzissima

Ggraduado em Medicina pela Faculdade de Medicina de Ribeirão Preto da Universidade de São Paulo (FMRP-USP). Especialização em clínica médica pelo Hospital das Clínicas da Faculdade de Medicina da Universidade de São Paulo (HCFMUSP). Residente em Cardiologia pelo Instituto do Coração do Hospital das Clínicas da Faculdade de Medicina da Universidade de São Paulo (InCor/HCFMUSP)

Bruno Pellaquim Barros

Médico graduado pela Faculdade de Medicina da Universidade Federal de Goiás (FMUFG). Residência em Clínica Médica pelo Hospital das Clínicas da Faculdade de Medicina da Universidade de São Paulo (HCFMUSP). Residência em Cardiologia pelo Instituto do Coração do Hospital das Clínicas da Faculdade de Medicina da Universidade de São Paulo (InCor/HCFMUSP). Especialista em Cardiologia pela Sociedade Brasileira de Cardiologia (SBC). *Fellow* em Ecocardiografia pelo InCor/HCFMUSP. Especialista em Ecocardiografia pelo Departamento de Imagem Cardiovascular da Sociedade Brasileira de Cardiologia (DIC-SBC).

Bruno Soares da Silva Rangel

Médico Especialista em Clínica Médica pela Universidade Federal do Rio de Janeiro (UFRJ). Cardiologista pelo Hospital Sírio-Libanês (HSL). Especialista em Cardiologia pela Sociedade Brasileira de Cardiologia (SBC). Preceptor da Graduação e Residência de Cardiologia do Instituto do Coração do Hospital das Clínicas da Faculdade de Medicina da Universidade de São Paulo (InCor/HCFMUSP).

Caio Rebouças Fonseca Cafezeiro

Médico pela Escola Bahiana de Medicina e Saúde Pública. Especialista em Clínica Médica pelo Hospital Santo Antônio. Cardiologista e Ecocardiografista pelo Instituto do Coração do Hospital das Clínicas da Faculdade de Medicina da Universidade de São Paulo (InCor/HCFMUSP).

Caio de Assis Moura Tavares

Residência Médica pela Universidade de São Paulo (USP). Médico Assistente da Unidade de Cardiogeriatria da Fundação Zerbini.

Camila Pimentel Landim de Almeida

Médica pela Universidade Federal do Ceará (UFC). Residência em Clínica Médica pelo Hospital das Clínicas da Faculdade de Medicina Universidade de São Paulo (HCFMUSP) de Ribeirão Preto. Residência em Cardiologia pelo Instituto do Coração do Hospital das Clínicas da Faculdade de Medicina da Universidade de São Paulo (InCor/HCFMUSP).

Carlos Alberto Pastore

Diretor da Unidade Clínica de Eletrocardiografia de Repouso do Instituto do Coração do Hospital das Clínicas da Faculdade de Medicina da Universidade de São Paulo (InCor/HCFMUSP). Professor Livre-Docente da Universidade de São Paulo (USP). Presidente do Grupo de Estudos Setorial de Eletrocardiografia da Sociedade Brasileira de Cardiologia (SBC). Ex-Presidente e Membro do Conselho da International Society of Eletrocardiology.

Carlos Eduardo Rochitte

Doutorado em Medicina pela Universidade de São Paulo (USP). Supervisor do Instituto do Coração do Hospital das Clínicas da Faculdade de Medicina da Universidade de São Paulo (InCor/HCFMUSP).

Carolina Vieira de Campos

Cardiologista Pediátrica pelo Instituto do Coração do Hospital das Clínicas da Faculdade de Medicina da Universidade de São Paulo (InCor/HCFMUSP) e Intensivista pela Associação de Medicina Intensiva Brasileira (AMIB). Especialista em Cuidados Paliativos Pediátricos. Doutoranda pela Faculdade de Medicina da Universidade de São Paulo (FMUSP). Médica Diarista da Unidade de Terapia Intensiva Cirúrgica Pediátrica do InCor/HCFMUSP.

Cecília Chie Sakaguchi Barros

Estudante da Faculdade de Medicina da Universidade de São Paulo (FMUSP). Doutoranda pelo Programa MD Ph.D. no Instituto do Coração do Hospital das Clínicas da Faculdade de Medicina da Universidade de São Paulo (InCor/HCFMUSP).

Cesar Augusto Caporrino Pereira

Residência Médica pelo Instituto do Coração do Hospital das Clínicas da Faculdade de Medicina da Universidade de São Paulo (InCor/HCFMUSP). Especalização Coronária Aguda no InCor/HCFMUSP.

Cesar José Gruppi

Graduação em Medicina pela Universidade Federal de Minas Gerais (UFMG).

Cristiano Faria Pisani

Doutorado em Cardiologia pela Universidade de São Paulo (USP). Médico Assistente Unidade de Arritmia do Instituto do Coração do Hospital das Clínicas da Faculdade de Medicina da Universidade de São Paulo (InCor/HCFMUSP).

Darlan Dadalt

Médico Cardiologista e Intensivista com Residência Médica em Clínica Médica pelo Hospital das Clínicas da Faculdade de Medicina da Universidade de São Paulo (HCFMUSP). Cardiologia pelo Instituto do Coração do Hospital das Clínicas da Faculdade de Medicina da Universidade de São Paulo (InCor/HCFMUSP). Especialista em Cardiologia pela Sociedade Brasileira de Cardiologia (SBC). Especialista em Medicina Intensiva pela Associação de Medicina Intensiva Brasileira (AMIB). Diarista da UTI Cardiológica da Santa Casa de Misericórdia de Vitória e Coordenador do Pronto-Socorro Cardiológico do Hospital Santa Rita de Cássia, Vitória-ES.

David Emmanuel Bedoya Goyes

Médico pela Faculdade de Medicina da Universidade Central do Equador. Residente em Cardiologia pelo Instituto do Coração do Hospital das Clínicas da Faculdade de Medicina da Universidade de São Paulo (InCor/HCFMUSP).

Deborah de Sá Pereira Belfort
Médica pela Universidade Federal de Pernambuco (UFPE). Residência em Clínica Médica pelo Hospital das Clínicas da UFPE. Residência em Cardiologia pelo Instituto do Coração do Hospital das Clínicas da Faculdade de Medicina da Universidade de São Paulo (InCor/HCFMUSP). Residência em Insuficiência Cardíaca, Transplante Cardíaco e Dispositivos de Assistência Circulatória Mecânica pelo InCor/HCFMUSP. Especialista em Cardiologia pela Sociedade Brasileira de Cardiologia (SBC).

Denis Toshikazu Taniuchi Hatanaka
Graduado em Medicina pela Faculdade de Medicina de Jundiaí (FMJ). Residência de Clínica Médica pela (FMJ). Especialização em Cardiologia pelo Instituto do Coração do Hospital das Clínicas da Faculdade de Medicina da Universidade de São Paulo (InCor/HCFMUSP). Especialista em Cardiologia pela Sociedade Brasileira de Cardiologia (SBC).

Denise Tessariol Hachul
Doutorado em Cardiologia pela Faculdade de Medicina da Universidade de São Paulo (FMUSP). Médica do Departamento de Arritmia do Hospital Sírio-Libanês (HSL).

Diogo Chaves Borges Campos
Residência em Cardiologia pelo Instituto do Coração do Hospital das Clínicas da Faculdade de Medicina da Universidade de São Paulo (InCor/HCFMUSP) (2020-2022). Residência em Clínica Médica pela Universidade de São Paulo (2018-2020). Residência em Ergometria no Hospital Sírio-Libanês (2022-2023). Graduado em Medicina pela Universidade Federal de Dourados (UFGD) (2011-2016).

Edimar Alcides Bocchi
Professor Associado do Departamento de Cardio-Pneumologia da Faculdade de Medicina da Universidade de São Paulo (FMUSP). Diretor da Unidade de Insuficiência Cardíaca do Hospital das Clínicas da Faculdade de Medicina da Universidade de São Paulo (HCFMUSP)

Eduardo Bello Martins
Doutorado em Ciências pela Universidade de São Paulo (USP). Cardiologista e Médico no Pronto Atendimento do Hospital Sírio-Libanês (HSL).

Eduardo Gomes Lima
Graduação em Medicina pela Universidade Federal do Ceará (UFC). Residência em Clínica Médica pelo Hospital do Servidor Público Municipal de São Paulo. Residência em Cardiologia pelo Instituto do Coração do Hospital das Clínicas da Faculdade de Medicina da Universidade de São Paulo (InCor/HCFMUSP). Doutorado em Ciências pela Universidade de São Paulo (USP). Professor Colaborador da Faculdade de Medicina da Universidade de São Paulo (FMUSP). Médico assistente da Unidade Clínica de Aterosclerose do InCor/HCFMUSP.

Fábio Cetinic Habrum
Médico cardiologista e especialista em aterosclerose pelo Instituto do Coração do Hospital das Clínicas da Faculdade de Medicina da Universidade de São Paulo (InCor/HCFMUSP).

Fabio Fernandes
Diretor do Grupo Miocardiopatias do Instituto do Coração do Hospital das Clínicas da Faculdade de Medicina da Universidade de São Paulo (InCor/HCFMUSP). Professor Livre-Docente de Cardiologia pela Faculdade de Medicina da Universidade de São Paulo (FMUSP).

Fabio Grunspon Pitta
Médico Assistente da Unidade Clínica de Aterosclerose do Instituto do Coração do Hospital das Clínicas da Faculdade de Medicina da Universidade de São Paulo (InCor/HCFMUSP). Médico do Programa de Cardiologia do Hospital Israelita Albert Einstein (HIAE).

Felipe Carvalho de Oliveira
Médico graduado pela Escola Bahiana de Medicina e Saúde Pública. Ex-Membro da Liga Acadêmica para estudo do Trauma da EBMSP (Liga do Trauma - EBMSP) nos anos de 2009 e 2010 e Membro da Liga Acadêmica de Cardiologia da Bahiana (LAC) durante o ano de 2010. Serviu às Forças Armadas em 2013, após concluída a graduação, como Oficial Médico do Exército Brasileiro no Pronto Atendimento e UTI do Hospital Geral de Salvador. Cursou Residência Médica em Clínica Médica no Hospital das Clínicas da Faculdade de Medicina da Universidade de São Paulo (HCFMUSP). Residência Médica em Cardiologia no Instituto do Coração (InCor) do HCFMUSP.

Felix José Alvarez Ramires
Professor Livre-Docente da Faculdade de Medicina da Universidade de São Paulo (FMUSP). Médico Assistente na Unidade de Miocardiopatias do Instituto do Coração do Hospital das Clínicas da Faculdade de Medicina da Universidade de São Paulo (InCor/HCFMUSP). Coordenador do Núcleo de Estudo e Pesquisa Experimental e Clínica de Cardiomiopatias do InCor/HCFMUSP. Coordenador do Programa de Insuficiência Cardíaca do Hospital do Coração (HCor).

Fernanda Gonçalves de Mateo
Médica pela Universidade São Francisco (USF). Especialista em Clínica Médica pela Santa Casa de Misericórdia de São Paulo, Residente em Cardiologia pelo Instituto do Coração do Hospital das Clínicas da Faculdade de Medicina da Universidade de São Paulo (InCor/HCFMUSP).

Fernanda Queiroz Soares
Médica formada pela Universidade Federal do Ceará (UFC). Residência em Clínica Médica pelo Hospital Geral de Fortaleza. Residência em Cardiologia pelo Instituto do Coração do Hospital das Clínicas da Faculdade de Medicina da Universidade de São Paulo (InCor/HCFMUSP).

Fernanda Thereza de Almeida Andrade
Médica formada pela Universidade Federal Fluminense (UFF). Residência de Clínica Médica pelo Hospital Servidor Público do Estado de São Paulo (IASMPE). Cardiologista pelo Instituto Dante Pazzanese de Cardiologia (IDPC). Subespecialização em Cardio-Oncologia pelo Instituto do Coração do Hospital das Clínicas da Faculdade de Medicina da Universidade de São Paulo (InCor/HCFMUSP). Médica Assistente de Cardiologia do Instituto do Câncer do Estado de São Paulo (ICESP). Doutoranda na área de Cardio-Oncologia pelo InCor/HCFMUSP.

Fernando Chiodini Machado

Graduação em medicina pela Escola Paulista de Medicina (EPM/UNIFESP). Residência em Clínica Médica pela EPM/UNIFESP. Cardiologista pelo Instituto do Coração do Hospital das Clínicas da Faculdade de Medicina da Universidade de São Paulo (InCor/HCFMUSP). *Fellow* em Cardiologista Intervencionista pelo InCor/HCFMUSP.

Fernando de Meo Dulcini

Médico formado pela Escola Paulista de Medicina (EPM/Unifesp). Residência de Clínica Médica EPM/Unifesp. Residência de Cardiologia pelo Instituto do Coração do Hospital das Clínicas da Faculdade de Medicina da Universidade de São Paulo (InCor/HCFMUSP).

Fernando Garcia Scarpanti

Residência médica pela Universidade de São Paulo (USP). Médico do Departamento Telemedicina do Instituto Israelita Albert Einstein de Ensino e Pesquisa.

Fernando Rabioglio Giugni

Médico graduado pela Faculdade de Medicina da Universidade de São Paulo (FMUSP). Residência em Clínica Médica pelo Hospital das Clínicas da Faculdade de Medicina da Universidade de São Paulo (HCFMUSP). Residência em Cardiologia pelo Instituto do Coração do Hospital das Clínicas da Faculdade de Medicina da Universidade de São Paulo (InCor/HCFMUSP). Médico Pesquisador do Laboratório de Genética e Cardiologia Molecular do InCor/HCFMUSP.

Francisco Akira Malta Cardozo

Residência Médica pelo Instituto do Coração do Hospital das Clínicas da Faculdade de Medicina da Universidade de São Paulo (InCor/HCFMUSP). Médico Assistente do InCor/HCFMUSP.

Francisco Carlos da Costa Darrieux

Doutor em Cardiologia pela Faculdade de Medicina da Universidade de São Paulo (FMUSP). Docente Permanente e orientador do Curso de Pós-Graduação em Cardiologia pela FMUSP. Responsável pelo Ambulatório Didático de Arritmias Cardíacas do Instituto do Coração do Hospital das Clínicas da Faculdade de Medicina da Universidade de São Paulo (InCor/HCFMUSP). Médico Assistente da Unidade de Arritmias Cadíacas do InCor/HCFMUSP. Membro da Sociedade Brasileira de Cardiologia (SBC), Sociedade Brasileira de Arritmias Cardíacas (SOBRAC), ESC e European Heart Rhythm Association (EHRA).

Francisco Monteiro de Almeida Magalhães

Residência Médica pela Universidade de São Paulo (USP).

Gabriel Leiros Romano

Residência Médica pela Faculdade de Medicina da Universidade de São Paulo (FMUSP). Monitor da disciplina Histologia e Embriologia da Universidade Federal de Campina Grande (UFCG).

Gabriel Mandarini Doho
Cardiologista formado pelo Instituto do Coração do Hospital das Clínicas da Faculdade de Medicina da Universidade de São Paulo (InCor/HCFMUSP).
Especialista em Aterosclerose pelo InCor/HCFMUSP.

Gabriela Marsiaj Rassi
Médica pela Universidade Federal de Goiás (UFG). Residência em Clínica Médica pela Escola Paulista de Medicina (EPM/UNIFESP). Residência em Cardiologia pelo Instituto do Coração do Hospital das Clínicas da Faculdade de Medicina da Universidade de São Paulo (InCor/HCFMUSP). Especialização em Arritmia Clínica e Eletrofisiologia Invasiva pelo InCor/HCFMUSP.

Gabriela Tanajura Biscaia
Residência Médica pela Faculdade de Medicina da Universidade de São Paulo (FMUSP).

Guilherme Sobreira Spina
Doutorado em Cardiologia pela Universidade de São Paulo (USP). Médico Asistente do Instituto do Coração do Hospital das Clínicas da Faculdade de Medicina da Universidade de São Paulo (InCor/HCFMUSP).

Gustavo Alonso Arduine
Especialização em Ecocardiograma pelo Instituto do Coração do Hospital das Clínicas da Faculdade de Medicina da Universidade de São Paulo (InCor/HCFMUSP). Plantonista e Cardiologista do PA do Instituto Israelita Albert Einstein de Ensino e Pesquisa.

Hadrien Felipe Meira Balzan
Graduação em Medicina pela UniCesumar. Residência em Clínica Médica pelo Hospital das Clínicas da Faculdade de Medicina da Universidade de São Paulo (HCFMUSP). Residente de Cardiologia do Instituto do Coração do Hospital das Clínicas da Faculdade de Medicina da Universidade de São Paulo (InCor/HCFMUSP). Médico da Telemedicina do Hospital Israelita Albert Einstein (HIAE).

Henrique Nogueira Mendes
Graduação na Faculdade de Medicina da Universidade de São Paulo (FMUSP). Residência em Clínica Médica no Hospital das Clínicas da Faculdade de Medicina da Universidade de São Paulo (HCFMUSP). Residência em Cardiologia no Instituto do Coração do Hospital das Clínicas da Faculdade de Medicina da Universidade de São Paulo (InCor/HCFMUSP). Preceptor da Cardiologia do InCor/HCFMUSP (2017-2018). Coordenador da Cardiologia da Santa Casa de São Carlos.

Henrique Trombini Pinesi
Médico Cardiologista pelo Instituto do Coração do Hospital das Clínicas da Faculdade de Medicina da Universidade de São Paulo (InCor/HCFMUSP). Médico Preceptor do departamento de Cardiopneumologia da Faculdade de Medicina da Universidade de São Paulo (FMUSP), em 2020 e da disciplina de emergências clínicas do HCFMUSP em 2017. Complementação especializada (*fellow*) em Aterosclerose pelo InCor/HCFMUSP. Médico Colaborador da Unidade Clínica de Aterosclerose do InCor/HCFMUSP.

Henrique Vicente Haussauer Junior

Residência Médica pela Universidade de São Paulo (USP). Preceptoria do Instituto do Coração do Hospital das Clínicas da Faculdade de Medicina da Universidade de São Paulo (InCor/HCFMUSP).

Horacio Gomes P. Filho

Graduação em Medicina pela Universidade Federal de São Paulo (Unifesp). Residência Médica em Clínica Médica pela Casa de Saúde Santa Marcelina (2001) e Estágio de Cardiologia no Instituto do Coração do Hospital das Clínicas da Faculdade de Medicina da Universidade de São Paulo (InCor/HCFMUSP). Estágio de Especialização na área de Eletrocardiografia (2004-2006). Médico Assistente do Serviço de Eletrocardiologia do InCor/HCFMUSP.

Isabel Cristina Britto Guimarães

Doutorado em Curso de Pós-Graduação em Medicina e Saúde pela Faculdade de Medicina da Bahia da Universidade Federal Bahia (FAMEB-UFBA). Professor Adjunto, nível III da FAMEB/UFBA.

Isabela Cristina Kirnew Abud Manta

Médica Cardiologista pelo Instituto do Coração do Hospital das Clínicas da Faculdade de Medicina da Universidade de São Paulo (InCor/HCFMUSP) e pela Sociedade Brasielira de Cardiologia (SBC). Clínica Médica e Graduação em Medicina pela Escola Paulista de Medicina da Universidade Federal de São Paulo (EPM/UNIFESP). Médica do Hospital Israelita Albert Einstein (HIAE). Instrutora Médica do Curso de Graduação em Medicina da Faculdade Israelita de Ciências da Saúde Albert Einstein.

Isabela de Sousa Lobo Silva

Residência médica pela Faculdade de Medicina da Universidade de São Paulo (FMUSP).

Iurhi Henrique Guerra Pereira Pinto

Residência em Clínica Médica pela Universidade Federal de São Paulo (Unifesp). Residência em Cardiologia do Instituto do Coração do Hospital das Clínicas da Faculdade de Medicina da Universidade de São Paulo (InCor/HCFMUSP). Especialista em Terapia Intensiva pela Associação de Medicina Intensiva Brasileira (AMIB).

Iuri Resedá Magalhães

Cardiologista pelo Instituto do Coração do Hospital das Clínicas da Faculdade de Medicina da Universidade de São Paulo (InCor/HCFMUSP), 2018-2020. Especialização em Clínica Médica pela Universidade de São Paulo (USP), 2016-2018. Graduado em Medicina pela Universidade Federal da Bahia (UFBA), em 2014. *Fellowship* em Cardiologia Interdisciplinar em 2020 pelo InCor/HCFMUSP. Pós-Graduação em Ecocardiografia no Hospital Alemão Oswaldo Cruz (2021-2023).

Ivna Girard Cunha Viera Lima
Especialista em Cardiologia pelo Instituto de Ensino e Pesquisa no Hospital Sírio-Libanês. Especialista em Insuficiência Cardíaca, Transplante Cardíaco e Dispositivos de Assistência Circulatória Mecânica pelo Instituto do Coração do Hospital das Clínicas da Faculdade de Medicina da Universidade de São Paulo (InCor/HCFMUSP). Atua como cardiologista nas unidades críticas em cardiologia do Hospital Sírio-Libanês. Doutoranda em Ciências da Saúde no InCor/HCFMUSP.

Jairo Tavares Nunes
Médico pela Faculdade de Medicina da Universidade de Santo Amaro (UNISA). Residência em Clínica Médica pelo Hospital das Clínicas da Faculdade de Medicina da Universidade de São Paulo (HC-FMUSP). Residência em Cardiologia e *Fellowship* em Insuficiência Cardíaca Avançada, Dispositivos de Assistência Ventricular e Transplante Cardíaco pelo Instituto do Coração do Hospital das Clínicas da Faculdade de Medicina da Universidade de São Paulo (InCor/HCFMUSP)

João Gabriel Batista Lage
Cardiologista pelo Instituto do Coração do Hospital das Clínicas da Faculdade de Medicina da Universidade de São Paulo (InCor/HCFMUSP) e Sociedade Brasileira de Cardiologia (SBC). Proficiência em Arritmologia Clínica pelo InCor/HCFMUSP e Sociedade Brasileira de Arritmias Cardíacas (SOBRAC). Doutorando em Cardiologia na Universidade de São Paulo (USP). Médico Assistente do Hospital Universitário Clementino Fraga Filho (HUCFF-UFRJ).

João Ricardo Cordeiro Fernandes
Residência médica pelo Instituto do Coração do Hospital das Clínicas da Faculdade de Medicina da Universidade de São Paulo (InCor/HCFMUSP). Médico Contratado da UPA do Hospital Israelita Albert Einstein.

João Victor Brum Jorge
Graduação em Medicina pela Universidade Iguaçu (UNIG) – Campus V. Resdiência Médica pelo Hospital de Heliópolis. Residência em Cardiologia pelo Hospital Sírio-Libanês (HSL).

Joaquim Luiz de Figueiredo Neto
Médico pela Universidade Federal do Rio Grande do Norte (UFRN). Residência em Clínica Médica pela Escola Paulista de Medicina da Universidade Federal de São Paulo (EPM-UNIFESP). Residência em Cardiologia pelo Instituto do Coração da Faculdade de Medicina da Universidade de São Paulo (InCor-HCFMUSP). Pós-Graduação em Ecocardiografia pelo Hospital Alemão Oswaldo Cruz.

José João Bailuni Neto
Graduação em Medicina pela Faculdade de Medicina de Teresópolis. Especialista em Cardiologia pelo Instituto do Coração do Hospital das Clínicas da Faculdade de Medicina da Universidade de São Paulo (InCor/HCFMUSP). Especializando em Cardiologia Intervencionista pela Beneficiência Portuguesa de São Paulo.

José Vitor Lago

Médico pela Faculdade Evangélica do Paraná. Residência em Clínica Médica pelo Hospital das Clínicas da Faculdade de Medicina da Universidade de São Paulo (HCFMUSP). Residência em Cardiologia e *Fellow* em Ecocardiografia pelo Instituto do Coração do Hospital das Clínicas da Faculdade de Medicina da Universidade de São Paulo (InCor/HCFMUSP). Editor e fundador @cardio.lógico.

Júlia Cachoeira Ramos

Formada em Medicina pela Universidade Alfredo Nasser. Atua no Hospital São Luiz.

Julia Pereira Afonso dos Santos Tormin

Mestrado em Cardiologia pela Universidade federal de Minas Gerais (UFMG). Residência de Clínica Médica pelo Hospital das Clínicas da Faculdade de Medicina da Universidade de São Paulo (HCFMUSP). Residência de Cardiologia pelo Instituto do Coração do Hospital das Clínicas da Faculdade de Medicina da Universidade de São Paulo (InCor/HCFMUSP).

Juliane Rompkoski

Graduação em Medicina pela Universidade Federal do Paraná (UFPR). Residência de Clínica Médica pelo Hospital das Clínicas da Universidade de São Paulo (HCFMUSP). Residência de Cardiologia pelo Instituto do Coração do Hospital das Clínicas da Faculdade de Medicina da Universidade de São Paulo (InCor/HCFMUSP). Especialização em Ecocardiografia pelo InCor/HCFMUSP. Médica da Telemedicina de Cardiologia do Hospital Israelita Albert Einstein (HIAE).

Karen Alcântara Queiroz Santos

Especialista em Cardiologia pelo Instituto do Coração do Hospital das Clínicas da Faculdade de Medicina da Universidade de São Paulo (InCor/HCFMUSP) e pela Sociedade Brasileira de Cardiologia (SBC). Especialização em Cardio-Oncologia pelo InCor/HCFMUSP.

Kevin Rafael De Paula Morales

Cardiologista pelo Instituto do Coração do Hospital das Clínicas da Faculdade de Medicina da Universidade de São Paulo (InCor/HCFMUSP). *Fellow* em Tomografia e Ressonância Magnética Cardiovascular.

Layara Fernanda Lipari Dinardi

Médica formada pela Faculdade de Medicina da Universidade de São Paulo (FMUSP). Residência em Clínica Médica pelo Hospital das Clínicas da Faculdade de Medicina da Universidade de São Paulo (HCFMUSP). Residência em Cardiologia e Especialização em Doenças Valvares pelo Instituto do Coração do Hospital das Clínicas da Faculdade de Medicina da Universidade de São Paulo (InCor/HCFMUSP).

Leon Pablo Cartaxo Sampaio

Médico pela Universidade Federal da Paraíba (UFPB). Residência em Clínica Médica pela Universidade Estadual de Campinas (UNICAMP). Cardiologista pelo Instituto do Coração do Hospital das Clínicas da Faculdade de Medicina da Universidade de São Paulo (InCor/HCFMUSP). Especialista em Aterosclerose e Coronariopatia Crônica pelo InCor/HCFMUSP.

Leonardo Vedovato Vilela de Salis
Cardiologista pelo Instituto do Coração do Hospital das Clínicas da Faculdade de Medicina da Universidade de São Paulo (InCor/HCFMUSP). *Fellow* em Coronariopatia Aguda/Terapia Intensiva no InCor/HCFMUSP.

Lígia Sayuri Teoi Coelho Borges
Especialização em Ecocardiografia - Cardiopatia Adquirida pelo Instituto do Coração do Hospital das Clínicas da Faculdade de Medicina da Universidade de São Paulo (InCor/HCFMUSP). Médica Horista da Fundação Zerbini.

Lucas José Neves Tachotti Pires
Médico da Unidade Clínica de Terapia Intensiva e da Unidade Clínica de Valvopatias do Instituto do Coração do Hospital das Clínicas da Faculdade de Medicina da Universidade de São Paulo (InCor/HCFMUSP). Médico Assistente da Equipe de Transplante Cardíaco do Hospital Israelita Albert Einstein (HIAE).

Lucas Tokio Kawahara
Aluno da Faculdade de Medicina da Universidade de São Paulo (FMUSP). Doutorando em Cardioiogia pelo Programa M.D. Ph.D. no Instituto do Coração do Hospital das Clínicas da Faculdade de Medicina da Universidade de São Paulo (InCor/HCFMUSP).

Lucas Trindade Cantú Ribeiro
Cardiologista e diarista da UTI Cardiológica do Hospital Vila Nova Star e Hospital São Luiz Itaim – Rede D'Or. Preceptor da Residência Médica em Cardiologia do Hospital Sírio-Libanês (HSL) (2019-2021). Especialista em Cardiologia pela Sociedade Brasileira de Cardiologia (SBC). Residência Médica em Cardiologia pelo HSL. Residência Médica em Clínica Médica pelo Hospital Santa Marcelina. Médico formado pela Faculdade de Medicina da Universidade Metropolitana de Santos (UNIMES).

Luciana Sacilotto
Doutorado em Ciências pelo Instituto do Coração do Hospital das Clínicas da Faculdade de Medicina da Universidade de São Paulo (InCor/HCFMUSP). Médica da Universidade de São Paulo (USP).

Luciano Ferreira Drager
Doutorado em Cardiologia pela Universidade de São Paulo (USP). Professor Doutor 1 – MS-3 da Faculdade de Medicina da Universidade de São Paulo (FMUSP).

Luciano Moreira Baracioli
Doutorado em Curso de Pós-Graduação pela Faculdade de Médicina da Universidade de São Paulo (FMUSP). Integrante do Grupo de Estudos da FMUSP.

Luis Fernando Seguro
Graduação em Medicina pela Faculdade de Medicina da Universidade de São Paulo (FMUSP). Residência em Clínica Médica e Cardiologia no Hospital das Clínicas da Faculdade de Medicina da Universidade de São Paulo (FMUSP). Doutorado em Cardiologia pela FMUSP. Médico Assistente do Núcleo de Transplantes do Instituto do Coração do Hospital das Clínicas da Faculdade de Medicina da Universidade de São Paulo (InCor/HCFMUSP).

Luís Henrique Wolff Gowdak
Professor Livre-Docente junto ao Departamento de Cardiopneumologia da Faculdade de Medicina da Universidade de São Paulo (FMUSP). Médico-Assistente do Laboratório de Genética e Cardiologia Molecular e da Unidade Clínica de Coronariopatia Crônica do Instituto do Coração do Hospital das Clínicas da Faculdade de Medicina da Universidade de São Paulo (InCor/HCFMUSP). Coordenador Clínico do Núcleo de Estudos e Pesquisa em Angina Refratária (NEPAR-InCor-HCFMUSP). *Fellow* da Sociedade Europeia de Cardiologia.

Luiz Aparecido Bortolotto
Doutorado em Medicina pela Universidade de São Paulo (USP). Diretor da Unidade de Hipertensão do Instituto do Coração do Hospital das Clínicas da Faculdade de Medicina da Universidade de São Paulo (InCor/HCFMUSP).

Luiz Fernando Prado Mendes Moreira
Formado pela Universidade José do Rosário Vellano (UNIFENAS). Especialização em Clínica Médica pela Fundação Centro Médico de Campinas. Especializando em Cardiologia pelo Instituto do Coração do Hospital das Clínicas da Faculdade de Medicina da Universidade de São Paulo (InCor/HCFMUSP).

Manoel Vicente Andrade de Souza Júnior
Médico pelo Instituto Tocantinense Presidente Antônio Carlos (ITPAC).
Área Cirúrgica Básica – Universidade Federal do Tocantins

Marcel de Paula Pereira
Cardiologista pelo Instituto do Coração do Hospital das Clínicas da Faculdade de Medicina da Universidade de São Paulo (InCor/HCFMUSP). Preceptor da Residência em Cardiologia em 2019. Doutorando pelo InCor/HCFMUSP.

Marcela Santana Devido
Residência em Clínica Médica pelo Hospital das Clínicas da Faculdade de Medicina da Universidade de São Paulo (HCFMUSP). Residência em Cardiologia pelo Instituto do Coração do Hospital das Clínicas da Faculdade de Medicina da Universidade de São Paulo (InCor/HCFMUSP). Especialização em Cardiopatias Congênitas do Adulto pelo InCor/HCFMUSP. Médica Assistente da Unidade Clínica de Cardiologia Pediátrica e Cardiopatias Congênitas do Adulto do InCor/HCFMUSP.

Marcelo Lopes Montemor
Especialização em Ressonância Magnética e Tomografia Computadorizada Cardiovascular pelo Instituto do Coração do Hospital das Clínicas da Faculdade de Medicina da Universidade de São Paulo (InCor/HCFMUSP). Imagem Cardiovascular da Pontifícia Universidade Católica de Campinas (PUC-Campinas).

Marcio Hiroshi Miname
Doutorado em Ciências pela Faculdade de Medicina da Universidade de São Paulo (FMUSP). Professor Colaborador da FMUSP.

Marco Antônio de Jesus Nascimento
Médico pela Universidade Federal de Sergipe (UFS). Residência em Clínica Médica pelo Instituto de Assistência Médica ao Servidor Público Estadual de São Paulo (IAMSPE-SP). Residência em Cardiologia pelo Hospital Sírio-Libanês (HLS). Atualmente *Fellow* em Ecocardiografia no Instituto do Coração do Hospital das Clínicas da Faculdade de Medicina da Universidade de São Paulo (InCor/HCFMUSP).

Maria Tereza Sampaio de Sousa Lira
Doutoranda em Cardiologia pela Faculdade de Medicina da Universidade de São Paulo (FMUSP). Residência em Cardiologia pelo Instituto do Coração do Hospital das Clínicas da Faculdade de Medicina da Universidade de São Paulo (InCor/HCFMUSP). Residência em Transplante Cardíaco e Insuficiência Cardíaca pelo InCor/HCFMUSP. Residência em Clínica Médica pelo Hospital das Clínicas da Universidade Federal de Pernambuco (HCUFPE). Graduação em Medicina pela UFPE.

Mariana Pezzute Lopes
Graduação pela Faculdade de Ciências Médicas da Universidade Estadual de Campinas (Unicamp). Cardiologista pelo Instituto do Coração do Hospital das Clínicas da Faculdade de Medicina da Universidade de São Paulo (InCor/HCFMUSP). Médica Assistente da Unidade de Valvopatias do InCor/HCFMUSP.

Matheus Luan Queiroz Alves Da Cunha
Médico pelas Faculdades Integradas da União Educacional Do Planalto Central. Residência em Clínica Médica pela Faculdade de Medicina da Universidade de São Paulo – Campus Ribeirão Preto (FMRP/USP). Residente em Cardiologia pelo Instituto do Coração do Hospital das Clínicas da Faculdade de Medicina da Universidade de São Paulo (InCor/HCFMUSP).

Michel Victor Lemes da Silva
Especialização em Valvopatias e Endocardite pelo Instituto do Coração do Hospital das Clínicas da Faculdade de Medicina da Universidade de São Paulo (InCor/HCFMUSP). Plantonista da Unidade de Terapia Intensiva do Hospital Santo Antônio de Votorantim.

Milena Ribeiro Paixão
Especialização em Valvopatias pelo Instituto do Coração do Hospital das Clínicas da Faculdade de Medicina da Universidade de São Paulo (InCor/HCFMUSP). Instrutora de Propedêutica do Instituto Israelita Albert Einstein de Ensino e Pesquisa.

Milton Roberto Furst Crenitte
Doutorado em Programa de Ciências (Fisiopatologia Experimental) pela Faculdade de Medicina da Universidade de São Paulo (FMUSP). Professor do curso de graduação em Medicina da Universidade Municipal de São Caetano do Sul (USCS).

Mônica Samuel Ávila
Doutora em Ciências pela Universidade de São Paulo (USP). Médica Assistente do Núcleo do Transplantes do Instituto do Coração do Hospital das Clínicas da Faculdade de Medicina da Universidade de São Paulo (InCor/HCFMUSP).

Mozar Suzigan de Almeida

Residência médica pelo Instituto do Coração do Hospital das Clínicas da Faculdade de Medicina da Universidade de São Paulo (InCor/HCFMUSP). Cardiologista Intensivista da Real e Benemérita Associação Portuguesa de Beneficência.

Murillo de Oliveira Antunes

Doutorado em Ciências pelo Instituto do Coração do Hospital das Clínicas da Faculdade de Medicina da Universidade de São Paulo (InCor/HCFMUSP). Diretor Médico do Centro de Pesquisa Clínica do Hospital Universitário São Francisco de Assis na Providência de Deus (HUSF).

Natali Schiavo Giannetti

Médica Cardiologista pelo Instituto do Coração do Hospital das Clínicas da Faculdade de Medicina da Universidade de São Paulo (InCor/HCFMUSP) e Sociedade Brasileira de Cardiologia (SBC). Especialização em Unidade de Coronariopatias Agudas pela Unidade Coronariana no InCor/HCFMUSP. Instrutora e Facultada do ACLS – no Centro de Parada Cardíaca do InCor/HCFMUSP. Coordenadora do Time de Resposta Rápida do InCor/HCFMUSP (2015-2021).

Natalia Bressiani Amstalden

Graduada em Medicina pela Faculdade de Medicina de Jundiaí em 2014. Residência Clínica Médica pela Faculdade de Medicina de Jundiaí em 2017. Cardiologista pelo Instituto do Coração do Hospital das Clínicas da Faculdade de Medicina da Universidade de São Paulo (InCor/HCFMUSP) em 2020. Especialista em Cardiologia pela Sociedade Brasileira de Cardiologia (SBC).

Natália Quintella Sangiorgi Olivetti

Especialização em Arritmologia Clínica pelo Instituto do Coração do Hospital das Clínicas da Faculdade de Medicina da Universidade de São Paulo (InCor/HCFMUSP). Cardiologista da Unidade de Terapia Intensiva do InCor/HCFMUSP.

Patrícia Alves de Oliveira

Médica Cardiologista. Assistente da Unidade de Reabilitação Cardiovascular e Fisiologia do Exercício do Instituto do Coração do Hospital das Clínicas da Faculdade de Medicina da Universidade de São Paulo (InCor/HCFMUSP) e da Unidade de Cardiologia do Exercício do Hospital Sírio-Libanês (HSL).

Paula Cavalcanti Endo

Especialização em Gestão de clínicas e consultórios pela Universidade Norte do Paraná (UNOPAR). Médica Cardiologista do Autarquia Municipal de Saúde de Londrina.

Paulo Vinicius Ramos Souza

Especialista pela Sociedade Brasileira de Cardiologia (SBC). Professor da disciplina de Cardiologia da Universidade Metropolitana de Santos (UNIMES).

Pedro Guimarães Silva

Médico pela Faculdade de Medicina da Bahia da Universidade Federal da Bahia (UFBA). Residência em Clínica Médica/Medicina Interna pelo Hospital das Clínicas da Faculdade de Medicina da Universidade de São Paulo (HCFMUSP). Médico Residente em Cardiologia pelo Instituto do Coração do Hospital das Clínicas da Faculdade de Medicina da Universidade de São Paulo (InCor/HCFMUSP).

Pedro Henrique de Almeida Marins

Médico pela Escola Paulista de Medicina (EPM/Unifesp). Medicina Interna/Clínica Médica pela EPM-Unifesp. Residente em Cardiologia pelo Instituto do Coração do Hospital das Clínicas da Faculdade de Medicina da Universidade de São Paulo (InCor/HCFMUSP).

Pedro Sergio Soares Jallad

Médico pela Universidade Estadual de Campinas (UNICAMP). Especialista em Clínica Médica pela UNICAMP. Residente em Cardiologia pelo Instituto do Coração do Hospital das Clínicas da Faculdade de Medicina da Universidade de São Paulo (InCor/HCFMUSP).

Pedro Veronese

Especialista em Cardiologia pela Sociedade Brasileira de Cardiologia (SBC). Especialista em Arrirmia Cardíaca e Eletrofisiologia pela Sociedade Brasileira de Arritmias Cardíacas (SOBRAC). Médico do Centro de Arritmias Cardíacas do Hospital Alemão Oswaldo Cruz. Doutor em Cardiologia pelo Instituto do Coração do Hospital das Clínicas da Faculdade de Medicina da Universidade de São Paulo (InCor/HCFMUSP). Professor da Faculdade de Ciências Médicas da Santa Casa de São Paulo. Professor da Faculdade de Medicina da Universidade Nove de Julho (Uninove).

Rafael Bergo

Médico pela Universidade Federal de Minas Gerais (UFMG). Especialista em Clínica Médica pela Universidade Federal de São Paulo (Unifesp). Residente em Cardiologia no Instituto do Coração do Hospital das Clínicas da Faculdade de Medicina da Universidade de São Paulo (InCor/HCFMUSP)

Rafael Cavalcanti Tourinho Dantas

Cardiologista pelo Instituto do Coração do Hospital das Clínicas da Faculdade de Medicina da Universidade de São Paulo (InCor/HCFMUSP). Especialista em Insuficiência Cardíaca e Transplante Cardíaco pelo InCor/HCFMUSP.

Rafael de Lima Accorsi

Médico formado pela Pontifícia Universidade Católica do Paraná (PUCPR). Especialista em Clínica Médica e Medicina Interna pelo Hospital das Clínicas da Faculdade de Medicina da Universidade de São Paulo (HCFMUSP). Residência em Cardiologia pelo Instituto do Coração do Hospital das Clínicas da Faculdade de Medicina da Universidade de São Paulo (InCor/HCFMUSP).

Rafael Oliveira Castro

Residência Médica pela Faculdade de Medicina de Ribeirão Preto da Universidade de São Paulo (FMRUSP). Residente Médico da Universidade de São Paulo (USP).

Renan Perycles Lemos de Figueiredo

Acadêmico em Medicina pela Universidade Federal de Campina Grande (UFCG), Paraíba. Presidente da Liga Médico-Acadêmica de Cardiologia e Cirurgia Cardiovascular da UFCG (LIMAC-UFCG). Monitor de Fundamentos da Anatomia Humana no período de 2012.

Renner Augusto Raposo Pereira
Especialização em Arritmia Clínica, Eletrofisiologia e Estimulação Cardíaca Artificial pelo Instituto do Coração do Hospital das Clínicas da Faculdade de Medicina da Universidade de São Paulo (InCor/HCFMUSP). Coordenador da Arritmologia/Eletrofisiologia do Hospital Metropolitano Dom José Maria Pires.

Ricardo Ribeiro Dias
Doutorado em Ciências pela Faculdade de Medicina da Universidade de São Paulo (FMUSP). Cirurgião Cardiovascular da Angio Corpore Instituto de Moléstias Cardiovasculares.

Rizek Mikhail Hajjar Gomides
Graduação em Medicina no Centro Universitário do Planalto Central Professor Apparecido dos Santos – UNICEPLAC – Brasília (2010-2015). Médico Plantonista por Concurso Público da Prefeitura Municipal de Anápolis - Goiás (2016). Especialização em Medicina do Trabalho pela Pontifícia Universidade Católica de Goiás (PUC-GOIÁS) (2015-2017). Especialização em Clínica Médica pelo Instituto Brasileiro de Estudos e Pesquisas de Gastroenterologia e Outras Especialidades – IBEPEGE/HOSPITAL IGESP – São Paulo (2018-2020). Especialização em Cardiologia pelo Instituto do Coração do Hospital das Clínicas da Faculdade de Medicina da Universidade de São Paulo (InCor/HCFMUSP). *Fellow* em curso em CardioOncologia pelo InCor/HCFMUSP e pelo Instituto do Câncer do Estado de São Paulo (ICESP) (2022).

Roney Orismar Sampaio
Doutor em Medicina pela Faculdade de Medicina da Universidade de São Paulo (FMUSP). Médico assistente da Unidade de Cardiopatias Valvares do Instituto do Coração do Hospital das Clínicas da Faculdade de Medicina da Universidade de São Paulo (InCor/HCFMUSP). Professor Colaborador do Departamento de Cardiopneumologia da FMUSP.

Rubens Fornasari Neto
Formado em Medicina pela Faculdade de Medicina de Itajubá (FMIT). Especialista em Clínica Médica pela Faculdade de Ciências Médicas e Biológicas de Botucatu (UNESP-FMB). Residente em Cardiologia pelo Instituto do Coração do Hospital das Clínicas da Faculdade de Medicina da Universidade de São Paulo (InCor/HCFMUSP).

Samia Medeiros Barbar
Residência Médica pela Universidade de São Paulo (USP).

Sara Del Vecchio Ziotti
Medicina e Clínica Médica pela Faculdade de Medicina de Ribeirão Preto da Universidade de São Paulo (FMRP-USP). Cardiologista pelo Instituto do Coração do Hospital das Clínicas da Faculdade de Medicina da Universidade de São Paulo (InCor/HCFMUSP). Pesquisadora Colaboradora no Setor de Angina Refratária do InCor/HCFMUSP.

Sasha Barbosa da Costa Pimenta Duarte
Cardiologista pelo Instituto do Coração do Hospital das Clínicas da Faculdade de Medicina da Universidade de São Paulo (InCor/HCFMUSP). Especialista pela Sociedade Brasileira de Cardiologia (SBC). Especialista em Insuficiência Cardíaca e Transplante Cardíaco pelo InCor/HCFMUSP. Cardiologista no Hospital das Clínicas Samuel Libânio e Hospital Renascentista em Pouso Alegre, MG.

Sávia Christina Pereira Bueno
Médica Assistente da Divisão de Cardiologia Clínica na Unidade Clínica de Arritmias do Instituto do Coração do Hospital das Clínicas da Faculdade de Medicina da Universidade de São Paulo (InCor/HCFMUSP). Doutorado em Ciências (Programa de Cirurgia Torácica e Cardiovascular) pela Faculdade de Medicina da Universidade de São Paulo (FMUSP). Membro da Sociedade Brasileira de Arritmias Cardíacas e da Sociedade Brasileira de Cardiologia (SOBRAC/SBC). Membro Especialista do Departamento de Estimulação Cardíaca da Sociedade Brasileira de Cirurgia Cardiovascular (SBCCV).

Sérgio Augusto Mezzalira Martins
Especialização em Complementação Especializada em Estimulação Cardíaca Artificial pelo Instituto do Coração do Hospital das Clínicas da Faculdade de Medicina da Universidade de São Paulo (InCor/HCFMUSP). Médico Assistente do InCor/HCFMUSP.

Sérgio Figueiredo Câmara
Especialização em Hemodinâmica e Cardiologia Intervencionista pela Associação Médica Brasileira (AMB) e Sociedade Brasileira de Cardiologia (SBC). Hemodinamicista da Rede D'Or São Luiz Serviços Médicos.

Sergio Timerman
Doutorado em Cardiologia pela Faculdade de Medicina da Universidade de São Paulo (FMUSP). Diretor do Laboratório de Treinamento em Emer do Hospital das Clínicas (HC) da FMUSP.

Silvana Angelina D'Orio Nishioka
Doutorado em Cardiologia pela Universidade de São Paulo (USP). Associado-Efetivo da Sociedade Brasileira de Arritmias Cardíacas (SOBRAC).

Silvia Moreira Ayub Ferreira
Médica Assistente da Unidade de Insuficiência Cardíaca do Instituto do Coração do Hospital das Clínicas da Faculdade de Medicina da Universidade de São Paulo (InCor/HCFMUSP). Coordenadora do Programa de Transplante Cardíaco e Assistência Circulatória Mecânica do Hospital Sírio-Libanês (HSL).

So Pei Yeu
Médico Cardiologista com Residência Médica pelo Instituto do Coração do Hospital das Clínicas da Faculdade de Medicina da Universidade de São Paulo (InCor/HCFMUSP). Preceptor da Residência Médica de Cardiologia do InCor/HCFMUSP. Complementação Especializada em Reabilitação Cardiovascular pelo InCor/HCFMUSP. Médico Assistente da Unidade de Reabilitação Cardiovascular e Fisiologia do Exercício do InCor/HCFMUSP.

Stephanie Ítala Rizk
Residência Médica pela Escola Superior de Ciências da Santa Casa de Misericórdia de Vitória (EMESCAM). Cardio-Oncologista do Instituto do Câncer do Estado de São Paulo (ICESP).

Stephanie Ondracek Lemouche

Especialização em Eletrofisiologia Clínica e Arritmias Cardíacas pelo Instituto Dante Pazzanese de Cardiologia (IDPC), São Paulo. Assistente do Departamento de Cardiologia Pediatrica do Instituto do Coração do Hospital das Clínicas da Faculdade de Medicina da Universidade de São Paulo (InCor/HCFMUSP).

Talia Falcão Dalçoquio

Médica pela Universidade Federal do Paraná (UFPR). Especialista em Cardiologista pela Sociedade Brasileira de Cardiologia (SBC). Intensivista pela Associação de Medicina Intensiva Brasileira (AMIB). Doutora em Ciências pela Faculdade de Medicina da Universidade de São Paulo (FMUSP).

Tania Marie Ogawa Abe

Médica Cardiologista pela Faculdade de Medicina da Universidade de São Paulo (USP). Residência em Clínica Médica no Hospital das Clínicas da FAculdade de Medicina da Universidade de São Paulo (HCFMUSP). Residência em Cardiologia no Instituto do Coração do Hospital das Clínicas da Faculdade de Medicina da Universidade de São Paulo (InCor/HCFMUSP). Doutora em Ciências, em 2016. Integra a Equipe Médica do Programa de Tratamento do Tabagismo da Unidade de Prevenção e Reabilitação do InCor/HCFMUSP.

Tarso Augusto Duenhas Accorsi

Doutor em Medicina pela Universidade de São Paulo (USP). Médico da Unidade Clínica de Valvopatias do Instituto do Coração do Hospital das Clínicas da Faculdade de Medicina da Universidade de São Paulo (InCor/HCFMUSP).

Tatiana de Carvalho Andreucci Torres Leal

Graduação em Medicina pela Universidade de Mogi das Cruzes. Médica Residente do Instituto do Coração do Hospital das Clínicas da Faculdade de Medicina da Universidade de São Paulo (InCor/HCFMUSP).

Thalita Barbosa González

Especialização em *Fellowship* em Cardio Oncologia pelo Instituto do Câncer do Estado de São Paulo (ICESP). Preceptoria de Cardio Oncologia do Instituto do Coração do Hospital das Clínicas da Faculdade de Medicina da Universidade de São Paulo (InCor/HCFMUSP)/ICESP.

Thiago Andrade de Macêdo

Doutorado em Cardiologia pela Faculdade de Medicina da Universidade de São Paulo (FMUSP). Programa de Residência Multiprofissional da Unidade de Hipertensão – Instituto do Coração do Hospital das Clínicas da Faculdade de Medicina da Universidade de São Paulo (InCor/HCFMUSP).

Thiago Aragão Leite

Graduação em Medicina pela Faculdade de Medicina da Universidade de São Paulo (FMUSP). Clínica Médica pelo Hospital das Clínicas da Faculdade de Medicina da Universidade de São Paulo (HCFMUSP). Cardiologista pelo Instituto do Coração do Hospital das Clínicas da Faculdade de Medicina da Universidade de São Paulo (InCor/HCFMUSP). Médico Preceptor do InCor/HCFMUSP (2017-2018). Médico do Setor de Telemedicina e Unidade de Pronto-Atendimento do Hospital Israelita Albert Einstein (HIAE). Coordenador da Clínica Médica da Sanar.

Thiago dos Santos Silva Marques
Mestrado em Medicina e Saúde pela Universidade Federal da Bahia (UFBA).

Thiago Luis Scudeler
Doutorado em Ciências pela Faculdade de Medicina da Universidade de São Paulo (FMUSP). Médico assistente do Pronto-Socorro do Instituto do Coração do Hospital das Clínicas da Faculdade de Medicina da Universidade de São Paulo (InCor/HCFMUSP).

Thiago Midlej Brito
Especialização em Cadiologia do Adulto pelo Instituto do Coração do Hospital das Clínicas da Faculdade de Medicina da Universidade de São Paulo (InCor/HCFMUSP).
Médico da Unidade Clínica de Emergência do InCor/HCFMUSP.

Thiago Rezende Alves Silva
Graduado pela Faculdade de Medicina da Universidade de São Paulo de Ribeirão Preto (FMRP/USP). Residência em Clínica Médica pela FMRP/USP. Residência em Cardiologia pelo Hospital Sírio-Libanês. Preceptor da Residência de Cardiologia do Hospital Sírio-Libanês.

Valmir Freitas da Costa
Formado em Medicina na Universidade Federal de Uberlândia (UFU), em 2016. Residência de Clínica Médica no Centro Universitário Faculdade de Medicina do ABC (FMABC). Residência de Cardiologia no Hospital Sírio-Libanês. *Fellow* de cardioOncologia no Instituto do Câncer do Estado de São Paulo (Icesp)/Instituto do Coração do Hospital das Clínicas da Faculdade de Medicina da Universidade de São Paulo (InCor/HCFMUSP).

Vanessa Bastos Batista
Formada em Medicina pela Universidade CEUMA, 2015. Residência em Clínica Médica pelo Instituto de Assistência Médica ao Servidor Público Estadual de S. Paulo (IAMSPE), 2016-2018. Residência em Cardiologia pelo Hospital Sírio-Libanês (HSL) (2020-2022).

Vanessa Simioni Faria
Residente de Cardiologia pelo Instituto do Coração do Hospital das Clínicas da Faculdade de Medicina da Universidade de São Paulo (InCor/HCFMUSP) (2021-2023).
Clínica Médica pela Universidade Federal de São Paulo (UNIFESP/EPM) (2019-2021).
Médica pela Universidade de Brasília (UnB) (2011-2018). Graduação Sanduíche em Ciências Biomédicas pela Universidade de Portsmouth, Reino Unido (2014-2015).

Vera Maria Cury Salemi
Medica Assistente da Unidade Clínica de Insuficiência Cardíaca do Instituto do Coração do Hospital das Clínicas da Faculdade de Medicina da Universidade de São Paulo (InCor/HCFMUSP). Professora Colaboradora do Departamento de CardioPneumologia da Faculdade de Medicina da Universidade de São Paulo (FMUSP).
Professora Livre-Docente em Cardiologia para Universidade de São Paulo (USP).

Vicente Marques Beato Neto
Residência Médica pelo Hospital Sírio-Libanês (HSL). Unidade de Terapia Intensiva do Instituto do Coração do Hospital das Clínicas da Faculdade de Medicina da Universidade de São Paulo (InCor/HCFMUSP).

Victor Sarli Issa
Doutorado em Pós-Graduação em Cardiologia pelo Instituto do Coração do Hospital das Clínicas da Faculdade de Medicina da Universidade de São Paulo (InCor/HCFMUSP).

Vitor Dornela de Oliveira
Especialização em Arritmologia Clínica pelo Instituto do Coração do Hospital das Clínicas da Faculdade de Medicina da Universidade de São Paulo (InCor/HCFMUSP).

Viviane Tiemi Hotta
Doutorado em Cardiologia pela Universidade de São Paulo (USP).
Médica Assistente do Setor de Miocardiopatias do Instituto do Coração do Hospital das Clínicas da Faculdade de Medicina da Universidade de São Paulo (InCor/HCFMUSP).

Viviane Zorzanelli Rocha Giraldez
Doutorado pela Universidade de São Paulo (USP). Médica Assistente do Grupo de Lípides do Instituto do Coração do Hospital das Clínicas da Faculdade de Medicina da Universidade de São Paulo (InCor/HCFMUSP).

Walkiria Samuel Ávila
Doutorado em Cardiologia pela Universidade de São Paulo (USP).
Médica Chefe do Setor de Cardiopatia e Gravid do Instituto do Coração do Hospital das Clínicas da Faculdade de Medicina da Universidade de São Paulo (InCor/HCFMUSP).

William Batah El-Feghaly
Graduação em Medicina pela Universidade Federal do Rio Grande do Norte (UFRN).
Especialista em Clínica Médica pela Universidade Federal de São Paulo (EPM/Unifesp).
Residência em Cardiologia pelo Instituto do Coração do Hospital das Clínicas da Faculdade de Medicina da Universidade de São Paulo (InCor/HCFMUSP). Médico Preceptor do Pronto-Socorro de Clínica Médica do Hospital São Paulo.

Wilson Salgado Filho
Médico Assistente de Unidade Clínica de Dislipidemias do Instituto do Coração do Hospital das Clínicas da Faculdade de Medicina da Universidade de São Paulo (InCor/HCFMUSP).
Doutor em Ciências/Cardiologia pela Faculdade de Medicina da Universidade de São Paulo (FMUSP).

Dedicatória

Esta obra é dedicada à memória do Professor Doutor Fúlvio José Carlos Pileggi, grande inspiração da Cardiologia brasileira.

Agradecimento

Esta obra foi possível graças à existência do Hospital das Clínicas da Faculdade de Medicina da Universidade de São Paulo (HCFMUSP), o maior complexo hospitalar da América Latina, um centro de excelência em assistência ao paciente, ensino e pesquisa. A Cardiologia brasileira é uma das mais reconhecidas em todo o mundo, em grande parte, pelo que o Instituto do Coração (InCor) do HCFMUSP representa. O InCor forma 52 cardiologistas por ano e 45 doutores, e tem a grande missão de difundir conhecimentos em Cardiologia por todo o país.

Apresentação da Série

A *Série Manual do Médico-Residente do Hospital das Clínicas da Faculdade de Medicina da Universidade de São Paulo (HCFMUSP)*, em parceria com a conceituada editora médica Atheneu, foi criada como uma das celebrações ao centenário da Faculdade de Medicina. Trata-se de uma justa homenagem à instituição e ao hospital onde a residência médica foi criada, em 1944. Desde então, a residência médica do HCFMUSP vem se ampliando e aprimorando, tornando-se um dos maiores e melhores programas de residência médica do país. Atualmente, os programas de residência médica dessa instituição abrangem quase todas as especialidades e áreas de atuação, totalizando cerca de 1.600 médicos-residentes em treinamento.

A despeito da grandeza dos programas de residência médica, há uma preocupação permanente da instituição com a qualidade do ensino, da pesquisa e da assistência prestada por nossos residentes. O HCFMUSP, o maior complexo hospitalar da América Latina, oferece um centro médico-hospitalar amplo, bem estruturado e moderno, com todos os recursos diagnósticos e terapêuticos para o treinamento adequado dos residentes. Além disso, os residentes contam permanentemente com médicos preceptores exclusivos, médicos-assistentes e docentes altamente capacitados para o ensino da prática médica.

Esta Série visa à difusão dos conhecimentos gerados na prática médica cotidiana e na assistência médica qualificada, praticada pelos professores e assistentes nas diversas áreas do HCFMUSP.

Este volume da *Série Manual do Médico-Residente do HCFMUSP – Condutas Práticas em Cardiologia*, editado pelo Professor Roberto Kalil Filho, Professor Titular da Disciplina Cardiologia da FMUSP, e pela Professora Ludhmila Abrahão Hajjar, Professora Associada da FMUSP, se constitui num manual prático, que aborda a propedêutica, o diagnóstico e o tratamento das principais doenças cardiovasculares, de forma didática e atualizada, com base na melhor prática da Medicina Baseada em Evidências. Os capítulos tiveram a participação de médicos-residentes do InCor, supervisionados pelos assistentes desse primoroso hospital de Cardiologia e por professores da FMUSP. Os capítulos demonstram a excelência do programa de residência médica, bem como atestam a experiência prática dos médicos assistentes que os escreveram. Certamente, este Manual será muito útil aos residentes de Cardiologia, e a todos os médicos interessados nessa especialidade clínica.

Este volume da *Série Manual do Médico-Residente do HCFMUSP – Condutas Práticas em Cardiologia* será mais um grande êxito editorial, somando-se aos bem-sucedidos lançamentos anteriores dessa exitosa Série.

Jose Otavio Costa Auler Junior
Luis Yu
Coordenadores da Série

Prefácio

A Faculdade de Medicina da Universidade de São Paulo está muito orgulhosa desta obra que vai contribuir para o crescimento da Cardiologia nacional. A importância das doenças cardiovasculares é inconteste como causa de mortalidade em todo o mundo, e o Instituto do Coração (InCor) do Hospital das Clínicas (HC) da FMUSP é uma instituição ímpar, referência em Cardiologia, destaque em ensino, pesquisa e assistência. O cuidado humanizado, as evidências científicas recentes e os protocolos diagnósticos e terapêuticos definidos pelos estudos randomizados e multicêntricos aliados ao salto tecnológico da última década foram responsáveis pelo crescimento da Cardiologia como uma ciência em notável desenvolvimento. Este livro reúne em 88 capítulos as mais recentes recomendações científicas sobre a propedêutica e o tratamento das doenças cardiovasculares, tendo como objetivo principal uniformizar o atendimento, sempre buscando melhorar a sobrevida e a qualidade de vida dos pacientes. A Cardiologia brasileira cresce com a publicação desta obra e milhares de pacientes e profissionais de saúde serão beneficiados.

Professor Doutor Giovanni Guido Cerri

Apresentação do Volume

As doenças cardiovasculares são hoje as principais causas de mortalidade em todo o mundo e também no Brasil. Em um país continental como o nosso, é de suma importância que uma instituição como o Instituto do Coração do Hospital das Clínicas da Faculdade de Medicina da Universidade de São Paulo (InCor-HCFMUSP) consiga disseminar o conhecimento em Cardiologia, contribuindo para melhorar a assistência ao paciente. Este livro tem 88 capítulos, que abrangem as doenças cardiovasculares com enfoque em condutas práticas, visando uniformizar a abordagem do paciente cardiopata, dentro dos princípios da Medicina Baseada em Evidências. A Cardiologia em muito avançou nas últimas décadas e tanto a estratégia diagnóstica quanto as condutas terapêuticas das principais afecções estão bem definidas. Faz-se necessário obter o conhecimento na área, treinar e capacitar os profissionais da saúde e disponibilizar os recursos estruturais recomendados.

A obra foi realizada tendo em todos os capítulos a participação de residentes em Cardiologia do InCor supervisionados por médicos assistentes e professores da FMUSP. Esperamos que o livro seja um instrumento de auxílio para clínicos, cardiologistas, emergencistas e intensivistas na abordagem do paciente com doenças cardiovasculares.

Sumário

Capítulo 1

Anamnese dirigida ao paciente com suspeita de cardiopatia

Gabriela Marsiaj Rassi
Bruna Romanelli Scarpa Matuck
Tarso Augusto Duenhas Accorsi

Introdução

Segundo a Organização Mundial de Saúde (OMS), as doenças cardiovasculares (DCV) são a primeira causa de morte no mundo. Cerca de 17,9 milhões de pessoas morreram por DCV em 2019, representando 32% de todas as mortes globais. Por esse motivo, a prevenção e a detecção precoce são pontos-chave na abordagem de qualquer paciente.

Apesar dos avanços tecnológicos favorecendo o diagnóstico precoce, a compreensão e o acompanhamento destas doenças, a semiologia cardiovascular ainda é insubstituível. Cabe ao cardiologista a coleta da história clínica de forma lógica e organizada, sendo indispensável reconhecer as diferenças práticas dos pacientes nos diversos ambientes e adaptar a anamnese ao tempo disponível, conforme demandas prioritárias do paciente.

Identificação

Na identificação do paciente, temos informações que auxiliam o raciocínio diagnóstico. Em relação à idade, sabe-se que, em crianças e jovens predominam as anomalias congênitas e os surtos de doença reumática; ao longo dos anos, aumentam a prevalência de hipertensão, a doença aterosclerótica, as valvopatias, entre outros. Sexo e raça também guiam diagnósticos diferenciais. Por fim, é relevante perguntar ao paciente quais a cidade onde nasceu e viveu, visto que a localidade de procedência do paciente se relaciona com doenças endêmicas, como a doença de Chagas.

Antecedentes pessoais

Devem-se buscar antecedentes que possam interferir no diagnóstico. A presença de comorbidades como diabetes, hipertensão arterial sistêmica e dislipidemia, por exemplo, prevê maior risco cardiovascular.

Hábitos de vida

A ocorrência de diversas DCV pode ser influenciada por hábitos como o uso do tabaco ou drogas ilícitas, dieta, sedentarismo e o uso nocivo do álcool.

Antecedentes familiares

A influência de fatores genéticos deve ser avaliada. É imprescindível que se investigue a presença de DCV e/ou ocorrência de morte súbita em familiares, principalmente em parentes de 1º grau. A morte súbita cardíaca em jovens é, em muitos casos, secundária a DCV hereditárias, sejam elas canalopatias, cardiomiopatias ou doença isquêmica associada à hipercolesterolemia familiar. O Quadro 1.1 resume as principais queixas clínicas relacionadas à semiologia cardiovascular.

Quadro 1.1 Principais queixas clínicas relacionadas à semiologia cardiovascular.

Dor torácica	Palpitações	Edema
Síncope	Dispneia	Déficit neurológico agudo

Fonte: Desenvolvido pela autoria.

Dor torácica

A dor torácica é uma queixa frequente, cuja etiologia varia de condições de alto risco até causas benignas. Os pacientes podem apresentar outros sinais e sintomas que refletem sua origem: doenças cardíacas; aorta; pulmões; esôfago; estômago; mediastino; pleura; e vísceras abdominais. Cabe ao médico detalhar as características da dor, permitindo a diferenciação, que deve discriminar entre **origem cardíaca** e **origem não cardíaca**.

Estudos estimam que entre 33% e 50% dos pacientes apresentam dor torácica de origem musculoesquelética, entre 10% e 20% têm causas gastrointestinais, 10% têm angina estável, 5% apresentam doenças respiratórias e aproximadamente 2% a 4% apresentam isquemia miocárdica aguda.

A anamnese deve incluir as características da dor torácica, como tipo, localização, irradiação, intensidade, fatores precipitantes, de melhora e piora, duração, recorrência e sintomas associados (sudorese, náuseas, dispneia).

Dor torácica de origem cardiovascular

» **Isquemia miocárdica:** a angina pectoris corresponde à dor torácica atribuível à isquemia miocárdica. Os sintomas clássicos da angina estável incluem pressão, sensação de peso, aperto ou queimação no centro ou à esquerda do tórax, precipitado pelo esforço físico ou estresse emocional e aliviado pelo repouso ou uso de nitrato. Pode haver outros sintomas associados, como dispneia, náusea, diaforese, pré-síncope ou palpitações, podendo ser provocada por frio e irradiada para a região cervical, as mandíbula e os ombros.

A apresentação clínica varia de acordo com a população. Mulheres, diabéticos e idosos têm menor probabilidade de apresentar dor torácica, mas podem ter dispneia, fraqueza, náuseas, palpitações ou síncope. Os pacientes mais jovens são menos propensos a manifestarem angina estável e têm maior incidência de síndrome coronariana aguda (SCA). Na SCA (infarto agudo do miocárdio e angina instável), os pacientes apresentam sintomas anginosos em repouso, angina de início recente ou sintomas com frequência, duração ou intensidade progressivos, devendo ser encaminhados prontamente para um departamento de emergência.

- **Dissecção de aorta:** dor intensa, lancinante e persistente, que se inicia na região precordial e irradia-se para o dorso, à medida que a dissecção aórtica progride. Pode ser semelhante àquela do infarto agudo do miocárdio, sendo o exame físico importante ferramenta para o diagnóstico diferencial. A presença de assimetria de pulsos, de sopro de insuficiência aórtica ou de pressão arterial (PA) divergente nos dois membros pode sugerir o diagnóstico.
- **Pericardite aguda:** a dor tem intensidade variável, sem relação com esforço, de longa duração, retroesternal, que piora ao decúbito e à inspiração, melhorando quando o paciente inclina o tórax para frente. Em alguns casos, a dor cessa subitamente, o que sugere a instalação de derrame pericárdico. Geralmente ocorre após quadros virais, doenças do colágeno, cardite reumática, infecções bacterianas ou neoplasias.
- **Hipertensão pulmonar:** a dor pode ser idêntica àquela da angina típica e é associada à dilatação do ventrículo direito ou das artérias pulmonares. No tromboembolismo pulmonar (TEP), a dor geralmente é subesternal ou próxima à região do infarto pulmonar, além de súbita, com piora durante a respiração e acompanhada de tosse, dispneia e hemoptise.

Dor torácica não cardiovascular

As características a seguir sugerem dor não relacionada à doença coronariana: relação com movimento respiratório ou dos membros superiores, ou à palpação do examinador; localização abaixo da cicatriz umbilical e acima da mandíbula; duração fugaz menor do que um minuto ou prolongada com duração de horas sem comprovação de isquemia por exames; dor pontual, com área não maior do que uma polpa digital, mesmo sobre a região mamária. O Quadro 1.2 sintetiza as principais causas de dor torácica não cardiovascular.

Quadro 1.2 Principais causas de dor torácica não cardiovascular.

Doença do refluxo gastroesofágico	Origem pulmonar	Síndrome da hiperventilação
Osteoartrose de coluna vertebral	Espasmo esofagiano	Musculoesquelética
Úlcera péptica/doença biliar	Psicogênica	Síndrome de da costa

Fonte: Desenvolvido pela autoria.

Dispneia

A American Thoracic Society define dispneia como uma experiência subjetiva de desconforto respiratório, composta de sensações distintas e intensidade variável. Decorre da interação entre fatores fisiológicos, psicológicos, sociais e ambientais, manifestando-se de forma individualizada.

A dispneia pode ser considerada aguda quando se desenvolve ao longo de horas ou dias e é considerada crônica quando ocorre por meses. Alguns pacientes apresentam agravamento agudo da falta de ar crônica que pode ser causada por um novo problema ou descompensação da doença subjacente. O desconforto respiratório que surge ao longo de minutos a horas geralmente envolve processos que requerem avaliação e tratamento imediatos. O Quadro 1.3 resume as principais causas de dispneia aguda.

Quadro 1.3 Principais causas de dispneia aguda.

Sistema cardiovascular	Sistema respiratório
Infarto agudo do miocárdio	Broncospasmo
Insuficiência cardíaca descompensada	Tromboembolismo pulmonar
Tamponamento cardíaco	Pneumotórax
Arritmias	Obstrução das vias aéreas superiores
Valvopatia aguda	Pneumonia

Fonte: Desenvolvido pela autoria.

O Quadro 1.4 resume as principais causas de dispneia clínica.

Quadro 1.4 Principais causas de dispneia crônica.

Insuficiência cardíaca	Doença pulmonar intersticial
Asma	Obesidade
Doença pulmonar obstrutiva crônica	Falta de condicionamento físico

Fonte: Desenvolvido pela autoria.

Outras doenças podem manifestar-se com desconforto respiratório crônico, porém com prevalência mais baixa como neoplasias, doenças inflamatórias sistêmicas, anemias, anormalidades de caixa torácica, doenças neuromusculares, distúrbios psiquiátricos, entre outras.

Insuficiência cardíaca

Na insuficiência cardíaca (IC), a dispneia é originária da hipertensão venocapilar pulmonar, sendo desencadeada quando o paciente realiza esforço físico. A escala da New York Heart Association (NYHA) pode ser usada para medir a gravidade de pacientes com IC (Quadro 1.5).

Quadro 1.5 Classes funcionais da NYHA.

I – Assintomático	III – Dispneia aos esforços habituais
II – Dispneia ao esforços extra-habituais	IV – Dispneia em repouso

Fonte: Adaptado de The Criteria Committee of the New York Heart Association. Nomenclature and Criteria for Diagnosis of Diseases of the Heart and Great Vessels. 9th ed. Boston: Little, Brown, 1994.

Podemos citar algumas queixas que são características dessa patologia:

» **Ortopneia:** dispneia em decúbito, aliviada por estar sentado ou em pé. Ocorre pelo aumento da pressão hidrostática no território pulmonar.

» **Dispneia paroxística noturna:** dispneia que desperta o paciente após 1 ou 2 horas de sono e aliviada na posição ereta. Causada por sobrecarga volêmica resultante da reabsorção dos edemas gravitacionais.

» **Bendopneia:** dispneia ao se abaixar, com flexão do tronco para frente. Ocorre por aumento da pressão atrial na posição citada e é específica de IC.

A acurácia dos sintomas e sinais para o diagnóstico clínico de IC foi avaliada por uma revisão sistemática que incluiu 15 estudos. A dispneia foi o único sintoma de alta sensibilidade (87%), mas com baixa especificidade (51%). Outras características tinham especificidade alta, mas baixa sensibilidade: ortopneia (88% e 44%); e história de infarto do miocárdio (89% e 26%).

Síncope

A síncope é caracterizada pela perda transitória de consciência e do tônus postural, geralmente levando à queda, que ocorre de forma abrupta e apresenta recuperação total e espontânea em segundos a minutos.

A avaliação inicial da síncope deve incluir anamnese detalhada, exame físico e eletrocardiograma. A avaliação diagnóstica adicional, se indicada, deve ser individualizada com base na suspeita de etiologia da síncope.

Deve-se averiguar se o colapso foi uma síncope verdadeira e, também, determinar se o paciente afetado deve ser internado no hospital ou acompanhado em regime ambulatorial. A síncope é classificada em neuromediada, por hipotensão ortostática ou cardiogênica.

Além das causas de síncope, devem-se considerar e excluir condições que mimetizam a síncope. As condições mais comuns são: convulsões; distúrbios metabólicos e do sono; quedas acidentais; e condições psiquiátricas.

Palpitações

As palpitações correspondem a 16% das queixas em pacientes ambulatoriais, podendo ser caracterizadas como uma sensação desagradável do bater forte, rápido ou irregular do coração. Os pacientes podem, também, descrever a sensação como um movimento rápido no tórax, sacudir do peito ou uma sensação de batimento no peito ou no pescoço.

Embora, geralmente, apresentem causa benigna, as palpitações podem ser manifestações de arritmia potencialmente fatal. Essa queixa nos dá um sinal de alerta quando associada à pré-síncope, sudorese profusa ou síncope. As extrassístoles (atriais ou ventriculares) são a causa mais frequente de palpitações e, em geral, são bem toleradas. O Quadro 1.6 sintetiza as principais causas de palpitação.

Quadro 1.6 Principais causas de palpitação.

Arritmias	Síndrome do pânico	Febre
Doenças valvares	Transtorno de ansiedade	Drogas e medicações
Marca-passo	Depressão	Hipoglicemia
Mixoma atrial	Somatização	Hipertireoidismo
Cardiomiopatias	Estresse físico e mental	Anemia

Fonte: Desenvolvido pela autoria.

Na anamnese, deve-se perguntar se as palpitações são rítmicas ou arrítmicas, se o paciente tem sintomas associados, a duração das palpitações, se elas são de início e término abruptos ou graduais e se têm ou não o sinal de *frog*. As características descritas e o perfil do paciente podem sugerir etiologias específicas.

A descrição de "falhas" ou "socos no peito" pode sugerir extrassístoles. Já palpitações taquicárdicas regulares, presença de *frog* (percepção de batimentos rápidos na região cervical), principalmente no sexo feminino, podem sugerir taquicardia por reentrada nodal. Palpitações rítmicas em indivíduos jovens saudáveis, em região precordial, com dor torácica podem corresponder à reentrada por via anômala (Wolff-Parkinson-White). A fibrilação atrial paroxística pode ser descrita como palpitações arrítmicas, com "sensação de peso ou coração balançando", em homem obeso, etilista, com apneia do sono. Bloqueio atrioventricular avançado pode ocasionar palpitações tipo *frog*, especialmente em idosos, associadas a outros sintomas, como tonturas, pré-síncope, bradicardia e dispneia aos mínimos esforços.

Causas não cardíacas de palpitações geralmente cursam com batimentos rápidos e regulares, associados ao quadro desencadeante, como esforço físico, crise de pânico, febre, hipoglicemia etc. Na maioria das vezes, não trata-se de arritmias, apenas de taquicardia sinusal.

Em um estudo com 190 pacientes apresentando uma queixa principal de palpitações, a causa foi cardíaca em 43% dos casos, psiquiátrica em 31% e miscelânea (induzida por medicação, tireotoxicose, cafeína, cocaína, anemia, anfetamina) em 10%. A etiologia cardíaca foi mais comum em pacientes que compareceram ao departamento de emergência.

Edema

É definido pela expansão palpável do volume de fluido intersticial. É chamado de "anasarca" quando generalizado. Pode ocorrer por IC, cirrose, síndrome nefrótica, desnutrição, bem como doenças venosas e linfáticas. O edema é causado por alteração na hemodinâmica capilar, a qual favorece o movimento do fluido do espaço vascular para o interstício, podendo ocorrer por aumento da pressão hidrostática capilar, diminuição da pressão oncótica capilar e/ou aumento da permeabilidade capilar.

Conclusão

A anamnese detalhada é o ponto de partida e direcionador da abordagem propedêutica no paciente com suspeita de DCV, devendo ser empregada de forma racional e criteriosa, com impacto importante para diagnóstico e prognóstico dos pacientes.

Bibliografia consultada

Blankfield RP, Finkelhor RS, Alexander JJ et al. Etiology and diagnosis of bilateral leg edema in primary care. Am J Med. 1998:105-192.

Bösner S, Becker A, Haasenritter J et al. Chest pain in primary care: epidemiology and pre-work-up probabilities. Eur J Gen Pract. 2009:15-141.

Brignole M, Moya A, de Lange FJ et al. 2018 ESC Guidelines for the diagnosis and management of syncope. Eur Heart J. 2018:39-1883.

Darrieux F, Sacilotto L, Paola A. Abordagem do paciente com arritmia. Kalil Filho R, Fuster V, Albuquerque CP. Medicina Cardiovascular – reduzindo o impacto das doenças. São Paulo, Editora Atheneu. 2016;49:865-86.

Ebell MH. Evaluation of chest pain in primary care patients. Am Fam Physician. 2011;83-603.

Kelder JC, Cramer MJ, van Wijngaarden J et al. The diagnostic value of physical examination and additional testing in primary care patients with suspected heart failure. Circulation. 2011;124-2865.

Klinkman MS, Stevens D, Gorenflo DW. Episodes of care for chest pain: a preliminary report from MIRNET. Michigan Research Network. J Fam Pract. 1994;38-345.

Mant J, Doust J, Roalfe A et al. Systematic review and individual patient data meta-analysis of diagnosis of heart failure, with modelling of implications of different diagnostic strategies in primary care. Health Technol Assess. 2009;13-1.

Parshall MB, Schwartzstein RM, Adams L et al. An official American Thoracic Society statement: update on the mechanisms, assessment, and management of dyspnea. Am J Respir Crit Care Med. 2012;185-435.

Shen WK, Sheldon RS, Benditt DG et al. 2017 ACC/AHA/HRS Guideline for the Evaluation and management of patients with syncope: a report of the American College of Cardiology/American Heart Association Task Force on Clinical Practice Guidelines, and the Heart Rhythm Society. J Am Coll Cardiol. 2017.
Simon PM, Schwartzstein RM, Weiss JW et al. Distinguishable types of dyspnea in patients with shortness of breath. Am Rev Respir Dis. 1990;142-1009.
Svavarsdóttir AE, Jónasson MR, Gudmundsson GH, Fjeldsted K. Chest pain in family practice. Diagnosis and long-term outcome in a community setting. Can Fam Physician. 1996;42-1122.
Weber BE, Kapoor WN. Evaluation and outcomes of patients with palpitations. Am J Med. 1996;100-138.

Capítulo 2

Exame físico e sinais semiológicos do sistema cardiovascular

Pedro Guimarães Silva
Roney Orismar Sampaio
Joaquim Luiz de Figueiredo Neto

Introdução

Após a realização de uma anamnese completa e capaz de explicitar adequadamente o motivo que faz o paciente procurar o serviço de saúde, é fundamental a realização de um exame físico de forma diligente e atenta.

A realização do exame físico do aparelho cardiovascular baseia-se em quatro pilares principais: **inspeção; palpação; percussão; e ausculta**. Importante frisar que, apesar de o exame cardíaco propriamente dito envolver principalmente a ausculta, alterações em demais segmentos corporais e o envolvimento de outros sistemas devem ser avaliados e são indispensáveis para a compreensão total do quadro do paciente.

Inspeção

É a primeira parte de toda a avaliação médica. Consiste na observação do paciente, com foco especial para detecção de alterações que sugiram patologias subjacentes. É possível encontrar características importantes para elaboração de hipóteses diagnósticas e condutas:

- **Avaliação do fenótipo:** idade aparente, sexo biológico, *status* nutricional, grau de fragilidade, trofismo muscular, presença de sinais estereotípicos de síndromes genéticas ou de síndromes clínicas.
- **Avaliação da funcionalidade:** padrão de marcha, capacidade de manusear itens e responder por si próprio, compreensão e respostas adequadas às perguntas, capacidade de transferência e mobilização, uso de suportes para locomoção, função visual e auditiva, higiene oral, asseio pessoal e estado das roupas, sinais de fadiga ou desconforto respiratório ao falar ou se locomover.
- **Avaliação de sinais clínicos:** engloba uma miríade de achados característicos de determinadas condições clínicas. Alguns exemplos são: sinal de Frank (prega oblíqua no lóbulo da orelha que indica maior risco cardiovascular), xantomas e xantelasmas (acúmulos lipídicos cutâneos associados a distúrbios lipêmicos, como hipercolesterolemia familiar), oftalmopatia de Graves (hipertireoidismo), edema em face, tórax ou extre-

midades, turgência de jugulares e o pulso venoso, ascite, deformações torácicas e sua expansibilidade, presença de lesões dermatológicas, sangramentos ou hematomas, coloração da pele e mucosas alteração na coloração ou formato das unhas, presença de circulação colateral, pulsação arterial e/ou íctus cardíaco visível e sua localização. O pulso venoso (Figura 2.1) e a forma da onda venosa na visualização da veia jugular também podem ser muito elucidativos de doenças cardíacas subjacentes.

Figura 2.1 Pulso venoso.

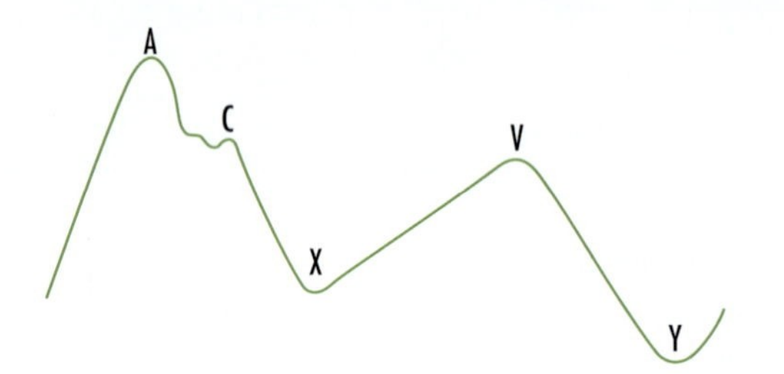

Onda A: contração atrial
Onda C: contração ventricular
Onda V: enchimento venoso atrial
Descenso X: relaxamento atrial
Descenso Y: esvaziamento passivo atrial

Fonte: Adaptada de <https://www.semiologiaclinica.com/index.php/pt/articlecontainerpor/792-exame-fisico-do-sistema-cardiovascular-normal>.

Palpação

A palpação tem como principal indicação a avaliação dos pulsos radiais pediosos e carotídeo e a aferição da temperatura e umidade da pele. A presença de uma pulsação débil pode prenunciar desde cenários de hipotensão por choque, até crise vagotônica, passando por valvopatias como a estenose aórtica e processos de oclusão arterial. Além da força do pulso, o seu ritmo pode fornecer a frequência cardíaca e sua regularidade, contribuindo para o diagnóstico de arritmias. No estudo das extremidades, podemos também detectar a presença de edema a partir da digitopressão com formação do cacifo (sinal de Godet).

A palpação também serve para melhor estudo da morfologia cardíaca por meio da localização do íctus cardíaco, que habitualmente se situa no cruzamento da linha hemiclavicular esquerda com o 5º espaço intercostal esquerdo. O deslocamento do ápice pode denunciar uma dilatação cardíaca ou sobrecarga volumétrica do ventrículo esquerdo (VE). Além disso, o tamanho e a impulsividade do íctus estão relacionados à hipertrofia do miocárdio, especialmente pronunciada em casos de valvopatias aórticas.

Percussão

A percussão centra-se principalmente na avaliação da presença de líquido na cavidade pleural secundário à congestão pulmonar (derrame pleural), na avaliação de congestão hepática (fígado aumentado detectado à hepatimetria) e na detecção de ascite (semicírculo de Skoda, macicez móvel, piparote).

Ausculta

É o componente do exame físico de maior relevância na avaliação cardiovascular. A ausculta deve empregar um conhecimento apropriado das áreas de ausculta cardíaca e quais as posições que o paciente deve assumir a fim de melhor auscultar os diferentes sons.

As bulhas são sons marcantes no ciclo cardíaco ocasionados pela pressão exercida pelo volume sanguíneo intracardíaco em diferentes estruturas durante os eventos decorrentes da sístole (contração) e diástole (relaxamento) ventriculares. Em geral, apresentam alto volume, sendo facilmente audíveis e, a depender do quadro subjacente, podem ser palpáveis, com variações no timbre a depender da patologia subjacente. A princípio, existem duas bulhas cuja ocorrência é não patológica: a 1ª bulha (B1) e a 2ª bulha (B2), que geram som próximo à onomatopeia "tum-tá".

- **1ª bulha (B1):** no início da sístole ventricular, a pressão ocasionada pelo volume de sangue intraventricular na face ventricular dos folhetos das valvas atrioventriculares ocasiona seu fechamento. A vibração dos folhetos valvares ao se fecharem gera o som que é auscultada como a 1ª bulha, compreendido na onomatopeia "tum".
  O aumento no volume da B1 (hiperfonese) ocorre pela maior intensidade da vibração valvar, a qual pode decorrer de uma maior força na contração sistólica, como por enrijecimento/espessamento das valvas. Pacientes magros ou com menor amplitude torácica tendem a ter bulhas mais facilmente audíveis.
  Além disso, doenças que encurtam o intervalo PR do eletrocardiograma (ECG) tendem a apresentar hiperfonese de bulhas, uma vez que as valvas são fechadas bruscamente no curto tempo entre a sístole atrial e a ventricular. A hipofonese é a redução do volume da bulha. Ocorre em pacientes com baixa força de contração ou com elementos que atuam como obstáculos para a transmissão do som (obesidade, derrames cavitários, hiperinsuflação pulmonar, entre outros). Além disso, caso haja qualquer defeito no fechamento das valvas, a formação da vibração fica prejudicada, além de haver formação de sopros, que podem ocultar, abafar, ou mesmo abolir completamente a bulha.
  Em certas situações, há dissincronia entre as contrações ventriculares direita e esquerda, como no caso dos bloqueios de ramo ou da condução fascicular. A dissincronia causa uma duplicidade sonora mais bem compreendida pela onomatopeia "turum", caracterizando o desdobramento das bulhas.
- **2ª bulha (B2):** decorre das vibrações sonoras causadas pelo fechamento das valvas semilunares (aórtica e pulmonar) ao final da sístole ventricular e início da diástole, pelo retorno da coluna sanguínea após a queda dos níveis pressóricos. É escutada como a onomatopeia "tá".
  Elementos que aumentem as pressões nos vasos em que as valvas estão inseridas ocasionam um fechamento de maior energia dos folhetos valvares e, consequentemente, uma bulha mais facilmente audível (hiperfonética). Alterações na constituição das valvas, sua função e coaptação inadequadas, além de alterações do tórax, podem reduzir a intensidade da B2 (hipofonética).
  O desdobramento é auscultado com som de "trá" ou "tlá". No caso da B2, o desdobramento pode conferir informações de valor singular para análise das cardiopatias. A inspiração forçada ocasiona um aumento do retorno venoso e, consequentemente, do volume a ser ejetado pelo ventrículo direito (VD), tornando o tempo de esvaziamento deste ligeiramente mais lento do que o esquerdo. Como resultado, a valva pulmonar fecha-se mais tardiamente do que a aórtica e ocasiona o desdobramento, sem que isso signifique uma patologia.
  O desdobramento fixo ocorre quando há uma causa fixa de sobrecarga de volume para as câmaras direitas, classicamente descrito nas comunicações interatriais. Há menor efeito da inspiração para o exaltar do desdobramento, ocasionando que este ocorra tanto na inspiração como na expiração.
  O desdobramento acentuado cursa com um "clareamento" do "trá" do desdobramento em razão da inspiração forçada. Causas tipicamente relacionadas à sua ocorrência são doenças que usualmente atrasam o esvaziamento do VD, seja por aumento das pressões nos leitos pulmonares, seja por obstruções valvares ou mesmo por déficits contráteis ou de condução.

O desdobramento paradoxal tem esse nome porque o desdobramento ocorre na fase expiratória, em vez de na inspiratória. O acometimento centra-se no coração esquerdo. Em virtude das maiores pressões sistêmicas, o fechamento aórtico ocorre um pouco mais rapidamente do que o pulmonar. Em situações em que ocorre maior resistência à ejeção ventricular esquerda, como coarctação de aorta e estenose aórtica, ou atraso na sístole como no bloqueio de ramo esquerdo, este fechamento pode ser retardado ao ponto de causar um desdobramento da 2ª bulha, acentuado na expiração. Contudo, quando há a inspiração, o componente pulmonar se atrasa tanto quanto o aórtico, ocasionando o sumiço do desdobramento.

» **3ª bulha (B3):** encontrada em situações em que há aumento do volume ventricular e/ou aumento da quantidade de sangue presente na cavidade ao final da sístole (volume sistólico final), sendo a situação mais comumente relacionada à sua presença o quadro de insuficiência cardíaca, especialmente em situações de descompensação clínica. Trata-se de um som no início da diástole (protodiastólico), de baixa frequência, seco e que, em situações de taquicardia, forma com as B1 e B2 um ritmo em "galope". Trata-se do sinal clínico de maior especificidade para o diagnóstico de IC. Origina-se do choque entre a massa de sangue proveniente dos átrios contra as paredes da cavidade ventricular aumentada e com o volume de sangue maior do que o habitual já em seu interior. Esse choque ocasiona a vibração auscultada como a 3ª bulha.

» **4ª bulha (B4):** associa-se à atividade organizada de contração atrial, não ocorrendo no *flutter* e na fibrilação atrial. Trata-se da vibração produzida pela massa de sangue propelida pela sístole atrial contra uma cavidade ventricular rígida e de baixa complacência. É encontrada em cenários como amiloidose, miocardiopatia hipertrófica ou hipertrofia concêntrica. Seu timbre é mais agudo e pode ser confundida com desdobramento de B1.

» **Sopros:** são ruídos identificados à ausculta que se assemelham em som à passagem de ar por orifícios estreitos. Sua gênese é extremamente variável, associam-se principalmente às valvopatias, e sua intensidade é usualmente graduada pela escala de Levine de I a VI da seguinte forma:

- **Grau I:** sopro audível com a realização de manobras.
- **Grau II:** ausculta sem manobras, não irradia.
- **Grau III:** ausculta com irradiação.
- **Grau IV:** ausculta com irradiação, apresenta frêmito.
- **Grau V:** ausculta com o estetoscópio parcialmente colocado no tórax.
- **Grau VI:** ausculta com o estetoscópio desencostado do tórax.

Além de intensidade, o sopro pode ser classificado quanto aos tempos do ciclo cardíaco em sistólico, diastólico ou contínuo/sistodiastólico. Os prefixos indicam em que fase o som ocorre. "Proto", "meso", "tele" e "holo" significam "ao início", "no meio", "ao fim" e "em todo" o intervalo, respectivamente. A irradiação também é fundamental para identificação da origem do sopro. Com o desenvolvimento da habilidade de ausculta, pode-se também reconhecer os diferentes timbres e as qualidades dos diversos sopros (musical, rude, áspero, perfil protético), assim como sua forma (crescendo, decrescendo). Nem todo sopro resulta de anomalias cardíacas, podendo ser fisiológico, principalmente em indivíduos jovens, em que o débito cardíaco tende a ser mais alto.

» **Outros achados:** os cliques são sons de curta duração, baixo volume e agudos. Em valvas nativas, denunciam uma degeneração da estrutura de colágeno, especialmente no prolapso de valva mitral. No caso de próteses valvares, especialmente as mecânicas, indicam funcionamento normal.

Os estalidos decorrem de aberturas súbitas de folhetos valvares enrijecidos ou calcificados, muito presentes em degenerações calcíficas dos folhetos valvares ou em quadros avançados de acometimento reumático.

O atrito provém do contato ruidoso entre folhetos serosos inflamados, especialmente no contexto de pericardite. Trata-se de um som rude, contínuo, similar ao "amassar de papel" e que geralmente se reduz na inspiração e aumenta na expiração. Usualmente é acompanhado de dor e demais sintomas sugestivos de pericardite, como o abafamento de bulhas.

O *knock* pericárdico é um ruído diastólico grosseiro que ocorre no período protomeso-diastólico em situações de processo inflamatórios pericárdico como pericardite crônica, mais bem escutado na borda esternal e na região subxifóidea.

» **Manobras auxiliares à ausculta:** manobras como *handgrip*, Valsalva, posição de cócoras e elevação passiva das pernas alteram os volumes intracavitários ou a pós-carga cardíaca, alterando a ausculta (especialmente se alterada), permitindo o diagnóstico diferencial entre doenças que cursam com ausculta semelhante.

» **Ciclo respiratório:** a inspiração promove redução da pressão intratorácica e aumento do retorno venoso. Em situação de pericardite constritiva, pode culminar no sinal de Kussmaul, com turgência de jugular associada à inspiração profunda. A inspiração também aumenta a intensidade dos sopros do coração direito (sinal de Rivero-Carvallo). Na expiração, há aumento dos sopros de coração esquerdo, além de se acentuarem os sons pericárdicos e das bulhas por redução da interposição dos pulmões.

» **Decúbito lateral esquerdo (manobra de Páchon):** acentua a ausculta dos sons do foco mitral por aproximar o ápice cardíaco da parede torácica, servindo especialmente para avaliação da estenose mitral.

» **Flexão torácica anterior (posição genupeitoral):** favorece a ausculta de sons provenientes da base cardíaca e aproxima o coração do esterno, podendo aliviar a dor da pericardite e facilitar a ausculta do atrito.

» **Pulso paradoxal:** trata-se de um achado associado à avaliação da pressão sistólica durante a inspiração, que geralmente tende a se manter ou mesmo elevar-se. Em casos de doença pulmonar obstrutiva crônica, asma, restrição de VD ou outros contextos de elevação na pressão do VD, ocorre desvio do septo interventricular em direção à via de saída do VE na inspiração, ocasionando queda que, se acima de 10 mmHg, é denominado "pulso paradoxal".

Envolvimento de outros sistemas

» **Respiratório:** em situações clínicas, como no caso da insuficiência cardíaca esquerda, ocorre uma importante disfunção na capacidade de ejeção do VE, o que culmina com o aumento das pressões a montante. Essa cadeia de fatores aumenta a pressão capilar pulmonar, ocasionando desequilíbrio nas forças de Starling e transudação/inundação alveolar, culminando na congestão e no edema pulmonares. Essa congestão pode ser percebida à ausculta com presença de ruídos crepitantes em campos pulmonares, em casos graves até sibilos (a dita asma cardíaca) e, em situações extremas, a abolição total dos murmúrios vesiculares e presença de derrame pleural.

» **Abdominal:** pode apresentar uma séria de alterações, a maioria relacionada à congestão venosa sistêmica associada à falência do coração direito. Edema de parede abdominal, circulação colateral, hepatomegalia e ascite são achados possíveis em casos avançados. É importante frisar a importância da palpação abdominal como método para detecção de aneurismas volumosos de aorta abdominal e a ausculta para detecção de sopros presentes em aneurismas de aorta e estenoses das artérias renais.

» **Extremidades:** deve-se investigar a presença de edema gravitacional e com presença de cacifo; avaliar a presença, a amplitude, a simetria e ritmicidade dos pulsos arteriais, alterações na textura, coloração e temperatura da pele, além de dados como força e sensibilidade.

Bibliografia consultada

Fang JC, O'Gara P. The history and physical examination an evidence-based approach. In: Braunwalds E. Heart disease: a textbook of cardiovascular medicine. 10. ed. Filadelfia: WB-Saunders Co. 2015;95-113.

Laukkanen A, Ikaheimo M Luukinen H. Practices of clinical examination of heart failure in primary health care. Centr Eur Public Health. 2006;14-86.

Pereira S, Ricardo MB, Pereira MFS. Sinal de Frank. Imagens em medicina – Sociedade Portuguesa de Medicina Interna. 2016;23(3):49.

Porto CC, Porto AL, Rassi S, Jardim PCBV, Jardim TSV, Souza KSB. Exame clínico cardiovascular. In: Porto CC, Porto AL. Semiologia médica. 8. ed. Rio de Janeiro: Guanabara Koogan. 2021;372-414.

Tarasoutchi F, Montera MW, Ramos AIO, Sampaio RO, Rosa VEE, Accorsi TAD et al. Atualização das Diretrizes Brasileiras de Valvopatias – 2020. Arq Bras Cardiol. 2020;115(4):720-75.

Tavel ME. Cardiac auscultation: a glorious past-and it doeas have a future! Circulation. 2006;113-1255.

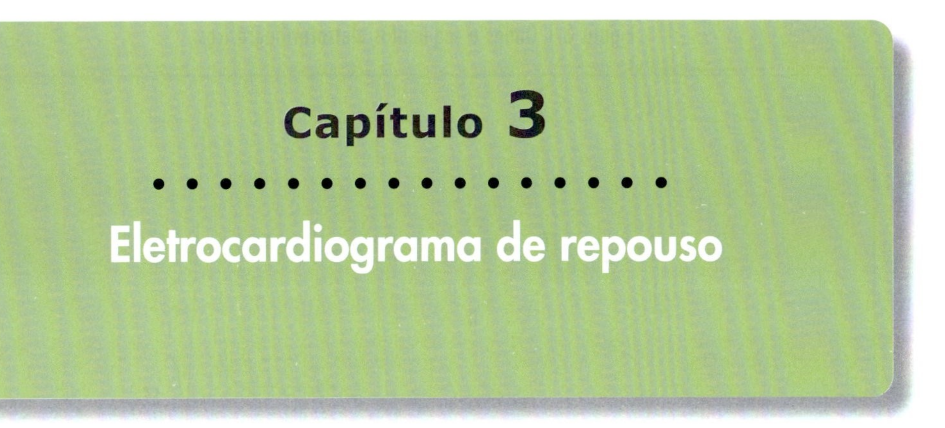

Capítulo 3

Eletrocardiograma de repouso

Rafael Oliveira Castro
Horacio Gomes P. Filho
Nádia Romanelli Quintanilha
Carlos Alberto Pastore

Introdução

O eletrocardiograma (ECG) é método gráfico que fornece o registro da atividade elétrica do coração. O exame possibilita realizar diagnósticos, orientar e indicar estratégias terapêuticas e avaliar prognósticos. Para a sua realização, utilizam-se 12 derivações dispostas em dois planos, o frontal e o horizontal. O primeiro é formado por três derivações bipolares dos membros (DI, DII e DIII) e três unipolares amplificadas (aVR, aVF e aVL). Já o segundo é composto por seis derivações unipolares torácicas (V1 a V6).

O exame é impresso no papel milimetrado, sendo a velocidade-padrão de 25 mm/s e com amplitude (ganho N) de 10 mm, de tal maneira que cada quadrado exprime 40 ms de duração no sentido horizontal e 0,1 mV de amplitude no sentido vertical.

Sistema de condução

O sistema elétrico de condução é formado por um grupo de células que tem a capacidade de produzir impulso cardíaco, denominadas "células marca-passo". Apresentam a propriedade de gerar potencial de ação que é deflagrado de forma espontânea, iniciando a despolarização das demais células do coração. No ritmo sinusal, o estímulo se inicia no nódulo sinusal. Ele se propaga, então, ao átrio direito e pelo feixe de Bachmann ao átrio esquerdo, gerando a despolarização dos átrios. Por meio dos feixes internodais, o impulso atinge o nódulo atrioventricular. Posteriormente, o estímulo alcança o feixe de His, o qual se divide em ramos direito e esquerdo e, destes, para as fibras de Purkinje, atingindo os miocardiócitos ventriculares, gerando a despolarização ventricular.

O eletrocardiograma normal

Para a correta avaliação do ECG, deve-se atender a uma sequência padronizada de análise. Para tanto, é necessário conhecer as suas características normais.

Figura 3.1 Ondas e segmentos eletrocardiográficos.

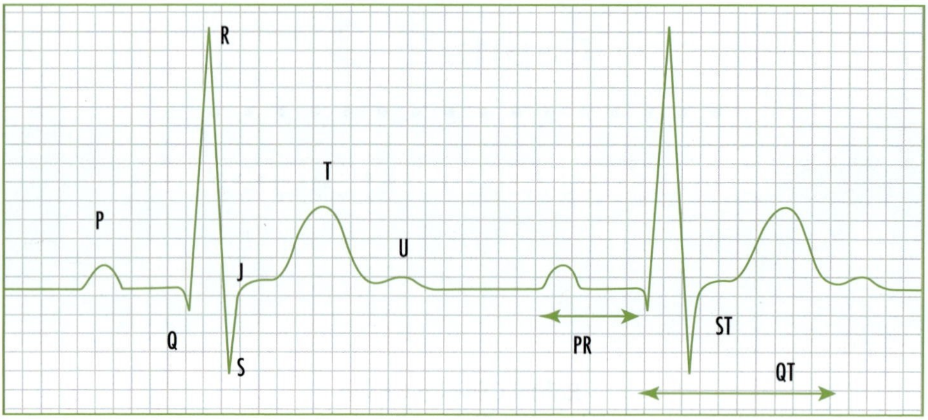

Fonte: Desenvolvida pela autoria.

A **onda P** representa a despolarização dos átrios. A inscrição do átrio direito (AD) é mais precoce do que a do átrio esquerdo (AE). São características da onda P em um adulto:

- **Duração:** 80 a 110 ms
- **Amplitude:** 0,5 a 2,5 mm
- **Eixo:** –30 a +90º no plano frontal
- **Morfologia:** geralmente positiva em DI, DII, aVF, e com aspecto plus-minus em V1, determinantes do ritmo sinusal.

O **intervalo PR** é medido do início da onda P até o início do complexo QRS. Reflete o tempo de condução do estímulo dos átrios até os ventrículos, possibilitando, dessa forma, a avaliação do nódulo atrioventricular (AV). São considerados valores normais 120 a 200 ms em adultos.

O **complexo QRS** caracteriza a despolarização dos ventrículos. A primeira deflexão negativa recebe o nome de "onda Q". Em seguida, à primeira deflexão positiva dá-se o nome de "onda R". Posteriormente, à segunda deflexão negativa nomeamos "onda S". São características habituais:

- **Duração:** 80 a 120 ms.
- **Amplitude:** ondas R e S com até 20 mm no plano frontal e 30 mm no horizontal.
- **Eixo:** –30 a +120º no plano frontal e voltado para trás no plano horizontal.

O **segmento ST** é aferido entre o final do complexo QRS (conhecido como "ponto J") até o início da onda T. Nivela-se pelo segmento PR.

Por fim, a **onda T** demarca a repolarização ventricular. Tem morfologia levemente arredondada, assimétrica e positiva, com amplitude não superior a 30% do QRS que a precede. Onda U: deflexão pequena e arredondada logo após a onda T, originada da ativação das células M.

O **intervalo QT** é medido entre o início do QRS até o final da onda T. Sua duração varia com a frequência cardíaca, sendo importante sua correção de acordo com esse parâmetro. A fórmula de correção mais utilizada é a de Bazzet: QT corrigido = QT medido/$\sqrt{RR}$. Valores > 460 ms são considerados prolongados.

Eletrocardiograma nas sobrecargas de câmaras

Quando uma câmara cardíaca aumenta, ocorrem alterações específicas ao ECG, que permitem inferir qual o comprometimento miocárdico.

- **Sobrecarga atrial direita (SAD):** encontramos alterações principalmente em relação à amplitude, que se torna > 2,5 mm em DII, DIII e aVF. Observamos também um aumento da deflexão positiva de V1 > 1,5 mm. Um sinal indireto é o descrito por Peñaloza-Tranchesi, que traduz o aumento súbito do QRS de V1 para V2. Geralmente essa alteração é encontrada quando ocorre sobrecarga do ventrículo direito concomitante.
- **Sobrecarga atrial esquerda (SAE):** ocorre aumento da duração da onda P > 110 ms, adquirindo aspecto bífido quando avaliada no plano frontal. Um achado altamente específico é o sinal de Morris, que ocorre quando a porção negativa da onda P em V1 apresenta uma área > 1 mm^2.
- **Sobrecarga ventricular direita (SVD):** notamos desvio do eixo do complexo QRS à direita (geralmente > 90º), com QRS geralmente negativo em DI. Além disso, estão presentes outros achados, como o incremento da voltagem do QRS em V1 (RV1 > 7 mm com SV1 < 2 mm) e achados como padrão rsr' em V1 > 10 mm, onda R V1 + onda S V5 ou V6 >10 mm, R em aVR > 5 mm e onda R em V5 ou V6 < 5 mm.
- **Sobrecarga ventricular esquerda (SVE):** o critério mais específico para o diagnóstico de SVE é o escore de Romhilt-Estes (Tabela 3.1), em que a soma de 5 ou mais pontos dá o diagnóstico de SVE, enquanto 4 pontos indicam provável SVE. Outros critérios utilizados são os de Sokolow-Lyon (SV1 + RV5 > 35 mm) e Cornell (R aVL + S V3 ≥ 28 mm em homens e 25 mm em mulheres).

Tabela 3.1 Critérios de Romhilt-Estes para SVE.

Critério	Pontuação
Aumento de voltagem do QRS se: Onda R ou S em derivações clássicas do plano frontal ≥ 20 mm, ou Onda S V1 ou V2 ≥ 30 mm, ou Onda R V5 ou V6 ≥ 30 mm	3 pontos
Alterações do segmento ST e onda T (padrão *strain*): infradesnivelamento do segmento ST e inversão de onda T	
Sem uso de digitálico	3 pontos
Em uso de digitálico	1 ponto
Sobrecarga atrial esquerda (índice de Morris)	3 pontos
Desvio do eixo do QRS (≥ –30°)	2 pontos
Aumento da duração do complexo QRS (≥ 90 ms)	1 ponto
Aumento do tempo de ativação ventricular (> 50 ms em V5 e V6)	1 ponto

Fonte: Adaptada de Romhilt WD, Estes EH. A Point-score system for the ECG diagnosis of left ventricular hypertrophy. Am Heart J, 1968.

Figura 3.2 Sinais eletrocardiográficos de sobrecargas das câmaras.

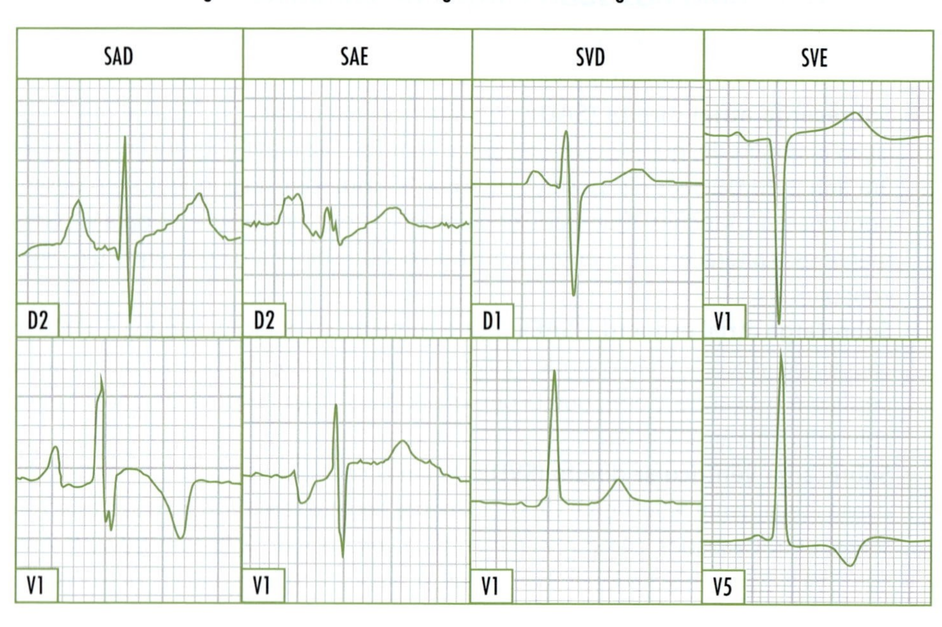

Fonte: Desenvolvida pela autoria.

Bloqueios de ramo e bloqueios divisionais

O feixe de His se bifurca em ramos direito e esquerdo, pelos quais o estímulo elétrico se propaga aos ventrículos. O ramo esquerdo ramifica-se em três fascículos: anterossuperior; posteroinferior; e anteromedial. A primeira porção a se despolarizar é o septo médio (dependente do ramo esquerdo), seguida pelo septo baixo (participação dos ramos direito e esquerdo). Em seguida, ocorre ativação simultânea das paredes livres dos ventrículos. O critério mais importante para o diagnóstico de bloqueio de ramo direito (BRD) ou bloqueio de ramo esquerdo (BRE) é o alargamento do QRS, que apresentará duração ≥ 120 ms. O BRD pode ocorrer em indivíduos sem cardiopatia estrutural, enquanto o BRE associa-se a cardiopatias estruturais.

» **Bloqueio de ramo direito:** nas derivações precordiais direitas, principalmente em VI, temos uma onda R' alargada, maior do que a onda R inicial (rSR' ou rsR'). Em D1, V5 e V6, encontramos uma onda S alargada e entalhada. A onda T apresenta orientação oposta à deflexão terminal do QRS.

» **Bloqueio de ramo esquerdo:** em D1, V5 e V6 encontramos onda R alargada e monofásica, com aspecto de "torre". Além disso, temos uma onda R com crescimento lento em V1 a V4 ou mesmo morfologia de QS em V1 a V3, com onda S alargada. É possível encontrar supradesnivelamento do segmento ST em V1 a V3/V4, além de onda T em oposição à maior deflexão do QRS.

» **Bloqueio do fascículo anterossuperior esquerdo (BDAS):** D1 positivo e aVF negativo; QRS em D2 predominantemente negativo, com onda S em D3 > 15 mm e maior do que a onda S de D2.

» **Bloqueio do fascículo posteroinferior esquerdo (BDPI):** QRS predominantemente negativo em D1 e positivo em aVF, complexo qR em D3 > 15 mm e maior do que o complexo qR de D2. Deve-se excluir SVD.

- » **Bloqueio do fascículo anteromedial (BDAM):** complexos qR progressivamente maiores em V1, V2 e V3, com ondas R > 15 mm; ondas T negativas de V1 a V3.

O eletrocardiograma nas síndromes isquêmicas

O ECG tem papel fundamental para auxílio diagnóstico nas síndromes coronarianas agudas (SCA). O exame permite a classificação do diagnóstico (SCA com supradesnivelamento do segmento ST e SCA sem supradesnivelamento do segmento ST); classificação do paciente (SCA de alto, médio ou baixo risco); auxilio na instituição terapêutica; e caracterização da parede miocárdica acometida. É importante analisar o traçado do ECG em correlação com o quadro clínico. Um paciente com dor precordial típica e presença de fatores de risco para SCA não exclui o diagnóstico, visto que o ECG inicial pode ser normal ou apresentar alterações inespecíficas.

A obstrução coronariana desencadeia alterações anatomopatológicas que se correlacionam com modificações do ECG. Essas alterações podem ser divididas em três estágios evolutivos: isquemia; lesão; e necrose.

- » **Isquemia:** as primeiras alterações são observadas na onda T, que se torna simétrica, pontiaguda, de base estreita e com aumento de amplitude (isquemia subendocárdica). Se a isquemia predominar na região subepicárdica, a onda T manterá as características descritas e morfologia negativa.
- » **Corrente de lesão:** o segundo evento é o desnivelamento do segmento ST. Nesta fase, já ocorreu lesão do cardiomiócito. O processo é reversível, caso ocorra reperfusão precoce. A lesão subendocárdica é manifesta por infradesnivelamento do ponto J e do segmento ST além de 0,5 mm em pelo menos duas derivações contíguas. Já a lesão subepicárdica é manifesta por supradesnivelamento do ponto J e do segmento ST em pelo menos duas derivações contíguas. Em V1, V2 e V3, devemos considerar elevações ≥ 1,5 mm em pacientes do sexo feminino e, no sexo masculino, consideram-se elevações ≥ 2,5 mm nos indivíduos < 40 anos e ≥ 2 mm para aqueles > 40 anos. Caso o paciente não receba tratamento, o supra de ST tende a permanecer por dias e, logo após, retornar à linha de base. Caso permaneça após semanas, isso pode significar a formação de aneurisma na área infartada.
- » **Necrose:** neste estágio já ocorreu morte dos cardiomiócitos. Surge a chamada "onda Q patológica", que são ondas profundas (>1/3 da onda R do mesmo complexo) e/ou largas (> 40 ms) e com presença de entalhes (sinal de Cabrera). Indicam área elétrica inativa e surgem horas após a instalação do infarto e podem persistir por toda a vida. Podem se manifestar ainda como complexo QS (se acompanhadas de alterações no segmento ST ou onda T), QR ou Qr.

A correlação entre o achado do ECG e a parede acometida só pode ser realizada quando há supradesnivelamento de ST ou área elétrica inativa (Tabela 3.2).

Um diagnóstico importante a ser estabelecido é o de infarto agudo do miocárdio na vigência de BRE. Para tal, é recomendado o uso dos critérios de Sgarbossa, nos quais valores ≥ 3 pontos têm alta especificidade para o diagnóstico de IAM, são eles: supra de ST ≥ 1 mm concordante com o QRS, ou seja (5 pontos); infra de ST ≥ 1 mm em V1, V2 ou V3 (3 pontos); supra de ST ≥ 5 mm discordante com o QRS, ou seja, em derivação em que o QRS era predominantemente negativo (2 pontos).

Tabela 3.2 Correlação eletrocardiográfica e anatômica provável.

Derivações	Localização	Artéria
V1 e V2	Septal	Descendente anterior
V1, V2 e V3	Anterosseptal	Descendente anterior
V1, V2, V3 e V4	Anterior	Descendente anterior
V3, V4 ou V3-V5	Anterior localizada	Descendente anterior
V1 a V6, DI e aVL	Anterior extenso	Descendente anterior
V4, V5, V6, DI, aVL	Anterolateral	Circunflexa
V5, V6, DI, aVL	Lateral	Circunflexa
V5, V6	Lateral baixa	Circunflexa
DI, aVL	Lateral alta	Circunflexa
DII, DIII, aVF	Inferior	Coronária direita ou circunflexa
V7, V8, V9	Lateral	Coronária direita ou circunflexa
V3R, V4R, V1, V2	Ventrículo direito	Coronária direita
aVR, V1, V3-V6 (infra)	Global	Tronco de coronária esquerda

Fonte: Desenvolvida pela autoria.

Figura 3.3 Manifestações eletrocardiográficas de isquemia.

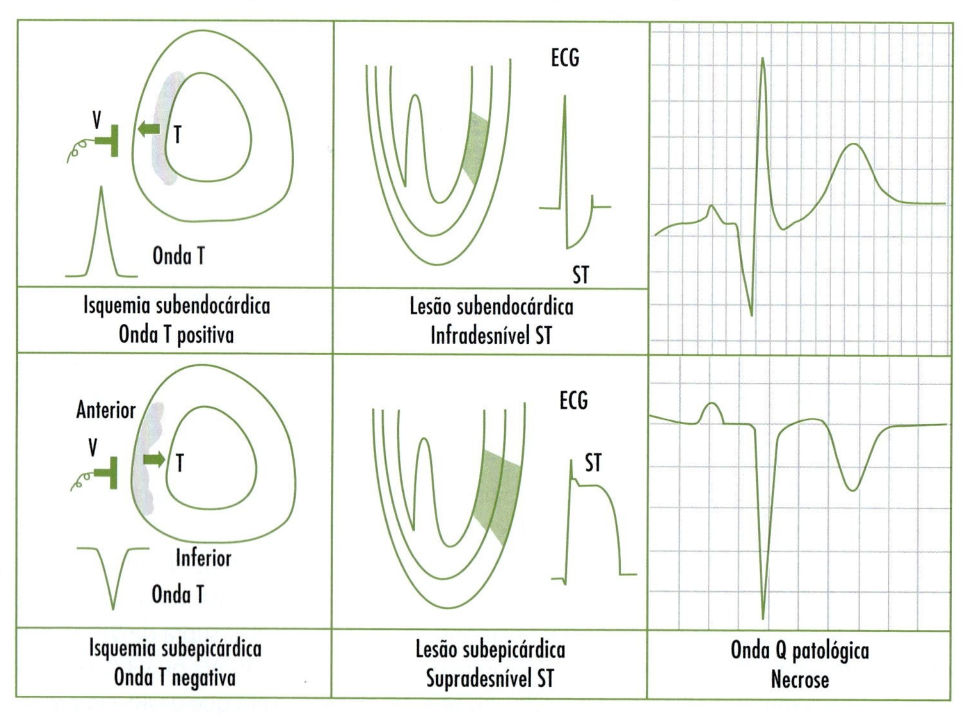

Fonte: Desenvolvida pela autoria.

Análise da repolarização ventricular

O intervalo QT é utilizado para avaliar a repolarização ventricular. É aferido do início do QRS até o final da onda T. Pacientes que apresentam um intervalo QT alargado, ou seja, uma repolarização ventricular prolongada, estão mais propensos a desenvolver arritmias ventriculares potencialmente fatais. O intervalo QT dever ser corrigido para a FC (QTc). Para tanto, existem diversas fórmulas, com as de Bazett ($QT/RR^{1/2}$) e de Fridericía ($QT/RR^{1/3}$). Consideramos aumentado o QTc > 0,45 s para homens e > 0,46 s para mulheres.

Bibliografia consultada

Bayes de Luna A. Clinical electrocardiography. 4. ed. Oxford: Wiley-Blackwell; 2012.

Moffa PJ, Sanches PCR. Eletrocardiograma normal e patológico. 7. ed. São Paulo: Roca; 2001.

Nicolau JC, Timerman A, Marin-Neto JA et al. Sociedade Brasileira de Cardiologia. Diretrizes da Sociedade Brasileira de Cardiologia sobre angina instável e infarto agudo do miocárdio sem supradesnível do segmento ST. Arq Bras Cardiol. 2014;102(3.1):1-61.

Pastore CA, Moffa PJ, Tobias NM et al. Segmental blocks of the right bundle-branch and electrically inactive areas. Differential electro-vectorcardiographic diagnosis. Arq Bras Cardiol. 1985;45(5): 309-17.

Pastore CA, Pinho C, Geminiani H et al. Sociedade Brasileira de Cardiologia. Diretrizes da Sociedade Brasileira de Cardiologia sobre análise e emissão de laudos eletrocardiográficos. Arq Bras Cardiol. 2009;93(3.2):1-19.

Romhilt DW, Estes Jr. EH. A point-score system for the ECG diagnosis of left hypertrophy. American Heart Journal. 1968;75:752-8.

Samesima N, Pastore CA, Munerato R. ABC do ECG. CBBE. 2013.

Soeiro AM, Leal TCAT, Oliveira Jr. MT et al. Manual de condutas da emergência do INCOR: cardiopneumologia. 2. ed. Barueri: Manole; 2017.

Zimetbaum PJ, Josephson ME. Use of the electrocardiogram in acute myocardial infarction. N Engl J Med. 2003;348(10):933-40.

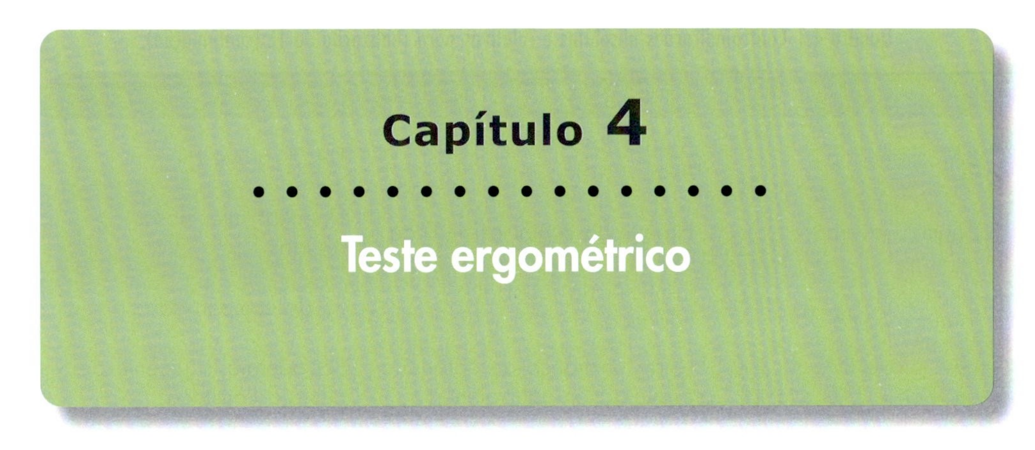

Capítulo 4

Teste ergométrico

Rafael Oliveira Castro
Augusto Hiroshi Uchida

Introdução

O teste ergométrico é um exame seguro, com baixas taxas de complicações e que avalia o comportamento do sistema cardiovascular diante do esforço físico, sob monitorização clínica, eletrocardiográfica e hemodinâmica. O paciente é submetido a um estresse físico programado com o objetivo de se avaliarem as reservas coronária, cronotrópica, inotrópica e funcional.

As principais indicações para a realização do exame são: investigação de doença arterial coronária (DAC); triagem de doença em atletas e assintomáticos; avaliação de hipertensão arterial sistêmica; avaliação de valvopatias; avaliação de insuficiência cardíaca; avaliação de arritmias cardíacas; estratificação de risco de morte súbita; avaliação de portadores de fibrilação atrial permanente; avaliação de bradiarritmias e da estimulação cardíaca artificial; avaliação de cardiopatias congênitas. Para a avaliação de DAC, o teste apresenta sensibilidade média de 68%, especificidade de 77% e acurácia de 73%.

O Quadro 4.1 resume as contraindicações absolutas e relativas para a realização do teste ergométrico.

Quadro 4.1 Contraindicações absolutas e relativas para realização do TE.

Absolutas		
IAM recente	Pericardite ou miocardite aguda	TEP há menos de 6 meses
Angina instável	Arritmias cardíacas graves	Dissecção aórtica
Endocardite	Estenose mitral ou aórtica grave	Gestação

(Continua)

Quadro 4.1 Contraindicações absolutas e relativas para realização do TE (continuação).

Relativas		
BAV avançado	Marca-passo de frequência fixa	DAOP grave
Anemia severa	Hipertrofia septal assimétrica	Doenças infecciosas agudas
Intoxicação farmacológica	Insuficiência renal ou hepática	IC descompensada
HAS grave (PAS > 200 ou PAD > 110 mmHg)	Lesão de tronco de coronária esquerda ou equivalente	Pós-operatório recente de cirurgia cardíaca
Incapacidade motora	Distúrbios metabólicos graves	

IAM: infarto agudo do miocárdio; TEP: tromboembolismo pulmonar; DAOP: doença arterial obstrutiva periférica; BAV: bloqueio atrioventricular; IC: insuficiência cardíaca; HAS: hipertensão arterial sistêmica; PAS: pressão arterial sistólica; PAD: pressão arterial diastólica.

Fonte: Desenvolvido pela autoria.

Probabilidade pré-teste de doença coronariana

A análise da probabilidade pré-teste (Quadro 4.2) é fundamental para a correta interpretação do teste ergométrico pelo clínico. Nos sintomáticos, a probabilidade pré-teste de DAC pode ser avaliada pelo método de Diamond-Forrester, que consiste na análise conjunta de três variáveis: características da dor; idade; e sexo do paciente. Dessa análise, dividem-se os pacientes em quatro subgrupos: alta probabilidade pré-teste (> 90%); probabilidade intermediária (10% a 90%); baixa probabilidade (< 10%); e muito baixa (< 5%).

Quadro 4.2 Probabilidade pré-teste de doença arterial coronariana – Diamond-Forrester.

Idade (anos)	Dor Não Anginosa		Angina Atípica		Angina Típica	
	Homens	Mulheres	Homens	Mulheres	Homens	Mulheres
30-39	Baixa	Muito baixa	Intermediária	Muito baixa	Intermediária	Intermediária
40-49	Intermediária	Muito baixa	Intermediária	Baixa	Alta	Intermediária
50-59	Intermediária	Baixa	Intermediária	Intermediária	Alta	Intermediária
60-69	Intermediária	Intermediária	Intermediária	Intermediária	Alta	Alta

Fonte: Adaptado de Diamond GA, Forrester JS. Analysis of probability as an aid in the clinical diagnosis of coronary-artery disease. N Engl J Med. 1979;300:1350-8.

Metodologia

Sugere-se a não realização de esforço físico extra-habitual 12 horas antes do exame. Uma breve anamnese e exame físico são realizados antes do estudo. A manutenção ou suspensão de medicamentos de uso contínuo deve ser individualizada, de acordo com o objetivo do exame. O tempo ideal para a realização do estudo é de 10 minutos, podendo variar de 8 a 12 minutos.

Para a realização do estudo, são utilizados ergômetros, equipamentos destinados à aplicação programada de esforço físico, capazes de medir o trabalho realizado. Os principais ergômetros utilizados são a esteira rolante e o cicloergômetro, promovendo respostas fisiológicas distintas ao exercício.

A escolha do protocolo a ser realizado deve ser individualizada. Podem ser efetuados protocolos escalonados de carga crescente ou protocolos em rampa. No primeiro, os incrementos ocorrem a cada 1 ou mais minutos. Já no segundo, os incrementos são de pequena intensidade, porém aplicados a curtos intervalos de tempo (segundos até no máximo um minuto).

Protocolos para cicloergômetro

O mais utilizado é o protocolo escalonado de Balke, que promove incrementos de 25 W a cada 2 minutos para indivíduos em geral. Para homens saudáveis, pode-se iniciar o teste com carga de 50 W e, para mulheres, com carga de 30 W. Se o paciente apresenta limitação, é utilizada carga livre.

Protocolos para esteira rolante

» **Protocolo de Bruce:** protocolo mais utilizado. Ocorrem aumentos gradativos de velocidade e inclinação a cada 3 minutos. Para sua realização, o indivíduo deve ter algum grau de condicionamento físico. Existem variantes atenuadas, como o Bruce modificado e o Sheffield, que têm por objetivo promover uma elevação mais linear do gasto metabólico. Indicado principalmente para pacientes idosos, obesos e que sofreram IAM recente.

» **Protocolo de Ellestad:** protocolo escalonado que promove maiores incrementos de trabalho por estágio. Indicado para jovens, adultos ativos e que tenham capacidade de correr.

» **Protocolo de Naughton:** protocolo indicado principalmente para idosos sedentários, ICC compensada e IAM recente. Realizado com velocidade fixa e pequenos incrementos de trabalho.

» **Protocolo de rampa:** permite aumentos constantes e gradativos do trabalho, o que torna o protocolo mais fisiológico. Indicado para melhor avaliação da capacidade funcional. Por este motivo, é bastante utilizado para realização do teste cardiopulmonar. Em contrapartida, diminui a sensibilidade para a detecção de isquemia miocárdica.

Conforme a frequência cardíaca (FC) que é atingida durante o pico do esforço, o teste pode ser classificado em submáximo, máximo, supramáximo e ineficaz. Chamamos de teste submáximo quando a FC atingida está entre 85% e 94% da FC máxima prevista. Máximo, quando a FC atinge valores entre 95% e 100% da FC máxima calculada. Já o teste supramáximo é aquele em que a FC supera 100% da FC máxima prevista. O teste ineficaz é aquele em que a FC não atinge 85% da FC máxima.

O teste deve ser interrompido de forma rotineira se o paciente solicitar a interrupção do exercício em virtude do cansaço físico intenso. Entretanto, existem outras situações clínicas que devem provocar a interrupção do exame (Quadro 4.3).

Quadro 4.3 Critérios para interrupção do teste ergométrico.

- **Clínicos:** angina progressiva; sinais de baixo débito: ataxia, tontura, cianose, palidez e pré-síncope, dispneia progressiva, incoordenação motora, sintomas de insuficiência vascular periférica, cansaço físico intenso ou exaustão
- **Hemodinâmicos:** PAD > 120 mmHg em normotensos, PAD > 140 mmHg em hipertensos, PAS > 260 mmHg, Queda da PAS > 20mmHg
- **Eletrocardiográficos:** supradesnível do segmento ST, infradesnível de ST > 3 mm, arritmia ventricular complexa, taquicardia sustentada, bloqueio atrioventricular de 2° ou 3° grau, alargamento do QRS de difícil distinção com taquicardia ventricular
- **Técnicos:** falência do sistema de registro

Fonte: Desenvolvido pela autoria.

Derivações e sistemas de registro

Atualmente, recomenda-se a adoção dos sistemas de registro eletrocardiográfico com 12 ou 15 derivações. O mais utilizado é o de 12 derivações clássicas pelo sistema Mason-Likar, no qual os eletrodos dos membros inferiores e superiores são posicionados também no tórax. Já os eletrodos precordiais são posicionados como de costume. Derivações bipolares precordiais (CM5, CS5 e CC5) podem ser adicionadas visando melhorar a sensibilidade do teste às custas de uma redução de sua especificidade, em razão de uma maior amplificação do sinal. As derivações precordiais laterais (V4 a V6) são capazes de detectar 90% de todas as alterações verdadeiramente isquêmicas. As derivações DII e DIII têm alta taxa de falso-positivos.

Resposta clínica frente ao teste ergométrico

Os sinais e sintomas que surgem durante a realização do esforço físico devem ser rigorosamente avaliados e correlacionados com os traçados eletrocardiográficos e com a pressão arterial. Presença de dor torácica implica sua caracterização: intensidade; irradiação; sintomas associados; evolução; fase do teste em que ocorreu; pressão arterial e traçado eletrocardiográfico vigentes. É importante atentar para sinais e sintomas de disfunção ventricular esquerda, como dispneia e cansaço desproporcionais ao esforço, além de palidez, sudorese excessiva, cianose e surgimento de estertores pulmonares.

Resposta eletrocardiográfica

As oscilações positivas e negativas do segmento ST são as manifestações mais frequentes associadas à isquemia miocárdica. As depressões do segmento ST de morfologia descendente devem ser mensuradas no ponto J. Já as depressões de ST com morfologias horizontal, ascendente e convexas devem ser mensuradas no ponto Y, que deve ser considerado a 80 ms do ponto J quando a frequência cardíaca é inferior a 130 bpm. Quando a frequência cardíaca for maior ou igual a 130 bpm, o ponto Y será aferido a 60 ms do ponto J.

Durante a realização do teste de esforço, podem ocorrer alterações eletrocardiográficas que são consideradas normais. A onda P torna-se mais ampla e apiculada. O intervalo PR diminui com a elevação da FC. Ocorre aumento da Q e redução da onda R. O intervalo QT também diminui com o aumento da FC. Já a onda T sofre redução da sua amplitude.

O teste ergométrico dito positivo é aquele em que houve alteração morfológica do segmento ST com magnitude suficiente para caracterizar isquemia miocárdica. Os critérios de positividade são: depressão do segmento ST de pelo menos 1 mm com morfologia horizontal e descendente e de pelo menos 2 mm quando a morfologia for convexa; elevação do segmento ST de pelo menos 1 mm em área sem onda Q patológica.

Figura 4.1 Padrões de depressão do segmento ST considerados anormais.

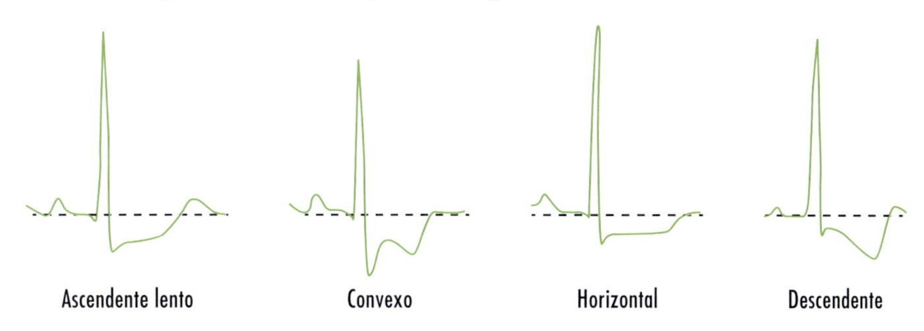

Fonte: Desenvolvida pela autoria.

As seguintes situações limitam a análise para a definição de isquemia miocárdica: depressão do segmento ST superior a 1 mm no ECG basal; bloqueio de ramo esquerdo; sobrecarga ventricular esquerda; estimulação cardíaca artificial; pré-excitação ventricular; PR curto e QT longo. Na vigência de BRD, a depressão do segmento ST não deve ser valorizada de V1 a V4.

Resposta hemodinâmica

Contempla a análise dos comportamentos da frequência cardíaca e da pressão arterial no exercício e na fase de recuperação.

A frequência cardíaca (FC) deve aumentar de forma linear com a progressão do exercício. Existem várias formas de estimar a FC máxima (FC máx). As principais fórmulas utilizadas são as de Karvonem (FC máx = 220 – idade em anos), Lange Andersen [FC máx = 210 – (0,65 × idade em anos)] e Tanaka [FC máx = 208 – (0,7 × idade em anos)].

A elevação desproporcional da FC frente à carga de trabalho pode ser encontrada em sedentários, ansiosos, hipertireoidismo, entre outras. Já a redução do incremento da FC pode resultar de treinamento físico, hipotireoidismo, doença do nó sinusal ou drogas cronotrópicas negativas. A incompetência cronotrópica pode ser definida quando: a FC atingida está abaixo de dois desvios-padrão da FC máxima prevista (1 desvio-padrão = 15 bpm); não se atingem 85% da FC máxima prevista para a idade; índice cronotrópico (IC) inferior a 0,8. O cálculo do IC é feito pela equação: IC = [FC máxima atingida – FC repouso] / [(220 – idade) – FC repouso].

A queda da FC com a progressão do esforço físico apresenta alta correlação com doença isquêmica grave, sendo um dos critérios para interrupção do teste. A queda da FC na fase de recuperação varia de acordo com o método utilizado. A recuperação lenta da FC está associada à redução da atividade vagal e é um fator independente de risco.

Durante o exercício físico, espera-se um incremento da PAS de pelo menos 30 mmHg. Já a PAD geralmente permanece estável, podendo variar em até 10 mmHg, para cima ou para baixo. Mulheres jovens podem apresentar níveis fixos, comportamento em platô e até mesmo redução da PAS durante o esforço físico, sem que isso signifique a presença de cardiopatia.

Denominamos hiper-reatividade sistólica a elevação da PAS acima de 220 mmHg durante o teste. Já a hiper-reatividade diastólica é definida quando há elevação de 15 mmHg ou mais na PAD. Pacientes que apresentam esse padrão tem probabilidade 4 a 5 vezes maior de se tornarem hipertensos.

O déficit inotrópico pode ser definido por três situações: comportamento deprimido da PA sistólica: elevação da PA sistólica inferior a 30 mmHg; comportamento em platô: não elevação da PA sistólica em dois ou mais estágios do protocolo aplicado; hipotensão intraesforço:

queda da PA sistólica superior a 15 mmHg. Sua ocorrência sugere baixa reserva miocárdica, apresentado valor prognóstico. A hipotensão arterial sistólica discreta no esforço máximo pode ocorrer em atletas jovens.

Bibliografia consultada

Belic N, Gardin JM. ECG manifestations of myocardial ischemia. Arch Intern Med. 1980;140(9): 1162-5.

Bruce RA. Evaluation of juntional capacity and exercise toleranca of cardiac patients. Concepts Cardiovasc Dis. 1956;25:321.

Buchfuhrer MJ, Hansen JE, Robinson TE, Sue DY, Wasserman K, Whipp BJ. Optimizing the exercise protocol for cardiopulmonary assessment. J Appl Physiol. 1983;55(5):1558-64.

Chaitman BR, Watera DD, Theroux P et al. ST-segment elevation and coronary spasm in response to exercise. Am J Cardiol. 1981;47(6):1350-8.

Detrano R, Gianrossi R, Froelicher V. The diagnostic accuracy of the exercise eletrocardiogram: a meta-analysis of 22 years of research. Prog Cardiovasc Dis. 1989;32(3):173-206.

Diamond GA, Forrester JS. Analysis of probability as an aid in the clinical diagnosis of coronary-artery disease. N Engl J Med. 1979;300:1350-8.

Duarte GM. Teste ergométrico: bases fisiopatológicas e aplicações clínicas. Rio de Janeiro: Atheneu; 1978.

Ellestad MH. Stress testing. Principles and pratice. FA Davis Co. 1980.

Fletcher G, Balady G, Amsterdam E, Chaitman B, Eckel R, Fleg J. Exercise standards for testing and training: a statement for healthcare professionals from the American Heart Association. Circulation. 2001;104:1694-740.

Jones NL, Killian KJ. Exercise limitation in health and disease. N Engl J Med. 2000;343(9):632-41.

Lauer MS, Francis GS, Okin PM et al. Impaired chronotropic response to exercise stress testing as a predictor of mortality. JAMA. 1999;281(6):524-9.

Meneghelo RS, Araujo CGS, Stein R et al. Sociedade Brasileira de Cardiologia. III Diretrizes da Sociedade Brasileira de Cardiologia sobre Teste Ergométrico. Arq Bras Cardiol. 2010;95(5):1-26.

Polanczyck CA, Johnson PA, Hartley LH et al. Clinical correlates and prognostic significance of early negative exercise tolerance test in patients with acute chest pain seen in the hospital emergency departament. Am J Cardiol. 1998;81(3):288-92.

Tanaka H, Monahan KD, Seals DR. Age-predicted maximal heart raterevisited. J Am Coll Cardiol. 2001;37(1):153-6.

Uchida A, Neto AM, Chalela WA. Ergometria: teoria e prática. Barueri: Manole; 2013.

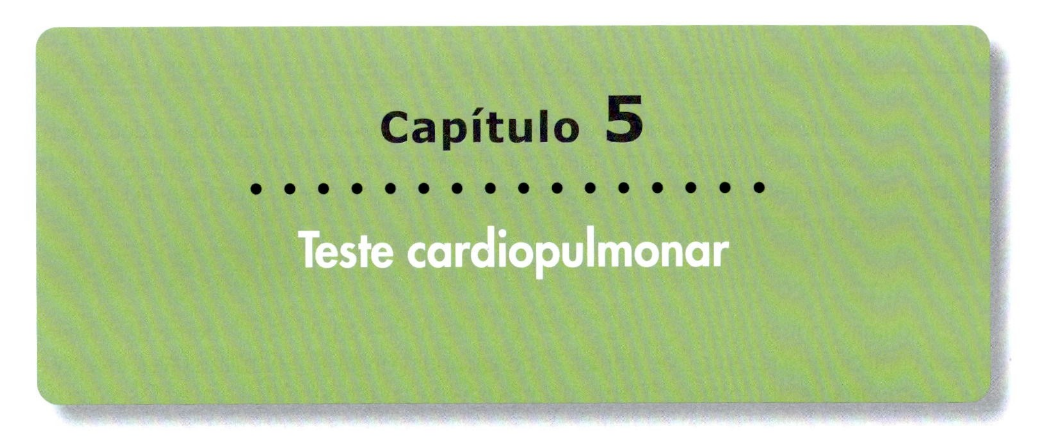

Mariana Pezzute Lopes
Nádia Romanelli Quintanilha
So Pei Yeu
Patrícia Alves de Oliveira

Introdução

O teste cardiopulmonar (TCP) ou ergoespirometria consiste no teste ergométrico convencional acrescido das variáveis ventilação, consumo de oxigênio (VO_2) e produção de gás carbônico (VCO_2); a partir das quais são derivados todos os outros parâmetros analisados no exame. O paciente utiliza uma máscara ou bocal, que permite a mensuração do fluxo do ar expirado e a análise contínua de frações de oxigênio e de gás carbônico. O exame é realizado em ambiente controlado, sob monitorização e com suporte de ACLS (*Advanced Cardiovascular Life Support*).

A duração ideal do TCP é de 8 a 12 minutos. São usados protocolos de exercício do tipo rampa, nos quais o incremento de trabalho é constante, a cada minuto, ao contrário de outros protocolos da ergometria convencional em que o incremento de carga, de velocidade e/ou de inclinação ocorre a cada 2 ou 3 minutos. Existem diversos tipos de ergômetros, sendo os mais conhecidos a esteira rolante e o cicloergômetro. Na esteira, onde são utilizados grupos musculares maiores, o VO_2 pico atingido é cerca de 10% a 20% maior do que aquele obtido em testes realizados no cicloergômetro.

Indicações

Uma das mais comuns indicações do TCP é a prescrição de exercícios tanto para indivíduos saudáveis que desejam programar treinos de moderada a alta intensidade e monitorá-los por meio da ajuda de frequencímetro, como para atletas de alta performance, visando um melhor planejamento de treino, bem como para pacientes em reabilitação cardiopulmonar.

O TCP é o padrão-ouro na avaliação de capacidade funcional, além de ser utilizado para definir prognóstico na insuficiência cardíaca (IC) avançada, sendo importante na decisão por inclusão em fila de transplante cardíaco (recomendação classe I). Além disso, permite avaliar eficácia de intervenções terapêuticas do ponto de vista de melhora objetiva de classe funcional.

O TCP também é importante no diagnóstico diferencial de dispneia aos esforços, sobretudo em pacientes com comorbidades cuja etiologia da dispneia possa ser multifatorial.

Nesse caso, o TCP pode ajudar na tomada de decisão, seja para indicação de troca valvar por sintomas, seja para indicação de novas abordagens cirúrgicas em pacientes com cardiopatia congênita.

Além das indicações discutidas anteriormente, o TCP pode ser utilizado para detectar isquemia estresse induzida, sobretudo quando analisamos a variável pulso de oxigênio. O teste também é auxiliar na avaliação de risco perioperatório em cirurgias, com ênfase na bariátrica e na ressecção pulmonar.

Contraindicações

Algumas contraindicações para o TCP são semelhantes àquelas da ergometria convencional, como: infarto recente (nas últimas 72 horas); angina instável; arritmias graves; estenose aórtica importante sintomática; TEP nos últimos 6 meses; estenose mitral grave; dissecção de aorta; gravidez; pericardite ou miocardite aguda; endocardite; e cardiomiopatia hipertrófica obstrutiva (contraindicação relativa, sendo realizado em casos selecionados).

O TCP tem papel importante mesmo em indivíduos com fibrilação ou *flutter* atrial, sobrecarga ventricular esquerda, pré-excitação e bloqueio de ramo esquerdo, em que há limitação para avaliação do segmento ST, mas em que o teste pode ser aplicado com as demais indicações já citadas.

Parâmetros do teste cardiopulmonar

- **Capacidade funcional – VO_2 máximo e VO_2 pico:** trata-se da variável mais conhecida do TCP. Durante o exercício físico, o incremento de consumo de oxigênio (VO_2) ocorre proporcionalmente ao aumento de trabalho, de modo que o maior valor obtido é denominado "VO_2 máximo". Em testes submáximos, nos quais não se atinge um platô de VO_2, esse termo é substituído por "VO_2 pico". O VO_2 pode ser expresso em valor absoluto ou relativo ao peso, sendo normal se maior ou igual a 85% do predito para faixa etária, sexo, peso e ergômetro utilizado. O valor absoluto é preferencialmente utilizado em faixas de extremo de peso e idade, ou para comparar evolutivamente dois exames.
  Outra maneira de expressar capacidade funcional é a utilização da unidade MET (*metabolic equivalent task*) ou equivalente metabólico, em que 1 MET (1 kcal/kg/h) corresponde ao consumo de oxigênio de um indivíduo saudável em repouso, ou seja 3,5 mL/kg/min de VO_2.
  Diversos fatores podem interferir no VO_2: doença pulmonar e/ou cardíaca, condicionamento físico, eficiência mecânica, tipo de ergômetro utilizado, além do protocolo de exercício escolhido.
- **Capacidade funcional:** trata-se de um marcador de risco isolado, sendo a baixa capacidade funcional associada a maior mortalidade em cardiopatas, sobretudo com IC. Pensando nisso, Weber *et al.*, no início da década de 1980, introduziram o conceito de classe funcional determinada de forma objetiva pelo TCP. Em seu trabalho, foram definidas cinco classes de insuficiência cardíaca (A a E) de acordo com o VO_2 pico obtido. Os indivíduos com VO_2 pico acima de 20 mL/kg (classe A) são considerados sem limitação, enquanto aqueles com VO_2 entre 6 e 10 mL/kg apresentam limitação severa e, se abaixo de 6 mL/kg, muito severa. Diversos outros trabalhos ao longo dos anos demonstraram que o VO_2 se correlaciona com sobrevida em indivíduos com IC. Pacientes com valores acima de 14 mL/kg/min têm sobrevida em 1 ano comparável à sobrevida dos pacientes após o transplante cardíaco, de modo que o benefício do transplante seria para os indivíduos com VO_2 pico igual ou inferior a 14 mL/kg/min. Um estudo publicado no *Circulation* em 2005 verificou que o uso do betabloqueador em pacientes com o mesmo VO_2 pico se correlacionou com menor mortalidade, com altíssima mortalidade quando

o VO_2 pico atingia valores em torno de 10 a 12 mL/kg/min independentemente do uso ou não da medicação. A partir de então, passamos a utilizar o valor de VO_2 pico igual ou inferior a 12 mL/kg/min para auxiliar na indicação de transplante cardíaco naqueles pacientes que fazem uso de betabloqueador.

» **Limiar anaeróbio (LA) ou primeiro limiar:** durante o exercício físico, o consumo de oxigênio (VO_2) é maior, assim como a produção de CO_2 (VCO_2), de modo que há uma linearidade no incremento entre as curvas de VO_2 e VCO_2. Em determinado momento do exercício, a principal fonte de energia passa a ser proveniente do metabolismo anaeróbio com produção de ácido láctico e, consequentemente, de CO_2, de modo que há uma perda de linearidade entre as curvas em virtude de uma produção muito maior de CO_2. Esse momento é definido como "limiar anaeróbio" ou "primeiro limiar".
O LA pode ser expresso em valor absoluto ou em porcentagem do VO_2 máximo predito (normal se 40% a 60% do VO_2 máximo predito). Quanto mais precoce o LA (inferior a 40%), pior o prognóstico, maior a mortalidade em indivíduos com IC. Trata-se do paciente com doença avançada que atinge o LA aos mínimos esforços e praticamente "vive em anaerobiose".

» **Ponto de compensação respiratória (PCR) ou segundo limiar:** o ácido lático produzido pelo metabolismo anaeróbio durante o exercício físico é tamponado pelo bicarbonato, gerando produção adicional de CO_2. Nesse momento, estamos em vigência de uma acidose compensada. Quando atingimos o esforço máximo, nosso sistema tampão já não é suficiente, iniciamos, então, um período de acidose descompensada na qual há incremento máximo da ventilação visando compensar, de algum modo, a acidose, este momento é definido como "ponto de compensação respiratória" (PCR). No TCP, consiste no momento em que há maior aumento da ventilação acompanhado de queda do $PETCO_2$.
Atingir o PCR permite dizer indubitavelmente que o teste foi máximo, independentemente da frequência cardíaca máxima atingida, sendo particularmente interessante em pacientes que fazem uso de betabloqueador.
O R/Q, RER ou R, também conhecido como "coeficiente respiratório", que consiste na razão VCO_2/ VO_2, também auxilia a definir o teste como máximo, sendo que, em um indivíduo em repouso, essa relação é de 0,8, ou seja, o consumo de oxigênio é 20% maior do que a produção de CO_2, enquanto no esforço máximo essa relação se inverte, torna-se maior ou igual a 1,1, representando uma produção de CO_2 pelo menos 10% maior do que o consumo de oxigênio. O R/Q é utilizado para estimar o gasto energético de determinado exercício, de modo que acima de 1 define-se que o substrato energético é de origem exclusiva do metabolismo de carboidratos e não mais das gorduras.

» **VE/VCO2 slope:** importante variável prognóstica em pacientes com IC e hipertensão pulmonar. Traduz a eficiência ventilatória em eliminar CO_2, a qual envolve acidose lática precoce, aumento do espaço morto e alteração de sensibilidade do ergorreflexo. Quanto maior a inclinação do gráfico VE/VCO_2, maior o valor do *slope*, menor a sobrevida. Em pacientes com IC avançada, VE/VCO_2 *slope* superior a 34 traduz prognóstico reservado, com sobrevida inferior a 50% em 5 anos. Trata-se de um parâmetro sensível mesmo em testes submáximos, o qual também é um bom preditor de mortalidade e hospitalização mesmo em indivíduos com IC com fração ejeção preservada.

» **Pulso de oxigênio:** consiste no consumo de O_2 por batimento cardíaco (VO_2/FC), sendo progressivamente maior ao longo do exercício. É considerado normal quando maior que 80% do valor predito, podendo estar superestimado em casos de incompetência cronotrópica ou uso de betabloqueador.
O pulso de oxigênio representa o volume sistólico ou desempenho ventricular de modo que curvas em platô ou com queda do pulso de oxigênio estão associadas a disfunção

ventricular, isquemia miocárdica ou valvopatias obstrutivas. Além disso, também pode ser utilizado para definição de prognóstico em IC, sendo que um pulso de O_2 menor que 12 mL/batimento no esforço máximo se correlaciona com maior mortalidade nesses pacientes.

» **OUES (*oxygen uptake efficiency slope*):** avalia a eficiência ventilatória na captação de oxigênio. Trata-se de uma transformação logarítmica que relaciona VE (ventilação) e VO_2 (consumo de oxigênio). Consiste em uma ferramenta adicional no TCP de pacientes com IC, sendo um marcador prognóstico independente, com sensibilidade e especificidade semelhantes às dos tradicionais VE/VCO_2 *slope* e VO_2 pico. Quanto menor valor, pior o prognóstico e menor a sobrevida em indivíduos com IC (sobretudo se inferior a 1,47 L/min ou 1.470 mL/min), mesmo em testes submáximos.

» **Relação $\Delta VO_2/\Delta WR$:** relação entre o VO_2 e a carga de trabalho, cujo valor é incrementado de forma linear até o esforço máximo. Espera-se que, para cada aumento de carga, haja também incremento semelhante no VO_2 (cerca de 10 mL/min para cada Watt), de modo que a perda dessa relação é uma informação que contribui para o diagnóstico de isquemia miocárdica. Os valores de normalidade são 8,5 a 11 mL/min/W, valores inferiores sugerem isquemia com disfunção ventricular aos esforços.

» **Tempo recuperação do VO_2 (T 1/2):** tempo necessário na fase de recuperação para a queda de 50% do VO_2 medido no pico do esforço. Esse tempo diminuiu com o condicionamento físico e pode ser usado para avaliar resposta ao treinamento. Seu valor de normalidade é de até 90 segundos. Em pacientes com IC, valores mais altos estão associados com pior prognóstico.

» **Ventilação periódica:** forma irregular da respiração caracterizada por variações cíclicas da ventilação por um período de aproximadamente 1 minuto durante o esforço, quando presente em pacientes portadores de IC implica pior prognóstico.

» **Parâmetros respiratórios:** no TCP, avaliamos também parâmetros respiratórios saturação de oxigênio, frequência respiratória e reserva ventilatória. O esperado para indivíduos saudáveis é uma saturação de oxigênio maior ou igual a 95% em repouso com queda de até 4% no pico do esforço. Quanto à frequência respiratória, consideramos normal até 55 incursões respiratórias por minuto, valores acima disso sugerem patologia pulmonar intersticial ou pode ser visto em atletas.

A reserva ventilatória avalia quanto da ventilação voluntária máxima (VVM) é utilizada no esforço máximo. A VVM pode ser estimada por meio de uma espirometria antes do início do exame (VEF1 × 40) ou pode ser medida mediante respirações amplas e rápidas durante 1 minuto. É bastante útil quando utilizamos o TCP para diagnóstico diferencial de dispneia.

Espera-se que no máximo 80% da VVM seja utilizada durante o exercício físico, de modo que a reserva ventilatória normal (1 – ventilação/VVM) seria de pelo menos 20%. Valores abaixo disso sugerem limitação ao esforço de origem pulmonar, e abaixo de 10% define limitação ventilatória. A grande exceção neste contexto seria no caso de atletas, os quais podem utilizar mais de 80% da VVM, sem indicar nenhuma patologia pulmonar.

Limiares ventilatórios e prescrição de exercícios

Em geral, inicia-se a prática de exercícios físicos um pouco abaixo do LA visando adaptação ao treino e, posteriormente, orienta-se treinar na FC entre o LA e o PCR, faixa que consiste em uma atividade de moderada intensidade, na qual haveria maior benefício cardiovascular. Outra forma de treinamento consiste em realizar atividade de alta intensidade (acima do PCR) por curtos períodos, de forma repetida e/ou intervalada, como em tiros de corrida, ginástica do tipo funcional ou HIIT (*high intensity interval training*).

Reabilitação cardiovascular e TCP

A reabilitação cardiovascular começa na internação hospitalar. A fase 1 inicia-se à beira do leito com fisioterapia motora e respiratória. A fase 2 tem duração variável, de 1 a 3 meses. Os exercícios devem ser iniciados com baixa intensidade (pouco abaixo do LA) e baixo impacto nas primeiras semanas, para adaptação inicial e prevenção de lesões musculoesqueléticas.

Idealmente, deve-se realizar um TCP para avaliar a capacidade funcional e resposta eletrocardiográfica, cronotrópica e pressórica ao esforço visando uma prescrição de exercício físico mais segura e individualizada. A frequência utilizada no treino deve ser a FC observada entre o LA e o PCR, que consiste na faixa de atividade física de intensidade moderada. Para os coronariopatas, em especial, é fundamental avaliar o limiar isquêmico, ou seja, qual frequência cardíaca induziu sinais clínicos ou eletrocardiográficos de isquemia; e, a partir dessa informação, sempre procurar trabalhar nos treinos com uma frequência cardíaca cerca de 10 batimentos abaixo desse limiar. Mais detalhes sobre a reabilitação cardíaca serão abordados em capítulo específico.

Bibliografia consultada

Bacal F, Marcondes-Braga FG, Rohde LEP et al. 3ª Diretriz Brasileira de Transplante Cardíaco. Arq Bras Cardiol. 2018;111(2):230-89.

Balady GJ, Arena R, Sietsema K et al. Clinician's guide to cardiopulmonary exercise testing in adults: a scientific statement from the American Heart Association. Circulation. 2010;122:191-225.

Bailey CS, Wooster LT, Buswell M. Exercise oxygen uptake recovery delay in HF. JACC. 2018;6(4): 329-39.

Corrà U, Giordano A, Bosimini E et al. Oscillatory ventilation during exercise in patients with chronic heart failure: clinical correlates and prognostic implications. Chest. 2002;121(5):1572-80.

Davies LC, Wensel R, Georgiadou P et al. Enhanced prognostic value from cardiopulmonary exercise testing in chronic heart failure by non-linear analysis: oxygen uptake efficiency slope. Eur Heart J. 2006;27(6):684-90.

Drinkwater BL, Horvath SM, Wells CL. Aerobic power of females, ages 10 to 68. Journal of Gerontology. 1975;30(4):385-94.

Guazzi M, Arena R, Halle M et al. EACPR/AHA focused update on cardiopulmonary exercise testing. Circulation. 2016;133:e694-e711.

Guazzi M, Myers J, Arena R. Cardiopulmonary exercise testing in the clinical and prognostic assessment of diastolic heart failure. J Am Coll Cardiol. 2005;46(10):1883-90.

Herdy AH, López-Jimenez F, Terzic CP et al. Sociedade Brasileira de Cardiologia. Diretriz Sul-Americana de Prevenção e Reabilitação Cardiovascular. Arq Bras Cardiol. 2014;103(2.1):1-31.

Herdy AH, Ritt LEF, Stein R et al. Teste cardiopulmonar de exercício. Arq Bras Cardiol. 2016;107(5): 467-81.

Ingle L. Theoretical rationale and practical recommendations for cardiopulmonary exercise testing in patients with chronic heart failure. Heart Fail Rev. 2007;12:12-22.

Jones NL, Makrides L, Hitchcock C et al. Normal standards for an incremental progressive cycle ergometer test. Am Rev Respir Dis. 1985;131(5):700-8.

Malhotra R, Bakken K, D'Elia E et al. Cardiopulmonary exercise testing in heart failure. JACC. 2016;4(8):607-16.

Mancini DM, Eisen H, Kussmaul W et al. Value of peak exercise oxygen consumption for optimal timing of cardiac transplantation in ambulatory patients with heart failure. Circulation. 1991;83(3):778-86.

Milani RV, Lavie CJ, Mehra MR. Cardiopulmonary exercise testing. How do we differentiate the cause of dyspnea? Circulation. 2004;110;e27-e31.

Morris CK, Myers J, Froelicher VF et al. Nomogram based on metabolic equivalents and age for assessing aerobic exercise capacity in men. J Am Coll Cardiol. 1993;22(1):175-82.
Neder JA, Ramos RP, Alencar MCN et al. Clinical usefulness of response profiles to rapidly incremental cardiopulmonary exercise testing (review article). Pulmonary Medicine; 2013.
Nunes N. Avaliação cardiopulmonar e treinamento físico. Rio de Janeiro: Atheneu; 2018.
Neill JOO, Young JB, Pothier CE et al. Peak oxygen consumption as a predictor of death in patients with heart failure receiving β-blockers. Circulation. 2005;111:2313-8.
Uchida A, Neto AM, Chalela WA. Ergometria teoria e prática. Barueri: Manole; 2013.
Weber KT, Janicki JS, McElroy PA. Determination of aerobic capacity and the severity of chronic cardiac and circulatory failure. Circulation. 1987;76:VI40-VI45.

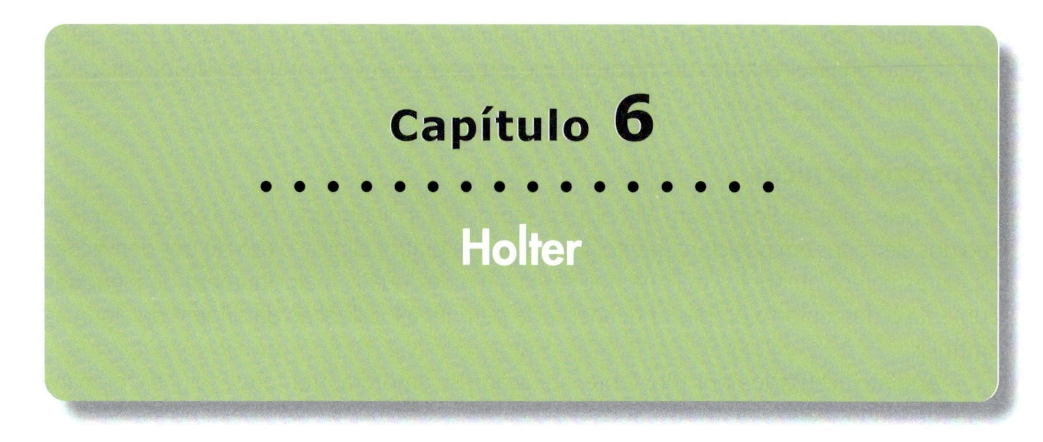

Capítulo 6

Holter

Paula Cavalcanti Endo
Natália Quintella Sangiorgi Olivetti
Nádia Romanelli Quintanilha
Cesar José Gruppi

Introdução

O Holter é um exame de fácil execução e baixo custo que permite a gravação da atividade elétrica do coração por um período continuado de 24 horas até 15 dias. É empregado para detectar arritmias cardíacas e padrões eletrocardiográficos não facilmente obtidos no eletrocardiograma (ECG) de 12 derivações. Permite correlacionar sintomas com alterações eletrocardiográficas, quantificar as arritmias, determinar seu padrão circadiano, correlacionar com atividades diárias, conferir a resposta ao tratamento, avaliar indicação e disfunções de dispositivos cardíacos eletrônicos implantáveis, diagnosticar isquemia silenciosa ou sintomática, avaliar o prognóstico de doenças, estratificar o risco de morte súbita cardíaca (MSC), avaliar o sistema nervoso autônomo e identificar alterações transitórias da repolarização, do ritmo e da condução, como bloqueios atrioventriculares (BAV), bloqueios de ramo intermitentes e alternantes.

Equipamento

O equipamento básico de Holter contém um conjunto composto por gravador portátil, cabos e eletrodos. Os gravadores atuais têm tamanho e peso reduzidos, o que os torna de aceitação mais fácil pelo paciente em virtude da fácil portabilidade. O registro é feito por meio de eletrodos bipolares em três canais ou derivações, obtidas a partir de três a sete eletrodos posicionados no tórax; ou por meio de 12 derivações, obtidas a partir de sete eletrodos (sistema ortogonal) ou 10 eletrodos (sistema Mason-Likar).

Os registros são analisados por um programa de computador e posteriormente validados pelo médico que elabora o laudo final. Foram desenvolvidos algoritmos para detecção de arritmias, detecção de fibrilação atrial (FA) assintomática, análise da variabilidade da frequência cardíaca (FC), medida dos intervalos QT, ECG de alta resolução e microalternância da onda T.

A obtenção de um registro eletrocardiográfico de qualidade é fundamental para que o exame seja confiável. Exames de má qualidade fornecem menor quantidade de informação e aumentam o tempo necessário para edição.

Aspectos técnicos

A pele deve ser limpa com álcool, para remoção de oleosidade, e seca antes da aplicação dos eletrodos em posicionamento adequado. Na prática clínica, o uso de três derivações bipolares parece atender a maioria dos casos, uma vez que o maior número de eletrodos aumenta o desconforto do paciente apesar de permitir a localização da origem de algumas arritmias.

Artefatos causados por frio, febre, agitação psicomotora, tremores, soluços, preparo inadequado da pele, defeito de cabos e gravadores, sistemas de neuroestimulação e funcionamento inadequado de *softwares* são importantes limitações, podendo esconder distúrbios de ritmo ou, ainda, ser erroneamente interpretados como arritmias. Exames com densidade de artefatos maiores que 5% devem ser avaliados em relação à necessidade de repetir a gravação.

O paciente deve ser orientado a manter a sua rotina de atividades diárias no dia do exame e preencher o diário de sintomas. A duração padrão do exame de 24 horas permite a observação do ECG por um ciclo circadiano completo, porém, em algumas situações, é necessária a extensão de sua duração.

Sistemas atuais de monitorização

Atualmente há uma demanda crescente por registros imediatos em sistemas miniaturizados que reproduzam informação em tempo real, podendo ser registros contínuos ou intermitentes. Os monitores de eventos têm uma alça de memória (*loop*) que permite o armazenamento de traçados acionados pelo paciente no momento do sintoma ou periodicamente. O fato de o registro do ECG ocorrer simultaneamente ao sintoma permite maior chance de correlação.

Gravadores externos contínuos vestíveis, tipo adesivo, com transmissão sem fio (*patch* Holter), são uma nova classe de dispositivos, podendo gravar eletrogramas de uma ou duas derivações a partir de dois eletrodos de forma contínua por até 30 dias. Por meio de *smartphones*, podem-se registrar eventos em tempo real, com transmissão de dados clínicos e eletrocardiográficos para um centro de análise, além de possibilitar a emissão de sinais de alarme quando adequados.

O monitor de eventos implantável (*looper* implantável) é um pequeno dispositivo introduzido no subcutâneo mediante um procedimento cirúrgico mínimo realizado no consultório, capaz de manter a monitorização de eventos por um período de até 36 meses. Alguns tipos de dispositivos implantáveis permitem transmissão dos registros via *wireless* com acesso remoto, facilitando e agilizando a detecção de arritmias e o tratamento dos pacientes. Os dispositivos cardíacos eletrônicos implantáveis são capazes de gravar eventos, como FA, taquicardia atrial, taquicardia ventricular e fibrilação ventricular. Além disso, algumas empresas oferecem sistema de monitoramento à distância por telemetria cardíaca ambulatorial móvel que permite a transmissão, sem fio e em tempo real, de eventos a uma central de monitoramento e envio de alarmes aos médicos.

Para escolher o método, devemos considerar a frequência de ocorrência de sintomas e as características das opções de monitorização.

Quadro 6.1 Opções de monitorização ambulatorial eletrocardiográfica.

Tipo	Duração	Registro Contínuo	Registro de Eventos	Registro Automático	Características Únicas
Holter	24 a 48 horas	Sim	Sim	Não aplicável	Curta duração: dados quantitativos
Patch	1 a 3 semanas	Sim	Sim	Não aplicável	Duração intermediária, sem cabos, fornece dados por semanas
Looper externo	1 a 3 semanas	Sim	Sim	Variável	Boa correlação entre sintomas e arritmias
Registrador externo	1 mês	Não	Sim	Não	Longos períodos – não registra arritmias curtas
Monitor com smartphone	Meses	Não	Sim	Não	Monitorização prolongada
Telemetria cardíaca móvel	Indefinido	Sim	Sim	Sim	Central de monitorização e alarme em tempo real
Looper implantável	3 ou + anos	Sim	Sim	Sim	FA necessita ser confirmada por revisão do ECG, alto custo
DCEI com eletrodos atriais	Indefinido	Sim	Sim	Sim	Excelente avaliação de paroxismos de FA, que deve ser confirmada por ECG por algoritmos de detecção imperfeitos
Monitor vestível	Indefinido	Sim	Sim	Sim	ECG, Tpt, FC, FR, VFC, GSR

DCEI: dispositivos cardíacos eletrônicos implantáveis; EGM: eletrograma; Tpt: temperatura; FR: frequência respiratória; VFC: variabilidade da FC; GRS: resposta galvânica da pele.

Fonte: Adaptado de Blomström-Lundqvist C, De Paola AV, Kistler PM. 2017 HRS/EHRA/ECAS/APHRS/SOLAECE expert consensus statement on catheter and surgical ablation of atrial fibrillation. Heart Rhythm, 2017[9].

Indicações

» **Esclarecimento de sintomas:** o registro do ECG no momento do sintoma permite confirmar ou afastar que este seja causado por arritmia. O registro de pausas, BAV, taquicardias paroxísticas e FA, mesmo se o paciente permanecer assintomático durante o exame, pode sugerir causa provável para os sintomas. Investigação de palpitação é a indicação mais comum de Holter, sendo um exame esclarecedor em 15% a 39% dos casos.

» **Estratificação de risco de morte súbita cardíaca (MSC):** assim como outros métodos não invasivos, o Holter apresenta alta sensibilidade e baixa especificidade para estratificar o risco de MSC. A associação entre a presença de extrassístoles ventriculares e a MSC tem sido estudada. Uma hipótese é que elas possam se comportar como deflagradoras de arritmias, principalmente em condições de aumento do tônus simpático e instabilização do miocárdio. Mais estudos são necessários para definir se extrassístoles ventriculares frequentes (≥ 30/hora) podem predizer o risco de futuros eventos coronarianos.

O coração é ricamente inervado pelos sistemas simpático e parassimpático, e sua estabilidade elétrica depende do equilíbrio entre os dois componentes. A atividade vagal desempenha papel protetor contra a indução de arritmias ventriculares em sobreviventes de infarto do miocárdio e em portadores de miocardiopatias dilatadas. O desbalanço do sistema autonômico com predomínio do sistema simpático está relacionado à redução da variabilidade da FC ocasionando aumento do risco de eventos coronarianos, como infarto do miocárdio, isquemia silenciosa e MSC, em até três vezes em relação à população geral.

Programas para a medida automática de cada intervalo RR permitiram a análise da variabilidade da FC em períodos de curta duração (intervalos de cinco minutos) ou em gravações de 24 horas pelo sistema Holter. Artefatos, extrassístoles, marca-passo artificial, FA e BAV limitam o uso da técnica.

A microalternância de onda T representa alterações na amplitude e na morfologia da onda T, batimento a batimento, na faixa de microvolts, sendo considerada um marcador para risco de desenvolvimento de arritmias graves.

Nos pacientes com síndrome de Wolff-Parkinson-White (WPW), o Holter pode auxiliar na estratificação de risco, pois o desaparecimento abrupto da pré-excitação ou a pré-excitação intermitente sugere via acessória de baixo risco.

Na cardiomiopatia hipertrófica, a presença de arritmias ventriculares como taquicardia ventricular não sustentada (TVNS) é um dos fatores de risco para MSC.

» **Alterações isquêmicas transitórias:** angina vasoespástica (angina de Prinzmetal) é a sua principal indicação, principalmente pela possibilidade de correlacionar a angina com a evidência de isquemia. O Holter também apresenta importância na identificação de isquemia miocárdica silenciosa, isquemia residual pós-infarto do miocárdio e correlação de dor torácica atípica com alterações do segmento ST, particularmente em indivíduos incapazes de realizar o teste de esforço. A isquemia transitória é representada no ECG por infradesnivelamento horizontal ou descendente do segmento ST ≥ 1 mm, com duração mínima de 1 minuto ou supradesnivelamento do segmento ST. Alterações isoladas da onda T não são diagnósticas.

» **Controle terapêutico:** o Holter pode ajudar a orientar a resposta ao tratamento medicamentoso, como no acompanhamento da densidade de extrassístoles, controle de ritmo após o tratamento de FA, avaliação da segurança do uso de fármacos cronotrópicos negativos, otimização da programação ou detecção de eventual disfunção de dispositivos de estimulação.

Situações especiais

» **Fibrilação atrial:** a monitorização do ritmo de forma contínua e prolongada é uma ferramenta importante na identificação de FA assintomática. Estudos demonstram que aproximadamente 30% dos pacientes com acidentes vasculares cerebrais (AVC) ditos criptogênicos que implantaram *looper* registraram FA dentro de 3 anos de seguimento.

A taxa de detecção de FA é maior conforme maior o tempo de monitorização, cerca de 2% em Holter de 24 horas e 5,7% com 7 dias.[7] Estudo utilizando o *looper recorder* implantável com objetivo de avaliar a incidência e os fatores preditivos de FA em pacientes que apresentaram AVC embólico de etiologia indeterminada mostraram uma taxa de incidência de FA de 29,2%. O seguimento médio desses pacientes foi 17,1 meses. A presença de extrassístoles atriais (> 1% em Holter de 24 horas) e aumento do diâmetro do átrio esquerdo se correlacionaram com o registro de FA pelo dispositivo.

» **Síncope:** o diagnóstico de síncope é desafiador. Em episódios esporádicos (menos de um ao ano), apenas 1% a 2% dos casos apresentarão novos episódios durante o monitoramento com o Holter 24 horas, sendo mais bem indicados exames de monitorização contínua de duração mais prolongada, como o *looper* implantável ou por *smartphone*.

» **Arritmias genéticas:** o Holter pode ser utilizado para desmascarar um padrão de Brugada, já que o supradesnivelamento de ST típico da doença pode ser dinâmico e manifestar-se principalmente em situações de aumento do tônus vagal, como no período pós-prandial, durante repouso e sono. Para avaliar um padrão de Brugada intermitente, o Holter de 12 derivações com posicionamento dos eletrodos em derivações superiores é o exame mais adequado.

Na suspeita de displasia/cardiomiopatia arritmogênica do ventrículo direito, o Holter é um exame que deve ser solicitado na avaliação inicial dos pacientes, buscando arritmias ventriculares.

Na síndrome de QT longo congênito, até 30% dos pacientes com mutação patogênica podem ter um ECG basal em repouso normal. Em decorrência dessa característica dinâmica da repolarização, é preciso avaliar o intervalo QT em diferentes frequências cardíacas e situações clínicas. Dessa forma, o Holter é importante para diagnóstico e reavaliação no controle terapêutico.

Conclusão

O Holter é um método seguro do registro eletrocardiográfico por um determinado período, bem estabelecido na estratificação de risco de MSC, elucidação de sintomas, avaliação de isquemia transitória e avaliação do sistema nervoso autônomo. Avanços nas técnicas de gravação e *softwares* de análise vêm resultando em exames de maior qualidade. Dispositivos de monitorização eletrocardiográfica em tempo real já são uma realidade no mercado e novos modelos cada vez mais acessíveis e miniaturizados vêm sendo lançados.

Bibliografia consultada

Ataklte F, Erqou S, Laukkanen J. Meta-analysis of ventricular premature complexes and their relation to cardiac mortality in general population. Am J Cardiol. 2013;112:1263-1270.

Barret PM, Komatireddy R, Haaser S et al. Comparison of 24-hour holter monitoring with 14-day ovel adhesive patch electrocardiographic monitoring. The American Journal of Medicine. 2014;127:95.e11-95.e17.

Blomström-Lundqvist C, De Paola AV, Kistler PM; 2017. HRS/EHRA/ECAS/APHRS/SOLAECE expert consensus statement on catheter and surgical ablation of atrial fibrillation. Heart Rhythm. 2017;14(10):275-444.

Brignole M, Moya A, Lange FJ. 2018 ESC Guidelines for the diagnosis and management of syncope. European Heart Journal. 2018;0:1-69.

Brito FS. Diretriz para aplicação do Holter na estratificação de risco para morte súbita e arritmias graves. Arq Bras Cardiol. 2009;93(6.2):e179-e264.

Elliott PM, Anastasakis A, Borger MA. 2014 ESC Guidelines on diagnosis and management of hypertrophic cardiomyopathy. European Heart Journal. 2014;35:2733-2779.

Fuster V, Kalil Filho R. Medicina cardiovascular: reduzindo o impacto das doenças. São Paulo: Atheneu; 2016.

Goldberger JJ, Cain ME, Hohnloser SH, Kadish AH et al. American Heart Association/American College of Cardiology Foundation/Heart Rhythm Society scientific statement on noninvasive risk stratification techniques for identifying patients at risk for sudden cardiac death: a scientific statement from the American Heart Association Council on Clinical Cardiology Committee on Electrocardiography and Arrhythmias and Council on Epidemiology and Prevention. J Am Coll Cardiol. 2008;52:1179-99.

Kennedy HL. The evolution of ambulatory ECG monitoring. Progress in Cardiovascular Disease. 2013;56:127-132.

Lannou K, Ignaszewski M, Macdonald IA. Ambulatory electrocardiography: The contribution of Norman Jefferis Holter. BCMJ. 2014;56 (2):86-89.

Lorga Filho A, Cintra FD, Lorga A et al. Recomendações da Sociedade Brasileira de Arritmias Cardíacas para Serviços de Holter. Arq Bras Cardiol. 2013;101(2):101-105.

Marcus FI, McKenna WJ, Sherrill D et al. Diagnosis of arrhythmogenic right ventricular cardiomyopathy/dysplasia (ARVC/D). Circulation. 2010;121(13):1533-1541.

Mateos JCP. Marca-passos, desfibriladores e ressincronizadores cardíacos – noções fundamentais para o clínico. São Paulo: Atheneu; 2014.

Mond HG. The spectrum of ambulatory electrocardiographic monitoring. Heart, Lung and Circulation. 2017;26:1160-74.

Steinberg JS, Varma N, Cygankiewicz I et al. ISHNE-HRS expert consensus statement on ambulatory ECG and external cardiac monitoring/telemetry. Heart Rhythm. 2017;14(7):55-93.

Turakhia MP, Ullal AJ, Hoang DD et al. Feasibility of extended ambulatory electrocardiogram monitoring to identify silent atrial fibrillation in high-risk patients: the screening study for undiagnosed atrial fibrillation (STUDY-AF). Clin Cardiol. 2015;28(5):285-292.

Victor CU, Carolina PE, Jorge TR et al. Incidence and predictive factor of hidden atrial fibrillation detected by implantable loop recorder after an embolic stroke of undetermined source. Journal of Atrial Fibrillation. 2018;11-3.

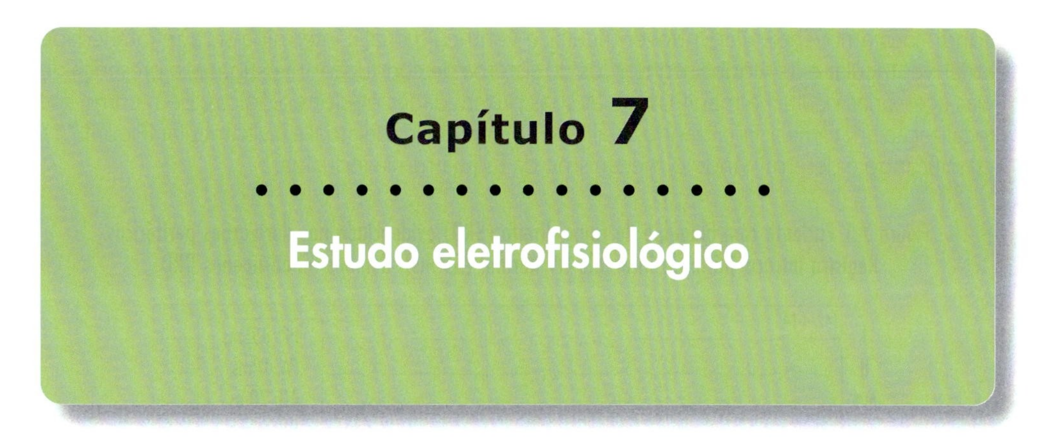

Ana Guadalupe Saeteros
Emmanuel Bedoya
Cristiano Faria Pisani

Introdução

O estudo eletrofisiológico (EEF) é um procedimento invasivo utilizado no diagnóstico do mecanismo e das estruturas envolvidas nas arritmias cardíacas. Além disso, após a ablação, é utilizado para avaliar o resultado do procedimento. Outro uso importante do estudo eletrofisiológico se dá na estratificação de risco nos pacientes com cardiopatia e no diagnóstico dos pacientes com síncope.

O exame consiste na colocação de cateteres eletrodos multipolares em posições específicas, que geralmente são o seio coronário ou átrio direito (AD), feixe de His e ventrículo direito (VD). Por meio desses cateteres, são registrados eletrogramas (EGM) bipolares, que equivalem à ativação elétrica daquele local. Esses registros são obtidos durante o ritmo basal, com estimulação programada, durante uma arritmia e após a administração de medicamentos. O estudo dos EGM nessas situações ajuda no diagnóstico do substrato arritmogênico mediante a cronologia e a morfologia, que são visualizadas no polígrafo com velocidades de visualização acima de um eletrocardiograma convencional (100 a 300 mm/s).

Procedimento

O exame deve ser realizado no hospital, em sala de hemodinâmica, com o uso de polígrafo de eletrofisiologia com seis canais intracavitários; estimulador cardíaco e três extraestímulos; marca-passo cardíaco; dois cardiodesfibriladores externos; oxímetro; bomba infusora; material de ressuscitação cardiopulmonar.

O procedimento é realizado por um médico eletrofisiologista, que coloca os cateteres por via femoral, com o paciente sob sedação, nas diferentes posições do coração, e por um técnico que executa os comandos no polígrafo e no estimulador. Os EGM são analisados em condições basais durante o protocolo de estimulação elétrica programada contínua e com extraestímulos e após provas farmacológicas com medicamentos, como isoproterenol, atropina ou ajmalina. Procede-se à análise do ritmo cardíaco e da sequência de ativação das diferentes regiões do coração, incluindo o sistema de condução. Por meio da estimulação elétrica programada dos átrios e dos ventrículos, é efetuado o estudo da função sinusal e das conduções atrioventricular, intraventricular e ventriculoatrial. Determina-se a refratariedade atrial, ventricular e de alguns segmentos do sistema de condução; investiga-se a presença de vias acessórias ocultas e manifestas e as suas propriedades eletrofisiológicas, bem como sua localização anatômica. Finalizando, avalia-se a vulnerabilidade atrial e a ventricular (Figura 7.1), classificando e determinando o mecanismo da taquiarritmia induzida.

Figura 7.1 Paciente com bloqueio de ramo direito (BRD) evidenciado nas derivações periféricas. Registro intracavitário de intervalo HV normal (55 ms), demonstrando apenas BRD.

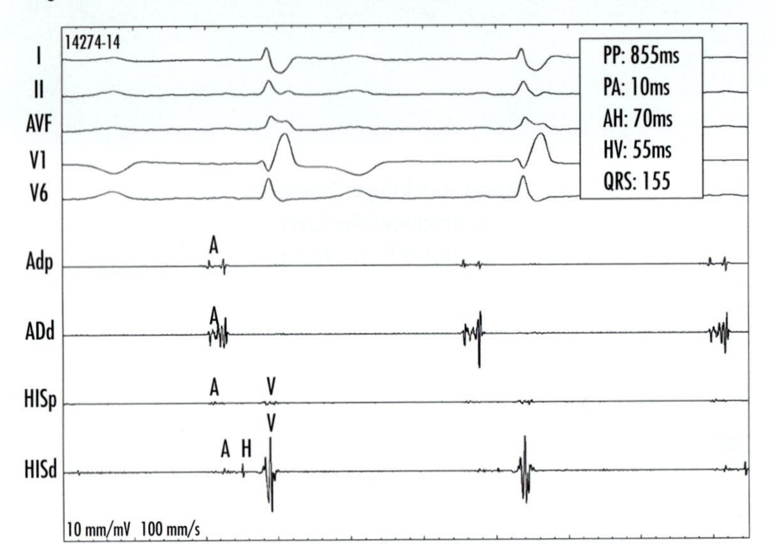

Fonte: Acervo da autoria.

Figura 7.2 Mesmo caso da Figura 7.1 com estimulação atrial contínua; bloqueio a partir de um ciclo de 420 ms e com bloqueio no nó AV (antes do EGM de His), ambos achados fisiológicos.

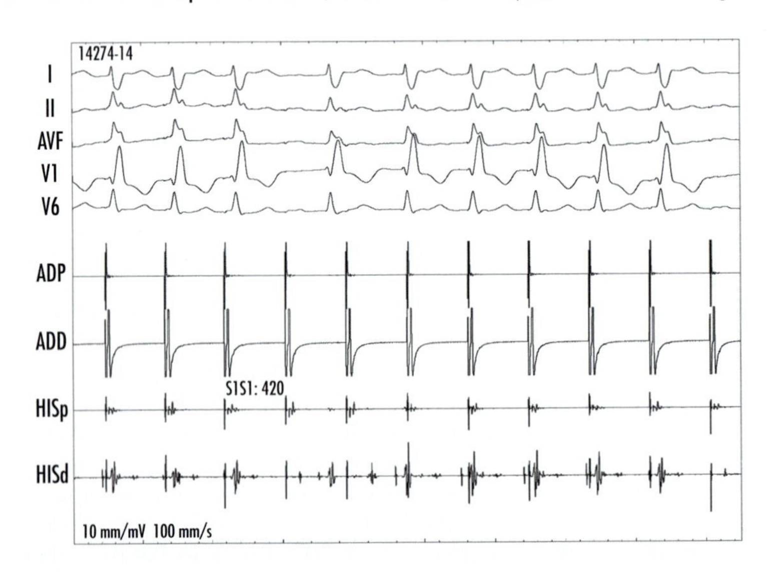

Fonte: Acervo da autoria.

SÉRIE MANUAL DO MÉDICO-RESIDENTE

Figura 7.3 Estimulação atrial no seio coronário com extraestímulo (S1S2) com intervalo AH de 140 ms, ao se decrementarem 10 ms no S1S2, há aumento no intervalo AH de 90 ms, com bloqueio na via rápida do nó AV, passando a conduzir pela via lenta nodal (salto), achado fundamental na busca da indução de taquicardia por reentrada nodal.

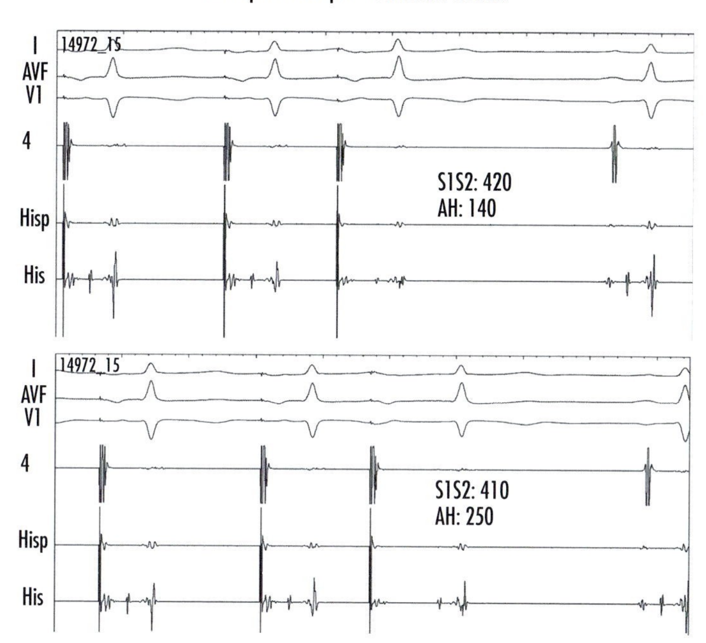

Fonte: Acervo da autoria.

Figura 7.4 Teste com infusão de ajmalina em paciente com síncope. Após estresse do sistema de condução, há prolongamento no intervalo HV (60 ms para 110 ms), sugerindo que nesse paciente a causa mais provável da síncope é bloqueio atrioventricular total paroxístico.

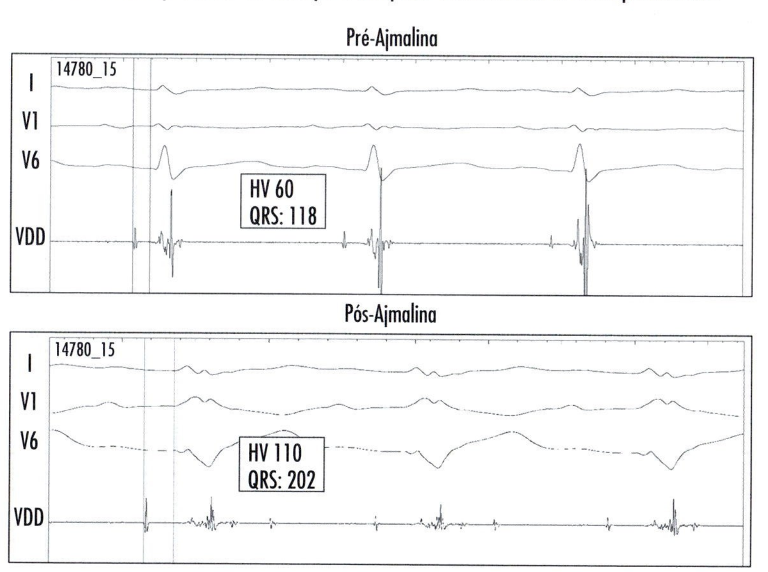

Fonte: Acervo da autoria.

Figura 7.5 Estimulação atrial contínua em paciente com síncope e BRD, com bloqueio a partir de 760 (anormal) e com bloqueio localizado após o nó AV (EGM de His sem condução para o ventrículo). Esse achado torna o bloqueio AV total paroxístico a causa mais provável da síncope.

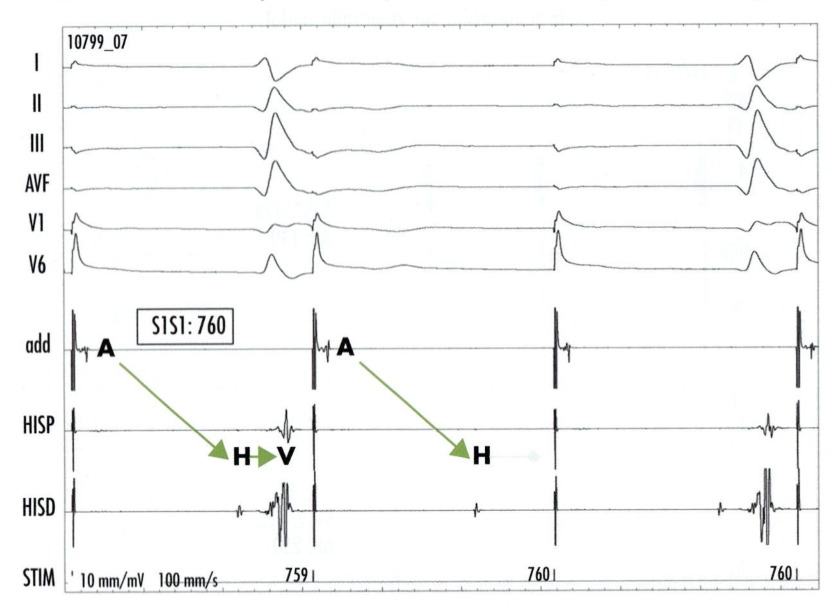

Fonte: Acervo da autoria.

Figura 7.6 Estimulação ventricular em paciente com síncope e cardiopatia estrutural. A estimulação com três extraestímulos induz TV originada no ventrículo esquerdo (V1 positivo). Esse achado torna provável o mecanismo da síncope ser taquicardia ventricular cicatricial.

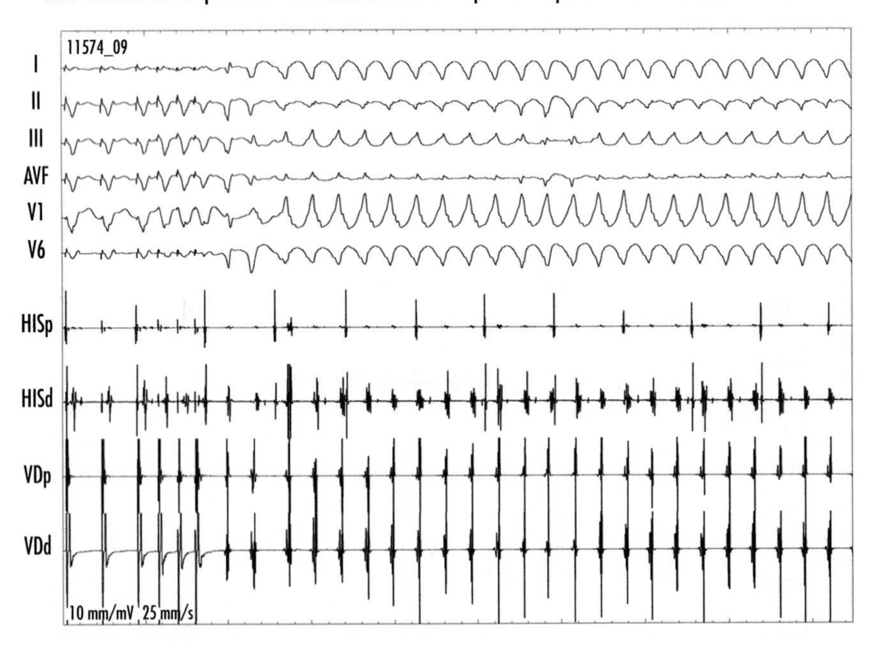

Fonte: Acervo da autoria.

Complicações

As complicações do EEF são extremamente raras (0,1% a 0,5%) e acontecem com maior frequência quando o exame é seguido por ablação.

Interpretação

Os EGM bipolares são mais comumente utilizados porque são menos suscetíveis à detecção de sinais originados longe do local de gravação (sinais *far field*) em comparação com as gravações unipolares.

Os valores normais dos intervalos básicos são:

- **PP (AA): 600-1.200 ms** – intervalo entre duas ondas P ou dois EGM atriais;
- **PA: 20-50 ms** – intervalo entre o início da onda P no ECG de superfície e o átrio medido no cateter do His (tempo de condução intra-atrial);
- **AH: 50-150 ms** – intervalo entre o A medido no cateter do His e o H (tempo de condução pelo nó AV);
- **HV: 35-55 ms** – intervalo entre o H medido no cateter do His e o ativação ventricular precoce no ECG de superfície (tempo condução pelo tronco do His);
- **QRS: 80-120 ms** – intervalo QRS medido no ECG de superfície;
- **QT: 250-450 ms** – intervalo QT medido no ECG de superfície;
- **Ponto de Wenckebach** – ciclo de estimulação atrial a partir de onde a condução atrioventricular não é 1:1.

Indicações do EEF

As principais recomendações para a realização de EEF são:

- Pacientes com palpitações não esclarecidas;
- Pacientes com síncope inexplicada;
- Estratificação de risco de morte súbita;
- Pacientes recuperados de parada cardíaca.

As principais recomendações para ablação são:

- Ablação nas taquicardias atriais e *flutter* atrial;
- Ablação nas taquicardias paroxísticas supraventriculares;
- Ablação nas taquicardias ventriculares;
- Ablação por cateter na fibrilação atrial.

Bibliografia consultada

Al-Khatib SM, Stevenson WG, Ackerman MJ, Gillis AM, Bryant WJ, Hlatky MA et al. 2017 AHA/ACC/HRS guideline for management of patients with ventricular arrhythmias and the prevention of sudden cardiac death: executive summary: a report of the American College of Cardiology/American Heart Association Task Force on Clinical Practice Guidelines and the Heart Rhythm Society. Heart Rhythm; 2017.

Authors/Task Force M, Priori SG, Blomstrom-Lundqvist C, Mazzanti A, Blom N, Borggrefe M et al. 2015 ESC guidelines for the management of patients with ventricular arrhythmias and the prevention of sudden cardiac death: the task force for the management of patients with ventricular arrhythmias and the prevention of sudden cardiac death of the European Society of Cardiology (ESC)Endorsed by: Association for European Paediatric and Congenital Cardiology (AEPC). Europace: European pacing, arrhythmias, and cardiac electrophysiology: Journal of the Working Groups on Cardiac Pacing, Arrhythmias, and Cardiac Cellular Electrophysiology of the European Society of Cardiology. 2015;17(11):1601-87.

Calkins H, Hindricks G, Cappato R, Kim YH, Saad EB, Aguinaga L et al. 2017 HRS/EHRA/ECAS/APHRS/SOLAECE expert consensus statement on catheter and surgical ablation of atrial fibrillation. Europace. 2018;20(1):e1-e160.

Cronin EM, Bogun FM, Maury P, Peichl P, Chen M, Namboodiri N et al. 2019 HRS/EHRA/APHRS/LAHRS expert consensus statement on catheter ablation of ventricular arrhythmias. Europace; 2019.

January CT, Wann LS, Alpert JS, Calkins H, Cigarroa JE, Cleveland Jr JC et al. 2014 AHA/ACC/HRS guideline for the management of patients with atrial fibrillation: a report of the American College of Cardiology/American Heart Association Task Force on Practice Guidelines and the Heart Rhythm Society. J Am Coll Cardiol. 2014;64(21):e1-76.

January CT, Wann LS, Calkins H, Chen LY, Cigarroa JE, Cleveland Jr JC et al. 2019 AHA/ACC/HRS Focused Update of the 2014 AHA/ACC/HRS guideline for the management of patients with atrial fibrillation: a report of the American College of Cardiology/American Heart Association Task Force on Clinical Practice Guidelines and he Heart Rhythm Society. J Am Coll Cardiol. 2019;74(1):104-325:1-50.

Brignole M, Moya A, Lange FJ de, Deharo JD, Elliott PM, Fanciulli A et al. 2018 ESC Guidelines for the diagnosis and management of syncope. European Heart Journal. 2018;39(21).

Leite LR, Fenelon G, Simoes Jr A, Silva GG, Friedman PA, de Paola AA. Clinical usefulness of electrophysiologic testing in patients with ventricular tachycardia and chronic chagasic cardiomyopathy treated with amiodarone or sotalol. Journal of Cardiovascular Electrophysiology. 2003;14(6):567-73.

Page RL, Joglar JA, Caldwell MA, Calkins H, Conti JB, Deal BJ et al. 2015 ACC/AHA/HRS guideline for the management of adult patients with supraventricular tachycardia: executive summary: a report of the American College of Cardiology/American Heart Association Task Force on Clinical Practice Guidelines and the Heart Rhythm Society. Circulation. 2016;133(14):e471-505.

Pediatric, Congenital Electrophysiology S, Heart Rhythm S, American College of Cardiology F, American Heart A, American Academy of P et al. PACES/HRS expert consensus statement on the management of the asymptomatic young patient with a Wolff-Parkinson-White (WPW, ventricular preexcitation) electrocardiographic pattern: developed in partnership between the Pediatric and Congenital Electrophysiology Society (PACES) and the Heart Rhythm Society (HRS). Endorsed by the governing bodies of PACES, HRS, the American College of Cardiology Foundation (ACCF), the American Heart Association (AHA), the American Academy of Pediatrics (AAP), and the Canadian Heart Rhythm Society (CHRS). Heart rhythm: the official journal of the Heart Rhythm Society. 2012;9(6):1006-24.

Scanavacca MI, de Brito FS, Maia I, Hachul D, Gizzi J, Lorga A et al. Diretrizes para avaliação e tratamento de pacientes com arritmias cardíacas. Arq Bras Cardiol. 2002(79).

Task Force for the D, Management of S, European Society of C, European Heart Rhythm A, Heart Failure A, Heart Rhythm S et al. Guidelines for the diagnosis and management of syncope (version 2009). European heart journal. 2009;30(21):2631-71.

Wellens HJ, Brugada P, Bar FW. Indications for use of intracardiac electrophysiologic studies for the diagnosis of site of origin and mechanism of tachycardias. Circulation. 1987;75(4.2):III110-8.

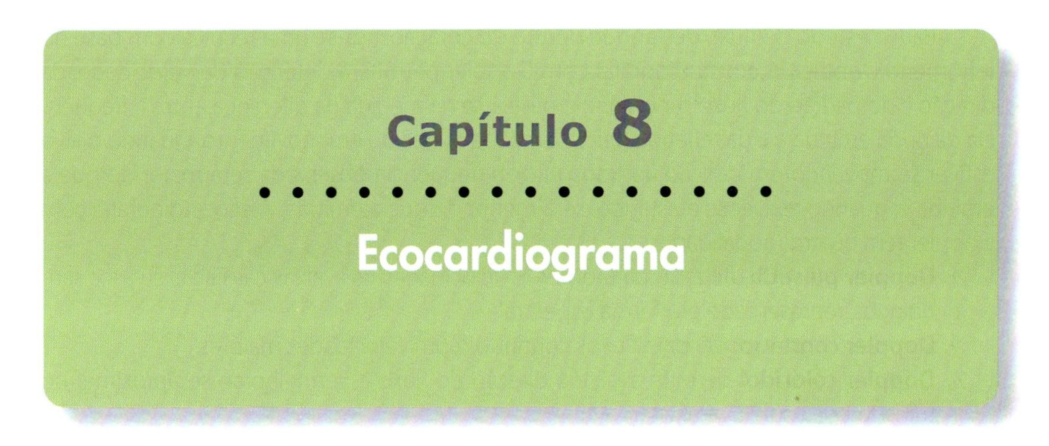

Capítulo 8

Ecocardiograma

Aristóteles Comte de Alencar Neto
Nádia Romanelli Quintanilha

Introdução

O ecocardiograma (ECO) é o principal método de imagem não invasivo capaz de avaliar anatômica e funcionalmente o coração. É uma técnica amplamente difundida, em expansão em decorrência de sua versatilidade e portabilidade, sendo atualmente um dos exames mais utilizados na prática cardiológica e o único método de imagem cardíaca utilizável à beira do leito. Além disso, pode ser utilizado em diversos setores tanto para fins diagnósticos como para efeito de intervenções terapêuticas.

Princípios básicos

As ondas sonoras são vibrações mecânicas classificadas em infrassom, faixa acústica humana e ultrassom, que são ondas com vibrações com frequência maior do que 0,02 MHz. Os métodos de imagem ultrassonográficos usados na prática médica geralmente usam ondas que atravessam o meio físico com frequência entre 1 e 20 MHz.

A realização do exame é possível em virtude de um material denominado "cristal piezoeléctrico", como quartzo, o qual apresenta propriedade intrínseca de alternadamente se contrair e se expandir quando ativado por uma corrente elétrica, produzindo, assim, vibrações no meio em frequência de ultrassom de intensidade diagnóstica. O mesmo cristal, após um período, funciona como um receptor das ondas de ultrassom refletidas, convertendo-as em impulso elétrico que são processados pelo ecocardiógrafo, gerando a imagem.

As formas de apresentação da imagem são os modos. O modo M, unidimensional, apresenta imagens formadas por um único feixe de ultrassom. No modo bidimensional, sinais de múltiplos feixes são combinados para formar uma imagem tomográfica. O modo 3 D é capaz de adquirir dados volumétricos fornecendo múltiplos planos de análise da anatomia cardíaca.

Para o estudo do fluxo de sangue dentro do coração, usa-se uma técnica com base no fenômeno Doppler. A ecocardiografia com Doppler permite a detecção da velocidade, da direção e do padrão do fluxo sanguíneo e baseia-se na medida da diferença entre a frequência da onda emitida e a da refletida pelas hemácias ou tecido em movimento. Quando o alvo estiver se movendo em direção ao transdutor, a frequência observada será maior do que a emitida e, quando estiver se afastando, será menor do que a emitida. A ecocardiografia com Doppler tem quatro modalidades:

» **Doppler pulsátil:** utilizado para obter as velocidades nas valvas cardíacas e vasos sanguíneos, representado em forma espectral;
» **Doppler contínuo:** útil para fluxos contínuos com velocidades maiores;
» **Doppler colorido:** permite avaliar a direção do fluxo – vermelho ao se aproximar do transdutor e azul ao se afastar;
» **Doppler tecidual:** permite medir o movimento do miocárdio, sendo um Doppler pulsátil com análise de sinais de baixa velocidade e alta amplitude.

Planos ecocardiográficos

Por intermédio de janelas acústicas, obtêm-se os planos ecocardiográficos, que são incidências padronizadas obtidas do coração. As imagens são geradas pela combinação da posição do transdutor no tórax (janelas acústicas) e pela angulação e rotação do transdutor na mesma posição da caixa torácica (planos ortogonais). As janelas acústicas clássicas são: paraesternal; apical; subcostal; e supraesternal. Os planos ortogonais são longitudinal, transversal e o de quatro câmaras.

Aplicação prática do ECO

Algumas aplicações do ECO na prática clínica são: avaliação das valvopatias, das cardiomiopatias, da função diastólica do ventrículo esquerdo (VE), de tumores e de massas intracardíacas; análise da contração segmentar; identificação de derrame pericárdico e de tamponamento; além de monitorização hemodinâmica, estimando, por exemplo, o débito cardíaco e o *status* volêmico.

» **Função sistólica:** a avaliação da função sistólica ventricular é a aplicação mais importante do ECO. A Sociedade Americana de Ecocardiografia, em uma atualização de 2015, orienta quantificar em intervalos de porcentagem: discretamente reduzida 4% e 51% para homens e 41% e 53% para mulheres; moderadamente reduzida 30% e 40%; e gravemente reduzida < 30%.
Atualmente é recomendado o cálculo da função sistólica pelo método de Simpson (Figura 8.1). Nesse método, o VE é divido em vários cilindros de alturas semelhantes a partir de imagens adquiridas em planos apicais ortogonais. A fração de ejeção (FE) é calculada para cada cilindro e a média total das frações isoladas de cada um representa a fração de ejeção global.
» **Função diastólica:** estima-se que 50% dos pacientes com diagnóstico de insuficiência cardíaca (IC) apresentam FE preservada ou discretamente reduzida. A disfunção diastólica precede a sistólica na maioria das cardiopatias, o que torna o diagnóstico extremamente importante. A disfunção diastólica pode ser resultante de três mecanismos: relaxamento alterado do VE, presente na doença isquêmica do coração; aumento da espessura das paredes em relação à cavidade do VE, presente nas hipertrofias; e aumento da rigidez por fibrose intersticial ou formação de tecido de cicatrização.

Figura 8.1 Avaliação da função do VE pelo método de Simpson. Os volumes são medidos em planos ortogonais (A – apical 4 câmaras e B – 2 câmaras) na diástole e na sístole.

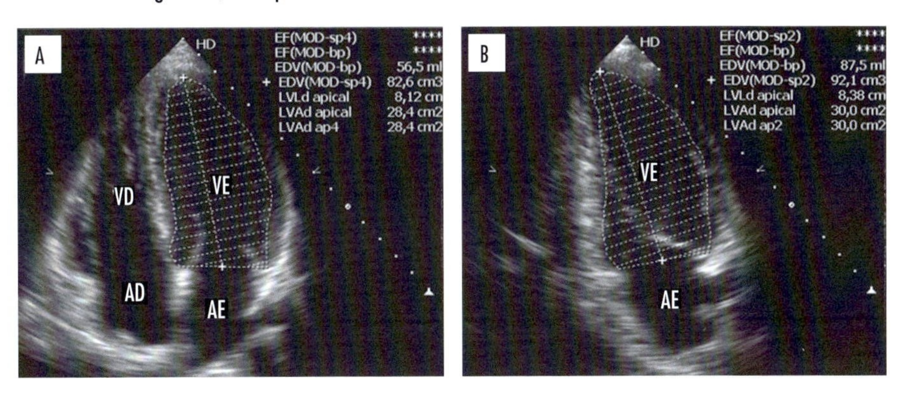

AD: átrio direito; AE: átrio esquerdo; VD: ventrículo direito; VE: ventrículo esquerdo.
Fonte: Acervo da autoria.

A medida direta das pressões intracardíacas é o padrão-ouro para o diagnóstico; porém, por ser um procedimento invasivo, é utilizado na prática. O ECO com Doppler avalia indiretamente a função diastólica por meio das velocidades de fluxo de enchimento ventricular e do fluxo nas veias pulmonares e, assim, inferir o desempenho diastólico de forma relativamente rápida e com baixo custo. Definem-se quatro graus de disfunção diastólica (I-IV) em ordem crescente de gravidade e alta predição de mortalidade. Os graus II-IV indicam repercussão na pressão atrial esquerda. Mesmo em pacientes assintomáticos, o grau I de disfunção diastólica se associou à mortalidade cinco vezes maior do que em pacientes sem alterações em 3 a 5 anos.

A diástole é um fenômeno complexo, que envolve múltiplas variáveis fisiológicas e relação estreita com as demais fases do ciclo cardíaco. Ainda não se sabe o número ideal de parâmetros necessários para a definição mais acurada da função diastólica. A American Society of Echocardiography (ASE) e a European Association of Cardiovascular Imaging (EACVI) sugerem um algoritmo para abordagem diagnóstica da função diastólica do VE (Figura 8.2).

Figura 8.2 Algoritmo para avaliação de disfunção diastólica em pacientes com função sistólica do ventrículo esquerdo preservada.

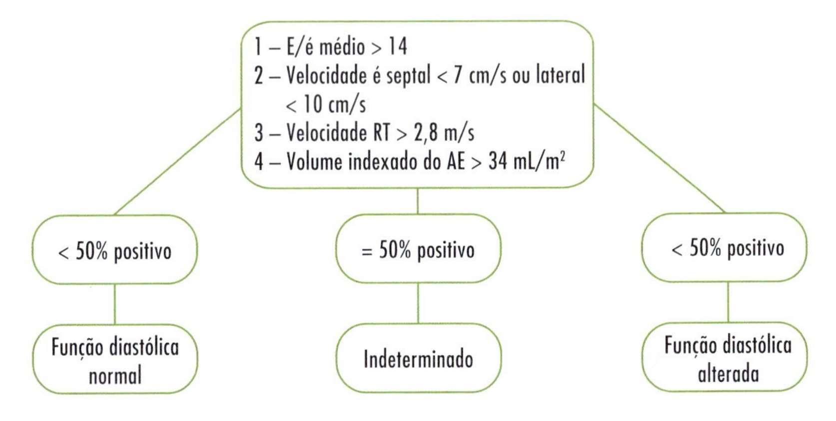

Fonte: Desenvolvida pela autoria.

» **Cardiomiopatia isquêmica:** além de estimar a FEVE, é possível avaliar a contratilidade e a espessura de cada segmento do VE e correlacionar a alteração segmentar com a artéria coronária envolvida no evento isquêmico. Para análise de contração segmentar, divide-se o coração em 17 segmentos. Deve-se avaliar cada segmento em todas as janelas e classificar as alterações em hipocinesia, acinesia e discinesia.
O ECO om estresse farmacológico ou pelo esforço físico é amplamente utilizado tanto para diagnóstico como para prognóstico de paciente com doença arterial coronariana crônica confirmada ou em investigação.
No cenário de síndrome coronariana aguda, tem também valor diagnóstico e prognóstico, além de ser capaz de detectar complicações mecânicas, como comunicação interventricular, ruptura de músculo papilar, pseudoaneurisma, trombo e ruptura da parede livre do VE.

Figura 8.3 Imagem bidimensional em plano apical 4 câmaras com descontinuidade do septo interventricular (A) em paciente com infarto agudo do miocárdio. O mapeamento de fluxo em cores demonstrou fluxo sistólico do VE para o ventrículo direito característico de comunicação interventricular pós-infarto (B).

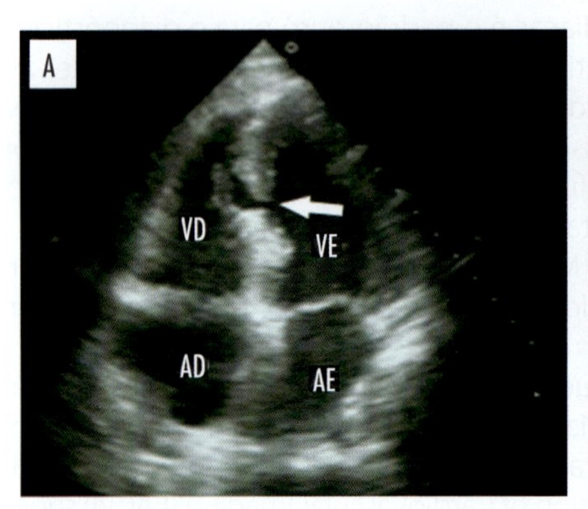

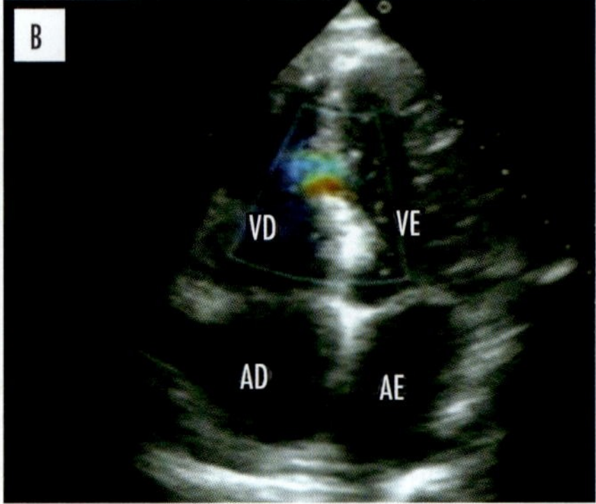

AD: átrio direito; AE: átrio esquerdo; VD: ventrículo direito.
Fonte: Acervo da autoria.

» **Doença valvar:** ao se avaliarem as valvopatias, devem-se descrever aspecto estrutural, alterações funcionais, fluxos transvalvares, a possível etiologia, o mecanismo e o grau da valvopatia. Podem-se calcular os gradientes intracardíacos, por meio da análise das velocidades ao Doppler, utilizando-se a equação de Bernoulli simplificada: gradiente de pressão = 4 × velocidade.
O fluxo volumétrico através de um orifício pode ser calculado pela secção transversa (base) multiplicado pela velocidade do fluxo obtida ao Doppler pulsátil (altura). Essa medida pode ser realizada em qualquer valva, assim como na aorta ou artéria pulmonar. Por meio do cálculo do fluxo, podem-se estimar o volume sistólico, débito cardíaco e o volume regurgitante nas insuficiências.
Pode-se calcular a área valvar pela equação de continuidade, que se fundamenta no princípio da conservação da massa, ou seja, o fluxo que passa pela valva mitral dever ser igual ao da valva aórtica. Outras maneiras de se calcular a área valvar são: a planimetria do orifício valvar por meio da visualização direta em imagem bidimensional; e a medida do tempo de meia-pressão (PHT).

Figura 8.4 Imagem paraesternal longitudinal em paciente com estenose mitral reumática. O átrio esquerdo apresenta-se dilatado, e a valva mitral com fusão comissural formando aspecto em domo, e redução da abertura (A). Fluxo transvalvar mitral obtido pelo Doppler contínuo (B) com aumento do gradiente transvalvar mitral máximo e médio permite a estimativa da área valvar pelo PHT.

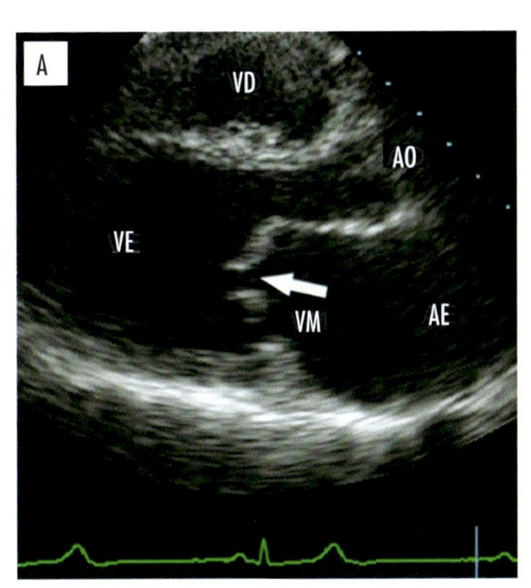

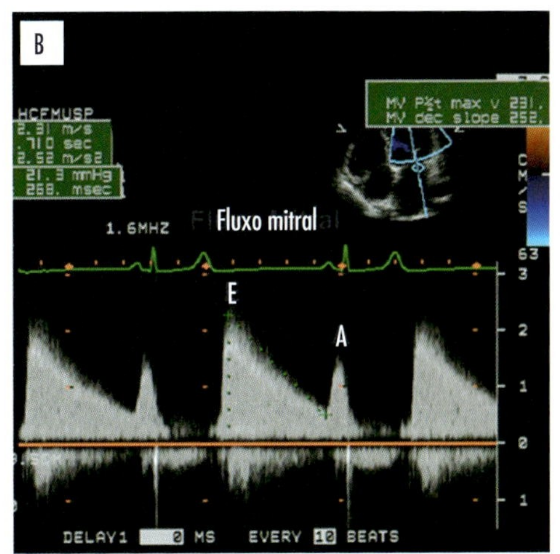

AE: átrio esquerdo; Ao: aorta; VD: ventrículo direito; VE: ventrículo esquerdo; VM: valva mitral.
Fonte: Acervo da autoria.

Bibliografia consultada

Almeida SMCF de, Santos ECL, Santos LAG. Ecocardiografia com Doppler. In: Lapa Santos EC, Figuinha FCR, Santos Lima AG, Henares BB, Mastrocola F. Manual de Cardiologia Cardiopapers. São Paulo: Atheneu; 2013:301-15.

Almeida SMCF de, Tiemi VH, Campos MVL, Mathias Jr. W. Ecocardiograma na emergência. In: Matos Soeiro A, Leal CATT, de Oliveira Jr MT, Kalil Filho R. Manual de condutas práticas da Unidade de Emergência do Incor. São Paulo, Manole. 2015:857-68.

Cerqueira D, Weissman NJ, Dilsizian K, Jacobs A. Standardized myocardial segmentation and nomenclature for tomographic imaging of the heart, a statement for healthcare professionals from the cardiac imaging committee of the Council on Clinical Cardiology of the American Heart Association. Circulation. 2002;539-542.

Gladden D, Linke A, Redfield M. Heart failure with preserved ejection fraction. Pflugers Archiv : European journal of Physiology. 2018;1037-53.

Hortegal R, Abensur H. Ecocardiografia com strain para avaliação de pacientes com disfunção diastólica e fração de ejeção preservada: estamos prontos? Arq Bras Cardiol: Imagem cardiovasc. 2017;132-139.

Lang RM, Badano LP, Mor-Avi V. Recommendations for cardiac chamber quantification by echocardiography in adults: an update from the American Society of Echocardiography and the European Association of Cardiovascular Imaging. Journal of the American Society of Echocardiography. 2015.

Mathias Jr W. Ecocardiografia. In: Kalil Filho R, Fuster V, Piva de AC. Medicina cardiovascular: reduzindo o impacto das doenças. São Paulo: Atheneu; 2016:267-285.

Mathias Jr W. Manual de ecocardiografia. 4. ed. Barueri: Manole; 2016.

Nagueh SF, Smiseth OU, Appleton CP. Recommendations for the evaluation of left ventricular diastolic function by echocardiography: an update from the American Society of Echocardiography and the European Association of Cardiovascular Imaging. Journal of the American Society of Echocardiography. 2016;277-314.

Pearlman JD, Triulzi MO, King ME, Newell J, Weyman A. Limits of normal left ventricular dimensions in growth and development: analysis of dimensions and variance in the two-dimensional echocardiograms of 268 normal healthy subjects. J Am Coll Cardiol. 1988;12(6):1432.

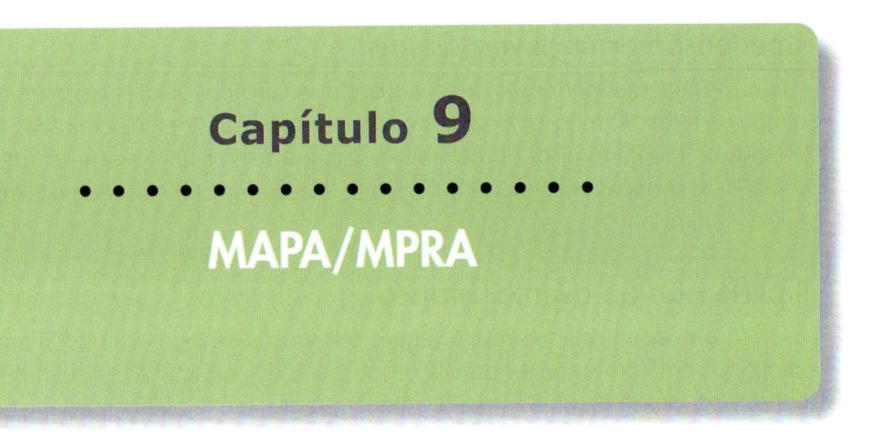

Capítulo 9

MAPA/MPRA

Karen Alcântara Queiroz Santos
Mozar Suzigan de Almeida
Thiago Andrade de Macêdo

Introdução

A pressão arterial (PA) varia continuamente por influência de fatores ambientais, neuro-humorais e comportamentais. Em condições fisiológicas, essa variação geralmente é pequena; entretanto, em indivíduos hipertensos, há tendência a maior variação ser de maior amplitude, principalmente no período da vigília. Variações na PA podem se correlacionar a pior prognóstico.

Medida da pressão arterial

A PA pode ser registrada por métodos diretos (intra-arteriais), utilizados em pacientes internados, que necessitem de suporte hemodinâmico e/ou droga vasoativa. Em ambiente ambulatorial, utilizam-se métodos indiretos, não invasivos, como os auscultatórios e os oscilométricos.

A técnica mais utilizada para o diagnóstico e seguimento de pacientes com hipertensão arterial é a medida da PA em consultório. Entretanto, essa medida pode ser imprecisa, sujeita a erros de aferição e não reflete o comportamento da PA durante as atividades diárias do indivíduo. A utilização de Monitorização Ambulatorial da Pressão Arterial (MAPA) ou da Monitorização Residencial da Pressão Arterial (MRPA) pode reduzir esses erros e permitir a obtenção de um maior número de medidas que reflitam as variações pressóricas da vida diária.

Normotensão

A normotensão verdadeira é caracterizada por valores pressóricos normais em consultório, ou seja, PA < 140/90 mmHg e valores normais na MAPA de 24 horas (PA < 130/80 mmHg) ou na MRPA (PA < 135/85 mmHg).

Hipertensão arterial verdadeira

Considera-se hipertensão arterial quando são aferidos valores elevados de PA no consultório (≥ 140 × 90 mmHg) e valores elevados nas médias de PA verificadas pela MAPA de 24 horas (≥ 130/80 mmHg) ou pela MRPA (≥ 135/85 mmHg). Deve-se também considerar, na MAPA, as medidas no período de vigília (≥ 135/85 mmHg) e as medidas durante o sono (≥ 120/70 mmHg).[1,6-8]

Hipertensão do avental branco

Alguns pacientes apresentam valores pressóricos elevados (> 140/90 mmHg) no consultório, porém com valores normais de PA medidos pela MAPA ou pela MRPA (< 135/85 mmHg). Isso deriva de uma resposta adrenérgica transitória que ocorre no consultório, podendo gerar um falso diagnóstico de hipertensão arterial, conhecido como "hipertensão do avental branco" (HAB). A prevalência global da HAB é de aproximadamente 13% da população geral e até 30% e 40% dos hipertensos, sendo mais comum em idosos, mulheres e pacientes com hipertensão estágio I, sem lesão de órgão-alvo. A HAB está associada a maior risco de morte. Esses pacientes devem permanecer em seguimento clínico e receber orientações sobre mudanças de estilo de vida.

Efeito do avental branco

O efeito do avental branco (EAB) é um fenômeno em que ocorre incremento em pelo menos 20 mmHg na PAS e/ou 10 mmHg na PAD nas medidas obtidas no consultório em relação às medidas verificadas na MAPA ou na MRPA. Pode acometer até 30% dos pacientes hipertensos previamente tratados. Essa diferença pressórica não muda o diagnóstico do paciente, contudo pode alterar o estágio em que ele se encontra e/ou dar a falsa impressão da necessidade de adequações no esquema terapêutico.

Hipertensão arterial mascarada

A hipertensão arterial mascarada (HM) ocorre quando as medidas de PA em consultório são normais (< 140/90 mmHg), porém estão aumentadas pela MAPA durante o período de vigília (> 135/85 mmHg) ou pela MRPA (> 135/85 mmHg). Ocorre em cerca de 10% e 15% dos hipertensos por hiperatividade simpática cotidiana, estresse, tabagismo ou outro estímulo adrenérgica que não ocorre quando o paciente vai ao consultório. Metanálises de estudos prospectivos sugerem que pacientes com HM têm maior prevalência de lesão de órgão-alvo e isso incrementa o risco cardiovascular. Algumas características favorecem jovens com PA casual normal ou limítrofe associado à hipertrofia do ventrículo esquerdo (HVE) ou a outros fatores de risco cardiovascular, como: índice de massa corpórea elevado; tabagismo; consumo excessivo de álcool; ou diabetes *mellitus*. A Sociedade Brasileira de Cardiologia (SBC) recomenda que, além do período de vigília na MAPA, devem-se valorizar o período de PA média em 24 horas e o período de sono. Assim, pacientes normotensos em consultório, porém com PA em 24 horas > 130/80 mmHg e/ou no período do sono > 120/70 mmHg também deverão ser considerados portadores de HM, independentemente de estarem sob tratamento.

Tabela 9.1 Classificação de acordo com os níveis de pressão arterial.

	Consultório	MAPA (24 horas)	MRPA ou MAPA (vigília)
Normotensão	< 140/90 mmHg	< 130/80 mmHg	< 135/85 mmHg
Hipertensão arterial	≥ 140/90 mmHg	≥ 130/80 mmHg	≥ 135/85 mmHg
Hipertensão do avental branco	≥ 140/90 mmHg	< 130/80 mmHg	< 135/85 mmHg
Hipertensão mascarada	< 140/90 mmHg	≥ 130/80 mmHg	≥ 135/85 mmHg

MAPA: monitorização ambulatorial da pressão arterial; MRPA: monitorização residencial da pressão arterial.

Fonte: Adaptada de Diretrizes Brasileiras de Hipertensão Arterial, Barroso *et al.*, 2020.

Monitorização ambulatorial da pressão arterial (MAPA)

A MAPA é um método não invasivo que permite o registro intermitente da PA enquanto o paciente realiza suas atividades diárias. Em geral, tem duração de 24 horas, podendo-se obter registros mais longos. Uma de suas características mais importantes é a possibilidade de identificar as alterações circadianas da PA, na vigília e, sobretudo, durante o sono. As médias de PA nos respectivos períodos (24 horas, vigília e sono) são os principais parâmetros a serem analisados. Esses valores apresentam com diagnóstico, lesão de órgão-alvo e prognóstico cardiovascular. Os valores de referência estão descritos na Tabela 9.2. Um grande estudo publicado no *The New England Journal of Medicine* (NEJM) revelou que a PAS de 24 horas verificada pela MAPA mostrou maior associação com acidente vascular cerebral (AVC), isquemia coronária e insuficiência cardíaca do que as medidas de PA no consultório, sendo um forte preditor de mortalidade geral e cardiovascular.

É importante verificar se os equipamentos para a realização de MAPA e de MRPA estão validados e aprovados por protocolos bem definidos para que atendam as normas internacionalmente recomendadas, como os protocolos da Association for the Advancement of Medical Instrumentation (AAMI) ou o da British Hypertension Society (BHS), o que pode ser feito mediante consulta dos sites do próprio fabricante da AAMI ou da BHS.

A calibração deve ser realizada pelo fornecedor ou representante, pelo menos anualmente ou de acordo com a recomendação do fabricante. Também deve ser executada sempre que houver discrepância maior que 5 mmHg entre as medidas do monitor e as registradas pelo aparelho de coluna de mercúrio calibrado. Recomenda-se o uso de manguitos adequados à circunferência do braço e originais do fabricante do aparelho.

Tabela 9.2 Valores anormais de PA pela MAPA.

Período	Valores anormais de PA
24 horas	≥ 130/80 mmHg
Vigília	≥ 135/85 mmHg
Sono	≥ 120/70 mmHg

PA: pressão arterial; MAPA: monitorização ambulatorial da pressão arterial.

Fonte: Adaptada de Diretrizes Brasileiras de Hipertensão Arterial, Barroso *et al.*, 2020.

O Quadro 9.1 apresenta um resumo das indicações da MAPA.

Quadro 9.1 Indicações da MAPA.

- Suspeita de hipertensão ou efeito do avental branco
- Suspeita de hipertensão mascarada
- Investigação de HAS resistente verdadeira ou pseudo-hipertensão resistente
- Avaliar sintomas sugestivos de hipotensão
- Avaliar eficácia terapêutica anti-hipertensiva
- Analisar o descenso noturno e a variabilidade pressórica circadiana
- Divergência importante entre PA domiciliar e do consultório
- Avaliar o comportamento da PA e a disfunção autonômica
- Suspeita de hipertensão durante o sono
- Hipertensão na gestação

MAPA: monitorização ambulatorial da pressão arterial; PA: pressão arterial; HAS: hipertensão arterial sistêmica.

Fonte: Adaptado de Diretrizes Brasileiras de Hipertensão Arterial, Barroso *et al.*, 2020.

O Quadro 9.2 sintetiza as limitações da MAPA.

Quadro 9.2 Limitações da MAPA.

- Ajuste inadequado do manguito
- Valores muito elevados de PAS
- Distúrbios de movimento (p. ex., Parkinson)
- Arritmias cardíacas (p. ex., FA, *flutter*, ESV frequentes)
- Desconforto pela utilização do aparelho (principalmente para dormir)
- Disponibilidade limitada nos serviços de saúde

MAPA: monitorização ambulatorial da pressão arterial; PAS: pressão arterial sistólica; FA: fibrilação atrial; ESV: extrassístoles ventriculares.

Fonte: Adaptado de Diretrizes Brasileiras de Hipertensão Arterial, Barroso *et al.*, 2020

Interpretação da MAPA

Ao analisar a MAPA, é necessário inicialmente verificar alguns dados que conferem ao exame boa credibilidade e validam-no para uma interpretação adequada. No exame, para ser considerado de qualidade, devem constar:

» Aproximadamente 24 horas de duração e apresentar pelo menos 16 medidas de PA na vigília e pelo menos 8 medidas durante o período noturno;

» Número mínimo de medidas efetivamente válidas. Exames com erros de aferição por problemas técnicos do aparelho ou do próprio paciente devem ter no máximo 20% das medidas excluídas;

» Descrição de sintomas e sua correlação com os valores pressóricos;

» Análise estatísticas com médias de PA no período total, vigília e sono, assim como valores máximos e mínimos;
» Medidas que refletem comportamento pressórico como cargas pressóricas e valor percentual do descenso noturno;
» Diário preenchido corretamente pelo paciente com informações sobre medicações, qualidade do sono e atividades realizadas;
» Conclusão do exame: comportamento "normal" ou "anormal" da PA em 24 horas e se o tratamento hipertensivo sob o qual o paciente está controla adequadamente ou não os níveis pressóricos.

O padrão vigília-sono é avaliado pela diferença percentual entre as médias de PA entre esses dois períodos. Fisiologicamente, é esperado que haja queda da PAS durante o sono quando comparado à vigília. O descenso noturno é considerado normal quando há uma redução percentual de PA durante o sono, em relação à vigília, entre 10% e 20%. Caso essa relação seja menor (entre 0% e 10%), haverá o que denominamos "descenso atenuado". Entretanto, se a variação de queda da PA for maior que 20%, esta é considerada acentuada. Se não houver alteração ou mesmo elevação dos níveis pressóricos durante o sono, considera-se como ausência de descenso. Estudos mostram que a ausência de descenso noturno está relacionada a maior ocorrência de eventos cardiovasculares e à mortalidade, independentemente das médias de PA. Essas variações são utilizadas como marcadores de risco, pois ainda não existem evidências conclusivas de que corroborem alguma implicação terapêutica. A elevação matinal precoce da PA é a diferença entre a média das pressões nas primeiras 2 horas após acordar e a menor PAS durante o sono. Essa medida também tem sido associada negativamente a desfechos cardiovasculares e é pouco utilizada em virtude da dificuldade de aplicação.

MAPA em populações especiais

» **Idosos:** a MAPA pode fornecer informações importantes e auxiliar no diagnóstico diferencial de hipotensão arterial ortostática, pós-prandial, medicamentosa ou situacional, bem como na avaliação de disautonomia e na síncope. Entretanto, algumas limitações devem ser destacadas. Em consequência da rigidez arterial relacionada ao avanço da idade, a medida PA pode estar subestimada pelo método oscilométrico e sujeita a erros. Alguns achados comuns e que se relacionam com o aumento do risco CV são: redução do descenso noturno; pressão de pulso aumentada; e elevação matinal precoce da PA.
» **Gestantes:** a MAPA é especialmente útil para identificar a HAB, evitando tratamento anti-hipertensivo desnecessário, potencialmente lesivo ao feto. A HAB pode ocorrer em até um terço das gestantes e tem prognóstico mais favorável do que a hipertensão gestacional.
» **Diabetes *mellitus*:** pode contribuir para a avaliação de hipotensão secundária à neuropatia autonômica, auxiliando no diagnóstico diferencial com hipoglicemia.
» **Doença renal crônica:** nos pacientes dialíticos, a realização de MAPA de 44 horas, instalada após uma sessão de diálise e retirada imediatamente antes da sessão seguinte, permite avaliação mais adequada do período interdialítico.
» **Insuficiência cardíaca:** pode auxiliar no manejo do tratamento anti-hipertensivo de pacientes com insuficiência cardíaca (IC), avaliando-se sintomas causados por hipotensão e pacientes que serão submetidos a programas de exercício físico. Pacientes com IC apresentam frequentemente o padrão de ausência de descenso noturno.
» **Síndrome da apneia obstrutiva do sono (SAOS):** cerca de metade dos pacientes portadores de SAOS apresenta padrão de descenso noturno atenuado e até 20% deles

apresentam descenso ausente. Alguns pacientes apresentam elevação da PA durante o sono, o que representa um fator de risco independente para o fenômeno da HM. Acredita-se que a prevalência de HM pode ser até três vezes maior em pacientes com SAOS moderada/grave em comparação a hipertensos sem SAOS.

Monitorização residencial da pressão arterial

A monitorização residencial da pressão arterial (MRPA) é outro método que permite a avaliação da PA fora do consultório. Os valores pressóricos são geralmente mais baixos do que os obtidos em consultório. O diagnóstico de hipertensão é dado quando a média de PA é maior ou igual a 135/85 mmHg (mesmos valores adotados para as médias de PA no período de vigília pela MAPA). A característica fundamental que diferencia a MRPA da MAPA é que a primeira obedece a um protocolo previamente estabelecido e normatizado. A MPRA pode ser realizada pelo próprio paciente ou por outro indivíduo treinado, utilizando-se equipamento semiautomático validado, calibrado e provido de memória. O paciente deve ser orientado quanto a fatores que possam modificar a PA ou criar artefatos em sua medida. Existem diversos protocolos e não há até o momento um consenso sobre qual seria o melhor.

A Diretriz Brasileira (SBC) recomenda a realização de três medidas de PA pela manhã e três ao anoitecer, com intervalos de 1 minuto entre elas, por no mínimo 5 dias consecutivos, devendo ser excluídas medidas discrepantes. No entanto, a Diretriz Europeia da European Society of Cardiology (ESC) recomenda duas medidas com intervalo de 1 a 2 minutos entre elas, de manhã e à noite, por pelo menos 3 dias consecutivos, preferencialmente por 6 e 7 dias antes de cada consulta. As medidas de PA pela MRPA auxiliam na avaliação do prognóstico de eventos cardiovasculares, tendo melhor correlação com eventos do que as medidas realizadas em consultório.

A utilização da MRPA no seguimento do paciente hipertenso está relacionada à adesão medicamentosa e ao melhor controle pressórico, especialmente se combinada com educação e aconselhamento, podendo gerar redução nos desfechos cardiovasculares.

Custo efetividade dos métodos

Recente análise de custo-efetividade concluiu que MRPA é mais eficaz do que a avaliação convencional da PA em consultório e requer menor investimento financeiro e humano do que a MAPA, embora com a limitação de não avaliar a PA durante o sono.

Conclusão

A MAPA e a MRPA são métodos não invasivos muito úteis para a avaliação da PA. Os valores obtidos por esses métodos mostram o comportamento da PA nas atividades diárias do paciente e complementam a avaliação de PA realizada no consultório. Na prática clínica, a utilização desses métodos é custo-efetiva e os valores de PA obtidos apresentam boa correlação com o prognóstico cardiovascular.

Bibliografia consultada

Banegas JR et al. Relationship between clinic and ambulatory blood-pressure measurements and mortality. The New England Journal of Medicine, [S.L]. 2018;378(16):1509-1520.

Barroso WKS, Rodrigues CIS, Bortolotto LA, Mota-Gomes MA, Brandão AA, Feitosa ADM et al. Diretrizes Brasileiras de Hipertensão Arterial – 2020. Arq Bras Cardiol. 2021;116(3):516-658.

Bobrie G, Clerson P, Ménard J, Postel-Vinay N, Chatellier G, Plouin P-F. Masked hypertension: a systematic review. J Hypertens. 2008;26(9):1715-25.

Fagard RH, Cornelissen VA. Incidence of cardiovascular events in whitecoat, masked and sustained hypertension versus true normotension: a meta-analysis. J Hypertens. 2007;25(11):2193-8.

Gaborieau V, Delarche N, Gosse P. Ambulatory blood pressure monitoring versus self-measurement of blood pressure at home: correlation with target organ damage. J Hypertens. 2008;26:1919-27.

Hansen TW, Li Y, Boggia J, Thijs L et al. Predictive role os the nighttime blood pressure. Hypertension. 2010;57(1)3-10.

Lemmer B, Scholtze J, Schmitt J. Circadian rhythms in blood pressure, heart rate, hormones, and on polysomnographic parameters in severe obstructive sleep apnea syndrome patients: effect of continuous positive airway pressure. Blood Press Monit. 2016;21(3):136-43.

Lovibond K et al. Cost-effectiveness of options for the diagnosis of high blood pressure in primary care: a modelling study. Lancet. 2011;378:1219-30.

Lurbe E, Redon J, Kesani A, Pascual JM, Tacons J, Alvarez V et al. Increase in nocturnal blood pressure and progression to microalbuminuria in type 1 diabetes. N Engl J Med. 2002;347(11):797-805.

Mancia G, Facchetti R, Bombelli M, Grassi G, Sega R. Long-term risk of mortality associated with selective and combined elevation in office, home, and ambulatory blood pressure. Hypertension. 2006;47(5):846-53.

Mann DL et al. Braunwald: Braunwald's heart disease: a textbook of cardiovascular medicine. 10. ed. Rio de Janeiro: Elsevier; 2018.

Nobre F, Mion Jr D, Gomes MAM et al. 6as Diretrizes de Monitorização Ambulatorial da Pressão Arterial e 4as Diretrizes de Monitorização Residencial da Pressão Arterial. Sociedade Brasileira de Cardiologia. 2018;110(5):1-29.

Sociedade Brasileira de Cardiologia; Sociedade Brasileira de Hipertensão; Sociedade Brasileira de Nefrologia. V Diretrizes de Monitoração Ambulatorial Da Pressão Arterial (MAPA) e III Diretrizes de Monitoração Residencial da Pressão Arterial (MRPA). Arq. Bras. Cardiol. São Paulo. 2011;97(3.3):1-2.

O'Brien E, Parati G, Stergiou G et al. European Society of Hypertension position paper on ambulatory blood pressure monitoring. J Hypertens. 2013;31(9):1731-68.

Pierdomenico SD, Cuccurullo F. Prognostic value of white-coat and masked hypertension diagnosed by ambulatory monitoring in initially untreated subjects: an updated meta analysis. Am J Hypertens. 2011;24(1):52-8.

Scher LM de L et al. Pressão arterial obtida pelos métodos oscilométrico e auscultatório antes e após exercício em idosos. Arq. Bras. Cardiol. São Paulo. 2010;94(5):656-662.

Staessen JA, O'Brien ET, Amery AK, Atkins N, Baumgart P, De Cort P et al. Ambulatory blood pressure in normotensive and hypertensive subjects: results from an international database. J Hypertens Suppl. 1994;12(7):S1-12.

Wijkman M, Länne T, Engvall J, Lindström T, Östgren CJ, Nystrom FH. Masked nocturnal hypertension-a novel marker of risk in type 2 diabetes. Diabetologia. 2009;52(7):1258-64.

Williams B, Mancia G et al. The task force for the management of arterial hypertension of the European Society of Cardiology (ESC) and the European Society of Hypertension (ESH). European Heart Journal. 2018;00:1-98.

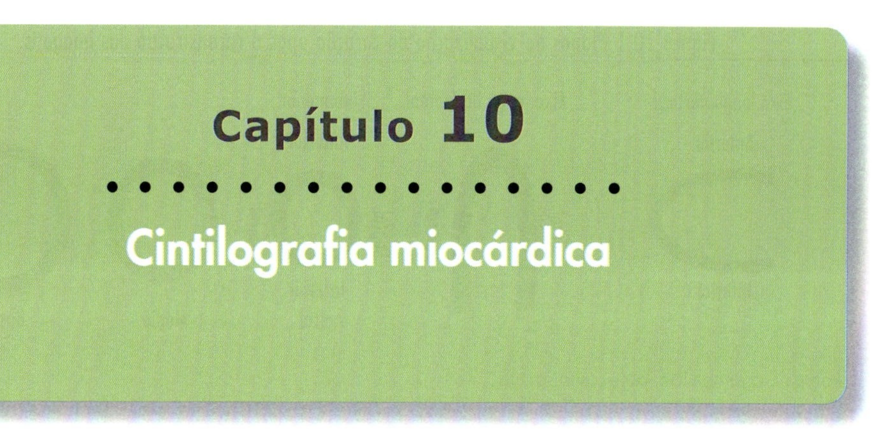

Capítulo 10

Cintilografia miocárdica

Isabela Cristina Kirnew Abud Manta
Mozar Suzigan de Almeida
Bruno Soares da Silva Rangel
Allan Piffer Silvestrucci Silva

Introdução

A cintilografia miocárdica é o exame de imagem mais comumente realizado na cardiologia nuclear. É um exame não invasivo que utiliza materiais radioativos (radiofármacos) administrados intravenosamente e captados pelo músculo cardíaco. Sua principal indicação é a avaliação de pacientes com doença arterial coronariana (DAC), fornecendo dados importantes tanto para diagnóstico como para avaliação prognóstica e estratificação de risco, o que nos auxilia na tomada de decisão.

Neste capítulo, serão abordados a metodologia da realização do exame e os métodos de avaliação da imagem, além das principais indicações e contraindicações da cintilografia miocárdica.

Aquisição e interpretação das imagens

Para a aquisição das imagens, o radiofármaco é injetado por via intravenosa, extraído do sangue e retido nos miócitos por certo período de tempo. Então, fótons são emitidos do miocárdio em proporção à magnitude de captação da substância, o que se relaciona com a perfusão miocárdica. Uma câmara de cintilação (gamacâmara) captura os fótons de raios gama e converte essa informação em eventos luminosos visíveis, posteriormente convertidos em um sinal elétrico que será processado e dará origem à imagem final, com a criação de imagens de múltiplos cortes do coração, que representam a distribuição do radiofármaco, ou seja, a distribuição da perfusão pelo coração.

Quando a imagem é obtida de modo tomográfico, como na maior parte dos laboratórios de medicina nuclear, é denominada SPECT, do inglês *single photon emission computed tomography*. A partir da reconstrução tridimensional do coração, as imagens são padronizadas em três planos, denominadas "eixo curto", "eixo longo vertical" e "eixo longo horizontal", como mostrado na Figura 10.1.

Figura 10.1 Planos de visualização do coração após a reconstrução das imagens.

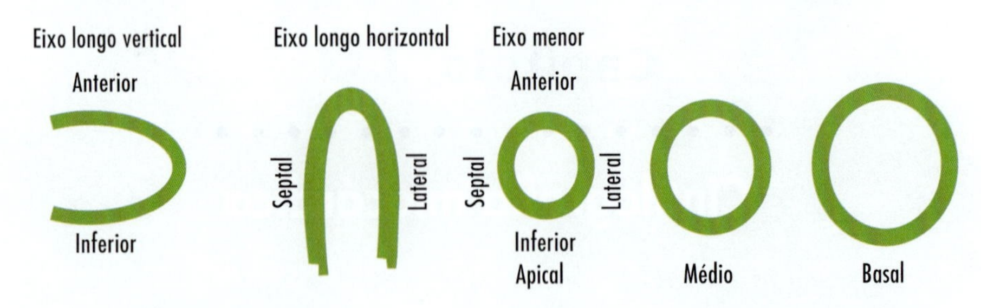

Fonte: Desenvolvida pela autoria.

Os traçadores marcados com tecnécio-99m (^{99m}Tc) e Tálio-201 (^{201}Tl) são os mais utilizados, sendo que o primeiro tem algumas vantagens em relação ao segundo: espectro de energia mais adequado para as gamacâmaras convencionais e meia-vida mais curta (6 horas para o ^{99m}Tc e 73 horas para o ^{201}Tl). Os traçadores marcados com ^{99m}Tc mais utilizados são o sestamibi e o tetrofosmin, que consistem de compostos catiônicos lipossolúveis com fração de extração de primeira passagem de cerca de 60%, além de captação miocárdica e *clearence* muito semelhantes. Para os estudos de perfusão, são necessárias duas injeções separadas, uma no pico do estresse e outra no repouso, que podem ser realizadas no mesmo dia (tempo total aproximado para a realização das duas etapas é de 4 horas) ou em dias separados, a depender do protocolo utilizado.

O ^{201}Tl tem a propriedade de se redistribuir entre o compartimento intracardíaco e o sangue, podendo ser transportado tardiamente para o miocárdio que apresenta fluxo sanguíneo muito reduzido, sendo útil em casos em que se necessita pesquisar a viabilidade miocárdica.

Já o rubídio-82 (Rb) e amônia (^{13}N) são traçados de perfusão emissores de pósitrons, cujas imagens são adquiridas em um equipamento de PET. Com esses radiofármacos, é possível quantificar a perfusão miocárdica global ou por região (em mL/g/min), determinando, assim, a reserva de fluxo coronário com maior sensibilidade. Não é muito utilizado em nosso meio pela pouca disponibilidade de equipamentos, custo e meia-vida extremamente curta dos pósitrons (75 segundos para o Rb e 9,9 minutos para a ^{13}N).

As imagens adquiridas podem ser analisadas visualmente (análise qualitativa) ou de forma semiquantitativa, com auxílio de *softwares*. Independentemente do tipo de interpretação, devem-se observar a presença e a localização da hipocaptação e, quando esta está presente no estresse, se é reversível (o que implica isquemia) ou se é persistente (o que pode significar infarto prévio) no repouso.

A análise qualitativa é subjetiva e tem sua acurácia baseada em alguns fatores, como a qualidade das imagens e a experiência e treinamento de quem lauda o exame. Este método de análise tem algumas vantagens, como a detecção de falsos positivos, por exemplo, a atenuação peitoral ou elevação do diafragma, com atenuação da parede inferior. Já as análises quantitativas, por terem pequena ou nenhuma interação humana, são altamente reproduzíveis, porém podem considerar artefatos como alterações de perfusão. Na prática, utilizam-se os dois métodos de análise das imagens.

Para a análise visual semiquantitativa, é utilizado um escore, no qual se gradua a perfusão de 0 a 4 (0 representa a perfusão normal e 4 representa hipocaptação muito acentuada) em cada segmento do miocárdio, que é dividido em 17 segmentos, como mostrado na Figura 10.2.

A pontuação de cada segmento é somada para criar um escore de soma, no estresse e no repouso (SSS – *summed stresse score* e SRS – *summed rest score*). O SSS representa a magnitude da hipocaptação que pode estar relacionada a isquemia ou infarto, já a SRS representa a magnitude da hipocaptação relacionada à área de infarto. A diferença entre os dois (*SDS – summed difference score*), resultante da subtração do SSS do SRS, representa a extensão e a intensidade da isquemia induzida pelo estresse. A área de alteração perfusional pode ser determinada percentualmente, já que cada unidade de pontuação do SSS e do SRS corresponde a 1,47% de área miocárdica. Alterações que comprometem menos que 5% de área cardíaca são consideradas mínimas; entre 5% e 9%, pequenas; entre 10% e 19%, moderadas; e mais que 20% são consideradas alterações importantes ou acentuadas.

Figura 10.2 Segmentação do miocárdio.

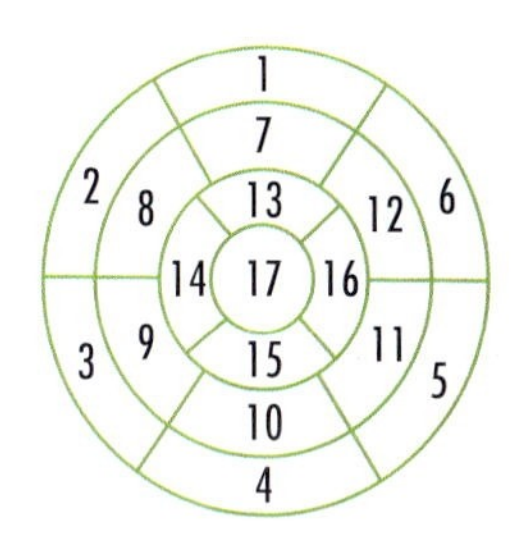

1 – Anterior basal
2 – Anterosseptal basal
3 – Inferosseptal basal
4 – Inferior basal
5 – Inferolateral basal
6 – Anterolateral basal
7 – Anterior médio
8 – Anterosseptal médio
9 – Inferosseptal médio
10 – Inferior médio
11 – Inferolateral médio
12 – Antero lateral médio
13 – Anterior apical
14 – Septal apical
15 – Inferior apical
16 – Lateral apical
17 – Ápice

Fonte: Desenvolvida pela autoria.

O *gated-SPECT* é incorporado à cintilografia para a avaliação da função ventricular esquerda e realizado de forma rotineira nos dias atuais. A aquisição da imagem é sincronizada pelo ECG e uma sequência de imagens é adquirida de forma contínua por um período pré-especificado. Várias centenas de batimentos são registradas e a imagem é reconstituída, sendo a função miocárdica analisada visualmente. As regiões que brilham normalmente têm um desempenho normal e as que têm diminuição do brilho são hipocinéticas, já as que não têm nenhum brilho são acinéticas. A análise quantitativa da função ventricular também pode ser feita, por meio de *softwares*, na qual há a representação tridimensional da superfície do VE e a análise de sua função global. Essa análise é acompanhada do cálculo automatizado da fração de ejeção e dos volumes do VE.

Avaliação da perfusão miocárdica

Para que ocorram a captação e a retenção do radiofármaco, as membranas celulares dos miócitos devem estar viáveis e íntegras. A diminuição de sua captação em repouso pode decorrer da alteração resultante de um infarto ou de redução de fluxo que resulta em miocárdio hibernante, porém viável. Nesse contexto, como já citado, outras técnicas, como as que avaliam processos metabólicos, podem ser usadas para diferenciar as duas situações. Além da presença do infarto, podemos obter informação de sua localização e extensão.

No repouso, a extração de oxigênio pelo miocárdio é quase máxima e qualquer aumento na demanda de oxigênio requer aumento do fluxo sanguíneo coronariano, que ocorre principalmente pela redução da resistência vascular coronariana. Com estresse físico, esse fluxo aumenta em duas a três vezes em relação ao repouso, já com o estresse farmacológico esse aumento pode chegar até quatro a cinco vezes.

Na presença de obstrução coronariana, o fluxo em repouso é mantido pela dilatação coronariana que ocorre por meio de mecanismos autorregulatórios. Com estenoses mais importantes, a capacidade vasodilatadora arteriolar chega a seu limite e, a partir de certo ponto, o fluxo coronário na região diminui. Nas estenoses nas quais algum grau de reserva vasodilatadora foi usado para manter o fluxo em repouso, menos reserva estará disponível para minimizar a resistência durante o estresse. Assim, a reserva de fluxo estará diminuída e pode ser detectada por um traçador de perfusão. Nos casos em que há disfunção endotelial, também pode haver diminuição da reserva de fluxo.

Essas alterações de fluxo são vistas na cintilografia como áreas de hipoperfusão induzidas pelo estresse. Quando ausentes no repouso, são denominadas "reversíveis" ou "transitórias" e representam áreas viáveis e com reserva de fluxo coronário diminuído, ou seja, áreas isquêmicas. Quando presentes no repouso, denominam-se "irreversíveis", "persistentes" ou "fixas" e quase sempre representam infarto. A seguir, as Figuras 10.3, 10.4 e 10.5 mostram imagens resultantes de exame normal, exames com hipocaptação persistente e transitória.

Figura 10.3 Cintilografia miocárdica normal.

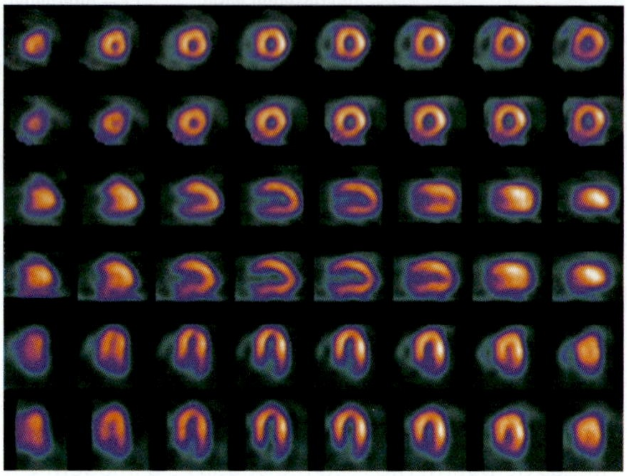

Fonte: Acervo da autoria.

Figura 10.4 Cintilografia miocárdica com hipocaptação moderada transitória com discreto componente de hipocaptação persistente associada na parede inferolateral (segmentos médio e basal).

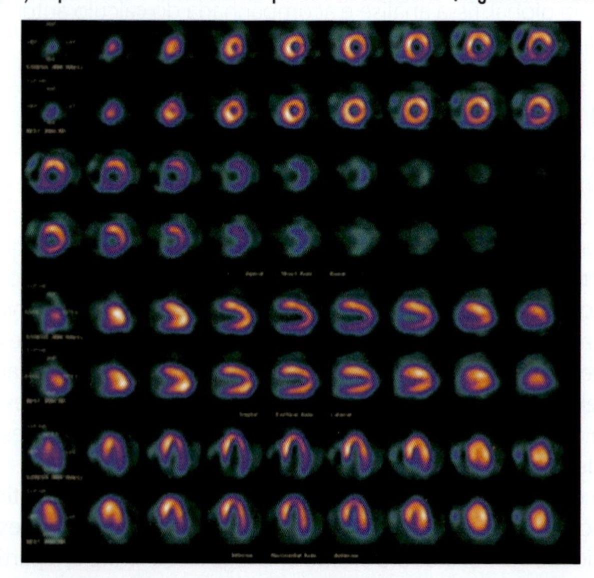

Fonte: Acervo da autoria.

Figura 10.5 Cintilografia miocárdica com ausência de captação em segmento apical de todas as paredes (inferior, lateral e septal) e hipocaptação persistente nos segmentos médio e basal das paredes anterosseptal, inferosseptal e inferior e segmento médio da parede anterior.

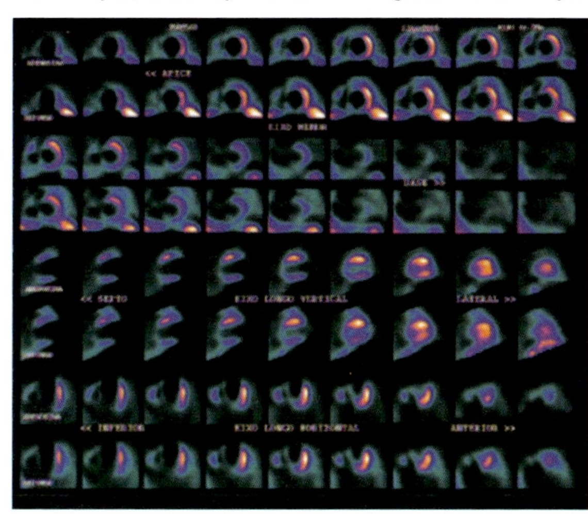

Fonte: Acervo da autoria.

O estresse pode ser induzido por duas modalidades principais: o exercício físico (esteira ou bicicleta) e o estresse farmacológico (com adenosina, dipiridamol ou dobutamina). O exercício tem algumas vantagens, como a correlação dos sintomas com o esforço, avaliação da capacidade funcional, detecção de alterações eletrocardiográficas ou arritmias durante o exercício, avaliação da frequência cardíaca e sua recuperação e geralmente é a primeira escolha. Quando as alterações encontradas na cintilografia são associadas aos achados do eletrocardiograma (ECG) de estresse e ao escore de Duke, melhora o valor prognóstico deste último.

Quando não é possível a realização do exercício (restrições funcionais, musculoesqueléticas, neurológicas, vasculares ou respiratórias), pode-se indicar o estresse farmacológico com adenosina ou dipiridamol. As principais contraindicações ao estresse com exercício e fármacos encontram-se no Quadro 10.1.

A adenosina estimula os receptores A_{2a} das células musculares lisas, com consequente aumento da produção de adenilatociclase e aumento do monofosfato de adenosina cíclico intracelular, que culminam no relaxamento vascular e no aumento do fluxo sanguíneo coronariano quase ao máximo. O dipiridamol bloqueia a captação intracelular de adenosina, por meio da inibição da adenosina deaminase, agindo como um vasodilatador indireto e aumentando as concentrações de adenosina.

Com a infusão dessas medicações, ocorrem diminuição da resistência coronariana e aumento do fluxo. Se houver uma estenose, a resistência já está alterada em repouso e pouca ou nenhuma dilatação pode ocorrer, com nenhuma alteração de fluxo nesta região. Ocorre, então, heterogeneidade no fluxo sanguíneo miocárdico e a administração do traçador de perfusão mostra hipocaptação na área irrigada pela artéria estenótica.

Os receptores de adenosina A_1 estão presentes nos nós sinusal e atrioventricular e provocam a redução da frequência cardíaca e a alteração da condução nodal atrioventricular. Os receptores de adenosina A_{2b} estão presentes nos bronquíolos e na vasculatura periférica e seu estímulo pode causar obstrução brônquica e vasodilatação periférica, sendo observados queda leve da PA e aumento da frequência cardíaca (entre 10 bpm e 20 bpm).

Quadro 10.1 Contraindicações à realização do estresse com exercício e ao uso de adenosina, dipiridamol e dobutamina.

Estresse com exercício	**Absolutas:** angina instável não controlada (< 24 horas), PA > 200 × 110 mmHg, insuficiência cardíaca descompensada, arritmias não controladas, estenose aórtica importante, embolia pulmonar aguda, miocardite e/ou pericardite agudas, dissecção de aorta, hipertensão pulmonar importante, infarto agudo do miocárdio (< 4 dias) e doenças agudas febris ou graves **Relativas:** lesão conhecida de tronco de coronária esquerda, estenose aórtica moderada, cardiomiopatia hipertrófica obstrutiva, taqui ou bradiarritmias importantes, distúrbios hidroeletrolíticos e metabólicos e bloqueio atrioventricular avançado
Adenosina e dipiridamol	Asma brônquica, BAV de 2° e 3° graus, doença do nó AV, estenose significativa e bilateral de carótidas, PAS < 90 mmHg, alergia à droga, síndrome coronariana aguda (< 24 horas) e FC < 40 bpm
Dobutamina	Infarto recente, angina instável, cardiomiopatia obstrutiva, estenose aórtica importante, taquicardia supraventricular ou ventricular, alergia à dobutamina, hipertensão arterial não controlada e aneurisma ou dissecção de aorta

PA: pressão arterial; BAV: bloqueio atrioventricular; PAS: pressão arterial sistólica; FC: frequência cardíaca.

Fonte: Desenvolvido pela autoria.

Os efeitos colaterais são comuns e ocorrem em 50% dos pacientes que usam dipiridamol e 80% dos que usam adenosina, sendo os mais comuns: rubor; dor torácica (por efeito da medicação nos receptores nociceptivos cardíacos); dispneia, tonturas e náusea. Pode haver bloqueio atrioventricular em até 15% dos casos, assim como broncospasmo grave.

A aminofilina intravenosa antagoniza os efeitos dos vasodilatadores. Raramente é necessária para reverter os efeitos da adenosina, já que esta tem meia-vida muito curta, sendo mais usada para reverter efeitos do dipiridamol, principalmente quando ocorrem broncospasmo, dispneia importante ou alterações acentuadas do segmento ST. A cafeína (composto de metilxantina) também antagoniza os efeitos da adenosina, sendo crucial que os pacientes não a utilizem nas 24 horas antes do exame.

Caso haja contraindicação ao uso de adenosina e dipiridamol, pode-se realizar o exame com dobutamina intravenosa. Essa medicação age como agonista dos receptores adrenérgicos β_1 e β_2 e, em doses progressivas, aumenta a frequência cardíaca e o consumo de oxigênio, com consequente aumento do fluxo sanguíneo, porém de forma menos intensa do que com os vasodilatadores. OS efeitos colaterais também são frequentes: palpitações; dor torácica; extrassístoles; e taquicardia ventricular não sustentada; além de hipotensão. Idealmente, deve-se orientar o paciente a suspender betabloqueadores, se possível.

Achados adicionais

Existem alguns achados que fornecem dados adicionais às alterações de perfusão, como a captação pulmonar e a dilatação isquêmica transitória do VE, ambas associadas à DAC extensa e grave, sendo considerados achados de alto risco.

A captação pulmonar do radiofármaco no estresse ocorre por elevação da pressão capilar pulmonar no esforço e diminuição da fração de ejeção do VE, implicando extensa isquemia miocárdica. Secundária a provável aumento da pressão atrial esquerda e pulmonar induzida por isquemia, com redução do trânsito pulmonar do marcador e transudação para o espaço intersticial pulmonar.

Para os pacientes nos quais todo o VE parece maior no estresse, é provável que haja isquemia extensa e disfunção sistólica prolongada pós-isquemia, inferindo doença mais grave. Em alguns pacientes, pode haver aumento da cavidade do VE no estresse, com tamanhos de ventrículos semelhantes no repouso e no estresse. Esse achado representa isquemia subendocárdica difusa (menor captação do traçador no subendocárdio), também associada à DAC extensa.

Indicações da cintilografia

A utilização da cintilografia em pacientes com suspeita de DAC é bem definida, sendo um dos principais objetivos do exame estabelecer presença ou ausência de estenose significativa (geralmente maior do que 70%). Tem grande valor no diagnóstico precoce da doença, com sensibilidade média de 87% e especificidade de 73%, sendo bem indicada para pacientes com probabilidade pré-teste intermediária e impossibilidade de realização de teste ergométrico ou que tenham alterações eletrocardiográficas de base que impeçam a avaliação do segmento ST no esforço (bloqueio de ramo esquerdo, sobrecarga de VE, pré-excitação, fibrilação atrial ou presença de marca-passo).

Também pode ser útil para excluir presença de DAC nos pacientes assintomáticos e de baixo risco com teste ergométrico positivo, além de vir ganhando cada vez mais espaço na avaliação de pacientes do sexo feminino, diabéticos, idosos e aqueles com doença renal crônica.

Além do diagnóstico, a cintilografia miocárdica também fornece dados prognósticos, com base na extensão da hipocaptação, na quantidade de isquemia detectada e na fração de ejeção do ventrículo esquerdo (VE), determinando riscos a longo prazo (risco de infarto agudo do miocárdio (IAM) não fatal, risco de mortalidade, necessidade de revascularização e internação por angina ou insuficiência cardíaca) e auxiliando na escolha terapêutica e no seguimento dos pacientes.

Pacientes classificados de baixo risco têm risco de eventos graves (IAM não fatal e morte) de menos de 1% ao ano; já os de risco intermediário, de 1% e 3%; e alto risco, maior que 3% ao ano. Logo, pacientes com risco alto têm maior benefício de estratégias de revascularização e aqueles de baixo risco podem ser tratados clinicamente. O tratamento dos pacientes de risco intermediário deve ser avaliado individualmente.

Em pacientes com exame de perfusão normal, a taxa de eventos graves em 2 anos é muito baixa (0,7% por ano) e, mesmo na presença de DAC estabelecida, quando o exame é normal, o risco se mantém baixo (0,9% ao ano). Se houver isquemia acometendo mais que 10% da área do ventrículo esquerdo (isquemia moderada e acentuada), o risco de eventos cardíacos pode ser até sete vezes maior.

O volume de fibrose miocárdica também influencia na sobrevida e, quando compromete mais de 10% da área do VE, aumenta o risco de eventos cardíacos em até 44%. Cada 1% de área fibrótica aumenta o risco em 3%. A fração de ejeção do VE também é forte preditor de mortalidade e, quando é menor do que 30%, a mortalidade é alta, independentemente da dimensão da isquemia.

Outras indicações da cintilografia encontram-se no Quadro 10.2.

Quadro 10.2

- Avaliar repercussão isquêmica de lesão anatomicamente conhecida, por cineangiocoronariografia ou angiotomografia de coronárias, quando lesões moderadas e, principalmente, no paciente assintomático
- Avaliação de pacientes sintomáticos (dor torácica ou equivalente isquêmico) com probabilidade pré-teste intermediária a alta
- Avaliação diagnóstica de pacientes assintomáticos com alto risco de DAC, história familiar positiva para a doença, diabetes, doença renal crônica, escore de cálcio > 400 ou após um evento agudo
- Estratificação de risco pré-operatório de cirurgia não cardíaca: quando risco intermediário de complicações cardiovasculares no perioperatório pelos algoritmos de estratificação de risco e capacidade funcional ignorada ou baixa e cirurgia de risco intermediário ou quando risco intermediário de complicações e cirurgia vascular
- Monitorização terapêutica com realização do exame após intervenção (angioplastia ou revascularização cirúrgica) ou otimização de tratamento clínico
- Avaliação de dor torácica aguda na sala de emergência (a seguir)
- Avaliação da viabilidade miocárdica (a seguir)
- Pacientes assintomáticos com disfunção ventricular sistólica sem investigação prévia de DAC
- Pacientes com síncope e risco intermediário ou alto para DAC

DAC: doença arterial coronariana.
Fonte: Desenvolvido pela autoria.

Avaliação de dor torácica aguda

Para os casos em que o paciente se apresenta com dor torácica típica, eletrocardiograma normal ou não diagnóstico e marcadores de necrose miocárdica, podemos lançar mão da cintilografia para diagnóstico de síndrome coronariana aguda, principalmente para os pacientes sem antecedentes de DAC. Nesse caso, o exame é feito em repouso e apresenta melhor resultado quando o fármaco é injetado no momento da dor ou em até 6 horas deste, sendo que, quanto mais precoce, maior a sensibilidade, que varia de 90% a 100% e a especificidade varia de 65% a 80% para IAM. Quando o exame é negativo, exclui síndrome coronariana aguda (SCA) com valor preditivo negativo maior que 98%, possibilitando alta hospitalar precoce.

Quando o exame é positivo, a SCA é altamente sugestiva e a alteração de perfusão regional associada à alteração de mobilidade sugere IAM. Caso o exame seja negativo, pode-se complementar com a fase de estresse para estratificação de risco, com base em achados de isquemia.

Avaliação de viabilidade miocárdica

Nos pacientes com disfunção do VE, pode haver a presença do miocárdio hibernante, que ocorre quando há redução crônica do fluxo sanguíneo coronariano, insuficiente para aporte adequado de oxigênio, com consequente adaptação dos miócitos ao metabolismo anaeróbio, mantendo um mínimo de viabilidade. Essa alteração pode ser revertida parcial ou totalmente com a revascularização do miocárdio.

Para a investigação da viabilidade miocárdica, analisam-se a magnitude das alterações da perfusão miocárdica, a função ventricular esquerda e as imagens do metabolismo cardíaco. Essas informações podem ser obtidas pela cintilografia com tálio-201 ou pela tomografia com emissão de pósitrons (PET) com fluordesoxiglicose – ^{18}F (^{18}FDG).

Pacientes com bloqueio de ramo esquerdo

Pacientes que têm bloqueio de ramo esquerdo (BRE) podem apresentar alterações decorrentes de movimento paradoxal da parede septal, que é exacerbado com aumento da frequência cardíaca e apresentam-se na cintilografia como hipocaptação persistente ou transitória em região septal, anterosseptal, anterior e/ou apical. Essas alterações ocorrem com maior frequência quando realizado estresse físico (até 35% de falso-positivos), sendo recomendado que esses pacientes realizem estresse farmacológico, com presença ainda de 5% de falso-positivos em território da artéria descendente anterior.

Artefatos

Algumas vezes, as imagens da cintilografia podem-se apresentar com alterações compatíveis com artefatos, sendo os mais comuns:

» **Atenuação pela mama:** ocorre em pacientes com mamas grandes ou densas. Pode ocasionar hipoatenuação fixa leve a moderada em parede anterior ou anterolateral. Mobilidade preservada sugere ausência de infarto.

» **Atenuação da parede inferior:** ocorre por superposição de estruturas extracardíacas à parede inferior, principalmente pelo diafragma.

» **Artefatos por captação extracardíaca do radiofármaco:** ocorre quando estruturas extracardíacas captam o radiofármaco. Quando observada, pode-se repetir a imagem após um período mais longo de tempo ou pedir para o paciente beber água, o que elimina o traçador de órgãos como o intestino mais rapidamente.

Exames falso-positivos

As causas mais comuns de exames falso-positivos são: DAC não obstrutiva; doença de microcirculação; vasospasmo coronariano; artefatos técnicos; presença de bloqueio de ramo esquerdo; pós-angioplastia recente (< 4 semanas).

Exames falso-negativos

As causas mais comuns de exames falso negativos são: teste ergométrico ineficaz; preparo inadequado (ingestão de cafeína ou xantinas); artefatos técnicos; pacientes com isquemia balanceada (obstrução triarterial proporcional).

Bibliografia consultada

Rybicki FJ, Udelson JE, Peacock WF, Goldhaber SZ, Isselbacher EM, Kazerooni E et al. 2015 ACR/ACC/AHA/AATS/ACEP/ASNC/NASCI/SAEM/SCCT/SCMR/SCPC/SNMMI/STR/STS. Appropriate utilization of cardiovascular imaging in emergency department patients with chest pain. J Am Coll Cardiol. 2016;67(7):853-87.

Better N, Karthikeyan G, Vitola J, Fatima A, Peix A, Novak MD et al. Performance of rest myocardial perfusion imaging in the management of acute chest pain in the emergency room in developing nations (PREMIER trial). J Nucl Cardiol. 2012;19 (6):1146-53.
Dilszian V. SPECT and PET perfusion imaging: tracers and techniques. In: Dilszian V, Narula J, Braunwald E (eds.). Atlas of Nuclear Cardiology. 3. ed. Philadelphia, Current Medicine. 2009;37-60.
Garcia EV, Galt JR, Faber TL, Chen J. Principals of nuclear cardiology imaging. Em Dilszian V, Narula J, Braunwald E (eds.). Atlas of Nuclear Cardiology, 3. ed. Philadelphia: Current Medicine. 2009;1-36.
Germano G, Berman DS. Acquisition and processing for gated SPECT: technical aspects. In: Germano G, Berman DS (eds.). Clinical Gated Cardiac SPECT. Armonk, NY, Blackwell Futura. 2006;93-114.
Henzlova MJ, Duvall WL, Einstein WL, Einstein AJ, Travin MI, Verbene HJ. ASNC imaging guidelines for SPECT nuclear cardiology procedures: stress, protocols, and tracers. J Nucl Cardiol, 2016. doi:10.1007/s12350-015-0387-x.
Iskandrian AE, Bateman TM, Belardinelli L et al. Adenosine versus regadenoson comparative evaluation in myocardial perfusion imaging: results of the ADVANCE phase 3 multicenter international trial. J Nucl Cardiol. 2007;14-645.
Kern MJ, Meler B. Evaluation of the culprit plaque and the physiological significance of coronary atherosclerotic narrowings. Circulation. 2001;103-3124.
Linhares PV, Filho JPPL, Fonseca WP, Giorgi MCP, Chalela WA. Cintilografia miocárdica. In: Soeiro AM, Leal TCAT, Oliveira Jr MT, Kalil Filho R. Manual de Condutas da Emergência do InCor: cardiopneumologia. 2. ed. Barueri: Manole; 2017.
Miller DD. Pharmacologic stressors in coronary artery disease. In: Dilszian V, Narula J, Braunwald E (eds.). Atlas of Nuclear Cardiology. 3. ed. Philadelphia: Current Medicine. 2009;61-78.
Nichols KJ, Bacharach SL, Bergmann SR et al. Quality Assurance Committee of The Amecinan Society of Nuclear Cardiology: imaging guidelines for nuclear cardiology procedures. Intrumentation Quality Assurance and Performance. J Nucl Cardiol. 2007;14:61.
Smanio PEP, Schmidt A. Métodos de avaliação da perfusão miocárdica. Rev Soc Cardiol Estado de São Paulo. 2017;27(2):150-62.
Udelson JE, Dilszkian V, Bonow EO. Cardiologia nuclear. In: Bonow RO, Mann DL, Zipes DP, Libby P. Braunwald: tratado de doenças cardiovasculares. 9. ed. Rio de Janeiro: Elsevier. 2013;305-53.
Wolk MJ,Bailey SR, Doherty JU, Douglas PS, Hendel RC, Kramer CM et al. ACCF/AHA/ ASE/ ASNC/HFSA/HRS/SCAI/SCCT/SCMR/STS 2013 multimodality appropriate use criteria for the detection and risk assessment of stable ischemic heart disease: a report of the American Heart Association, American Society of Echocardiography, American Society of Nuclear Cardiology, Heart Failure Society of America, Heart Rhythm Society, Society for Cardiovascular Magnetic Ressonance, and Society of Thoracic Surgeons. J Am Coll Cardiol. 2014;63:380-406.

Capítulo 11

Angiotomografia de coronárias e ressonância magnética

Marcelo Lopes Montemor
Nádia Romanelli Quintanilha
Carlos Eduardo Rochitte

Angiotomografia de Coronárias

Introdução

A doença arterial coronariana (DAC) é uma patologia de alta prevalência e o conhecimento da anatomia coronariana bem como fatores de risco relacionados a essa entidade são fundamentais para a estratificação de risco cardiovascular. Com o avanço tecnológico, exames menos invasivos e de boa acurácia foram desenvolvidos e, entre eles, destacam-se o escore de calcificação das artérias coronárias (CAC) e a angiotomografia de artérias coronárias (Figura 11.1). No primeiro caso, não é necessária a utilização de contraste e o exame é feito com dose baixa de radiação. Já o segundo utiliza contraste iodado, que possibilita estudo mais detalhado da parede arterial com visualização de placas ateromatosas e estenoses luminais.

Figura 11.1 Placa focal por redução luminal importante em artéria coronária direita mostrada por (A) angiotomografia e (B) cinecoronariografia. Quadro C: angiotomografia de coronárias sem alterações.

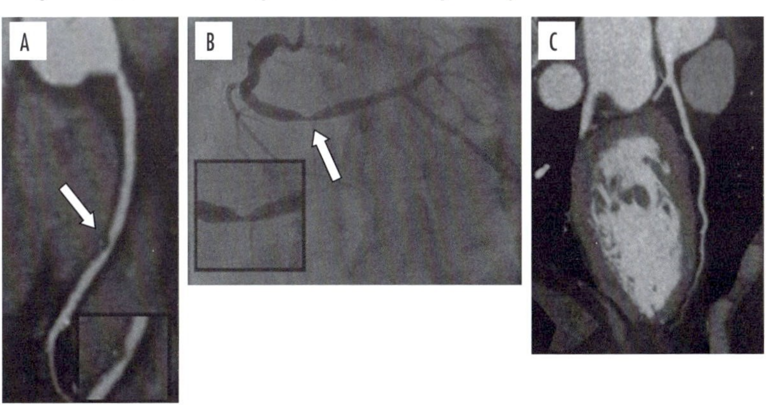

Fonte: Acervo da autoria.

Escore de cálcio

O escore de CAC é um marcador de risco para eventos em indivíduos assintomáticos. Seu emprego já está bem estabelecido, com valor comprovado de risco adicional na estratificação de pacientes com risco intermediário pelo escore de Framingham, visando ao melhor planejamento terapêutico e ao controle de metas mais rigoroso. Evidências recentes demonstram que o escore CAC é um preditor de eventos de doença coronariana, infarto agudo do miocárdio (IAM) e morte, em 3 a 5 anos, além de ser um preditor independente de eventos, sobrepondo-se aos fatores de risco tradicionais. O valor do escore de cálcio de zero é ainda mais poderoso, podendo indicar redução, retirada ou adiamento do início do tratamento com estatina.

O Multi-Ethnic Study of Atherosclerosis (MESA) comparou o escore de CAC com a análise da espessura mediointimal carotídea pelo ultrassom, demonstrando que o escore de CAC foi o melhor teste para predizer eventos cardiovasculares.

Considera-se indivíduo de alto risco cardiovascular aquele com CAC acima de 100 ou, nos pacientes diabéticos, maior que 10.

Aplicações clínicas

Doença arterial coronariana crônica

Doença não conhecida

» Pacientes sintomáticos com exames discordantes e/ou duvidosos;
» Probabilidade pré-teste de DAC baixa ou intermediária;
» Elevada capacidade de excluir com segurança DAC significativa (valor preditivo negativo de 93% a 100%);
» É o primeiro exame que deve ser indicado na investigação de DAC no Reino Unido.

Caracterização de placas

» Identificação de placas mais vulneráveis à ruptura ou erosão: não calcificadas ou com calcificações irregulares ou de grande volume, com remodelamento positivo ou baixa atenuação (conteúdo lipídico).

Enxertos cirúrgicos

» Excelente acurácia para avaliar a patência de enxertos cirúrgicos, com limitação no leito nativo e anastomose distal quando há intensa calcificação coronariana.

Stents

» *Stents* localizados no tronco da coronária esquerda e segmentos proximais e com diâmetro maior do que 3 mm (especialmente na caracterização intraluminal).

Dor torácica na emergência

» Probabilidade clínica baixa e intermediária de síndrome coronariana aguda (SCA): valor preditivo negativo de 100% na maioria dos estudos;
» Excelente prognóstico a longo prazo dos pacientes liberados do pronto-socorro (PS);
» Custo-efetivo: maior eficiência na tomada de decisão, redução de mais de 50% do tempo de permanência no PS e de 40% do custo.

Infarto agudo do miocárdio com coronárias normais

O exame tem grande valor no diagnóstico diferencial de SCA em pacientes com baixa probabilidade de DAC, como miocardite.

Triplo descarte (SCA, tromboembolismo pulmonar e dissecção de aorta)

» Investigação de três diagnósticos diferenciais em um único exame, devendo ser empregado apenas em casos selecionados;
» Há aumento na quantidade de contraste e na dose de radiação.

Avaliação pré-operatória

» Avaliação segura em pacientes < 40 anos, com risco intermediário, que serão submetidos à cirurgia cardíaca não coronária;
» As evidências são escassas para cirurgia não cardíaca.

Para que o exame seja realizado de forma segura, é necessário avaliar o risco de o paciente desenvolver nefrotoxicidade associada ao contraste iodado (Quadro 11.1). Em casos de história prévia de reação alérgica com necessidade de intervenção farmacológica, deve-se utilizar prednisona 50 mg via oral (VO) 13, 7 e 1 hora antes do exame, associada à difenidramina 50 mg VO 1 hora antes do exame.

Quadro 11.1 Fatores de risco para nefropatia induzida pelo contraste.

• Idosos (> 70 anos)	• Doença renal crônica (ClCr < 60 mL/m²)
• Insuficiência cardíaca (classe funcional III-IV)	• Anemia
• Diabetes *mellitus*	• Desidratação

Fonte: Desenvolvido pela autoria.

Ressonância Magnética Cardíaca

Introdução

A ressonância magnética cardíaca (RMC) é um método de imagem com capacidade de avaliar uma ampla gama de doenças cardíacas. No diagnóstico e prognóstico da DAC, a RMC tem alta acurácia para detecção de isquemia miocárdica, assim como para detecção de IAM e avaliação de viabilidade miocárdica. A RMC tem papel único na avaliação de cardiomiopatias não isquêmicas, fornecendo informação diagnóstica, incluindo possível etiologia, além de dados prognósticos. Na avaliação das valvopatias, a RMC caracteriza com maior precisão os achados do ecocardiograma, com reprodutibilidade superior, e auxilia quanto à gravidade da lesão valvar. É capaz de avaliar a anatomia, função e massa ventricular, contratilidade regional, além da caracterização tecidual miocárdica (presença de edema, gordura, fibrose miocárdica macroscópica e difusa intersticial).

A fim de obter-se menor artefato de movimento, as imagens são adquiridas por intermédio da sincronização com o eletrocardiograma (ECG) e da pausa respiratória solicitada ao paciente. Se necessário, técnicas sem sincronismo (*real time*) ou sem pausa respiratória estão disponíveis, mas com perda de qualidade de imagem em relação à técnica convencional. Outra vantagem do método é o fato de não utilizar nenhuma forma de radiação ionizante.

Aplicações clínicas

Cardiomiopatia isquêmica

» Avaliar função ventricular, contratilidade regional, viabilidade, de IAM e sua quantificação, tendo impacto na possível recuperação de contratilidade, no risco de taquiarritmias e no prognóstico do paciente. A RMC é o padrão-ouro para avaliação de viabilidade miocárdica;

» Nos casos de lesão aguda, podemos detectar áreas de obstrução microvascular (*no reflow*) associadas a remodelamento ventricular adverso. Útil também na detecção de áreas de edema por meio das imagens ponderadas em T2, que indicam IAM recente e podem ser consideradas um marcador da extensão da área de risco miocárdico;

» Segmentos disfuncionais que apresentam realce tardio com extensão < 50% dentro do mesmo segmento apresentam significativa probabilidade de recuperação funcional após revascularização, sendo consideradas viáveis. Se o realce tardio for > 50% (acometimento transmural), este é considerado não viável. Apresenta também maior acurácia para diagnosticar trombos intracavitários;

Figura 11.2 IAM inferior sem viabilidade. Técnica de realce tardio em eixo curto (A), três câmaras (B) e duas câmaras (C). Quadro D: edema miocárdico, indicando IAM.

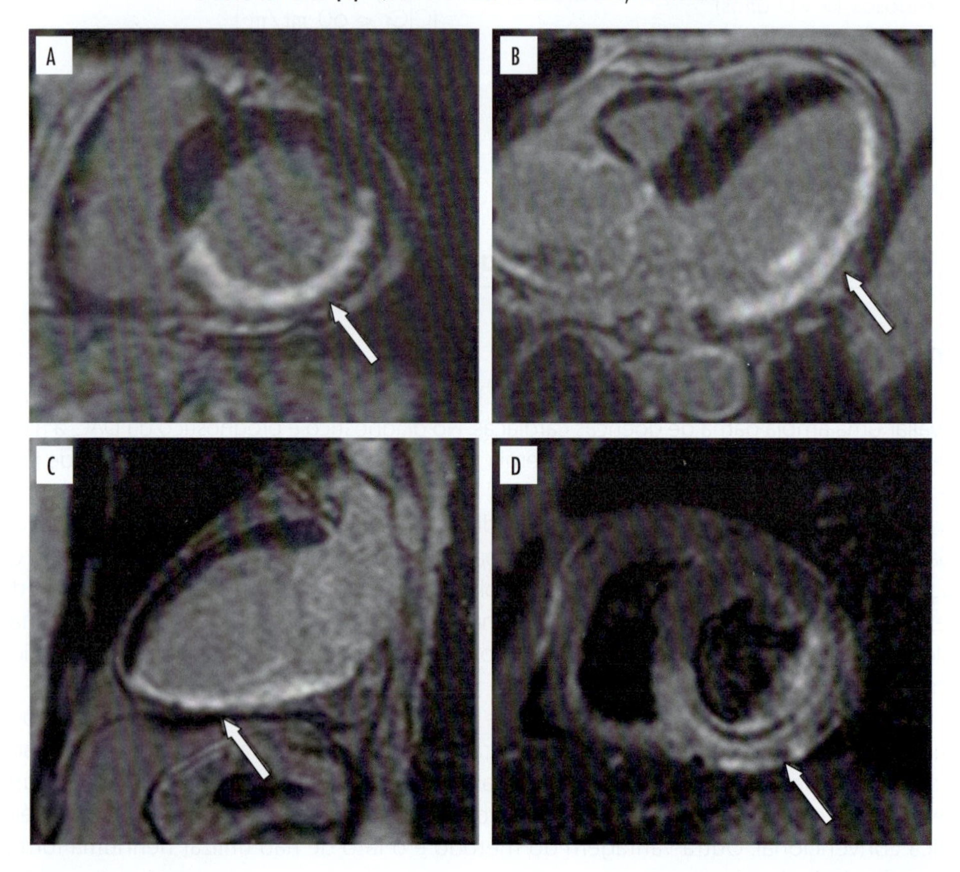

Fonte: Acervo da autoria.

- **Perfusão miocárdica de estresse:** análise do miocárdio sob efeito de estresse farmacológico vasodilatador e em repouso. O estresse normalmente utilizado para avaliação da perfusão miocárdica é obtido pela infusão de adenosina ou dipiridamol. Esta técnica tem demonstrado especificidade semelhante à da cintilografia e maior sensibilidade para a detecção de isquemia miocárdica;
- **Cinerressonância de estresse:** visualização direta dos efeitos da isquemia por estresse com dobutamina sobre a contratilidade segmentar.

Cardiomiopatias não isquêmicas

Síndrome de Takotsubo ou cardiomiopatia adrenérgica

- Na RMC, evidencia-se extensa área acinética atingindo classicamente a ponta do coração sem correspondente com a área de fibrose miocárdica. A sequência ponderada em T2 pode mostrar edema miocárdico pelas alterações inflamatórias do miocárdio.

Miocardite

- Sequências ponderadas em T2 caracterizam o edema miocárdico, demonstrando lesão miocárdica aguda pelo processo inflamatório;
- Padrão do realce tardio é usualmente epicárdico ou mesocárdico, com múltiplas áreas, não contíguas e sem relação com o território coronário. A presença de fibrose miocárdica indica pior prognóstico;
- A RMC é recomendada por diretrizes nacionais e internacionais e para a avaliação das miocardites.

Cardiomiopatia hipertrófica (CMH)

- Avaliação da extensão e localização da hipertrofia;
- Detecção do movimento sistólico anterior, aceleração de fluxo na via de saída de ventrículo esquerdo (VE) e insuficiência mitral;
- A fibrose geralmente é mesocárdica multifocal e ocorre mais comumente nos locais de maior hipertrofia ou nos locais de conexão do VE com o ventrículo direito (VD). A presença da fibrose, especialmente se > 15%, está associada a maior risco de arritmias e de morte súbita.

Displasia arritmogênica de ventrículo direito (DAVD)

- Avalia contratilidade, volume e presença de fibrose do VD;
- Os critérios diagnósticos de DAVD pela RMC são:
  - Acinesia regional ou discinesia regional do VD ou dissincronia na contração do VD e um dos seguintes: índice de volume diastólico de VD > 110 mL/m^2 para homens ou > 100 mL/m^2 para mulheres ou fração de ejeção do VD < 40%.

Cardiomiopatia não compactada

- Aumento da trabeculação do subendocárdio em detrimento do músculo compacto, com consequente afilamento deste;
- A medida da relação miocárdio não compactado/miocárdio compactado > 2,3 durante a diástole ou relação da massa NC/C > 20% são critérios diagnósticos para essa doença.

Cardiomiopatia chagásica

- Alterações da contração segmentar ou aneurisma apical;
- Padrão de realce não isquêmico que envolve a porção mesoepicárdica da parede inferolateral basal e ápice do VE.

Figura 11.3 Cardiopatia chagásica. Sequências de realce tardio em eixo curto (A), três câmaras (B) e quatro câmaras (D). Quadro C: sequência em duas câmaras mostrando aneurisma apical. Setas mostram fibrose ínferolateral (A) e apical (C e D).

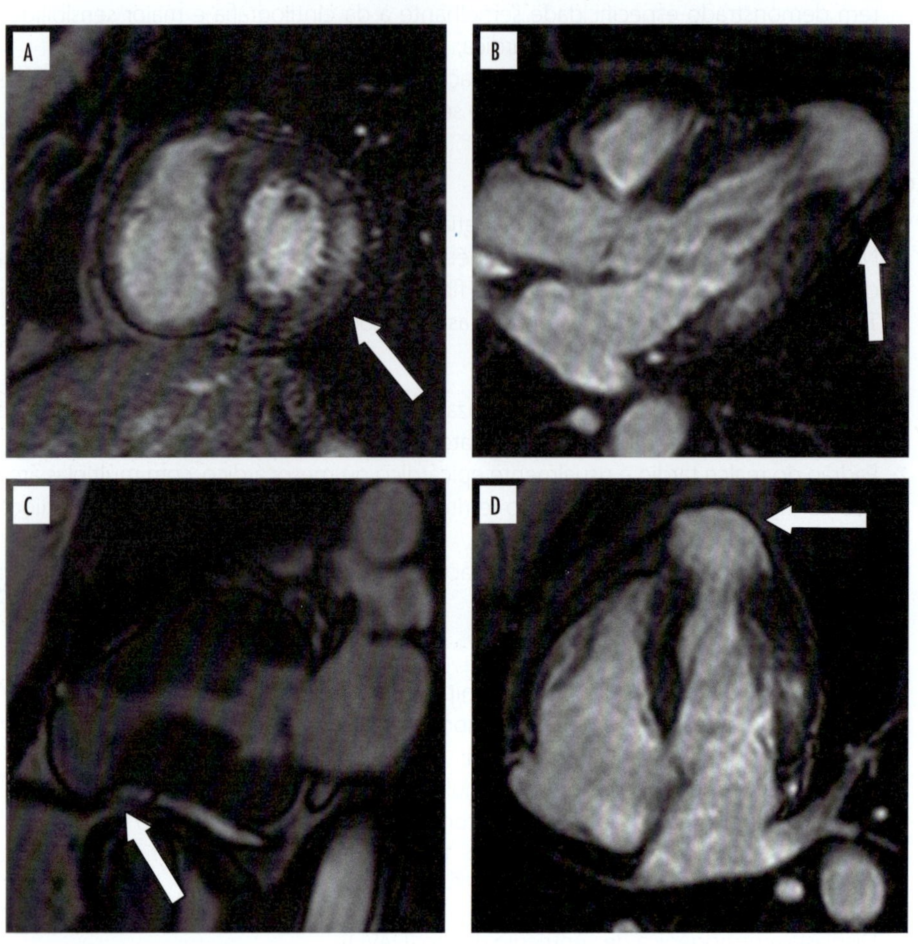

Fonte: Acervo da autoria.

Cardiomiopatias restritivas (infiltrativas/depósito)

Amiloidose

» Espessamento miocárdico difuso, disfunção diastólica com padrão restritivo. Comumente apresenta derrame pericárdico, espessamento do septo interatrial, parede livre de VD, músculos papilares e folhetos valvares. Realce tardio difuso, global, subendocárdico (em até 80% dos pacientes). Pode poupar os segmentos apicais do VE e concentrar-se nos segmentos basais (principalmente na forma ATTR).

Endomiocardiofibrose

» Espessamento endocárdico, obliteração fibrotrombótica apical de VE, VD ou ambos, regurgitação valvar decorrente de movimento restrito do folheto posterior mitral e dilatação atrial. Realce tardio apical, associado ou não a trombo e/ou calcificação mural, constituindo o sinal do V ou sinal do duplo V, patognomônico da doença.

Sarcoidose

- Realce tardio apresenta áreas focais, transmural ou linear subepicárdico/mesocárdico com distribuição heterogênea, sem relação com território coronário. Tipicamente, pode envolver a face ventricular direita do septo interventricular basal.

Doenças pericárdicas

Pericárdio normal

- Sinal hipointenso com espessura entre 1 mm e 2 mm. Espessamentos pericárdicos > 4 mm e acúmulos de líquidos são identificáveis e podem sugerir uma etiologia de acordo com a intensidade do sinal.

Pericardite

- Há hipersinal em T2 e no realce tardio causado pela inflamação dos folhetos pericárdicos.

Pericardite constritiva

- Há contorno irregular e denteado, calcificação e fibrose do pericárdio, causando diminuição do enchimento cardíaco (VE apresenta forma tubular com mobilidade diminuída, aumento dos átrios e derrame pericárdico). Não há hipersinal no realce tardio. Relação dos volumes de AE/AD com valores > 1,32 tem sensibilidade de 82% e especificidade de 86% para detecção de pericardite constritiva.

Massas cardíacas e paracardíacas e trombos

- A caracterização tecidual permite a diferenciação de massas e trombos e pode indicar possível etiologia. Nos casos de lipomas ou lipossarcomas, em razão de seu conteúdo gorduroso, há hipersinal em T1 e T2, que podem ser saturados de forma específica pela RMC;
- Técnicas de perfusão permitem avaliar o grau de vascularização das massas e definir a presença de trombos cavitários aderidos. O realce tardio permite estimar o volume do espaço extracelular da massa.

Valvopatias

- Por técnicas de mapeamento de fluxo, é possível quantificar gradientes transvalvares, no caso de estenoses; e volumes e fração regurgitante, no caso de insuficiências valvares.

Contraindicações

- Doença renal crônica, especialmente naqueles pacientes com taxa de filtração glomerular abaixo de 30 mL/min/1,73 m^2 pelo aumento do risco, ainda que raro, do desenvolvimento da fibrose nefrogênica sistêmica.
- Portadores de clipes cerebrais metálicos não compatíveis com RM, portadores de implantes cocleares e de corpo estranho metálico, especialmente ocular.
- Portadores de marca-passo e desfibriladores podem, em casos especiais e em centros especializados, realizar RM sob protocolos específicos e com acompanhamento de profissionais treinados; caso contrário, o estudo é contraindicado.

Bibliografia consultada

Dimitrow PP, Klimeczek P, Vliegenthart R, Pasowicz M, Oudkerk M, Podolec P et al. Late hyperenhancement in gadolinium enhanced magnetic resonance imaging: comparison of hypertrophic cardiomyopathy patients with and without nonsustained ventricular tachycardia. Int J Cardiovasc Imaging. 2008;24(1):77-83.

Goff DC Jr, Lloyd-Jones DM, Bennett G, Coady S, D'Agostino RB et al. American College of Cardiology/American Heart Association Task Force on Practice Guidelines. 2013 ACC/AHA guideline on the assessment of cardiovascular risk: a report of the American College of Cardiology/American Heart Association Task Force on Practice Guidelines. Circulation. 2014;129(25.2):S49-73.

Goldstein JA, Chinnaiyan KM, Abidov A, Achenbach S, Berman DS, CT-STAT Investigators et al. The CT-STAT (Coronary Computed Tomographic Angiography for Systematic Triage of Acute Chest Pain Patients to Treatment) trial. Journal of the American College of Cardiology. 2011;58(14):1414-22.

Hoffmann U, Truong QA, Schoenfeld DA, Chou ET, Woodard PK, ROMICAT-II Investigators et al. Coronary CT angiography versus standard evaluation in acute chest pain. The New England Journal of Medicine. 2012;367(4):299-308.

Kawel N, Nacif M, Arai AE, Gomes AS, Hundley WG, Johnson WC et al. Trabeculated (noncompacted) and compact myocardium in adults: the multi-ethnic study of atherosclerosis. Circ Cardiovasc Imaging. 2012;5(3):357-66.

Kim RJ, Wu E, Rafael A, Chen EL, Parker MA, Simonetti O et al. The use of contrast – enhanced magnetic resonance imaging to identify reversible myocardial dysfunction. N Engl J Med. 2000;343:1445-53.

Manual on Contrast Media, American College of Radiology, 2013(9). Disponível em: http://www.acr.org/quality-safety/resources/contrast-manual. Acesso em: 11 abr. 2022.

Marcus FI, McKenna WJ, Sherrill D, Basso C, Bauce B, Bluemke DA et al. Diagnosis of arrhythmogenic right ventricular cardiomyopathy/dysplasia: proposed modification of the task force criteria. Circulation. 2010;121:1533-41.

Misselt AJ, Harris SR, Glockner J, Feng D, Syed IS, Araoz PA. MR imagingf the pericardium. Magn Reson Imaging Clini N Am. 2008;16:185-10.

Paetsch I, Jahnke C, Wahl A, Gebker R, Neuss M, Fleck E et al. Comparison of dobutamine stress magnetic resonance, adenosine stress magnetic resonance, and adenosine stress magnetic resonance perfusion. Circulation. 2004;110(7):835-42.

Raff GL, Chinnaiyan KM, Cury RC, Garcia MT, Hecht HS, Hollander JE et al. Society of Cardiovascular Computed Tomography Guidelines Committee. SCCT guidelines on the use of coronary computed tomographic angiography for patients presenting with acute chest pain to the emergency department: a report of the Society of Cardiovascular Computed Tomography Guidelines Committee. J Cardiovasc Comput Tomogr. 2014;8(4):254-71.

Sara L, Szarf G, Tachibana A, Shiozaki AA, Villa AV, Oliveira AC et al. II Diretriz de Ressonância Magnética e Tomografia Computadorizada Cardiovascular da Sociedade Brasileira de Cardiologia e do Colégio Brasileiro de Radiologia. Arq Bras Cardiol. 2014;103(6.3):1-86.

Taylor AJ, Cerqueira M, Hodgson JM, Mark D, Min J, O'Gara P et al. ACCF/SCCT/ACR/AHA/ASE/ASNC/NASCI/SCAI/SCMR 2010 appropriate use criteria for cardiac computed tomography. Journal of the American College of Cardiology. 2010;56(22):1864-94.

Capítulo 12

Cineangiocoronariografia

Pedro Guimarães Silva
Pedro Henrique de Almeida Marins
Alexandre Antônio Cunha Abizaid
Sérgio Figueiredo Câmara

Introdução

Desde as primeiras luminografias arteriais por cateterismo idealizadas por Mason Sones, em 1959, a evolução da arteriografia foi propulsora para a modernização da propedêutica cardíaca e melhor conhecimento da doença arterial coronariana (DAC). A difusão da arteriografia como método padrão-ouro para avaliação de lesões arteriais coronarianas e o crescimento na demanda de exames foram pareados com a elaboração de diretrizes que visam a educação de prescritores à solicitação adequada de cineangiocoronariografias, a fim de maximizar o ganho agregado à probabilidade pré-teste às custas do menor risco. Trata-se de um método de baixo risco de complicações (< 0,5%) e mortalidade (< 0,08%), cuja disponibilidade vem tornando-o mais acessível, podendo ser feito tanto de forma eletiva como em situações de urgência-emergência. Sua realização auxilia na decisão entre a terapêutica intervencionista (cirurgia ou angioplastia) ou tratamento clínico/medicamentoso de forma isolada.

Princípios

No exame, o paciente fica em decúbito dorsal sobre uma maca hidráulica móvel comandada pelo hemodinamicista. À cabeceira, um arco em C, composto, em uma extremidade, por um emissor de raio X e, na outra, por um probe captor, realiza a formação das imagens que são registradas como um filme. A mobilidade do arco, nos planos sagital e transversal e em diferentes aproximações e obliquidades, permite que o médico obtenha incidências distintas para melhor diferenciação das estruturas de interesse. Para visualização da luz do vaso coronariano, faz-se necessário o emprego de um contraste radiopaco à base de iodo, o qual é injetado na artéria após a cateterização desta. O cateterismo cardíaco é o ato de acessar de forma percutânea o vaso sanguíneo ou a estrutura de interesse através de uma punção arterial ou venosa, usando-se como instrumento principal do estudo um cateter especialmente desenhado para esta função. Diferentes tipos de moldes de cateteres existem para atender as diferentes exigências a depender do caso em questão: abordagem de diferentes coronárias; estudos manométricos; ventriculografias; entre outros.

Indicações para realização da cineangiocoronariografia

Com base nas diretrizes, a indicação da realização da estratificação invasiva de lesões coronarianas varia a depender do cenário em questão.

Doença coronariana estável

- » Pacientes estáveis os quais sobreviveram à morte súbita/sofreram arritmias ameaçadoras à vida (p. ex., taquicardia ventricular sustentada);
- » Pacientes com sintomas de insuficiência cardíaca para estratificação e investigação de provável etiologia isquêmica;
- » Pacientes com fração de ejeção (FE) < 50% e risco moderado para isquemia ou com FE > 50% e perda de qualidade de vida por angina;
- » Estratificação quando exames não invasivos para identificação de isquemia resultam em aumento da probabilidade de isquemia grave ou quando os resultados são conflitantes/duvidosos;
- » Avaliação pré-operatória invasiva em pacientes que serão submetidos à cirurgia cardíaca em pacientes de não baixo risco.

Síndrome coronariana sem supradesnivelamento do segmento ST

- » Todo paciente de alto risco cardiovascular, portador de angina refratária, ou com instabilidade hemodinâmica (estratificação imediata);
- » Pacientes de risco intermediário, com troponina positiva, estáveis, com disfunção ao ecocardiograma (ECO) ou alterações isquêmicas em eletrocardiograma (ECG) em até 24 horas.

Síndrome coronariana com supradesnivelamento do segmento ST

- » Todo paciente que sofreu infarto agudo do miocárdico com supradesnivelamento do segmento ST (IAMCSST).

Contraindicações

As contraindicações à realização do exame são a rejeição do paciente e/ou a não elegibilidade do indivíduo à revascularização miocárdica.

No estudo da DAC, é contraindicada a realização de cineangiocoronariografia em pacientes assintomáticos e de baixo risco, uma vez que não há ganho clínico em diagnosticar lesões coronarianas assintomáticas, ainda mais expondo o paciente aos riscos (ainda que baixos) do método. Isso se estende à população assintomática sem evidência de isquemia em exames não invasivos e àqueles de baixo risco e FE > 50%.

Contraindicações relativas incluem: sangramento gastrointestinal agudo; hipo ou hipercalemia grave; anticoagulação com razão normalizada internacional (INR) > 1,8 ou coagulopatia grave; reação anafilactoide prévia ao contraste; acidente vascular encefálico; lesão renal aguda ou doença renal crônica grave; anemia grave; infecção não tratada; ou agitação psicomotora não organizada.

A alergia a frutos do mar não é uma contraindicação, não se assemelha à alergia ao iodo e não necessita de protocolo de dessensibilização.

Anatomia das artérias coronárias

As artérias coronárias são vasos epicárdicos que irrigam o coração. A anatomia coronariana habitual é composta por duas artérias, a coronária direita (CD) e a coronária esquerda (CE).

» **Coronária esquerda:** a CE origina-se do seio de Valsalva esquerdo, iniciando-se com o tronco da artéria coronária esquerda (TCE), que se bifurca em artéria descendente anterior (DA) e artéria circunflexa (CX).
A DA percorre o sulco interventricular, emitindo os ramos septais (que penetram e irrigam o septo interventricular) e os ramos diagonais, que irrigam a parede anterolateral do ventrículo esquerdo (VE).
A CX percorre o sulco atrioventricular esquerdo até a face posterior do coração. Emite os ramos marginais esquerdos, que irrigam as paredes lateral e posterior do coração.
Para avaliação da circulação coronariana esquerda, utilizamos majoritariamente quatro projeções: oblíqua anterior direita (OAD) caudal e cranial; e oblíqua anterior esquerda (OAE) caudal e cranial.

1. **OAD caudal:** utilizada para avaliação criteriosa da CX e dos ramos marginais, permite ainda avaliação do TCE e do terço proximal da DA.
2. **OAD cranial:** permite a avaliação mediodistal da DA e dos ramos diagonais.
3. **OAE cranial:** utilizada para avaliação da DA e do terço distal da CX.
4. **OAE caudal ou *Spider*:** permite a avaliação do TCE, óstio e terço proximal da DA e da CX.

» **Coronária direita:** similarmente à sua correspondente esquerda, a CD origina-se no componente direito do seio de Valsalva. Sua trajetória segue através do sulco atrioventricular direito, onde confere ramos para irrigação do ventrículo direito por meio dos ramos marginais direitos. Ao atingir o ponto denominado *crux-cordis* (ponto de encontro posterior entre os sulcos atrioventriculares direito, esquerdo e a parte posterior do sulco interventricular), em 66% e 85% dos indivíduos a CD dá origem ao ramo interventricular posterior, classicamente denominado "descendente posterior" (DP). A artéria que dá origem à DP (na maior parte das vezes, a CD) é chamada de "dominante", cujo papel inclui a irrigação do nó atrioventricular e do terço posterossuperior do septo interventricular. Na situação em que a CX e a CD emitem ramos que seguem pelo sulco interventricular posterior, denomina-se "codominância". Após cruzar o *crux-cordis*, a CD emite ramos ventriculares posteriores (VP), responsáveis por contribuir com parte da irrigação da porção posterior do VE.
A visualização da CD pode ser feita por meio de três projeções base: a oblíqua anterior esquerda (OAE) caudal e cranial e a oblíqua anterior direita.

1. **OAE:** utilizada para avaliação da porção proximal e média da CD, assim como os marginais e VP.
2. **OAE cranial:** avaliamos a porção média da CD e origem da VP.
3. **OAD:** possibilita a avaliação da porção média da CD, a patência dos marginais direitos, assim como a visualização do ramo do cone (primeiro ramo a sair da ACD, que irriga a via de saída do VD) e a extensão da DP.

Aortografia e estudo dos enxertos

Nos pacientes que apresentam algum tipo de valvopatia aórtica ou aortopatia conhecida, a cineangiocoronariografia pode ser extremamente relevante, pois, durante o exame, é possível realizar a injeção de contraste na aorta e, através da captação de imagens, pode-se avaliar o grau de insuficiência aórtica, que pode ser graduada pelo refluxo de contraste para o ventrículo esquerdo (VE), análise de aneurisma de aorta e para identificação e avaliação da patência de enxertos aortocoronários. O conhecimento do número de enxertos e do local das anastomoses pode auxiliar nessa avaliação, podendo reduzir a quantidade de contraste utilizado e também a exposição à radiação.

Novos métodos de imagem: FFR, USIC e OCT

A reserva fracionada de fluxo (RFF, mais conhecida pela sua sigla em inglês FFR) é um método funcional de avaliação da gravidade da estenose coronariana. Utiliza em sua avaliação um índice invasivo que permite discriminar a presença de isquemia miocárdica. Sendo assim, após inúmeros estudos, hoje está validado o tratamento somente de lesões fisiologicamente significativas (FFR < 0,75 e 0,8). Esse método reduz o custo do procedimento e também a ocorrência de eventos cardíacos adversos a longo prazo.

Para complementar a avaliação anatômica, podemos utilizar dois métodos de imagem intravascular: ultrassonografia intracoronária ou tomografia de coerência óptica. Esses métodos permitem uma avaliação mais criteriosa da placa e dos diâmetros das artérias coronárias. A ultrassonografia intracoronária (USIC) obtém imagens mediante reverberação de ondas sonoras. A tomografia de coerência óptica (OCT) é capaz de gerar imagens invasivas de alta resolução (até 10 vezes maior que a USIC) por meio de luz infravermelha.

As imagens têm ganhado muita importância tanto do cenário de síndrome coronariana aguda, sendo uma ferramenta útil para identificar a etiologia e a localização da lesão culpada pelo evento, como no cenário de doença aterosclerótica crônica, no qual são utilizadas para avaliação morfológica das placas mais vulneráveis e avaliação de *stent* previamente implantado.

Complicações

Por se tratar de um procedimento invasivo, é natural que o cateterismo cardíaco tenha riscos. O risco de complicações é baixo, e os benefícios de um exame bem indicado os superam. Os principais fatores de risco associados a complicações são: idade avançada; doença coronariana multiarterial; disfunção ventricular; doença arterial periférica; diabetes; e valvopatias.

As complicações mais comuns são: alergia ao contraste; hemorragias e hematomas; trombose aguda; embolização distal; dissecção; pseudoaneurismas; e nefropatia induzida por contraste. As complicações graves são raras (< 1%), sendo representadas por acidente vascular cerebral, infarto agudo do miocárdio, arritmias, edema agudo de pulmão e óbito.

Avaliação das lesões coronarianas

A correta avaliação da gravidade, da conformação e da extensão das lesões coronarianas exige, além de imagens bem obtidas e projeções/incidências que possibilitem a visualização por diversos ângulos, experiência e treinamento por constante reexposição. Deve-se sempre avaliar a lesão estenótica na fase de maior dilatação e fluxo do leito arterial, a diástole, e na projeção em que esta se mostra mais clara e com maior gravidade. O grau de acometimento é expresso como uma porcentagem do total da luz obstruída pela estenose, tendo como base o diâmetro do vaso saudável justamente anterior à placa. Define-se como doença arterial coronariana (DAC) a presença de lesões acima de 50% da luz arterial, sendo que lesões hemodinamicamente relacionadas à presença de sintomas são superiores a 70%. Lesões de 90%, 99% ou 100% (suboclusão-oclusão) traduzem-se clinicamente em situações de isquemia clinicamente expressa, presentes no cenário de infarto agudo do miocárdio. Outros parâmetros, como calcificação de placa, excentricidade da lesão, acometimento em bifurcação ou óstio e extensão da placa também são elementos imprescindíveis a serem considerados quando do estudo para melhor planejamento da intervenção.

Bibliografia consultada

Davidson CJ, Bonow RO. Cardiac catheterization. In: Braunwalds E. Heart Disease: a textbook of cardiovascular medicine. 10. ed. Filadelfia: WB-Saunders Co. 2015;364-91.

Feres F, Costa RA, Siqueira D, Costa Jr JR, Chamié D, Staico R et al. Diretriz da Sociedade Brasileira de Cardiologia e da Sociedade Brasileira de Hemodinâmica e Cardiologia Intervencionista sobre Intervenção Coronária Percutânea. Arq Bras Cardiol. 2017;109(1.1):1-81.

Grines C, Safian RD, Freed MS. The new manual of interventional cardiology. 3. ed. Birmingham, MI, Physicians Press; 2001.

Levine GN, Bates ER, Blankenship JC, Bailey SR, Bittl JA, Cercek B et al. 2011 ACCF/AHA/SCAI Guideline for Percutaneous Coronary Intervention: a report of the American College of Cardiology Foundation/ American Heart Association Task Force on Practice Guidelines and the Society for Cardiovascular Angiography and Interventions. Circulation. 2011;124:574-651.

Popma JJ, Kinlay S, Bhatt DL. Coronary arteriography and intracoronary imaging. In: Braunwalds E. Heart Disease: a textbook of cardiovascular medicine. 10. ed. Filadelfia: WB-Saunders Co. 2015;392-428.

Capítulo 13

Solicitação racional de exames de *screening* cardiológico

Bruno Maeda Fuzissima
Fabio Grunspon Pitta

Introdução

As doenças cardiovasculares (DCV) são a principal causa de morbimortalidade no Brasil e no mundo, estando a doença isquêmica do coração e a doença cerebrovascular no topo da classificação. Essa tendência vem se mantendo nas últimas décadas, reforçando-se a necessidade da atuação em promoção de saúde, de prevenção e de controle de seus fatores de risco.

Sabe-se que a prevenção é efetiva ao reduzir o impacto das DCV em até 80%. Havendo uma tendência inata de o indivíduo almejar a investigação mais completa possível para conhecer seu estado de saúde e evitar a ocorrência de eventos maiores, ganha força a prerrogativa da realização de rastreamento para identificação precoce de DCV, no caso, em seu estado assintomático.

O *check-up* trata-se de uma avaliação médica que se baseia no tripé formado pela anamnese, pelo exame físico e por exames complementares que variam conforme o perfil individual do paciente (idade, sexo, fatores de risco, história familiar, entre outros). Nesse conjunto, os exames fornecem valores numéricos ou qualitativos que são mais objetivos e mais palpáveis para o paciente.

No entanto, exames geram gastos e seus resultados não devem ser interpretados como definitivos, muitas vezes não afirmam ou excluem diagnósticos, mas direcionam e confirmam suspeitas. Devem-se considerar a custo-efetividade e os riscos do rastreamento. Ainda, com frequência apresentam resultados variantes da normalidade ou incidentalomas que suscitam exposição aos riscos inerentes de novos procedimentos.

Em suma, o rastreamento cardiológico é uma estratégia essencial na prevenção cardiovascular, principalmente quando associado ao uso racional de exames conforme suas indicações com base em evidências científicas.

Recomendações gerais

Anamnese

Tendo-se em vista se tratar de um paciente assintomático, é fundamental a pesquisa de fatores de risco, sendo estes classificados em modificáveis (obesidade, sedentarismo, tabagismo, dislipidemia, uso de drogas, hipertensão, entre outros) e não modificáveis (idade, sexo, história familiar).

Exame físico

Em toda avaliação de *check-up* cardiovascular de forma minuciosa, devem-se realizar a aferição de pressão arterial e da frequência cardíaca; a antropometria (peso, altura e índice de massa corporal (IMC)); a medida de circunferência abdominal; a ausculta cardíaca atenta e a procura por sopros (carotídeo, abdominal); a palpação de pulsos; a avaliação complementar de forma individualizada (teste de acuidade visual se hipertenso ou diabético, índice tornozelo-braquial se hipertenso).

Escores de risco cardiovascular

Existem vários escores de risco úteis para auxiliar no manejo clínico e no rastreamento cardiológico que auxiliam no entendimento da probabilidade pré-teste do paciente. Os principais utilizados na prática clínica são: p de risco de Framingham; o de risco global; e o de risco de tempo de vida. Cada sociedade sugere um escore preferencial, existindo aplicativos para mídias móveis disponíveis com tais ferramentas.

Hipertensão arterial sistêmica (HAS)

A US Task Force (USPSTF) recomenda triagem em todos os adultos, com variação no intervalo de avaliações conforme fatores de risco. Há diversos protocolos para aferição, porém o seguido pela referência supracitada é a aferição em artéria braquial, posição sentada, após 5 minutos de repouso, com equipe de saúde presente na aferição, seja manual, seja com aparelho automatizado registrado. O intervalo recomendado para rastreamento é:

- Acima de 40 anos: anual;
- Acima de 18 anos com fator de risco: anual;
- Acima de 18 anos com pressão arterial limítrofe (PAS 130 e 139 mmHg / PAD 85 e 89 mmHg): anual;
- Idade 18 a 39 anos com primeiro exame normal: cada 3 a 5 anos.

A justificativa para o rastreamento amplo é o fato de ser de baixo custo, acessível, sem riscos e não confere piora de qualidade de vida ou ônus psicológico. Não há estudos comprovando redução de mortalidade no rastreamento. Porém, em vista da boa acurácia diagnóstica e da evidência de que o controle da PA melhora desfechos cardiovasculares, conclui-se que o *screening* de HAS promove benefícios à saúde. Não há evidências suficientes para estender essa recomendação para crianças e adolescentes.

Diabetes *mellitus* (DM)

O DM é fator de risco modificável importante. Não há evidência direta que comprove que o rastreio reduza morbimortalidade. No entanto, não há prejuízo psicológico em sua realização e a intervenção em fatores de risco modificáveis reduz de forma substancial o risco cardiovascular. Portanto, as diversas diretrizes são favoráveis ao rastreamento da seguinte forma:

- Adultos de 40 a 70 anos com sobrepeso ou obesidade;

» Adultos menores de 40 anos em caso de fatores de risco: anual. São considerados fatores de risco: história familiar de DM; HAS; diabetes gestacional; sedentarismo; síndrome dos ovários policísticos; dislipidemia; história de DCV; acantose *nigricans*; obesidade mórbida.

Quanto ao intervalo de rastreio, a recomendação geral da Sociedade Brasileira de Diabetes (SBD), American Diabetes Association (ADA) e USPSTF é de realizar os exames a cada 3 anos, podendo ser mais individualizado em pacientes de alto risco.

Dislipidemia

Recomenda-se avaliação isolada entre os 17 e 21 anos com lipidograma. Valores normais e sem fatores de risco permitem nova triagem somente após os 35 anos em homens e 45 anos em mulheres. Quando presentes fatores de risco, sugere-se avaliação a partir dos 25 anos em homens e 35 anos em mulheres.

Aneurisma de aorta abdominal (AAA)

A prevalência de AAA em mulheres é até seis vezes menor do que em homens e as mortes ocorreram em idade mais avançada (70% das vezes acima dos 80 anos), apresentando íntima relação com tabagismo.

Apesar da baixa prevalência, a letalidade é de até 81%. Estudos randomizados demonstraram redução na mortalidade relacionada ao aneurisma (NNT 305), redução de cirurgia de emergência (NNT 246), porém sem redução de mortalidade por todas as causas com o rastreamento.

O método de escolha para *screening* é a ultrassonografia (USG) Doppler abdominal, tendo-se em vista sua segurança, acurácia e ausência de exposição à radiação ionizante. Portanto, a USPSTF recomenda a realização do exame em homens entre 65 e 75 anos com história de tabagismo atual ou prévia. Não há evidência que recomende fazer nova ultrassonografia se a primeira resultar normal.

Doença carotídea

A estenose de carótida é a doença aterosclerótica que afeta as artérias carótidas extracranianas. Sua forma assintomática se refere a pacientes sem eventos de acidente vascular encefálico isquêmico (AVEi), acidente isquêmico transitório ou outro sintoma neurológico justificado por doença carotídea. A prevalência de estenose significativa (superior a 50%) não é conhecida na população brasileira, porém é baixa nos Estados Unidos e responsável por pequena parcela dos eventos neurovasculares. Portanto, USPTSF não recomenda USG Doppler de vasos cervicais para rastreamento da doença.

Eletrocardiograma (ECG) e teste de esforço

Não há evidências de que o ECG de esforço auxilie na avaliação de risco cardiovascular e na terapêutica em assintomáticos. Apesar de ser um exame de baixo risco, pode cursar com resultados falso-positivos e desencadear complementação diagnóstica com exames invasivos. Estudos com pacientes diabéticos assintomáticos demonstraram que cerca de 6% e 12% necessitaram de angiografia e 3% e 5% foram submetidos à angioplastia, sem benefício.

A USPSTF não recomenda a solicitação de ECG de repouso ou o teste ergométrico para rastreamento cardiovascular em pacientes de baixo risco. Em paciente de risco intermediário e alto, faltam evidências para seu uso rotineiro, mantendo-se um grau de recomendação indeterminado.

Com relação à prática de exercício físico, a Diretriz em Cardiologia do Esporte e do Exercício da Sociedade Brasileira de Cardiologia (2019) não recomenda o ECG de esforço para assintomáticos em caso de atividades de lazer ou intensidade leve, porém o recomenda para esportes competitivos e de alta intensidade. A mesma Diretriz sugere ECG de repouso antes do início de atividade física, mas o assunto é controverso.

Escore de cálcio coronariano (EC)

Estudo tomográfico não invasivo, rápido, sem injeção de contraste, com baixa dose de radiação. Seu resultado numérico mais usado é o escore de Agatston e escore total de cálcio.

Não é recomendado de rotina no rastreamento cardiológico, mas é ferramenta usada para estratificação de risco em pacientes assintomáticos avaliados por escores clínicos. Recomendação IIa para pacientes de risco intermediário com história de DAC precoce e diabéticos. Consideram-se paciente de alto risco cardiovascular aqueles com EC acima de 100, ou acima de 10, se diabéticos.

Destaque-se que escore de cálcio zero não exclui estenose coronariana, não sendo rotineiro seu uso na avaliação de dor torácica aguda.

Angiotomografia de coronárias

Trata-se de um exame tomográfico rápido e não invasivo, sincronizado com ECG e com uso de contraste iodado. Necessita de frequência cardíaca (FC) em torno de 60 bpm, utilizando-se drogas como betabloqueadores, bloqueadores dos canais de cálcio não diidropiridínicos e ivabradina no preparo para o exame. Usa-se nitrato para dilatação de rede vascular no preparo do exame. Limitada em caso de obesidade, FC elevada, avaliação de segmentos distais ou finos, bifurcações, placas com alta carga de cálcio ou circunferenciais.

Não é recomendado de rotina no rastreamento cardiológico, tendo seu uso principal em avaliação de dor torácica. Porém, assim como o EC, auxilia na estratificação de risco. Em caso de placas significativas, a Diretriz Brasileira de Dislipidemia reclassifica doente para ao menos de risco alto.

Exame útil em outros cenários que não serão abordados neste capítulo, incluindo avaliação de anomalia coronariana, cardiopatia congênita, dor torácica em paciente de probabilidade de doença arterial coronariana intermediária, avaliação de endoprótese (*stent*) ou enxerto cirúrgico.

Bibliografia consultada

American Diabetes Association. Standards of medical care in diabetes 2021. Diabetes Care. 2020(1):S15.

Guirguis-Blake JM, Evans CV, Webber EM, Coppola EL, Perdue LA, Weyrich MS. Screening for hypertension in adults: a systematic evidence review for the U.S. Preventive Services Task Force. Evidence Synthesis No. 197. Agency for Healthcare Research and Quality. 2021;20:05265-EF-1.

Guirguis-Blake JM, Evans CV, Webber EM, Coppola EL, Perdue LA, Weyrich MS. Screening for hypertension in adults: updated evidence report and systematic review for the US Preventive Services Task Force, JAMA. 2021. doi:10.1001/jama.2020.21669.

James PA, Oparil S, Carter BL et al. 2014 Evidence-based guideline for the management of high blood pressure in adults: report from the panel members appointed to the Eighth Joint National Committee (JNC 8). JAMA. 2014;311(5):507-20. Medline:24352797 doi:10.1001/jama.2013.284427.

Lièvre MM, Moulin P, Thivolet C et al. DYNAMIT investigators. Detection of silent myocardial ischemia in asymptomatic patients with diabetes: results of a randomized trial and meta-analysis assessing the effectiveness of systematic screening. Trials. 2011;12-23.

Paddison CA, Eborall HC, French DP, Kinmonth AL, Prevost AT, Griffin SJ et al. Predictors of anxiety and depression among people attending diabetes screening: a prospective cohort study embedded in the ADDITION (Cambridge) randomized control trial. Br J Health Psychol. 2011;16(1):213-26.

Pierdomenico SD, Cuccurullo F. Prognostic value of white-coat and masked hypertension diagnosed by ambulatory monitoring in initially untreated subjects: an updated meta analysis. Am J Hypertens. 2011;24(1):52-8. Medline:20847724 doi:10.1038/ajh.2010.203.

Simmons RK, Echouffo-Tcheugui JB, Sharp SJ, Sargeant LA, Williams KM, Prevost AT et al. Screening for type 2 diabetes and population mortality over 10 years (ADDITION-Cambridge): a cluster-randomised controlled trial. Lancet. 2012;380(9855):1741-8.

Simmons RK, Rahman M, Jakes RW, Yuyun MF, Niggebrugge AR, Hennings SH et al. Effect of population screening for type 2 diabetes on mortality: long-term follow-up of the Ely cohort. Diabetologia. 2011;54(2):312-9.

Sociedade Brasileira de Cardiologia. Atualização da Diretriz Brasileira de Dislipidemias e Prevenção de Aterosclerose – 2017.

Sociedade Brasileira de Cardiologia. Atualização da Diretriz em Cardiologia do Esporte e do Exercício da Sociedade Brasileira de Cardiologia e da Sociedade Brasileira de Medicina do Exercício e Esporte – 2019. doi: 10.5935/abc.20190048.

Sociedade Brasileira de Diabetes. Diretriz Sociedade Brasileira de Diabetes – 2019-2020.

Turrini F, Scarlini S, Mannucci C et al. Does coronary atherosclerosis deserve to be diagnosed early in diabetic patients? The DADDY-D trial: screening diabetic patients for unknown coronary disease. Eur J Intern Med. 2015;26(6):407-13.

United States Preventive Services Task Force (USPSTF). Draft recommendation statement – hypertension in adults screening.

United States Preventive Services Task Force (USPSTF). Draft recommendation statement – hypertension in children and adolescents screening [Internet]. 2020.

United States Preventive Services Task Force (USPSTF). Draft recommendation statement – type 2 diabetes screening.

United States Preventive Services Task Force (USPSTF). Final recommendation statement – abdominal aortic aneurysm screening.

United States Preventive Services Task Force (USPSTF). Final recommendation statement – carotid artery stenosis screening.

United States Preventive Services Task Force (USPSTF). Final recommendation statement – cardiovascular disease risk: screening with electrocardiograph, 2018.

Capítulo 14

Estratificação de risco cardiovascular

Fábio Cetinic Habrum
Bruna Romanelli Scarpa Matuck
Marcio Hiroshi Miname

Introdução

O objetivo principal da estratificação do risco cardiovascular é identificar e tratar precocemente, de forma mais ou menos agressiva, indivíduos propensos a desenvolver doença aterosclerótica cardiovascular no futuro, uma vez que a primeira manifestação desta condição pode ser um evento fatal sem sintomatologia prévia. Portanto, é necessário que utilizemos todas as ferramentas disponíveis para identificar o indivíduo assintomático sob risco e traçar estratégias de prevenção eficazes, com metas individuais estabelecidas conforme a necessidade.

Escores de risco

A estimativa do risco cardiovascular é a somatória dos diversos fatores de risco (FR) para doença aterosclerótica, acrescendo-se outros sinérgicos, que podem ser mais bem sistematizados em algoritmos específicos, com base em análises de regressão de estudos populacionais, por das quais o risco global é refinado. Entre os escores utilizados para isso, citamos o de risco de Framingham, o de risco de Reynolds, o de risco pelo tempo de vida e o de risco da American Heart Association (AHA), que serão discutidos brevemente a seguir.

» **Escore de risco de Framingham:** trata-se de um escore baseado em um estudo populacional conduzido na cidade de Framingham, nos Estados Unidos. Existem diversas versões desse escore e uma das mais utilizadas é a que estima a probabilidade de infarto agudo do miocárdio (IAM) ou de morte por doença coronariana em 10 anos, em indivíduos sem diagnóstico prévio de doença aterosclerótica manifesta. Está sujeito à calibração conforme indicadores epidemiológicos da população, sendo bom para a identificação de indivíduos de baixo e alto risco.
Outra versão derivada do estudo de Framingham é o denominado "escore de risco global". Este escore estima o risco de IAM, acidente vascular cerebral (AVC), insuficiência

vascular periférica ou insuficiência cardíaca (IC) em 10 anos. Segundo a Diretriz da Sociedade Brasileira de Cardiologia (SBC), deve-se aplicá-lo em pacientes na sua avaliação inicial, ou mesmo naqueles que já utilizam estatina e não foram enquadrados em grupos de muito alto risco ou de alto risco, como será comentado na sequência.

» **Escore de risco de Reynolds:** estima a probabilidade de IAM, AVC, morte e revascularização miocárdica em 10 anos. Além dos fatores de risco clássicos (escore de Framingham), este escore também incorpora a proteína C-reativa e o histórico familiar de doença cardiovascular precoce como variáveis.

» **Escore de risco pelo tempo de vida:** utilizado para indivíduos a partir dos 45 anos, avalia a probabilidade de evento isquêmico a partir dessa idade, no longo prazo. O escore considera que os indivíduos aos 45 anos devam pertencer exclusivamente a um dos seguintes grupos: a) sem FR ou todos FR em controle ótimo; b) um ou mais FR em controle não ótimo; c) um ou mais FR elevados; d) com um dos principais FR; e) dois ou mais dos principais FR.

» **Escore de risco da American College of Cardiology/American Heart Association (ACC/AHA):** proposto pela diretriz americana de 2013, avalia o risco em 10 anos de doença arterial coronariana (IAM fatal e não fatal) e AVC (fatal e não fatal), para identificar os indivíduos candidatos à terapia hipolipemiante. Este escore pode ser aplicado nas populações não hispânicas, caucasianos, afro-americanos, homens e mulheres, entre 40 e 79 anos, com ou sem diabetes, com LDL-c entre 70 e 189 mg/dL, sem uso de estatina.

Como proceder à estratificação de risco na prática clínica

A atualização de 2019 da Diretriz de Prevenção Cardiovascular e a Diretriz Brasileira de Dislipidemias e prevenção de Aterosclerose de 2017, ambas da SBC, recomendam o uso do escore de risco global para efeito de cálculo, quando aplicável. O paciente pode ser enquadrado em uma de quatro categorias de risco definidas da seguinte maneira:

» **Risco muito alto:** presença de doença aterosclerótica significativa (coronária, cerebrovascular, vascular periférica) (recomendação IIa, evidência B), com ou sem eventos clínicos, ou obstrução > 50% em qualquer território arterial (recomendação IIa, evidência C).

» **Alto risco:** indivíduos em prevenção primária, que apresentam alguma das características (recomendação IIa, evidência C):

- Doença aterosclerótica subclínica (DASC) documentada por exame complementar: ultrassonografia (USG) de carótidas com placa aterosclerótica, índice tornozelo-braquial (ITB) < 0,9, escore de cálcio arterial coronariano (CAC) > 100 ou presença de placas ateroscleróticas na angiotomografia (angio-TC) de coronárias;
- Aneurisma de aorta abdominal;
- Doença renal crônica (DRC), com taxa de filtração glomerular (TFG) < 60 mL/min, em fase não dialítica;
- LDL-c > 190 mg/dL;
- Diabetes *mellitus* (DM) tipo 1 ou 2 e com LDL-c entre 70 e 189 mg/dL e presença de estratificadores de risco ou DASC;
- LDL-c entre 70 e 189, do sexo masculino, com risco pelo ERG > 20% e nas mulheres > 10%.

» **Risco intermediário:** homens com ERG entre 5% e 20%, mulheres entre 5% e 10% (recomendação I, evidência A) e diabéticos sem os critérios de DASC ou estratificadores de risco (Quadro 14.1);

» **Baixo risco:** homens e mulheres com risco em 10 anos < 5%, calculado pelo ERG (recomendação I, evidência A).

Quadro 14.1 Estratificadores de risco.

- Idade > 48 anos em homens e > 54 anos em mulheres
- Tempo de diagnóstico do diabetes mellitus (DM) > 10 anos
- História familiar de parente de 1° grau com doença cardiovascular prematura (< 55 anos para homem e < 65 anos para mulher)
- Tabagismo (pelo menos 1 cigarro no último mês)
- Hipertensão arterial sistêmica (HAS)
- Síndrome metabólica (segundo a International Diabetes Federation)
- Albuminúria > 30 g/g de creatinina e/ou retinopatia
- TFG < 60 mL/min

Fonte: Adaptado da V Diretriz Brasileira de Dislipidemias e Prevenção da Aterosclerose, 2013.

A diretriz da SBC propõe, em pacientes sob uso de terapia hipolipemiante, a utilização de um fator de correção para o colesterol total (CT) para o cálculo do ERG. Nos pacientes sob uso de estatinas, deve-se multiplicar o valor do CT por 1,43. Esse valor foi retirado de estudos que comprovam a eficácia de diversas estatinas, que admitem uma redução média de LDL-c em torno de 30% com o tratamento, sendo válido para pacientes em doses moderadas.

Qual a importância da estratificação de risco?

O colesterol elevado configura um dos principais fatores de risco modificáveis para DCV, conforme verificado em diversos estudos caso-controle, observacionais e genéticos, principalmente para DAC, mas também para AVC isquêmico (AVCi). Ensaios clínicos randomizados demonstraram a diminuição do número de eventos cardiovasculares (CV) proporcional à diminuição do LDL-c, sendo que, quanto maior a redução absoluta do LDL-c, maior a redução do risco, não se verificando, até então, um limite de valor abaixo do qual se cessa o efeito benéfico de redução. Esse benefício é proporcional ao risco: quanto maior o risco, maior será o benefício da redução do LDL-c.

Desta forma, são estabelecidas metas de tratamento ou definida a intensidade de tratamento com base na estratificação de risco. Quanto maior o risco do indivíduo, mais agressivas são as metas lipídicas e maior a intensidade sugerida para o tratamento. A Diretriz da SBC recomenda adotar metas terapêuticas primárias (de LDL-c) e secundárias (não HDL-c) de perfil lipídico.

O escore de risco é dinâmico uma vez que o tratamento instituído (farmacológico e não farmacológico) reduz o risco calculado. Entretanto, mesmo que os valores alcançados de LDL-c sejam muito menores do que a meta proposta, a dose e a intensidade do tratamento não devem ser alteradas.

Limitações dos escores de risco e reclassificação

Apesar de os escores serem utilizados como ferramenta de estratificação de risco em diversas diretrizes, ainda existem limitações importantes que podem tornar a avaliação imprecisa na prática. Entre elas, podemos citar:

» São escores populacionais aplicados para avaliar o risco individual;
» A maioria deles exclui da avaliação a história familiar de DAC;
» Muito dependentes de idade cronológica, e não biológica;
» Não quantificam o tabagismo: analisado como variável categórica.

A individualização da estratificação de risco cardiovascular pode ser mais bem obtida com o emprego de biomarcadores ou com a avaliação de aterosclerose subclínica com exames de imagem. Aqui abordaremos o escore de cálcio (CAC), proteína C-reativa ultrassensível (PCR-us) e a espessura médio-intimal carotídea, que são os mais empregados.

Escore de cálcio (CAC)

O CAC é obtido com aquisição de imagem das artérias coronárias com a tomografia computadorizada de coronárias sem necessidade de contraste endovenoso. O escore de cálcio reflete a carga de placas ateroscleróticas uma vez que, de forma metafórica, pode ser entendido como "a ponta do *iceberg*": quanto maior o escore de cálcio, maior a carga de placas ateroscleróticas. Pacientes com CAC elevado têm maior chance de apresentarem placas coronarianas instáveis, com risco de ruptura. Dessa forma, quanto maior o CAC, maior o risco de eventos coronários. Neste contexto, existe forte evidência de que o CAC, em indivíduos assintomáticos, adiciona informação prognóstica independente dos escores, especialmente nos pacientes de risco intermediário.

Os estudos MESA (*Multi-Ethnic Study of Atherosclerosis*) e HNR (*Heinz Nixdorf Recall Study*) confirmam estes dados, nos quais, em indivíduos assintomáticos, sem doença cardiovascular em sua inclusão, um CAC > 300 e 400 estava implicado em maior taxa de eventos coronarianos e CV em geral. Em contrapartida, indivíduos com CAC zero tiveram baixas taxas de eventos CV no seguimento.

A sugestão de uso do CAC fica, então, para a avaliação de risco CV de indivíduos assintomáticos, com risco intermediário pelos escores, quando é esperada mudança de conduta se o indivíduo for reclassificado como de baixo ou de alto risco. A atualização da diretriz americana (ACC/AHA) de dislipidemias de 2018 reforça o potencial de utilização de CAC na população com risco entre 7,5% e 19,9% no escore do ACC/AHA, sem diabetes *mellitus* e com LDL-c entre 70 e 189 mg/dL. Dessa forma, paciente com CAC zero poderiam não iniciar estatina ou poderiam postergar início da mesma. Um CAC 1 a 99 favorece uso de estatina em especial em indivíduos com idade ≥ 55 anos. Já indivíduos com CAC ≥ 100 devem ser tratados com estatina.

PCR ultrassensível (PCR-us)

Considerada isoladamente ou em combinação com outros fatores de risco, a PCR-us elevada associa-se com maior risco futuro de eventos CV.

Consideram-se associados a maior risco CV valores de PCR-us > 2 e 3 mg/L, embora os valores de referência possam variar de acordo com a etnia. O estudo JUPITER sugeriu benefício do uso do exame na indicação de tratamento com estatina em indivíduos com LDL-c > 130 mg/dL e PCR-us > 2 mg/L.

As recomendações atuais sugerem o uso da PCR-us no cenário do indivíduo de intermediário risco CV calculado pelos escores, para agregar valor à reclassificação, embora, como comentado anteriormente, o uso do CAC tenha sido melhor nesses pacientes. A publicação do estudo CANTOS, com a demonstração de que tratar a inflamação independente dos lípides reduz evento CV, trouxe novo interesse na inflamação como alvo terapêutico da doença aterosclerótica e como consequência no papel da PCR-us.

Espessura médio-intimal carotídea (EMIC)

A EMIC pode ser aferida por meio de ultrassonografia e é definida a presença de placa aterosclerótica quando EMIC > 1,5 mm. Porém, o valor acima de 1 mm já é indicativo de risco CV elevado. Alguns autores têm proposto que essa medida seja uma ferramenta adicional na estratificação de risco CV, avaliando diretamente a presença ou não de aterosclerose subclínica e sendo correlacionada com a probabilidade de eventos CV futuros.

Entretanto, alguns estudos demonstram que o valor agregado à reclassificação de risco é pequeno, não havendo, até então, evidência forte o suficiente para recomendar seu uso de forma rotineira.

Conclusões

A estratificação de risco cardiovascular visa identificar indivíduos de maior risco que se beneficiarão de um tratamento mais intensivo e metas mais rigorosas como de seus níveis lipídicos, em particular do LDL-c. Embora a maioria das diretrizes recomende uso de escores de risco para esse objetivo, eles não têm uma acurácia perfeita e podem gerar dúvidas a respeito da necessidade ou não do uso de estatinas, em particular em pacientes de risco intermediário. Dessa forma, ferramentas para otimizar e individualizar a estratificação de risco são de grande importância e vêm sendo aperfeiçoadas e incorporadas na prática clínica.

Bibliografia consultada

Arad Y, Spadaro LA, Goodman K et al. Prediction of coronary events with electron beam computed tomography. J Am Coll Cardiol. 2000;36:1253.

Baigent C, Blackwell L, Emberson J, Holland LE, Reith C, Bhala N et al. Cholesterol Treatment Trialists' (CTT) Collaboration. Efficacy and safety of more intensive lowering of LDL cholesterol: a meta-analysis of data from 170.000 participants in 26 randomised trials. Lancet. 2010;376(9753):1670-81.

Baigent C, Keech A, Kearney PM, Blackwell L, Buck G, Pollicino C et al. Cholesterol Treatment Trialists' (CTT) Collaborators. Efficacy and safety of cholesterol lowering treatment: prospective meta-analysis of data from 90,056 participants in 14 randomised trials of statins. Lancet. 2005;366(9493):1267-78. Erratum in: Lancet. 2005;366(9494):1358; Lancet. 2008;371(9630):2084.

Berry JD, Dyer A, Cai X, Garside DB, Ning H, Thomas A et al. Lifetime risks of cardiovascular disease. N Engl J Med. 2012;366(4):321-9.

Blaha MJ, Cainzos-Achirica M, Greenland P, McEvoy JW, Blankstein R, Budoff MJ et al. Role of coronary artery calcium score of zero and other negative risk markers for cardiovascular disease: the Multi-Ethnic Study of Atherosclerosis (MESA).Circulation. 2016;133:849-58.

Budoff MJ, Young R, Burke G, Carr JJ, Detrano RC, Folsom AR et al. Ten-year association of coronary artery calcium with atherosclerotic cardiovascular disease (ASCVD) events: the multi-ethnic study of atherosclerosis (MESA). European Heart Journal. 2018;39:2401-8.

Cannon CP, Blazing MA, Giugliano RP, McCagg A, White JA, Theroux P et al. IMPROVE-IT Investigators. Ezetimibe added to statin therapy after acute coronary syndromes. N Engl J Med. 2015;372(25):2387-97.

Catapano AL, Reiner Z, De Backer G, Graham I, Taskinen MR, Wiklund O et al. European Society of Cardiology (ESC); European Atherosclerosis Society (EAS). ESC/EAS guidelines for the management of dyslipidaemias the task force for the management of dyslipidaemias of the European Society of Cardiology (ESC) and the European Atherosclerosis Society (EAS). Atherosclerosis. 2011;217(1):3-46.

D'Agostino RB, Vasan RS, Pencina MJ, Wolf PA, Cobain M, Massaro JM et al. General cardiovascular risk profile for use in primary care: the Framingham Heart Study. Circulation. 2008;117(6):743-53.

Den Ruijter HM, Peters SA, Anderson TJ et al. Common carotid intima-media thickness measurements in cardiovascular risk prediction: a meta-analysis. JAMA. 2012;308:796.

Expert Panel on Detection, Evaluation, and Treatment of High Blood Cholesterol in Adults. Executive summary of the third report of the National Cholesterol Education Program (NCEP) Expert Panel on Detection, Evaluation, and Treatment of High Blood Cholesterol in Adults (Adult Treatment Panel III). JAMA. 2001;285(19):2486-97.

Faludi AA, Izar MCO, Saraiva JFK, Chacra APM, Bianco HT, Afiune Neto A et al. Atualização da Diretriz Brasileira de Dislipidemias e Prevenção da Aterosclerose – 2017. Arq Bras Cardiol. 2017;109(2.1):1-76.

Ference BA, Yoo W, Alesh I, Mahajan N, Mirowska KK, Mewada A et al. Effect of long-term exposure to lower low-density lipoprotein cholesterol beginning early in life on the risk of coronary heart disease: a Mendelian randomization analysis. J Am Coll Cardiol. 2012;60(25):2631-9.

Fox CS, Pencina MJ, Wilson PW, Paynter NP, Vasan RS, D'Agostino RB Sr. Lifetime risk of cardiovascular diseaseamong individuals with and without diabetes stratified by obesity status in the Framingham Heart Study. Diabetes Care. 2008;31(8):1582-4.

Greenland P, Smith SC Jr, Grundy SM. Improving coronary heart disease risk assessment in asymptomatic people: role of traditional risk factors and noninvasive cardiovascular tests. Circulation. 2001;104(15):1863-7.

Grundy SM, Stone NJ, Bailey AL, Beam C, Birtcher KK, Blumenthal RS et al. 2018 AHA/ACC/AACVPR/AAPA/ABC/ACPM/ADA/AGS/APhA/ ASPC/NLA/PCNA Guideline on the management of blood cholesterol, Journal of the American College of Cardiology 2018. doi:https://doi.org/10.1016/j.jacc.2018.11.003.

Kondos GT, Hoff JA, Sevrukov A et al. Electron-beam tomography coronary artery calcium and cardiac events: a 37-month follow-up of 5635 initially asymptomatic low-to intermediate-risk adults. Circulation. 2003;107:2571.

Lehmann N, Erbel R, Mahabadi AA, Rauwolf M, Möhlenkamp S, Moebus S et al. Recall study investigators value of progression of coronary artery calcification for risk prediction of coronary and cardiovascular events result of the HNR study (Heinz Nixdorf Recall). Circulation. 2018;137:665-79.

Lewington S, Whitlock G, Clarke R, Sherliker P, Emberson J, Halsey J et al. Prospective Studies Collaboration. Blood cholesterol and vascular mortality by age, sex, and blood pressure: a meta-analysis of individual data from 61 prospective studies with 55,000 vascular deaths. Lancet. 2007;370(9602):1829-39. Erratum in: Lancet. 2008;372(9635):292.

Lloyd-Jones DM, Leip EP, Larson MG, D'Agostino RB, Beiser A, Wilson PW et al. Prediction of lifetime risk for cardiovascular disease by risk factor burden at 50 years of age. Circulation. 2006;113(6):791-8.

Lorenz MW, Polak JF, Kavousi M et al. Carotid intima-media thickness progression to predict cardiovascular events in the general population (the PROG-IMT collaborative project): a meta-analysis of individual participant data. Lancet. 2012;379:2053.

Mosca L, Benjamin EJ, Berra K, Bezanson JL, Dolor RJ, Lloyd-Jones DM et al. Effectiveness-based guidelines for the prevention of cardiovascular disease in women – 2011 update: a guideline from the American Heart Association. Circulation. 2011;123(11):1243-62. Erratum in: Circulation. 2011;123(22):e624. Circulation. 2011;124(16):e427.

Naqvi TZ, Lee MS. Carotid intima-media thickness and plaque in cardiovascular risk assessment. JACC Cardiovasc Imaging. 2014;7:1025.

Pletcher MJ, Tice JA, Pignone M, Browner WS. Using the coronary artery calcium score to predict coronary heart disease events: a systematic review and meta-analysis. Arch Intern Med. 2017;109(2.1):1-76.

Ridker PM, Buring JE, Rifai N, Cook NR. Development and validation of improved algorithms for the assessment of global cardiovascular risk in women: the Reynolds risk score. JAMA. 2007;297(6):611-9.

Ridker PM, Danielson E, Fonseca FA et al. Reduction in C-reactive protein and LDL cholesterol and cardiovascular event rates after initiation of rosuvastatin: a prospective study of the JUPITER trial. Lancet. 2009;373:1175.

Ridker PM, Paynter NP, Rifai N, Gaziano JM, Cook NR. C-reactive protein and parental history improve global cardiovascular risk prediction: the Reynolds risk score for men. Circulation. 2008;118(22):2243-51.

Ridker PM, Everett BM, Thuren T, MacFadyen JG, Chang WH, Ballantyne C et al. Antiinflammatory therapy with canakinumab for atherosclerotic disease. N Engl J Med. 2017;377(12):1119-1131.

Ridker PM. High-sensitivity C-reactive protein: potential adjunct for global risk assessment in the primary prevention of cardiovascular disease. Circulation. 2001;103:1813.

Schmermund A, Erbel R. Unstable coronary plaque and its relation to coronary calcium. Circulation. 2001;104:1682.

Stone NJ, Robinson J, Lichtenstein AH, Goff DC Jr, Lloyd-Jones DM, Smith SC Jr et al. 2013 ACC/AHA Cholesterol Guideline Panel. Treatment of blood cholesterol to reduce atherosclerotic cardiovascular disease risk in adults: synopsis of the 2013 ACC/AHA cholesterol guideline. Ann Intern Med. 2014;160(5):339-43.

Wilson PW, D'Agostino RB, Levy D, Belanger AM, Silbershatz H, Kannel WB. Prediction of coronary heart disease using risk factor categories. Circulation. 1998;97(18):1837-47.

Xavier HT, Izar MC, Faria Neto JR, Assad MH, Rocha VZ, Sposito AC et al. Sociedade Brasileira de Cardiologia. V Brazilian Guidelines on Dyslipidemias and Prevention of Atherosclerosis. Arq Bras Cardiol. 2013;101(4.1):1-20.

Yeboah J, McClelland LR, Polonski TS, Burke GL, Sibley CT, O'Leary D et al. Comparison of novel risk markers for improvement in cardiovascular risk assessment in intermediate-risk individuals. JAMA. 2012;308(8):788-95.

Yusuf S, Hawken S, Ounpuu S, Dans T, Avezum A, Lanas F et al. INTERHEART Study Investigators. Effect of potentially modifiable risk factors associated with myocardial infarction in 52 countries (the INTERHEART study): case-control study. Lancet. 2004;364(9438):937-52.

Capítulo 15

Medidas comportamentais na prevenção cardiovascular

Natalia Bressiani Amstalden
Bruna Romanelli Scarpa Matuck
Wilson Salgado Filho

Introdução

O risco de doença cardiovascular global (DCV) ao longo da vida aproxima-se de 50% para pessoas com 30 anos de idade, sem DCV conhecida.

A DCV está fortemente relacionada ao estilo de vida e a questões comportamentais, especialmente ao uso de tabaco, a hábitos dietéticos pouco saudáveis, à inatividade física e ao estresse psicossocial.

O estilo de vida é um conceito complexo, que inclui aspectos externos e que podem modular e influenciar nossa saúde. O conhecimento sobre a relação entre estilo de vida e risco cardiovascular (CV) provém, predominantemente, de estudos observacionais, dada a dificuldade em se realizarem ensaios clínicos randomizados de qualidade. A Organização Mundial da Saúde (OMS) estima que três quartos da mortalidade por CV poderiam ser reduzidos a partir de adequadas mudanças no estilo de vida, sendo este um grande desafio clínico. Para auxiliar nesta meta, necessitamos de estímulo por intermédio de medidas governamentais, associadas às medidas institucionais e dos órgãos responsáveis pela prevenção em saúde em todos os níveis de assistência.

Tabagismo

Há mais de 1 bilhão de fumantes no mundo e 80% deles vivem em países de baixa e média rendas, onde a carga das doenças e mortes relacionadas ao tabaco é maior. A incidência de infarto do miocárdio é multiplicada por seis em mulheres e por três em homens que fumam pelo menos 20 cigarros por dia. Por um lado, o risco relativo é duas vezes maior entre os fumantes com idade superior a 60 anos e cinco vezes maior entre os com idade inferior a 50 anos, se comparados aos não fumantes.

Por outro lado, o risco de recorrência de infarto do miocárdio em fumantes parece diminuir 50% no primeiro ano após a cessação do tabagismo e aproximar-se ao de não fumantes em 2 anos. Os benefícios da cessação do tabagismo são vistos independentemente de quanto tempo ou o quanto o paciente tenha fumado.

A ação conjunta da equipe multidisciplinar e intersetorial (família, escola, governo) de forma contínua e simultânea é necessária. Na abordagem cognitivo-comportamental, as técnicas comportamentais mais utilizadas são: a auto-observação; o controle de estímulos; e os gatilhos que levam o indivíduo a fumar.

Um modelo de abordagem para cessação do tabagismo é o dos cinco "As":

» **A**bordar: pergunte sistematicamente sobre os hábitos tabágicos, em toda oportunidade;
» **A**conselhar: estimule todos os fumadores a deixarem de fumar;
» **A**valiar: determinar o grau de dependência do indivíduo e a sua disposição para deixar de fumar;
» **A**judar: acordar uma estratégia, incluindo a fixação de uma data para parar, aconselhamento comportamental e apoio farmacológico;
» **A**companhar: definir um programa de seguimento.

Na abordagem medicamentosa, os substitutos da nicotina, a bupropiona, a vareniclina e os antidepressivos podem auxiliar no processo (ver Capítulo 16 – Tabagismo).

Dieta

Diferentes padrões dietéticos modulam o processo aterosclerótico e de fatores de risco CV, como níveis lipídicos, resistência à insulina e metabolismo glicídico, pressão arterial, fenômenos oxidativos, função endotelial e inflamação vascular. Além disso, evidências de estudos epidemiológicos, experimentais e clínicos demonstraram a relação entre alimentação e risco de doença cardiovascular (DCV).

Assim, recomenda-se aumentar o consumo de vegetais, frutas, grãos integrais, laticínios desnatados, frutos do mar, reduzir consumo de carnes vermelhas e/ou processadas, grãos refinados e alimentos adoçados. O consumo frequente de nozes e legumes e a ingestão moderada de álcool também são benéficos. Recomenda-se:

» Os ácidos graxos saturados devem corresponder a menos de 10% do aporte energético total, sendo substituídos por ácidos graxos polinsaturados;
» Ácidos graxos trans: devem ser restritos a tão poucos quanto possível. Preferencialmente, nenhum aporte de comida processada, e menos de 1% da energia total com proveniência de origem natural;
» < 5 g de sal por dia;
» 30 g e 45 g de fibra por dia, de produtos integrais, fruta e vegetais;
» 200 g de fruta por dia (entre duas e três unidades);
» 200 g de vegetais por dia (entre duas e três porções);
» Peixe pelo menos duas vezes por semana;
» Consumo de bebidas alcoólicas limitado a duas doses por dia (20 g/dia de álcool) para homens e uma dose por dia (10 g/dia de álcool) para mulheres;
» **Dieta pobre em carboidrato:** definida como consumo de 30 g a 130 g de carboidrato ao dia ou até 45% das calorias totais provenientes desse nutriente. Estudos de intervenção mostraram redução nos triglicerídeos e aumento no HDL-c em indivíduos que seguiram essa dieta;
» **DASH:** contém elevada quantidade de fibras, incluindo frutas, vegetais, limitada quantidade de carne vermelha, grãos integrais (entre sete e oito porções por dia), quantidade limitada de pão branco e três porções de peixe por dia. Esta dieta é rica em cálcio, magnésio e potássio e baixa em sódio. Comparada com a dieta típica ocidental, a dieta DASH reduziu níveis de pressão sistólica (11,4 para 7,2 mmHg) e diastólica (de 5,5 para 2,8 mmHg) em hipertensos. Além disso, há redução no escore de risco de Framingham para doença CV de 12%. Uma recente metanálise de seis estudos prospectivos de

coorte avaliou o impacto preventivo da DASH. Em comparação ao controle, essa dieta reduziu o risco de doença CV, doença coronariana, AVC e insuficiência cardíaca respectivamente em 20%, 21%, 19% e 29%;

» **Mediterrânea:** consiste em um padrão alimentar adotado em determinados países da região do Mediterrâneo há milhares de anos e tem sido associada a baixas taxas de doenças CV e neoplasias há aproximadamente 40 a 50 anos. Caracteriza-se por ser rica em cereais não refinados, frutas e vegetais e ter elevada proporção de gorduras monoinsaturadas em relação às saturadas.

Exercícios físicos

O estilo de vida sedentário é reconhecido como fator de risco independente para o desenvolvimento prematuro de doença arterial coronariana (DAC). Estima-se que aproximadamente 12% de todas as mortes nos Estados Unidos estejam relacionadas à falta de exercício físico regular.

O exercício de grau moderado exerce um efeito protetor contra a DAC e mortalidade por todas as causas. Entre seus efeitos benéficos, incluem-se elevação no HDL colesterol sérico (HDL aumentou em 0,133 mg para cada quilômetro corrido/semana), redução na pressão arterial (andar de bicicleta 45 min/dia por 4 semanas diminui a pressão arterial entre 5 e 15 mmHg), menor resistência à insulina e perda de peso. Além da quantidade de exercício realizada, o grau de aptidão cardiovascular (medida de atividade física), determinado pela duração do exercício e pelo consumo máximo de oxigênio em esteira, também está associado à redução do risco de doença coronariana e à mortalidade CV global. Da mesma forma, o tempo de sedentarismo (como assistir à televisão) está relacionado a maior mortalidade geral e mortalidade por CV.

O estímulo à adoção de um estilo de vida mais ativo já é capaz de aumentar os níveis de atividade física, com benefícios para a saúde, porém, para benefícios mais substanciais à saúde, recomenda-se que os adultos realizem exercícios estruturados de forma regular, combinando exercícios aeróbicos e resistidos.

Uma boa meta para a prevenção de saúde e doença CV é a prática de exercício físico de intensidade moderada por 150 minutos por semana ou 75 minutos de alta intensidade.

Risco psicossocial

Os fatores de risco tradicionais, como tabagismo, hipertensão, obesidade, por si só, não explicam totalmente a carga populacional de DCV. Há uma crescente conscientização de que os atributos psicossociais podem atuar como mediadores e, mesmo diretamente, como fatores causais para a DCV.

Desastres naturais ou a perda de uma pessoa significativa na vida demonstraram aumentar agudamente o risco de eventos cardíacos. Potenciais mecanismos pelos quais o estresse pode mediar a aterosclerose foram identificados e incluem elevação da pressão arterial e ativação neuro-humoral.

Uma das variáveis mais utilizadas na quantificação do estresse psicossocial é o estresse no trabalho. Esta medida tem sido relacionada à DCV em estudos prospectivos e retrospectivos, demonstrando duplicar o risco da síndrome metabólica.

Sabe-se ainda, por um lado, que mais de 20% dos pacientes hospitalizados por infarto agudo do miocárdio preenchem critérios para um transtorno depressivo maior concomitante, sendo este mais comum em pacientes com DAC do que na população geral.

Por outro lado, a espiritualidade/religiosidade mostrou-se associada à redução da mortalidade e o efeito protetor foi independente de fatores comportamentais como tabagismo, álcool, exercício, condição socioeconômica e apoio social.

Conclusão

Estima-se que o estilo de vida e o comportamento estejam ligados a 20% e 25% da carga global da doença. Mais do que nunca, as pessoas estão expostas a padrões de vida importados ou adotados das sociedades ocidentais: a urbanização; dietas ricas em sal/gorduras; e hábitos de tabagismo. Uma vez que não podemos interferir nos fatores de riscos intrínsecos como sexo, idade, história familiar, devemos diariamente estimular mudanças comportamentais que gerem hábitos de vida saudáveis, visando à prevenção de eventos CV.

Bibliografia consultada

Ascherio A, Katan MB, Zock PL, Stampfer MJ, Willett WC. Trans fatty acids and coronary heart disease. N Engl J Med. 1999;340(25):1994-8.

Hu FB, Stampfer MJ, Manson JE, Rimm E, Colditz GA, Rosner BA et al. Dietary fat intake and the risk of coronary heart disease in women. N Engl J Med. 1997;337(21):1491-9.

Jimenez FP et al. Documento de recomendaciones de la SEA 2018. El estilo de vida em la prevención cardiovascular. Clin investig arterioscler, 2018.

Mauger JF, Lichtenstein AH, Ausman LM, Jalbert SM, Jauhiainen M, Ehnholm C et al. Effect of different forms of dietary hydrogenated fats on LDL particle size. Am J Clin Nutr. 2003;78(3):370-5.34.

Mozaffarian D, Pischon T, Hankinson SE, Rifai N, Joshipura K, Willett WC et al. Dietary intake of trans fatty acids systemic inflammation in women. Am J Clin Nutr. 2004;79:606-12.31.

Neylon A et al. A global perspective on psychosocial risk factors for cardiovascular disease. Progress in Cardiovascular Diseases, 2013;55:574-81.

Njolstad I, Arnesen E, Lund-Larsen PG. Smoking, serum lipids, blood pressure, and sex differences in myocardial infarction. A 12-year follow-up of the Finnmark Study. Circulation. 1996;93:450.

Perk J et al. Recomendações europeias para a prevenção da doença cardiovascular na prática clínica. Revista Portuguesa de Cardiologia. 2013;32(6):553.e1-553.e77.

Pietinen P, Ascherio A, Korhonen P, Hartman AM, Willett WC, Albanes D et al. Intake of fatty acids and risk of coronary heart disease in a cohort of Finnish men. The alpha-tocopherol, beta-carotene cancer prevention study. Am J Epidemiol. 1997;145(10):876-87.

Précoma DB, Oliveira GMM, Simão AF, Dutra OP, Coelho OR, Izar MCO et al. Atualização da Diretriz de Prevenção Cardiovascular da Sociedade Brasileira de Cardiologia – 2019. Arq Bras Cardiol. 2019;113(4):787-891.

Prescott E, Hippe M, Schnohr P et al. Smoking and risk of myocardial infarction in women and men: longitudinal population study. BMJ. 1998;316:1043.

Rapsomaniki E, Timmis A, George J et al. Blood pressure and incidence of twelve cardiovascular diseases: lifetime risks, healthy life-years lost, and age-specific associations in 1·25 million people. Lancet. 2014;383:1899.

Simão AF et al. I Diretriz Brasileira de Prevenção Cardiovascular. Arquivos Brasileiros de Cardiologia. 2013;101(6):2.

Van Horn L, McCoin M, Kris-Etherton PM, Burke F, Carson JA, Champagne CM et al. The evidence for dietary prevention and treatment of cardiovascular disease. J Am Diet Assoc. 2008;108:287-331.

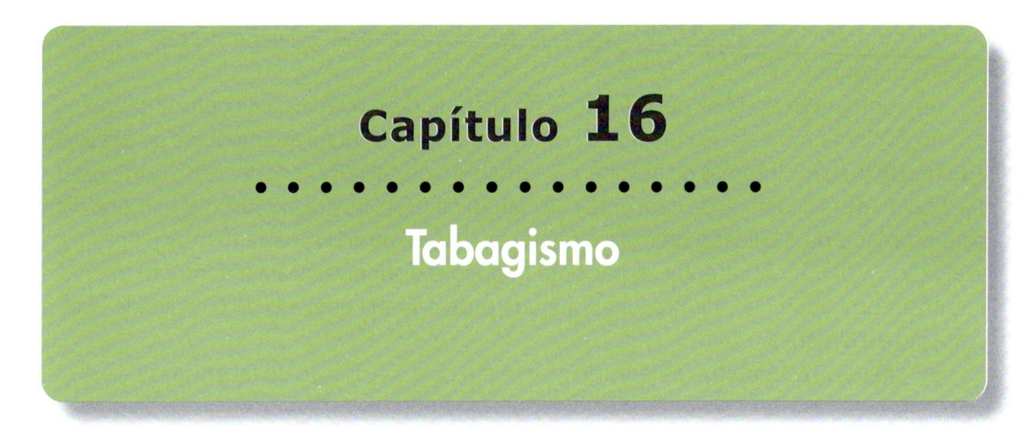

Capítulo 16

Tabagismo

Leon Pablo Cartaxo Sampaio
Bruna Romanelli Scarpa Matuck
Tania Marie Ogawa Abe

Introdução

Conforme estatísticas do ano de 2017, o Brasil tem cerca de 18,2 milhões de fumantes (7,1 milhões de mulheres e 11,1 milhões de homens). O tabagismo é considerado fator de risco maior para aterosclerose, doença coronariana, doença cerebrovascular, insuficiência cardíaca e mortalidade por todas as causas, com uma aparente relação dose-dependente.

A incidência de infarto do miocárdio é aumentada em seis vezes em mulheres e três vezes em homens que fumam ao menos 20 cigarros por dia, quando comparada com a incidência em pessoas que nunca fumaram. Naqueles indivíduos que continuam fumando na presença de doença coronariana manifesta, identifica-se maior risco de um novo infarto e de morte, incluindo morte súbita. Além disso, naqueles que persistem fumando após revascularização (seja por via percutânea, seja por via cirúrgica), identifica-se morbimortalidade significativamente maior comparada com a daqueles que pararam de fumar, a exemplo do encontrado no estudo SYNTAX em que a manutenção do tabagismo foi identificada como preditor independente de morte, infarto e acidente vascular cerebral (AVC) com *hazard ratio* de 1,8.

O aumento de risco cardiovascular associado ao cigarro está presente mesmo em usuários de poucos cigarros – tabagistas que consomem menos de cinco cigarros por dia já apresentam aumento de risco de eventos cardiovasculares. Fumar, mesmo que seja um cigarro por dia, está associado a um aumento aproximado de 50% no risco de doença coronariana e 25% no risco de AVC.

A maioria dos estudos tem demonstrado aumento do risco de doença e de morte coronariana nos tabagistas passivos, com metanálises de estudos epidemiológicos indicando aumento de 25% e 30%, com manutenção da relação dose-dependente.

Abordagem terapêutica

Diante dos dados expostos, destaca-se a importância de que o tabagismo seja abordado em todas as consultas médicas e, em nosso caso específico, em toda consulta cardiológica.

Considerando-se esses desfechos, não pode ser uma patologia "tolerada" ou não abordada pelo cardiologista.

A abordagem inicia-se pela avaliação do grau de dependência à nicotina e da motivação do paciente em cessar o tabagismo. Questionar sobre tentativas anteriores de cessação e se houve ou não sintomas de abstinência (irritabilidade, raiva, humor depressivo, impaciência, ansiedade, dificuldade de concentração, ganho de peso, frustração, insônia) é importante para estimar a possibilidade de o paciente necessitar de auxílio medicamentoso. Após esta avaliação, podem-se apresentar ao paciente as opções disponíveis para tratamento (medicamentosas ou não) e orientar procura por ajuda especializada em caso de dificuldade com a cessação espontânea.

O Quadro 16.1 sintetiza as fases de motivação para a cessação do tabagismo.

Quadro 16.1 Fases de motivação para a cessação do tabagismo.

Fase	Característica	Conduta
Pré-contemplação	Não considera a possibilidade de parar de fumar nem se preocupa com a questão	Motivar a pensar em parar de fumar. Informar sobre os riscos do tabagismo e benefícios em parar
Contemplação	Admite que o tabagismo é um problema e pretende parar nos próximos 6 meses	Encorajar a marcar data em até 30 dias para parar. Abordar o assunto nas consultas seguintes até que o paciente esteja decidido a parar de fumar
Ação	Pretende efetivamente parar de fumar e nesse período já toma medidas para livrar-se do tabagismo	Estimular a definição imediata da data de parada. O fumante deve afastar-se de tudo que lembre o cigarro (p. ex., cinzeiros ou isqueiros, não consumir café ou álcool)
Manutenção	Fase em que se objetiva diminuir a chance de recaída	Orientar mudanças comportamentais para que o paciente se mantenha sem fumar – parar de tomar café, iniciar exercício físico Monitorar os progressos e dificuldades para prevenção de recaída, que é comum e não deve desmotivar o seguimento terapêutico

Fonte: Adaptado de Diretrizes para cessação do tabagismo, 2008. Reichert J, Araújo AJ, Gonçalves CMC, Godoy I, Chatkin JM, Sales MPU *et al.*

O modelo de intervenção **PAAPA** deve ser usado pelo cardiologista durante as consultas e ajuda a organizar os passos a serem realizados:

» **P**erguntar: Você fuma?
» **A**valiar: Há quanto tempo? Quantos cigarros por dia? Já parou de fumar? Teve abstinência? Recaída? Por qual motivo? Quer parar nos próximos 30 dias?

» **A**conselhar: benefícios sobre parar de fumar.
» **P**reparar: marcar uma data próxima.
» **A**companhar: seguimento semanal no 1º mês, quinzenal, mensal e trimestral até completar 1 ano.

Em média, apenas 5% e 10% dos pacientes conseguem cessar o tabagismo de forma espontânea. O tratamento farmacológico em monoterapia pode elevar a chance de cessação para 30% e o uso de terapia combinada pode elevar para próximo de 60%. O uso precoce dessas medicações é particularmente importante nos pacientes de alto risco de desenvolver abstinência. Esse risco pode ser mensurado pelos escores de Fagerström (Quadro 16.2) e de Issa (Quadro 16.3).

Quadro 16.2 Teste de dependência à nicotina Fagerström.

1. Quanto tempo após acordar você fuma o seu primeiro cigarro?
   - dentro de 5 minutos (3)
   - entre 6 e 30 minutos (2)
   - entre 31 e 60 minutos (1)
   - após 60 minutos (0)
2. Você acha difícil não fumar em locais onde o fumo é proibido (como igrejas, biblioteca etc.)?
   - sim (1)
   - não (0)
3. Qual o cigarro do dia que traz mais satisfação (ou que mais detestaria deixar de fumar)?
   - o primeiro da manhã (1)
   - outros (0)
4. Quantos cigarros você fuma por dia?
   - 10 ou menos (0)
   - 11 a 20 (1)
   - 21 a 30 (2)
   - 31 ou mais (3)
5. Você fuma mais frequentemente pela manhã (ou nas primeiras horas do dia) do que no resto do dia?
   - Sim (1)
   - Não (0)
6. Você fuma mesmo quando está tão doente que precisa ficar de cama a maior parte do tempo?
   - Sim (1)
   - Não (0)

Conclusão quanto ao grau de dependência: 0 a 2 pontos – muito baixo; 3 a 4 pontos – baixo; 5 pontos – médio; 6 a 7 pontos – elevado; 8 a 10 pontos – muito elevado.

Fonte: Adaptado de Protocolo Clínico e Diretrizes Terapêuticas do Tabagismo. Ministério da Saúde, 2020.

Quadro 16.3 Escore situacional Issa para fumantes de até 10 cigarros/dia.

Pergunta	Resposta	Pontuação
1. Necessita fumar para melhorar a atenção, a concentração e o rendimento?	Sim (1) Não (0)	Até 1: Baixa dependência
2. Necessita fumar quando está ansioso(a), tenso(a), preocupado(a)?	Sim (1) Não (0)	2-3: Moderada dependência
3. Necessita fumar quando está triste, aborrecido(a)?	Sim (1) Não (0)	
4. Necessita fumar quando está ingerindo bebida alcoólica, após refeição ou quando está em ambientes festivos?	Sim (1) Não (0)	4 pontos: Alta dependência

Fonte: Adaptado de Um novo escore para dependência a nicotina e uma nova escala de conforto do paciente durante o tratamento do tabagismo. Jaqueline Scholz Issa, 2012.

Tratamento medicamentoso

As principais indicações para se usar terapia farmacológica são: tentativas anteriores para cessação espontânea sem sucesso; pacientes que apresentam sintomas de abstinência quando tentam ficar sem fumar ou já nem tentam parar por preverem que será muito difícil.

» **Reposição de nicotina:** adesivos (21 mg, 14 mg, 7 mg): iniciar a reposição com a quantidade semelhante àquela de nicotina utilizada pelo paciente (1 cigarro = 1 mg), com ajuste da dose inicial se houver sintomas de abstinência ou de excesso de nicotina. Redução progressiva de dose a cada 4 a 6 semanas. Orientar o paciente a aplicar adesivos nas partes superiores do tronco, em locais sem pelos do tórax superior (peito, costas) e braços, rodiziando os sítios de aplicação a cada 24 horas. Contraindicados em pacientes com lesões de pele ativas, período de 15 dias após episódio de IAM, gestação e amamentação.
Goma de mascar (2 mg): utilizada para tratamento de fissura, em combinação com adesivos ou outras medicações para cessação. Nos pacientes que fumam menos de 10 cigarros por dia, pode ser usada em monoterapia. Orientar o paciente a mastigar até o aparecimento de forte sabor ou de leve sensação de formigamento, devendo, então, interromper a mastigação e colocar a goma entre a bochecha e a gengiva até que o gosto desapareça, iniciando novo ciclo, com tempo total de mastigação de cerca de 30 a 40 minutos. Dose máxima de 30 tabletes de 2 mg em 24 horas. Recomendam-se 3 meses de tratamento contínuo com redução progressiva da dose. Contraindicada em caso de gastrite, úlcera péptica ativa, aftas orais recorrentes e IAM há menos de 15 dias.
Deve-se orientar a suspensão imediata do consumo de cigarro ao se iniciar a terapia de reposição nicotínica em virtude do risco de intoxicação nicotínica.

» **Bupropiona:** antidepressivo atípico da classe de inibidores da recaptação de noradrenalina-dopamina que atenua os sintomas de abstinência e o desejo de fumar.
Dose: 150 mg/dia por 4 e 7 dias, seguida por 150 mg duas vezes por dia, até o final do tratamento (entre 12 e 24 semanas).
Cessar completamente o tabagismo entre o 8º e o 14° dias de tratamento.
Contraindicações: antecedentes de convulsão/epilepsia, alcoolismo, uso de IMAO, doença cerebrovascular, tumor de sistema nervoso central (SNC), trauma cranioencefálico (TCE), gestação e amamentação.
Efeitos colaterais: boca seca, insônia, constipação, tremores, taquicardia, redução do limiar de convulsão, principalmente quando associada ao uso de bebidas alcoólicas.

» **Vareniclina:** agonista parcial de receptor nicotínico
Dose: 0,5 mg/dia por 3 dias, em seguida 0,5 mg duas vezes ao dia, até o 7º dia. No 8º dia, iniciar 1 mg duas vezes ao dia, até o final do tratamento (entre 12 e 24 semanas).
Contraindicações: gestação, amamentação, ajustar dose se houver insuficiência renal.
Efeitos colaterais: náuseas, sonhos vívidos.

Em pacientes com doenças psiquiátricas estáveis (sem exacerbação ou crise nos últimos 6 meses e sem mudança na dosagem de medicação psiquiátrica nos últimos 3 meses), a vareniclina mostrou-se segura, em comparação com bupropriona, adesivo de nicotina ou placebo.

Bibliografia consultada

Anthenelli RM, Benowitz NL, West R et al. Neuropsychiatric safety and efficacy of varenicline, bupropion, and nicotine patch in smokers with and without psychiatric disorders (EAGLES): a double-blind, randomised, placebo-controlled clinical trial. Lancet. 2016;387:2507-20.

Goldenberg I, Jonas M, Tenenbaum A et al. Current smoking, smoking cessation, and the risk of sudden cardiac death in patients with coronary artery disease. Arch Intern Med. 2003;163(19):2301.
Hackshaw A, Morris JK, Boniface S, Tang JL, Milenkovi� D. Low cigarette consumption and risk of coronary heart disease and stroke: meta-analysis of 141 cohort studies in 55 study reports. BMJ. 2018;360:j5855.
He J, Vupputuri S, Allen K et al. Passive smoking and the risk of coronary heart disease – a meta-analysis of epidemiologic studies. N Engl J Med. 1999;340(12):920.
Issa JS, Perez GH, Diament J et al. Efetividade da bupropiona no tratamento de pacientes tabagistas com doença cardiovascular. Arq Bras Cardiol. 2007;88(4):434-40.
Issa JS. A new nicotine dependence score and a new scale assessing patient comfort during smoking cessation treatment. J. Bras. Pneumol. 2012;38:761-5.
Issa JS, Abe TO, Moura S, Santos PC, Pereira AC. Effectiveness of coadministration of varenicline, bupropion, and serotonin reuptake inhibitors in a smoking cessation program in the real-life setting. Nicotine Tob. Res. 2013;15:1146-50.
Kamimura D, Cain LR, Mentz RJ et al. Cigarette smoking and incident heart failure: insights from the Jackson Heart study. Circulation. 2018;137(24):2572.
Qiao Q, Tervahauta M, Nissinen A, Tuomilehto J. Mortality from all causes and from coronary heart disease related to smoking and changes in smoking during a 35-year follow-up of middle-aged Finnish men. Eur Heart J. 2000;21(19):1621.
Zhang YJ, Iqbal J, van Klaveren D et al. Smoking is associated with adverse clinical outcomes in patients undergoing revascularization with PCI or CABG: the SYNTAX trial at 5-year follow-up. J Am Coll Cardiol. 2015;65(11):1107-15.

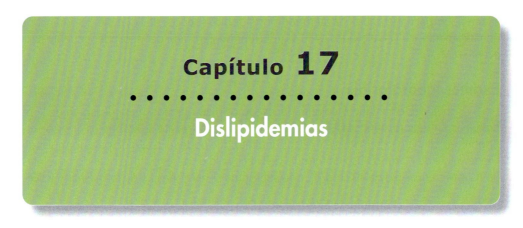

Capítulo 17

Dislipidemias

Fernando Garcia Scarpanti
Bruna Romanelli Scarpa Matuck
Viviane Zorzanelli Rocha Giraldez

Introdução

As doenças cardiovasculares (DCV) são a principal causa de morte na população mundial, responsáveis por mais de 17 milhões de óbitos anualmente, gerando enorme impacto econômico para a sociedade.

O tratamento dos fatores de risco mostrou-se efetivo, reduzindo os eventos cardiovasculares em até 80%, e mesmo a mortalidade cardiovascular em mais de 20%, além de ter se mostrado custo-efetivo.

Entre os chamados fatores de risco cardiovascular clássicos, estão a dislipidemia (DLP), hipertensão arterial, diabetes *mellitus* e tabagismo. A DLP ganhou destaque no cenário da prevenção das DCV a partir do reconhecimento de seu papel biológico na formação das placas ateroscleróticas. Além disso, estudos epidemiológicos e genéticos mostram a relação entre LDL-c e eventos cardiovasculares (CV), e ensaios clínicos com estatinas revelam uma relação linear entre redução de LDL-c e eventos CV. Recentemente, estudos clínicos envolvendo a adição de outras terapias hipolipemiantes ao tratamento com estatina, como ezetimibe e inibidores de PCSK9, mostrou que a redução mais intensiva de LDL-c conferiu benefício adicional na redução de eventos CV.

Nos últimos anos, o estudo REDUCE-IT demonstrou o benefício da redução dos triglicérides (TG). Estudos epidemiológicos e genéticos já haviam demonstrado que TG mais altos estão associados a maior risco CV; no entanto, estudos que avaliaram o uso de fibratos apresentaram resultados conflitantes.

Quanto ao HDL-c, estudos epidemiológicos demonstram clara correlação entre níveis séricos reduzidos e elevação do risco de doença arterial coronariana (DAC). Entretanto, ensaios clínicos não mostraram redução de eventos CV com intervenções focadas no aumento dos seus níveis.

A lipoproteína(a) [Lp(a)] é um partícula semelhante ao LDL, na qual a apoB liga-se à apolipoproteína (a) [apo(a)], apresentando semelhança estrutural em relação ao plasminogênio e com potencial papel causal na aterotrombose. Os níveis séricos de Lp(a) são determinados geneticamente, e níveis elevados (> 50 mg/dL) representam fator de risco independente para eventos CV.

Exames laboratoriais

Os métodos enzimáticos colorimétricos são os mais utilizados para dosagem de lipoproteínas. Entretanto, para o LDL, pode haver uma variação de até 30% entre os diversos *kits* disponíveis. Uma boa alternativa é o cálculo indireto, que pode ser realizado pelas fórmulas de Friedewald e de Martin. O uso da fórmula de Friedewald deve ser evitado quando os valores de TG estiverem acima de 400 mg/dL, pois subestima os níveis de LDL de forma inadmissível.

Fórmula de Friedewald: LDL = CT – HDL – (TG / 5)

A fórmula de Martin usa um fator de correção para obter o valor de VLDL. Esse fator é obtido de uma tabela, a partir dos valores de HDL e não HDL.

O não HDL-c, calculado pela subtração do HDL-c do CT, é utilizado como estimativa das lipoproteínas aterogênicas do plasma, podendo ser um indicador de risco, assim como o LDL-c. A apolipoproteína A1 (apoA1) é a lipoproteína predominante nas partículas de HDL-c, provendo uma boa estimativa de suas concentrações. A apolipoproteína B (apoB) é predominante nas lipoproteínas aterogênicas (VLDL, IDL e LDL) e pode ser utilizada como preditora de risco.

Não há obrigatoriedade de jejum para a realização do perfil lipídico, pois o estado pós-prandial não interfere nos valores de CT e HDL-c. O valor dos TG sofre interferência, devendo-se especificar o *status* do paciente no momento da coleta (jejum ou não). Caso a concentração de triglicérides esteja muito elevada sem jejum (> 440 mg/dL), deve ser feita nova coleta com jejum de 12 horas.

Classificação

As dislipidemias incluem as hiperlipidemias e as hipolipidemias e podem ser classificadas em desordens genéticas (primárias) ou adquiridas (secundárias) do metabolismo das lipoproteínas. Além da classificação etiológica, podem ser classificadas laboratorialmente, conforme a seguir:

- **Hipercolesterolemia isolada:** aumento isolado do LDL (> 160 mg/dL);
- **Hipertrigliceridemia isolada:** aumento isolado dos triglicérides (TG >150 mg/dL, medido em jejum, ou > 175 mg/dL, sem jejum);
- **Hiperlipidemia mista:** aumento do LDL-c e dos TG;
- **HDL-c baixo:** redução do HDL-c isolado ou em associação ao aumento de LDL-c ou de TG (HDL-c < 40 mg/dL).

Estratificação de risco cardiovascular

Existem diversas formas de se calcular o risco cardiovascular de um indivíduo, e diferentes sociedades utilizam ferramentas distintas. As maneiras e o racional do cálculo do risco cardiovascular são abordados no Capítulo 14 – Estratificação de risco cardiovascular.

A Tabela 17.1 sintetiza as dislipidemias secundárias.

Tabela 17.1 Dislipidemias secundárias.

Patologias	CT	HDL	TG	Medicamentos	CT	HDL	TG
Hepatopatia crônica	↑↑↑	↑↑ ou ↓	↑	Betabloqueadores	–	↓	↑
Insuficiência renal crônica	↑	–	↑	Diuréticos	–	↓	↑
Diabetes *mellitus* 2	–	↓	↑	Anticoncepcionais	↑	–	↑
Síndrome de Cushing	↑	–	↑↑	Corticosteroides	↑	–	↑
Hipotireoidismo	↑↑	↑ ou ↓	↑	Anabolizantes	↑	↓	–
Obesidade	↑	↓	↑↑	Inibidor de protease	↑	–	↑↑↑
Bulimia	↑	–	↑	Isotretinoína	↑	↑	↑
Sedentarismo	↑	↓	↑	Ciclosporina	↑	↑	↑↑
Tabagismo	–	↓	–	Estrógenos	–	↓	↑
Etilismo	–	↑	↑	Progestágenos	–	↓	↑
Dieta rica em gorduras trans	↑	↓	↑	Tibolona	–	↓↓	–

–: sem interferência; ↑: aumento discreto; ↑↑: aumento moderado; ↑↑↑: aumento importante; ↓: diminuição discreta; ↓↓: diminuição moderada; ↓↓↓: diminuição importante.

Fonte: Adaptada de Faludi *et al*; Mann *et al*.

Metas terapêuticas

A maioria das diretrizes sugere o tratamento das DLP de acordo com o risco cardiovascular do paciente. O tratamento comportamental, que inclui a adoção de um estilo de vida saudável com dieta equilibrada, prática regular de exercício físico, controle do peso corporal, entre outras medidas, é de grande relevância para o tratamento das DLP e será abordado em outro capítulo.

Quanto ao tratamento farmacológico, o foco inicial deve ser a redução do LDL-c, conforme risco cardiovascular calculado. Um objetivo secundário é a redução dos níveis de não HDL-c, principalmente se níveis muito elevados de TG. A hipertrigliceridemia com níveis de TG ≥ 500 mg/dL, em geral, requer tratamento farmacológico específico, pelo risco de pancreatite aguda. Níveis entre 150 e 499 mg/dL também podem ser alvo de tratamento farmacológico com o objetivo de reduzir eventos CV. Por não haver benefício demonstrado com o aumento farmacológico dos níveis de HDL-c, este não é uma meta terapêutica (ver Tabela 17.2 para um resumo das metas terapêuticas).

A Sociedade Brasileira de Cardiologia sugere uma estratégia híbrida de abordagem, inicialmente com redução percentual do LDL-c conforme o risco cardiovascular (calculado pelo escore global) e, a seguir, uma meta absoluta.

Apesar das diferenças, as diretrizes seguem alguns princípios em comum: avaliação e cálculo de risco cardiovascular; tratamento com estatinas como droga de 1ª escolha, tendo como objetivos a redução dos níveis de LDL-c.

Tabela 17.2 Metas terapêuticas absolutas e redução percentual do LDL-c e não HDL-c para pacientes com ou sem uso de estatinas.

Sem Estatinas		Com Estatinas	
Risco	**Redução de LDL (%)**	**Meta de LDL (mg/dL)**	**Meta de não HDL (mg/dL)**
Muito alto	> 50	< 50	< 80
Alto	> 50	< 70	< 100
Intermediário	30 a 50	< 100	< 130
Baixo	> 30	< 130	< 160

Fonte: Adaptada de Faludi *et al.*

Tratamento farmacológico

Terapias com alvo na redução do LDL-c

As estatinas são a pedra angular do tratamento farmacológico, agindo por meio da inibição da HMGCoA redutase. A escolha da estatina deve ser determinada a partir da meta terapêutica estabelecida. Uma metanálise publicada no Lancet, em 2010, mostrou que para cada 39 mg/dL de redução no LDL-c ocorre redução de 22% em eventos CV (infarto fatal e não fatal, AVC isquêmico, revascularização miocárdica) e 10% em mortalidade por todas as causas, com uma mediana de seguimento de 5,1 anos. O benefício se manteve mesmo em pacientes com LDL-c basal < 70 mg/dL.

As estatinas são seguras e bem toleradas, e a principal limitação ao seu uso são os efeitos musculares, que vão desde mialgia sem elevação de creatinafosfoquinase (CPK) até raros casos de miosite, rabdomiólise e miopatia autoimune. A hepatotoxicidade por estatinas também é rara. Entre os fatores de risco para a ocorrência desses efeitos colaterais, estão: idade avançada; fragilidade; insuficiência renal; uso de antifúngicos e de alguns antibióticos; e hipotireoidismo não tratado.

A Tabela 17.3 esquematiza a intensidade dos tratamentos hipolipemiantes.

Tabela 17.3 Intensidade dos tratamentos hipolipemiantes.

	Baixa	Moderada	Alta
Redução de LDL esperada (%)	**< 30**	**30-50**	**> 50**
Doses diárias em mg	Lovastatina 20 Sinvastatina 10 Pravastatina 10 a 20 Fluvastatina 20 a 40 Pitavastatina 1	Lovastatina 40 Sinvastatina 20 a 40 Pravastatina 40 a 80 Fluvastatina 80 Pitavastatina 2 a 4 Atorvastatina 10 a 20 Rosuvastatina 5 a 10	Atorvastatina 40 a 80 Rosuvastatina 20 a 40 Sinvastatina 40+ Ezetimibe 10

Fonte: Adaptada de Faludi *et al.*

O estudo IMPROVE-IT demonstrou que a redução do LDL-c por outro mecanismo que não a inibição da HMGCoA-redutase poderia também promover redução em eventos cardiovasculares. Foram incluídos mais de 18 mil pacientes pós-síndrome isquêmica aguda, randomizados para receber ezetimibe ou placebo, ambos associados à sinvastatina. Ao final de 7 anos de seguimento, o grupo ezetimibe, com LDL médio de 53,7 mg/dL, apresentou redução do desfecho primário (morte CV, evento CV maior ou AVC não fatal) em relação ao grupo placebo, com média de LDL de 69,5 mg/dL (32,7% *versus* 34,7%).

Os inibidores de PCSK9 (pró-proteína subtilisina kexina tipo 9) representam uma nova classe de hipolipemiantes capazes de reduzir o LDL em torno de 60%. A PCSK9 é uma proteína envolvida na degradação dos receptores de LDL (LDLR) e sua inibição resulta em aumento da expressão hepática de LDLR e redução dos níveis de LDL. No estudo FOURIER, o evolocumab reduziu o desfecho primário composto (morte CV, AVC, revascularização miocárdica, infarto do miocárdio e hospitalização por angina instável) em 15%, em pacientes com evento CV prévio. No ODISSEY Outcomes, com mais de 18 mil pacientes, o alirocumab, na dose de 75 mg e 150 mg a cada 2 semanas, reduziu a incidência do desfecho primário (morte CV, infarto não fatal, hospitalização por angina instável e AVC isquêmico) também em 15%.

A colestiramina, um sequestrador de ácidos biliares, que atua reduzindo a absorção enteral de colesterol, consegue diminuir a concentração de LDL-c no plasma em até 30%. Entretanto, não existem estudos que comprovem seu benefício clínico em associação às estatinas. Tem como principal efeito colateral a intolerância gastrointestinal, além da redução da absorção de vitaminas lipossolúveis. É a única medicação hipolipemiante aprovada na gestação.

Novas terapias redutoras de LDL-c

» **Lomitapide:** age na inibição da MTP (*microsomal triglyceride protein*), proteína transferidora de lípides encontrada nos hepatócitos e nos enterócitos e que atua na montagem de lipoproteínas que contêm apolipoproteína B. Gera reduções tão significativas quanto 70% no LDL-c. Seu uso está aprovado em pacientes com hipercolesterolemia familiar (HF) homozigótica.

» **Mipomersen:** oligonucleotídeo antisenso de 2ª geração que se liga ao RNAm que, por sua vez, codifica a apoB-100, ocasionando sua degradação e redução da produção de apoB-100. Reduz o LDL-c em 32%, triglicérides em 36%, apoB em 32% e lipoproteína (a) (Lp(a)) de 25,9%. O mipomersen foi aprovado para tratamento de pacientes portadores de HF homozigótica.

» **Inclisiran:** siRNA sintético, partícula que causa o silenciamento do gene da PCSK9 mediante atuação sobre o RNAm, inibindo a síntese hepática da PCSK9. Estudos de fase 3 evidenciaram redução do LDL-c em 40% e 50%.

» **Ácido bempedoico:** age por inibição da adenosinatrifosfato-citratoliase (ACL), que age na biossíntese de lípides. Estudos de fase 2 evidenciaram redução de até 27% nos níveis séricos de LDL-c.

Terapias com alvo na redução de triglicérides

Recentemente, pela primeira vez, uma medicação com alvo em redução de triglicérides demonstrou diminuição de eventos cardiovasculares. O estudo REDUCE-IT utilizou altas doses de EPA altamente purificado (ácido graxo derivado do ômega 3) em pacientes de alto risco CV já em uso de estatina, mas ainda com níveis de TG elevados (> 135 mg/dL) e demonstrou redução no desfecho primário, composto de morte CV, infarto agudo do miocárdio, AVC, revascularização miocárdica e angina instável.

As formulações tradicionais de ácidos graxos ômega-3 (EPA, DHA) são capazes de reduzir os níveis de TG quando em altas doses, além de apresentarem propriedades vasodilatadoras e antitrombóticas. São utilizadas como opção no tratamento de pacientes com hipertrigliceridemia refratária (> 500 mg/dL). Apesar de *trials* clínicos iniciais (GISSI-Prevenzioni e JELIS) terem mostrado redução de eventos CV, estudos seguintes não confirmaram esses resultados. Uma metanálise recente, com mais de 77 mil pacientes de alto risco CV, também não mostrou benefício dessa suplementação.

Os fibratos, por sua vez, agem por intermédio da interação com o PPAR-alfa, fator de transcrição que regula o gene da LPL (lípase lipoproteica), resultando na redução de TG em 30% e 50% e aumento de HDL-c, além de discreto aumento do LDL-c. A principal indicação para o seu uso são os níveis extremamente elevados de TG (> 500 e 1000 mg/dL), visando reduzir o risco de pancreatite aguda.

Quanto ao benefício cardiovascular dos fibratos, os resultados são conflitantes. Apesar de estudos inicialmente positivos com o Genfibrozil, os estudos seguintes não mostraram benefício. O estudo FIELD avaliou o uso do fenofibrato em quase 10 mil pacientes com diabetes *mellitus* tipo 2, e não constatou redução de desfecho cardiovascular. Outros potenciais alvos terapêuticos visando à redução de TG são a APOC3 e a ANGPTPL3, proteínas que regulam os níveis plasmáticos de triglicérides por meio da hidrólise via lipase lipoproteica.

Terapias com alvo na redução de HDL-c

A niacina ocasiona aumento dos níveis de HDL-c e redução dos níveis de LDL-c, VLDL-c, TG e Lp(a), agindo nos adipócitos por meio da inibição da mobilização dos ácidos graxos livres. Apesar de benefício CV demonstrado na era pré-estatina, os estudos AIM-HIGH e HPS-2 THRIVE, realizados em pacientes já em uso de estatina, não mostraram benefício da adição de niacina.

Os inibidores da CETP, que é a proteína responsável pela transferência de ésteres de colesterol da HDL-c para lipoproteínas formadas por apoB, são capazes de aumentar os níveis de HDL-c em mais de 100% e reduzir os níveis de LDL-c em cerca de 30%. Estudos que avaliaram os medicamentos torcetrapibe, dalcetrapibe, e evacetrapibe não evidenciaram benefício clínico, mas o estudo REVEAL, que avaliou a eficácia do anacetrapibe (associado à estatina), mostrou uma redução relativa de risco de 9% em relação ao grupo que usou estatina isoladamente.

Terapias com alvo na redução de Lp(a)

Uma nova terapia, da classe dos oligonucleotídeos antisenso, está sendo avaliada para redução dos níveis de Lp(a). Um estudo de fase 2 com o antisenso para apolipoproteína (a) demonstrou redução de 66,8% no grupo com Lp(a) entre 125 e 437 nmol/L e de 71,6% no grupo com Lp(a) acima de 438 nmol/L com uso dessa medicação. Ainda não há resposta quanto ao benefício dessa redução.

Hipercolesterolemia familiar

A hipercolesterolemia familiar (HF) é uma doença hereditária autossômica dominante, caracterizada por altos níveis de LDL plasmático e risco elevado de DAC precoce. É a forma mais comum de dislipidemia primária, com frequência de 1:500 na forma heterozigótica e de 1:1.000.000 na homozigótica. Estima-se que 90% dos portadores de HF desconhecem o diagnóstico. Os níveis elevados de LDL-c resultam de mutações em três principais genes: LDLR (85% e 90% dos casos), apoB (5% e 10%) e PCSK9 (1% e 3%). A penetrância da HF é de 100%, sendo homens e mulheres igualmente afetados. O principal indício para o diagnóstico de HF é a concentração de LDL-c acima de 190 mg/dL em adultos. Sinais clínicos como arco corneano e espessamento dos tendões auxiliam na suspeita.

Os escores MEDPED e o Dutch Lipid Clinic Network são os mais utilizados para o diagnóstico e avaliam a presença de uma das mutações associadas à HF, positividade de história familiar ou pessoal de doença aterosclerótica precoce, história familiar de hipercolesterolemia e presença de sinais físicos sugestivos. O rastreamento dos familiares de 1º grau é imprescindível, uma vez que até 50% deles apresentam a doença.

Os escores de risco cardiovascular subestimam o risco de pacientes com HF que devem ser considerados de alto risco cardiovascular a longo prazo. Assim, a meta inicial de tratamento é a redução de pelo menos 50% no LDL-c, associando-se tratamento farmacológico e medidas do estilo de vida (MEV).

O início precoce do tratamento, com uso de estatinas, é capaz de reduzir em até 80% a incidência de doença coronariana nessa população. As estatinas mais potentes (atorvastatina e rosuvastatina) são a 1ª opção no tratamento farmacológico, sugerindo-se a associação com ezetimibe ou inibidores de PCSK9, nos pacientes com HF grave e/ou com LDL-c residual muito elevado. Lomitapide, mipomersen e LDL-aférese são aprovados para HF homozigótica.

Manejo prático

Em pacientes de muito alto ou alto risco cardiovascular, o tratamento medicamentoso deve ser iniciado imediatamente, em associação às MEV. Para os pacientes de risco baixo ou intermediário, o tratamento não medicamentoso deve ser iniciado, com reavaliação após 3 a 6 meses para, então, se necessário for, associar-se o tratamento medicamentoso.

A primeira classe de drogas a ser utilizada é a das estatinas. Deve-se escolher uma estatina com potencial de reduzir o LDL-c de acordo com o desejado, segundo a classificação de risco. Após o início do tratamento, o perfil lipídico deve ser reavaliado em 4 e 12 semanas.

Caso o paciente não atinja a meta pré-estabelecida, deve-se atentar para: adesão à medicação e às MEV; intolerância à estatina; controle dos outros fatores de risco CV; orientação quanto aos potenciais benefícios do tratamento.

Após correção dos fatores citados, deve-se titular a dose da estatina escolhida até a máxima tolerada, caso os níveis de LDL-c mantenham-se acima do desejado. O passo seguinte é a associação de outra classe de medicamento, como o ezetimibe e os inibidores da PCSK9.

Para pacientes com hipertrigliceridemia moderada (150 e 499 mg/dL), a conduta inicial é a mudança de estilo de vida, além do controle das causas secundárias e do uso de estatina, conforme indicação. A diretriz europeia de dislipidemias já incorpora a possibilidade do uso de EPA purificado em pacientes de alto ou muito alto risco cardiovascular, caso os valores persistam elevados após condutas iniciais. Em casos de hipertrigliceridemia severa (> 500 mg/dL), está indicado o uso dos fibratos.

Conclusão

O controle da dislipidemia representa um importante passo para a prevenção da doença cardiovascular aterosclerótica. A redução do LDL-c se associa à redução proporcional de eventos cardiovasculares. Segundo as diversas diretrizes, sugere-se a redução do LDL-c de acordo com o risco cardiovascular calculado, com reduções maiores sugeridas para pacientes de maior risco. Pacientes com hipertriliceridemia grave também devem ser tratados com medicamento, mas quando leve a moderada, devem ser inicialmente abordados com medidas comportamentais.

Bibliografia consultada

AIM-HIGH Investigators. Boden W E, Probstfield J L, Anderson T. Niacin in patients with low HDL cholesterol levels receiving intensive statin therapy. N Engl J Med. 2011;365(24):2255-67.

Aung T, Halsey J, Kromhout D et al. Associations of Omega-3 fatty acid supplement use with cardiovascular disease risks meta-analysis of 10 trials involving 77 917 individuals. JAMA Cardiol. 2018;3(3):225-33.

Bhatt DL, Steg PG, Ballantyne CM et al. REDUCE-IT Investigators. Cardiovascular Risk Reduction with Icosapent Ethyl for Hypertriglyceridemia. N Engl J Med. 2019;380(1):11-22. doi:10.1056/NEJMoa1812792. Epub 2018 Nov 10. PMID: 30415628.

Cannon CP, Blazing MA, Giugliano RP et al. Ezetimibe added to statin therapy after acute coronary syndromes. N Engl J Med. 2015;372(25):2387-97.

Cholesterol Treatment Trialists' (CTT) Collaboration. Baigent C, Blackwell L, Emberson J et al. Efficacy and safety of more intensive lowering of LDL cholesterol: a meta-analysis of data from 170,000 participants in 26 randomised trials. Lancet. 2010;376(9753):1670-81.

Cholesterol Treatment Trialists' (CTT) Collaboration. Mihaylova B, Emberson J, Blackwel L et al. The eff ects of lowering LDL cholesterol with statin therapy in people at low risk of vascular disease: meta-analysis of individual data from 27 randomised trials. Lancet. 2012;380:581-90.

Elam M, Lovato L, Ginsberg H. The ACCORD-Lipid study: implications for treatment of dyslipidemia in Type 2 diabetes mellitus. Clin Lipidol. 2011;6(1):9-20.

Elam M, Lovato L, Ginsberg H. The ACCORD-Lipid study: implications for treatment of dyslipidemia in Type 2 diabetes mellitus. Clinical lipidology, 2011;6(1):9-20.

Faludi AA, Izar MCO, Saraiva JFK et al. Atualização da Diretriz Brasileira de Dislipidemias e Prevenção da Aterosclerose – 2017. Arq Bras Cardiol. 2017;109(2.1):1-76.

Ference BA, Yoo W, Alesh I et al. Effect of long-term exposure to lower low-density lipoprotein cholesterol beginning early in life on the risk of coronary heart disease: a Mendelian randomization analysis. J Am Coll Cardiol. 2012;60(25):2631-9.

Ford I, Murray H, McCowan C et al. Long-term safety and efficacy of lowering low-density lipoprotein cholesterol with statin therapy: 20-year follow-up of West of Scotland Coronary Prevention study. Circulation. 2016;133:1073-80.

Grundy SM, Stone NJ, Bailey A et al. 2018 HA/ACC/AACVPR/AAPA/ABC/ACPM/ ADA/AGS/APhA/ASPC/NLA/PCNA Guideline on the management of blood cholesterol: a report of the American College of Cardiology/American Heart Association Task Force on Clinical Practice Guidelines. J. Am. Coll. Cardiol. Accepted in November 2018.

Hovingh GK, Davidson MH, Kastelein JJP et al. Diagnosis and treatment of familial hypercholesterolaemia. European Heart Journal. 2013;34(13):962-71.

Keech A, Simes RJ, Barter P. Effects of long-term fenofibrate therapy on cardiovascular events in 9795 people with type 2 diabetes mellitus (the FIELD study): randomised controlled trial. Lancet 2005;366:1849-61.

Landray MJ, Haynes R, Hopewell JC. Effects of extended-release niacin with laropiprant in high-risk patients. N Engl J Med. 2014;371(3):203-12.

Mach F, Baigent C, Catapano AL, Koskinas KC et al. ESC Scientific Document Group. 2019 ESC/EAS Guidelines for the management of dyslipidaemias: lipid modification to reduce cardiovascular risk. Eur Heart J. 2020;41(1):111-188. doi:10.1093/eurheartj/ehz455. Erratum in: Eur Heart J. 2020;41(44):4255. PMID: 31504418.

Mann DL, Zipes DP, Libby P et al. Braunwald's Heart Disease: a textbook of cardiovascular medicine. 11th ed. Philadelphia, PA, Elsevier/Saunders; 2018.

National Clinical Guideline Centre (UK). Lipid modification: cardiovascular risk assessment and the modification of blood lipids for the primary and secondary prevention of cardiovascular disease. London: National Institute for Health and Care Excellence (UK); 2014 Jul. (NICE Clinical Guidelines, No. 181.).

National Institute for Health and Care Excellence. Cardiovascular disease prevention. NICE Public Health Guidance 25. June 2010.

Nicholls SJ, Puri R, Anderson T et al. Effect of evolocumab on progression of coronary disease in statin-treated patients: the GLAGOV randomized clinical trial. Jama. 2016;316(22):2373-84.

Nordestgaard BG, Chapman MJ, Ray K et al. A. Lipoprotein(a) as a cardiovascular risk factor: current status. Eur Heart J. 2010;31:2844-53.

Park SJ, Kang SJ, Ahn J et al. Effect of statin treatment on modifying plaque composition: a double-blind, randomized study. J Am Coll Cardiol. 2016;67:1772-83.
Pereira M, Azevedo A, Lunet H et al. Explaining the decline in coronary heart disease mortality in Portugal between 1995 and 2008. Circ Cardiovasc Qual Outcomes. 2013;6(6):634-42.
Ray KK, Wright RS, Kastelein JJP et al. ORION-10 and ORION-11 Investigators. Two phase 3 trials of inclisiran in patients with elevated LDL cholesterol. N Engl J Med. 2020;382(16):1507-1519. doi:10.1056/NEJMoa1912387. Epub 2020 Mar 18. PMID: 32187462.
Rocha VZ, Libby P. Obesity, inflammation, and atherosclerosis. Nat Rev Cardiol. 2009;6(6): 399-409.
Sabatine MS, Giugliano RP, Keech A et al. Evolocumab and clinical outcomes in patients with cardiovascular disease. N Engl J Med. 2017;376:1713-22.
Santos RD, Gagliardi AM, Xavier H et al. I Diretriz Brasileira de Hipercolesterolemia Familiar (HF). Arq Bras Cardiol. 2012;99(2.2):1-28.
Sniderman AD, Williams K, Contois J et al. A meta-analysis of low-density lipoprotein cholesterol, non-high-density lipoprotein cholesterol, and apolipoprotein B as markers of cardiovascular risk. Circ Cardiovasc Qual Outcomes. 2011;4:337-45.
The FIELD study investigators. Effects of long-term fenofibrate therapy on cardiovascular events in 9795 people with type 2 diabetes mellitus (the FIELD study): randomised controlled Trial. Lancet. 2005;366:1849-61.
Viney NJ, van Capelleveen JC, Geary R et al. Antisense oligonucleotides targeting apolipoprotein(a) in people with raised lipoprotein(a): two randomised, double-blind, placebo-controlled, dose-ranging trials. Lancet. 2016;388(10057):2239-53.
Wald NJ, Law MR. A strategy to reduce cardiovascular disease by more than 80% BMJ. 2003;326: 1419.
Whitman SC, Miller DB, Wolfe B et al. Uptake of type III hypertriglyceridemic VLDL by macrophages is enhanced by oxidation, especially after remnant formation. Arteriosclerosis, thrombosis, and vascular biology. 1997;17(9):1707-15.
World Health Statistics. Geneva: World Health Organization; 2017.

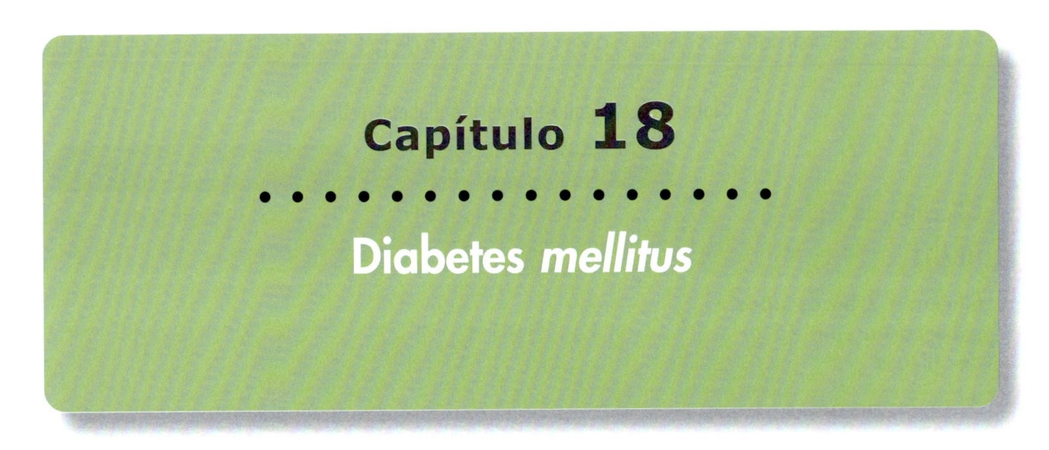

Capítulo 18

Diabetes *mellitus*

Cesar Augusto Caporrino Pereira
Brenno Gomes Rizerio

Introdução

Diabetes *mellitus* (DM) é um importante e crescente problema de saúde para todos os países, independentemente do seu grau de desenvolvimento. Em 2015, a Federação Internacional de Diabetes (International Diabetes Federation, IDF) estimou que 8,8% (intervalo de confiança [IC] de 95%: 7,2 a 11,4) da população mundial com 20 a 79 anos de idade (415 milhões de pessoas) vivia com diabetes. Se as tendências atuais persistirem, o número de pessoas com diabetes foi projetado para ser superior a 642 milhões em 2040. Cerca de 75% dos casos são de países em desenvolvimento, nos quais deverá ocorrer o maior aumento dos casos de diabetes nas próximas décadas.

O diabetes *mellitus* tipo 2 (DM2) está associado ao aumento da morbidade e da mortalidade cardiovascular. Pacientes com DM2 têm um aumento de duas a quatro vezes na incidência de doença arterial coronariana (DAC), acidente vascular cerebral isquêmico (AVCi) e um aumento de 1,5 a 3,6 vezes na mortalidade.

Rastreamento e diagnóstico

A identificação de grupos de risco para o desenvolvimento de diabetes é imprescindível para a implementação de estratégias preventivas, possibilitando o diagnóstico mais precoce de pré-diabetes ou de diabetes. De acordo com estudos como DA QING e Diabetes Prevention Program (DPP), o paciente com pré-diabetes tem uma taxa de progressão anual para DM que gira em torno de 11%. À luz do estudo DECODE (Figura 18.1), sabemos que o risco de morte aumenta mesmo antes do DM estabelecido.

O rastreamento pela dosagem de glicemia de jejum e hemoglobina glicada encontra-se recomendado para todos os indivíduos a partir dos 45 anos e, antes dessa idade, em indivíduos com sobrepeso/obesidade e que apresentem mais um fator de risco para DM, sendo eles: resistência insulínica; história familiar de DM em parente de 1º grau; história de doença cardiovascular; síndrome dos ovários policísticos; hipertensão arterial; negros; hispânicos ou índios Pima; mulheres com diagnóstico de diabetes *mellitus* gestacional; sedentarismo; acantose *nigricans*; HDL-c < 35 mg/dL; e/ou triglicérides > 250 mg/dL.

A Tabela 18.1 sintetiza os critérios para o diagnóstico de pré-diabetes e de diabetes *mellitus*.

Tabela 18.1 Diagnóstico de pré-diabetes e DM.

	Pré-diabético	Diabético
Glicemia de jejum	100 a 125 mg/dL	≥ 126 mg/dL
HbA1c	5,7% a 6,4%	≥ 6,5%
Glicemia 2 horas após sobrecarga com 75 g de glicose	140 a 199 mg/dL	≥ 200 mg/dL
Glicemia ao acaso > 200 mg/dL		Com sintomas sugestivos de hiperglicemia

Fonte: Adaptada das Diretrizes da ADA, 2018.

Figura 18.1 Estudo DECODE: risco de morte eleva-se com o aumento da glicemia de jejum e pós-sobrecarga.

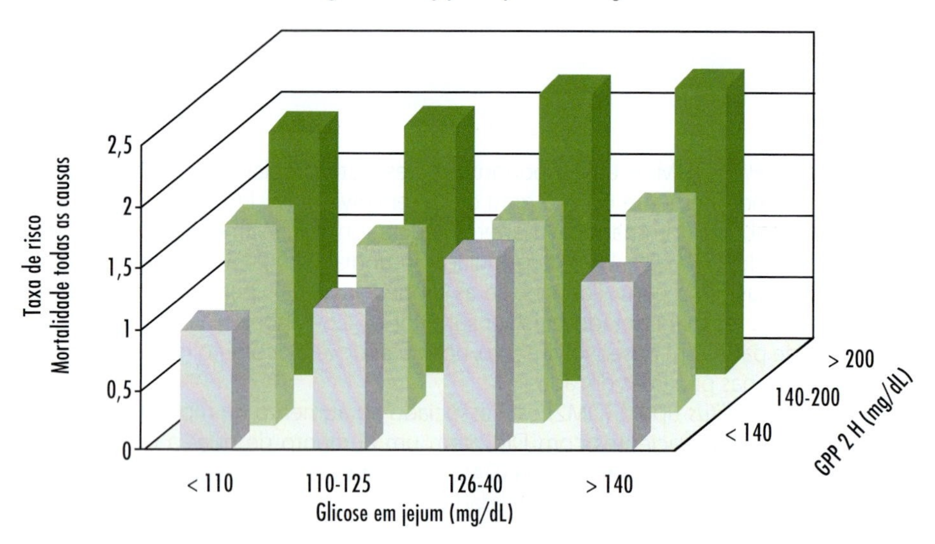

Tratamento

Não farmacológico

Baseia-se nas mudanças do estilo de vida (MEV), com prática de atividade física, perda de peso, reeducação alimentar e cessação do tabagismo/etilismo, tem papel importante já no pré-diabetes; entre várias evidências, temos o estudo DPP no qual a MEV gerou redução na incidência do DM2 de 58% em seguimento de 3 anos e a redução, vista no estudo DA QING, de uma redução de 43% na incidência de DM2 no período de 20 anos.

Farmacológico

Existem diversas classes de medicamentos para o tratamento do diabetes, desde as mais antigas como as sulfonilureias até as mais modernas como os análogos de GLP-1, inibidores da SGLT2 e inibidores de DPP IV. As principais diretrizes recomendam a metformina como escolha para fármaco inicial ou parte da terapia combinada; porém, como algumas das novas classes evidenciam benefício cardiovascular, a tendência é aumentar o leque de possibilidades para manejo do paciente diabético.

» **Secretagogos de insulina:** as sulfonilureias tiveram sua primeira grande avaliação na prática clínica com o estudo UGDP de 1970, no qual a tolbutamida (sulfonilureia de 1ª geração) foi testada e revelou aumento na incidência de morte cardiovascular, possivelmente pela piora do pré-condicionamento isquêmico. Esse efeito deletério parece ter relação com o mecanismo de ação do fármaco, que atua por meio da inibição do canal K+ATP das células beta do pâncreas, canais estes também presentes no miocárdio. Porém as sulfonilureias mais modernas, em geral, mais seletivas para os canais presentes no pâncreas, já demonstraram ser seguras do ponto de vista cardiovascular. Em 1998, foram avaliadas a glibenclamida e a clorpropramida no estudo UKPDS 33 e não se observou diferença nas taxas de morte cardiovascular ou mesmo de IAM.

A gliclazida e a glimepirida, ambas de 2ª geração, apresentam maior segurança cardiovascular, não alterando desfechos como morte cardiovascular ou mesmo IAM, como visto no estudo ADVANCE-ON (gliclazida). Portanto, quando indicada esta classe para pacientes cardiopatas, devemos utilizar preferencialmente a gliclazida ou a glimepirida em virtude de maior segurança cardiovascular. Essas drogas, de modo geral, aumentam a incidência de hipoglicemia e estão relacionadas a ganho de peso.

» **Biguanidas:** classe representada pela metformina. A preferência por seu uso começou com o estudo UKPDS 34, pois foi o primeiro a evidenciar que um antidiabético oral (ADO) poderia reduzir IAM e mortalidade por todas as causas em paciente DM2. O benefício permaneceu evidente em pacientes com o diagnóstico mais tardio de diabetes nos estudos HOME e SPREAD-DIMCAD. Desta forma, a metformina ainda permanece como droga de uso preferencial para terapia inicial e combinada pelas diretrizes nacionais e internacionais.

A metformina pode ser utilizada na forma de liberação imediata ou lenta. Na primeira, podemos utilizar em duas tomadas ao dia e, na segunda, uma a duas tomadas ao dia. Devemos iniciar com doses menores de 500 mg/dia e aumentar até o que se considera hoje a dose máxima efetiva de 2000 mg. O seu uso durante as refeições diminui os riscos de efeitos adversos. Os efeitos colaterais mais comuns são gastrointestinais (náuseas, flatulência, diarreia), surgem em cerca de 20%, são dose-dependentes e representam a principal causa de suspensão da metformina. A formulação de liberação lenta parece estar relacionada a menor risco de efeitos gastrointestinais. O seu uso deve ser evitado em pacientes com *clearance* de creatinina inferior a 30 mL/min e a dose deve ser ajustada quando for menor do que 45 mL/min. Outro potencial efeito adverso da metformina é a diminuição da absorção de vitamina B12, devendo esse parâmetro ser monitorizado nos que a usam regularmente. Não causa hipoglicemia, pois não atua aumentando a secreção de insulina e pode ocasionar perda de peso leve ou não alterar. A metformina deve ser evitada em pacientes críticos (insuficiência renal, cardíaca, hepática e respiratória e nos estados de choque).

» **Glitazonas:** atuam predominantemente na resistência à insulina periférica nos âmbitos muscular, adipócito e hepatócito, sensibilizando a ação da insulina produzida pelo próprio paciente, causam, por um lado, a redução de 1% e 1,4% de hemoglobina glicada. Por outro lado, provocam retenção hídrica e ganho de peso, aumentando o risco de insuficiência cardíaca, além de aumentarem o risco de fraturas. Em 2007, foi publicada uma metanálise associando a rosiglitazona ao aumento de 43% na ocorrência de IAM, fato este que fez a agência americana Food and Drug Administration (FDA) exigir que os novos antidiabéticos de 2008 em diante devessem ser submetidos a estudos de segurança cardiovascular. A outra droga e atualmente única representante da classe é a pioglitazona, avaliada nos estudos PROactive (estudo realizado em pacientes com DM2 e doença cardiovascular estabelecida) e IRIS (analisou a pioglitazona em pré-diabéticos com histórico de AVC ou AIT recente). No primeiro estudo, constatou-se uma redução no desfecho secundário composto (morte por todas as causas, AVC ou IAM não fatal), embora tenha aumentado a incidência de insuficiência cardíaca (IC), aumento de 40% em hospitalização por IC e de edema sem insuficiência cardíaca no grupo pioglitazona. No segundo estudo, observou-se redução do desfecho primário (IAM ou AVC), sem aumentar a incidência de IC, porém houve aumento do número de fraturas e de edema. Em suma, trata-se de uma droga com segurança cardiovascular, sabendo-se da necessidade de avaliar se o paciente tem osteopenia ou osteoporose em virtude do risco de fraturas, possivelmente por redução da formação e da densidade da massa óssea, e cujo uso deve ser evitado em pacientes com histórico de IC.

- **Inibidores de alfaglicosidas:** o estudo STOP-NIDDM, realizado em pacientes com pré-diabetes, demonstrou reduzir a incidência de DM2, assim como benefício na redução significativa de eventos cardiovasculares (meta secundária do estudo). Recentemente, foi publicado o estudo ACE em pré-diabéticos com doença arterial coronariana estabelecida, não apresentando alterações no desfecho primário (MACE), porém manteve benefício em reduzir a incidência de DM2. Metanálise de 2004 revelou que o tratamento com acarbose em pacientes DM2 reduz o risco de IAM em 64% e o risco de qualquer evento cardiovascular em 35%, porém devemos lembrar que nenhum dos estudos incluídos na metanálise foi projetado especificamente para testar esta hipótese e um grande fator limitante para o uso da acarbose são os efeitos colaterais gastrointestinais como flatulência e diarreia.
- **Inibidores de DPP-IV:** quatro medicações desta classe já foram testadas, a saxagliptina (SAVOR TIME 53), alogliptina (EXAMINE) e sitagliptina (TECOS), linagliptina (CARMELINA), porém em nenhum dos quatro estudos foram identificados redução de morte cardiovascular, IAM ou AVC. Importante saber que a saxagliptina apresentou aumento na incidência de hospitalizações por IC, independentemente da presença de IC de base, já a alogliptina, em análise *post hoc* de subgrupos, apresentou o mesmo aumento de hospitalizações por insuficiência cardíaca em pacientes sem histórico prévio de IC. Resultados mais notáveis vieram com a sitagliptina no estudo TECOS em pacientes DM2 e doença cardiovascular estabelecida, e não houve aumento de hospitalizações por IC, resultados semelhantes aos da linagliptina, no estudo CARMELINA, contando com uma população de alto risco cardiovascular (doença cardiovascular prévia) e também de alto risco renal (desde microalbuminúria até *clearance* de creatinina de 15 ml/min). Até o momento, pode-se apenas assegurar que se trata de uma classe segura de medicações para a população portadora de doença cardiovascular e de diabetes, com a ressalva de haver contraindicação à saxagliptina, podendo ser feito uso com cautela da alogliptina ou mesmo linagliptina (resultados do CARMELINA ainda não incorporados pelas diretrizes), nos pacientes DM2 com IC, conforme a última diretriz de insuficiência cardíaca crônica e aguda.
- **Análogos de GLP1:** uma das principais classes de antidiabéticos, junto aos inibidores da SGLT2, no que se refere a benefício cardiovascular. Inicialmente, foi estudado o lixisenatide, que, ao ser comparado com placebo em pacientes com DM2 e síndrome coronariana aguda recente, no estudo ELIXA, não demonstrou benefício cardiovascular. O primeiro estudo positivo foi o LEADER, com o liraglutide, demonstrando benefício na redução do desfecho composto MACE (morte cardiovascular, IAM não fatal e AVC não fatal), esse benefício foi guiado pela redução de 22% na mortalidade cardiovascular, houve também redução de morte por todas as causas. O liraglutide também foi avaliado no estudo SCALE, sendo aprovado para o tratamento da obesidade. O estudo SUSTAIN-6, com semaglutide manteve o benefício da classe para MACE, mas, desta vez, foi às custas de redução em AVC não fatal, não havendo impacto em mortalidade isola-

damente. Estudo mais recente, o EXSCEL testou o exenatide e, no desfecho composto semelhante ao dos estudos anteriores, apresentou apenas não inferioridade; assim, não apresentou impacto cardiovascular. Nos estudos citados, o análogo de GLP-1 não alterou o número de internações por insuficiência cardíaca e tem como principal reação adversa os sintomas gastrointestinais, principalmente náuseas.

» **Inibidores de SGLT2 (cotransportador sódio-glicose 2):** classe de ADO que figura entre os principais temas em cardiologia na atualidade. O EMPA-REG, seu primeiro estudo, testou a empagliflozina em pacientes diabéticos com doença cardiovascular estabelecida (prevenção secundária), mostrando redução de MACE em consequência da diminuição de mortalidade cardiovascular em 38%. Houve também redução de morte por todas as causas de modo significativo, já a redução em 13% de IAM foi sem significância estatística. O benefício desta classe se manteve com o estudo CANVAS que testou a canagliflozina em pacientes DM2, contando com dois terços dos pacientes em prevenção secundária e um terço dos pacientes com presença de fatores de risco (prevenção primária). Neste estudo, também se observou benefício cardiovascular com redução de MACE. O estudo mais recente publicado foi o DECLARE-TIMI58, avaliando a dapagliflozina em cenário semelhante ao anterior; entretanto, cerca de 60% dos pacientes estavam em prevenção primária, com o fármaco atingindo o desfecho primário de segurança de não inferioridade para MACE e uma redução significativa no desfecho composto coprimário de eficácia para hospitalização por insuficiência cardíaca ou morte cardiovascular, resultado este que se origina de uma redução de 27% na taxa de hospitalizações por IC. Com relação à eficácia, não houve redução de MACE. Nos três estudos, existem achados em comum como a redução importante em hospitalizações por IC (independentemente se o paciente estava em prevenção primária ou secundária), preservação da função renal, perda ponderal, melhora dos níveis tensionais. Esses achados são corroborados pelo CVD-REAL (estudo de vida real) bem como pela metanálise publicada no Lancet em 2018 com base nos três grandes estudos, encontrando uma redução significativa de MACE (11%), limitada aos pacientes com doença cardiovascular estabelecida. Já a redução de hospitalizações por IC, assim como redução do risco de progressão da doença renal (45%), efetiva-se independentemente da presença de doença cardiovascular estabelecida.
Em relação ao efeito glicosúrico desta classe medicamentosa, houve aumento na incidência de infecções genitais evidenciada nos três estudos. Evento de grande importância encontrado no estudo CANVAS foi o aumento na incidência de amputações, porém essa associação de canagliflozina com risco de amputação não foi demonstrada em análises posteriores, como o estudo OBSERVE-4D. Devemos ter atenção ao internar pacientes em uso de ISGLT2, pois essa medicação deve ser interrompida durante a hospitalização para procedimentos cirúrgicos maiores e na presença de outras condições de maior gravidade pelo risco de cetoacidose euglicêmica diabética.

» **Insulinas:** as insulinas, atualmente, apresentam-se como potentes medicações para o controle glicêmico no paciente diabético, porém não há evidências que demonstrem seu benefício cardiovascular, visto metanálise publicada recentemente, na qual a insulinoterapia não alterou a mortalidade cardiovascular e a mortalidade por todas as causas (desfecho primário), em comparação ao placebo/MEV ou mesmo a antidiabéticos, e ainda aumentando o risco de hipoglicemia e o ganho de peso. Nesta metanálise, já está incluso o estudo ORIGIN, com o objetivo avaliar de se o tratamento com reposição de insulina glargina, almejando uma glicemia normal de jejum (95 mg/dL), poderia reduzir desfechos cardiovasculares mais do que o tratamento padrão com ADOs, principalmente metformina e sulfoniureias, em pré-diabéticos e/ou DM 2 de início recente em um período de 6 anos; em seu resultado, não houve evidência de redução de eventos cardiovasculares.

Atualmente, recomenda-se a escolha dos fármacos com base na individualização da terapêutica, levando-se em conta as características e as comorbidades de cada paciente.

A meta terapêutica segundo a American Diabetes Association (ADA) é de HbA1C < 7%, glicemia pré-prandial entre 80 e 130 mg/dL e pós-prandial < 180 mg/dL. As referências nacionais recomendam a mesma meta de hemoglobina glicada, com glicemia pré-prandial < 100 mg/dL e pós-prandial < 160 mg/dL.

Ácido acetilsalicílico (AAS)

No contexto da prevenção secundária, a aspirina tem papel muito bem definido em diversos estudos e em recente metanálise publicada, com redução de IAM, AVC, mortalidade vascular e por todas as causas.

Há divergência em relação à indicação do AAS para prevenção primária pelas diretrizes. Por um lado, a sociedade europeia não recomenda o uso do AAS para prevenção primária (classe III). Por outro lado, no mesmo ano de 2016, a US Preventive Services Task Force recomendou AAS em doses baixas (81 a 100 mg/dia) para prevenção primária de doenças cardiovasculares e câncer colorretal em pacientes de 50 a 59 anos de idade, com um risco em 10 anos maior ou igual a 10% para doenças cardiovasculares, desde que o paciente tenha expectativa de vida de pelo menos dez anos e não apresente alto risco de sangramento. A recomendação se estende para pacientes de 60 a 69 anos, porém deve ser avaliado caso a caso e tem menor força de recomendação. A Sociedade Brasileira de Cardiologia em conjunto com a Sociedade Brasileira de Diabetes (SBD) recomendou, em 2017, que seria classe IIa o uso do AAS para pacientes com diabetes sem doença aterosclerótica manifesta desde que apresentassem alto risco cardiovascular, idade > 65 anos e com baixo risco de sangramento. O estudo ASCEND, publicado em 2018 no NEJM, analisou o uso do AAS 100 mg por dia em pacientes diabéticos e com 40 anos ou mais de idade, em um seguimento de 7,4 anos. Observou-se uma redução de eventos cardiovasculares, porém houve aumento significativo de sangramento maior, e não foi evidenciada a redução na ocorrência de nenhum tipo de câncer. Esses achados podem influenciar as atuais recomendações, que, em geral, indicam AAS para pacientes de alto risco cardiovascular e baixo risco de sangramento como prevenção primária.

Estatinas

O fenótipo lipídico frequentemente encontrado na população com diabetes consiste em hipertrigliceridemia e HDL-c baixo. A concentração média do LDL-c não apresenta diferenças quantitativas, distinguindo-se, entretanto, pelo perfil de alta aterogenicidade pela presença de partículas pequenas e densas. Pela diretriz brasileira de dislipidemia publicada em 2017, pacientes com DM2 estão pelo menos em risco intermediário, chegando a risco cardiovascular maior conforme a idade, o histórico clínico, o escore de risco global ou mesmo a evidência de doença aterosclerótica subclínica. As metas de LDL-c recomendadas estão descritas no Capítulo 17 – Dislipidemias.

HAS no paciente diabético

A associação de hipertensão arterial sistêmica (HAS) e DM dobra o risco cadiovascular e tem aumentado a prevalência de HAS, fato ligado à elevação nas taxas de sobrepeso e de obesidade, bem como ao aumento da população de idosos em nosso meio; há uma estreita relação entre o desenvolvimento de HAS e a presença de albuminúria nessa população. Esse aumento na incidência de HAS pode atingir de 75% a 80% dos pacientes com doença renal diabética. Cerca de 40% dos pacientes com diagnóstico recente de DM2 têm HAS. Em aproximadamente 50% dos DM2, a HAS se estabelece antes do desenvolvimento de albuminúria. Exames de grande importância para pacientes HAS e DM são: pesquisa da excreção urinária de albumina; o exame de fundo de olho; e a avaliação de provável hipotensão postural, que pode caracterizar a presença de disfunção do sistema nervoso autônomo.

Em relação às metas pressóricas, parece estar havendo consenso quanto aos pacientes diabéticos terem como meta PA < 130/80 mmHg, A escolha terapêutica deve ser baseada na tolerabilidade e na eficácia do medicamento, levando-se em conta as comorbidades do paciente. Nos hipertensos diabéticos sem nefropatia, todos os anti-hipertensivos podem ser utilizados. Entretanto, na presença de nefropatia diabética, o uso de medicamentos inibidores do sistema renina-angiotensina-aldosterona é preferencial. A utilização simultânea de inibidores da enzima conversora de angiotensina (IECA) e de bloqueadores de receptora da angiotensina (BRA) deve ser evitada em razão do risco de complicações como evidenciado no estudo ONTARGET. Apesar de agravarem a resistência à insulina, os betabloqueadores são úteis no controle pressórico dos diabéticos, em especial quando usados em combinação no tratamento de hipertensos com DAC ou IC.

Conclusão

O paciente diabético encontra-se em um risco cardiovascular presumidamente maior do que o da população não diabética, necessitando de muitos medicamentos em virtude de outras comorbidades ou mesmo por complicações da própria doença. Hoje, com as novas medicações apresentando importante benefício cardiovascular, associado à dieta e atividade física, podemos ter mais esperanças em relação ao manejo de uma doença tão prevalente.

Bibliografia consultada

American Diabetes Association – Standards of Medical Care in Diabetes, 2018. Diabetes Care 2018.

Bowman L, Mafham M, Wallendszus K et al. Effects of aspirin for primary prevention in persons with diabetes mellitus. N Engl J Med. 2018;379:1529-39.

Chiasson JL, Josse RG, Gomis R et al. for the STOP-NIDDM Trial Research Group. Acarbose for prevention of type 2 diabetes mellitus: the STOP-NIDDM randomised trial. Lancet. 2002;359:2072-77.

Douros A, Dell' Aniello S, Yu OHY et al. Sulfonylureas as second line drugs in type 2 diabetes and the risk of cardiovascular and hypoglycaemic events: population based cohort study. BMJ. 2018;362:k2693.

Erpeldinger S, Rehman MB, Berkhout C et al. Efficacy and safety of insulin in type 2 diabetes: meta-analysis of randomised controlled trials. BMC Endocrine Disorders. 2016;16:39.

Faludi AA, Izar MCO, Saraiva JFK et al. Atualização da Diretriz Brasileira de Dislipidemias e Prevenção da Aterosclerose – 2017. Arq Bras Cardiol. 2017;109(2.1):1-76.

Faludi AA, Izar MCO, Saraiva JFK et al. Diretriz brasileira baseada em evidências sobre prevenção de doenças cardiovasculares em pacientes com diabetes: posicionamento da Sociedade Brasileira de Diabetes (SBD), da Sociedade Brasileira de Cardiologia (SBC) e da Sociedade Brasileira de Endocrinologia e Metabologia (SBEM). Arq Bras Cardiol. 2017;109(6.1):1-31.

Fisher M. Is diabetes still a state of premature cardiovascular death? Practical Diabetes. 2016;33(8):285-90.

Glucose tolerance and mortality: comparison of WHO and American Diabetic Association diagnostic criteria The DECODE study group on behalf of the Europe and Diabetes Epidemiology Group. Lancet. 1999;354:617-621.

Hanefeld M, Cagatay M, Petrowitsch T et al. Acarbose reduces the risk for myocardial infarction in type 2 diabetic patients: meta-analysis of seven long-term studies. Eur Heart J. 2004;25:10-16.

Holman RR, Coleman RL, Chan JCN et al. Effects of acarbose on cardiovascular and diabetes outcomes in patients with coronary heart disease and impaired glucose tolerance (ACE): a randomised, double-blind, placebo-controlled trial. Lancet Diabetes Endocrinol. 2017;5(11):877-86.

Knowler WC, Barrett-Connor E, Fowler SE et al. Diabetes Prevention Program Research Group 2002 Reduction in the incidence of type 2 diabetes with lifestyle intervention or metformin. N Engl J Med. 2002;346:393-403.
Kosiborod M, Cavender MA, Fu AZ et al. Lower risk of heart failure and death in patients initiated on sodium-glucose cotransporter-2 inhibitors versus other glucose-lowering drugs: the CVD-REAL study (Comparative Effectiveness of Cardiovascular Outcomes in New Users of Sodium-Glucose Cotransporter-2 Inhibitors). Circulation. 2017;136:249-59.
Li G, Zhang P, Wang J et al. The long-term effect of lifestyle interventions to prevent diabetes in the China Da Qing Diabetes Prevention study: a 20-year follow-up study. Lancet. 2008;371:1783-89.
Malachias MVB, Souza WKSB, Plavnik FL et al. 7ª Diretriz Brasileira de Hipertensão Arterial. Arq Bras Cardiol. 2016;107(3.3):1-83.
Meinert CL, Knatterud GL, Prout TE et al. A study of the effects of hypoglycemic agents on vascular complications in patients with adult-onset diabetes. Diabetes. 1970;19:789-830.
Neal B, Perkovic V, Mahaffey KW et al. Canagliflozin and cardiovascular and renal events in type 2 diabetes. N Engl J Med. 2017;377:644-57.
Patrono C, Morais J, Baigent C et al. Antiplatelet agents for the treatment and prevention of coronary atherothrombosis. JACC. 2017;70(14):1760-76.
Ponikowski P, Voors AA, Anker SD et al. 2016 ESC Guidelines for the diagnosis and treatment of acute and chronic heart failure: the task force for the diagnosis and treatment of acute and chronic heart failure of the European Society of Cardiology (ESC) Developed with the special contribution of the Heart Failure Association (HFA) of the ESC. Eur Heart J. 2016;37(27):2129-200.
Rahmi GRM, Rezende PC, Hueb W. Impact of hypoglycemic agents on myocardial ischemic preconditioning. World J Diabetes. 2014;5(3):258-66.
Rohde LE, Montera MW, Bocchi EA et al. Diretriz Brasileira de Insuficiência Cardíaca Crônica e Aguda. Arq Bras Cardiol. 2018;111(3):436-539.
Sarwar N, Gao P, Seshasai SR et al. Diabetes mellitus, fasting blood glucose concentration, and risk of vascular disease: a collaborative meta-analysis of 102 prospective studies. Lancet. 2010;375:2215-22.
Secrest MH, Udell JA, Filion KB. The cardiovascular safety trials of DPP-4 inhibitors, GLP-1 agonists, and SGLT2 inhibitors. Trends in Cardiovascular Medicine. Disponível em: http://dx.doi.org/10.1016/j.tcm.2017.01.009.
Sociedade Brasileira de Diabetes – Diretrizes da Sociedade Brasileira de Diabetes, 2017-2018.
Strongman H, Korhonen P, Williams R, et al. Pioglitazone and risk of mortality in patients with type 2 diabetes: results from a European multidatabase cohort study. BMJ Open Diab Res Care 2017;5:e000364.
UK Prospective Diabetes Study (UKPDS) Group. Intensive blood-glucose control with sulphonylureas or insulin compared with conventional treatment and risk of complications in patients with type 2 diabetes (UKPDS 33). Lancet. 1998;352(9131):837-853.
Vanita R, Aroda MD. A review of GLP-1 receptor agonists: evolution and advancement, through the lens of randomised controlled trials. Diabetes Obes Metab. 2018;20(1):22-33.
Zelniker TA, Braunwald E. Cardiac and renal effects of sodium-glucose co-transporter 2 inhibitors in diabetes. JACC State-of-the-Art Review. Journal of the American College of Cardiology. 2018.
Zelniker TA, Wiviott SD, Raz I et al. SGLT2 inhibitors for primary and secondary prevention of cardiovascular and renal outcomes in type 2 diabetes: a systematic review and meta-analysis of cardiovascular outcome trials. The Lancet, In press, corrected proof. Disponível online. Acesso em: 10 nov. 2018.
Zinman B, Wanner C, Lachin JM et al. Empagliflozin, cardiovascular otucomes, and mortality in type 2 diabetes. N Engl J Med. 2015;373:2117-28.
Zoungas S, Chalmers J, Neal B et al. Follow-up of blood-pressure lowering and glucose control in type 2 diabetes (ADVANCE-ON). N Engl J Med. 2014;371:1392-1406.

Capítulo 19

Diagnóstico e estratificação na hipertensão arterial sistêmica

Fernando de Meo Dulcini
Vagner Madrini Júnior
Thiago Andrade de Macêdo

Introdução

A associação entre pressão arterial sistêmica elevada e complicações cardiovasculares foi inicialmente descrita, em 1870, quando Frederick Mahomed correlacionou hipertrofia ventricular esquerda e albuminúria com a pressão arterial (PA) elevada. Em 1960, o importante Framingham Heart Study destacou a relação entre a elevação da PA e o aumento do risco de doença cardiovascular. A hipertertensão arterial sistêmica (HAS) resulta em altos índices de morbimortalidade e uma parcela considerável desses pacientes não tem controle adequado. A abordagem atual do paciente com HAS deve considerar não apenas o seu diagnóstico, mas também a avaliação do risco cardiovascular.

Podemos dividir didaticamente a avaliação clínica nas seguintes etapas:

1. Aferição adequada da PA (obedecendo a técnica padronizada);
2. Investigação dos fatores de risco para o desenvolvimento de doença cardiovascular (DCV);
3. Investigação da presença das lesões de órgão-alvo (LOA);
4. Identificação da presença de DCV e de doença renal;
5. Estimativa do risco cardiovascular global.

Aferição da pressão arterial

No consultório: a aferição de PA no consultório, apesar de ser um procedimento simples, pode ser passível de erros, ocasionando uma estimativa equivocada da real pressão arterial do paciente. Por isso, é necessário seguir a correta padronização da aferição da PA:

» O paciente deve estar sentado em uma cadeira com as costas apoiadas, pés no chão, relaxado, por 5 minutos, em ambiente silencioso;
» Não ter usado substâncias com cafeína, cigarro nos últimos 30 minutos ou ter feito atividade física nos últimos 60 minutos;
» Certificar-se de que o paciente não está de bexiga cheia;

- Não conversar durante a aferição da pressão;
- Remover vestimentas do local onde será posicionado o manguito;
- Usar um aparelho validado e adequadamente calibrado para a aferição;
- Manter o braço do paciente sobre um apoio adequado;
- Posicionar o meio do manguito na altura da linha média do esterno;
- Usar o manguito correto que envolva 80% do braço do paciente;
- Na primeira consulta, aferir a PA nos dois membros. Pelo menos três medidas devem ser realizadas. Usar o braço com maior medida para referência para as próximas medidas;
- Cada aferição deve ter um intervalo de 1 a 2 minutos;
- Medidas adicionais devem ser realizadas se a diferença entre os valores for maior do que 10 mmHg;
- Ao se utilizar o método auscultatório, inicialmente estima-se a pressão sistólica pela obliteração do pulso radial. Depois, insufla-se novamente o *cuff* em uma pressão 20 a 30 mmHg acima da PAS estimada;
- A velocidade de desinsuflação deve ser de 2 mmHg por segundo;
- Se forem obtidos valores instáveis em virtude de arritmias, devem-se realizar medidas adicionais. Em caso de fibrilação atrial, preferir o método auscultatório;
- Registrar a PAS e a pressão arterial diastólica (PAD) (primeiro e último sons de Korotkoff);
- Anotar o momento do uso da última medicação anti-hipertensiva;
- Usar a média de ≥ 2 leituras em ≥ 2 ocasiões para estimar a pressão arterial de seu paciente;
- Informar a PA e a média dos resultados obtidos ao paciente.

Quanto maior o número de medidas com técnica adequada, maior probabilidade de a média ser mais semelhante à PA basal do paciente.

Nas medidas de PA em membros superiores, diferenças acima de 15 mmHg devem suscitar a suspeita de aterosclerose e/ou estenose da artéria subclávia.

Antes de se modificar a terapêutica anti-hipertensiva, sugere-se que sejam feitas pelo menos duas ou três aferições de maneira adequada. Os valores de PA trazidos pelo paciente (automedida), a medida residencial da pressão arterial (MRPA) e/ou a monitorização ambulatorial da pressão arterial (MAPA) são importantes na decisão clínica, pois essas medidas apresentam melhor correlação com o prognóstico cardiovascular do que as medidas de PA no consultório.

Hipotensão ortostática (HO): definida por redução da PAS ≥ 20 mmHg e/ou redução na PAD ≥ 10 mmHg após o 3º minuto de ortostase em relação à PA aferida com o paciente deitado após 5 minutos. Recomenda-se avaliar a presença de HO nos pacientes, sintomas de tontura e/ou fraqueza ao se levantarem, principalmente se forem idosos, diabéticos, portadores de disautonomia ou em uso de múltiplos anti-hipertensivos, incluindo diuréticos.

Classificação da hipertensão arterial

A American Heart Association (AHA), o National Institutes of Health National Heart, o Lung/Blood Institute National High Blood Pressure Education Program e o American College of Cardiology (ACC), desde a década de 1970, com o lançamento do primeiro Joint National Committee (JNC), propõem recomendações sobre o diagnóstico e o tratamento da HAS de acordo com a melhor evidência vigente.

A Tabela 19.1 descreve a classificação de hipertensão segundo a Sociedade Internacional de Hipertensão (ISH, na sigla em inglês) e a Tabela 19.2 descreve a classificação da PA Segundo a Sociedade Brasileira de Cardiologia (SBC).

Tabela 19.1 Classificação de hipertensão segundo a ISH 2020.

Pressão arterial normal	PAS < 130 mmHg e PAD < 85 mmHg
Pressão arterial normal/alta	PAS 130 a 139 mmHg e/ou PAD 85 a 89 mmHg
Hipertensão estágio 1	PAS 140 a 159 mmHg e/ou PAD 90 a 99 mmHg
Hipertensão estágio 2	PAS ≥ 160 mmHg ou PAD ≥ 100 mmHg

Fonte: Adaptada de International Society of Hypertension, 2020.

Tabela 19.2 Classificação da pressão arterial segundo a SBC 2020.

Pressão arterial ótima	PAS < 120 mmHg e PAD < 80 mmHg
Pressão arterial normal	PAS 120 a 129 mmHg e/ou PAD 80 a 84 mmHg
Pré-hipertensão	PAS 130 a 139 mmHg e/ou PAD 8589 mmHg
Hipertensão estágio 1	PAS 140 a 159 mmHg e/ou PAD 90 a 99 mmHg
Hipertensão estágio 2	PAS 160 a 179 mmHg e/ou PAD 100 a 09 mmHg
Hipertensão estágio 3	PAS ≥ 180 mmHg e/ou PAD ≥ 110 mmHg

Fonte: Adaptada de Diretrizes Brasileiras de Hipertensão Arterial, 2020.

Investigação de fatores de risco para doença cardiovascular

A anamnese deve contemplar informações sobre hábitos de vida e aspectos socioeconômicos, antecedentes familiares e demais fatores de risco.

- **Idade:** quanto maior a idade, maior a incidência de HAS. Na população brasileira, o aumento da expectativa de vida para 76,7 anos e o aumento em 10,8% da parcela da população acima dos 60 anos (cerca de 33 milhões de indivíduos) resultaram também em aumento de HAS.
- **Histórico familiar:** HAS é duas vezes mais comum em indivíduos com histórico familiar positivo de hipertensão.
- **Raça:** a raça negra costuma apresentar maior prevalência, gravidade e lesões órgão-alvo do que as demais raças. A prevalência de HAS na população brasileira é de 34,8% comparada com 29,4% na raça branca e com 26,3% na raça parda/mulata.
- **Ingestão de sal:** consumo em excesso é um fator de risco para HAS e doenças renais. Consumo acima de 2 g/dia aumenta esse risco enquanto dietas restritivas de sódio auxiliam no controle pressórico.
- **Ingestão de álcool:** consumo acima de 2 doses por dia, apresenta aumento de risco para hipertensão, especialmente se acima de 5 doses.
- Sedentarismo aumenta o risco de hipertensão, enquanto atividade física regular pode melhorar o controle pressórico.

No exame físico, além da aferição da PA, deve-se proceder à avaliação completa com peso, altura, cálculo do índice de massa corpórea (IMC), circunferência abdominal, palpação dos pulsos periféricos e centrais, ausculta carotídea e abdominal (avaliação de presença de sopro). O exame físico visa complementar a avaliação feita na anamnese para a determinação de outros fatores de risco, de lesões de órgão-alvo ou mesmo de evidências clínicas de doença cardiovascular.

A investigação complementar inicial básica de todo paciente hipertenso preconizada pela SBC inclui a avaliação dos seguintes exames: glicemia de jejum e hemoglobina glicada; creatinina plasmática e filtração glomerular estimada; cholesterol total; HDL; LDL; triglicerídeos; potássio; urina tipo I; ácido úrico; eletrocardiograma de 12 derivações.

Esses exames permitem maior compreensão sobre o risco adicional do paciente e podem auxiliar na escolha terapêutica. Dosagem de potássio, creatinina e estimativa da filtração glomerular podem ser úteis na escolha/ajuste de doses de anti-hipertensivos, tais como diuréticos, inibidores da enzima conversora de angiotesina (IECA) e bloqueadores de receptor de angiotensina (BRA). Conforme os resultados dos exames iniciais, exames adicionais podem ser solicitados para determinar a presença de lesões de órgão-alvo e estabelecer o risco cardiovascular.

Lesões de órgão-alvo

As lesões órgão-alvo (LOA) representam danos causados pela hipertensão em órgãos nobres. Em geral, são assintomáticas, com lesões subclínicas. Assim, exames específicos devem ser solicitados (Tabela 19.3). Entre as LOA, destaca-se, na prática clínica, a hipertrofia do ventrículo esquerdo (HVE). Trata-se de uma manifestação cardíaca de lesão em órgão-alvo na hipertensão, sendo um agravante de risco independente para desfechos cardiovasculares como insuficiência cardíaca e arritmias. Redução na hipertrofia ventricular pode predizer redução no risco cardiovascular independentemente dos níveis pressóricos.

Tabela 19.3 Lesões de órgãos-alvo em pacientes hipertensos.

Hipertrofia ventricular esquerda
• Eletrocardiograma
  • Índice Sokolow-Lyon (SV1 + RV5 ou RV6) ≥ 35 mm; RaVL > 11 mm
  • Índice de Cornell > 28 mm em homens e > 20 mm em mulheres
• Ecocardiograma
  • Índice de massa indexado > 95 g/m² (mulheres)
  • Índice de massa indexado > 115 g/m² (homens)

• Espessura médio-intimal de carótida > 0,9 mm ou presença de placa carotídea (não obstrutiva)
• Índice tornozelo braquial < 0,9
• Velocidade de onda de pulso > 10 m/s
• *Clearance* de creatinina ≤ 60 mL/min/1,73 m² • Albuminúria 30-300 mg/24 h (urina de 24 horas) • Relacão albumina/creatinina urinária entre 30 e 300 mg/g (amostra isolada)

Fonte: Adaptada de Diretrizes Brasileiras de Hipertensão Arterial, 2020.

Avaliação de doença cardiovascular no paciente hipertenso

Destacamos a importância de se identificar a DCV no paciente hipertenso (Quadro 19.1). A presença de DCV ou de doença renal crônica classifica o paciente com alto risco cardiovascular, independentemente do valor da pressão arterial.

Quadro 19.1 Doenças cardiovasculares e renais a serem avaliadas no paciente hipertenso.

- Doença arterial coronariana
- Doença cerebrovascular
- Aneurisma de aorta
- Doença carotídea obstrutiva (> 50%)
- Insuficiência cardíaca
- Doença arterial periférica sintomática
- Doença renal crônica: ClCr < 30 mL/min/1,73m² (por pelo menos 3 meses)
- ou albuminúria > 300 mg/24 h
- Retinopatia avançada: hemorragias, exsudatos e/ou papiledema

ClCr: clearance de creatinina estimado; AVE: acidente vascular encefálico.
Fonte: Adaptado de Diretrizes Brasileiras de Hipertensão Arterial, 2020.

O Quadro 19.2 descreve os exames recomendados em populações específicas.

Quadro 19.2 Exames recomendados em populações específicas.

Exame complementar	Recomendação
Radiografia de tórax	Suspeita de doença cardíaca ou pulmonar
US de carótidas	Presença de sopro carotídeo; doença cerebrovascular; doença aterosclerótica em outros territórios
Ecocardiograma transtorácico	Suspeita de IC; avaliação da função sistólica e diastólica na presença de indícios de HVE no ECG
US renal ou US Doppler	Presença de massa abdominal ou sopro abdominal Doppler de artérias renais (suspeita de EAR)
Albuminúria ou relação proteinúria/creatininúria	Hipertensos diabéticos, com síndrome metabólica ou com dois ou mais fatores de risco (valores normais < 30 mg/g de creatinina)
HbA1c	Antecedentes familiares de diabetes *mellitus*; glicemia de jejum > 99 mg/dL; diabetes *mellitus* e/ou obesidade
Teste ergométrico	Suspeita de DAC estável; pacientes com diabetes *mellitus*; antecedentes familiar de DAC em paciente com PA controlada
RNM de encéfalo	Distúrbios cognitivos e demência

US: ultrassonografia; HVE: hipertrofia de ventrículo esquerdo; IC: insuficiência cardíaca; HbA1C: hemoglobina glicada; DAC: doença arterial coronária; RNM: ressonância magnética; EAR: estenose de artéria renal.
Fonte: Adaptado de Diretrizes Brasileiras de Hipertensão Arterial, 2020.

Estratificação de risco adicional

Além da classificação pelos níveis pressóricos do paciente, o reconhecimento de fatores de risco, de LOA e de DCV permite adequada estratificação clínica, auxiliando na definição da meta de tratamento para HAS (Tabela 19.4). Na avaliação clínica, também pode-se refinar a estratificação clínica utilizando-se calculadoras de risco. Pode-se estimar o risco de infarto agudo do miocárdio em 10 anos pelo Framingham Coronary Heart Disease Risk Score ou estimar o risco de desenvolvimento de doença cardiovascular em 10 anos, que pode ser estimado pelo ASCVD (*atherosclerotic cardiovascular disease*) Risk Calculator ou pela Calculadora para estratificação de risco cardiovascular, segundo a SBC – 2017.

Pacientes com maior risco cardiovascular devem receber terapia agressiva, objetivando controle mais rigoroso dos níveis pressóricos. O estudo SPRINT mostrou menor incidência de eventos cardiovasculares e mortalidade geral em pacientes de alto risco, não diabéticos, submetidos à terapia intensiva com alvo pressórico PAS < 120 mmHg com relação ao grupo com alvo de PAS < 140 mmHg.

Tabela 19.4 Estratificação clínica do risco cardiovascular em pacientes hipertensos.

	PAS 130 a 139 ou PAD 85 a 89 mmHg	PAS 140 a 159 ou PAD 90 a 99 mmHg	PAS 160 a 179 ou PAD 100 a 109 mmHg	PAS ≥ 180 ou PAD ≥ 110 mmHg
Sem fator de risco	Sem risco adicional	Baixo risco	Risco moderado	Alto risco
1 a 2 fatores de risco	Baixo risco	Risco moderado	Alto risco	Alto risco
≥ 3 fatores de risco	Risco moderado	Alto risco	Alto risco	Alto risco
LOA, DCV, DRC ou DM	Alto risco	Alto risco	Alto risco	Alto risco

PAS: pressão arterial sistólica em mmHg; PAD pressão arterial diastólica em mmHg; LOA: lesão em órgão-alvo; DCV: doença cardiovascular; DRC: doença renal crônica; DM: diabetes mellitus.

Fonte: Adaptada de Diretrizes Brasileiras de Hipertensão Arterial, 2020.

Considerando-se as etapas de avaliação descritas, sugerimos o uso do fluxograma da Figura 19.1 para se facilitar a classificação do risco adicional:

Figura 19.1 Triagem e diagnóstico de hipertensão arterial.

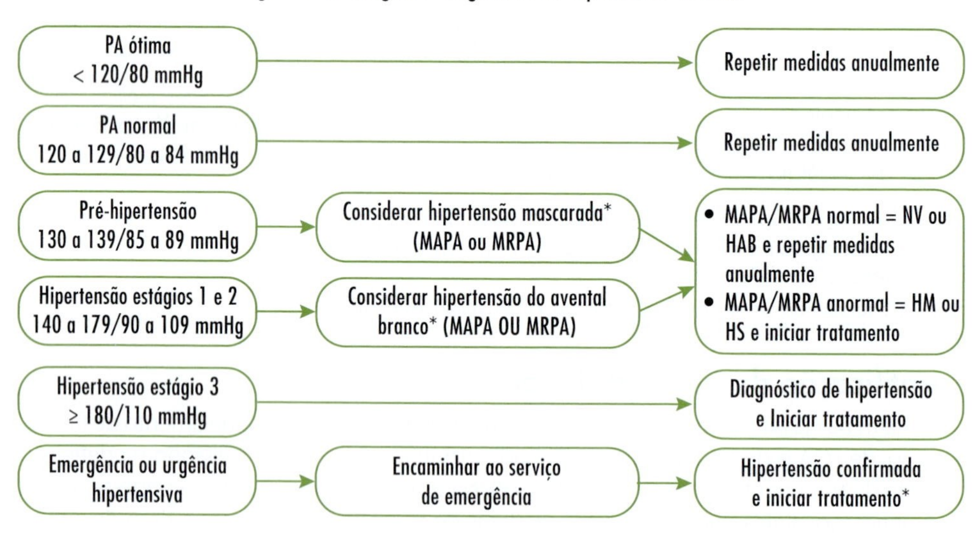

PA: pressão arterial; MAPA: monitorização ambulatorial da pressão arterial; MRPA: monitorização residencial da pressão arterial; NV: normotensão verdadeira; HAB: hipertensão do avental branco; HM: hipertensão mascarada; HS: hipertensão sustentada.

Fonte: Diretrizes Brasileiras de Hipertensão Arterial, 2020.

Conclusão

O diagnóstico de hipertensão arterial inclui adequada aferição da pressão arterial. Seguir as recomendações para a medida correta permite obter medidas mais confiáveis, com redução dos frequentes erros de aferição. A estratificação de risco do paciente hipertenso envolve a utilização de uma medida confiável de pressão arterial, a investigação dos fatores de risco e lesões em órgão-alvo, além da definição sobre a presença de doença cardiovascular. A investigação cuidadosa deve contemplar a avaliação dos dados clínicos, dos exames complementares e a utilização das calculadoras de estimativa de risco. Essas etapas devem buscar o refinamento da avaliação do risco cardiovascular do paciente hipertenso.

Bibliografia consultada

American College of Cardiology Foundation and American Heart Association. Guideline for the prevention, detection, evaluation, and management of high blood pressure in adults. 2018;71(19).

Barroso WKS, Rodrigues CIS, Bortolotto LA, Mota-Gomes MA, Brandão AA, Feitosa ADM et al. Diretrizes Brasileiras de Hipertensão Arterial – 2020. Arq Bras Cardiol. 2021;116(3):516-658.

Chang AR, Sang Y, Leddy J et al. Antihyper – tensive medications and the prevalence of hyper-kalemia in a large health system. Hypertension. 2016;67:1181-8.

Dawber TR. The Framingham study: the epidemiology of atherosclerotic disease. Cambridge, MA: Harvard University Press; 1980.

Devereux RB, Wachtell K, Gerdts E et al. Prognostic significance of left ventricular mass change during treatment of hypertension. JAMA. 2004;292:2350-6.

Kannel WB, Dannenberg AL, Levy D. Population implications of eletrocardiography for left ventricular hypertrophy. Am J CArdiol. 1987;60:85I.

Instituto Brasileiro de Geografia e Estatística (IBGE). Sinopse do Censo Demográfico, 2010 [[Citado em 27 jul. 2021]. Disponível em http://www.censo2010.ibge.gov.br/sinopse/webservice/.

Nascimento-Neto RM, Pereira AC, Coelho GL, Krieger JE. Sociedade Brasileira de Cardiologia. Atlas corações do Brasil. Rio de Janeiro; 2006.

The SPRINT Research Group. A randomized trial of intensive versus standard blood-pressure control. N Engl J Med. 2015;373:2103-16. doi:10.1056/NEJMoa1511939.

Unger T, Borghi C, Charchar F, Khan NA, Poulter NR, Prabhakaran D et al. 2020 International Society of Hypertension Global Hypertension Practice Guidelines. Hypertension. 2020;75(6):1334-57. doi:10.1161/HYPERTENSIONAHA.120.15026. Epub 2020 May 6. PMID: 32370572.

Verdecchia P, Reboldi G, Di Pasquale G et al. Prognostic usefulness of left ventricular hypertrophy by eletrocarography in patients with atrial fibrillation (from the Randomized Evaluation of Long-Term Anticoagulant Therapy Study). Am J Cardiol. 2014;113:669.

Whelton PK. The elusiveness of population-wide high blood pressure control. Annu Rev Public Health. 2015;36:109-30.

Zha D, QiY Zheng Z, Wang Y, Zhang WY, Li HJ et al. Dietary factors associated with hypertension. Nat Rev Cardiol. 2011;8(8):456-65.

Capítulo 20

Tratamento comportamental e farmacológico da hipertensão arterial

Fernando Chiodini Machado
Leonardo Vedovato Vilela de Salis
Luciano Ferreira Drager

Introdução

O principal objetivo do tratamento da hipertensão arterial é a redução da morbidade e da mortalidade cardiovasculares. Por se tratar de uma doença crônica e de etiologia multifatorial, a integração de medidas não farmacológicas e farmacológicas alinhada à atuação da equipe multiprofissional se faz necessária para garantir o sucesso do tratamento.

Metas terapêuticas

Com relação aos pacientes de risco cardiovascular (CV) baixo ou moderado, metanálises e estudos robustos, como o HOPE-3, mostraram que a redução da pressão arterial (PA) nesse perfil de pacientes reduziu eventos CV maiores. Portanto, a meta pressórica inferior a 140 × 90 mmHg deve ser almejada, com maiores reduções em desfechos CV nos valores de pressão arterial sistólica (PAS) entre 120 e 130 mmHg.

O principal estudo que avaliou meta pressórica nos pacientes de alto risco CV foi o SPRINT. Excluindo pacientes diabéticos e com acidente vascular cerebral (AVC) prévio, o grupo de tratamento intensivo (PAS média de 121,4 mmHg) obteve uma redução significativa de eventos CV, insuficiência cardíaca e morte por todas as causas, em comparação ao tratamento menos intensivo (PAS média 136,2 mmHg). A medida de PA no estudo foi realizada sem supervisão de um profissional de saúde e costuma ser mais baixa do que a medida convencional no consultório. Portanto, a meta equivale a valores de PAS < 130 mmHg.

Dividimos as metas pressóricas de acordo com o risco CV do paciente:

- **Risco CV baixo ou moderado:** < 140 × 90 mmHg;
- **Risco CV alto:** 120 a 129 × 70 a 79 mmHg.

Tratamento não farmacológico

- **Cessar tabagismo:** o tabagismo acelera os processos aterotrombóticos e aumenta temporariamente a PA em torno de 5 a 10 mmHg.

- » **Padrão alimentar:** a dieta DASH (maior consumo de frutas, hortaliças, laticínios e menor consumo de gorduras, doces e carne vermelha) resultou em uma redução da PAS de 11,5 mmHg nos hipertensos e 7,1 mmHg nos normotensos. Reduziu também risco de AVC, mortalidade CV e doença renal. A dieta do Mediterrâneo reduz o risco de eventos CV, porém o efeito de redução da PA é modesto.
- » **Restrição de sal:** a ingestão recomendada é de 2 g/dia, podendo reduzir a PAS em 5,4 mmHg em indivíduos hipertensos. A substituição do sal à base de cloreto de sódio por apresentações com elevado teor de potássio também mostrou reduzir a PAS em torno de 8,8 mmHg e a PAD em 4 mmHg.
- » **Perda de peso:** principal fator de risco da HAS. Em média, a perda ponderal de 5 Kg pode reduzir a PAS em 4,4 mmHg e PAD em 3,6 mmHg.
- » **Consumo moderado de bebidas alcoólicas:** existe uma relação direta entre o consumo de álcool e PA. A redução do consumo em indivíduos que bebiam mais de dois drinques por dia (cerca de 30 g de etanol) reduziu em média a PAS em 5,5 mmHg e a PAD em 4 mmHg.
- » **Exercício físico:** a prática regular promove uma série de benefícios CV: controle de PA, melhora da função endotelial; redução da atividade simpática; entre outros. A recomendação mínima é de atividade física moderada cinco vezes por semana, com mínimo de 150 min/semana ou atividade física intensa três vezes por semana, com mínimo de 75 min/semana. Indivíduos hipertensos que alcançam essas recomendações podem apresentar uma redução de mortalidade CV de 27% a 50%, da PAS de 8,8 mmHg e da PAD de 5 mmHg.

Tratamento farmacológico

O principal objetivo da redução da PA é reduzir os desfechos CV. A redução farmacológica da PAS de 10 mmHg e da PAD de 5 mmHg pode reduzir o risco relativo de morte por AVC (37%), doença arterial coronariana (22%), insuficiência cardíaca (46%) e mortalidade total (12%). Quanto maior o risco cardiovascular, maior o benefício do controle pressórico (Quadro 20.1).

Quadro 20.1 Principais classes de anti-hipertensivos.

Classe	Dose*	Características	Efeitos colaterais
Tiazídicos • Hidroclorotiazida • Clortalidona • Indapamida	 25 a 50 12,5 a 25 1,5 a 3	• Clortalidona tem maior potência em relação a hidroclorotiazida • Doses mais elevadas aumentam apenas o efeito diurético	• Hipovolemia, fraqueza, disfunção erétil, hipocalemia, hipomagnesemia, hiperuricemia, hiperglicemia
Diuréticos de alça • Furosemida	 20 a 40	• Útil em casos retenção hídrica: IC, síndrome nefrótica	
IRM • Espironolactona	 25 a 100	• Usada como 4ª droga para controle de HAS resistente	• Ginecomastia, hiperpotassemia

(Continua)

Quadro 20.1 Principais classes de anti-hipertensivos (continuação).

Classe	Dose*	Características	Efeitos colaterais
IECA • Enalapril • Captopril • Lisinopril • Ramipril	 5 a 40 25 a 150 10 a 40 2,5 a 20	• Úteis na ICFER, pós-IAM e no declínio da função renal por DM • Pode haver piora da função rena. Se > 30%, investigar estenose de artérias renais	• Tosse seca hipercalemia, *rash* cutâneo, angioedema
BRA • Losartana • Candesartana • Valsartana	 50 a 100 8 a 32 80 a 320	• Características similares aos IECA • Não desencadeiam tosse ou angioedema • Efeito uricosúrico	• Similares aos IECA, com exceção da tosse e do angioedema
Betabloqueadores • Atenolol • Metoprolol • Carvedilol • Bisoprolol	 50 a 100 50 a 200 12,2 a 50 5 a 20	• Mais indicados em pós-IAM, angina, ICFer, para controle de FC, mulheres com desejo de gestação, 5ª droga para controle de HAS	• Broncospasmo, bradiarritmias, insônia, depressão, astenia, disfunção sexual
Alfa-agonistas de ação central • Metildopa • Clonidina	 500 a 2.000 0,2 a 0,9	• Diminuem a atividade simpática e reflexo dos barorreceptores • Principal indicação da metildopa é na gestação • Clonidina usada na HAS refratária	• Metildopa: anemia hemolítica, disfunção hepática • Clonidina: sono, hipotensão postural
Vasodilatadores diretos • Hidralazina	 50 a 200	• Atuam relaxando a musculatura lisa arterial, utilizados em casos de HAS refratária	• Náuseas, vômitos, diarreia, LES farmacoinduzido

**doses em mg. BCC: bloqueador dos canais de cálcio; BRA: bloqueador do receptor de aldosterona; DM: diabetes* mellitus*; FC: frequência cardíaca; IAM: infarto agudo do miocárdio; IRM: inibidor de receptor mineralocorticoide; ICFER: insuficiência cardíaca de fração de ejeção reduzida; IECA: inibidor da enzima conversora de angiotensina; LES: lúpus eritematoso sistêmico.*

Fonte: Adaptado de Diretrizes Brasileiras de Hipertensão Arterial, 2020.

A monoterapia, preferencialmente realizada com diuréticos tiazídicos, bloqueador de canais de cálcio (BCC), IECA ou BRA, está indicada nas seguintes situações:

» Pacientes com HAS estágio 1 com risco CV baixo após aguardar 3 meses de modificações no estilo de vida (MEV);
» PA 130 a 139 × 85 a 89 mmHg com risco CV alto após aguardar 3 meses de MEV;
» Idosos frágeis.

A terapia combinada pode reduzir os efeitos colaterais pelo uso de menor dose de cada um dos fármacos. Combinações em comprimido único se associam a maior adesão ao tratamento e melhores resultados com relação ao controle pressórico e à redução do risco de desfechos CV. A combinação de fármacos como estratégia inicial é indicado nas seguintes situações:

» HAS estágio 1 de moderado e alto risco CV;
» HAS estágios 2 e 3.

As classes de anti-hipertensivos preferenciais para combinação: IECA ou BRA; diurético tiazídico; e BCC. A maioria dos estudos que associaram 2 classes de anti-hipertensivos foram com IECA + diuréticos (PROGRESS, ADVANCE, HYVET) e IECA + BCC di-hidropiridínicos (ASCOT e ACCOMPLISH). Este último estudo teve como comparador a associação de IECA + diuréticos e mostrou redução significativa de eventos CV (19,6%) e PAS (-0,9 mmHg) no grupo IECA + BCC. Portanto, esta combinação é preferencial à combinação IECA + diuréticos em pacientes não obesos. Vale lembrar que a combinação IECA e BRA não é recomendada em razão da piora dos desfechos renais evidenciada nos estudos ONTARGET e ALTITUDE.

Caso seja necessário introduzir uma quarta droga, a espironolactona é a mais indicada conforme mostrado nos estudos PATHWAY 2 e ReHot.

Tratamento farmacológico em situações específicas

» **Diabetes *mellitus*:** a HAS está presente em até 40% dos pacientes recém-diagnosticados com DM tipo 2. O tratamento reduz tanto mortalidade como eventos macro e microvasculares. Medidas de PA no consultório acima de 140 × 90 indicam a necessidade de tratamento medicamentoso, sendo feito preferencialmente com IECA ou BRA. A meta de controle pressórico é a mesma dos indivíduos de alto risco CV (abaixo de 130 × 80 mmHg).

» **Doença arterial coronariana (DAC):** o controle da PA reduz em média 17% de DAC para cada 10 mmHg de diminuição da PAS. No entanto, a redução excessiva da PA, principalmente da PAD, pode desencadear eventos CV em pacientes com DAC. Portanto, a meta de controle pressórico é abaixo de 130 × 80 mmHg, evitando níveis inferiores a 120 × 70 mmHg. Entre as classes de anti-hipertensivos, os IECA ou BRA se associaram à redução de eventos CV, assim como os betabloqueadores (especialmente até 2 anos após IAM).

» **Doença renal crônica (DRC):** pacientes em tratamento conservador tem como meta PA menor que 130 × 80 mmHg. O manejo da HAS nos pacientes em terapia renal substitutiva é desafiador, pois a sobrecarga de volume causa uma variabilidade na PA, superestimando antes da diálise e subestimando após. Não há evidência do nível ideal de PA para esses pacientes. Os valores mais aceitos são até 140 × 80 antes da diálise e até 130 × 80 mmHg após.

» **Insuficiência cardíaca:** a HAS é o principal fator de risco para o desenvolvimento de IC. O controle da PA pode reduzir a incidência de IC em até 50%, podendo chegar a 84% em adultos acima de 80 anos. A meta de PA é a mesma dos indivíduos com alto risco CV. Nos pacientes com insuficiência cardíaca de fração de ejeção reduzida (ICFER), devem-se escolher drogas que reduzam mortalidade: betabloqueadores (carvedilol, succinato de metoprolol, bisoprolol, nebivolol), IECA ou BRA, espironolactona e, caso PA ainda elevada, hidralazina e nitrato BCC são contraindicados.

» **Idosos:** a prevalência aproximada de HAS em idosos acima de 65 anos é de 60%. Segundo o estudo ELSI-BRASIL, HAS foi a segunda doença crônica mais prevalente nos idosos, perdendo somente da dor lombar crônica.

Devemos tomar cuidado com fatores na medida da PA que resultem em valores inexatos ocasionando mudanças terapêuticas equivocadas. São eles: variações posturais e pós-prandiais; hiato-auscultatório; e pseudo-hipertensão.

Metanálises e estudos robustos como o HYVET e SPRINT nos mostraram que o tratamento da PA na população acima de 75 anos resultou em redução de risco CV, AVC, IC e morte por todas as causas. Todavia, o tratamento nesta população deve ser individualizado, vários fatores devem ser levados em conta na decisão da estratégia terapêutica no idoso: presença de comorbidades; presença de hipotensão postural; incontinência urinária; autonomia; funcionalidade; grau de fragilidade; adesão; e polifarmácia. As metas de PA recomendadas para essa população são:

- **Idosos hígidos:** 130 a 139 × 70 a 79 mmHg;
- **Idosos frágeis:** 140 a 149 × 70 a 79 mmHg.

Bibliografia consultada

Barroso WKS, Rodrigues CIS, Bortolotto LA, Gomes MAM, Brandão AA, Feitosa ADM et al. Diretrizes Brasileiras de Hipertensão Arterial – 2020. Arq Bras Cardiol. 2020; ahead print, PP.0-0. Disponível em: https://doi.org/10.36660/abc.20201238.

Beckett NS, Peters R, Fletcher AE, Staessen JA, Liu L, Dumitrascu D et al. Treatment of hypertension in patients 80 years of age or older. N Engl J Med. 2008;358(18):1887-98.

Beckett N, Peters R, Leonetti G et al. HYVET Study Group. Subgroup and per-protocol analyses from the hypertension in the very elderly trial. J Hypertens. 2014;32(7):1478-87.

Ettehad D, Emdin CA, Kiran A, Anderson SG, Callender T, Emberson J et al. Blood pressure lowering for prevention of cardiovascular disease and death: a systematic review and meta-analysis. Lancet. 2016;387(10022):957-67.

Jamerson K, Weber MA, Bakris GL, Dahlöf B, Pitt B, Shi V et al. Benazepril plus amlodipine or hydrochlorothiazide for hypertension in high-risk patients. N Engl J Med. 2008;359(23):2417-28.

Krieger EM, Drager LF, Giorgi DMA, Pereira AC, Barreto-Filho JAS, Nogueira AR et al. Spironolactone versus clonidine as a fourthdrug therapy for resistant hypertension: The ReHOT randomized study (resistant hypertension optimal treatment). Hypertension. 2018;71(4):681-90.

Lee CJ, Ryu J, Kim HC, Ryu DR, Ihm SH, Kim YJ et al. Clinical benefit of treatment of stage-1, low-risk hypertension Korean national health insurance database analysis. Hypertension. 2018;72(6): 1285-93.

Lonn EM, Bosch J, López-Jaramillo P, Zhu J, Liu L, Pais P et al. Blood pressure lowering in intermediate-risk persons without cardiovascular disease. N Engl J Med. 2016;374(21):2009-20.

Thomopoulos C, Parati G, Zanchetti A. Effects of blood pressure lowering on outcome incidence in hypertension. Overview, meta-analyses, and meta-regression analyses of randomized trials. J Hypertens. 2014;32(12):2285-95.

Williams B, MacDonald TM, Morant S, Webb DJ, Sever P, McInnes G et al. Spironolactone versus placebo, bisoprolol, and doxazosin to determine the optimal treatment for drug-resistant hypertension (PATHWAY-2): a randomised, double-blind, crossover trial. Lancet. 2015;386(10008):2059-68.

Williamson JD, Supiano MA, Applegate WB, Berlowitz DR, Campbell RC, Chertow GM et al. Intensive vs standard blood pressure control and cardiovascular disease outcomes in adults aged ≥75 years: a randomized clinical trial. JAMA. 2016;315(24):2673-82.

Capítulo 21

Hipertensão arterial secundária

Marco Antônio de Jesus Nascimento
Bruno Soares da Silva Rangel
Luiz Aparecido Bortolotto

Introdução

A hipertensão arterial sistêmica (HAS) é uma doença crônica não transmissível caracterizada por níveis elevados e sustentados de pressão arterial (PA), apresentando etiologia multifatorial na maioria dos pacientes. A estimativa é de que a HAS atinja 1 bilhão de pessoas ao redor do mundo, sendo o principal fator de risco modificável para doenças cardiovasculares.

A maioria dos pacientes apresenta HAS primária, na qual não se tem uma causa definida que resulte no desenvolvimento da doença. No entanto, em alguns casos, há uma etiologia conhecida proporcionando a elevação da PA, sendo esses casos definidos como HAS secundária. A prevalência dessa doença varia conforme a idade, atingindo entre 70% e 85% dos casos de hipertensão em crianças menores de 12 anos e englobando de 5% a 15% dos casos em adultos. O diagnóstico da HAS secundária pode ocasionar um controle mais efetivo da doença e, em alguns casos, a cura da hipertensão, quando a causa é corrigida.

Sinais de alarme

Realizar investigação de etiologia secundária para todos os pacientes diagnosticados com hipertensão não é custo-efetivo. Entretanto, torna-se importante identificar indivíduos com alta suspeita clínica e, nestes, considerar o rastreamento básico para elucidar os diagnósticos. As principais características que podem identificar a presença de causa secundária de HAS são:

- Hipertensão arterial antes dos 30 ou após os 50 anos;
- HAS resistente;
- Tríade clínica do feocromocitoma: palpitação, sudorese e cefaleia;
- Uso de medicamentos que possam elevar a pressão arterial;
- Hipopotassemia espontânea ou grave induzida por diuréticos, elevação dos níveis de creatinina sérica, presença de proteinúria;
- Indícios de apneia obstrutiva do sono;

» Presença de sopros arteriais, massas palpáveis abdominais ou redução da amplitude de pulsos em membros inferiores;
» Fenótipo de doenças endócrinas (síndrome de Cushing, hipertireoidismo, hipotireoidismo ou acromegalia);
» Piora súbita do controle da PA em pacientes com HAS crônica previamente controlados.

Etiologias

Existem múltiplas causas de HAS secundária, que podem ser divididas em endócrinas (hiperaldosteronismo primário, feocromocitoma, síndrome de Cushing, hiperparatireoidismo, acromegalia, obesidade), não endócrinas (doença renal crônica, estenose de artéria renal, apneia obstrutiva do sono, coarctação de aorta ou arterite) e medicamentosas (anti-inflamatórios, glicocorticosteroides, eritropoetina, simpaticomiméticos, substância exógenas), sendo cada uma com características, diagnósticos e tratamentos próprios.

Síndrome da apneia obstrutiva do sono

Trata-se de uma patologia caracterizada pelo colapso intermitente das vias aéreas superiores durante o sono, podendo culminar em apneia ou hipopneia, com consequências clínicas, entre as quais a HAS. Nos pacientes com HAS em geral, é estimado que pouco mais de 50% possam ter algum grau de apneia do sono e, em hipertensos resistentes, a prevalência pode atingir mais de 60%. Para sua classificação, necessitamos da polissonografia, pois a partir dela calculamos o índice apneia-hipopneia, podendo ser normal (abaixo de 5 eventos/hora); leve (5-14,9 eventos/hora); moderado (15-29,9 eventos/hora); importante (pelo menos 30 eventos/hora).

Clinicamente, caracteriza-se por roncos, sonolência excessiva diurna, fragmentação do sono e fadiga. O diagnóstico é confirmado por meio da polissonografia, mas o questionário de Berlim pode ser utilizado para rastreamento.[5] O tratamento desta patologia envolve o uso do CPAP, podendo levar não somente a uma melhora de sintomas, mas também a uma redução da PA em torno de 2 a 3 mmHg.

Coarctação da aorta

É uma patologia caracterizada pelo estreitamento da aorta, normalmente abaixo da subclávia esquerda, mas pode ocorrer em outros locais da artéria. É duas a cinco vezes mais frequente no sexo masculino e pode estar relacionada a síndromes genéticas (como a síndrome de Turner) e à valva aórtica bicúspide, sendo a causa cardiovascular congênita mais comum de HAS, com incidência de 1 a 8 para cada 1.000 nascidos vivos. Considera-se uma coarctação significativa caso exista um gradiente superior a 20 mmHg com ou sem hipertensão sistêmica proximal.

As manifestações clínicas podem variar de acordo com idade e associação com outras cardiopatias congênitas, podendo ser assintomática ou resultar em insuficiência cardíaca e HAS precoce em crianças. Os adultos também podem se apresentar assintomáticos, ou cursar com cefaleia, epistaxe, claudicação, pulsos diminuídos em membros inferiores, diferença de pressão entre membros superiores e inferiores, ou sopro sistólico interescapular.

O diagnóstico pode ser confirmado por exames de imagem, como o ecocardiograma, a angiotomografia, a angioressonância e, em alguns casos, com o cateterismo cardíaco. O tratamento pode ser realizado por meio de procedimento cirúrgico ou percutâneo.

Feocromocitoma

O feocromocitoma é tumor secretor de catecolaminas que surge das células cromafins da medula adrenal. Pode também se manifestar na forma de paragangliomas quando localizados no tecido paraganglionar extra-adrenal. Habitualmente são tumores benignos e esporádicos, mas em 10% dos casos podem ser malignos (porcentagem que se eleva caso incluídos os paragangliomas) e em 10% dos casos são familiares.

A principal manifestação clínica é a hipertensão arterial intermitente ou sustentada, encontrada em 90% dos casos, sendo a tríade clássica de sintomas composta de cefaleia, palpitações e sudorese.

O diagnóstico pode ser confirmado por meio de exames laboratoriais seguidos de exames de imagem. Os exames iniciais são as dosagens de metanefrinas na urina (mais específica) e no plasma (mais sensível). A seguir, investiga-se o local do tumor e pode ser realizada a investigação com ressonância nuclear magnética ou tomografia de abdome e de pelve, sendo que nos casos extra-adrenais, bilaterais ou na presença de metástase, a cintilografia com metaiodobenzil-guanidina (MIBG) marcado com iodo-131 pode auxiliar.

O tratamento definitivo consiste na remoção do tumor, sendo importante no pré-operatório o uso de bloqueador do receptor alfa-adrenérgico por 7 a 14 dias antes, podendo ser associado ao uso de betabloqueadores somente após o bloqueio efetivo do receptor alfa.

Hiperaldosteronismo primário

Trata-se de uma doença caracterizada pela produção excessiva, inadequada e autônoma de aldosterona, por um adenoma adrenal ou por hiperplasia adrenal unilateral ou bilateral. É uma das causas mais comuns de hipertensão secundária, havendo evidências de que esses pacientes apresentam maior risco de eventos cardiovasculares do que os pacientes com HAS primária em idade semelhante. A presença de HAS, sobretudo na forma resistente e com hipocalemia (espontânea ou induzida por diuréticos), é o principal achado clínico, embora o hiperaldosteronismo possa existir mesmo na ausência de hipocalemia manifesta.

Ao se suspeitar do diagnóstico, o primeiro exame a ser realizado é a atividade de renina plasmática ou concentração de renina e de aldosterona plasmática, a partir da qual se obtém a relação aldosterona dividida pela atividade plasmática ou concentração da renina. Se a dosagem de aldosterona for de 15 ou mais e a relação for de 30 ou mais (atividade) ou de pelo menos 2 (concentração), com renina suprimida, faz-se diagnóstico bioquímico de hiperaldosteronismo primário, em que é indicado prosseguimento da investigação. Se a renina estiver suprimida, valores de aldosterona superiores a 20 ng/dL, na presença de hipocalemia, não são necessários testes confirmatórios, que são indicados nas demais situações. Estes incluem teste da infusão salina, da captopril, da fludocortisona ou o da furosemida intravenosa, sendo os testes de infusão salina e da furosemida os mais utilizados. Com o resultado positivo, o diagnóstico é confirmado, sendo indicados exames para a diferenciação etiológica entre o adenoma e a hiperplasia adrenal, incluindo a tomografia ou a ressonância magnética. Nos casos em que não se evidenciam adenoma ou hiperplasia, ou mesmo em adenomas bilaterais, há a possibilidade de se realizar a cateterização seletiva das suprarrenais para coleta de aldosterona das veias adrenais.

O tratamento dependerá da etiologia encontrada, sendo indicada a ressecção adrenal nos casos de adenoma e tratamento medicamentoso (com a principal medicação sendo a espironolactona) nos casos de hiperplasia.

Hipertensão renovascular

Essa patologia consiste na elevação da PA secundária à estenose hemodinamicamente significativa de uma ou ambas as artérias renais, podendo ser causada mais comumente por aterosclerose, e a displasia fibromuscular ou arterite são outras etiologias possíveis. Os indícios clínicos desta causa de HAS secundária incluem: hipertensão de início súbito ou grave; insuficiência renal inexplicável; edema agudo de pulmão hipertensivo de repetição; elevação excessiva de creatinina (acima de 30%) induzida por inibidores da enzima conversa de angiotensina (IECA) ou bloqueadores de receptores de angiotensina (BRA), início abrupto antes dos 30 ou após os 50 anos, assimetria renal ou sopro abdominal ou em flanco.

Para investigação diagnóstica, o rastreamento inicial pode ser feito por ultrassonografia com Doppler de artérias renais ou cintilografia renal dinâmica com DTPA, seguidas pela angiotomografia ou pela angioressonância de artérias renais, que são exames de imagem com alto valor preditivo negativo. A arteriografia renal invasiva é o método padrão-ouro e pode ser realizada diretamente quando há alta probabilidade ou resultados inconclusivos nos exames anteriores, e já com programação de tratamento intervencionista.

A indicação do tratamento depende do quadro clínico, da anatomia e da etiologia da estenose. Em casos de displasia fibromuscular, a angioplastia com ou sem implante de *stent* é o procedimento indicado. Nos casos de aterosclerose, recomenda-se o tratamento clínico otimizado, incluindo uso de estatinas, sendo o tratamento intervencionista por angioplastia com *stent* ou revascularização cirúrgica indicado nos casos de disfunção renal progressiva, episódio de edema agudo de pulmão ou hipertensão resistente ou refratária.

Doença renal crônica

Caracteriza-se por um ritmo de filtração glomerular abaixo de 60 mL/min, albuminúria ou alteração da morfologia renal por um período maior de 3 meses. É uma doença que pode ser causa ou consequência da HAS, sendo que todo paciente hipertenso deve realizar dosagem de creatinina, exame do sedimento urinário e uma ultrassonografia renal quando esses exames estiverem alterados. Dependendo da etiologia suspeita, podem ser necessários outros exames específicos, inclusive biópsia renal. Pelo fato de a HAS ser o principal fator de risco para progressão da doença renal, é muito importante o bom controle pressórico com mudança do estilo de vida e medicações específicas associadas.

Síndrome de Cushing

Esta síndrome consiste no excesso de produção de cortisol que ocasiona diversas manifestações clínicas, entre as quais a HAS. Excluindo-se o hipercortisolismo exógeno, a causa principal é um adenoma corticotrófico produtor de ACTH na hipófise. Os sinais clínicos incluem a obesidade central, fáceis de lua cheia, acne, estrias, hirsutismo, HAS e intolerância à glicose.

O diagnóstico se inicia a partir da suspeita clínica, sendo um primeiro passo importante a exclusão de um hipercortisolismo exógeno. Três exames de triagem podem ser realizados, como o teste de supressão com baixa dose de dexametasona, a dosagem do cortisol livre urinário e o cortisol salivar noturno. Ao ser confirmado o hipercortisolismo, o passo seguinte consiste em realizar a dosagem do ACTH. Caso o valor dosado venha baixo, a suspeita inicial será um adenoma ou adenocarcinoma de suprarrenal, indicando-se um exame de imagem como a tomografia de abdome. Entretanto, caso o valor dosado de ACTH seja normal ou alto, a suspeita será de um adenoma hipofisário, indicando-se uma ressonância de hipófise para avaliação, e, em caso de permanência de dúvida diagnóstica, poderá ser realizado um cateterismo do seio petroso com dosagem de ACTH para elucidação. O tratamento dependerá da etiologia encontrada, e a intervenção cirúrgica pode ser necessária.

Bibliografia consultada

Barroso WKS, Rodrigues CIS, Bortolotto LA, Mota-Gomes MA, Brandão AA, Feitosa ADM et al. Diretrizes Brasileiras de Hipertensão Arterial – 2020. Arq Bras Cardiol. 2021;116(3):516-658.

Kalil Filho R, Fuster V, Albuquerque CV. Medicina cardiovascular: reduzindo o impacto das doenças. São Paulo: Atheneu; 2016.
Kasper DL, Hauser SL, Jameson JL, Fauci AS, Longo DL, Loscalzo J. Medicina Interna de Harrison. 19. ed. Porto Alegre: AMGH Editora; 2017.
Mann DL, Zipes DP, Libby P, Bonow RO, Braunwald E. Braunwald Tratado de doenças cardiovasculares. 10. ed. Rio de Janeiro: Elsevier; 2018.
Martins MA, Favarato MHS, Saad R, Morinaga CV, Ivanovic LF, Jorge MCP et al. Manual do residente de clínica médica. 2. ed. Barueri: Manole; 2017.
Santos ECL, Mastrocola F, Figuinha FCR, Lima AGS. Cardiologia cardiopapers. 2. ed. Rio de Janeiro: Atheneu; 2019.
Williams B, Mancia G, Spiering W et al. 2018 ESC/ESH Guideline for the management of arterial hypertension. European Heart Journal. 2018;39,3021-104.

Capítulo 22

Urgências e emergências hipertensivas

Fábio Cetinic Habrum
Vagner Madrini Junior
Thiago Midlej Brito

Introdução

A hipertensão arterial sistêmica (HAS) e suas complicações, geradas pelo mau controle pressórico, são causas frequentes de procura por unidades de pronto atendimento. A elevação aguda da pressão arterial (PA) é denominada genericamente "crise hipertensiva" e pode ser classificada em (Quadro 22.1):

» **Urgência hipertensiva (UH):** há elevação acentuada e sintomática da PA, sem evidência de lesão de órgão-alvo (LOA) aguda e progressiva;

» **Emergência hipertensiva (EH):** há elevação acentuada e sintomática da PA, nos mesmos valores das UH, só que com LOA aguda e progressiva;

» **HAS mal controlada e pseudocrise hipertensiva:** elevação da PA assintomática ou associada à cefaleia tensional, dor torácica atípica, estresse psicológico agudo, síndrome do pânico.

Não é o nível pressórico que diferencia uma UH de uma EH, uma vez que os valores adotados são os mesmos. A diretriz americana, publicada em 2017, traz o conceito de crise hipertensiva com valores de PA sistólica > 180 mmHg e/ou PA diastólica > 120 mmHg. Deve-se atentar ao quadro clínico associado e à presença ou não de LOA, que pode estar presente em níveis pressóricos menores do que os preconizados para as definições, evidenciado que a variação súbita da PA muitas vezes é mais importante do que o valor absoluto (Quadro 22.2).

Quadro 22.1 Comparação entre UH e EH.

Urgência hipertensiva	Emergência hipertensiva
• Nível pressórico elevado acentuado (PAD > 120 mmHg)	• Nível pressórico elevado acentuado (PAD > 120 mmHg)
• Sem LOA	• Com LOA
• Tratamento com medicação oral	• Tratamento com medicação parenteral
• Sem risco de morte iminente	• Com risco de morte iminente
• Acompanhamento ambulatorial precoce	• Internação em UTI

PAD: pressão arterial diastólica; LOA: lesão de órgão-alvo; UTI: unidade de tratamento intensivo.
Fonte: Adaptado de Diretrizes Brasileiras de Hipertensão Arterial, Barroso *et al.*, 2020.

Quadro 22.2 Emergências hipertensivas.

Cardiovasculares • Dissecção aguda da aorta • Edema agudo de pulmão • Infarto agudo do miocárdio • Angina instável	**Hipertensão na gestação** • Eclâmpsia • Pré-eclâmpsia • Síndrome HELLP • Hipertensão grave no final da gestação
Cerebrovasculares • Encefalopatia hipertensiva • Hemorragia intracerebral ou subaracnóidea • Acidente vascular cerebral isquêmico	**Crises adrenérgicas graves** • Crises de feocromocitoma • *Overdose* de drogas ilícitas (cocaína, *crack*)
Renais • Lesão renal aguda rapidamente progressiva	

Fonte: Adaptada de Diretrizes Brasileiras de Hipertensão Arterial, Barroso *et al.*, 2020.

Avaliação inicial

A abordagem inicial deve ser sistemática e pautada na aferição adequada da PA (medida nos dois braços, em ambiente calmo e repetida, até estabilização, por pelo menos três vezes) e na pesquisa de LOA. Sugere-se a abordagem a seguir:

» **Anamnese:** identificar se o indivíduo já tem diagnóstico de hipertensão, quais fármacos anti-hipertensivos utilizados e se há possíveis desencadeantes para a situação, como dor, ansiedade, consumo abusivo de sal ou álcool, má aderência medicamentosa, uso de anti-inflamatório, corticosteroides e simpatomiméticos. Perguntar sobre sintomas que sugerem LOA, como dor torácica anginosa e/ou com irradiação para dorso e abdome, dispneia, ortopneia, cefaleia, tontura, alteração de nível de consciência, alterações visuais, déficits focais, alterações urinárias.

» **Exame físico:** verificar PA nos quatro membros e detectar assimetrias, estado neurológico (confusão, agitação, rebaixamento do nível de consciência, déficits focais, rigidez de nuca, convulsão), avaliação cardiopulmonar (pulsos periféricos, sopros, estado volêmico, congestão sistêmica e/ou pulmonar), presença de sopro e/ou massa abdominal palpável, exame de fundo de olho (pesquisa de edema de papila, hemorragias, exsudatos, alterações vasculares).

» **Exames complementares:** hemograma, função renal e eletrólitos, urina tipo I, glicemia, eletrocardiograma (ECG), radiografia de tórax para todos os pacientes. Em casos selecionados, conforme suspeita clínica, podem ser solicitados marcadores de necrose miocárdica, ecocardiograma transtorácico (avaliação de hipertrofia e função ventricular, *flap* de dissecção aórtico), angiotomografia de tórax (dissecção aórtica), tomografia e/ou ressonância magnética de crânio, punção lombar (alteração de nível de consciência e/ou déficits focais).

Manejo clínico

O tratamento depende da classificação inicial da crise hipertensiva, conforme ilustrado na Tabela 22.1. Não há grandes ensaios clínicos randomizados que mostrem redução de morbimortalidade com a terapêutica anti-hipertensiva (Quadro 22.3 e Tabela 22.2), tampouco com o uso de algum agente específico, em pacientes com EH, apesar de a experiência clínica apontar para este benefício. Também não há evidência robusta mostrando diferença nas estratégias de redução da PA, exceto em portadores de acidente vascular cerebral hemorrágico (AVCh). Entretanto, a experiência clínica mostra que a redução excessiva e abrupta da PA pode contribuir para dano renal, cerebral e coronariano, por hipofluxo, devendo ser evitada.

Tabela 22.1 Princípios gerais de tratamento da PA.

Emergência hipertensiva	• Os pacientes devem ser internados para o uso de anti-hipertensivos IV • Redução imediata da PA ≤ 25% na 1ª hora • PA 160 × 100 a 110 mmHg em 2 a 6 horas • PA 135 × 85 mmHg em 24 a 48 horas, impedindo a progressão da LOA • Redução da PAS para <140 mmHg na 1ª hora se: dissecção de aorta, pré-eclâmpsia severa ou eclâmpsia e crise hipertensiva de feocromocitoma
Urgência hipertensiva	Redução da PA em 24 a 48 horas com uso de anti-hipertensivos VO Reconhecer as causas desencadeantes. Acompanhamento ambulatorial
Pseudocrise hipertensiva	Controle dos fatores desencadeantes (dor, ansiedade etc.) com uso de analgésicos, ansiolíticos, entre outros

PA: pressão arterial; IV: (via) intravenosa; VO: via oral; LOA: lesão de órgão-alvo; PAS: pressão arterial sistólica.

Fonte: Adaptada de Diretrizes Brasileiras de Hipertensão Arterial, Barroso *et al.*, 2020.

Quadro 22.3 Principais medicações parenterais.

Medicação	Descrição
Nitroprussiato de sódio	• Vasodilatador direto arterial e venoso (libera íons cianeto e NO vascular). Reduz resistência vascular periférica sem aumentar retorno venoso. Reduz pré e pós-carga, sendo útil em pacientes com IC descompensada

(Continua)

Quadro 22.3 Principais medicações parenterais (continuação).

Medicação	Descrição
Nitroprussiato de sódio	• Deve ser usado com cautela em casos de AVC (pode diminuir PAM, reduzindo a perfusão cerebral). Uso sob supervisão direta, em bomba de infusão contínua, equipo de fotoproteção e unidade de terapia intensiva • Dose: 0,25 a 10 mcg/kg/min, IV (ampola de 50 mg + SG a 5% 250 mL). Iniciar infusão a 5 mL/h, com avaliação da PA a cada 5 min. Meia-vida: 2 a 3 minutos • Efeitos colaterais: náuseas e vômitos, espasmo muscular e intoxicação por tiocianato (alterações neurológicas irreversíveis, inclusive morte) • Antídoto: vitamina B_{12} (cianocobalamina)
Nitroglicerina	• Maior potência venodilatadora • Início de ação em até 5 minutos • Dose: 5 a 100 mg/min, IV (1 ampola 50 mg a 10 mL + SF a 0,9% 250 mL, em infusão contínua) • Efeitos colaterais: cefaleia, taquifilaxia • Indicações: insuficiência coronariana, EAP
Hidralazina	• Vasodilatador arterial direto • Dose: 10 a 20 mg, IV, a cada 6 horas • Início de ação em 10 a 30 minutos. Em virtude do efeito não previsível e da duração de ação prolongada, não é muito utilizada • Indicação: eclâmpsia
Metoprolol	• Betabloqueador • Dose: 5 mg, IV (repetir a cada 5 minutos até 15 mg) • Indicação: insuficiência coronariana, dissecção de aorta • Pode causar bradicardia, BAVT e broncospasmo
Esmolol	• Betabloqueador • Dose: 500 a 1.000 mcg/kg em 1 minuto seguidos de 50 mcg/kg/min de manutenção. Aumentar 25 mcg/kg/min a cada 10 a 20 minutos, sendo o máximo 300 mcg/kg/min • Contraindicação: insuficiência cardíaca descompensada • Assim como o metoprolol, pode causar bradicardia, BAVT e broncospasmo
Furosemida	• Diurético de alça • Dose: 20 a 60 mg • Indicação: IC esquerda; situações de hipervolemia, especialmente o EAP • Pode causar hipocalemia

AVC: acidente vascular cerebral; BAVT: bloqueio atrioventricular. EAP: edema agudo de pulmão; h: hora; IC: insuficiência cardíaca; IV: (via) intravenosa; NO: óxido nítrico; PAM: pressão arterial média.

Fonte: Adaptado de Diretrizes Brasileiras de Hipertensão Arterial, Barroso *et al.*, 2020.

Tabela 22.2 Principais medicações orais.

Droga	Classe	Dose	Início ação	Duração ação	Efeitos adversos
Captopril	iECA	6,25 a 50 mg	15 a 30 minutos	6 a 12 horas	Piora função renal
Clonidina	Alfa-agonista central	0,1 a 0,2 mg inicial, até 0,8 mg	30 a 60 minutos	2 a 4 horas	Tontura, boca seca, sonolência, rebote com suspensão abrupta

Fonte: Adaptada de Diretrizes Brasileiras de Hipertensão Arterial. Barroso *et al.*, 2020.

Emergências hipertensivas

Encefalopatia Hipertensiva (EH)

Estado caracterizado por sinais e/ou sintomas de edema cerebral, causado pela elevação severa e/ou súbita da PA. Caracteriza-se por falência da autorregulação do fluxo cerebral com hiperperfusão, disfunção endotelial, quebra da barreira hematoencefálica, edema cerebral e micro-hemorragias. Geralmente reversível com o tratamento.

A tríade geralmente presente é formada por elevação da PA, alteração do nível consciência e edema de papila à fundoscopia. Outros sintomas podem estar presentes, como alterações visuais, cefaleia, letargia de início agudo ou subagudo, náuseas, vômitos, adinamia, tontura, sinais focais e convulsões. O diagnóstico é de exclusão, após serem descartadas causas neurológicas primárias, como hemorragia subaracnóidea, tumores, vasculites, entre outros.

Na abordagem diagnóstica, além dos exames gerais de abordagem da EH, devem constar exames complementares, como tomografia computadorizada (TC) de crânio (para o diferencial de massas, sangramentos ou área isquêmica), ressonância nuclear magnética (RNM) de crânio (podendo ser visualizado edema cerebral simétrico envolvendo a substância branca, principalmente nas regiões parietoccipitais em imagens ponderadas em T2), punção do líquido cefalorraquidiano (LCR) (diferencial com HSA, encefalites) e fundoscopia, essencial para avaliar a presença de papiledema, hemorragias e exsudatos.

A redução da PA mais agressiva deve ser evitada, uma vez que pode ocasionar eventos isquêmicos, como acidente vascular isquêmico (AVCi) e isquemia miocárdica.

Uma vez controlada a PA com medicação parenteral, deve-se fazer a transição para medicação via oral (VO). O prognóstico é bom, com taxas de sobrevida em 5 anos superiores a 70%.

Acidente vascular cerebral (AVC)

A HAS é o principal fator de risco para AVC, principalmente o hemorrágico. O quadro clínico é caracterizado por déficit neurológico focal de instalação súbita, podendo ser acompanhado por alteração do nível de consciência, convulsão, cefaleia, entre outros. Na avaliação da gravidade, utiliza-se a escala do National Institute of Health Stroke Scale (NIHSS). A TC de crânio revela áreas hiperatenuantes no AVCh (15% dos casos) e pode mostrar áreas hipoatenuantes ou estar normal no AVCi (cerca de 85% dos casos). A RNM de crânio pode ser utilizada e é mais sensível em áreas de infartos incipientes. A seguir, apresentamos os princípios do tratamento da PA nos dois tipos.

AVCi

- Em caso de PAS > 220 mmHg e/ou PAD > 120 mmHg: reduzir < 10% a 15% na PA nas primeiras 24 horas, mantendo a PAD em torno de 100 a 110 mmHg;
- Em caso de sintomas há < 4,5 horas, avaliar indicações e contraindicações à trombólise com alteplase – rTPA. Nos pacientes candidatos à trombólise, reduzir a PA se PAS > 185 mmHg e/ou PAD > 110 mmHg e mantê-la < 185 × 105 mmHg por pelo menos 24 horas. Pode ser feito trombolítico intra-arterial em até 4,5 a 6 horas.

AVCh

- Realizar controle pressórico em pacientes com PAS > 220 mmHg com agentes parenterais (droga de escolha: nitroprussiato ou labetalol), objetivando PAS < 180 mmHg.
- Em caso de PAS entre 150 e 180 mmHg na admissão, abaixar esse valor para < 140 mmHg está associado a maior taxa de efeitos colaterais renais, sem benefício em morbimortalidade.

Edema agudo de pulmão (EAP)

Aproximadamente um terço dos pacientes com EAP tem função ventricular esquerda preservada, sendo a gênese do evento a disfunção diastólica do ventrículo esquerdo (VE), podendo a isquemia miocárdica também estar presente.

O tratamento inicial de escolha envolve suporte de unidade de tratamento intensivo (UTI), monitoramento e diminuição gradativa da PA, com medicação parenteral. As medidas a serem instituídas são:

- Anti-hipertensivo: nitroprussiato de sódio ou nitroglicerina (se síndrome coronariana aguda (SCA) associada);
- Diureticoterapia (furosemida 0,5 a 1 mg/kg);
- Morfina 2 a 4 mg a cada 5 a 30 minutos (efeito na ansiedade, dispneia e venodilatador).

Hipertensão acelerada e maligna

A hipertensão acelerada e a maligna (também denominadas respectivamente "retinopatia hipertensiva moderada" e "retinopatia hipertensiva severa") são complicações graves de HAS não tratada, mais prevalentes em indivíduos do sexo masculino (2 homens para cada mulher), jovens, etnia negra (80% por HAS primária; se brancos, 80% HAS secundária) e com predisposição genética, podendo ser apresentada por até 1% dos pacientes hipertensos. Sua ocorrência se dá por hiperatividade do sistema renina-angiotensina-aldosterona (SRAA) e do sistema nervoso autônomo (SNA), com aumento de vasoconstricção e diminuição de vasodilatação.

A fisiopatologia envolve necrose fibrinoide das arteríolas e proliferação miointimal das pequenas artérias, manifestadas por neurorretinopatia e doença renal, com consequente lesão endotelial grave e vasculopatia. Essas alterações resultam no comprometimento rapidamente progressivo (em geral em meses) de órgãos-alvo por isquemia (coração, rins, cérebro).

O quadro clínico é caracterizado por elevação da PA e alteração de fundoscopia (conforme classificação de Keith-Wagener da Tabela 22.3, se grau III, define-se hipertensão acelerada e se grau IV, hipertensão maligna), podendo ser assintomática em até 10% dos casos. Além disso, podem estar presentes astenia, mal-estar, fadiga, perda de peso, sintomas de uremia (oligúria), cefaleia (85%), náuseas, vômitos, borramento visual (55%), noctúria (38%), sintomas de insuficiência cardíaca (IC) e insuficiência coronariana. O envolvimento renal é comum, com presença de proteinúria não nefrótica, perda de função (creatinina sérica > 2,3 mg/dL em 31% dos pacientes) e anatomopatológico mostrando necrose fibrinoide de arteríolas renais ou endarterite obliterante.

Tabela 22.3 Fundoscopia (classificação de Keith-Wagener).

Grau I	Estreitamento arteriolar (relação artéria/veia 1:2)
Grau II	Estreitamento arteriolar (relação artéria/veia 1:3) Cruzamento arteriovenoso patológico
Grau III	Hemorragias, exsudatos
Grau IV	Edema de papila

Fonte: Adaptada de Some different types of essential hypertension: their course and prognosis. Keith NM, Wagener HP, Barker NW. Am J Med Sci. 1939;197:332-43.

Na abordagem inicial, além dos exames gerais da EH, devem ser solicitados marcadores de hemólise intravascular (reticulócitos, haptoglobina, pesquisa de esquizócitos, bilirrubina e DHL) para verificar a presença de anemia hemolítica microangiopática, além de marcadores de necrose miocárdica, ecocardiograma (se suspeita de disfunção ventricular), TC de crânio e análise de LCR, se necessário.

Por tratar-se de uma condição com alta mortalidade (cerca de 90% sem tratamento), devem ser instituídas as medidas para redução da PA assim que identificada, pois a sobrevida em 5 anos chega a 70%, se tratada adequadamente. O mesmo cuidado deve ser tomado em relação à redução agressiva da PA, pelo risco de eventos isquêmicos, como acidente vascular encefálico isquêmico (AVEi) e isquemia miocárdica. No caso de hipertensão maligna não complicada (sem piora da função renal progressiva, cardiovascular ou neurológica), caracteriza-se UH, podendo-se reduzir a PA em 24 a 48 horas, com anti-hipertensivos orais.

Uso de substâncias ilícitas

As substâncias ilícitas que elevam a PA são aquelas com ação simpatomiméticas, como a cocaína, o *crack*, as anfetaminas e o *ecstasy*. Algumas delas aumentam a chance de AVE e SCA (*crack* e cocaína). Uma característica comum dessas intoxicações é o nível elevado de norepinefrina plasmática, causando elevação de frequência cardíaca (FC) e PA. No quadro clínico, podem estar presentes ansiedade, tremores, pupilas midriáticas, convulsões, dor precordial, palpitações, entre outros. Além dos exames gerais de abordagem das EH, recomenda-se *screening* toxicológico na suspeita de intoxicação exógena. O tratamento de escolha é o uso de benzodiazepínico, associado à droga anti-hipertensiva, se necessário (nitroprussiato de sódio ou nitroglicerina, se SCA associada). Deve-se ter o cuidado de, na presença de intoxicação adrenérgica, não realizar betabloqueador, com o risco de desviar ligação das catecolaminas circulantes para os receptores alfa, promovendo vasoconstrição ameaçadora à vida.

Feocromocitoma

Definido como tumor de células argentafins que se localizam na medula adrenal (feocromocitomas) ou em regiões extra-adrenais (paragangliomas) e que, em geral, produzem catecolaminas. Apresenta quadro clínico de HAS persistente ou paroxística (50% dos casos), associado à tríade clássica de cefaleia em paroxismos, sudorese e palpitações.

O diagnóstico é feito pela dosagem de catecolaminas e de seus metabólitos no sangue e na urina e pela TC/RNM para diagnóstico topográfico dos tumores e de metástases, ambas com sensibilidade próxima a 100% para tumores adrenais (RNM é superior nos paragangliomas).

O tratamento definitivo é cirúrgico. Nas crises, podemos usar nitroprussiato de sódio ou fentolamina (bloqueador alfa-adrenérgico), alfabloqueadores (prazosina ou doxazosina) para uso crônico e pré-operatório, combinados ou não com outros agentes, como inibidores da enzima de conversão da angiotensina (IECA), bloqueadores dos canais de cálcio e betabloqueadores (utilizados apenas após alfabloqueio efetivo).

Pré-eclâmpsia/eclâmpsia

Define-se pré-eclâmpsia como o aparecimento de HAS e proteinúria (> 300 mg/24 horas) após a 20ª semana de gestação em mulheres previamente normotensas. À pré-eclâmpsia em gestantes portadoras de HAS crônica, com idade gestacional superior a 20 semanas, dá-se o nome de "pré-eclâmpsia superposta à HAS crônica". Já a eclâmpsia corresponde à pré-eclâmpsia complicada por convulsões que não podem ser atribuídas a outras causas, caracterizando uma EH.

O quadro clínico caracteriza-se por edema, cefaleia, epigastralgia, convulsões, com achados laboratoriais de proteinúria (> 300 mg/24 horas), trombocitopenia, anormalidades da função hepática, anemia hemolítica microangiopática e elevação do DHL.

O tratamento baseia-se na interrupção da gestação (a depender, sobretudo, da idade gestacional, das condições maternas e fetais e da gravidade da pré-eclâmpsia) e na prevenção/tratamento da convulsão, com sulfato de magnésio a 50%, 4 a 6 g diluídos, IV, em 10 a 20 minutos, seguido de infusão contínua de 1 a 2 g/h. Deve-se atentar para sinais de intoxicação, suspendendo a medicação se náuseas, calor, sonolência, dupla visão, fala inarticulada e fraqueza. Esses sintomas se desenvolvem com níveis plasmáticos entre 9 e 12 mg/dL. O desaparecimento do reflexo patelar é um sinal clínico útil para detectar a intoxicação por magnésio. Paralisia muscular e dificuldades respiratórias são observadas nos níveis plasmáticos de 15 a 17 mg/dL. Em casos de intoxicação, usa-se o antídoto: gluconato de cálcio a 10%.

O uso de anti-hipertensivos está indicado quando PA ≥ 150 × 100 mmHg, seja no tratamento agudo, com hidralazina, IV (escolha), ou nitroprussiato, em casos excepcionais (deverá ser evitado), como no tratamento crônico, com alfametildopa (escolha), hidralazina, antagonistas do cálcio e betabloqueadores.

Bibliografia consultada

Braunwald E, Zipes DP, Libby P et al. Braunwald's heart disease: a textbook of cardiovascular medicine. 10th ed. Philadelphia: W.B. Saunders Company; 2017.

Gandhi SK, Powers JC, Nomeir AM, Fowle K, Kitzman DW, Rankin KM et al. The pathogenesis of acute pulmonary edema associated with hypertension. N Engl J Med. 2001;344(1):17-22.

Kumar R, Gandhi SK, Little WC. Acute heart failure with preserved systolic function. Crit Care Med. 2008;36(1):pS52-6.

Malachias MVB, Souza WKSB, Plavnik FL, Rodrigues CIS, Brandão AA, Neves MFT et al. 7ª Diretriz Brasileira de Hipertensão Arterial. Arq Bras Cardiol. 2016;107(3.3):1-83.

Naidoo S, Smit D. Methamphetamine abuse: a review of the literature and case report in a young male. SADJ. 2011;66(3):124-7.

Qureshi AI, Palesch YY, Barsan WG, Hanley DF, Hsu CY, Martin RL et al. Intensive blood-pressure lowering in patients with acute cerebral hemorrhage. N Engl J Med. 2016;375:1033-10-43.

Sakamoto Y, Koga M, Yamagami H, Okuda S, Okada Y, Kimura K et al. Systolic blood pressure after intravenous antihypertensive treatment and clinical outcomes in hyperacute intracerebral hemorrhage: the stroke acute management with urgent risk-factor assessment and improvement-intracerebral hemorrhage study. Stroke. 2013;44:1846-18-51.

Vaughan CJ, Delanty N. Hypertensive emergencies. Lancet. 2000;356:411.
Whelton PK, Carey RM, Aronow WS, Casey Jr DE, Collins KJ, Himmelfarb CD et al. 2017 ACC/AHA/AAPA/ABC/ACPM/AGS/APhA/ASH/ASPC/NMA/PCNA guideline for the prevention, detection, evaluation, and management of high blood pressure in adults: a report of the American College of Cardiology/American Heart Association Task Force on Clinical Practice Guidelines. Hypertension. 2017;71:13-115.
Williams B, Mancia G et al. 2018 ESC/ESH Guidelines for the management of arterial hypertension – the task force for the management of arterial hypertension of the European Society of Cardiology (ESC) and the European Society of Hypertension (ESH). European Heart Journal. 2018;00:1-98.

Capítulo 23

Diagnóstico diferencial da dor torácica

Paulo Vinicius Ramos Souza
Vagner Madrini Junior
Alexandre de Matos Soeiro

Introdução

A dor torácica é um sintoma frequente na prática médica, principalmente no pronto-socorro. Em decorrência da gravidade das doenças que geram essa queixa, deve ser bem explorada pelo médico, identificando suas características, para que, junto ao exame físico e exames complementares, possa chegar ao diagnóstico correto.

Na maioria das vezes, a etiologia não é cardíaca, mas musculoesquelética, esofágica, pulmonar ou psicológica. Por isso, o médico deve reconhecer ou suspeitar da etiologia da dor, de acordo com a apresentação clínica. É importante reconhecer tanto condições graves como síndromes coronariana ou aórtica aguda, etiologias não tão graves, para que não exponha pacientes a exames invasivos ou terapêuticas de maior risco sem a adequada indicação.

Principais etiologias da dor torácica

Os sítios anatômicos que podem estar relacionados à dor devem ser considerados. São eles: coração (e pericárdio); vasos (aorta e grandes vasos); pulmão (e pleura); sistema musculoesquelético; e trato gastrointestinal (Quadro 23.1).

Quadro 23.1 Principais etiologias da dor torácica.

Cardiovascular	Pulmonares	Abdome superior
Insuficiência coronária	Pneumotórax/pleurite	Pancreatite
Dissecção de aorta	Pneumomediastino	Colecistite
Pericardite	Pneumonia	Abscesso subfrênico
Cardiomiopatia hipertrófica	Hipertensão pulmonar	Infarto esplênico

(Continua)

Quadro 23.1 Principais etiologias da dor torácica (continuação).

Cardiovascular	Pulmonares	Abdome superior
Estenose aórtica	**Musculoesquelética**	**Causas psiquiátricas**
Tromboembolismo pulmonar	Costocondrite (síndrome de Tietze)	Transtorno do pânico
Gastroesofágicas	Nervos sensitivos (herpes-zóster)	Ansiedade
Úlcera péptica/gastrite	Mialgia	Depressão
Espasmo/rotura/refluxo esofagiano	Costelas (fratura, trauma, metástase)	Transtorno somatoforme

Fonte: Desenvolvido pela autoria.

Anamnese

O sintoma deve ser sempre levado em consideração pelo médico e bem detalhado quanto às suas principais características: tipo da dor (aperto/opressão, pontada, queimação); duração da dor (segundos minutos, contínua); fatores precipitantes (sempre correlacionar com esforço físico); fatores de melhora (sempre correlacionar com repouso e uso de nitrato); sintomas associados (diaforese, palidez cutânea, náusea e vômito); irradiação (mandíbula, membro superior esquerdo, dorso). No Quadro 23.2, temos a relação entre as principais características clínicas da dor torácica e suas possíveis etiologias.

Quadro 23.2 Principais características clínicas da dor torácica.

Insuficiência coronariana	Dor precordial, retroesternal ou epigástrica, em aperto, queimação ou mal caracterizada
	Irradiação para membros, dorso, cervical, mandíbula ou epigástrio
	Piora ao esforço, alimentação copiosa, frio ou estresse
	Melhora ao repouso ou após uso de nitrato
Dissecção de aorta	Dor súbita precordial lancinante/dilacerante, irradiada para dorso
Embolia pulmonar	Dor súbita pleurítica
	Pode estar acompanhada de hemoptise e dispneia
Pneumotórax	Dor torácica tipo pleurítica associada à dispneia
	Associação com procedimentos torácicos invasivos ou de trauma local
Pneumonia	Dor torácica tipo pleurítica, associada à tosse, secreção e febre
	Pode apresentar dispneia associada

(Continua)

Quadro 23.2 Principais características clínicas da dor torácica (continuação).

Pericardite	Dor precordial em opressão Melhora ao inclinar o tórax para a frente Piora ao deitar Pode vir acompanhada de febre
Refluxo gastroesofágico	Dor epigástrica/subesternal em queimação ou opressão e prolongada Piora com alimentação copiosa e decúbito horizontal pós-refeições Melhora com antiácidos
Úlcera péptica	Dor epigástrica/subesternal em queimação e prolongada Relação com dieta ou jejum prolongado Melhora com antiácidos
Psicogênica	Opressão torácica + dispneia, mas sem outras características anginosas Perfil psicológico ansioso Sem evidência de afecções orgânicas
Musculoesquelética	Dor que piora à movimentação de tórax e/ou membros superiores Reprodutível à palpação

Fonte: Desenvolvido pela autoria.

Dor torácica com características anginosas é considerada o dado clínico com maior valor preditivo positivo de uma SCA; a partir disso, temos algumas classificações utilizadas para melhor distinguir a dor anginosa, conforme mostrado nos Quadros 23.3 e 23.4. O médico deve também sempre pesquisar, fatores de risco como hipertensão arterial sistêmica (HAS), diabetes *mellitus* (DM), história de infarto agudo do miocárdio (IAM) prévio ou doença aterosclerótica, dislipidemia e tabagismo.

Quadro 23.3 Classificação funcional da angina: Canadian Cardiovascular Society (CCS).

Classe I	Angina apenas em atividades vigorosas
Classe II	Atividade moderada, como subir mais de um lance de escadas, provoca angina
Classe III	Atividade discreta, como subir menos de um lance de escadas, provoca angina
Classe IV	Em qualquer atividade, eventualmente até mesmo em repouso, ocorre angina

Fonte: Adaptado de Campeau Lucien. Grading of angina pectoris. Circulation. 1976;54:5223. Disponível em: Canadian Cardiovascular Society – <www.ccs.ca>.

Quadro 23.4 Caracterização da dor torácica conforme estudo CASS.

Tipo A – definitivamente anginosa	Dor/desconforto retroesternal ou precordial, geralmente precipitada pelo esforço físico, podendo irradiar para ombro, mandíbula ou face interna do braço, com duração de minutos, aliviada por repouso ou uso de nitrato em menos de 10 minutos
Tipo B – provavelmente anginosa	Tem a maioria, mas não todas as características da dor definitivamente anginosa
Tipo C – provavelmente não anginosa	Tem poucas características da dor definitivamente anginosa, não apresentando as demais
Tipo D – definitivamente não anginosa	Nenhuma característica da dor anginosa, mesmo se se localizar em região precordial ou retroesternal

Fonte: Adaptado de Coronary Artery Surgery Study (CASS): a randomized trial of coronary artery bypass surgery: survival data. Circulation. 1983;68:939-50.

Exame físico

Frequentemente, o exame físico de pacientes com dor torácica é normal. O médico deve buscar alterações que sugiram a etiologia da dor: sopros (doenças valvares; cardiomiopatia hipertrófica); atrito pericárdico (pericardite); diferença de pressão entre os membros (dissecção de aorta); dor à palpação (doenças osteomuculares); febre; sudorese; palidez; e tremores (crise tireotóxica, anemia).

Sinais de instabilidade hemodinâmica e insuficiência cardíaca devem ser reconhecidos, e a terapêutica iniciada imediatamente. Para isso, deve-se sempre avaliar sinais vitais (pressão arterial, frequência cardíaca/respiratória, saturação de oxigênio), perfusão periférica (tempo de enchimento capilar), nível de consciência, débito urinário, sinais de congestão pulmonar (ortopneia, dispneia paroxística noturna, estertores pulmonares) e sistêmica (turgência jugular, refluxo hepatojugular, ascite, edema de membros inferiores).

Exames complementares

» **Eletrocardiograma de repouso (ECG):** exame complementar de maior importância na avaliação do paciente com dor torácica, deve ser realizado no máximo em até 10 minutos da chegada do paciente ao serviço de emergência e prontamente interpretado pelo médico. Este deve buscar atentamente por alterações que possam ajudar a definir a etiologia da dor, como infra ou supradesnivelamento de ST, inversões de onda T, bloqueios de ramo novos e, assim, instituir o tratamento imediatamente.

O método tem relevância na suspeição diagnóstica não apenas na SCA, como também em dissecção aguda de aorta (até 5% dos pacientes apresentam supra de parede inferior por consequência da dissecção do óstio de coronária direita), pericardites (supradesnivelamento difuso de ST e infradesnivelamento de PR) e tromboembolismo pulmonar (taquicardia sinusal, padrão S1Q3T3, sobrecarga de câmaras direitas).

Vale lembrar que o ECG normal não exclui síndrome coronariana, e que para aumentar a sua sensibilidade na detecção de síndrome coronariana aguda (SCA), o exame deve ser repetido pelo menos com 3, 6 e 9 horas do início da dor, ou a qualquer momento em que a dor recorra.

» **Biomarcadores:** classicamente, devem ser dosados com 0, 3, 6 e 9 horas do início da dor em virtude da cinética desses marcadores. A troponina deve ser o biomarcador de escolha sempre que possível, sendo a CKMB uma alternativa em caso de indisponibilidade do primeiro (Tabela 23.1).

Tabela 23.1 Cinética da necrose miocárdica.

Marcador	Início da elevação	Pico da elevação	Duração da elevação
CKMB	3 a 12 horas	18 a 24 horas	36 a 48 horas
Troponina	3 a 12 horas	18 a 24 horas	10 dias

CKMB: isoenzima MB da creatinoquinase.
Fonte: Desenvolvida pela autoria.

As troponinas de alta sensibilidade, também denominadas "troponinas ultrassensíveis" (TpnUS), estão sendo cada vez mais utilizadas, sua vantagem é a de uma avaliação rápida em 1 a 3 horas, a depender da probabilidade pré-teste do paciente. Na Figura 23.1, temos o algoritmo para interpretação dos valores de TpnUS com 0 e 3 horas e tomada de decisão clínica, que leva em consideração o tempo de dor, escore GRACE e o valor TpnUS com 0 e 3 horas.

Figura 23.1 Algoritmo Interpretação TpnUS 0 e 3 horas.

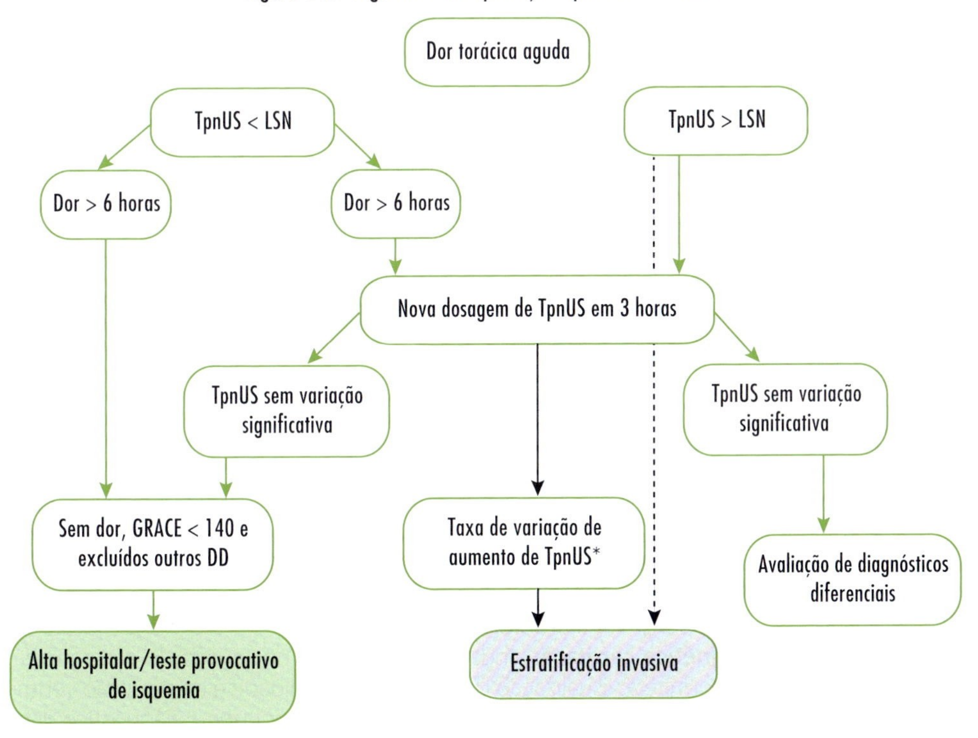

GRACE: Global Risk of Acute Coronary Events Score; TpnUS: troponina ultrassensível; LSN: limite superior da normalidade
**Taxa de variação depende do kit de ensaio utilizado.*
Fonte: Desenvolvida pela autoria.

Recentemente, a Sociedade Europeia validou o algoritmo para interpretação das troponinas US em 0 e 1 hora. Aqui vale ressaltar que a interpretação deve ser feita de acordo com cada *kit* já validado.

- **Radiografia de tórax:** exame que ajuda a definir outras causas de dor torácica que não a SCA, pois, na maioria das vezes destes casos, o exame é normal. Na dissecação de aorta pode apresentar alargamento do mediastino em 85% das vezes. Ajuda também na diferenciação entre outras doenças, como pneumotórax, pneumomediastino e tromboembolismo pulmonar.
- **Teste ergométrico (TE):** tem indicação para os pacientes de baixo a intermediário risco, que apresentam ECG normal (ou sem alteração que atrapalhem a interpretação do teste – bloqueio de ramo esquerdo (BRE), marca-passo, alteração da repolarização, pré-excitação) e biomarcadores negativos, após 8 a 12 horas de observação clínica e eletrocardiográfica. Em pacientes que possam vir a não atingir 85% da FC máxima como os em uso de betabloqueadores ou com restrições físicas, deve-se ponderar a realização do exame. Apresenta boa sensibilidade e alto valor preditivo negativo.
- **Ecocardiograma em repouso:** as alterações da contratilidade segmentar precedem as alterações eletrocardiográficas e os sintomas anginosos. Por isso, em pacientes com dor torácica persistente, mostrou-se altamente sensível na detecção de isquemia, porém com menor especificidade, uma vez que não é possível diferenciar se a alteração é aguda ou crônica. É útil também para o diagnóstico diferencial de SCA, como dissecação de aorta, pericardite, estenose valvar aórtica, embolia pulmonar e cardiomiopatia hipertrófica.
- **Ecocardiograma transtorácico com estresse:** as indicações são as mesmas do teste ergométrico (TE), sendo o estresse realizado com dobutamina. A acurácia é semelhante à da cintilografia, com ótimo perfil de segurança. Apresenta algumas limitações como ser operador-dependente, janela ecocardiográfica, arritmias e a incapacidade de atingir 85% da frequência cardíaca (FC) máxima.
- **Cintilografia de perfusão miocárdica em repouso:** permite a obtenção da perfusão miocárdica na hora da injeção do radiofármaco, independentemente da hora da obtenção da imagem; por isso, deve ser injetado no momento da dor, preferencialmente, ou até 2 a 6 horas após. Apresenta ótima sensibilidade e alto valor preditivo negativo para SCA. Sua principal limitação é a não distinção entre alteração da perfusão aguda ou crônica.
- **Cintilografia de perfusão miocárdica com estresse:** indicado para pacientes com baixo a moderada probabilidade, que tenham ECG normal ou não interpretável, com biomarcadores negativos, após 12 horas de observação clínica. As modalidades de estresse possíveis são o físico e o farmacológico (dipiridamol/adenosina ou dobutamina). Infere alto valor preditivo negativo, tanto a curto como a longo prazo.
- **Angiotomografia de artérias coronárias:** método anatômico, diferente dos citados previamente, com necessidade de injeção de contraste. Sua imagem é mais bem adquirida com os novos aparelhos de 64 ou 320 detectores e em pacientes com FC menor que 70 bpm. Calcificações coronarianas podem superestimar a obstrução e, do mesmo modo que escore de cálcio zero, revela muito baixo risco do paciente em questão, com valor preditivo negativo de 100%. É indicado para pacientes com baixa a moderada probabilidade para doença arterial coronariana (DAC).
- **Ressonância magnética cardíaca:** ainda pouco utilizada no serviço de emergência, é um exame que permite a visualização da função, da viabilidade e da perfusão ventriculares, além de detectar áreas de fibrose miocárdica e poder fazer o diagnóstico diferencial de miocardite. Para avaliação de dor torácica, é preciso a infusão de adenosina e, nesse contexto, a sensibilidade e a especificidade chegam a 96% e 85%, respectivamente. As contraindicações aos exames seriam *clearence* de creatina < 30 mL/kg/min e uso de dispositivos metálicos implantáveis.

Unidade de dor torácica

Formulou-se o conceito de unidade de dor torácica (UDT) para gerar uma melhor relação custo-benefício e uniformização de condutas em um centro especializado, não sendo necessário haver um lugar físico único para isso. Essas unidades ajudam na tomada de decisão sobre o paciente com baixo a moderado risco, seriando marcadores e ECG e, normalmente, com um teste provocativo de isquemia após. Na Figura 23.2, temos um modo racional de algoritmo para avaliação.

Figura 23.2 Algoritmo de exemplo de unidade de dor torácica.

Dor torácica

ECG não isquêmico + exame físico normal

ECG isquêmico ou exame físico alterado

Dor tipo D ou dor tipo C + baixa probabilidade de DAC

Dor tipo C + probabilidade de DAC intermediária ou alta

Dor tipo A ou B + probabilidade de DAC baixa

Dor tipo A ou B + probabilidade de DAC intermediária ou alta

Excluída SCA

Protocolo de dor torácica

Conduta para SCA

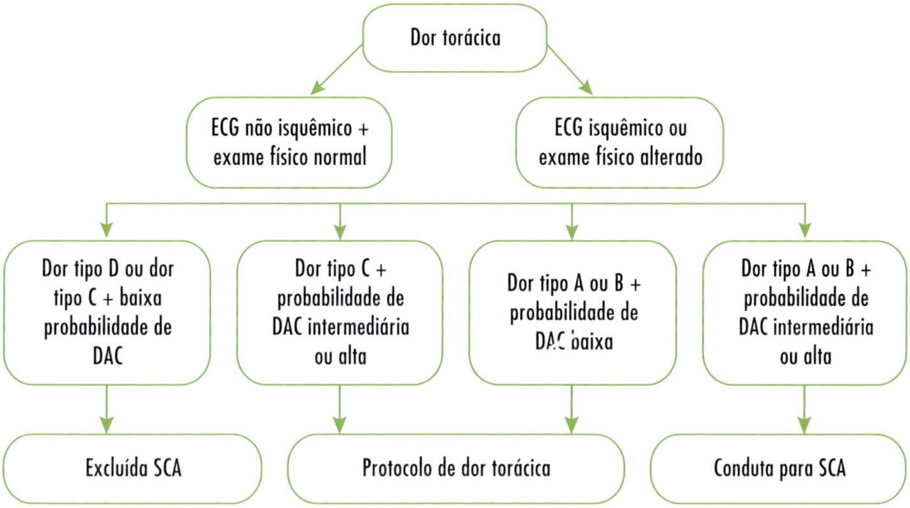

Fonte: Desenvolvida pela autoria.

Recentemente, foi validado o HEART Score como método para avaliação de dor torácica na sala de emergência (Tabela 23.2). Ele fornece um poder de exclusão de até 98% de desfechos cardiovasculares duros (MACE) a curto prazo.

Tabela 23.2 HEART escore.

	Muito suspeita	2
História (Anamnese)	Moderadamente suspeita	1
	Pouco suspeita	0
	Desvio do segmento ST significante	2
ECG	Alteração da repolarização não específica/BRE/MP	1
	Normal	0
	≥ 65 anos	2
Age (idade)	45 a 65 anos	1
	≤ 45 anos	0

(Continua)

Tabela 23.2 HEART escore (continuação).

Risk factors (fatores de risco)	≥ 3 fatores de risco ou doença aterosclerótica conhecida	2
	1 a 2 fatores de risco	1
	Ausência de fatores de risco	0
Troponina	≥ 3 vezes do limite da normalidade	2
	1 a 3 vezes do limite da normalidade	1
	Abaixo do limite da normalidade	0

BRE: bloqueio de ramo esquerdo; MP: marca-passo.

Fonte: Adaptada de The HEART score for the assessment of patients with chest pain in the emergency department: a multinational validation study. Six AJ, Cullen L, Backus BE. Crit Pathw Cardiol, 2013.

Pontuação de 0 a 3 indica um risco de 1,6% de alcançar um desfecho duro; 4 a 6 pontos, 13%; e ≥ 7 pontos, o risco sobe para 50%, tendo esses pacientes indicação de estratificação mais invasiva.

Bibliografia consultada

Amsterdam EA, Kirk JD, Bluemke DA, Diercks D, Farkouh ME, Garvey L et al. Testing of low-risk patients presenting to the emergency department with chest pain. Circulation. 2010;122:1756-76.

Amsterdam EA, Kirk JD, Diercks DB, Lewis WR, Turnipseed SD. Exercise testing in chest pain units: rationale, implementation, and results. Cardiol Clin. 2005;23:503-516.

Cannon CP. Acute coronary syndromes: risk stratification and initial management. Cardiol Clin. 2005;23:401-9.

Chan D, Ng LL. Biomarkers in acute myocardial infarction. BMC Med. 2010;8:34.

Cury RC, Feutchner G, Pena CS, Janowitz WR, Katzen BT, Ziffer JA. Acute chest pain imaging in the emergency department with cardiac computed tomography angiography. J Nucl Cardiol. 2008;15:564-75.

Graff L, Joseph T, Andelman R et al. American College of Emergency Physicians Information Paper: chest pain units in emergency departments – a report from the short-term observation section. Am J Cardiol. 1995;76:1036-39.

Hamm CW, Bassand J, Agewall S, Bax J, Boersma E, Bueno H et al. ESC Guidelines for the management of acute coronary syndromes in patients presenting without persistent ST-segment elevation. The task force for the management of acute coronary syndromes (ACS) in patients presenting without persistent ST-segment elevation of the European Society of Cardiology (ESC). Eur Heart J. 2011;2:2999-3054.

Herren KR, Mackway-Jones K. Emergency management of cardiac chest pain: a review. Emerg Med J. 2001;18:6-10.

Lateef F, Gibler B. Provocative testing for chest pain. Am J Emerg Med. 2000;18:793-801.

Lau J, Ioannidis JP, Balk EM, Milch C, Terrin N, Chew PW et al. Diagnosing acute cardiac ischemia in the emergency department: a systematic review of the accuracy and clinical effect of current technologies. Ann Emerg Med. 2001;37:453-60.

Lee TH, Cook EF, Weisberg M et al. Acute chest pain in the emergency room. Arc Intern Med. 1985;145:65-9.

Lee TH, Goldman L. Evaluation of the patient with acute chest pain. N Engl J Med. 2000;342:1187-95.

McCarthy BD, Beshanky JR, D'Agostino RB, Selker HP. Missed diagnosis of acute myocardial infarction in the emergency department: results from a multicenter study. Ann Emerg Med.1993;22:579-82.

Pferfeman E, Forlenza LMA. Estrutura da unidade de dor torácica. In: Serrano Jr. CV, Timerman A, Stefanini E. Tratado de cardiologia SOCESP. 2. ed. Barueri: Manole, 2009:844-60.

Poldervaart JM, Reitsma JB, Backus BE et al. Impact of using the HEART score in chest pain patients at the emergency department: a stepped wedge, cluster randomized trial. Annals of Internal Medicine. 2017.

Roffi M, Patrono C, Collet JP, Mueller C, Valgimigli M. 2015 ESC Guidelines for the management of acute coronary syndromes in patients presenting without persistent ST-segment elevation: task force for the management of acute coronary syndromes in patients presenting without persistent ST-segment elevation of the European Society of Cardiology (ESC). European Heart Journal. 2016;37(3):267-315. doi:org/10.1093/eurheartj/ehv320.

Sarko J, Pollack CV. Beyond the twelve-lead electrocardiogram: diagnostic tests in the evaluation for suspected acute myocardial infarction in the emergency department. The J of Emer Med. 1997;15:839-47.

Thygesen K, Mair J, Giannitsis E, Mueller C, Lindahl B, Blankenberg S et al. How to use high-sensitivity cardiac troponins in acute cardiac care. Eur Heart J. 2012;21:1-7.7.

Capítulo 24

Síndrome coronariana aguda sem supradesnivelamento do segmento ST

Vicente Marques Beato Neto
Vagner Madrini Junior
Bruno Soares da Silva Rangel
Talia Falcão Dalçóquio

Introdução

A síndrome coronariana aguda sem supradesnivelamento do segmento ST (SCASSST) corresponde a até 30% dos casos de dor torácica aguda no departamento de emergência, sendo entre 15% e 20% caracterizados como infarto agudo do miocárdio (IAM) sem supra desnivelamento do segmento ST (IAMSSST) e 10% como angina instável (AI).

A apresentação clínica da SCASSST pode corresponder tanto a situações de muito alto risco com necessidade de intervenção imediata como até situações mais benignas, nas quais a investigação ambulatorial é possível. Além disso, as taxas de mortalidade, a longo prazo, de pacientes com SCASSST são comparáveis às dos pacientes com SCA com supradesnivelamento do segmento ST, visto a idade mais avançada e a maior prevalência de comorbidades nessa população. Por isso, uma adequada avaliação inicial e estratificação de risco são fundamentais para se determinar o tratamento correto a cada paciente.

Definição e diagnóstico

A SCASSST é definida pela presença de sinais e de sintomas de isquemia miocárdica sem a presença de supradesnivelamento do ST ou bloqueio de ramo esquerdo (BRE) novo no eletrocardiograma (ECG). Quando não há evidência de necrose de cardiomiócitos, é denominada "angina instável" (AI) e, quando ocorrem elevações dos marcadores de necrose miocárdica (MNM), configura-se o IAMSSST.

Conforme discutido na 4ª Definição Universal de Infarto, a injúria miocárdica ocorre quando se detecta elevação de troponina acima do percentil 99 do limite superior do valor de referência do teste utilizado e pode ser aguda, se houver aumento e/ou queda desses valores, ou crônica se esses valores permanecem elevados e estáveis ao longo do tempo. Há diversas condições clínicas que cursam com injúria miocárdica (Quadro 24.1). Para se caracterizar o IAM, a injúria miocárdica aguda deve estar associada a pelo menos um dos seguintes critérios:

- » Sintomas de isquemia miocárdica;
- » Novas alterações isquêmicas no ECG;

» Desenvolvimento de onda Q patológica;
» Evidência por imagem de nova anormalidade regional de movimento de parede com padrão sugestivo de etiologia isquêmica;
» Identificação de um trombo coronário por angiografia ou autópsia.

Do ponto de vista etiológico, o IAM pode ser classificado como tipo 1 (espontâneo), tipo 2 (secundário ao desbalanço oferta e consumo de oxigênio miocárdico), tipo 3 (morte súbita), tipo 4 (associado a procedimentos percutâneos) ou tipo 5 (associado à cirurgia de revascularização).

Quadro 24.1 Classificação de infarto.

Classificação Universal de IAM	
Tipo 1	IAM espontâneo relacionado à isquemia decorrente da instabilidade de placa aterosclerótica coronária (ruptura e erosão)
Tipo 2	IAM secundário à isquemia por desproporção entre a oferta e a demanda de oxigênio miocárdico não associada à instabilidade de placa aterosclerótica (p. ex., dissecção, embolia coronária, vasospasmo, doença microvascular, anemia, insuficiência respiratória, instabilidade hemodinâmica, bradiarritimias ou taquiarritmias)
Tipo 3	Morte de causa cardíaca com sintomas sugestivos de isquemia miocárdica e alterações eletrocardiográficas compatíveis, ocorrendo antes da obtenção de amostra de sangue para dosagem de marcadores de necrose miocárdica
Tipo 4a	IAM relacionado à intervenção coronária percutânea (ICP) até 48 horas após o procedimento. Aumento de pelo menos cinco vezes acima do percentil 99 da troponina se o valor basal for normal ou elevação maior que 20% se o valor basal for alterado e estiver estável ou em queda, em associação a pelo menos um dos seguintes: novas alterações isquêmicas no ECG; desenvolvimento de nova onda Q patológica; imagem evidenciando perda de miocárdio viável que se presume ser nova e um padrão consistente com etiologia isquêmica; achados angiográficos consistentes com uma complicação limitante de fluxo do procedimento, como dissecção coronariana, oclusão de artéria ou enxerto epicárdico principal, trombo oclusivo de ramo lateral, ruptura do fluxo colateral ou embolização distal
Tipo 4b	IAM (definido pelo critério de IAM tipo 1) relacionado à trombose de *stent* que pode ser aguda (< 24 horas após ICP), subaguda (entre 1 e 30 dias após ICP), tardia (entre 30 dias e 1 ano após ICP) ou muito tardia (após 1 ano da ICP)
Tipo 4c	IAM (definido pelo critério de IAM tipo 1) associado à reestenose coronariana (após angioplastia com balão ou implante de *stent*)
Tipo 5	IAM relacionado à cirurgia de revascularização miocárdica (CRM). Aumento de pelo menos dez vezes acima do percentil 99 do limite superior da troponina em pacientes com valores basais normais (ou aumento > 20% se valores basais alterados), em associação a pelo menos um dos seguintes: nova onda Q patológica; documentação angiográfica de oclusão de enxerto novo ou de coronária nativa; disfunção de contratilidade segmentar nova ou perda de viabilidade miocárdica documentada por exame de imagem

Fonte: Adaptado de Fourth universal definition of myocardial infarction, 2018.

Quadro clínico

Dor anginosa típica com características de instabilidade (início em repouso, duração prolongada, padrão em crescendo, início recente). Apresentações atípicas incluem dor epigástrica, sintomas semelhantes à dispepsia e dispneia isolada e são mais observadas em idosos, mulheres e em pacientes diabéticos, com doença renal crônica ou demência. Piora com esforço e alivia-se com repouso e melhora após uso do nitrato aumentam a probabilidade de ser isquemia miocárdica.

Fatores que aumentam a probabilidade de SCASSST são: idade avançada; sexo masculino; história familiar positiva de doença arterial coronariana (DAC) e presença de doença arterial periférica; diabetes *mellitus* (DM); insuficiência renal; e IAM e cirurgia de revascularização miocárdica (CRM) prévios.

O exame físico, geralmente, é normal ou pouco específico e deve ser focado na avaliação de sinais de insuficiência cardíaca (IC), instabilidade hemodinâmica ou elétrica que exigem rápido diagnóstico e tratamento. Ausculta cardíaca pode revelar sopro sistólico por regurgitação mitral isquêmica, que está associada a mau prognóstico. Além disso, o exame físico pode ajudar a identificar causas não coronarianas de dor torácica (p. ex., embolia pulmonar, síndromes aórticas agudas, miopericardite, estenose aórtica) ou patologias extracardíacas (p. ex., pneumotórax, pneumonia ou doenças musculoesqueléticas).

Estratificação de risco isquêmico

Na SCASSST, a avaliação quantitativa do risco isquêmico por meio de escores é superior à avaliação clínica isolada.

A partir de análise de banco de dados e registros de SCA, foram criados escores de risco para eventos isquêmicos, sendo os mais utilizados o escore de TIMI para SCASSST que avalia o risco de óbito, reinfarto e revascularização de urgência em 14 dias e o escore de GRACE que estratifica o risco de óbito intra-hospitalar.

Figura 24.1 Escore de risco TIMI.

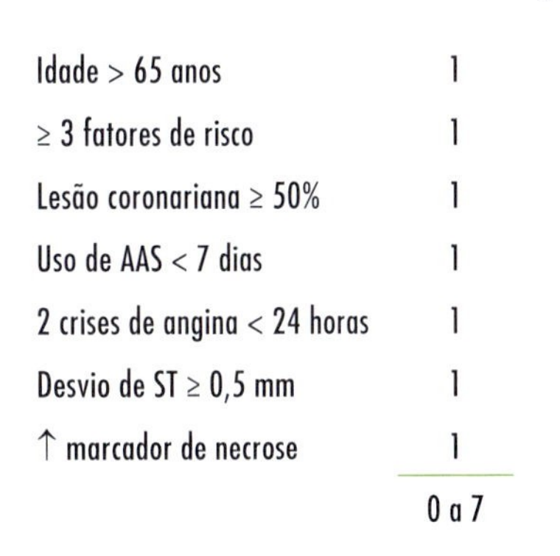

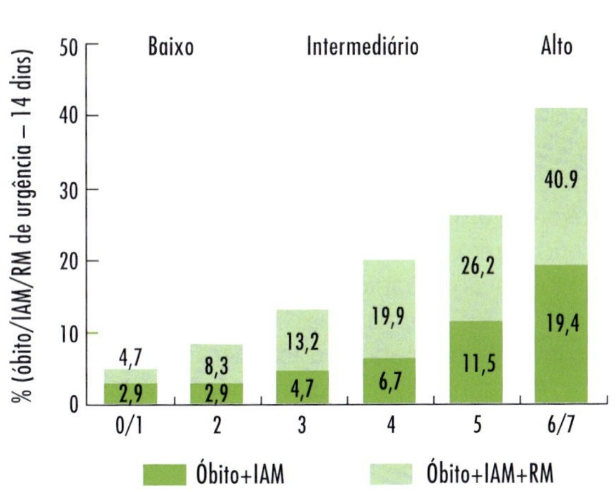

AAS: ácido acetilsalicílico; IAM: infarto agudo do miocárdio; RM: revascularização miocárdica.
Fonte:

As variáveis incluídas no escore GRACE são idade, frequência cardíaca, pressão arterial sistólica, creatinina, classificação de Killip, presença de parada cardiorrespiratória (PCR) à admissão, presença de desvio de segmento ST e elevação de MNM. Para aplicação do escore, recomenda-se acessar o endereço eletrônico <http://www.gracescore.org/WebSite> ou aplicativos eletrônicos. Valores abaixo de 109 classificam o paciente como baixo risco (mortalidade hospitalar < 1%), entre 109 e 140 como risco intermediário (mortalidade hospitalar 1% a 3%) e acima de 140 como alto risco (mortalidade hospitalar > 3%).

Esses escores, além da avaliação prognóstica, aperfeiçoam a triagem, selecionando o melhor local de atendimento (ou seja, unidade coronariana ou de terapia intensiva, unidade intermediária de cuidados, unidade de internação monitorizada ou unidade regular) e a melhor terapia, incluindo tratamento antitrombótico e tempo de angiografia coronariana. Assim, direcionam a conduta conforme a gravidade.

Estratificação de risco de sangramento

Em relação a escores de risco de sangramento, os mais utilizados são o de CRUSADE (disponível em <http://www.crusadebleedingscore.org>) e o proposto por Mehran Roxana e colaboradores. Já que sangramento confere pior prognóstico, estratégias para reduzir complicações hemorrágicas devem ser adotadas, como: usar medicações eficazes e com potencial de sangramento reduzido; evitar sobredosagem (correção de doses para idade e função renal); identificar pacientes com risco de sangramentos; e maior uso de acessos arteriais radiais.

Exames complementares

Alterações no ECG incluem depressão do segmento ST, elevação transitória do ST ou nova inversão da onda T. ECG normal (1% a 6% desses pacientes) não exclui o diagnóstico e deve ser repetido, especialmente se sintomas recorrentes. Em pacientes com sintomas persistentes e ECG de 12 derivações normal, é importante realizar ECG incluindo as derivações posteriores (V7 a V9) e de ventrículo direito (V3R e V4R), frequentemente alteradas quando há acometimento da artéria circunflexa e coronária direita. Hipertrofia de ventrículo esquerdo (VE), bloqueios de ramo com anormalidades de repolarização e marca-passo ventricular podem mascarar isquemia/injúria.

O ecocardiograma transtorácico pode identificar anormalidades sugestivas de isquemia ou necrose miocárdica (ou seja, hipocinesia segmentar ou acinesia) e deve ser realizado em todo paciente internado por SCA. Além disso, contribui para diagnóstico diferencial de dor torácica.

Provas funcionais para pesquisa de isquemia podem ser realizadas como estratégia de estratificação inicial em pacientes de baixo e moderado risco. O Ecocardiograma de estresse provou-se um método seguro e pode ser realizado em pacientes de baixo e médio risco que se encontrem clinicamente compensados há 24/48 horas. Cintilografia miocárdica (CM) com administração do radiofármaco após exercício físico ou estresse farmacológico, em pacientes com SCASSST de risco baixo ou intermediário, também pode ser utilizada na estratificação não invasiva inicial após a estabilização do quadro agudo (após 48 a 72 horas do início da dor).

A ressonância nuclear magnética (RNM) também é uma opção de prova funcional com capacidade de avaliar tanto anormalidades de perfusão e mobilidade de parede como detecção de tecido cicatricial (usando-se realce tardio do gadolínio) e diferenciá-lo do IAM recente. Além disso, é um exame extremamente útil para se investigarem diagnósticos diferenciais de IAM quando o cateterismo não evidencia obstruções coronarianas significativas (p. ex., miocardite ou cardiomiopatia de Takotsubo).

Tratamento

O atendimento inicial deve ser realizado em sala de emergência, com monitorização cardíaca contínua, para todo caso suspeito de SCA. Um ECG de 12 derivações deve ser realizado e interpretado dentro de 10 minutos da admissão e repetido se sintomas recorrentes, diagnóstico inconclusivo ou após uso de nitrato.

Os MNM (troponina e CKMB-massa) e demais exames laboratoriais (hemograma, coagulograma, função renal, eletrólitos, perfil lipídico) devem ser coletados ainda na sala de emergência.

Oxigenoterapia não deve ser ofertada rotineiramente, devendo ser utilizada somente se saturação sanguínea de oxigênio < 90% ou se sinais de desconforto respiratório.

Ainda na sala de emergência, os pacientes devem receber a dose de ataque dos antiplaquetários orais:

- **Ácido acetilsalicílico (AAS):** 162 a 300 miligramas (mg), mastigados ou macerados.
- **Ticagrelor:** 180 mg (inibidor da $P2Y_{12}$ de escolha na sala de emergência) ou clopidogrel 300 mg (nos casos em que se indicar cineangiocoronariografia de emergência, a dose de ataque de 600 mg deve ser preferida). Vale ressaltar que o prasugrel pode ser realizado quando anatomia coronariana for conhecida e indicada intervenção coronariana percutânea (ICP), caso o paciente não tenha recebido clopidogrel e ticagrelor inicialmente e não houver contraindicação (CI): Em pacientes acometidos por acidente vascular cerebral/ataque isquêmico transitório (AVC/AIT) prévios, a dose de ataque do prasugrel é de 60 mg (ou 30 mg se idade ≥ 75 anos e/ou peso < 60 kg).

Em caso de sintomas persistentes na avaliação, pode-se considerar uso das seguintes terapias:

- **Nitratos:** via sublingual (dinitrato de isossorbida 5 mg). Não ultrapassar 3 doses separadas por intervalo mínimo de 5 minutos. Se angina persistir, administrar por via intravenosa (IV). Nitroglicerina é a mais disponível, aumentar de 10 µg a cada 5 minutos até melhora da dor ou de efeitos adversos. Os nitratos são CI se hipotensão (pressão arterial sistólica < 90 mmHg) ou se uso recente de inibidores da fosfodiasterase tipo 5 (sildenafila nas últimas 24 horas ou tadalafila nas últimas 48 horas).
- **Morfina:** somente quando dor refratária a outras medidas. Administrar na dose de 2 a 4 mg (diluídos) a cada 5 minutos até, no máximo, 25 mg.
- Anti-inflamatórios não esteroidais (AINE), exceto o AAS, são contraindicados.
- **Benzodiazepínicos:** considerar uso para controle de ansiedade em pacientes de risco intermediário a alto.
- **Betabloqueadores:** iniciar nas primeiras 24 horas, de preferência via oral (VO), se não houver CI ou risco elevado de choque cardiogênico (idade > 70 anos, FC > 110; PAS < 120), sobretudo se fração de ejeção (FE) ainda desconhecida. Não utilizar se uso de cocaína ou possibilidade de vasospasmo coronariano (neste caso, dar preferência a inibidores de canais de cálcio e/ou nitratos).

Condutas subsequentes

Baixo risco

Os pacientes classificados como baixo risco (escore TIMI 2, GRACE < 80 e sem critérios clínicos de alto risco, como alteração de MNM e/ou alteração isquêmica no ECG) devem ser estratificados preferencialmente com provas funcionais não invasivas (teste ergométrico, CM ou ecocardiograma de estresse). Os pacientes estáveis (sem dor torácica, sem arritmias, ECG normal ou sem alteração isquêmica aguda, MNM normais e prova funcional negativa) podem receber alta precocemente (< 12 horas). Deve-se considerar manter AAS em dose baixa (81-100 mg/dia) e estatinas como profilaxia secundária para novos eventos. O uso de anticoagulantes ou inibidores do receptor P2Y12 não é indicado de rotina em pacientes com SCASSST de baixo risco.

Risco intermediário e alto

Os pacientes classificados como risco intermediário e alto devem ser internados em unidade coronariana de terapia intensiva sempre que possível e devem ser considerados para estratégia de estratificação invasiva. A terapia farmacológica deve incluir:

- **Terapia antiplaquetária de manutenção:** AAS 81-100 mg/dia + inibidor da $P2Y_{12}$ (ticagrelor 90 mg duas vezes ao dia; ou clopidogrel 75 mg/dia ou prasugrel 10 mg/dia). A meta é manter terapia dupla por 12 meses após o evento agudo.
- **Inibidores da glicoproteína IIbIIIa:** não devem ser usados de rotina, mas podem ser considerados nos casos de ICP de alto risco (presença de trombos, complicações trombóticas da ICP).
- **Terapia de anticoagulação:** iniciada após a confirmação do diagnóstico de SCASSST deve ser mantida até a revascularização, por 8 dias ou até a alta em pacientes mantidos em tratamento clínico. No Brasil, temos as seguintes opções:
  - **Enoxaparina:** dose de 1 mg/kg, subcutâneo (SC), duas vezes ao dia. Reduzir para 0,75 mg/kg, SC, duas vezes ao dia se idosos ≥ 75 anos ou para 1 mg/kg, SC, uma vez ao dia se *clearance* de creatinina (ClCr) entre 15 e 29 mL/min/1,73 m^2. CI se ClCr < 15 mL/min/1,73m^2. Dosar atividade anti-Xa (alvo terapêutico de 0,6 a 1 UI/mL) se ClCr entre 15 e 30 mL/min/1,73m^2 ou peso corporal > 100 kg. Caso ICP ocorrer entre 8 e 12 horas da última dose de enoxaparina, infundir dose adicional de 0,3 mg/kg IV antes do procedimento.
  - **Fondaparinux:** dose de 2,5 mg, SC, uma vez ao dia. Não é necessário fazer controle com exames laboratoriais. Pode ser considerado em pacientes com alto risco de sangramento, porém é necessário administrar heparina não fracionada (HNF) 85 UI/kg IV, no momento da ICP para evitar trombose de cateteres. É contraindicado se ClCr < 20 mL/min/1,73m^2.
  - **Heparina não fracionada (HNF):** prévio à ICP – bólus de 60 a 70 UI/kg IV (máximo de 5.000 UI) e manutenção com 12 a 15 UI/kg IV (máximo de 1.000 UI/h). Controle com tempo de tromboplastina parcial ativada (TTP_a) com o objetivo de o manter entre 1,5 e 2,5 vezes em relação ao controle. É a heparina de escolha se ClCr < 15 mL/min/1,73m^2. Se início durante a ICP, bólus de 70 a 100 UI/kg IV (50 a 70 UI/kg se uso concomitante de inibidores da gliproteína IIbIIIa). Não é recomendado o *crossover* entre HNF e enoxaparina, pois foi associado a maior risco de sangramento.
- **Profilaxia de sangramento gastrointestinal:** antagonistas dos receptores H2 de histamina ou inibidores da bomba de prótons são indicados em pacientes com mais alto risco de sangramento gastrointestinal (história de úlcera/hemorragia, terapia anticoagulante oral concomitante, uso crônico de AINE/corticosteroides ou, dois ou mais dos seguintes: idade ≥ 65 anos, dispepsia, refluxo gastroesofágico, infecção por *Helicobacter pylori*, uso crônico de álcool).
- **Indicações de cineangiocoronariografia:** em pacientes de baixo risco, é recomendado um teste de estresse não invasivo (de preferência com imagem) para decidir sobre a realização de cineangiocoronariografia. Em pacientes com muito alto risco (Quadro 24.2), é recomendada realização de cineangiocoronariografia imediata em até 2 horas. Em pacientes estratificados como de alto risco, a cineangiocoronariografia deve ser precoce (< 24 horas) e nos pacientes de risco intermediário, em até no máximo 72 horas.
- **Revascularização miocárdica:** na decisão sobre a melhor estratégia de revascularização (ICP da lesão culpada, ICP completa ou CRM), quando esta estiver indicada, deve-se considerar *status* clínico e comorbidades, bem como severidade da doença coronariana (inclui distribuição, extensão e características angiográficas das lesões). Idealmente, a decisão deve seguir o protocolo do *Heart Team* do local.

Quadro 24.2 Critérios de muito alto risco na SCASSST.

- Indicação de cineangiocoronariografia de urgência (< 2 horas) na SCASSST
- Instabilidade hemodinâmica ou choque cardiogênico
- Angina recorrente ou refratária ao tratamento medicamentoso
- Arritmias graves ou parada cardiorrespiratória
- Complicações mecânicas do infarto agudo do miocárdio
- Sinais clínicos de insuficiência cardíaca
- Supra desnivelamento de ST transitório ou intermitente

Fonte:

Condutas adicionais

» **Abordagem lipídica:** deve-se obter um perfil lipídico de jejum nas primeiras 24 horas da admissão. Estatina de alta intensidade deve ser iniciada ou mantida durante internação por SCA se não houver CI. Ambulatorialmente, também há evidência de se associar ezetimibe, quando a meta de LDL-colesterol não for atingida com estatina de alta potência.

» **Inibidores do sistema renina-angiotensina-aldosterona:** após estabilização clínica, inibidores da enzima conversora de angiotensina (IECA) devem ser iniciados ou mantidos indefinidamente nos pacientes com fração de ejeção do ventrículo esquerdo (FEVE) < 40%, hipertensos, diabetes *mellitus* (DM) ou insuficiência renal crônica estável se não houver CI. Preferir inicialmente IECA de meia-vida curta (captopril). Bloqueadores do receptor de angiotensina-II (BRA) se intolerância aos IECA. Bloqueadores de aldosterona são indicados em associação aos IECA/BRA e betabloqueadores em pacientes com FEVE ≤ 40%.

» **Betabloqueadores a longo prazo** são indicados principalmente em pacientes com disfunção ventricular ou lesões coronarianas residuais não abordadas.

» **Referenciar para programas de reabilitação cardíaca** e orientar mudanças no estilo de vida (cessação do tabagismo, atividade física regular, dieta saudável, vacinação contra pneumococo e anualmente contra influenza, controle de comorbidades – hipertensão, DM, obesidade e dislipidemia).

Bibliografia consultada

Amsterdam EA, Chair et al. 2014 AHA/ACC Guideline for the Management of patients with non-ST – elevation acute coronary syndromes – a report of the American College of Cardiology/American Heart Association Task Force on Practice Guidelines. Circulation. 2014;130:25.

Amsterdam EA, Wenger NK, Brindis RG et al. 2014 AHA/ACC Guideline for the Management of Patients With Non-ST – elevation acute coronary syndromes. Circulation. 2014;130:344-426.

Antman EM, Cohen M et. at. The TIMI risk score for unstable angina/non-ST elevation MI: a method for prognostication and therapeutic decision making. JAMA. 2000;284:835-842.

Bangalore S, Makani H et al. Clinical outcomes with β-blockers for myocardial infarction: a meta-analysis of randomized trials. The American Journal of Medicine. 2014;127:939-953.

Cannon CP, Blazing MA et al. Ezetimibe added to statin therapy after acute coronary syndromes (IMPROVE-IT Trial). N Engl J Med. 2015;372:2387-97.

De Servi S, Goedicke J et al. Clinical outcomes for prasugrel versus clopidogrel in patients with unstable angina or non-ST-elevation myocardial infarction: an analysis from the TRITON-TIMI 38 trial. European Heart Journal: Acute Cardiovascular Care. 2014;3(4):363-372.
Ferguson JJ, Califf RM et al. Enoxaparin vs unfractionated heparin in high-risk patients with non-ST--Segment elevation acute coronary syndromes managed with an intended early invasive strategy: primary results of the SYNERGY randomized trial. JAMA. 2004;292:45-54.
Franzosi MG, Santoro E et al. Indications for ACE Inhibitors in the early treatment of acute myocardial infarction: systematic overview of individual data from 100.000 patients in randomized trials. Circulation. 1998;97:2202-2212.
Granger CB, Goldberg RJ et al. Predictors of hospital mortality in the global registry of acute coronary events. Arch Intern Med. 2003;163:2345-53.
Karvouni E, Katritsis DG et al. Intravenous glycoprotein IIb/IIIa receptor antagonists reduce mortality after percutaneous coronary interventions. J Am Coll Cardiol. 2003;41:26-32.
Lindholm D, Varenhorst C et al. Ticagrelor vs. clopidogrel in patients with non-ST-elevation acute coronary syndrome with or without revascularization: results from the PLATO trial. European Heart Journal. 2014;35:2083-93. doi.org/10.1093/eurheartj/ehu160.
Mehran R, Pocock SJ et al. A Risk score to predict bleeding in patients with acute coronary syndromes. J Am Coll Cardiol. 2010;55:23.
Nicolau JC, Timerman A, Marin-Neto JA, Piegas LS et al. Diretrizes da Sociedade Brasileira de Cardiologia sobre Angina instável e Infarto Agudo do Miocárdio sem Supradesnível do Segmento ST (II Edição, 2007) – Atualização 2013. Arquivos Brasileiros de Cardiologia. 2014;102(1):3. Disponível em: www.arquivosonline.com.br. (Acesso em: 12 abr. 2022).
Pfeffer MA, McMurray JJV et al. Valsartan, Captopril, or both in myocardial infarction complicated by heart failure, left ventricular dysfunction, or both (VALIANT Trial). N Engl J Med. 2003;349:1893-1906.
Pitt B, Remme W et al. Eplerenone, a selective aldosterone blocker, in patients with left ventricular dysfunction after myocardial infarction (EPHESUS Trial). N Engl J Med. 2003;348:1309-21.
Roffi M, Patrono C, Collet J et al. 2015 ESC Guidelines for the management of acute coronary syndromes in patients presenting without persistent ST-segment elevation: task force for the management of acute coronary syndromes in patients presenting without persistent ST-Segment Elevation of the European Society of Cardiology (ESC), European Heart Journal. 2016;37:267-315. doi:org/10.1093/eurheartj/ehv320.
Subherwal S, Bach RG et al. Baseline risk of major bleeding in non-ST-segment-elevation myocardial infartion: the CRUSADE (can rapid risk stratification of unstable angina patients suppress adverse outcomes with early implementation of the ACC/AHA guidelines). Bleeding Score. Circulation. 2009;119:1873-1882.
Thygesen K, Alpert JS et al. ESC Scientific Document Group. Fourth universal definition of myocardial infarction (2018), European Heart Journal. https://doi.org/10.1093/eurheartj/ehy462.
Yusuf S, Phil D et al. Comparison of fondaparinux and enoxaparin in acute coronary syndromes: the fifth organization to assess strategies in acute ischemic syndromes investigators (OASIS-5). N Engl J Med. 2006;354:1464-76.
Yusuf S, Phil D et al. Effects of clopidogrel in addition to aspirin in patientes with acute coronary syndromes without ST-segment elevation: the clopidogrel in unstable angina to prevent recurrent events (CURE). N Engl J Med. 2001;345:494-502.

Capítulo 25

Síndrome coronariana aguda com supradesnivelamento do segmento ST

Nádia Romanelli Quintanilha
Julia Pereira Afonso dos Santos Tormin
Luciano Moreira Baracioli

Introdução

O infarto agudo do miocárdio com supradesnivelamento do segmento ST (IAMCSST) representa um diagnóstico importante na sala de emergência, dada a sua elevada morbimortalidade. Os maiores progressos no tratamento do IAMCSST foram o advento das unidades coronárias e os "métodos de reperfusão miocárdica" (terapia fibrinolítica e angioplastia primária). Assim, conseguiu-se reduzir a mortalidade intra-hospitalar de 20% a 30% para cerca de 5%. A rápida identificação do quadro é essencial para desencadear condutas imediatas com impacto na história natural da doença.

O infarto agudo do miocárdio (IAM) caracteriza-se por necrose miocárdica em um contexto clínico de isquemia, com elevação e queda de troponina acima do percentil 99 (p99), mais um dos seguintes critérios:

- Sintoma sugestivo de isquemia miocárdica (dor precordial ou equivalente – dispneia, síncope, confusão mental ou desconforto abdominal);
- Novas ou presumivelmente novas alterações significativas no segmento ST, onda T, ou BRE novo;
- Desenvolvimento de ondas Q patológicas no eletrocardiograma;
- Evidência de perda de viabilidade miocárdica ou contratilidade segmentar anormal em exame de imagem;
- Identificação de trombo intracoronariano por angiografia ou necropsia.

Pela 4ª Definição Universal de Infarto, o IAM é classificado conforme descrito no Capítulo 24 – Síndrome Coronariana Aguda sem Supradesnivelamento do Segmento ST. No entanto, é possível enquadrá-lo em outras categorias e ele pode, inclusive, ocorrer na ausência de estenose maior ou igual a 50% em coronária epicárdica, sendo descrito como *myocardial infarction with non obstructive coronary arteries* (MINOCA).

A presença de elevação do segmento ST em duas ou mais derivações eletrocardiográficas relacionadas a uma mesma parede, juntamente com o descrito anteriormente, faz o diagnóstico de IAMCSST, foco deste capítulo.

O principal mecanismo que provoca instabilização da placa aterosclerótica é a ocorrência de ruptura ou de erosão, com ativação inflamatória, aumento da agregação plaquetária, vasoconstrição e trombose intraluminal da artéria. A oclusão coronariana por tempo prolongado, com interrupção no fornecimento de nutrientes para determinada região do miocárdio, constitui o substrato anatômico para o IAMCSST.

Quadro clínico

A dor torácica é o achado mais marcante do IAM. São características típicas:

» Dor em aperto, opressiva, em queimação, esmagadora, asfixiante;

» Localizada na região precordial, retroesternal ou epigástrica;

» Irradiação para o membro superior esquerdo ou ambos, ombros, pescoço, mandíbula, região interescapular ou epigástrio;

Associação com sudorese, palidez, náusea, dispneia.

Outros sinais e sintomas podem ocorrer, como dispneia/cansaço, tontura, estado confusional, desconforto gastrintestinal e síncope. Idosos, mulheres, diabéticos e pacientes com insuficiência cardíaca (IC) têm maior chance de apresentação atípica.

O exame físico direciona-se à busca de diagnósticos diferenciais (síndrome aórtica aguda, pericardite, tamponamento, dor osteomuscular) e de complicações da (insuficiência cardíaca, arritmias, valvopatias agudas). Na avaliação do aparelho respiratório, verifica-se a saturação de oxigênio, frequência respiratória e presença de crepitações em campos pulmonares (Quadro 25.1). No aparelho cardiovascular, é necessário aferir a pressão arterial pelo menos nos dois membros superiores. Em caso de divergência acima 20 mmHg na pressão sistólica ou 10 mmHg na diastólica, considerar o diagnóstico de síndrome aórtica aguda. Determinar a frequência cardíaca, a presença de 3ª bulha (B3), sopros, estase jugular, sinais de choque e má perfusão. Na avaliação neurológica, buscam-se sinais de acidente vascular cerebral (AVC).

Quadro 25.1 Classificação clínica de gravidade da disfunção miocárdica pós-IAM.

Killip e Kimball	
I	Sem congestão pulmonar e sem B3
II	Raros estertores crepitantes (< 50% do campo pulmonar) com B3 audível
III	Edema pulmonar
IV	Choque cardiogênico
Forrester modificada	
I	Ausência de congestão pulmonar e perfusão periférica normal
IIa	Congestão pulmonar presente com ausência de dispneia. Perfusão periférica normal
IIb	Congestão pulmonar com dispneia. Perfusão periférica normal
III	Perfusão periférica diminuída sem congestão pulmonar (ventrículo direito)
IV	Perfusão periférica diminuída e presença de congestão pulmonar

Fonte: Adaptado de V Diretriz da Sociedade Brasileira de Cardiologia sobre Tratamento do Infarto Agudo do Miocárdio com supradesnível do segmento ST, 2015.

Exames complementares

Eletrocardiograma (ECG)

É o principal exame e deve ser realizado e analisado, por um médico em até 10 minutos da entrada no pronto-socorro em todo paciente que apresente dor torácica. O diagnóstico eletrocardiográfico de IAMCSST é:

- » Elevação do segmento ST maior que 1 mm em pelo menos duas derivações da mesma parede; se localizado em V2-V3: maior que 2 mm se homem com 40 anos ou mais; maior ou igual a 2,5 mm se homem com menos de 40 anos; maior ou igual a 1,5 mm em mulheres ou;
- » Bloqueio de ramo esquerdo novo ou presumivelmente novo.

O supradesnivelamento de ST tem sensibilidade de 45% a 60% para diagnóstico de IAM, e cerca de 50% dos pacientes apresentam-se com ECG normal ou não diagnóstico. Assim, nos casos em que a clínica é sugestiva e o ECG é normal, é necessária a repetição seriada do exame para a monitorização do segmento ST e a identificação de novos episódios de isquemia. A presença de flutuações do segmento ST é um fator prognóstico de eventos, como óbito, infarto do miocárdio não fatal e necessidade de revascularização urgente.

Em pacientes com supra de ST em derivações inferiores (DII, DIII e aVF), deve-se realizar ECG com derivações direitas (V3R e V4R) a fim de se diagnosticar acometimento de ventrículo direito definido por supra de ST de 0,5 mm ou mais.

Da mesma forma, o infradesnivelamento de ST nas derivações V1-V3 pode sugerir isquemia, e o ECG deve ser complementado com as derivações V7-V9, nas quais supra de ST $\geq$ 0,5 mm sugere infarto posterior.

O ECG deve ser repetido após uso de nitrato sublingual (utilizado para afastar presença de espasmo coronariano), antes e após qualquer método de recanalização, a cada 12 horas nas primeiras 24 horas e, a partir daí, uma vez ao dia durante o período de internação; e sempre ser repetido na ocorrência de novos sintomas, alterações de ritmo ou dúvidas em relação à evolução.

Exames laboratoriais

A estratégia de reperfusão miocárdica no IAMCSST (com base no quadro clínico e no ECG) deve ser definida e iniciada antes dos resultados de qualquer exame laboratorial. Nesse caso, os marcadores de necrose miocárdica (MNM) são úteis para estimar a extensão do infarto, prognóstico e diagnóstico da reperfusão coronariana à beira do leito, além de auxiliarem no diagnóstico do reinfarto.

A troponina é o principal MNM utilizado, sendo a dosagem seriada de CK-MB útil pela sua boa correlação com a área de necrose do miocárdio e, portanto, valor prognóstico. A recomendação de dosagem de troponina no IAMCSST é a cada 8 horas nas primeiras 24 horas e, após, uma vez ao dia até sua normalização. Dosagens adicionais devem ser realizadas em caso de suspeita de novo quadro isquêmico.

Além dos MNM, logo após a admissão, os seguintes exames devem ser coletados: hemograma; eletrólitos; coagulograma; ureia; creatinina; glicemia; hemoglobina glicada; colesterol total e frações; triglicérides; ácido úrico; e BNP. Manter níveis séricos de potássio, magnésio e cálcio normais é importante na prevenção de arritmias graves no contexto pós-infarto.

Sugerimos a pesquisa de uso de drogas ilícitas em amostra de urina em pacientes com menos de 50 anos, ou com história prévia de abuso de drogas ilícitas, pois esses dados são fundamentais para a conduta terapêutica.

Ecocardiograma (ECO)

Deve ser realizado pelo menos um ECO durante a hospitalização, o mais breve possível, para a avaliação da função ventricular. Sempre solicitá-lo em caráter de emergência na suspeita de diagnósticos diferenciais, como tromboembolismo pulmonar, pericardite com suspeita de tamponamento etc.; choque cardiogênico pós-IAM; e suspeita de complicações mecânicas, como sopro novo.

Cineangiocoronariografia

Representa o elemento central na avaliação e decisão terapêutica nos pacientes com IAMCSST e deve ser realizada em todos os pacientes, tanto para a recanalização (angioplastia primária) como para a terapia de resgate ou estratégia farmacoinvasiva.

Tratamento

A recanalização miocárdica em tempo hábil é a pedra angular do tratamento do IAMCSST. Indica-se terapia de recanalização miocárdica em pacientes com dor ou desconforto precordial, com duração mínima de 20 minutos, não responsiva a nitrato sublingual (afastar espasmo coronariano) e máxima de 12 horas, ressalvando-se que os benefícios são inversamente proporcionais ao tempo. Em pacientes selecionados, que se apresentem com evolução entre 12 e 24 horas e dor persistente, principalmente se não apresentarem QS ao ECG, terapêuticas de recanalização podem ser implementadas.

A intervenção coronária percutânea primária (ICPP) é o método preferencial de reperfusão coronariana, desde que realizada em até 90 minutos (preferencialmente 60 minutos) da chegada do paciente ao pronto-socorro (tempo porta-balão) ou em até 120 minutos se necessária transferência para outro hospital com serviço de hemodinâmica. Caso seja previsto um tempo maior do que o desejado para o início da ICPP, deve-se iniciar a infusão do fibrinolítico em até 30 minutos da chegada do paciente (tempo porta-agulha).

O uso de fibrinolíticos no IAMCSST já foi extensamente estudado e seus benefícios são claros, com redução relevante no tamanho do infarto, na preservação da função ventricular e na mortalidade (Tabela 25.1). Os benefícios da terapia fibrinolítica são tão maiores quanto mais precocemente a terapia for instituída.

Tabela 25.1 Fibrinolíticos disponíveis no Brasil.

Estreptoquinase	1,5 milhões UI em 100 mL de SG 5% ou SF 0,9% em 30 a 60 min
Alteplase (rt-PA)	15 mg em bólus + 0,75 mg/kg (máximo 50 mg) em 30 min e, então, 0,50 mg/kg (máximo 35 mg) em 60 minutos
Tenecteplase (TNK)	Uso em bólus: 30 mg se < 60 kg; 35 mg se 60 kg a 69 kg 40 mg se 70 kg a 79 kg; 45 mg se 80 kg a 89 kg 50 mg se > 90 kg; metade da dose se paciente ≥ 75 anos

Fonte: Adaptada de V Diretriz da Sociedade Brasileira de Cardiologia sobre Tratamento do Infarto Agudo do Miocárdio com Supradesnível do Segmento ST, 2015.

Intervenção coronária percutânea (ICP)

As estratégias de submissão à ICP recebem denominações conforme o momento da sua efetivação: primária, de resgate (após evidência de insucesso após uso fibrinolítico intravenoso); farmacoinvasiva; e facilitada (Quadro 25.2).

Quadro 25.2 Contraindicações aos fibrinolíticos.

Absolutas
• Qualquer hemorragia cerebral prévia
• Lesão vascular cerebral conhecida (malformação arteriovenosa)
• Neoplasia intracraniana (primária ou metastática)
• AVE isquêmico < 3 meses (exceto < 4,5 horas)
• Suspeita de dissecção de aorta
• Sangramento interno ativo (exceto menstruação) ou diátese hemorrágica
• Traumatismo craniano ou facial significativo < 3 meses
• Cirurgia intracraniana ou medular < 2 meses
• Hipertensão grave não controlada (não responsiva à terapia emergencial)
• Para estreptoquinase, utilização prévia < 6 meses
Relativas
• História de HAS crônica grave e não controlada
• PAS > 180/PAD > 110 mmHg apesar do alívio da dor
• AVE isquêmico > 3 meses
• Demência
• Doença intracraniana conhecida (excluindo as contraindicações absolutas)
• Reanimação cardiopulmonar traumática ou prolongada (> 10 minutos)
• Trauma recente ou cirurgia de grande porte nas últimas 3 semanas
• Sangramento interno recente (2 a 4 semanas)
• Punção vascular não compressível

AVE: acidente vascular encefálico; HAS: hipertensão arterial sistólica; PAS: pressão arterial sistólica; PAD: pressão arterial diastólica.

Fonte: Adaptado de V Diretriz da Sociedade Brasileira de Cardiologia sobre Tratamento do Infarto Agudo do Miocárdio com Supradesnível do Segmento ST, 2015.

ICP primária

Trata-se do restabelecimento do fluxo coronariano de maneira mecânica sem uso prévio da terapia fibrinolítica, sendo o método de recanalização preferencial quando disponível.

ICP de resgate

Caracteriza-se pela recanalização mecânica da coronária quando a fibrinólise falha em restabelecer a perfusão miocárdica, isto é, quando não existem os critérios de reperfusão. São eles: redução do maior supra de ST, em pelo menos, 50% em 60 a 90 minutos; resolução da dor torácica; presença de arritmias de reperfusão. Caso o paciente não apresente pelo menos dois desses critérios e/ou evolua com instabilidade hemodinâmica, deve-se diagnosticar falha da fibrinólise e encaminhá-lo para ICP de resgate o mais rápido possível, idealmente em tempo inferior a 3 horas após o fibrinolítico. O critério mais utilizado para avaliação é o eletrocardiográfico.

Estratégia farmacoinvasiva

Mesmo que existam critérios de reperfusão após a fibrinólise, o paciente deve ser idealmente submetido ao estudo hemodinâmico entre 3 e 24 horas.

Angioplastia facilitada

É a estratégia em que se realiza fibrinolítico seguido de ICP imediata, independentemente de critérios de reperfusão. Foi associada a piores desfechos clínicos, sendo atualmente contraindicada.

Terapia antitrombótica

Antiplaquetários

Todos os pacientes com IAMCSST devem receber terapia antiplaquetária dupla com aspirina/ácido acetilsalicílico (AAS) e um inibidor do receptor da P2Y12 (clopidogrel, tricagrelor ou prasugrel) (Tabela 25.2).

Tabela 25.2 Antiplaquetários.

AAS	Ataque: 162 a 300 mg Manutenção: 81 a 100 mg/dia, independentemente da terapia de reperfusão
Clopidogrel	Ataque: 300 mg em pacientes < 75 anos (fibrinólise) 600 mg se ICP primária Se 75 anos, não realizar dose de ataque para trombólise Manutenção: 75 mg/dia
Prasugrel	Ataque: 60 mg Manutenção: 10 mg, 1 vez ao dia Contraindicação: AVC/AIT prévios Pacientes com peso < 60 kg ou > 75 anos – redução para 5 mg/dia
Ticagrelor	Ataque: 180 mg Manutenção: 90 mg a cada 12 horas

ICP: intervenção coronariana percutânea.

Fonte: Adaptada de V Diretriz da Sociedade Brasileira de Cardiologia sobre Tratamento do Infarto Agudo do Miocárdio com supradesnível do segmento ST, 2015.

A administração do AAS deve ser a mais precoce possível e ele deve ser continuado indefinidamente. As contraindicações ao AAS são sangramento ativo ou discrasia sanguínea, hipersensibilidade e hepatopatia grave.

O clopidogrel, em caso de trombólise, é a 1ª opção associado ao uso de AAS. Quando o planejado for realizar ICPP, o clopidogrel somente deverá ser utilizado na impossibilidade de uso do ticagrelor ou do prasugrel.

O prasugrel, avaliado no estudo TRITON-TIMI 38, se mostrou superior ao clopidogrel nos pacientes com IAMCSST. Ressalte-se que a superioridade não foi evidenciada nos indivíduos com mais de 75 anos nem naqueles com peso inferior a 60 kg e foi menor (maior sangramento) nos pacientes com histórico de acidente isquêmico transitório (AIT) ou AVC. A droga deve ser administrada na sala de hemodinâmica após a decisão de revascularização percutânea.

O ticagrelor foi avaliado no estudo PLATO, que randomizou mais de 18 mil pacientes com coronariopatia aguda para ticagrelor ou clopidogrel, submetidos à ICP, à cirurgia de revascularização miocárdica ou mantidos em tratamento clínico. A análise do subgrupo de pacientes com IAMCSST submetidos à ICP primária mostrou resultados consistentes aos do estudo principal, isto é, o ticagrelor se demonstrou superior ao clopidogrel.

Os inibidores da glicoproteína (IGP) IIb/IIIa são recomendados apenas para indivíduos com alta carga trombótica e baixo risco de sangramento. Sua indicação, habitualmente, é feita pelo cardiologista intervencionista na sala de hemodinâmica. Não deve ser utilizado como adjuvante do fibrinolítico.

Anticoagulantes

O uso dos anticoagulantes (dose e tempo de uso) dependerá do contexto clínico em que forem empregados. Pacientes encaminhados à ICP primária devem receber bólus de heparina não fracionada (HNF) via intravenosa (EV) logo após a chegada (70 a 100 UI/kg ou de 50 a 70 UI/kg caso estejam em uso de IGP IIb/IIIa), e deverá ser feito controle com TCA (alvo de 250 a 350 segundos naqueles que não utilizam o IGP IIb/IIIa ou de 200 a 250 segundos se for utilizado esse composto). Caso o TCA não seja atingido, devem ser realizados bólus adicionais (2.000 UI a 5.000 UI até se atingir o alvo preconizado). Mais uma opção é a enoxaparina 0,5 mg/kg EV em dose de ataque antes da ICP primária. Não se deve prescrever fondaparinux nesse contexto. Em pacientes submetidos à ICP primária bem-sucedida, deve-se suspender a anticoagulação após o procedimento.

Em pacientes submetidos à fibrinólise, deve-se utilizar enoxaparina 30 mg EV em bólus seguido de 1 mg/kg, a cada 12 horas, subcutâneo (SC). Em pacientes com mais de 75 anos, o bólus não deve ser utilizado, diminuindo-se a dose de manutenção para 0,75 mg/kg a cada 12 horas SC; pacientes com *clearence* de creatinina estimado menor do que 30 mL/min devem receber apenas metade da dose diária, ou seja, 1 mg/kg, uma vez por dia, SC.

Em pacientes submetidos à fibrinólise, deve-se manter anticoagulação plena por, pelo menos, 48 horas (ou até a realização de ICP da lesão culpada).

Nos casos não submetidos à terapia de reperfusão inicial, a suspensão da anticoagulação deve ocorrer nos seguintes momentos: após a realização da angioplastia; após 8 dias ou na alta hospitalar (o que ocorrer primeiro) em pacientes mantidos em tratamento clínico; antes da cirurgia de revascularização miocárdica por 6 horas se em uso de HNF, por 8 horas se em uso de enoxaparina; ou no dia da cirurgia se em uso de fondaparinux.

Terapias adjuvantes

O oxigênio deve ser suplementado apenas se a saturação de oxigênio, avaliada por oxímetro de pulso, for inferior a 90%. Em pacientes com saturação maior do que 90%, a oferta de oxigênio suplementar pode estar associada a aumento da área do infarto.

Os nitratos não têm impacto em desfechos duros no IAMCSST, mas estão indicados para alívio de dor persistente, hipertensão e sinais de congestão pulmonar. São contraindicados se pressão arterial sistólica menor do que 90 mmHg, uso de sildenafil ou tadalafila nas últimas 24 ou 48 horas, respectivamente, ou infarto com acometimento de ventrículo direito.

Betabloqueador oral deve ser introduzido nas primeiras 24 horas nos pacientes sem contraindicações e sem risco aumentado de evolução para choque cardiogênico (idade acima de 70 anos, pressão arterial sistólica inferior a 120 mmHg, frequência cardíaca superior a 110 bpm e Killip acima de 1). Devem-se iniciar com doses baixas, com aumento progressivo destas, com o objetivo de se manter a frequência cardíaca em torno de 60 bpm. O betabloqueador deve ser mantido a longo prazo, se não houver contraindicações, principalmente em pacientes que evoluem com disfunção ventricular. O uso de betabloqueador venoso deve ser reservado a pacientes com função ventricular preservada e taquicardia sinusal persistente.

O inibidor da enzima conversora de angiotensina (IECA) deve ser iniciado precocemente, sobretudo nos pacientes com sinais de disfunção ventricular esquerda. Devem ser mantidos a longo prazo em pacientes com fração de ejeção (FE) reduzida, hipertensos e/ou diabéticos (Tabela 25.3). Em pacientes intolerantes aos IECA, utilizar bloqueadores do receptor de angiotensina II (BRA).

Tabela 25.3 Doses dos IECA testadas nos grandes estudos.

Estudo	IECA	Dose inicial	Dose-alvo
SAVE CCS-1	Captopril	6,25 mg (1ª dose) e 2 horas após 12,5 mg 2x/dia	50 mg 3x/dia
ISIS-4	Captopril	6,25 mg (1ª dose) e 2 horas após 12,5 mg 2x/dia	50 mg 2x/dia
SOLVD	Enalapril	2,5 mg 2x/dia	10 mg 2x/dia
AIRE	Ramipril	2,5 mg 2x/dia	5 mg 2x/dia
GISSI-3	Lisinopril	5 mg 1x/dia	10 mg 1x/dia
TRACE	Trandolapril	1 mg 1x/dia	4 mg 1x/dia

Fonte: Adaptado de V Diretriz da Sociedade Brasileira de Cardiologia sobre Tratamento do Infarto Agudo do Miocárdio com Supradesnível do Segmento ST, 2015.

O bloqueador do receptor da aldosterona deve ser introduzido em casos de disfunção ventricular esquerda (FE inferior a 40%) e sintomas de IC ou diabetes, na ausência de disfunção renal (creatinina acima de 2,5 mg/dL em homens e 2 mg/dL em mulheres) e/ou hipercalemia (acima de 5 mEq/L).

As estatinas devem ser iniciadas e mantidas indefinidamente. Devem-se utilizar estatinas de alta potência (atorvastatina 40 a 80 mg por dia ou rosuvastatina 20 a 40 mg por dia), objetivando-se manter o colesterol LDL abaixo de 50 mg/dL. A associação da ezetimiba e/ou inibidor de PCSK-9 deve ser considerada caso não seja alcançado o alvo terapêutico.

Bibliografia consultada

Armstrong PW, Gershlick AH, Goldstein P, Wilcox R et al. Fibrinolysis or primary PCI in ST-segment elevation myocardial infarction – STREAM trial. N Engl J Med. 2013;368:1379-87.

Baracioli LM et al. Infarto do miocárdio com supradesnivelamento do segmento ST. In: Kalil Filho R, Fuster V. Medicina cardiovascular: reduzindo o impacto das doenças. São Paulo: Atheneu; 2016.

Ibanez B, James S, Agewall S, Antunes MJ et al. 2017 ESC Guidelines for the management of acute myocardial infarction in patients presenting with ST-segment elevation. Euro Heart J. 2018;39:119-77.

Keeley EC, Boura JA, Grines CL. Primary angioplasty versus intravenous thrombolytic therapy for acute myocardial infarction: a quantitative review of 23 randomised trials. Lancet. 2003;361:13-20.

Piegas LS, Timerman A, Feitosa GS, Nicolau JC, Mattos LAP, Andrade MD et al. V Diretriz da Sociedade Brasileira de Cardiologia sobre Tratamento do infarto Agudo do Miocárdio com Supradesnível do Segmento ST. Arq Bras Cardiol. 2015;105(2):1-105.

Thygesen K, Alpert JS, Jaffe AS, Chaitman BR, Bax JJ et al. Fourth universal definition of myocardial infarction. Eur Heart J. 2019;40:237-69.

Capítulo 26

Doença arterial coronariana crônica

Vitor Dornela de Oliveira
Eduardo Gomes Lima

Introdução

A doença arterial coronariana (DAC) inclui mecanismos diversos que culminam em obstrução ao fluxo sanguíneo das artérias coronárias de forma fixa ou variável. A etiologia mais comum é a doença aterosclerótica, com formação de placas gerando estreitamento da luz coronariana. Além das placas ateroscleróticas obstrutivas, contribuem para a redução do fluxo sanguíneo a disfunção endotelial, as alterações de microvasculatura e o vasospasmo.

Até certo ponto, há mecanismos de autorregulação que mantêm um fluxo de sangue adequado ao miocárdio. Quando se atinge o limite desse sistema regulatório, ocorre desbalanço entre oferta e consumo de oxigênio pelos cardiomiócitos, ocasionando a isquemia miocárdica e suas consequências deletérias.

Epidemiologia

A DAC ainda é a principal causa de morte no mundo. Estima-se um aumento na prevalência nos próximos anos, na medida em que aumenta a expectativa de vida da população. Nos Estados Unidos, a prevalência atual de DAC está em torno de 6,3% entre os adultos, sendo ligeiramente maior entre os homens (7,4% *vs.* 5,3%).

A mortalidade, entretanto, apresenta um declínio considerável nos últimos anos (redução de 34% entre 2005 e 2015). Isso talvez resulte de um melhor controle de fatores de risco (abandono do tabaco, uso de estatinas, tratamento do diabetes) aliado à melhoria do atendimento dos casos de síndrome coronariana aguda (SCA), bem como de novas terapêuticas.

Quadro clínico

A angina do peito é o sintoma mais característico. Trata-se de um desconforto que ocorre tipicamente em região retroesternal, podendo irradiar ou ocorrer isoladamente em outras áreas, como epigástrio, mandíbula, dorso e membros superiores. A angina geralmente é caracterizada como um desconforto constritivo, em peso ou queimação. Fatores precipitantes e agravantes incluem os esforços e estresse emocional, enquanto repouso e administração de nitrato costumam aliviar o sintoma.

Existem ainda os sintomas que substituem a angina como manifestação clínica de isquemia, denominados "equivalentes isquêmicos", dos quais destacam-se dispneia, fadiga, eructações ou sintomas dispépticos similares. Os indivíduos idosos, os diabéticos, portadores de doença renal crônica e as mulheres apresentam-se mais frequentemente com sintomas atípicos.

A angina pode ser classificada conforme sua gravidade de acordo com a Canadian Cardiovascular Society (CCS) (Quadro 26.1).

Quadro 26.1 Classificação de angina (CCS).

Grau I	Sem limitação às atividades habituais. Dor apenas com atividades extenuantes
Grau II	Pequena limitação às atividades habituais
Grau III	Grande limitação às atividades habituais
Grau IV	Impossibilidade de realizar qualquer atividade. Angina presente em repouso

Fonte: Adaptada de Campeau Lucien. Grading of angina pectoris. Circulation. 1976;54:522-3.

Diagnóstico e investigação

Diante de um paciente possivelmente portador de DAC, prossegue-se a investigação com base em sintomas, fatores de risco e comorbidades. Excluindo-se aqueles com SCA ou disfunção ventricular grave conhecida, estima-se a probabilidade da presença de lesão obstrutiva nas coronárias, conhecida como probabilidade pré-teste, antes da solicitação dos exames complementares diagnósticos. Esse passo é fundamental para a seleção do melhor método de investigação, uma vez que o desempenho dos diversos exames não invasivos na documentação de DAC obstrutiva depende de sua prevalência na população estudada.

Os exames complementares não invasivos mais solicitados são: teste ergométrico; cintilografia miocárdica (com estresse físico ou farmacológico); ecocardiograma (de repouso e estresse); angiotomografia de coronárias; e ressonância magnética de perfusão com estresse. O cateterismo cardíaco nem sempre precisa ser realizado rotineiramente, ficando reservado para os casos mais graves e refratários ao tratamento clínico inicial ou em pacientes com documentação de exame não invasivo positivo de alto risco. A escolha do método ideal depende de sua disponibilidade, experiência de cada serviço e da probabilidade pré-teste do paciente avaliado.

Desde o modelo clássico de Diamond e Forrester, exposto na década de 1970, houve mudanças epidemiológicas e prognósticas em relação à DAC. O escore criado por esses autores baseia-se em uma população com alta prevalência de DAC obstrutiva e, portanto, costuma superestimar a probabilidade pré-teste. Desse modo, foi necessária a criação de novas ferramentas para estimar a chance de um paciente ser portador de DAC e guiar a investigação. Os escores CAD Consortium ganharam espaço nos últimos anos, uma vez que se perceberam melhores calibração e desempenho na predição de DAC obstrutiva. Uma subanálise do estudo SCOT-HEART evidenciou maior acurácia do escore CAD Consortium 2 (que inclui fatores de risco, além dos fatores tradicionais: sintoma, idade e gênero) quando comparado com os escores Diamond-Forrester atualizado e CONFIRM.

O manejo da probabilidade pré-teste pressupõe que, em pacientes com probabilidade baixa (1% a 15%), deve-se pensar em etiologias alternativas para a dor torácica. Ao passo que, naqueles com probabilidade alta (> 85%), o diagnóstico de DAC obstrutivo presumido já poderia ser estabelecido, procedendo-se à estratificação. O grande desafio está exatamente naqueles com probabilidade pré-teste intermediária (15% a 85%). A diretriz europeia de DAC estável vigente orienta submeter esses pacientes a um exame não invasivo, entretanto não hierarquiza os métodos diagnósticos, havendo preferência por métodos com imagem apenas naqueles subgrupos com probabilidade intermediária alta (65% a 85%).

Recentemente, uma metanálise propôs uma sequência propedêutica individualizada, avaliando os melhores métodos diagnósticos em cada faixa de probabilidade e, consequentemente, tentando definir a probabilidade pós-teste mais próxima do real. Nesse estudo, o teste ergométrico foi o de pior desempenho, apresentando baixa capacidade de confirmar ou excluir o diagnóstico de DAC. Tendo como referência estenose anatomicamente significativa, a angiotomografia de coronárias se mostrou o exame mais acurado. Por outro lado, os exames de imagem funcionais (SPECT, ressonância com estresse) obtiveram maior acurácia para detectar lesões funcionalmente significativas, ou seja, capazes de produzir isquemia (FFR como referência).

Entre os exames complementares atualmente disponíveis, a angiotomografia de coronárias vem ganhando espaço nos últimos anos. Por se tratar de um método anatômico não invasivo, com altas sensibilidade e especificidade, é um exame complementar seguro e eficaz tanto no contexto de DAC crônica como para excluir DAC como causa de dor torácica nos atendimentos de emergência. Além de seu conhecido poder diagnóstico discriminatório, recentemente foi atribuída ao manejo, acoplado ao uso deste método, uma redução de desfechos cardiovasculares. Seguimento de 5 anos do SCOT-HEART demonstrou menores taxas de infarto do miocárdio não fatal nos pacientes submetidos ao exame, sem que estes realizassem mais cateterismos ou revascularizações nesse período. Esse fato pode ser explicado pela antecipação dos procedimentos de revascularização (mais frequentes no 1º ano), bem como na introdução precoce e intensificação do tratamento clínico nos pacientes com DAC diagnosticada pelo método.

Estratificação

A partir do diagnóstico estabelecido, faz-se necessário estratificar o risco de eventos cardiovasculares no seguimento, o que impacta diretamente na estratégia terapêutica. Quanto maior o risco, mais agressivo deve ser o tratamento. Define-se alto risco quando a taxa anual de eventos estimada for maior que 3%, baixo risco quando menor que 1% e risco intermediário se essa taxa estiver entre 1% e 3%. Os mesmos exames utilizados para diagnóstico têm poder de estratificação com base em seus resultados específicos (Quadro 26.2).

Variável de fundamental importância como estratificador de risco é a função ventricular esquerda. Esta deve ser acessada em todos os casos de DAC, uma vez que se constitui um fator independente de mau prognóstico, conforme já demonstrado no estudo CASS. As diretrizes atuais recomendam realizar ecocardiograma transtorácico em todos os pacientes portadores de DAC. Além de seu peso prognóstico, o fato de a doença coronária ser causa potencialmente reversível de disfunção ventricular torna o inverso verdadeiro também: a etiologia isquêmica deve ser ativamente investigada e tratada em pacientes portadores de disfunção ventricular sem etiologia conhecida.

Quadro 26.2 Risco com base nos exames complementares.

Teste ergométrico Escore de Duke	Alto risco: mortalidade CV > 3% ao ano Risco intermediário: mortalidade CV 1% a 3% ao ano Baixo risco: mortalidade CV < 1% ao ano
Exames de imagem	Alto risco: área isquêmica > 10% (cintilografia) ou RM ≥ 2/16 segmentos isquêmicos ou ECO estresse ≥ 3 segmentos alterados Risco intermediário: área isquêmica 1% a 10% (cintilografia) ou outros exames sem achados de alto risco Baixo risco: Sem isquemia
Anatomia coronária	Alto risco: anatomia triarterial com lesões proximais, lesão de tronco de coronária esquerda, lesão de descendente anterior Risco intermediário: lesões em artérias proximais ou grandes ramos que não se enquadrem em alto risco Baixo risco: Sem lesões ou apenas placas não obstrutivas

CV: cardiovascular; RM: ressonância magnética; ECO: ecocardiograma.

Fonte: Adaptado de 2013 ESC guidelines on the management of stable coronary artery disease. Eur Heart J. 2013;34:2949-3003.

Tratamento clínico

O tratamento clínico constitui-se no pilar da terapêutica da DAC, uma vez que se aplica a todos os pacientes no cenário da prevenção secundária, não apenas a subgrupos específicos, como as terapias de revascularização. O tratamento clínico tem por objetivo a redução de eventos clínicos e o controle dos sintomas, sendo parte relevante deste o próprio controle dos fatores de risco modificáveis, como hipertensão, diabetes, obesidade, dislipidemia, sedentarismo e tabagismo. Os pacientes portadores de DAC devem ser encorajados constantemente a mudar seu estilo de vida como componente não farmacológico do tratamento clínico. Em relação ao tratamento medicamentoso propriamente dito, o arsenal terapêutico inclui drogas com impacto prognóstico e sintomáticas.

Tratamento medicamentoso para prevenção de eventos

Em relação aos medicamentos com impacto na sobrevida, aspirina em baixa dose e estatina de alta potência devem ser prescritas para todos os pacientes. Para os pacientes com intolerância à aspirina, o clopidogrel se torna uma opção viável. A associação de aspirina com clopidogrel fica reservada para selecionado grupo de pacientes (após evento agudo ou angioplastia por tempo determinado), uma vez que aumenta consideravelmente a taxa de sangramento.

Os betabloqueadores são os antianginosos de 1ª linha. Além disso, há potencial benefício prognóstico após infarto agudo do miocárdio e naqueles pacientes com disfunção ventricular esquerda. Não se deve, todavia, prescrever indiscriminadamente para todos os pacientes. Nos pacientes com angina vasoespástica, a medicação deve ser evitada.

Os bloqueadores do sistema renina-angiotensina-aldosterona (SRAA) – IECA e BRA – também se associam à redução de eventos clínicos a longo prazo e são prescritos rotineiramente em pacientes com DAC, principalmente quando há outras condições clínicas associadas como hipertensão, diabetes *mellitus* ou insuficiência cardíaca.

Tratamento medicamentoso para alívio sintomático

Além dos já citados betabloqueadores, as opções incluem os nitratos (preferencialmente os de curta ação), os bloqueadores dos canais de cálcio, a ivabradina e a trimetazidina. A ranolazina, já utilizada em outros países, agora pode ser encontrada no Brasil e, portanto, surge como nova opção terapêutica. Angina de difícil controle pode se beneficiar da associação de alopurinol em altas doses ou outras terapias para angina refratária, as quais serão abordadas em capítulo próprio.

Outras terapias medicamentosas

Recentemente surgiram novos medicamentos para a redução do LDL-colesterol, especialmente para os pacientes de muito alto risco, cuja meta pode ser difícil de ser alcançada apenas com estatinas em doses máximas. Destacam-se desse grupo os inibidores da enzima PCSK9. Os estudos ODISSEY e FOURIER avaliaram, respectivamente, o alirocumab e o evolocumab e demonstraram grande redução do LDL-colesterol e redução adicional em desfechos cardiovasculares no seguimento de médio e longo prazo.

O rivaroxaban, um anticoagulante inibidor do fator Xa, já é conhecido por seu amplo uso na prevenção de eventos tromboembólicos. Recentemente a droga foi testada para avaliar seu efeito na prevenção de eventos aterotrombóticos nos pacientes com DAC em prevenção secundária. O estudo COMPASS demonstrou que o rivaroxaban – 2,5 mg (dose vascular) em duas doses diárias –, acrescido de aspirina 100 mg por dia, associou-se à redução adicional de desfechos cardiovasculares (incluindo mortalidade) em seguimento de longo prazo. O benefício clínico se deu à custa de maior taxa de sangramento não fatal, havendo, todavia, comprovado benefício líquido. A aprovação do uso da rivaroxabana dose vascular para este fim traz novo fôlego à estratégia de redução do risco trombótico residual.

Tratamento de revascularização

Casos graves ou refratários ao tratamento clínico podem ser encaminhados para terapia de revascularização do miocárdio. As indicações atuais de revascularização estão resumidas no Quadro 26.3.

Quadro 26.3 Indicações de revascularização.

Prognóstico	Lesão de TCE > 50%[a]	I	A
	Lesão de DA proximal > 50%[a]	I	A
	Bi ou triarteriais com FEVE ≤ 35%[a]	I	A
	Isquemia > 10% ou FFR reduzido[b]	I	B
	Artéria derradeira com lesão > 50%[a]	I	C
Sintomas	Estenose significativa com angina limitante e refratária ao tratamento clínico otimizado	I	A

DA: descendente anterior; FEVE: fração de ejeção do ventrículo esquerdo; FFR: fractional flow reserve *(reserva de fluxo fracionada); TCE: tronco de coronária esquerda.*
[a]Com isquemia documentada ou FFR ≤ 0,80 ou iFR ≤ 0,89 ou estenose > 90%; [b]FFR < 0,75.

Fonte: Adaptado de 2018 ESC/EACTS Guidelines on myocardial revascularization. Eur Heart J. 2018;00:1-96.

A revascularização deve ser realizada nos casos indicados e direcionada às lesões que causem isquemia documentada *(ischemia-driven revascularization)*. A decisão com base somente na gravidade anatômica das lesões, muito difundida no passado, deu lugar a um conceito que se fundamenta em reperfundir territórios com isquemia documentada, fugindo da subjetividade da estimativa visual que poderia culminar em implante de *stents* ou confecção de enxertos desnecessários. A medida da reserva de fluxo fracionada (FFR) ou algum método funcional de imagem (p. ex., cintilografia, ecocardiograma com estresse) prestam-se a esse fim.

Uma vez indicada a revascularização, procede-se à outra etapa fundamental: a seleção da estratégia de revascularização. A escolha do método de revascularização (percutâneo ou cirúrgico) deve levar em conta diversos fatores relacionados ao paciente, ao serviço e ao cenário clínico. Desde a disponibilidade e a experiência de cada serviço, riscos e complicações dos procedimentos, complexidade anatômica, possibilidade de revascularização completa até a presença de comorbidades devem ser considerados. Algumas variáveis, no entanto, apresentam clara interação com o benefício de uma estratégia sobra a outra, são eles: a presença de diabetes *mellitus*; disfunção ventricular esquerda; e a complexidade angiográfica.

Assim, pacientes diabéticos, portadores de disfunção ventricular e aqueles com maior número de lesões coronárias complexas se beneficiam da cirurgia de revascularização em comparação ao tratamento percutâneo. Já os pacientes frágeis, com múltiplas comorbidades, idade avançada e com menor complexidade anatômica, provavelmente terão maior benefício da intervenção coronária percutânea.

Existem algumas ferramentas para objetivar a maioria dos aspectos a se considerarem antes da decisão do melhor método de revascularização. Em se tratando de risco cirúrgico, os escores mais utilizados são o EuroScore II e o escore STS. O último é mais completo, leva em consideração diversos aspectos e estima não só mortalidade como também possíveis complicações no pós-operatório.

A complexidade anatômica pode ser mensurada de forma objetiva por meio do escore SYNTAX. Desenvolvido concomitantemente ao estudo homônimo, pontua inúmeras variáveis anatômicas (número de lesões, grau de estenose, bi ou trifurcação, calcificação, lesão de tronco de coronária esquerda, angulação, entre outros), e maiores valores denotam anatomia coronária mais complexa. Uma pontuação mais baixa (0 a 22) possibilita a escolha das duas estratégias, enquanto um escore > 22 implica maior taxa de complicações associadas ao tratamento percutâneo. A adição de variáveis clínicas ao escore SYNTAX ocasionou a criação do SYNTAX II, escore com capacidade de predição comparativa de eventos clínicos em 4 anos entre as estratégias cirúrgica e percutânea. Ambos os escores podem ser aplicados utilizando as ferramentas disponíveis no *site* http://syntaxscore.com.

Independentemente da estratégia escolhida, a revascularização deve ser a mais completa possível. Uma metanálise com quase 90 mil pacientes demonstrou menores taxas de mortalidade e necessidade de revascularização adicional quando se conseguiu uma revascularização completa. Na mesma linha, uma análise *post hoc* do estudo SYNTAX revelou que a revascularização anatomicamente incompleta foi associada com piores desfechos clínicos.

A escolha do método ideal de revascularização, portanto, não é tarefa fácil e não existe escore ou ferramenta perfeita que decida no lugar do cardiologista clínico. Cabe ao médico se valer de todas as ferramentas possíveis, avaliar todas as variáveis e definir juntamente com o paciente o método ideal de revascularização. Casos mais complexos devem ser levados idealmente para discussão em reuniões de *Heart Team,* composto de clínicos, cardiologistas intervencionistas e cirurgiões.

Conclusão

O correto manejo da DAC, a despeito da farta evidência científica e das diretrizes específicas, requer experiência e arte na individualização de seu manejo. Isso resulta, em parte, da heterogeneidade no risco da doença (associada a diversos subgrupos dentro do que chamamos de "forma simplista de DAC"), que ainda permanece como grande desafio diagnóstico e de decisão terapêutica, a despeito de todo o avanço tecnológico conseguido nos últimos anos.

Bibliografia consultada

2013 ESC guidelines on the management of stable coronary artery disease. Eur Heart J. 2013; 34:2949-3003.

Baskaran L, Danad I, Gransar H et al. A comparison of the updated diamond-forrester, CAD consortium, and confirm history-based risk scores for predicting obstructive coronary artery disease in patients with stable chest pain. JACC: cardiovascular imaging. 2018.

Campeau L. Grading of angina pectoris. Circulation. 1976;54:522-3.

Eikelboom JW, Connolly SJ, Bosch J et al. Rivaroxaban with or without aspirin in stable cardiovascular disease. N Engl J Med. 2017;377:1319-30.

Farooq V, Serruys PW, Garcia-Garcia HM et al. The negative impact of incomplete angiographic revascularization on clinical outcomes and its association with total occlusions: The SYNTAX (Synergy between percutaneous coronary intervention with Taxus and cardiac surgery) trial. J Am Coll Cardiol. 2013;61:282-94.

Garcia S, Sandoval Y, Roukoz H et al. Outcomes after complete versus incomplete revascularization of patients with multivessel coronary artery disease: a meta-analysis of 89,883 patients enrolled in randomized clinical trials and observational studies. J Am Coll Cardiol. 2013;62:1421-31.

Garg S, Serruys PW, Silber S et al. The prognostic utility of the SYNTAX score on 1-year outcomes after revascularization with zotarolimus – and everolimus – eluting stents: a substudy of the resolute all comers trial. JACC Cardiovasc Interv. 2011;4:432-441.

Hachamovitch R, Hayes SW, Friedman JD et al. Comparison of the short-term survival benefit associated with revascularization compared with medical therapy in patients with no prior coronary artery disease undergoing stress myocardial perfusion single photon emission computed tomography. Circulation. 2003;107(23):2900-7.

Heart disease and stroke statistics – 2018 update: a report from the American Heart Association. Circulation. 2018;137:67-492.

Hueb W, Lopes NH, Pereira AC et al. Five-year follow-up of a randomized comparison between off-pump and on-pump stable multivessel coronary artery bypass grafting. The MASS III trial. Circulation. 2010;122:S48-S52.

Hueb W, Soares PR, Gersh BJ et al. The medicine, angioplasty, or surgery study (MASS-II): a randomized, controlled clinical trial of three therapeutic strategies for multivessel coronary artery disease: one year results. J Am Coll Cardiol. 2004;43(10):1743-51.

Killip T, Passamani E, Davis K et al. Coronary artery surgery study (CASS): a randomized trial of coronary bypass surgery. Eight years follow-up and survival in patients with reduced ejection fraction. Circulation. 1985;72:V102-V109.

Knuuti J, Ballo H, Juarez-Orozco LE et al. The performance of non-invasive tests to rule-in and rule-out significant coronary artery stenosis in patients with stable angina: a meta-analysis focused on post-test disease probability. Eur Heart J. 2018;39:3322-30.

Lima EG, Hueb W, Garcia RMR et al. Impact of diabetes on 10-year outcomes of patientes with multivessel coronary artery disease in the medicine, angioplasty, or surgery study II (MASS II) trial. Am Heart J. 2013;166(2):250-257.

Morrow DA, Boden WE. Stable ischemic heart disease. In: Braunwald's Heart Disease: a textbook of cardiovascular medicine. 11 ed. Philadelphia: Elsevier Saunders. 2015:1182-231.

Neumann FJ, Sousa-Uva M, Ahlsson A et al. 2018 ESC/EACTS Guidelines on myocardial revascularization. Eur Heart J. 2018;00:1-96.
Newby DE, Adamson PD, Berry C et al. Coronary CT angiography and 5-year risk of myocardial infarction. N Engl J Med. 2018;379:924-933.
Robinson JG, Farnier M, Krempf M et al. Efficacy and safety of alirocumab in reducing lipids and cardiovascular events. N Engl J Med. 2015;372:1489-99.
Sabatine MS, Giugliano RP, Keech AC et al. Evolocumab and clinical outcomes in patients with cardiovascular disease. N Engl J Med. 2017;376:1713-22.
Serruys PW, Morice MC, Kappetein AP et al. Percutaneous coronary intervention versus coronary-artery bypass grafting for severe coronary artery disease. N Engl J Med. 2009;360:961-972.
Sianos G, Morel MA, Kappetein AP et al. The SYNTAX score: an angiographic tool grading the complexity of coronary artery disease. EuroIntervention. 2015;1:219-227.
Wykrykowska JJ, Garg S, Girasis C et al. Value of the SYNTAX score for risk assessment in the all-comers population of the randomized multicenter leaders trial. J Am Coll Cardiol. 2010;56:272-277.

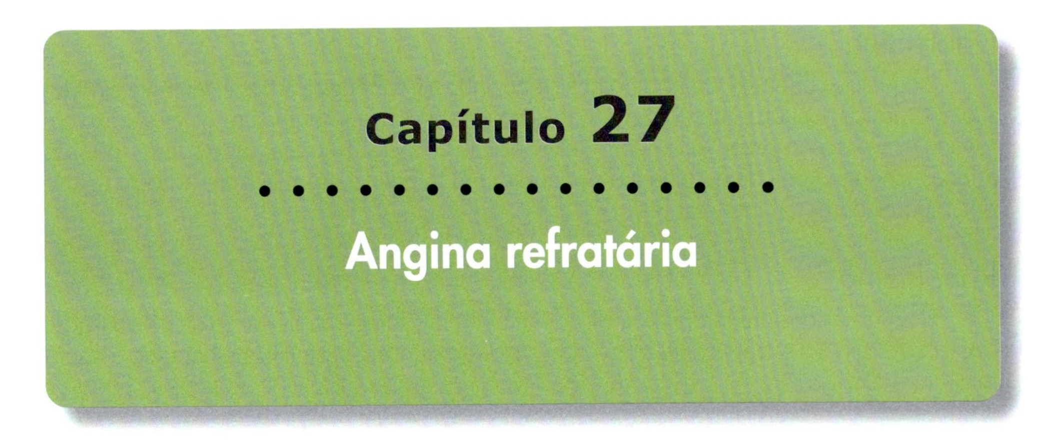

Capítulo 27

Angina refratária

Armindo Jreige Júnior
Hadrien Felipe Meira Balzan
Luís Henrique Wolff Gowdak

Introdução

A angina refratária (AR) é caracterizada pela ocorrência de sintomas debilitantes decorrentes de isquemia miocárdica e com duração maior que 3 meses. Não há controle adequado dos sintomas com o uso da combinação de agentes antianginosos de diferentes classes, e o tratamento intervencionista (percutâneo ou cirúrgico) não é exequível, por exemplo, pela presença de coronariopatia difusa com vasos de fino calibre. A AR também pode ocorrer na ausência de doença coronária obstrutiva como no vasospasmo coronariano (angina de Prinzmetal) ou disfunção coronariana microvascular.

A prevalência da AR apresenta variação conforme a população estudada. O Joint Study Group, da Sociedade Europeia de Cardiologia (ESC), estimou a incidência entre 5% e 10% nos pacientes com doença arterial coronariana (DAC). No estudo de Andrell *et al.*, a AR estava presente em 2% dos pacientes com angina estável submetidos à cineangiocoronariografia. A mortalidade em pacientes com AR varia entre 1% e 22% dependendo do estudo.

Terapia farmacológica

A base do tratamento de pacientes com AR é semelhante à de qualquer paciente com síndrome coronariana crônica e envolve modificações do estilo de vida, controle rigoroso dos fatores de risco cardiovascular e uso em doses máximas toleradas de agentes antianginosos, incluindo os betabloqueadores, bloqueadores dos canais de cálcio (BCC) e nitratos de curta e de longa duração. Outras opções em pacientes com angina refratária incluem o uso de trimetazidina, ivabradina, ranolazina ou alopurinol. Outros medicamentos ainda em uso experimental são a perhexilina, L-arginina, testosterona, uroquinase e terapia de quelação.

Trimetazidina

Aumenta a taxa de oxidação de glicose ao bloquear parcialmente a β-oxidação de ácidos graxos. Desse modo, aumenta a produção de ATP em 33%, preserva o metabolismo energético celular, diminui as crises de angina e aumenta a tolerância ao esforço físico.

Ivabradina

Bloqueia a corrente I_f do nó sinoatrial, reduzindo a frequência cardíaca. Melhora a perfusão miocárdica por aumento do tempo de diástole, além de aumentar a reserva de fluxo coronário e favorecer o desenvolvimento de circulação colateral. Não tem ação sobre a pressão arterial, sendo a droga de escolha em pacientes com frequência cardíaca elevada em uso de betabloqueadores (ou intolerantes).

Ranolazina

Bloqueia a corrente tardia de sódio, diminuindo a sobrecarga de cálcio na célula isquêmica; isso diminui o estresse parietal e a compressão extrínseca vascular, melhorando a isquemia miocárdica.

Alopurinol

Bloqueador da enzima xantino-oxidase, que, em altas doses, aumenta o tempo total de exercício e o tempo para aparecimento de isquemia ou de angina no teste ergométrico. O uso de alopurinol por mais de 2 anos em idosos por indicação não cardiovascular ocasionou a redução da taxa de infarto agudo do miocárdico.

Terapias não farmacológicas

Redução do seio coronário

Trata-se do implante de redutor do seio coronário através de acesso pela veia jugular interna direita. Há um estreitamento do seio coronário por intermédio do *stent* implantado, gerando aumento nas pressões retrógradas das vênulas, promovendo redistribuição sanguínea das áreas menos isquêmicas para as mais isquêmicas. A isquemia crônica pode estimular a neoangiogênese. A redistribuição do fluxo coronariano mediante o aumento de resistência no seio coronariano pode resultar no desenvolvimento de fluxo colateral pela estimulação da neoangiogênese. Além disso, o fluxo sanguíneo no subendocárdico isquêmico é aumentado, assim como o desempenho contrátil. Já a pressão diastólica final do ventrículo esquerdo diminui, reduzindo ainda mais a resistência ao fluxo nas camadas subendocárdicas, culminando no alívio sintomático. Atualmente, apresenta grau de recomendação IIb/B pelas diretrizes europeias.

Contrapulsação externa reforçada (EECP)

Método não invasivo com o uso de compressores pneumáticos nos membros inferiores, que se enchem na diástole, aumentando o retorno venoso, e na sístole se esvaziam, reduzindo a pós-carga. O protocolo-padrão de tratamento consiste de sessões de 1 hora, 5 dias por semana, por 7 semanas. Os benefícios incluem efeito pró-angiogênico com aumento de níveis de fatores de crescimento e de células CD34+ circulantes que podem estimular formação de circulação colateral. Além disso, há efeito no controle do tônus vascular, com aumento na concentração de óxido nítrico e redução nos níveis de endotelina. Apresenta grau de recomendação IIb/B pelas diretrizes europeias e norte-americanas.

Estimulação da medula espinhal (SCS)

Estimulação elétrica de baixa intensidade gerada por eletrodos implantados no espaço epidural (C5-T2), com o protocolo consistindo de três estímulos de 1 hora por dia, além de estimulação sob demanda durante ataques de angina. Gera inibição de neurônios cardíacos intrínsecos por meio do estímulo da liberação do ácido gama-aminobutírico e pela redução da atividade simpática eferente, com redução da frequência cardíaca e da pressão arterial, além da melhora da função vasomotora mediada pelo endotélio. Apresenta grau de recomendação IIb/B por diretrizes internacionais.

Estimulação elétrica nervosa transcutânea (TENS) e subcutânea (SENS)

TENS consiste na aplicação de correntes elétricas de baixa intensidade por meio de eletrodos peitorais. Ocorre a estimulação de fibras aferentes de grande diâmetro, gerando inibição das fibras de pequeno diâmetro na substância gelatinosa da medula espinhal, ativação da substância cinzenta periaquedutal no mesencéfalo e do bulbo rostral ventromedial com inibição descendente. Também há vasodilatação sistêmica apesar da redução da atividade simpática eferente. Já a SENS consiste na aplicação de correntes elétricas de baixa intensidade por meio de eletrodos subcutâneos em região paraesternal. O eletrodo é tunelizado para um gerador de pulso que costuma ser posicionado no abdômen superior. Agem modulando fibras de grande diâmetro nas terminações nervosas onde a angina é percebida.

Revascularização transmiocárdica a *laser*

Consiste no uso de raios *laser* de alta potência aplicados sobre a superfície epicárdica (cirúrgica) ou endocárdica (percutânea) para criação de canais transmurais de 1 mm de diâmetro no miocárdico isquêmico. Pode aumentar diretamente a perfusão coronariana do ventrículo esquerdo pelos canais transmurais intramiocárdicos criados pelo *laser*. A injúria miocárdica pós-*laser* pode estimular a angiogênese e gerar denervação simpática do miocárdio. Apresenta grau de recomendação IIb/B pelo ACC/AHA e III/A pela ESC.

Revascularização miocárdica extracorpórea por ondas de choque

Ondas de choque de baixa energia através de um sistema com gerador acompanhado por ultrassom cardíaco para focalizar a área isquêmica de interesse. Em geral, são feitas nove sessões com mil choques em cada. Essas ondas desencadeiam a ativação de múltiplas vias de proteção ao endotélio e angiogênicas, resultando em vasodilatação e neocapilarização.

Terapias celulares e terapia gênica

Tratamentos experimentais, com alguns estudos que mostraram melhora da função ventricular esquerda, redução da angina e da mortalidade em terapia celular usando células CD34+ e CD133+.

Aférese de Lp(a)

A aférese de lipídeos é um método efetivo para reduzir LDL-colesterol ou outras partículas lipídicas como a Lp(a). Alguns estudos sugerem que a aférese de Lp(a) por 3 meses melhora a reserva de perfusão miocárdica e sintomas em pacientes com angina refratária e níveis de Lp(a) acima de 500 mg/L.

Reabilitação cardíaca

A reabilitação cardíaca, por meio do treinamento físico ajustado para o estado do paciente, traz benefícios na observação a longo prazo, melhorando qualidade de vida e possivelmente reduzindo a mortalidade cardíaca. Os benefícios incluem também melhora em índices como Health Anxiety Questionnaire e York Angina Belief's Scale.

Conclusão

A AR é uma condição com impacto importante na qualidade de vida dos pacientes. Uma abordagem individualizada, discutida pelo *Heart Team* e apoiada por equipe multiprofissional, disponibilizando novas estratégias terapêuticas, pode melhorar de modo significativo a qualidade de vida dos afetados.

Bibliografia consultada

Akhtar M, Wu GF, Du ZM et al. Effect of external counterpulsation on plasma nitric oxide and endothelin-1 levels. Am J Cardiol. 2006;98(1):28-30.

Andrell P, Ekre O, Grip L et al. Fatality, morbidity and quality of life in patients with refractory angina pectoris. Int J Cardiol. 2011;147(3):377-82.

Borer JS, Fox K, Jaillon P, Lerebours G, Ivabradine Investigators Group. Antianginal and antiischemic effects of ivabradine, an I(f) inhibitor. In: Stable angina: a randomized, double-blind, multicentered, placebo-controlled trial. Circulation. 2003;107:817-23.

Chaitman BR. Ranolazine for the treatment of chronic angina and potential use in other cardiovascular conditions. Circulation. 2006;113:2462-72.31.

Davies A, Fox K, Galassi AR, Banai S, Ylä-Herttuala S, Lüscher TF. Management of refractory angina: an update. European Heart Journal. 2020;42(3):269-83.

Gallone G, Baldetti L, Tzanis G et al. Refractory angina: from pathophysiology to new therapeutic nonpharmacological technologies. JACC Cardiovasc Interv. 2020;13(1):1-19.

Knuuti J, Wijns W, Saraste A, Capodanno D, Barbato E, Funck-Brentano C et al. 2019 ESC Guidelines for the diagnosis and management of chronic coronary syndromes. European Heart Journal. 2019;41(3).

Makowski M, Makowska JS, Zielińska M. Refractory angina-unsolved problem. Cardiology Clinics. 2020;38(4):629-37.

Noman A, Ang DS, Ogston S et al. Effect of highdose allopurinol on exercise in patients with chronic stable angina: a randomised, placebo controlled crossover trial. Lancet. 2010;375(9732):2161-7.

Peng S, Zhao M, Wan J, Fang Q, Fang D, Li K. The efficacy of trimetazidine on stable angina pectoris: a meta-analysis of randomized clinical trials. Int J Cardiol. 2014;177:780-5.

Singh JA, Yu S. Allopurinol reduces the risk of myocardial infarction (MI) in the elderly: a study of Medicare claims. Arthritis Res Ther. 2016;18(1):209.

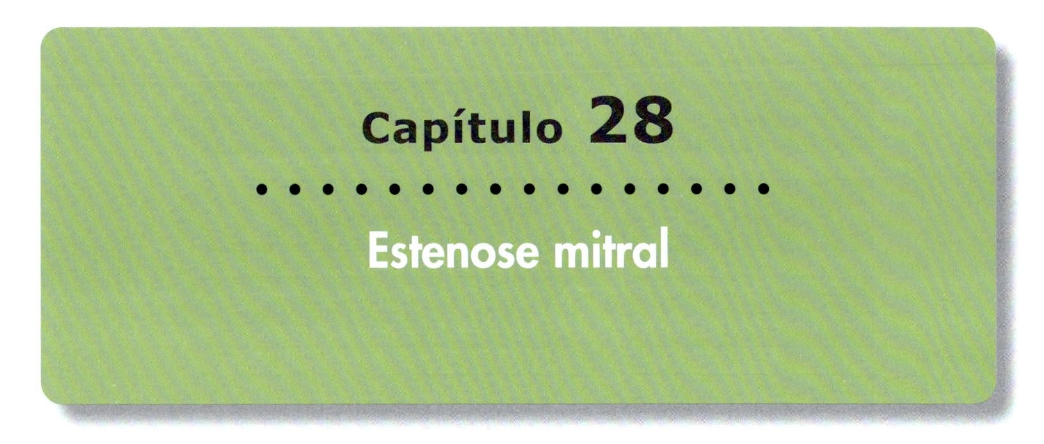

Capítulo 28

Estenose mitral

Pedro Henrique de Almeida Marins
João Ricardo Cordeiro Fernandes

Introdução

A estenose mitral (EM) é caracterizada por obstrução ao fluxo de sangue do átrio esquerdo (AE) para o ventrículo esquerdo (VE) pela diminuição do orifício valvar mitral. Há diversas causas de EM, no Brasil e nos demais países em desenvolvimento, a febre reumática é a etiologia mais comum, correspondendo a mais de 90% dos casos e acomete principalmente paciente entre a 3ª e a 4ª décadas de vida. A imagem típica percebida ao ecocardiograma é de espessamento dos folhetos valvares e fusão comissural, com comprometimento do aparelho subvalvar. Nos países desenvolvidos, entre 12% e 26% dos casos são de origem degenerativa, sendo mais comum em idosos, cursando com calcificação do anel mitral, sem fusão comissural e em relação à calcificação coronariana. Outras causas são menos comuns, como o lúpus eritematoso sistêmico, amiloidose, síndrome carcinose, lesão actínica.

Fisiopatologia

A compreensão da fisiopatologia da EM é essencial para o entendimento da evolução e das complicações da doença. A história natural da EM engloba várias fases e sua evolução é progressiva e variável. A adequada definição do estágio da história natural em que o paciente se encontra é fundamental para a tomada de decisão, seja seguimento clínico individualizado ou intervenção (Figura 28.1).

A redução da área valvar mitral promove uma limitação do fluxo sanguíneo do átrio esquerdo-ventrículo esquerdo (AE-VE), gerando, assim, um gradiente AE-VE. Como consequência ocorre um aumento das pressões venosa e capilar pulmonar, o que favorece a congestão pulmonar e o desenvolvimento de hipertensão pulmonar. Além disso, a EM propicia a ocorrência de dilatação do AE e o desenvolvimento de fibrilação atrial (FA).

Figura 28.1 Estágios das valvopatias.

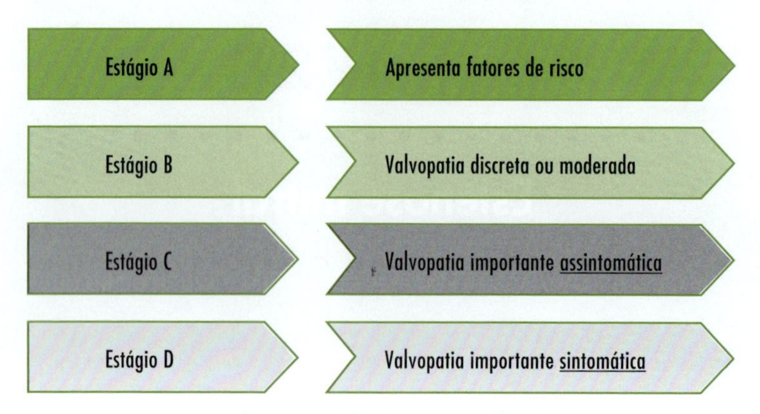

Fonte: Desenvolvida pela autoria.

Apresentação clínica

O sintoma predominante na EM é a dispneia. Inicialmente os sintomas são deflagrados por eventos que aumentam a frequência cardíaca e/ou acarretam sobrecarga volêmica, culminando em maior pressão venocapilar pulmonar, como esforço físico, infecção, FA e gestação. Com a evolução da doença, a dispneia ocorre também em repouso. De maneira geral, utiliza-se a classificação de Nova York Heart Association (NYHA) para graduar a dispneia do paciente (Quadro 28.1).

Quadro 28.1 Classificação da New York Heart Association (NYHA).

NYHA I	Ausência de sintomas aos esforços habituais
NYHA II	Sintomas aos esforços habituais
NYHA III	Sintomas aos esforços menores do que os habituais
NYHA IV	Sintomas em repouso

Fonte: Adaptado de Nomenclature and criteria for diagnosis of diseases of the heart and great vessels. The Criteria Committee of the New York Heart Association. 9th ed. Boston: Little Brown, 1994.

Além de dispneia, pacientes com EM podem apresentar palpitações taquicárdicas, que geralmente estão associadas com a FA ou *flutter*. Mais raramente, observam-se outros sintomas, como hemoptise, disfonia, disfagia, tosse, além de eventos embólicos secundários à FA.

Diagnóstico

Ao exame físico, é possível identificar fácies mitralis, estalido de abertura precoce, 1ª bulha hiperfonética, 2ª bulha hiperfonética, sopro diastólico em ruflar com reforço pré-sistólico (se ritmo sinusal), sinais de congestão pulmonar e/ou sistêmica e presença de insuficiência tricúspide.

No eletrocardiograma, pode haver sobrecarga de AE ou das câmaras direitas ou ritmo de FA. A radiografia de tórax evidencia índice cardiotorácico normal, sinais de aumento de

AE: elevação do brônquio fonte esquerdo (sinal da bailarina); duplo contorno atrial à direita; quarto arco na silhueta cardíaca à esquerda; e sinais de congestão pulmonar.

O ecocardiograma é o principal exame para diagnóstico e avaliação de complicadores, sendo a EM anatomicamente importante em casos de área valvar inferior 1,5 cm^2 e gradiente diastólico médio AE-VE maior do que 10 mmHg. Quando esses achados estão presentes, é comum que haja aumento do AE e da pressão arterial da artéria pulmonar (PSAP).

O estudo hemodinâmico deve ser realizado nos casos em que há discordância entre os achados clínicos e os ecocardiográficos, podendo ser realizado com prova de atropina e hidratação, com o objetivo de ocasionar sobrecarga de volume pré-estenótico, sendo possível confirmar que haja gradiente médio acima de 10 mmHg e/ou PSAP maior do que 50 mmHg.

Complicadores

Em pacientes assintomáticos, com EM anatomicamente importante, está indicada intervenção valvar na presença de complicações anatômicas e/ou hemodinâmicas, sendo elas a pressão sistólica em artéria pulmonar (PSAP) acima de 50 mmHg em repouso ou 60 mmHg no esforço ou a fibrilação atrial de início recente.

Tratamento

Nos casos de etiologia reumática, recomenda-se realizar profilaxia secundária para febre reumática, manter boa saúde bucal, profilaxia para endocardite infecciosa, medidas comportamentais – restrição hidrossalina e limitação de atividade física conforme o estágio da valvopatia.

A redução da FC aumenta o tempo diastólico, aumentando o tempo de esvaziamento do conteúdo atrial no VE, reduzindo a pressão sobre o AE e a circulação pulmonar. Para esse controle, podem ser usados betabloqueadores, bloqueadores de canal de cálcio não diidropiridínicos ou digitálicos.

Os diuréticos são utilizados visando aliviar os sintomas congestivos pulmonares e sistêmicos. Os fármacos mais utilizados são os diuréticos de alça, podendo ser realizado bloqueio sequencial do néfron em casos selecionados para otimização da potência diurética.

A anticoagulação oral com varfarina visa reduzir o risco de eventos tromboembólicos, com razão internacional normalizada-alvo (RNI) dos pacientes com FA ou *flutter* entre 2 e 3.

A intervenção valvar mitral está indicada para todos os pacientes com EM anatomicamente importante e que apresentem sintomas e/ou complicadores secundários à valvopatia, considerando-se ser a única forma de tratamento capaz de alterar o prognóstico da doença. A escolha da forma de intervenção, percutânea ou cirúrgica convencional deve ser individualizada.

O escore de Wilkins é uma ferramenta ecocardiográfica muito importante na avaliação da intervenção, por meio da qual atribuímos pontuação de 1 a 4 para quatro critérios: espessura; mobilidade; calcificação do folheto mitral; e aparelho subvalvar. A soma desses valores é utilizada para predizer a resposta do paciente à valvoplastia mitral por cateter-balão (VMCB). Valores de escore de 0 a 8 indicam boa resposta à VMCB; entre 9 e 10, deve-se avaliar o caso individualmente; a partir de 11, há resposta precária à VMCB.

Havendo contraindicação à VMCB, o tratamento de escolha é a cirurgia convencional (Quadro 28.2), através da plástica mitral ou da troca valvar mitral com implante de prótese (biológica ou mecânica).

Quadro 28.2 Tipos de abordagens cirúrgicas na EM.

Valvoplastia mitral por cateter-balão (VMCB) – Tratamento de escolha na EM reumática
Indicações • NYHA II-IV e/ou complicadores • Escore de Wilkins ≤ 8 (aparelho subvalvar e calcificação ≤ 2) • Considerar VMCB em pacientes com Wilkins 9-10 se gestante ou alto risco cirúrgico **Contraindicações** • Trombo em AE • Insuficiência mitral moderada ou importante • Fenômeno embólico recente
Tratamento Cirúrgico (Comissurotomia ou Troca Valvar)
Indicações • EM reumática CF III-IV com contraindicações à VMCB • EM reumática com fatores complicadores não elegíveis para VMCB • EM degenerativa refratária ao tratamento clínico
Implante Valvar Mitral Transcateter (Valve in MAC)
Indicação • EM degenerativa refratária ao tratamento clínico, com contraindicação ou alto risco ao tratamento cirúrgico (indicação restrita)

AE: átrio esquerdo; CF: classe funcional.

Fonte: Adaptado de Tarasoutchi *et al*. Atualização das Diretrizes Brasileiras de Valvopatias, 2020.

Acompanhamento individualizado

Pacientes com EM sem indicação de intervenção devem manter seguimento cardiológico individualizado. Aqueles que não apresentarem valvopatia anatomicamente importante devem realizar avaliação clínica e ecocardiográfica todo ano. Já aqueles que apresentam EM importante necessitam de seguimento a cada a –12 meses conforme *status* clínico.

Conclusão

A EM é uma condição muito prevalente, sendo a febre reumática a principal etiologia no nosso país. Vale lembrar, porém, a incidência crescente da etiologia degenerativa, secundária ao envelhecimento populacional.

Dessa maneira, assim como a suspeição clínica e o diagnóstico correto, são imprescindíveis a identificação da fase de desadaptação na progressão desta e de outras valvopatias e a indicação precisa da intervenção (percutânea ou cirúrgica) no momento mais adequado no seguimento adequado do portador de EM.

Bibliografia consultada

Grinberg M, Sampaio RO. Doença valvar reúne comportamentos, expressões e reflexões. [Introdução]. In: Doença Valvar. Barueri: Manole; 2006.

Tarasoutchi F et al. Atualização das Diretrizes Brasileiras de Valvopatias – 2020. Arquivos Brasileiros de Cardiologia. 2020;115:4, pp. 720-775. Disponível em: <https://doi.org/10.36660/abc.20201047>. Epub 23 Out 2020. ISSN 1678-4170. https://doi.org/10.36660/abc.20201047. Acesso em: 26 ago. 2021.

Capítulo 29

Insuficiência mitral

Layara Fernanda Lipari Dinardi
Bruna Romanelli Scarpa Matuck
Tarso Augusto Duenhas Accorsi

Introdução

A insuficiência mitral (IMi) consiste na regurgitação de sangue pelo orifício da valva mitral durante a sístole ventricular esquerda. Trata-se de uma valvopatia muito prevalente, com amplo espectro de acometimento e gravidade. Na coorte de Framingham, foi realizado ecocardiograma de rotina após exame físico em 3.589 pessoas, sendo encontrada IMi em 19% delas.

No Brasil, a febre reumática segue como a principal etiologia de lesão mitral. De forma análoga, entre os pacientes com cardiopatia reumática, a valva mitral é a mais comumente acometida, apresentando alteração anatômica em cerca de 80% dos casos.

Desta forma, a Diretriz Brasileira de Valvopatias de 2020, principal base para a estruturação deste capítulo, guia o tratamento da IMi de acordo com a etiologia reumática ou não reumática da lesão valvar.

A IMi primária evolui em estágios conforme se vê no Quadro 29.1.

Quadro 29.1 Estágios de evolução da IMi primária.

A	Fator de risco para desenvolvimento de IMi
B	IMi discreta a moderada
C	IMi importante assintomática
D	IMi importante sintomática e/ou com complicadores

Fonte: Adaptado de Tarasoutchi *et al.* Atualização das Diretrizes Brasileiras de Valvopatias, 2020.

Somente a partir da documentação de regurgitação anatomicamente importante é que podemos atribuir sintomas ou complicadores à presença da valvopatia.

Após sua instalação, a IMi tende a evoluir de maneira silenciosa por anos, de modo que o reconhecimento de sua fase evolutiva é fundamental para a decisão de quando intervir.

Desta forma, após o diagnóstico da valvopatia de acordo com história e exame físico, fomentado ainda por exames subsidiários, categorizam-se as lesões em anatomicamente importantes conforme os critérios do Quadro 29.2.

Quadro 29.2 Insuficiência mitral anatomicamente importante.

Exame físico	*Íctus cordis* desviado para a esquerda e para baixo 1ª bulha hipofonética 2ª bulha hiperfonética Sopro sistólico regurgitativo ≥ +++/6+ Sinais clínicos de insuficiência cardíaca direita
Eletrocardiograma	Sobrecarga de câmaras esquerdas Arritmias atriais ou ventriculares e fibrilação atrial
Radiografia de tórax	Aumento da silhueta cardíaca com dilatação do ventrículo esquerdo e do átrio esquerdo Sinais de congestão pulmonar
Ecocardiograma	Área do jato ≥ 40% da área do átrio esquerdo Fração regurgitante ≥ 50% Volume regurgitante ≥ 60 mL/batimento Vena contracta ≥ 0,7 cm Área efetiva do orifício regurgitante ≥ 0,40 cm^2
Estudo hemodinâmico	Indicado nos casos de dissociação clinicoecocardiográfica Ventriculografia esquerda (importante se disfunção > 3+) Avaliação de pressões intracavitárias

Fonte: Adaptado de Tarasoutchi *et al.* Atualização das Diretrizes Brasileiras de Valvopatias, 2020.

Etiologia e fisiopatologia

A IMi pode ocorrer por disfunção em um ou mais componentes do aparato valvar (folhetos valvares, ânulo, cordoalhas e músculos papilares), denominada "primária", ou pode ser secundária a algum tipo de disfunção e/ou dilatação ventricular.

As causas primárias são, principalmente, febre reumática, prolapso de valva mitral (PVM) e degenerativa, podendo ainda por decorrer de endocardite infecciosa, cardiopatias congênitas e síndrome de Marfan.

A regurgitação pela valva mitral impõe ao átrio esquerdo (AE) um regime de sobrecarga de volume. Em um primeiro momento, mecanismos adaptativos que envolvem a dilatação e a hipertrofia excêntrica do ventrículo esquerdo (VE) e a dilatação do AE resultam na acomodação deste volume excedente e na manutenção do débito cardíaco, o que faz o paciente permanecer assintomático.

Por meio da manutenção da sobrecarga volumétrica, a hipertrofia excêntrica atinge seu limite e a perda da complacência ventricular não permite comportar a elevada pré-carga. Neste ponto de descompensação, o paciente apresenta sintomas de insuficiência cardíaca (IC) e perda de função ventricular.

As causas secundárias se relacionam majoritariamente a dois mecanismos: dilatação do anel valvar (cardiopatias) ou dilatação/remodelamento geométrico no nível das cúspides (isquemia). Neste caso, o remodelamento ventricular ocasiona a falha de coaptação das cúspides e a regurgitação mitral. Não se sabe ao certo se, uma vez estabelecida, ela contribui para a progressão da IC ou se constitui apenas um marcador de gravidade e pior prognóstico, o que fomenta dúvidas sobre a necessidade de se intervir percutânea ou cirurgicamente em sua evolução natural.

Quadro clínico

A IMi apresenta grande período assintomático ou pré-clínico, cuja duração e evolução dependem de fatores relacionados à etiologia da lesão valvar, tempo de instalação e aspectos relacionados ao próprio paciente, como reserva funcional e complacência das câmaras esquerdas.

Os sintomas, geralmente, são manifestações da IC, marcada por congestão pulmonar (dispneia e tosse), sintomas constitucionais inespecíficos (fraqueza) e arrítmicos (palpitações). Em casos de instalação e/ou evolução rápida, pode ocorrer edema pulmonar agudo e, em fases mais tardias, IC direita e fenômenos embólicos.

Pacientes assintomáticos podem ser seguidos periodicamente com avaliação clínica e exames de imagem. O exame de BNP, marcador de ativação neuro-humoral, pode ser utilizado, pois apresenta alto valor preditivo negativo e pode auxiliar a antever o surgimento dos sintomas.

Nos pacientes com PVM podem aparecer sintomas atípicos, de difícil caracterização, agrupados na definição de síndrome do PVM. O diagnóstico é feito pela presença de exame físico e pelo menos um dos sintomas associados à síndrome, sendo eles: dor torácica atípica; palpitações; tontura; dispneia; fadiga; transtornos ansiosos; sintomas dispépticos; e anomalias ósseas. Trata-se de quadro benigno, em que os sintomas não se correlacionam com repercussões hemodinâmicas e, portanto, não representam descompensação da valvopatia e nem indicam, *per se*, qualquer conduta cirúrgica. Nestes casos, há benefício de tratamento por medidas comportamentais (atividade física aeróbia), orientação do paciente sobre a benignidade do quadro e, a depender da prevalência e da intensidade de sintomas ansiosos, tratamento direcionado e seguimento clínico.

Complicadores

O ponto de descompensação da IMi é marcado pelo aparecimento de sintomas e de complicadores, que determinam o aumento do risco de morte por causa cardíaca ou agregam morbidade ao paciente.

Os complicadores são, essencialmente, avaliados pelos seguintes exames complementares: disfunção ventricular (fração de ejeção do ventrículo esquerdo (FEVE) < 60%, visto que na IMi a fração de ejeção é superestimada, uma vez que a sístole ventricular direciona volume tanto para a raiz da aorta como para o átrio esquerdo (AE)); remodelamento ventricular (diâmetro sistólico do ventrículo esquerdo (DSVE) > 40 mm); hipertensão pulmonar (pressão sistólica da artéria pulmonar (PSAP) > 50 mmHg em repouso ou > 60 mmHg no esforço); volume do AE > 60 mL/m^2 e fibrilação atrial (FA) de início recente (até 1 ano).

Tratamento farmacológico

Os vasodilatadores já foram associados à redução da velocidade de progressão da IMi em pacientes assintomáticos, contudo sabe-se que eles não alteram seu desenvolvimento, podendo retardar o aparecimento de sintomas e, assim, retardar a indicação cirúrgica. Portanto, devem ser usados apenas em pacientes sintomáticos e/ou que apresentem alguma outra indicação clínica.

Os diuréticos podem ser usados no manejo de volemia e controle de sintomas, e a melhora clínica não deve alterar a indicação cirúrgica já definida.

Betabloqueadores têm utilidade descrita para pacientes com sintomas de palpitação e arritmias documentadas (geralmente extrassístoles), principalmente nos pacientes com maior tônus adrenérgico e/ou síndrome do PVM. Devem ser considerados ainda no tratamento de pacientes com disfunção ventricular.

Em caso de descompensação de quadros graves pré-operatórios, nitratos e diuréticos promovem redução das pressões de enchimento, e inotrópicos e balão intra-aórtico são úteis em casos de instabilidade hemodinâmica.

Tratamento cirúrgico

A decisão do momento da intervenção deve ocorrer frente à valvopatia anatomicamente importante em um paciente sintomático e/ou com complicadores. Na ausência deles, porém com achados clínicos e ecocardiográficas de valvopatia anatomicamente significativa, o caso deve ser seguido de maneira individualizada.

Os sintomas marcam o ponto de descompensação do paciente na curva de pressão × volume aqui descrita, expondo a desadaptação do ventrículo frente à sobrecarga volumétrica imposta, determinando indicação inequívoca de intervenção. Ressalte-se que apenas as condutas cirúrgicas são capazes de alterar a história natural da valvopatia, sendo os fármacos reservados para manejo sintomático temporário até a realização da abordagem definitiva.

A presença de complicadores identifica o paciente como portador de maior morbidade e mais suscetível à mortalidade de causa cardíaca, que tende a evoluir desfavoravelmente após abordagem da valva. Estes casos devem ser pensados individualmente, porém, em geral, indica-se abordagem cirúrgica nos casos de disfunção ventricular (FEVE) < 60%) e remodelamento (DSVE) > 40) e observar com cautela quando os complicadores são hipertensão pulmonar e FA. Já foram estudadas a cirurgia precoce e o *watchful waiting* ("observação cautelosa"). Um estudo prospectivo com 132 pacientes portadores de IMi crônica testou a indicação de cirurgia com base em *watchful waiting*, que apresentou dados de sobrevida próximos ao tratamento-padrão. Contudo, esse estudo não comparou a estratégia do *watchful waiting* com a cirurgia precoce, que, em 2009, foi avaliado por Kang, com um N de 447 pacientes, que mostrou maior mortalidade e procura a pronto-socorro por IC descompensada no grupo *watchful waiing*. Além deste, trabalhos realizados por Ling, 1996 e 1997; Enriquez-Sarano, 2005; e Montant, 2009, mostraram benefícios da realização da cirurgia precoce. Ressalte-se que esta decisão deve considerar o risco cirúrgico do paciente e as características do centro onde ele está sendo tratado.

Uma vez definida a indicação de abordagem valvar, a escolha da melhor intervenção depende de alguns fatores, principalmente da etiologia da lesão e das condições anatômicas de cada caso.

A plástica valvar constitui o tratamento de escolha, contudo com resultados piores nos pacientes reumáticos e melhores nos casos de prolapso da cúspide posterior (P2). Quando não for possível preservar a valva nativa do paciente, opta-se pela substituição por prótese valvar. Um estudo publicado em 2016, na Circulation (MIDA Registry), avaliou, em dados de um registro internacional, a evolução de pacientes submetidos a reparo e troca valvar. Foi observado que a evolução dos pacientes submetidos à plastia valvar foi melhor, tanto em mortalidade relacionada ao procedimento como à sobrevida.

Intervenções transcateter ainda têm indicação restrita para pacientes com IMi primária (Tabela 29.1). No momento da escolha da modalidade cirúrgica, a experiência do serviço e do cirurgião também deve ser levada em conta, recomendando-se discussão em *Heart Team*, especialmente em casos complexos.

Tabela 29.1 Indicações de abordagem da IMi primária.

Intervenção	Clínica do paciente	SBC	AHA	ESC
Plástica valvar (centros com experiência) Reumáticos	Sintomáticos – CF ≥ 2	IIb C	IIb C	–
	Assintomáticos, FEVE 30 a 60 e/ou DSVE ≥ 40	IIb B	IIb B	–
	Assintomáticos, PSAP ≥ 50 e/ou FA	IIb B	–	–
	Assintomáticos, sem complicadores	III	–	–
Plástica valvar (centros com experiência) Não reumáticos	Sintomáticos (CF ≥ 2), com anatomia favorável	I B	I B	I B
	Assintomáticos, anatomia favorável, FEVE 30 a 60 e/ou DSVE ≥ 40	I B	I B	I B*
	Assintomáticos, anatomia favorável, PSAP ≥ 50 e/ou FA	IIa B	IIa B	IIa B
	Assintomáticos, PVM, anatomia favorável, sem complicadores	IIa B	IIa B	IIa C$
Troca da valva mitral Reumáticos	Sintomáticos – CF ≥ 2	I B	–	–
	Assintomáticos, FEVE 30 a 60 e/ou DSVE ≥ 40	I B	–	–
	Assintomáticos, PSAP ≥ 50 e/ou FA	IIa B	–	–
	Assintomáticos, sem complicadores	III	–	–
Troca da valva mitral Não reumáticos	Sintomáticos CF ≥ 2 com anatomia desfavorável à plástica	I B	I B	I B
	Assintomáticos, anatomia desfavorável, FEVE 30 a 60 e/ou DSVE ≥ 40	I B	I B	I C**
	Assintomáticos, anatomia favorável, PSAP ≥ 50 e/ou FA	IIa C	IIa C	IIa B
	Assintomáticos, prolapso, anatomia desfavorável, sem complicadores	III	III	III
Clipagem percutânea mitral+	Alto risco ou contraindicação à cirurgia e com sintomas refratários	IIa B	IIb B	IIb C

**VE > = 45%; $AE ≥ 60, ritmo sinusal; **DSVE > = 45; +MitraClip® em não reumáticos. AHA: American Heart Association; CF: classe funcional; DSVE: diâmetro sistólico do ventrículo esquerdo; ESC: European Society of Cardiology; FA: fibrilação arterial; FEVE: fração de ejeção de ventrículo esquerdo; SBC: Sociedade Brasileira de Cardiologia; PSAP: pressão sistólica da artéria pulmonar; PVM: prolapso de valva mitral.*

Fonte: Adaptada de Tarasoutchi *et al.* Atualização das Diretrizes Brasileiras de Valvopatias, 2020.

Insuficiência mitral secundária

A IMi secundária ocorre por alterações na geometria ventricular decorrente de outras miocardiopatias que, em sua evolução, ocasionam falha da coaptação mitral (Tabela 29.2). A sintomatologia é semelhante à da IMi primária, porém vem acompanhada de eventuais sintomas relacionados à causa básica da valvopatia.

Tabela 29.2 Indicações de abordagem da IMi secundária com base nas diretrizes brasileira, americana e europeia de valvopatias: Sociedade Brasileira de Cardiologia (SBC); American Heart Association (AHA); European Society of Cardiology (ESC).

Intervenção	Etiologia	Clínica do paciente	SBC	AHA	ESC
Troca ou plástica da valva mitral	Isquêmica	Sintomático – CF ≥ 3	IIb B	IIb B	IIb C
		Revascularização associada	IIa B	IIa B	I C* IIa C**
	Dilatada	Sintomático – CF ≥ 3	IIb B	IIb B	IIb C
Clipagem percutânea da valva mitral – MitraClip®	Isquêmica	Sintomas refratários (CF ≥ 3), com alto risco ou contraindicação à cirurgia	IIa B	–	IIb C**
	Dilatada	Sintomas refratários (CF ≥ 3), com alto risco ou contraindicação à cirurgia	IIa B	–	IIb C**

** FE > 30%; ** FE < 30%.*
CF: classe funcional.

Fonte: Adaptada de Tarasoutchi *et al.* Atualização das Diretrizes Brasileiras de Valvopatias, 2020.

Por se tratar de uma complicação de uma doença preexistente, ainda há dificuldade em definir se o surgimento da IMi secundária é apenas um marcador de gravidade ou se ela tem realmente um papel individual na evolução da doença.

Desta forma, a conduta passa obrigatoriamente pelo tratamento da doença cardíaca de base e a indicação de intervenção só pode ser feita após tratamento específico otimizado (farmacoterapia, angioplastia e demais condutas), quando os pacientes permanecem sintomáticos, em classe funcional III e IV.

A indicação de intervenção em IMi secundária mais frequente é quando concomitante à cirurgia de revascularização miocárdica. A abordagem cirúrgica isolada pode aumentar a mortalidade, sem benefício evidente em sobrevida.

Com a possibilidade da abordagem percutânea transcateter, novos estudos vêm sendo feitos, sugerindo benefício em pacientes com FEVE ≥ 20% e sintomáticos apesar de tratamento clínico otimizado.

O Everest II é o ensaio randomizado e controlado mais importante que testou o uso de mitra-clip em comparação à cirurgia convencional. O estudo incluiu pacientes com IMi importante ou moderada a importante, sintomáticos ou assintomáticos com complicadores, sendo excluídos aqueles com disfunção ventricular severa (FEVE < 25%) e/ou diâmetro sistólico do VE > 55 mm. O estudo incluiu 279 pacientes, sendo dois terços para o grupo intervenção e um terço para o grupo cirúrgico. O desfecho primário avaliou morte por todas as causas, necessidade de cirurgia valvar, regurgitação mitral importante residual (todos após 12 meses do procedimento), com vantagem para o grupo cirúrgico. Contudo, foi observada menor incidência de IC no grupo percutâneo e menos complicações relacionadas ao procedimento em um espaço mais curto de tempo (30 dias). Em análise de subgrupo foi possível identificar uma tendência de maior benefício do mitra-clip para idosos e/ou IMi secundária.

Recentemente, dois estudos comparando tratamento percutâneo com terapia medicamentosa isolada na IMi secundária apresentaram resultados conflitantes. O estudo COAPT demonstrou redução de internações por IC e, como desfecho secundário, redução de mortalidade em 2 anos; enquanto no Mitra-FR não houve redução do risco de morte ou hospitalização por IC. Ressalta-se que, comparado ao COAPT, no Mitra-FR os pacientes tinham IMi menos grave e ventrículos mais dilatados, com piores taxas de sucesso no procedimento e complicações agudas.

Dessa forma, é importante selecionar criteriosamente o paciente que pode se beneficiar da intervenção, evitando o procedimento em fases muito avançadas da doença e, para esta seleção e escolha do procedimento, recomenda-se discussão em *Heart Team*. Também deve ser considerada a *expertise* do centro executor.

Conclusão

A IMi é comumente encontrada em ecocardiogramas e grande parte evolui bem e de forma assintomática. O desenvolvimento de sintomas denota a descompensação hemodinâmica e é indicação inequívoca de cirurgia. Nos pacientes assintomáticos com valvopatia anatomicamente importante e sem complicadores, é importante realizar seguimento médico para garantir indicação cirúrgica no momento ideal.

O tratamento medicamentoso pode ser usado como suporte, porém apenas cirurgia/abordagem percutânea são capazes de mudar a história natural da doença.

Bibliografia consultada

Baumgartner H, Falk V, Bax JJ, De Bonis M, Hamm C, Holm PJ et al. 2017 ESC/EACTS Guidelines for the management of valvular heart disease. European Heart Journal. 2017;38(36):2739-91.

Braunwald E. Braunwald's heart disease – a textbook of cardiovascular medicine. 11. ed. Elsevier, 2018;1:2.

Feldman T, Everest II Investigators et al. Percutaneous repair or surgery for mitral regurgitation. N Engl J Med. 2011;364:1395-1406.

Fuster V, Kalil Filho R, Albuquerque CP. Medicina cardiovascular – reduzindo o impacto das doenças. São Paulo: Atheneu; 2016.

Lazam S, Vanoverschelde JL, Tribouilloy C et al., On Behalf of the MIDA Investigators. Twenty-year outcome after mitral repair versus replacement for severe degenerative mitral regurgitation. Analysis of a large, prospective, multicenter international registry. Circulation. 2017;135(5)410-422.

Nishimura RA, Otto CM et al. 2017 AHA/ACC Focused Update of the 2014 AHA/ACC Guideline for the management of patients with valvular heart disease. JACC. 2017;70(2):252-89.

Nobre F. Cardiologia de consultório: soluções práticas na rotina do cardiologista. 2. ed. São Paulo: Manole; 2016.

Nogueira T, Lipari L, Pereira T, Cintho T, Candido W, Piloto B et al. Meio século de valvopatias no Brasil: cuidando e fazendo história. Revista de Medicina. 2013;92(1):65-8.

Obadia J-F, Messika-Zeitoun D, Leurent G, Iung B, Bonnet G, Piriou N et al. for the MITRA-FR Investigators*. N Engl J Med. 2018;379:2297-306.

Pizarro R, Bazzino OO, Oberti PF, Falconi M, Achilli F, Arias A et al. Prospective validation of the prognostic usefulness of brain natriuretic peptide in asymptomatic patients with chronic severe mitral regurgitation. J Am Coll Cardiol. 2009;54:1099-1106.

Serrano JR, Carlos V, Timerman Ari, Stefanini E. Tratado de cardiologia Socesp. 3. ed. Barueri: Manole; 2015.

Singh JP et al. Prevalence and clinical determinants of mitral, tricuspid, and aortic regurgitation (the Framingham heart study). American Journal of Cardiology. 1999;83(6):897-902.
Stone GW, Lindenfeld J, Abraham WT, Kar S, Lim DS, Mishell JM et al., for the COAPT Investigators. Transcatheter mitral-valve repair in patients with heart failure. N Engl J Med. 2018;379:2307-18.
Tarasoutchi F, Montera MW, Ramos AIO, Sampaio RO, Rosa VEE, Accorsi TAD et al. Atualização das Diretrizes Brasileiras de Valvopatias: abordagem das lesões anatomicamente importantes. Sociedade Brasileira de Cardiologia. 2017;109(6.2). ISSN-0066-782X.
Yasushige S, Yoshiro M. Did we misunderstand how to calculate total stroke work in mitral regurgitation by echocardiography? Circ J. 2012;76:1533-34.

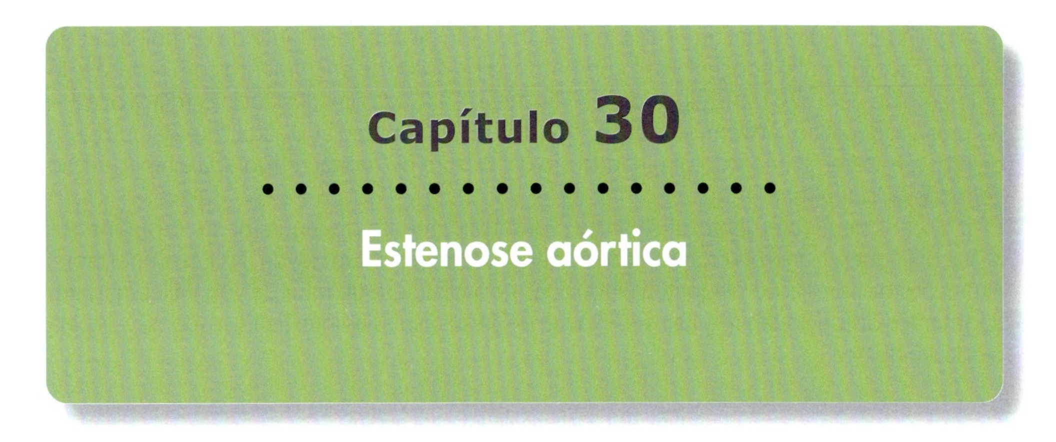

Michel Victor Lemes da Silva
Bruna Romanelli Scarpa Matuck
Bruno Soares da Silva Rangel
Antonio Sergio de Santis Andrade

Introdução

A estenose aórtica (EAo) é uma das valvopatias primárias de maior prevalência, sobretudo em função da estreita correlação epidemiológica com o envelhecimento populacional. Estima-se que entre 3% e 5% da população acima dos 75 anos seja portadora de EAo. Sobre a etiologia, há predomínio da EAo degenerativa, caracterizada pela fibrocalcificação valvar.

Fisiopatologia

O mecanismo da EAo varia conforme a sua etiologia. O processo fisiopatológico degenerativo assemelha-se à aterosclerose vascular, compartilhando os mesmos fatores de risco (hipertensão arterial, dislipidemia, idade, tabagismo). Inicia-se com dano endotelial e deposição de lipoproteínas peroxidadas, evoluindo com infiltrado celular inflamatório e formação de nódulos calcíficos nos folhetos valvares. Incide, sobretudo, em pacientes idosos, associando-se com doença arterial coronariana em 50% dos casos.

Na valvopatia aórtica bicúspide, o defeito congênito predispõe às degeneração e calcificação valvares mais precoces decorrentes de estresse mecânico e cisalhamento dos folhetos. A etiologia reumática da EAo, de relevância epidemiológica no Brasil, caracteriza-se pela fusão comissural, comumente associada a algum grau de comprometimento valvar mitral.

Quadro clínico

A tríade clássica de sintomas da EAo caracteriza-se por angina, dispneia e síncope, relacionados à obstrução ao fluxo sistólico na via de saída do ventrículo esquerdo (VE). A história natural da EAo é marcada por um longo período latente assintomático. O surgimento de sintomas determina uma queda exponencial na sobrevida, caso o paciente não seja submetido a alguma modalidade de tratamento intervencionista de troca valvar (Gráfico 30.1).

A síncope relaciona-se ao hipofluxo cerebral intermitente nas situações em que há queda da resistência vascular periférica (atividade física, calor, infecções, uso de vasodilatadores) na presença de débito cardíaco fixo, uma das características fisiopatológicas da doença. A dor torácica decorre de isquemia subendocárdica, resultante da combinação de hipertrofia ventricular concêntrica e aumento das pressões de enchimento com redução do gradiente de perfusão transmiocárdico. A dispneia associada à insuficiência cardíaca ocasiona pior prognóstico. Advém, sobretudo, de disfunção ventricular diastólica e de aumento de pressões de enchimento, culminando em congestão pulmonar retrógrada e hipertensão venocapilar pulmonar.

Menos frequentemente, observa-se o desenvolvimento de sangramento gastrointestinal e consequente anemia crônica, conhecida como "síndrome de Heyde". Na EAo importante, alterações da agregação plaquetária induzidas pela clivagem do fator de von Willebrand em fragmentos disfuncionais resulta na formação de angiodisplasias intestinais, responsáveis pela perda sanguínea.

Gráfico 30.1 Evolução da estenose aórtica.

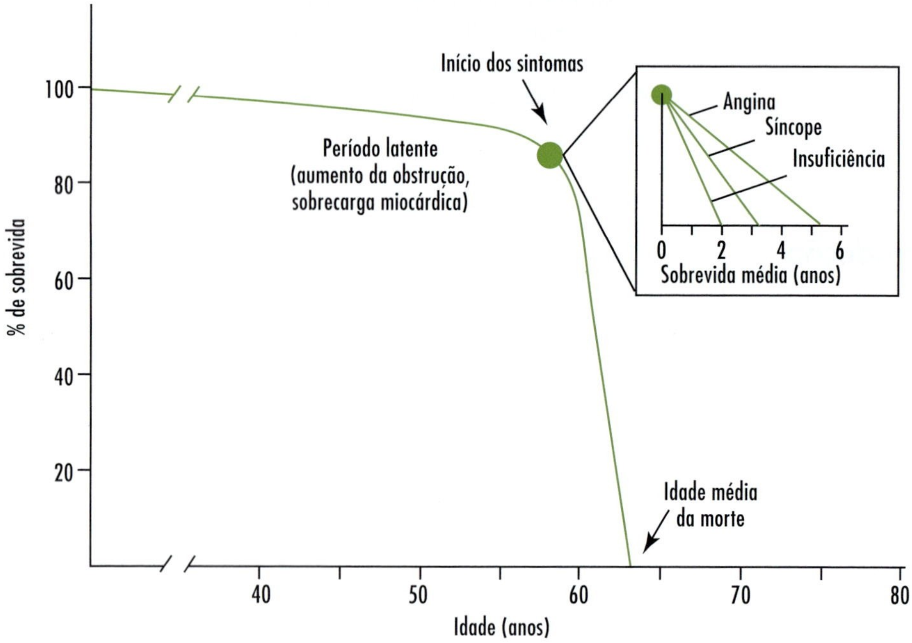

Início dos sintomas
Período latente
(aumento da obstrução,
sobrecarga miocárdica)
Angina
Síncope
Insuficiência
0 2 4 6
Sobrevida média (anos)
100
80
60
40
20
% de sobrevida
Idade média
da morte
40 50 60 70 80
Idade (anos)

Fonte: Adaptado de Ross J Jr, Braunwald E. Aortic stenossis. Circulation, 1998:38.

Exame físico

Na EAo importante, o tempo prolongado de ejeção do VE através de um orifício valvar aórtico estreito pode gerar alterações no pulso arterial, notando-se um retardo na ascensão do pulso e redução da sua amplitude. Tal fenômeno é conhecido como "pulso *parvus et tardus*", sendo um dos marcadores de gravidade da doença. Porém, idosos com artérias calcificadas e rígidas comumente não manifestam essa alteração do pulso arterial.

Na ausculta cardíaca, destaca-se a presença de sopro sistólico de formato ejetivo (em diamante), que pode irradiar-se para fúrcula e região cervical. O frêmito pode estar presente na EAo importante, mas não se relaciona com a gravidade. O melhor parâmetro para definição de gravidade na EAo consiste no posicionamento do pico de intensidade do sopro ao longo da sístole. Estenoses críticas geram sopro ejetivo com pico mais tardio (telessistólico) caracterizado pela associação à hipofonese da 2ª bulha. A hipofonese da 1ª bulha, quando presente, também denota gravidade. O fenômeno de Gallavardin, caracterizado pela irradiação de alta frequência do sopro ejetivo da EAo para o foco mitral, também é um marcador de gravidade relacionado à intensa calcificação da aorta e da valva.

Exames complementares

Eletrocardiograma (ECG)

Apresenta sinais de sobrecarga do VE.

Radiografia de tórax

O índice cardiotorácico comumente é normal, relacionado ao mecanismo adaptativo de hipertrofia ventricular concêntrica. Pode haver sinais de congestão pulmonar, sobretudo nos casos mais graves.

Ecocardiograma transtorácico (ECO)

Possibilita o diagnóstico anatômico e avaliação de complicadores relacionados à doença. Atualmente, as diretrizes colocam como pontos-chave para o diagnóstico de EAo importante a presença de uma área valvar aórtica (AVAo) ≤ 1 cm^2 (ou AVAo indexada ≤ 0,6 cm^2). A EAo importante clássica apresenta gradiente Ao-VE médio ≥ 40 mmHg, porém, em algumas situações, o gradiente médio pode ser menor e, ainda assim, a estenose ser anatomicamente importante, situação chamada de estenose aórtica baixo-fluxo e baixo-gradiente (Tabela 30.1).

Tabela 30.1 Classificação da gravidade da EAo por critérios ecocardiográficos.

	Discreta	Moderada	Importante
Gradiente médio (mmHg)	< 25	25 a 40	> 40
Velocidade do jato (m/s)	< 3,0	3 a 4	> 4
Área valvar (cm^2)	> 1,5	1,5 a 1	< 1
Área valvar indexada (cm^2/m^2)			≤ 0,6
Razão das velocidades do fluxo VSVE/VAo			< 0,25
Impedância valvuloarterial ($mmHg/mL/m^2$)			> 5

VSVE: via de saída do ventrículo esquerdo.

Fonte: Adaptada de Tarasoutchi *et al.* Atualização das Diretrizes Brasileiras de Valvopatias, 2020.

Cateterismo

Além de avaliar a presença de coronariopatia associada por meio da cineangiocoronariografia, a manometria com aquisição do gradiente VE-Ao (pico) é indicada na presença de dissociação clinicaecocardiográfica. Gradientes transaórticos acima de 50 mmHg indicam doença importante.

Teste ergométrico

Indicado nos pacientes com EAo importante e sem sintomas, com intuito de avaliar a presença de sintomas e reserva inotrópica.

Tratamento clínico

O tratamento clínico não é capaz de mudar a história natural da doença, ocasionando apenas alívio de sintomas. O uso de medicamentos em pacientes assintomáticos pode mascarar o aparecimento de sintomas, retardando a decisão do momento ideal para intervenção. A terapia farmacológica exige cautela pelo potencial de adversidades como hipotensão arterial relacionada ao uso de agentes vasodilatadores. Os betabloqueadores devem ser evitados pelo inotropismo negativo e consequente depressão da função ventricular, essencial para manutenção do débito cardíaco diante da elevada pós-carga. A terapia farmacológica consiste no emprego de diuréticos para reduzir a congestão sistêmica e pulmonar.

Tratamento intervencionista

A troca valvar aórtica, tanto por via percutânea como por cirurgia convencional, é a única terapia capaz de reduzir a mortalidade na EAo importante e sintomática, não devendo ser postergada (Tabela 30.2). Nos casos assintomáticos, a intervenção valvar geralmente é deflagrada diante de complicadores da doença ou marcadores de pior prognóstico. A tomada de decisão quanto à melhor modalidade de intervenção deve levar em consideração o perfil de risco cirúrgico (Euroscore, escore STS), *expertise* do serviço, nível de fragilidade do paciente, entre outros fatores. O tratamento cirúrgico convencional é realizado mediante a troca da valva aórtica por uma prótese biológica ou mecânica. A escolha do tipo de prótese deve considerar a idade, sexo, atividade profissional, grau de aderência ao tratamento e presença de comorbidades, procurando-se respeitar as preferências do paciente.

Tabela 30.2 Marcadores de mau prognóstico (complicadores) na EAo importante.

Área valvar Ao < 0,7 cm²	Teste ergométrico: • Capacidade funcional limitada • Presença de sintomas em baixa carga • Ascensão da PA sistólica < 20 mmHg no esforço • Queda da PA sistólica > 10 mmHg no esforço • TV ou ≥ 4 extrassístoles sucessivas • Infra de ST ≥ 2 mm horizontal ou descendente
Gradiente médio VE-Ao > 60 mmHg	
PSAP > 60 mmHg	
Fração de ejeção do VE < 50%	
Velocidade máxima do jato > 5 m/s	

PA: pressão arterial; PSAP: pressão sistólica da artéria pulmonar; TV: taquicardia ventricular; VE: ventrículo esquerdo.

Fonte: Adaptada de Tarasoutchi *et al.* Atualização das Diretrizes Brasileiras de Valvopatias, 2020.

Com o surgimento da técnica de implante de valva aórtica transcateter (*transcatheter aortic valve implantation* – TAVI), em 2002, pacientes que eram considerados de alto risco cirúrgico ou inoperáveis passaram a ter uma opção de tratamento, após avaliação por um *Heart Team*. O estudo Partner I, dividido em pacientes de alto risco cirúrgico e pacientes inoperáveis, foi a primeira evidência da eficácia e segurança desta modalidade de tratamento. No primeiro grupo, as curvas de sobrevida foram semelhantes após randomização para cirurgia convencional ou TAVI. Já entre os pacientes inoperáveis, randomizados para TAVI ou tratamento clínico, após 1 ano foi observada mortalidade de 51% no grupo tratamento clínico e de 31% no grupo submetido à TAVI, colocando-a como tratamento de escolha nesta população.

A indicação de TAVI na EAo importante sintomática foi expandida também para pacientes de risco cirúrgico intermediário por meio dos estudos Partner 2 e SURTAVI, que demonstraram a não inferioridade da TAVI em relação à cirurgia convencional nesta população. Mais recentemente, os estudos PARTNER 3 e Evolut Low Risk demonstraram superioridade da TAVI, com menor mortalidade em relação à cirurgia convencional, nos pacientes idosos com baixo risco cirúrgico. O conjunto de evidências sugere que a TAVI transfemoral possa ser o tratamento preferencial nos pacientes idosos.

A valvuloplastia aórtica por cateter-balão pode ser empregada em pacientes sintomáticos como tratamento paliativo, quando houver contraindicação à cirurgia convencional ou TAVI. Também pode ser utilizada como "ponte" para o tratamento definitivo em pacientes com instabilidade hemodinâmica ou que necessitem de cirurgia não cardíaca urgente.

Estenose aórtica baixo-fluxo baixo-gradiente com fração de ejeção normal (paradoxal)

A estenose aórtica paradoxal é caracterizada pela presença de estenose anatomicamente importante (AVAo < 1 cm^2) com gradiente médio < 40 mmHg – baixo gradiente, e volume sistólico indexado < 35 Ll/m^2 – baixo fluxo. O mecanismo fisiopatológico desta patologia caracteriza-se pelo intenso remodelamento ventricular concêntrico, com consequente redução do volume sistólico pela menor cavidade ventricular esquerda, semelhante a uma patologia restritiva. O baixo volume sistólico não é capaz de gerar gradiente transvalvar elevado, mesmo na presença de fração de ejeção > 50%. Pelo fato de não preencher os critérios clássicos para EAo importante, faz-se necessária uma avaliação detalhada para confirmação de lesão valvar anatomicamente importante. Os critérios necessários para o diagnóstico são: AVAo indexada ≤ 0,6 cm/m^2; impedância valvuloarterial > 5 mmHg/mL/m^2; e escore de cálcio valvar acima de 2.000 UA para homens ou acima de 1.300 UA para mulheres, por meio da tomografia computadorizada de tórax.

Estenose aórtica baixo-fluxo e baixo-gradiente com fração de ejeção reduzida

Nesta forma de apresentação, podemos observar a presença de AVAo < 1 cm^2 com gradiente médio < 40 mmHg, ocasionado por disfunção ventricular esquerda (FEVE < 50%). Nestes pacientes, a disfunção sistólica do VE (secundária ao estágio avançado da doença valvar ou a miocardiopatia associada) é a principal responsável pelo baixo fluxo através da valva. Neste caso, é importante diferenciar a EAo importante da pseudoestenose aórtica, tendo em vista que, nesta última, a disfunção sistólica do VE não seria capaz de gerar um fluxo transvalvar grande o suficiente para promover a abertura completa da valva aórtica, subestimando a área valvar pelos métodos de imagem. O ecocardiograma (ECO) sob estresse com dobutamina é o exame de escolha nestes pacientes. Por meio de doses progressivas (até 20 mcg/kg/min), a presença de reserva contrátil (caracterizada por aumento no volume sistólico indexado ≥ 20% ou aumento do gradiente médio ≥ 10 mmHg) e um aumento da AVAo ≤ 0,2 cm^2 caracterizam estenose aórtica importante, ao passo que a presença de aumento da AVAo ≥ 0,3 cm^2 define o diagnóstico de pseudoestenose aórtica. Caso não haja reserva contrátil, devemos corroborar a gravidade anatômica com o escore de cálcio valvar pela tomografia de tórax.

Assim como na EAo importante clássica sintomática e/ou com complicadores, o tratamento conservador condiciona pior prognóstico em relação à intervenção. Entretanto, nos portadores de estenose aórtica com baixo-fluxo, baixo-gradiente e fração de ejeção reduzida, a mortalidade frente à troca da valva aórtica convencional permanece elevada. Um estudo recente demonstrou que o uso da TAVI nesta população parece ser uma alternativa segura em relação à cirurgia convencional, sendo preferível no tratamento dos pacientes sem reserva contrátil.

Bibliografia consultada

Clavel M-A, Fuchs C, Burwash IG, Mundigler G, Dumesnil JG, Baumgartner H et al. Predictors of outcomes in low-flow, low-gradient aortic stenosis: results of the multicenter TOPAS Study. Circulation. 2008;118(14.1):S234-S42.

Clavel M-A, Magne J, Pibarot P. Low-gradient aortic stenosis. European Heart Journal. 2016; 37(34):2645-57.

Cribier A, Eltchaninoff H, Bash A, Borenstein N, Tron C, Bauer F et al. Percutaneous transcatheter implantation of an aortic valve prosthesis for calcific aortic stenosis: first human case description. Circulation. 2002;106(24):3006-8.

Dumesnil JG, Pibarot P, Carabello B. Paradoxical low flow and/or low gradient severe aortic stenosis despite preserved left ventricular ejection fraction: implications for diagnosis and treatment. European Heart Journal. 2009;31(3):281-9.

Iung B, Baron G, Butchart EG, Delahaye F, Gohlke-Bärwolf C, Levang OW et al. A prospective survey of patients with valvular heart disease in Europe: the Euro heart survey on valvular heart disease. European Heart Journal. 2003;24(13):1231-43.

Leon MB, Smith CR, Mack M, Miller DC, Moses JW, Svensson LG et al. Transcatheter aortic-valve implantation for aortic stenosis in patients who cannot undergo surgery. New England Journal of Medicine. 2010;363(17):1597-607.

Leon MB, Smith CR, Mack MJ, Makkar RR, Svensson LG, Kodali SK et al. Transcatheter or surgical aortic-valve replacement in intermediate-risk patients. New England Journal of Medicine. 2016;374(17):1609-20.

Loscalzo J. From clinical observation to mechanism – Heyde's syndrome. New England Journal of Medicine. 2012;367(20):1954-6.

Mack MJ, Leon MB, Thourani VH, Makkar R, Kodali SK, Russo M et al. Transcatheter aortic-valve replacement with a balloon-expandable valve in low-risk patients. New England Journal of Medicine. 2019;380:1695-1705.

Nkomo VT, Gardin JM, Skelton TN, Gottdiener JS, Scott CG, Enriquez-Sarano M. Burden of valvular heart diseases: a population-based study. The Lancet. 2006;368(9540):1005-11.

Otto CM, Lind BK, Kitzman DW, Gersh BJ, Siscovick DS. Association of aortic-valve sclerosis with cardiovascular mortality and morbidity in the elderly. New England Journal of Medicine. 1999;341(3):142-7.

Otto CM, Nishimura RA, Bonow RO, Carabello BA et al. 2020 ACC/AHA guideline for the management of patients with valvular heart disease: A report of the American College of Cardiology/American Heart Association Joint Committee on Clinical Practice Guidelines. J Thorac Cardiovasc Surg. 2021;162(2):e183-e353. doi:10.1016/j.jtcvs.2021.04.002. Epub 2021 May 8. PMID: 33972115.

Pibarot P, Dumesnil JG. Low-flow, low-gradient aortic stenosis with normal and depressed left ventricular ejection fraction. Journal of the American College of Cardiology. 2012;60(19):1845-53.

Popma JJ, Deeb GM, Yakubov SJ, Mumtaz M, Gada H, O'Hair D et al. Transcatheter aortic-valve replacement with a self-expanding valve in low-risk patients. New England Journal of Medicine. 2019;380:1706-1715.

Reardon MJ, Van Mieghem NM, Popma JJ, Kleiman NS, Søndergaard L, Mumtaz M et al. Surgical or transcatheter aortic-valve replacement in intermediate-risk patients. New England Journal of Medicine. 2017;376(14):1321-31.

Ribeiro HB, Lerakis S, Gilard M, Cavalcante JL, Makkar R, Herrmann HC et al. Transcatheter aortic valve replacement in patients with low-flow, low-gradient aortic stenosis: The TOPAS-TAVI registry. Journal of the American College of Cardiology. 2018;71(12):1297-308.

Smith CR, Leon MB, Mack MJ, Miller DC, Moses JW, Svensson LG et al. Transcatheter versus surgical aortic-valve replacement in high-risk patients. New England Journal of Medicine. 2011;364(23):2187-98.

Tarasoutchi F, Montera M, Grinberg M, Barbosa M, Piñeiro D, Sánchez C et al. Diretriz Brasileira de Valvopatias-SBC 2011/I Diretriz Interamericana de Valvopatias-SIAC 2011. Arquivos Brasileiros de Cardiologia. 2011;97(5):01-67.
Tarasoutchi F, Montera MW, Ramos AIO, Sampaio RO, Rosa VEE, Accorsi TAD et al. Atualização das Diretrizes Brasileiras de Valvopatias – 2020. Arq Bras Cardiol. 2020;115(4):720-75.
Tribouilloy C, Lévy F, Rusinaru D, Guéret P, Petit-Eisenmann H, Baleynaud S et al. Outcome after aortic valve replacement for low-flow/low-gradient aortic stenosis without contractile reserve on dobutamine stress echocardiography. Journal of the American College of Cardiology. 2009;53(20):1865-73.
Vahanian A, Beyersdorf F, Praz F, Milojevic M et al. ESC/EACTS Scientific Document Group. 2021 ESC/EACTS Guidelines for the management of valvular heart disease. Eur J Cardiothorac Surg. 2021;60(4):727-800. doi:10.1093/ejcts/ezab389. PMID: 34453161.
Zipes DP, Libby P, Bonow RO, Mann DL, Tomaselli GF. Braunwald's heart disease e-book: a textbook of cardiovascular medicine: Elsevier Health Sciences. 2018.

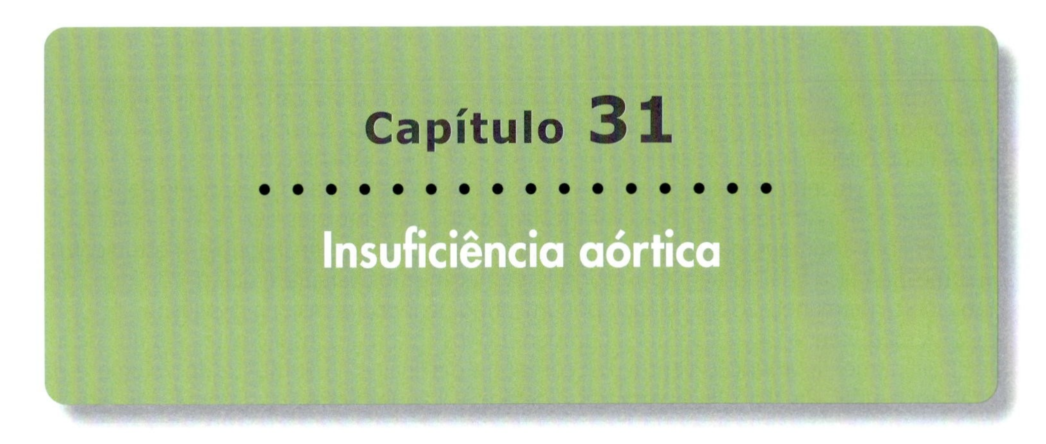

Capítulo 31

Insuficiência aórtica

Rafael Cavalcanti Tourinho Dantas
Bruna Romanelli Scarpa Matuck
Antônio Fernando Barros de Azevedo Filho

Introdução

A insuficiência aórtica (IAo) é uma valvopatia causada pela falha de coaptação dos folhetos valvares, ocasionando a regurgitação de sangue da aorta para o ventrículo esquerdo durante a diástole ventricular, o que provoca sobrecarga de volume e pressão. Pode ser classificada em aguda ou crônica, primária e secundária ou conforme a gravidade, de discreta a importante, sendo esta estratificação de importância prognóstica e terapêutica.

Etiologia

A IAo é primária quando causada por doenças que acometem os folhetos valvares, impedindo o seu fechamento, e secundária, por dilatação da raiz da aorta, resultando na desorganização estrutural que causa falha da coaptação valvar.

Entre as causas primárias, 85% dos casos são de etiologia reumática. Nesta doença, há infiltração das cúspides por tecido fibroso, causando retração e falha no fechamento. Geralmente, há acometimento mitral e estenose aórtica associadas, culminando em dupla lesão aórtica. Na etiologia degenerativa, a lesão valvar principal é a estenose, porém algum grau de IAo é encontrada em 75% dos casos. Endocardite infecciosa (causando destruição valvar), valva aórtica bivalvularizada, lesão traumática e disfunção de prótese são outros exemplos de acometimento primário. Há ainda relato de espondilite anquilosante, lúpus eritematoso sistêmico e doença de Crohn, vistos raramente.

As causas secundárias incluem condições que provocam dilatação da raiz da aorta, destacando-se a dilatação degenerativa, a necrose cística da camada médio-intimal (isolada ou associada à síndrome de Marfan), a dissecção da aorta, a osteogênese *imperfecta*, a aortite sifilítica, a síndrome de Behçet, a hipertensão arterial sistêmica (HAS), a arterite de células gigantes e a espondilite anquilosante.

Fisiopatologia

O marcante em relação à IAo, que a difere, por exemplo, da insuficiência mitral, é que, além de ocasionar sobrecarga de volume ao ventrículo esquerdo (VE), há também sobrecarga pressórica em virtude de a ejeção do volume sistólico ocorrer contra uma câmara de alta pressão, a aorta.

A presença de pré-carga e de pós-carga aumentadas resulta na ativação de mecanismos neuro-humorais que estimulam a proliferação dos sarcômeros e o alongamento dos miócitos e das fibras miocárdicas, ocasionando hipertrofia excêntrica. Esta hipertrofia, associada ao aumento do VE, mantém o débito cardíaco e o volume sistólico ejetado preservados, apesar da regurgitação. Desse modo, a função ventricular está inicialmente preservada. Já a complacência se encontra aumentada, o que garante uma pressão diastólica final normal, mesmo com o volume diastólico final aumentado. Todos esses mecanismos garantem que o indivíduo com IAo crônica permaneça assintomático por um longo período, na maioria dos casos.

À medida que os mecanismos compensatórios se tornam insuficientes e a fibrose intersticial aumenta, a função ventricular começa a declinar e há aumento do volume e da pressão diastólica final do VE. A partir dessa desadaptação, iniciam-se os sintomas. Inicialmente, ocorrem ao esforço e, depois, ao repouso. Em consequência do aumento progressivo da massa do VE, pode causar redução da reserva coronariana. A isquemia miocárdica decorrente pode gerar sintomas, além de prejudicar, ainda mais, a função ventricular.

Na IAo aguda, os mecanismos compensatórios não estão presentes, e o volume regurgitante encontra uma cavidade não dilatada, ocasionando grande aumento da pressão diastólica final e queda do débito cárdico. Geralmente, esses quadros se apresentam com choque cardiogênico e têm alta mortalidade.

Quadro clínico

Os pacientes com IAo podem permanecer assintomáticos por longos períodos mesmo após a valvopatia se tornar importante em razão dos mecanismos compensatórios, não havendo aumento significativo da morbimortalidade. A dispneia, ortopneia, bendopneia e dispneia paroxística noturna costumam ser os primeiros sintomas a se manifestarem, de surgimento gradual e mesmo na ausência de disfunção ventricular. Angina pode estar presente no período noturno em virtude da redução da frequência cardíaca, que ocasiona a queda acentuada da pressão diastólica por aumento do volume regurgitante. Síncope é bastante rara.

O exame físico do paciente com IAo crônica apresenta uma variedade de sinais e de alterações, alguns com significado prognóstico. O íctus é hiperdinâmico e difuso, habitualmente desviado para a esquerda e para baixo. O pulso arterial nos casos de lesão importante costuma apresentar rápida ascensão, descenso rápido e curta duração, descrito como martelo d'água, ou pulso Corrigan. Diversos sinais semiológicos podem estar presentes, como descrito no Quadro 31.1.

Quadro 31.1 Sinais clínicos de insuficiência aórtica crônica.

Muller	Pulsação da úvula
Musset	Oscilação da cabeça a cada batimento
Quincke	Pulsação dos capilares ungueais
Traube (*pistol shot*)	Ruídos sistólicos e diastólicos ouvidos na artéria femoral
Duroziez	Sopro na artéria femoral se comprimida proximal ou distalmente
Becker	Pulsação visível na artéria da retina e na pupila
Mayne	Redução da pressão diastólica maior que 15 mmHg ao elevar o braço
Gerhard	Pulsação do baço

Fonte: Desenvolvida pela autoria.

A pressão arterial costuma apresentar componente divergente, com sistólica elevada e diastólica baixa, podendo chegar até o valor zero. Nesses casos, a pressão diastólica deve ser considerada a do momento de abafamento do som (fase IV de Korotkoff). O desaparecimento dessa divergência deve ser um alerta, pois, geralmente, representa agravamento do quadro por disfunção ventricular e vasoconstricção periférica, culminando, respectivamente, na redução da pressão sistólica e no aumento da pressão diastólica.

Na ausculta, o sopro típico é diastólico de alta frequência, decrescente e aspirativo, que ocorre logo após a 2ª bulha cardíaca (protodiastólico). É mais bem auscultado com o diafragma do estetoscópio, com o paciente sentado e o tronco inclinado para frente. A gravidade da lesão está associada à duração do sopro na diástole, ou seja, lesão importante costuma produzir sopro holodiastólico. O local de ausculta do sopro também traz informação importante: nas lesões primárias, ele é auscultado com mais facilidade no foco aórtico acessório, já nos quadros secundários o sopro é mais audível no foco aórtico.

O aumento do volume diastólico pode ocasionar hiperfluxo, promovendo um sopro sistólico ejetivo. Além disso, a regurgitação sanguínea que ocorre durante a diástole pode gerar vibrações das cúspides mitrais, promovendo um sopro diastólico em ruflar mitral (Austin-Flint), que difere da ausculta da estenose mitral, pela ausência de B1 hiperfonética e de estalido de abertura.

Na IAo aguda, o paciente, geralmente, se apresenta com sinais clínicos de choque cardiogênico, como dispneia grave, congestão pulmonar e sistêmica, hipotensão severa e taquicardia. Os sinais clínicos vistos na lesão crônica não são presentes e o sopro protodiastólico é mais grave e curto em decorrência da alta pressão diastólica final. Pode haver presença de 3ª bulha (B3).

Diagnóstico

O diagnóstico da IAo é clínico, sendo que exames complementares têm valor na confirmação, na definição da gravidade, na avaliação prognóstica e na etiológica.

Eletrocardiograma (ECG)

Pode apresentar sinais de sobrecarga do VE e desvio do eixo para esquerda, especialmente em casos avançados. Nas lesões agudas, não costumamos ver alterações significativas, porém alterações inespecíficas no segmento ST e da onda T podem estar presentes.

Radiografia de tórax

A presença de cardiomegalia por aumento do VE relaciona-se com a gravidade na IAo. Nos quadros agudos, o coração está normal ou levemente aumentado, podendo haver sinais de congestão pulmonar. O alargamento mediastinal por dilatação aórtica pode sugerir a etiologia da lesão.

Ecocardiograma (ECO)

Principal exame na avaliação da IAo, auxiliando a graduar a gravidade, as repercussões hemodinâmicas e as lesões associadas. O exame identifica se há espessamento ou fusão das cúspides, presença de vegetação e dilatação da aorta, auxiliando no diagnóstico etiológico. A mensuração dos diâmetros diastólico e sistólico do ventrículo esquerdo e da fração de ejeção ventricular é importante na avaliação já que são indicadores prognósticos e definidores de conduta. O uso do Doppler e do fluxo colorimétrico permite a quantificação do orifício regurgitante, *vena contracta*, fluxo regurgitante, entre outros parâmetros, que são a base para a estratificação da lesão em discreta a importante e para a classificação dos estágios da valvopatia.

Ressonância magnética cardíaca (RMC)

A RMC é indicada quando o ecocardiograma (ECO) é inconclusivo. É o exame não invasivo mais preciso na identificação da gravidade da valvopatia, permitindo as medidas do volume sistólico final, volume diastólico, função e massa do ventrículo esquerdo, volume regurgitante e área regurgitante. A quantificação de carga fibrótica associa-se ao prognóstico.

Angiografia

A angiografia perdeu espaço com a evolução dos métodos não invasivos, sendo utilizada, atualmente, na avaliação coronariana pré-operatória e quando os resultados dos outros métodos são inconclusivos.

Teste ergométrico

Pode ser usado para avaliação de sintomas e da capacidade funcional, principalmente naqueles pacientes limitados ou naqueles em que as atividades diárias exigem pouco gasto energético e nos pacientes que apresentam sintomas duvidosos.

Classificação

O estadiamento da valvopatia é fundamental na avaliação da conduta que será proposta, além de ter valor prognóstico (Tabela 31.1).

Tabela 31.1 Estadiamento da insuficiência aórtica crônica.

Estágio	Definição	Parâmetros	Hemodinâmica
A	Risco de IAo	Ausência de sinais de Iao	Nenhuma alteração
B	IAo progressiva	• IAo discreta (FR < 30%; ORE < 0,1 cm^2; Rvol < 30 mL/batimento; vena contracta < 0,3 cm; largura do jato < 25% do TSVE; grau angiográfico 1+) • IAo moderada (FR 30% a 49%; ORE 0,1-0,29 cm^2; Rvol 30 a 59 mL/batimento; vena contracta 0,3-0,6 cm; Largura do jato 25% a 64% do TSVE; grau angiográfico 2+)	Ausência ou dilatação discreta do VE Função sistólica normal do VE
C	IAo grave assintomática	• IAo grave (FR ≥ 50%; ORE ≥ 0,3 cm^2; Rvol ≥ 60 mL/batimento; vena contracta > 0,6 cm; largura do jato ≥ 65% do TSVE; grau angiográfico 3+ a 4+; inversão de fluxo holodiastólico na aorta abdominal)	• C1: FEVE normal e DSVE ≤ 50 • C2: FEVE < 50% ou DSVE > 50 ou Volume indexado do VE > 25 mm/m^2
D	IAo grave sintomática	• IAo grave (FR ≥ 50%; ORE ≥ 0,3 cm^2; Rvol ≥ 60 mL/batimento; vena contracta > 0,6 cm; largura do jato ≥ 65% do TSVE; grau angiográfico 3+ a 4+; inversão de fluxo holodiastólico na aorta abdominal)	Sintomas presentes Dilatação moderada a severa do VE

FEVE: fração de ejeção do ventrículo esquerdo; FR: fração regurgitante; ORE: orifício regurgitante efetivo; Rvol: volume regurgitante; TSVE: trato de saída do ventrículo esquerdo; VE: ventrículo esquerdo.

Fonte: Adaptada de Tarasoutchi *et al.* Atualização das Diretrizes Brasileiras de Valvopatias, 2020.

Tratamento

A presença de sintomas é o principal indicador de prognóstico, com sobrevida média de 2 anos após o início de sintomas de insuficiência cardíaca e de 4 anos após a ocorrência de angina. Além dos sintomas, existem marcadores que predizem a evolução desfavorável dos pacientes e podem auxiliar na indicação de intervenção, mesmo nos assintomáticos.

Não há comprovação clínica de medicação que retarde a evolução da IAo. Portanto, em pacientes assintomáticos, devemos tratar as comorbidades, com destaque para a hipertensão arterial sistólica (HAS), a qual provoca aumento do fluxo regurgitante. As classes preferenciais de drogas são: inibidores da enzima de conversão da angiotensina (IECA); bloqueadores do receptor da angiotensina II (BRA); e bloqueadores de canal de cálcio diidropiridinicos. Tanto a fibrilação atrial como as bradiarritmias costumam ser mal toleradas e devem ser revertidas sempre que possível.

Os vasodilatadores podem ser considerados em pacientes sintomáticos que aguardam cirurgia ou que têm contraindicação a esta. Nos pacientes que evoluem com disfunção ventricular, a terapia especifica deve ser iniciada, ratificando que a intervenção cirúrgica não deve ser adiada. Importante salientar que a utilização de vasodilatadores pode mascarar o início dos sintomas e atrasar a intervenção, devendo ser usados somente nos casos supracitados.

A cirurgia de troca valvar é o tratamento de escolha para os pacientes sintomáticos e para os assintomáticos com presença de outros fatores, ditos complicadores, como diâmetro sistólico do ventrículo esquerdo (DSVE) maior que 50 mm e diastólico (DDVE) maior que 70 mm, assim como fração de ejeção menor que 50%. Em pacientes com IAo de etiologia reumática, é seguro postergar a cirurgia para após DSVE de 55 mm e DDVE de 75 mm, desde que assintomáticos e com função ventricular normal.

Há uma tendência atual em se indicar mais precocemente a cirurgia (*early surgery*), baseando-se não em variáveis fixas, mas no padrão de evolução do paciente. O acompanhamento por ECO seriado de pacientes com IAo importante observa aqueles que, progressivamente, evoluem para disfunção ventricular e dilatação da cavidade. Estes seriam possíveis candidatos a intervenção precoce, antes de preencherem os critérios já consagrados. O que suporta esse conceito é a percepção de maior mortalidade nos pacientes que, mesmo após a troca valvar, permanecem com fração de ejeção reduzida ou dilatação ventricular fixa, e nos quais uma abordagem mais precoce poderia prevenir essas alterações.

Apesar da existência de critérios pré-definidos para indicação cirúrgica, esta deve ser individualizada, principalmente em pacientes idosos, com múltiplas morbidades e que apresentem importante disfunção ventricular (FEVE < 25%), pois se configuram pacientes de maior risco cirúrgico. Atualmente, existe uma alternativa de abordagem menos invasiva: o implante valvar transcateter (TAVI), que pode ser considerado nos pacientes de risco cirúrgico proibitivo ou com contraindicação à cirurgia e com expectativa de vida maior do que 1 ano. Para estes, é sempre aconselhável a discussão conjunta no âmbito do *Heart Team*.

As indicações cirúrgicas para IAo secundária são idênticas às primárias. No entanto, existem particularidades quanto ao tratamento de aneurismas de aorta. Nos pacientes com síndrome de Marfan, valva aórtica bivalvularizada ou síndromes genéticas, indica-se abordagem da aorta, independentemente do grau de regurgitação, quando o diâmetro é maior ou igual a 50 mm. Esse valor também é considerado nos pacientes sem as doenças citadas, porém com fatores de risco para dissecção como história familiar de dissecção e crescimento maior que 3 mm/ano. Para os demais indivíduos, o valor indicado para abordagem da aorta é de 55 mm de diâmetro ou maior. A troca valvar deve ser realizada somente quando houver lesão importante.

Sempre deve-se investigar coronariopatia no pré-operatório para, caso haja obstrução importante, realizar abordagem no mesmo tempo cirúrgico.

Na IAo aguda, a intervenção cirúrgica é o único tratamento possível, sendo que o uso de inotrópicos (dobutamina) e a vasodilatação (nitroprussiato de sódio e nitroglicerina) devem ser considerados para a estabilização hemodinâmica como ponte para cirurgia. O uso de betabloqueador e de balão intra-aórtico está contraindicado nesses pacientes por aumento do volume regurgitante e piora hemodinâmica.

Seguimento

Os pacientes que não têm indicação cirúrgica, devem ser acompanhados regularmente, com realização de ECO seriado, com o intervalo de tempo entre os exames a depender da gravidade da lesão valvar. No caso de lesões discretas, o ECO pode ser solicitado a cada 3 a 5 anos; em moderadas, a cada 1 a 2 anos; e, se IAo importante, a cada 6 a 12 meses, podendo esse intervalo ser reduzido se houver sinais de piora da disfunção ou dilatação ventricular.

A gestação é bem tolerada na IAo mesmo nos casos importantes. Ela deve ser desaconselhada nos casos com dilatação aórtica associada com indicação cirúrgica, pelo risco de dissecção da aorta.

Bibliografia consultada

Baumgartner H, Falk V, Bax J et al. 2017 ESC/EACTS Guidelines for the management of valvular heart disease. The task force on the management of valvular heart disease of the European Society of Cardiology and the European Association for Cardio-Thoracic Surgery (EACTS). Eur Heart J. 2017;38:2739-86.

Bonow RO, Lakatos E, Maron BJ, Epstein SE. Serial long-term assessment of the natural history of asymptomatic patients with chronic aortic regurgitation and normal left ventricular systolic function. Circulation. 1991;84(4):1625-35.

Otto C, Bonow R. Valvopatias. In: Brauwauld E, Zipes D, Bonow R et al. Brauwauld's heart disease. A textbook of cardiovascular medicice. 10 ed. Philadelphia: Elsevier; 2018.

Otto CM, Nishimura RA, Toly C et al. 2020 ACC/AHA Guideline for the management of patients with valvular heart disease: executive summary: a report of the American College of Cardiology/American Heart Association Joint Committee on Clinical Practice Guidelines. Circulation. 2021;143(5):e35-e71. doi: 10.1161/CIR.0000000000000932.

Roy DA, Schaefer U, Guetta V, Hildick-Smith D, Möllmann H, Dumonteil N et al. Transcatheter aortic valve implantation for pure severe native aortic valve regurgitation. J Am Coll Cardiol. 2013;61(15):1577-84. doi:10.1016/j.jacc.2013.01.018.

Tarasoutchi F, Grinberg M, Spina GS et al. Ten-year clinical laboratory follow-up after application of a symptom-based therapeutic strategy to patients with severe chronic aortic regurgitation of predominant rheumatic etiology. J Am Coll Cardiol. 2003;41(8):1316-24.

Tarasoutchi F, Montera MW, Grinberg M et al. Diretriz Brasileira de Valvopatias – SBC 2011/I Diretriz Interamericana de Valvopatias – SIAC 2011. Arq Bras Cardiol. 2011;97(5.1):1-67.

Tarasoutchi F, Montera MW, Ramos AIO, Sampaio RO, Rosa VEE, Accorsi TAD et al. Atualização das Diretrizes Brasileiras de Valvopatias – 2020. Arq Bras Cardiol. 2020;115(4):720-75.

Vahanian A, Alfieri O, Andreotti F et al. Guidelines on the management of valvular heart disease: the task force on the management of valvular heart disease of the European Society of Cardiology. Eur Heart J. 2012;33 (2):2451-96.

Capítulo 32

Estenose e insuficiência tricúspide

Darlan Dadalt
Bruna Romanelli Scarpa Matuck
Lucas José Neves Tachotti Pires

Introdução

A maioria dos casos de insuficiência tricúspide (IT) é funcional/secundária e ocorre pela dilatação progressiva do anel valvar tricúspide. Entre as causas primárias, destaca-se a febre reumática. A estenose tricúspide (ET) é uma valvopatia rara e, na maioria das vezes, a apresentação ocorre na forma de dupla lesão, com graus variados de insuficiência. Outra característica é a associação frequente com valvopatia mitral e, em alguns casos, doença valvar aórtica. Em um estudo angiográfico com 525 pacientes com doença valvar reumática, a prevalência de ET foi de 9%.

Em outro estudo que analisou cerca de 5.500 exames ecocardiográficos, nos Estados Unidos, mostrou prevalência de 3,8% de IT importante na população estudada. Foi demonstrada correlação entre a gravidade da IT e a taxa de mortalidade em um acompanhamento de longo prazo.

Etiologias

A principal causa de ET é a febre reumática, havendo espessamento com retração das cúspides associada a acometimento comissural. Outras possíveis causas são atresia/estenose congênita da valva, tumores no átrio direito (AD), síndrome carcinoide, endocardite infecciosa, doenças reumatológicas e lesão actínica. Nos casos de IT, as causas primárias correspondem a apenas 8% a 10% dos casos anatomicamente importantes, destacando-se como principais etiologias a doença reumática, a endocardite infecciosa, a degeneração mixomatosa/prolapso valvar tricúspide e as doenças congênitas (anomalia de Ebstein). Outras possíveis causas de IT relacionadas a alterações estruturais da valva tricúspide são a lesão actínica, trauma torácico fechado, lesão por biópsias endomiocárdicas de repetição e síndrome carcinoide. Entre as principais alterações que resultam no desenvolvimento de IT secundária estão a sobrecarga do ventrículo direito (VD) decorrente de hipertensão pulmonar (HP), a insuficiência cardíaca esquerda (especialmente se relacionada à valvopatia mitral) e a ocorrência de isquemia de VD. Portadores de marca-passo ou desfibriladores com eletrodos posicionados no VD também podem apresentar IT secundária, mas em sua maioria sem repercussão clínica significativa.

Diagnóstico

O ponto de partida para o diagnóstico é a anamnese e o exame físico, com destaque para a ausculta cardíaca. Não há exame complementar com sensibilidade e especificidade máximas para o diagnóstico de ET ou de IT, tornando imprescindível a impressão clínica inicial para definição e interpretação da avaliação subsidiária.

Nos pacientes com ET importante poderão ser encontrados sinais de congestão direita como estase jugular, hepatomegalia (que pode chegar a ser dolorosa), ascite, edema de membros inferiores e anasarca. Além destes, o paciente pode desenvolver ainda sintomas de baixo débito cardíaco, como fadiga/fraqueza (que constitui o principal sintoma), sonolência e irritabilidade. No exame físico destes pacientes, é possível encontrar B1 hiperfonética, presença de estalido de abertura precoce da valva tricúspide, sopro diastólico em ruflar em borda esternal esquerda que aumenta com a inspiração, havendo reforço pré-sistólico nos casos de ritmo atrial organizado, presença do sinal de Kussmaul (aumento da visualização da estase jugular na inspiração) e, no pulso venoso, onda A proeminente e descenso Y diminuído, compatíveis com a ocorrência de uma maior resistência ao esvaziamento atrial direito.

Nos casos de IT importante, seja primária, seja funcional, os pacientes podem apresentar sinais e sintomas relacionados tanto à possível hipertensão pulmonar como à presença de congestão sistêmica. Neste caso, as alterações mais importantes são dispneia, tosse, cianose/dessaturação, fadiga/fraqueza, intolerância aos esforços, aumento do volume abdominal e edema de membros inferiores. Outros achados relevantes no exame físico incluem estase jugular, hepatomegalia, fígado pulsátil, ascite, caquexia e icterícia, B2 hiperfonética (relacionada ao aumento P2 decorrente de HP), sopro sistólico regurgitativo em borda esternal esquerda que apresenta aumento de intensidade com a inspiração (sinal de Rivero-Carvallo) e onda V aumentada no pulso venoso.

O eletrocardiograma de 12 derivações (ECG) e a radiografia de tórax completam a avaliação inicial. Em geral, apresentam bom valor preditivo negativo para afastar valvopatia com repercussão clínica significativa. A ecocardiografia domina o diagnóstico complementar das valvopatias, podendo confirmar a presença de ET e/ou de IT, avaliar a intensidade da alteração anatômica ou funcional e sugerir a etiologia e o prognóstico.

Nos casos em que há discordância entre achados clínicos e de exames complementares, o cateterismo cardíaco pode diagnosticar ET por meio da manometria de câmaras cardíacas direitas e IT por meio da ventriculografia direita.

Não há, até o momento, consenso universal sobre a graduação da ET. Em geral, a ET é considerada importante quando a área valvar é menor que 1 cm^2 e o gradiente pressórico médio é maior do que 5 mmHg.

Para avaliação da IT, a ecocardiografia é a técnica ideal. Na IT primária, a etiologia pode ser identificada por alterações específicas na estrutura valvar (Quadro 32.1).

Quadro 32.1 Diagnóstico de estenose tricúspide primária.

Eletrocardiograma	Sobrecarga de átrio direito Fibrilação atrial
Radiografia de tórax	Aumento de átrio direito
Ecocardiografia	Área valvar tricúspide ≤ 1 cm^2 Gradiente diastólico médio átrio direito/ventrículo direito ≥ 5 mmHg Aumento isolado de átrio direito *Pressure half time** (PHT) tricúspide ≥ 190 ms

* *Tempo necessário para o gradiente de pressão alcançar a metade do seu valor máximo*
Fonte: Adaptado de Tarasoutchi *et al.* Atualização das Diretrizes Brasileiras de Valvopatias, 2020.

No caso de IT secundária, o grau de dilatação do anel, a função e o diâmetro de VD, além do grau de deformação valvar podem ser mensurados (Quadro 32.2).

Quadro 32.2 Diagnóstico de insuficiência tricúspide secundária.

Eletrocardiograma	Sobrecarga de câmaras direitas Fibrilação atrial
Radiografia de tórax	Sinais de aumento de câmaras direitas Congestão pulmonar se lesão concomitante do lado esquerdo Retificação/abaulamento de tronco pulmonar
Ecocardiograma	Área do jato $\geq$ 10 cm^2 no interior do átrio direito Fluxo reverso nas veias hepáticas Volume regurgitante denso, triangular, pico precoce no Doppler contínuo Vena contracta $\geq$ 0,7 cm Diâmetro do anel $\geq$ 40 mm Área do orifício regurgitante efetivo > 40 mm^2 Falha de coaptação das cúspides

Fonte: Adaptado de Tarasoutchi *et al.* Atualização das Diretrizes Brasileiras de Valvopatias, 2020.

Tratamento

Farmacológico

O tratamento farmacológico da ET e da IT tem como baseado o uso de diuréticos quando houver a presença de sinais e sintomas de congestão sistêmica (ascite, estase jugular, dispneia e edema periférico). Na IT secundaria à disfunção ventricular, o tratamento envolve o uso de drogas com benefício prognóstico, conforme descrito no Capítulo 51 – Insuficiência cardíaca crônica. Os casos de HP primária requerem uso de medicações específicas, como os inibidores de 5-fosfodiesterase e os antagonistas da endotelina, conforme indicação.

Tratamento intervencionista da IT

Para os pacientes com IT primária isolada (não associada à valvopatia aórtica ou mitral), a cirurgia é indicada nos casos anatomicamente importantes, associados à manifestação clínica evidente e refratária ao tratamento clínico. O tratamento cirúrgico também pode ser considerado em pacientes assintomáticos com dilatação progressiva ou disfunção de VD, embora esta não seja uma indicação de rotina. Os procedimentos disponíveis são a plástica ou a troca valvar, sendo a plástica tricúspide com anel protético o tratamento de escolha (Quadro 32.3), sempre que houver factibilidade técnica para sua realização.

Por um lado, um estudo retrospectivo com 60 pacientes com IT primária submetidos ao tratamento cirúrgico (plástica ou troca valvar) mostrou que 82% dos pacientes foram submetidos à plástica tricúspide, com baixa mortalidade operatória e significativa melhora dos sintomas. Por outro lado, análises de bancos de dados publicadas recentemente com milhares de casos de cirurgia da valva tricúspide mostraram mortalidade hospitalar entre 8% e 10%, refletindo a gravidade destes pacientes. Nestas análises, 80% a 85% dos casos referiam-se a cirurgias combinadas com outras valvas ou com revascularização do miocárdio, sendo que, em 73% a 89% dos casos, foi realizada a plástica valvar tricúspide. Não houve diferença de mortalidade entre os casos de cirurgia isolada ou combinada em um dos estudos (9% *versus* 11%, respectivamente, p = 0,052); enquanto, no outro, os desfechos dependeram de quais eram os procedimentos concomitantes: nos casos associados à intervenção apenas sobre a valva aórtica ou apenas sobre a valva mitral, a mortalidade operatória foi semelhante, enquanto houve aumento relativo da mortalidade nas abordagens envolvendo ambas as valvas (mitral + aórtica) ou revascularização do miocárdio. Sobre a evolução conforme a cirurgia realizada, a troca valvar associou-se a maior mortalidade quando comparada à plástica valvar.

Quadro 32.3 Recomendações para intervenção em insuficiência tricúspide.

Indicações
Plástica tricúspide com anel protético • IT importante em paciente com indicação de abordagem de outra valvopatia • Indicação de abordagem de outra valvopatia com IT moderada a importante e/ou anel ≥ 40 mm com PSAP ≥ 70 mmHg • IT importante isolada refratária ao tratamento clínico • IT importante primária assintomática isolada com dilatação ou perda de função progressiva de ventrículo direito
Troca valvar cirúrgica • IT com indicação de intervenção, mas sem possibilidade de plástica (*preferência por prótese biológica)
Implante valvar tricúspide transcateter • IT importante refratária ao tratamento clínico, com contraindicação ou alto risco ao tratamento cirúrgico (em estudo)

IT: insuficiência tricúspide; PSAP: pressão sistólica da artéria pulmonar.
Fonte: Adaptado de Tarasoutchi *et al.* Atualização das Diretrizes Brasileiras de Valvopatias, 2020.

Com relação à IT secundária, realizar intervenção tricúspide durante cirurgia para correção de valvopatia esquerda, além de não se associar a aumento do risco operatório, é eficaz em promover remodelamento reverso do VD e melhora de sintomas e *status* funcional. Porém, não há evidência, até o momento, de melhora de sobrevida associada ao procedimento. Desta forma, a intervenção é recomendada para pacientes com IT importante que serão submetidos à correção cirúrgica de valvopatia esquerda, podendo ser também indicada em outras situações, com menor peso de recomendação.

Estão em andamento estudos com a utilização de MitraClip e implante transcateter de valva tricúspide em pacientes inoperáveis com IT importante sintomática. Já foi demonstrada factibilidade técnica destes procedimentos, mas mais resultados ainda são necessários para possível incorporação desses dispositivos à prática clínica.

Tratamento intervencionista da ET

A evidência para guiar o tratamento da ET é limitada e a maioria das recomendações tem como base a opinião de especialistas e dados observacionais. A valvuloplastia tricúspide por cateter-balão (VTCB) é o procedimento de escolha na ET importante sintomática. As principais contraindicações para a VTCB são a presença de trombo ou vegetação no AD e a presença de IT moderada a importante. A plastia (comissurotomia) ou troca valvar tricúspide (preferência por prótese biológica) é preferível se ocorrer de forma associada à cirurgia para tratamento de valvopatia mitral, ou na presença de IT moderada a importante associada.

Conclusão

Um preciso diagnóstico anatômico e funcional é fundamental para o correto manejo da valvopatia tricúspide. O tratamento medicamentoso com diuréticos deve ser instituído no paciente com valvopatia anatomicamente importante e sintomática, devendo ser mantido, nos casos refratários, enquanto o paciente aguarda procedimento intervencionista. Uma vez que as doenças da valva tricúspide, habitualmente, ocorrem de forma associada às valvopatias mitral e/ou aórtica, sua intervenção, quando indicada, geralmente ocorre no mesmo momento da abordagem das demais valvopatias.

Bibliografia consultada

Alkhouli M, Berzingi C, Kowatli A, Alqahtani F, Badhwar V. Comparative early outcomes of tricuspid valve repair versus replacement for secondary tricuspid regurgitation. Open Heart. 2018;5:e000878.

Asmarats L, Puri R, Latib A, Navia JL, Rodés-Cabau J. Transcatheter tricuspid valve interventions: landscape, challenges, and future directions. J Am Coll Cardiol. 2018;71(25):2935-56.

Fender EA, Zack CJ, Nishimura RA. Isolated tricuspid regurgitation: outcomes and therapeutic interventions. Heart. 2018;104:798-806.

Grayburn PA. Vasodilator therapy for chronic aortic and mitral regurgitation. Am J Med Sci. 2000;320:202-8.

Hahn RT, Zamorano JL. The need for a new tricuspid regurgitation grading scheme. Eur Heart J Cardiovasc Imaging. 2017;18:1342-3.

Hauck AJ, Freeman DP, Ackermann DM, Danielson GK, Edwards WD. Surgical pathology of the tricuspid valve: a study of 363 cases spanning 25 years. Mayo Clin Proc. 1988;63:851-63.

Irwin RB, Luckie M, Khattar RS. Tricuspid regurgitation: contemporary management of a neglected valvular lesion. Postgrad Med J. 2010;86:648-55.

Kilic A, Saha-Chaudhuri P, Rankin JS, Conte JV. Trends and outcomes of tricuspid valve surgery in North America: an analysis of more than 50,000 patients from the Society of Thoracic Surgeons database. Ann Thorac Surg. 2013;96:1546-52.

Lancellotti P, Tribouilloy C, Hagendorff A et al. Recommendations for the echocardiographic assessment of native valvular regurgitation: an executive summary from the European Association of Cardiovascular Imaging. Eur Heart J Cardiovasc Imaging. 2013;14:611-44.

Monaco C. Manual de ausculta cardíaca. Rio de Janeiro: Revinter; 2000.

Messika-Zeitoun D, Thomson H, Bellamy M et al. Medical and surgical outcome of tricuspid regurgitation caused by flail leaflets. J Thorac Cardiovasc Surg. 2004;128:296-302.

Nath J, Foster E, Heidenreich PA. Impact of tricuspid regurgitation on long-term survival. J Am Coll Cardiol. 2004;43:405-9.

Nickenig G, Kowalski M, Hausleiter J et al. Transcatheter treatment of severe tricuspid regurgitation with the edge-to-edge mitraclip technique. Circulation. 2017;135:1802-14.

Oliveira DC, Oliveira CG. The Forgotten, not studied or not valorized tricuspid valve: the transcatheter revolution is coming. Cardiol Res. 2019;10(4):199-206.

Otto CM, Nishimura RA, Bonow RO et al. 2020 AHA/ACC Guideline for the management of patients with valvular heart disease: a report of the American College of Cardiology/American Heart Association Joint Commitee on Clinical Practice Guidelines. Circulation. 2021;143:e72-227.

Roguin A, Rinkevich D, Milo S, Markiewicz W, Reisner SA. Long-term follow-up of patients with severe rheumatic tricuspid stenosis. Am Heart J. 1998;136:103-8.

Tarasoutchi F, Montera MW, Ramos AIO, Sampaio RO, Rosa VEE, Accorsi TAD et al. Atualização das Diretrizes Brasileiras de Valvopatias – 2020. Arq Bras Cardiol. 2020;115(4):720-75.

Topilsky Y, Nkomo VT, Vatury O et al. Clinical outcome of isolated tricuspid regurgitation. JACC Cardiovasc Imaging. 2014;7:1185-94.

Vassileva CM, Shabosky J, Boley T, Markwell S, Hazelrigg S. Tricuspid valve surgery: the past 10 years from the Nationwide Inpatient Sample (NIS) database. J Thorac Cardiovasc Surg. 2012;143:1043-9.
Van de Veire NR, Braun J, Delgado V et al. Tricuspid annuloplasty prevents right ventricular dilatation and progression of tricuspid regurgitation in patients with tricuspid annular dilatation undergoing mitral valve repair. J Thorac Cardiovasc Surg. 2011;141:1431-9.
Yousof AM, Shafei MZ, Endrys G, Khan N, Simo M, Cherian G. Tricuspid stenosis and regurgitation in rheumatic heart disease: a prospective cardiac catheterization study in 525 patients. Am Heart J. 1985;110:60-4.
Zack CJ, Fender EA, Chandrashekar P et al. National trends and outcomes in isolated tricuspid valve surgery. J Am Coll Cardiol. 2017;70:2953-60.

Capítulo 33

Anticoagulação e seguimento terapêutico da doença valvar

Juliane Rompkoski
Bruna Romanelli Scarpa Matuck
Milena Ribeiro Paixão

Introdução

A doença valvar é responsável por cerca de 10% a 20% de todas as cirurgias cardíacas nos Estados Unidos. Trata-se de um problema crescente em todo o mundo, já que a doença degenerativa aumenta com o envelhecimento populacional e a prevalência de doença reumática em países de baixa e média renda ainda é elevada.

Até recentemente, a anticoagulação oral era feita apenas com antagonistas da vitamina K (sigla em inglês VKA – *vitamin K antagonist*), sendo a varfarina o atual representante desta classe no Brasil. Apesar de sua eficácia, os VKA são medicações de difícil manejo. O primeiro ensaio clínico que validou o uso dos anticoagulantes orais diretos (sigla em inglês DOAC – *direct oral anticoagulants*), medicações de mais fácil controle na prevenção de eventos cardioembólicos na fibrilação atrial, foi o estudo RE-LY publicado em 2011, no qual foi estudada a dabigatrana. Em seguida, outros estudos o corroboraram confirmando a segurança e a eficácia da rivaroxabana (ROCKET AF), apixabana (ARISTOTLE) e a edoxabana (ENGAGE). Embora nenhum deles tenha sido conduzido com o objetivo de avaliar a doença valvar, as análises de subgrupos foram favoráveis ao uso dos DOAC nestes indivíduos, impulsionando mudanças nas diretrizes e novos ensaios clínicos direcionados.

Indicações de anticoagulação na doença valvar

Na doença cardíaca valvar, as principais indicações para anticoagulação são a fibrilação e/ou *flutter* atrial, presença de trombo intracardíaco, eventos cardioembólicos prévios e presença de prótese mecânica. A anticoagulação também deve ser considerada na estenose mitral com átrio esquerdo maior ou igual a 55 mm associada a contraste espontâneo e pode ser considerada na presença de prótese biológica mitral ou de implante percutâneo de valva aórtica (sigla em inglês TAVI – *transcatheter aortic valve implantation*) em ritmo sinusal nos primeiros 6 meses após o implante.

A anticoagulação tem como objetivo evitar a formação de trombos intracardíacos seguida de embolização sistêmica. A taxa de acidente vascular cerebral (AVC) em pacientes com fibrilação atrial (FA) não valvar varia de 2% a mais de 10% por ano, chegando a 17% ou 18% naqueles com doença valvar. É recomendada a aplicação do escore CHA2DS2-VASc nos pacientes com FA para decisão de anticoagulação. O escore ≥ 1 indica maior risco de eventos e, salvo contraindicações, deverá ser iniciada a anticoagulação. A exceção é feita aos pacientes com FA e estenose mitral e/ou presença de prótese mecânica, contexto em que a anticoagulação é indicada independentemente do CHA2DS2-VASc.

Mecanismo de ação e manejo dos anticoagulantes

O processo de hemostasia compreende um complexo fluxo entre ativação plaquetária, fatores de coagulação e, por fim, a fibrinólise. Essa cascata pode ser interrompida em diversos pontos a fim de se prevenirem eventos trombóticos. Entre os agentes anticoagulantes disponíveis para tratamento oral, há antagonistas da vitamina K, os inibidores diretos da trombina e os inibidos diretos do fator Xa.

Inibidores da vitamina K

Os VKA são utilizados na prática clínica desde a década de 1950 e foram os únicos anticoagulantes disponíveis por via oral (VO) por mais de meio século. No Brasil atualmente está disponível a varfarina. Estes fármacos interferem na síntese hepática dos fatores de coagulação dependentes de vitamina K (II, VII, IX e X) e também na síntese das proteínas C e S.

A varfarina apresenta uma meia-vida de 20 a 60 horas. Recomenda-se que o INR (sigla em inglês – *International Normalized Ratio*) fique entre 2 e 3, exceto para os portadores de prótese mecânica em posição mitral e para os portadores de prótese aórtica associada à FA para os quais o alvo passa a ser 2,5 a 3,5. O controle do INR após estabilização dos resultados pode ser mensal, podendo ser a cada 2 meses em pacientes com doses estáveis de longa data e que não foram expostos a fatores que interajam com a varfarina. No caso de INR fora do alvo, deve ser coletado novo exame mais precocemente. O ajuste de dose deve ser em média entre 10% e 15% da dose semanal (Tabela 33.1), e devem ser investigados os fatores que ocasionaram a oscilação do INR. Sabe-se que quanto maior o tempo no alvo terapêutico (sigla em inglês TTR – *time in therapeutic range*), menor o risco de eventos trombóticos e de sangramentos.

Tabela 33.1 Ajuste de dose da varfarina.

Valor de INR	Ajuste de dose
≤ 1,5	Aumentar 15% na dose semanal
1,51 a 1,99	Aumentar 10% na dose semanal
2 a 3	Manter dose
3,01 a 4	Reduzir 15% na dose semanal
4,01 a 4,99	Suspender 1 dose e reduzir 10% na dose semanal
5 a 8,99	Suspender até INR 2 a 3 e reiniciar com 15% menos da dose semanal

Fonte: Adaptada do estudo RE-LY – dabigatran *versus* warfarin in patients with atrial fibrillation. Stuart J, Connolly MD. N Engl J Med. 2009.

A dificuldade no manejo dos VKA decorre da grande variação na dose individual, interação com alimentos e medicações e necessidade frequente de monitorização. Os pacientes devem ser aconselhados a não consumir álcool em excesso e manter equilíbrio na dieta, especialmente quanto aos alimentos ricos em vitamina K, como verduras (não devem ser excluídos da rotina alimentar).

Existem condições nas quais os VKA ainda são a opção terapêutica mais adequada, como estenose mitral, próteses mecânicas, disfunção renal importante, disfunção hepática e síndrome antifosfolípide.

Inibidores diretos da trombina

A trombina (fator IIa) é o fator que ocasiona a formação da fibrina por meio da clivagem do fibrinogênio. A trombina também age como ativador de alguns fatores de coagulação, como o V, VIII e XIII. Existem dois tipos de inibidores diretos da trombina disponíveis no mercado, os parenterais e os orais. Os parenterais, como a bivalirudina e o argatroban, não são comercializados no Brasil. Via oral, o único disponível é a dabigatrana (Pradaxa®).

A dabigatrana apresenta uma meia-vida média de 12 a 14 horas, não interage com alimentos e não necessita de monitorização sérica de sua atividade. Apresenta metabolismo renal, portanto deve ser ajustada de acordo com o *clearance* de creatinina (ClCr) e evitado se o ClCr < 30 mL/min.

Inibidores do fator Xa

O fator Xa é o ponto em comum entre as vias intrínseca e extrínseca da cascata da coagulação, sendo responsável pela ativação da trombina mediante clivagem da molécula de protrombina em sua forma ativa. Os inibidores orais do fator Xa dispensam a monitorização sérica visto a farmacocinética mais estável e ausência de internação com alimentos. Pode ser necessária a monitorização no caso da enoxaparina, especialmente durante a gestação.

Os inibidores orais não devem ser utilizados simultaneamente com fortes inibidores e indutores de CYP3A4 e glicoproteína P, como a claritromicina, alguns anticonvulsivantes (fenitoína, fenobarbital, carbamazepina), antirretrovirais (ritonavir), antifúngicos azólicos (cetoconazol, itraconazol, voriconazol) e medicações para tratamento de tuberculose (rifampicina).

Como exemplos de inibidores diretos somente existem medicamentos orais: rivaroxabana (Xarelto®); apixabana (Eliquis®); edoxabana (Lixiana®); e betrixabana (Bevyxxa®) (Tabela 33.2), estando os três primeiros disponíveis no Brasil.

Tabela 33.2 Dose dos DOAC para profilaxia de eventos tromboembólicos na FA.

DOAC	Dose	Ajuste de dose	Contraindicações
Dabigatran	150 mg, 2 vezes/dia	≥ 80 anos e/ou alto risco de sangramento: 110 mg, 2 vezes/dia	ClCr < 30 mL/min, uso de cetoconazol
Rivaroxaban	20 mg, 1 vez/dia	15 mg; 1 vez/dia se ClCr < 50 mg/dL	ClCr < 15 mL/min, doença hepática + coagulopatia
Apixaban	5 mg, 2 vezes/dia	2,5 mg, 2 vezes/dia se 2 de: idade ≥ 80 anos, peso corporal ≤ 60 kg ou creatinina sérica ≥ 1,5 mg/dL	ClCr < 15 mL/min, doença hepática + coagulopatia
Edoxaban	60 mg, 1 vez/dia	30 mg, 1 vez/dia	ClCr > 95 ou < 15 mL/min

Fonte: Desenvolvida pela autoria.

Situações especiais

Trombose de prótese valvar

Na vigência de trombose e prótese valvar sem repercussão hemodinâmica, em que os pacientes estejam em classe funcional I ou II e com trombo fixo menor do que 0,8 cm² de diâmetro, são indicadas anticoagulação com heparina não fracionada e reavaliação com ecocardiograma transesofágico após 5 a 7 dias. Nos casos de trombos maiores e/ou móveis, ou se obstrução da prótese associadas à CF III e IV, habitualmente são indicadas administração de fibrinólise com alteplase ou troca valvar. Na trombose de prótese aórtica ou mitral com instabilidade hemodinâmica, está indicada cirurgia de urgência.

Procedimentos dentários

Nos pacientes em uso de varfarina, não é necessário reverter a anticoagulação se INR ≤ 3 nas 24 horas antecedendo procedimentos simples (extração de até três dentes, cirurgia gengival e raspagem periodontal). Há poucas evidências em relação aos DOAC, sendo recomendável evitar procedimentos nas horas subsequentes ao seu uso. Para controle do sangramento pós-procedimento são recomendadas a remoção de sutura não reabsorvível em 4 a 7 dias, a aplicação de compressas com gaze, a realização de suturas adequadas e a utilização de agentes hemostáticos tópicos.

Gestação

As mulheres em idade fértil com necessidade de anticoagulação devem ser alertadas sobre os riscos e cuidados antes da concepção. Os DOAC não são recomendados durante a gestação e a varfarina é teratogênica no 1º trimestre. Assim, após confirmada a gestação, deve-se proceder à imediata substituição da medicação oral por enoxaparina, pelo menos, na 12ª semana de gestação. Na indisponibilidade de enoxaparina, a paciente deverá ser internada para receber heparina não fracionada intravenosa.

A partir da 13ª semana, poderá ser iniciada a varfarina. A princípio, a anticoagulação oral é mantida até a 36ª semana de gestação, com monitorização de INR a cada 2 semanas. Em seguida, é reiniciada a anticoagulação com enoxaparina ou heparina não fracionada intravenosa contínua até o parto. A indicação do parto é obstétrica. Se houver trabalho de parto espontâneo com falha de inibição na vigência de varfarina ou com intervalo menor que 2 semanas de sua suspensão, é indicada cesárea em virtude do risco de hemorragia cerebral fetal durante a passagem pelo canal de parto. A heparina deve ser reiniciada 6 horas após o trabalho de parto, desde que não haja sangramentos não controlados. O anticoagulante oral deve ser reintroduzido no dia seguinte ao parto. Não é indicado o uso dos DOAC na amamentação.

Perspectivas futuras

As diretrizes de valvopatias atualizaram as recomendações sobre o uso de anticoagulantes tendo como base as análises de subgrupos de indivíduos com doença valvar nos principais estudos com os DOAC. Esses ensaios clínicos excluíram indivíduos com estenose mitral importante e próteses valvares mecânicas, mas incluíram pacientes com valvopatia moderada ou importante, com prevalência variando de 13% a 26%, a depender do estudo, sendo que nos estudos ARISTOTLE e ENGAGE-AF participaram também indivíduos com prótese biológica. As subanálises sugeriram a eficácia dos DOAC em comparação à varfarina nos indivíduos com FA e doença valvar.

Os estudos com prótese mecânica são escassos. Em ensaio pré-clínico em suínos, testando a apixabana e a dabigatrana, além de um estudo *in vitro* com a rivaroxabana, houve desfechos favoráveis, sugerindo segurança em seu uso. O estudo RE-ALIGN (fase 2) envolveu 252 pacientes e comparou a dabigatrana *versus* varfarina em indivíduos com prótese mecânica. Este estudo foi interrompido precocemente em razão de maior ocorrência de eventos (acidente vascular cerebral (AVC), acidente isquêmico transitório (AIT), embolia sistêmica, infarto agudo do miocárdio (IAM) e morte) e sangramentos no grupo dabigatrana em comparação com a varfarina (9% *versus* 5% eventos e 27% *versus* 12% de sangramentos respectivamente), especialmente no subgrupo que iniciou a dabigatrana menos de 7 dias após a cirurgia. O resultado reforça a contraindicação do uso de DOAC em pacientes com próteses mecânicas.

A dabigatrana também foi empregada no estudo unicêntrico brasileiro DAWA, em pacientes com biopróteses avaliados ao longo de 90 dias. Foi um estudo pequeno (27 pacientes), que mostrou similaridade da dabigatrana em relação à varfarina na formação de trombos intracardíacos. O estudo multicêntrico brasileiro RIVER, de maior impacto, avaliou o uso de rivaroxabana *versus* a varfarina em 1.005 paciente com FA associada à prótese biológica mitral e encontrou resultado não inferior com relação a morte, eventos cardiovasculares ou sangramento maior em 12 meses.

Com relação à estenose mitral, o estudo multicêntrico internacional INVÍCTUS, em andamento, tem como principal braço a comparação da rivaroxabana *versus* varfarina em indivíduos com FA associada à sequela valvar reumática, incluindo pacientes com estenose mitral anatomicamente importante.

Também foram realizados estudos para avaliar a eficácia do uso de DOAC em pacientes após implante de TAVI. O estudo GALILEO randomizou pacientes sem indicação de anticoagulação oral ou dupla antiagregação após TAVI para receber rivaroxabana 10 mg + ácido acetilsalicílico (AAS) por 3 meses, seguido de rivaroxabana exclusivamente ou AAS + clopidogrel por 3 meses, seguido de AAS 75 mg a 100 mg exclusivamente. Porém, o estudo foi interrompido precocemente por maior ocorrência de eventos trombóticos e morte no grupo rivaroxabana, bem como de sangramentos.

Atualmente, as diretrizes brasileiras consideram que o uso de DOAC é razoável na doença valvar aórtica, tricúspide e insuficiência mitral, com grau de recomendação IIa. Quanto aos pacientes com próteses biológicas e FA, as recomendações mais recentes foram emitidas antes da publicação do estudo RIVER e indicam a possibilidade do uso de DOAC com recomendação IIa, a Sociedade Europeia de Cardiologia reforça o aumento de evidências científicas sugerindo preferência dos DOAC em relação a VKA neste contexto. É proscrito o uso dos DOAC na presença de prótese valvar mecânica.

Bibliografia consultada

Anderson SL, Marrs JC. Direct oral anticoagulant use in valvular heart disease. Clinical Medicine Insights. 2017;10:1-6.

Avezum A et al. Apixaban in comparison with warfarin in patients with atrial fibrillation and valvular heart disease. AHA. 2015. doi:10.1161/CIRCULATIONAHA.114.014807.

Breithardt G. NOACS for stroke prevention in atrial fibrilation with valve disease. JACC. 2017;69:1383-5.

Breithardt G et al. Nativevalve disease in patients with non-valvular atrial fibrillation on warfarin or rivaroxaban. Heart. 2016;102:1036-43.

De Caterina R et al. Valvular heart disease patients on edoxaban or warfarin in the ENGAGE AF-TIMI 48 Trial. JACC. 2017;69:1372-82.

Eikelboom JW et al. Dabigatran versus warfarin in patients with mechanical heart valves. N Engl J Med. 2013;369:1206-14.

EzekowitZ MD et al. Comparison of dabigatran and warfarin in patients with atrial fibrillation and valvular heart disease. Circulation. 2016;134:589-98.

Erwin JP, Iung B. Current recommendations for anticoagulante therapy in patients with valvular heart disease and atrial fibrillation: the ACC/AHA and ESC/EACTS guidelines in Harmony... but not Lockstep! Heart. 2018;0:1-3.
Tarasoutchi F, Montera MW, Ramos AIO, Sampaio RO, Rosa VEE, Accorsi TAD et al. Atualização das Diretrizes Brasileiras de Valvopatias – 2020. Arq Bras Cardiol. 2020;115(4):720-75.
Vahanian A, Beyersdorf F, Praz F, Milojevic M et al. 2021 ESC/EACTS Guidelines for the management of valvular heart disease. ESC/EACTS Scientific Document Group. Eur J Cardiothorac Surg. 2021;60(4):727-800. doi:10.1093/ejcts/ezab389. PMID: 34453161.
Writing Committee Members, Otto CM, Nishimura RA, Bonow RO, Carabello BA et al. 2020 ACC/AHA guideline for the management of patients with valvular heart disease: a report of the American College of Cardiology/American Heart Association Joint Committee on Clinical Practice Guidelines. J Thorac Cardiovasc Surg. 2021;162(2):e183-e353. doi:10.1016/j.jtcvs.2021.04.002. Epub 2021 May 8. PMID: 33972115.

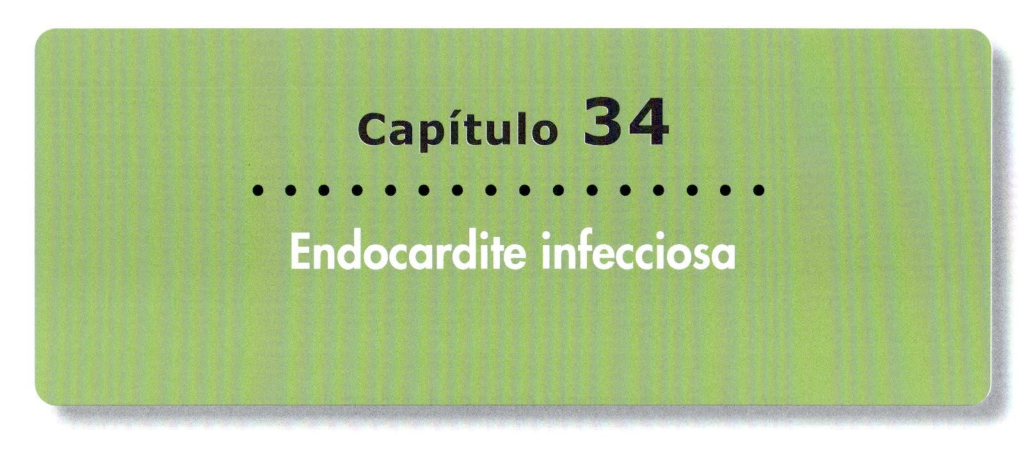

Henrique Trombini Pinesi
Bruna Romanelli Scarpa Matuck
Tatiana de Carvalho Andreucci Torres Leal

Introdução

A endocardite infecciosa (EI) é definida como infecção do endotélio cardíaco, em que há a formação de um trombo composto por plaquetas e fibrina e colonizado por bactérias com capacidade de adesão. Esse processo é desencadeado após lesão endotelial, pois em situações fisiológicas o endotélio é resistente à infecção. Essa lesão pode decorrer de uma condição predisponente do paciente ou de ação direta de um patógeno de alta virulência. O principal local de lesão são as valvas cardíacas, especialmente as valvas aórtica e mitral.

Apesar da baixa incidência (3 a 10 casos para 100 mil pacientes/ano), trata-se de uma doença de alta morbimortalidade. Dessa forma, são fundamentais o diagnóstico precoce e o rápido início terapêutico para mudar a história natural da doença. Nos últimos anos, a incidência de endocardite associada ao uso de dispositivos implantáveis ou próteses valvares vem aumentando, atingindo entre 25% e 30% do total, contribuindo para o aumento da gravidade dos casos.

Fatores de risco e agentes etiológicos

A maior parte dos casos de EI é de pacientes com cardiopatias prévias, especialmente valvopatias e próteses valvares. Além disso, pacientes portadores de cardiopatias congênitas, especialmente as não corrigidas, portadores de dispositivos implantáveis, como marca-passo ou catéteres venosos centrais, também apresentam aumento considerável do risco de EI.

Pacientes sem cardiopatias prévias também podem ter endocardite infecciosa. Nesse caso, são mais frequentes agentes patogênicos mais virulentos, como o *Staphylococcus aureus*. Em pacientes sem fatores predisponentes claros, é fundamental pesquisar o uso de drogas injetáveis.

Os principais agentes etiológicos são bactérias gram-positivas (80% a 90% dos casos), sendo possível sugerir a fonte da infecção com base no tipo de agente: *Streptococcus viridans* está associado à má higiene oral; *Staphylococcus aureus* está associado à quebra da barreira da pele; *Streptococcus bovis* e *Enterococcus faecalis* estão associados à translocação do trato gastrointestinal, como pólipos, divertículos ou câncer colorretal (Quadro 34.1).

Outros agentes etiológicos típicos são as bactérias do grupo HACEK (Haemophilus spp., *Actinobacillus actinomycetemcomitans, Cardiobacterium hominis, Eikenella corrodens, Kingella kingae*), que têm crescimento lento e colonizam a orofaringe. Existem outras bactérias menos típicas que não crescem em hemocultura, como a *Coxiella burnetti* e a Brucella. Gram-negativos, como a *Pseudomonas aeruginosa* e o Acinetobacter spp., são raros e normalmente estão associados a infeções relacionadas ao sistema de saúde. Endocardites por fungos, como os do gênero Candida, são infrequentes, mas apresentam alta letalidade, demandando tratamento agressivo.

Quadro 34.1 Principais agentes etiológicos de endocardite infecciosa.

Agentes etiológicos		Porcentagem
Bactérias gram-positivas	*Staphylococcus aureus*	26,6%
	Estafilococos-coagulase negativo	9,7%
	Streptococcus viridans	18,7%
	Estreptococos não viridans	17,5%
	Enterococcus spp.	10,5%
Grupo HACEK		1,2%
Fungos	Candida spp.	1,2%
Outros		7,6%
Polimicrobiana		1,8%
Microrganismo não identificado		5,2%

Fonte: Adaptado de Cahill TJ, Prendergast BD. Infective endocarditis. Lancet, 2016.

Classificação

Classificamos a EI de acordo com o fator predisponente que ocasionou a infecção: valva nativa; prótese valvar; e usuário de droga endovenosa e hospitalar. Essa classificação implica mudança na terapêutica empírica iniciada e no prognóstico do paciente.

Endocardite de valva nativa

Corresponde à maior parte dos casos de endocardite, atingindo principalmente portadores de valvopatias. Vale a pena lembrar que a principal etiologia de valvopatia no Brasil ainda é a febre reumática, enquanto nos países desenvolvidos há predominância das causas degenerativas. Neste grupo também se encontram os portadores de cardiopatias congênitas e os pacientes sem doença cardíaca estrutural. Os agentes etiológicos mais frequentes são: *Streptococcus viridans*; *Staphylococcus auereus*; *Streptococcus bovis*; e Enterococcus spp.

Endocardite de prótese valvar

Esta entidade tem ficado cada vez mais frequente e apresenta mortalidade maior do que outros tipos de endocardite (variando de 23% a 48%). Dividimos a endocardite de prótese em precoce e tardia. A EI de prótese precoce é a que ocorre no 1º ano após a cirurgia, tendo alta prevalência de microrganismos hospitalares, como *S.aureus* resistente à oxacilina, estafilococcus-coagulase negativos e bactérias gram-negativas. As EI de prótese tardias ocorrem após 1 ano da cirurgia e têm agentes etiológicos semelhantes aos da EI de valva nativa.

Endocardite no usuário de drogas endovenosas

Acomete mais comumente a valva tricúspide, podendo ocasionar embolização séptica para os pulmões. A mortalidade é menor do que em endocardites de câmaras esquerdas e o principal agente etiológico é o *S. aureus*.

Endocardite hospitalar

Inicia-se após 48 a 72 horas da internação ou relacionadas a um procedimento invasivo nas últimas 4 a 8 semanas. O principal desencadeante nesse caso é o uso de catéteres venosos centrais. Os agentes etiológicos são semelhantes aos da EI de prótese valvar precoce.

Quadro clínico

O quadro clínico é extremamente variável entre os pacientes e os sintomas são inespecíficos. Assim, deve-se sempre considerar o diagnóstico de endocardite em todos os pacientes com febre na presença de fatores predisponentes ou com sinais infecciosos sem etiologia definida.

A febre é sintoma mais frequente, acometendo 80% dos casos. Outros sintomas inespecíficos como mialgia, artrite, artralgia, adinamia e palidez cutaneomucosa (sugestivo de anemia) também podem estar presentes.

No exame físico, além da pesquisa de sopro cardíaco, devem-se buscar ativamente sinais clínicos de embolização e fenômenos imunológicos. Os sinais de embolização são as manchas de Janeway (hemorragias pontuais indolores em palmas e plantas) e as petéquias conjuntivais. Além de microembolias, pode haver embolização para grandes vasos, ocasionando quadros clínicos compatíveis com acidente vascular encefálico (AVE) ou abdome agudo vascular. Os sinais imunológicos são caracterizados pelos nódulos de Osler (nódulos eritematosos dolorosos subcutâneas localizados principalmente nos dedos das mãos) e as manchas de Roth (hemorragia retiniana com centro pálido que pode ser vista no exame do fundo de olho).

Exames complementares

Exames laboratoriais gerais auxiliam na identificação de um estado inflamatório crônico. O hemograma pode identificar anemia e leucocitose. Marcadores inflamatórios como proteína C-reativa (PCR) e velocidade de hemossedimentação (VHS) encontram-se elevados na maioria dos pacientes. Além disso, a urina 1 pode conter proteinúria e hematúria que caracterizam manifestações da glomerulonefrite imunomediada.

Os exames complementares essenciais para o diagnóstico são a hemocultura e o ecocardiograma. Devem ser coletados três pares de hemocultura (aeróbio e anaeróbio) de sítios diferentes, idealmente com intervalo de 30 minutos entre as coletas, com técnica asséptica. O ecocardiograma (ECO) é fundamental, tanto para o diagnóstico da endocardite, como para a avaliação de complicações, devendo ser solicitado em todos os pacientes com suspeita clínica. A avaliação inicial é feita com o ecocardiograma (ECO) transtorácico. O ECO transesofágico deve ser solicitado para investigação de complicações locais e nos casos em que a suspeita de endocardite é elevada e o ECO transtorácico foi negativo ou duvidoso. Quando o ECO transesofágico for negativo e a suspeita diagnóstica for alta, o exame pode ser repetido após 3 a 5 dias, se possível com tecnologia 3D, o que aumenta sua acurácia.

Alguns casos permanecem com o diagnóstico incerto a despeito da realização dos exames complementares tradicionais. Em pacientes com culturas negativas, exames sorológicos para identificação de agentes zoonóticos como a *Coxiella burnettii* e a Bartonela spp., devem ser realizados, principalmente em pacientes com epidemiologia sugestiva como contato com gatos e cachorros, animais de fazenda e ingesta de leite não pasteurizado. A tomografia computadorizada (TC) de coração apresenta boa acurácia para identificação de complicações locais, sendo especialmente útil nos pacientes portadores de próteses valvares. A tomografia computadorizada por emissão de pósitrons (PET-CT) tem utilidade na dúvida diagnóstica, auxiliando na reclassificação de cerca de 90% desses casos. A acurácia desse exame é maior nos casos de endocardite de prótese valvar, além de endocardite relacionada a dispositivos implantáveis, entretanto também pode ser utilizado nos casos de endocardite de valva nativa, principalmente para identificação de embolias, aneurismas micóticos ou na definição de diagnósticos diferenciais.

Diagnóstico

O diagnóstico classicamente é feito com base nos critérios de Duke modificados e, para o diagnóstico, são necessários dois critérios maiores, um maior e três menores ou cinco menores (Quadro 34.2). Denomina-se "endocardite possível" se estiverem presentes um critério maior e um menor ou três menores.

Esses critérios foram criados para a uniformização do diagnóstico nos estudos clínicos e não para basear a decisão clínica. Estudos mostram que sua sensibilidade é especialmente baixa em pacientes portadores de próteses valvares ou dispositivos cardíacos. Nesses casos, exames complementares adicionais (Algoritmo 34.1) podem ser solicitados para auxiliar a investigação.

Quadro 34.2 Critérios diagnósticos modificados.

Critérios maiores	
Hemocultura	Duas hemoculturas positivas para agentes típicos na ausência de outro foco infeccioso (*S. viridans, S. bovis, S. aureus,* Enterococcus spp., bactérias do grupo HACEK
	Bacteremia persistente: duas hemoculturas positivas com intervalo > 12 horas, três de três hemoculturas positivas ou a maioria de quatro ou mais hemoculturas positivas com intervalo > 1 hora entre elas
	Cultura positiva para *Coxiella burnetti* ou sorologia com título > 1/800
Envolvimento Endocárdico	Achados ecocardiográficos sugestivos de endocardite: vegetação, abscessos, pseudoaneurimas, fístula intracardíaca, aneurimas ou perfurações valvares, nova deiscência de prótese valvar
	Atividade anormal em sítio valvar detectado pela PET-TC (em caso de prótese valvar somente se implantanda há > 3 meses)
	Lesões paravalvares identificadas pela TC cardíaca

(Continua)

Quadro 34.2 Critérios diagnósticos modificados (continuação).

Critérios menores	
Temperatura ≥ 38 °C	
Cardiopatia predisponente ou uso de drogas endovenosas	
Fenômeno vascular	Embolia arterial, infarto séptico pulmonar, aneurisma micótico, hemorragia intracraniana, hemorragia conjuntival, lesões de Janeway
Fenômeno imunológico	Glomerulonefrite, nódulos de Osler, manchas de Roth, fator reumatoide positivo
Evidência microbiológica	Hemocultura positiva que não preenche os critérios maiores ou sorologia positiva para microrganismo compatível com EI

CT: tomografia computadorizada; EI: endocardite infecciosa. PET: tomografia computadorizada por emissão de pósitrons;

Fonte: Adaptado de 2015 ESC Guidelines for the management of infective endocarditis. European Heart Journal, 2015.

Algoritmo 34.1 Investigação de endocardite infecciosa.

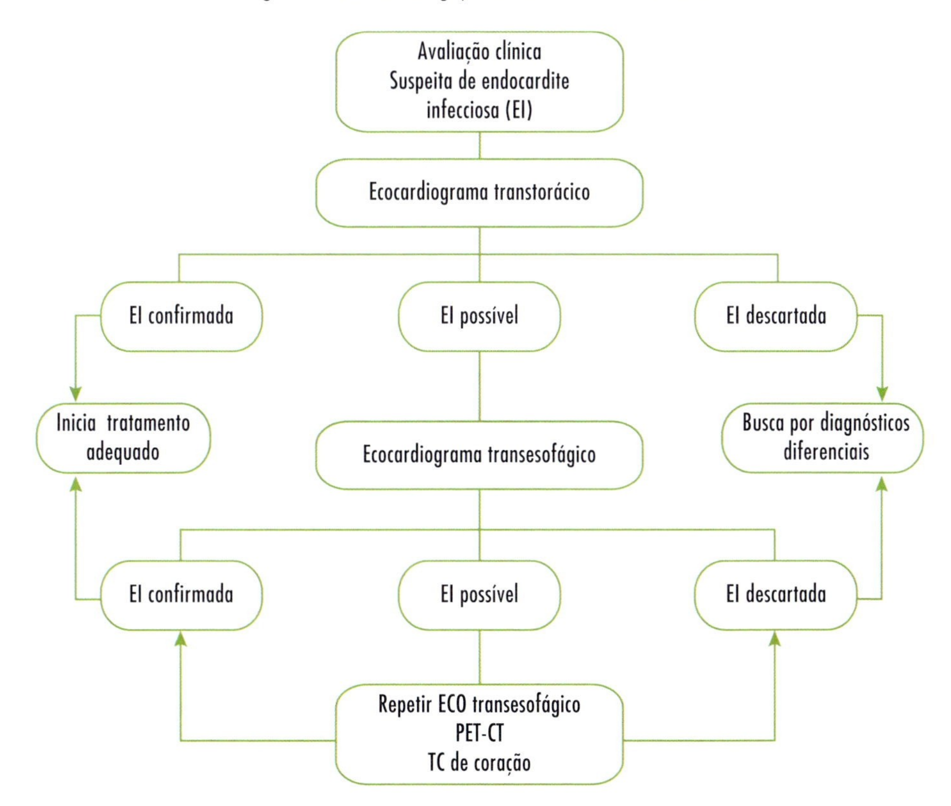

CT: tomografia computadorizada; ECO: ecocardiograma; EI: endocardite infecciosa; PET: tomografia computadorizada por emissão de pósitrons.

Fonte: Adaptado de Cahill TJ, Prendergast BD. Infective endocarditis. Lancet, 2016.

Tratamento

O tratamento da endocardite infecciosa tem como base a antibioticoterapia parenteral, sendo, em alguns casos, indicada a cirurgia como terapia adjuvante. Muitos dos pacientes são complexos, por isso recomenda-se que as medidas terapêuticas sejam discutidas em equipe multidisciplinar que reúna, além do cardiologista clínico, o cirurgião cardíaco e o infectologista.

Antibioticoterapia

O tratamento deve conter preferencialmente agentes bactericidas, realizado por via endovenosa com duração de 4 semanas nos pacientes com valva nativa e 6 semanas nos pacientes com prótese valvar (Tabela 34.1). O esquema antibiótico deve ser ajustado para a bactéria presente na hemocultura (Tabela 34.2), sendo o tratamento empírico iniciado precocemente na suspeita do diagnóstico pela potencial gravidade do quadro clínico.

Tabela 34.1 Tratamento antibiótico empírico para EI.

Situação	Antibioticoterapia	Tempo
EI de valva nativa ou EI de prótese valvar tardia (cirurgia há mais de 1 ano)	Ampicilina 2 g IV, a cada 4 horas **+**	4 a 6 semanas
	Oxacilina 2 g IV, a cada 4 horas **+**	
	Gentamicina 3 mg/kg IV, 1 vez/dia	2 semanas
EI de prótese valvar precoce (cirurgia há menos de 1 ano)	Vancomicina 15 mg/kg IV, a cada 12 horas **+**	6 semanas
	Rifampicina 300 mg VO, a cada 8 horas **+**	
	Gentamicina 3 mg/kg IV, 1 vez/dia	2 semanas

IV: (via) intravenosa; VO: via oral.

Fonte: Adaptada de Cahill TJ, Prendergast BD. Infective endocarditis. Lancet, 2016.

Tabela 34.2 Tratamento antibiótico guiado para os principais agentes de EI.

Microrganismo	Valva nativa		Valva protética	
	Antibiótico	Tempo	Antibiótico	Tempo
S. viridans ou *S. bovis*	Ceftriaxone 2 g/24 horas **+**	4 sem.	Ceftriaxone 2 g/24 horas **+**	6 sem.
	Gentamicina 3 mg/kg, 1 vez/dia	2 sem.	Gentamicina 3 mg/kg, 1 vez/dia	2 sem.
Enterococcus spp.	Ceftriaxone 2 g, a cada 12 horas **+**	4 a 6 sem.	Ceftriaxone 2 g, a cada 12 horas **+**	6 sem.
	Ampicilina 2 g, a cada 4 horas	4 a 6 sem.	Ampicilina 2 g, a cada 4 horas	6 sem.
HACEK	Ceftriaxone 2 g/24 horas	4 sem.	Ceftriaxone 2 g/24 horas	6 sem.

(Continua)

Tabela 34.2 Tratamento antibiótico guiado para os principais agentes de EI (continuação).

Microrganismo	Valva nativa		Valva protética	
	Antibiótico	Tempo	Antibiótico	Tempo
Staphylococcus spp. sensível à oxacilina	Oxacilina 2 g, a cada 4 horas **+**	4 sem.	Oxacilina 2 g, a cada 4 horas **+**	6 sem.
	Gentamicina 3 mg/kg, 1 vez/dia	3 a 5 dias	Gentamicina 3 mg/kg, 1 vez/dia +	2 sem.
			Rifampicina 300 mg, 3 vezes/dia	6 sem.
Staphylococcus spp. resistente à oxacilina	Vancomicina 15 mg/kg, a cada 12 horas **+**	4 sem.	Vancomicina 15 mg/kg, a cada 12 horas **+**	6 sem.
	Gentamicina 3 mg/kg, 1 vez/dia	3 a 5 dias	Gentamicina 3 mg/kg, 1 vez/dia **+**	2 a 4 sem.
			Rifampicina 300 mg, 3 vezes/dia	6 sem.

Fonte: Adaptada de Cahill TJ, Prendergast BD. Infective endocarditis. Lancet, 2016.

Recentemente, evidências sugerem a possibilidade de esquema antibiótico endovenoso mais curto, seguido de complementação oral em pacientes de baixo risco, sem complicações ou alterações valvares com necessidade de cirurgia e com boa evolução após tratamento inicial.

Tratamento cirúrgico

Indica-se tratamento cirúrgico na EI nos casos de sinais de insuficiência cardíaca (IC), infecção não controlada ou risco de embolização (Quadro 34.3). Cerca de 50% dos pacientes com EI têm necessidade de cirurgia ao longo da evolução da doença, sendo o momento da cirurgia variável de acordo com o motivo da indicação.

Quadro 34.3 Indicações de tratamento cirúrgico na endocardite infecciosa.

Indicação de cirurgia		Tempo
Insuficiência cardíaca	EI + regurgitação valvar importante, obstrução ou fístula + sinais de edema agudo de pulmão ou choque cardiogênico	Emergência
	EI causando regurgitação valvar importante ou obstrução + sintomas de IC ou sinais ecocardiográficos de comprometimento hemodinâmico	Urgência

(Continua)

Quadro 34.3 Indicações de tratamento cirúrgico na endocardite infecciosa (continuação).

Indicação de cirurgia		Tempo
Infecção não controlada	Complicações infecciosas locais: abscesso, fístula, falso aneurisma ou vegetação em crescimento	Urgência
	Falha de tratamento clínico: hemocultura persistentemente positiva ou manutenção de febre após 5 a 7 dias de tratamento antimicrobiano adequado	Urgência
	EI em valva mitral ou aórtica causada por fungos, *S. aureus* ou bactérias multirresistentes	Urgência/ Eletiva
	EI relacionada à prótese valvar com infecção recidivante	Urgência/ Eletiva
Risco de embolização	Vegetação persistente e fenômeno embólico prévio a despeito do tratamento antimicrobiano adequado	Urgência

Fonte: Adaptado de 2015 ESC Guidelines for the management of infective endocarditis. European Heart Journal, 2015.

Antes de indicar cirurgia por falha de resposta ao tratamento em pacientes sem complicações locais, como abscesso perivalvar, é fundamental buscar por focos de embolização séptica e garantir que estejam controlados. O tamanho da vegetação isoladamente não é uma indicação obrigatória de cirurgia. Sabe-se que vegetações acima de 10 mm apresentam risco de embolização aumentado e particularmente aumentado se elas forem móveis ou com mais de 30 mm.

Complicações

Insuficiência cardíaca

A IC é a complicação mais frequente e com maior impacto no prognóstico inicial do paciente, sendo fator independente para aumento da mortalidade. Os sintomas de IC são mais frequentes nas endocardites esquerdas, especialmente as que acometem a valva aórtica. O mecanismo relacionado pode ser perfuração da valva nativa ou da prótese, ruptura de cordoalha tendínea mitral, deiscência da prótese ou fistulização. O ECO é um exame fundamental nesses casos, pois auxilia na identificação do mecanismo relacionado e permite estimar a gravidade do caso.

Embolização

É comum, atingindo entre 20% e 50% dos pacientes. O quadro clínico é variável, dependendo do sítio de acometimento, sendo a maioria dos pacientes assintomáticos. O risco de embolização diminui consideravelmente com o tratamento antimicrobiano adequado. O sistema nervoso central (SNC) é o sítio preferencial das embolizações nos pacientes com EI, sendo um marcador de pior prognóstico e aumento de mortalidade. Cerca de 15% a 30% dos pacientes com EI têm embolização sintomática para o SNC. É fundamental realizar uma TC de crânio caso haja suspeita clínica com o objetivo de se diferenciarem eventos isquêmicos e hemorrágicos. Na presença de eventos hemorrágicos, normalmente posterga-se a cirurgia por 3 a 4 semanas. A embolização para o baço culmina no infarto esplênico. A maioria dos pacientes é assintomática, entretanto pode haver complicações como abscesso esplênico e ruptura do baço. Os casos de abscesso cursam, além de dor abdominal, com febre e bacteremia persistentes. Nesses casos, exames de imagem do abdome auxiliam no diagnóstico.

Bloqueios atrioventriculares

Ocorrem por expansão da infecção do endocárdio para o sistema de condução. Frequentemente, estão associados à formação de abscesso perivalvar, muito mais comum no acometimento valvar aórtico. Por esse motivo, recomenda-se que pacientes com EI realizem eletrocardiograma diariamente com monitorização do intervalo PR.

Abscesso perivalvar

A formação de abscesso é um sinal de infecção não controlada, sendo indicada cirurgia de urgência. Pode evoluir com formação de fístulas e *shunts* intracardíacos. Nem sempre o diagnóstico é possível por meio do ECO, sendo a TC de coração uma alternativa viável, especialmente na presença de prótese valvar.

Aneurisma micótico

Complicação rara, decorrente de embolização séptica para a *vasa vasorum* arterial ou para o espaço intraluminal, o que ocasiona a fragilização da parede do vaso com formação do aneurisma. Esses aneurismas são frágeis, com grande tendência de ruptura e sangramento. O local de acometimento mais frequente é a bifurcação arterial, especialmente na circulação cerebral, com mortalidade de 60%. O quadro clínico é variável, podendo ser assintomático ou cursar com cefaleia, alterações sensoriais ou déficits focais. Na presença de sintomas deve-se solicitar uma TC ou ressonância de crânio, se possível contrastada. O tratamento deve ser individualizado, e pode ser indicado apenas seguimento clínico, embolização por radiointervenção ou clipagem cirúrgica.

Profilaxia

A Diretriz Brasileira de Valvopatias é ampla nas indicações de profilaxia com antibióticos antes de procedimentos, considerando pacientes de alto risco todos aqueles com valvopatia moderada a importante, seja de etiologia reumática, seja degenerativa, ou portador de prótese valvar. As evidências são mais robustas para pacientes de alto risco de endocardite, como portadores de próteses valvares, cardiopatias congênitas não corrigidas ou com antecedente de EI prévia, que sejam submetidos a procedimento odontológicos com maior risco de bacteremia (Quadro 34.4). Quando indicada a profilaxia, deve-se administrar o antibiótico de 30 minutos a 1 hora antes do procedimento. Não se recomenda o tratamento preventivo em portadores de dispositivos implantáveis como marca-passo ou cardiodesfibrilador implantável (CDI).

Quadro 34.4 Esquema de profilaxia para EI antes de procedimentos.

Procedimentos odontológicos	Amoxicilina 2 g VO Alternativa VO: clindamicina 600 mg, azitromicina 500 mg ou claritromicina 500 mg Alternativa EV: ampicilina 2 g ou ceftriaxone 1 g
Procedimentos gastrointestinais ou genitourinários	Ampicilina 2 g (reforço 6 horas após o procedimento) + gentamicina 1,5 mg/kg EV Alternativa EV: vancomicina 1 g + gentamicina 1,5 mg/kg

EV: (via) endovenosa; VO: via oral.

Fonte: Adaptada de 2015 ESC Guidelines for the management of infective endocarditis. European Heart Journal, 2015.

Bibliografia consultada

Ammerlaan HSM, Harbarth S, Buiting AGM et al. Secular trends in nosocomial bloodstream infections: antibiotic-resistant bacteria increase the total burden of infection. Clin Infect Dis. 2013;56:798-805.

Baddour LM, Wilson WR, Bayer AS, Fowler Jr VG, Tleyjeh IM, Rybak MJ et al.; on behalf of the American Heart Association Committee on Rheumatic Fever, Endocarditis, and Kawasaki Disease of the Council on Cardiovascular Disease in the Young, Council on Clinical Cardiology, Council on Cardiovascular Surgery and Anesthesia, and Stroke Council. Infective endocarditis in adults: diagnosis, antimicrobial therapy, and management of complications: a scientific statement for healthcare professionals from the American Heart Association. Circulation. 2015.

Cahill TJ, Prendergast BD. Infective endocarditis. Lancet. 2016;387:882-93.

Cahill TJ et al. Challenges in infective endocarditis. JACC. 2017;69:325-44.

Habib G, Lancellotti P, Antunes MJ, Bongiorni MG, Casalta JP et al. 2015 ESC Guidelines for the management of infective endocarditis. The task force for the management of infective endocarditis of the European Society of Cardiology (ESC). Eur Heart J. 2015;36:3075-3128.

Hoen B, Duval X. Infective endocarditis. N Engl J Med. 2013;368:1425-33.

Murdoch DR, Corey GR, Hoen B et al. Clinical presentation, etiology, and outcome of infective endocarditis in the 21st century: the International Collaboration on Endocarditis-Prospective Cohort study. Arch Intern Med. 2009;169:463-73.

Iversen K, Ihlemann N, Gill SU, Madsen T, Elming H, Jensen KT et al. Partial oral versus intravenous antibiotic treatment of endocarditis. N Engl J Med. 2019;380(5):415-424. doi:10.1056/NEJMoa1808312. Epub 2018 Aug 28. PMID: 30152252.

Nishimura RA, Otto CM, Bonow RO, Carabello BA et al. 2017 AHA/ACC Focused update of the 2014 AHA/ACC Guidelinefor the Management of Patients with Valvular Heart Disease. A report of the American College of Cardiology/American Heart Association Task Force on Clinical Practice Guidelines. Circulation. 2017;135:e1159-e1195.

Pettersson GB, Coselli JS, Hussain ST et al. 2016 The American Association for Thoracic Surgery (AATS) consensus guidelies: surgical treatment of infective endocarditis: executive summary. J Thorac Cardiovasc Surg. 2017;153:1241-58.

Selton-Suty C, Célard M, Le Moing V et al. Preeminence of Staphylococcus aureus in infective endocarditis: a 1-year population-based survey. Clin Infect Dis. 2012;54:1230-9.

Tarasoutchi F, Montera MW, Ramos AIO, Sampaio RO, Rosa VEE, Accorsi TAD et al. Atualização das Diretrizes Brasileiras de Valvopatias: abordagem das lesões anatomicamente importantes. Arq Bras Cardiol. 2017;109(6.2):1-34.

Tarasoutchi F, Montera MW, Ramos AIO, Sampaio RO, Rosa VEE, Accorsi TAD et al. Atualização das Diretrizes Brasileiras de Valvopatias – 2020. Arq Bras Cardiol. 2020;115(4):720-75.

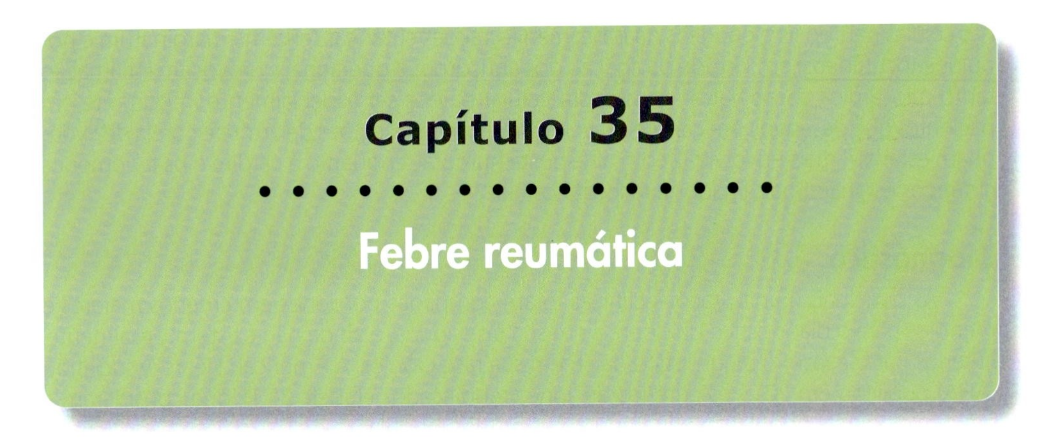

Capítulo 35

Febre reumática

Denis Toshikazu Taniuchi Hatanaka
Bruna Romanelli Scarpa Matuck
Guilherme Sobreira Spina

Introdução e epidemiologia

A prevalência de febre reumática (FR) e da cardiopatia reumática crônica (CRC) em uma determinada comunidade é reflexo do nível de cuidados preventivos primários e de fatores socioeconômicos diretamente relacionados, como precárias condições de higiene, aglomerações e falta de acesso à saúde.

A FR é mais reconhecida pelas sequelas valvares reumáticas, sendo difícil caracterizar a atual incidência dos surtos agudos. Os dados de cirurgias cardíacas relacionadas à valvopatia reumática com critérios de gravidade demonstram a atividade da doença nas últimas décadas.

Muitas vezes, a fase aguda é pouco sintomática e as sequelas valvares têm progressão lenta, sendo difícil o diagnóstico nas fases iniciais, o que ocasiona um diagnóstico tardio, já em fases avançadas de doença. Autores como Carapetis preconizam a realização de ecocardiografia para toda a população em que se suspeita de FR, o que é pouco prático em nosso meio.

Dados da fila cirúrgica do Instituto do Coração do Hospital das Clínicas da Faculdade de Medicina da Universidade de São Paulo (InCor-HCFMUSP) de 2018, com 950 pacientes, mostram que 44% das valvopatias são de etiologia reumática e 26% dos pacientes na fila aguardam reoperações; destas, 42% são secundárias às FR.

Fisiopatologia

O mecanismo para o desenvolvimento da FR envolve o mimetismo molecular entre proteínas do hospedeiro e do estreptococo. Anticorpos do hospedeiro dirigidos contra antígenos estreptocócicos reconhecem estruturas do hospedeiro iniciando o processo de autoimunidade. Assim como acontece o reconhecimento cruzado humoral, ocorre também a reação cruzada celular, com linfócitos T ativados com epítopos estreptocócicos passando a reconhecer epítopos próprios, causando uma agressão celular a tecidos próprios. Essa resposta imune resulta nas manifestações clínicas da poliartrite transitória migratória em virtude da formação de imunocomplexos; coreia de Sydenham, em virtude da ligação dos anticorpos nas células neuronais e gânglios da base; manifestações cutâneas (eritema marginatum e nódulos subcutâneos) em virtude da ligação dos anticorpos à queratina; e provocam inflamação tanto miocárdica como valvar. A resposta celular parece ser especialmente importante em pacientes que desenvolvem cardite grave. Assim, as manifestações de artrite e coreia de Sydenham estariam mais envolvidas com a resposta humoral, enquanto a cardite e os fenômenos cutâneos estariam mais ligados à resposta celular.

Diagnóstico

As principais manifestações clínicas foram agrupadas por Jones em critérios maiores e menores para o diagnóstico da doença em sua fase aguda, e ainda não existem, atualmente, critérios para se fazer o diagnóstico da FR em sua fase crônica. A American Heart Association (AHA) publicou em 2015 os critérios de Jones modificados (Tabela 35.1), que consideram a epidemiologia da população, separando dois grupos: população de baixo risco para FR (incidência de FR aguda ≤ 2/100.000 crianças em idade escolar ou a prevalência de DRC em todas as idades é ≤ 1/1000 por ano) e de moderado/alto risco, separando os critérios clínicos para cada categoria.

Diversos estudos que utilizaram o ecocardiograma como ferramenta de rastreio em crianças em idade escolar (5 a 14 anos) mostraram um aumento de 5 a 50 vezes no diagnóstico de cardiopatia reumática crônica CRC em comparação à ausculta cardíaca. Porém, ainda são necessários estudos para determinar a relação entre custo e efetividade do rastreio ecocardiográfico.

Tabela 35.1 Critérios de Jones modificados.

	Baixo risco	Moderado/Alto risco
Critérios maiores	Cardite (clínica ou subclínica)	Cardite (clínica ou subclínica)
	Artrite (poliartrite)	Mono ou poliartrite e/ou poliartralgia
	Coreia	Coreia
	Eritema *marginatum*	Eritema *marginatum*
	Nódulos subcutâneos	Nódulos subcutâneos
Critérios menores	Febre (≥ 38,5 °C)	Febre (≥ 38 °C)
	Poliartralgia	Monoartralgia
	VHS ≥ 60 na 1ª hora ou PCR ≥ 3 mg/dL	VHS ≥ 30 na 1ª hora ou PCR ≥ 3 mg/dL
	Aumento do intervalo PR (exceto se cardite)	Aumento do intervalo PR (exceto se cardite)

PCR: proteína C-reativa; VHS: velocidade de hemossedimentação; PR: segmento PR do eletrocardiograma

Fonte: Adaptada de Gewitz, MH, Baltimore RS, Tani LY *et al.* Revision of the jones criteria for the diagnosis of acute rheumatic fever in the era of doppler echocardiography. Circulation. 2015;131:1806-1818.

O diagnóstico de FR aguda é estabelecido pela presença de dois critérios maiores ou um maior e dois menores (ou coreia de Sydenham isoladamente). A FR recorrente é definida por dois critérios maiores, um maior e dois menores ou três menores. Para que o diagnóstico seja confirmado, é necessária a confirmação de infecção pelo estreptococos beta-hemolítico do grupo A.

É a mais grave manifestação da FR por deixar sequelas (CRC). Como esta é uma manifestação por resposta imune predominantemente celular, pode não haver outros sintomas como artrite e/ou coreia, manifestações predominantemente humorais. O uso precoce de anti-inflamatórios não esteroidais (AINE) também pode dificultar o reconhecimento e retardar o início de tratamento adequado. A cardite reumática pode ser classificada clinicamente em 3 tipos básicos:

Forma aguda clássica: forma mais rara de acometimento cardíaco da FR. Ocorre em pacientes jovens, que apresentam quadro de insuficiência cardíaca (IC) de rápida evolução, 2 a 4 semanas após uma amigdalite estreptocócica. Nesta fase, observamos hipofonese de B1 associada a sopro sistólico regurgitativo e sopro diastólico em ruflar sem reforço pré-sistólico (sopro de Carey-Coombs). A valvulite aguda ocasiona insuficiência mitral (IMi) aguda, que determina um aumento do volume do átrio esquerdo (AE) e do volume sanguíneo na diástole atrial, fazendo vibrar a valva pelo processo inflamatório agudo. Diferenciamos esse sopro da dupla disfunção mitral estabelecida por não haver hiperfonese de B1, estalido de abertura mitral ou reforço pré-sistólico no sopro diastólico. O eletrocardiograma pode revelar bloqueio atrioventricular de 1º grau, sendo um critério menor de Jones para o diagnóstico. A radiografia de tórax, em geral, apresenta aumento da área cardíaca e congestão pulmonar. O ecocardiograma, especialmente o transesofágico, além de espessamento valvar e insuficiências valvares, pode mostrar pequenas verrucosidades reumáticas na borda das valvas, que são características de atividade reumática. O PET/CT se apresenta como o melhor exame para diagnóstico de cardite reumática, porém é pouco disponível. Outros exames que podem ser úteis nesta fase são a cintilografia com gálio-67 e a ressonância magnética cardíaca.

Forma assintomática crônica do adulto: forma mais frequente de apresentação quando há comprometimento cardíaco pela FR. Acomete pacientes, em geral, com mais de 20 anos, que procuram assistência médica com quadro insidioso de dispneia aos esforços e ocasionalmente com sinais de IC, por consequência hemodinâmica das sequelas valvares reumáticas. A apresentação pode ser bastante tardia, sendo frequente o diagnóstico em pacientes com mais de 60 anos que apresentam lesões valvares características de FR.

Forma de rápida evolução na criança: variante da forma assintomática do adulto na qual a criança é levada à assistência médica em virtude de sintomas de IC decorrentes de sequelas valvares reumáticas com importante repercussão hemodinâmica. Em geral, apresentam história clínica de vários surtos de FR sintomáticos e, por baixa aderência à profilaxia secundária ou falha no diagnóstico de FR no surto inicial, estes pacientes ficam expostos a antígenos estreptocócicos repetidamente, tendo repetidos surtos que resultam em graves sequelas valvares.

A artrite da FR é descrita classicamente como poliartrite migratória assimétrica de grandes articulações, que surge de 2 a 4 semanas após a estreptococcia e tem duração também de 2 a 4, com o paciente relatando intensa dor articular, apesar de sinais flogísticos frustros. A evolução é mais rápida em crianças. Em adultos, especialmente acima de 25 anos, a artrite pode ser mais crônica, com duração que pode chegar a 8 ou 10 semanas, com pior resposta a AINE.

Coreia de Sydenham

A manifestação neurológica típica é a coreia de Sydenham que consiste na tríade de movimentos involuntários, labilidade emocional e hipotonia. A coreia tem início tardio, instalando-se de 1 a 6 meses após a infecção estreptocócica, motivo pelo qual paciente com coreia raramente tem história característica de estreptococcia. Em geral, afeta crianças, predominantemente do sexo feminino, e, em adultos, afeta quase exclusivamente mulheres. As manifestações são irritabilidade e, posteriormente, movimentos involuntários e dificuldade de apreender objetos e escrever. Os movimentos coreicos são exacerbados pelo estresse emocional e desaparecem com o sono. Clinicamente, outro aspecto importante é a presença de movimentos involuntários e fasciculação da língua que, na presença de coreia, é relatada como "língua em saco de vermes". Classicamente, a coreia era tida como autolimitada e não causadora de sequelas, porém observações recentes indicam o contrário. Mulheres que tiveram coreia podem ter recorrência durante a gestação (coreia *gravidarum*). Também é observada maior frequência de diagnóstico de transtorno obsessivo-compulsivo em pacientes com FR.

Manifestações cutâneas

São raras, embora sejam características da doença. Os nódulos subcutâneos surgem em superfícies extensoras, tendões e couro cabeludo, com diâmetro médio de 1 cm. O eritema *marginatum* é caracterizado por máculas róseas, confluentes, com bordas eritematosas e centro claro, não pruriginosas e sem descamação ocorrendo, mais comumente, no tronco e raiz do membro ("traje de banho").

Tratamento

Cardite

São indicadas medidas gerais, como restrição hidrossalina e repouso absoluto por 4 a 6 semanas na cardite leve/moderada e até o controle da insuficiência cardíaca na cardite grave, com retorno gradual às atividades. O anti-inflamatório de escolha é a prednisona, na dose de 1 mg/kg, nos casos leves; e 2 mg/kg, nos graves. Em pacientes com IC, está indicada pulsoterapia com metilprednisolona 1 g/dia, por 3 dias consecutivos. Em crianças, a dose é de 10 a 40 mg/kg de metilprednisolona, seguida de corticosteroideterapia oral. Os corticosteroides devem ser mantidos por 3 a 4 semanas em dose máxima, com posterior redução gradual (em média, 20% por semana). A duração da corticosteroideterapia deve ser guiada por parâmetros clínicos, como a taquicardia ou o grau de IC. Parâmetros laboratoriais também podem ser usados para acompanhamento da terapêutica.

Artrite

Em crianças e adolescentes, a terapêutica recomendada é o ácido acetilsalicílico (AAS) na dose de 80 a 100 mg/kg/dia e deve ser mantido durante 3 a 4 semanas, com retirada gradual. Já em adultos, a terapêutica inicial consiste em AINE. Na ausência de resposta, está indicada a corticosteroideterapia com prednisona 1 mg/kg/dia.

Coreia de Sydenham

A coreia geralmente é autolimitada, porém seus sintomas são limitantes e estigmatizantes e requerem terapêutica sintomática imediata. Nos casos leves e moderados, está indicado o uso de ácido valproico ou reserpina. O haloperidol deve ser reservado para os casos graves, pois, apesar de muito eficiente no controle dos sintomas, existe o risco de sequelas tardias ocasionadas pelo fármaco, como a discinesia tardia. A terapia deve ser mantida por 2 a 3 meses, com posterior retirada gradual da medicação.

Profilaxia primária

Com o objetivo de reduzir a incidência da FR, é fundamental a realização adequada da profilaxia primária, impedindo que os indivíduos susceptíveis venham a contrair a doença. O objetivo é a erradicação precoce da infecção de orofaringe por estreptococos beta-hemolíticos do grupo A, prevenindo, assim, o aparecimento da FR. O diagnóstico rápido é essencial, devendo a infecção ser tratada nos primeiros dias do quadro, pois a persistência do microrganismo por mais de 1 semana gera, nos indivíduos suscetíveis, a sequência de reações imunológicas responsável pelo surto de FR.

O quadro clínico de amigdalite estreptocócica inclui dor de garganta, febre alta (acima de 38 ºC), adenopatia cervical e submandibular, podendo haver petéquias em palato e úvula. Geralmente, não há secreção nasal ou tosse. Podem ser realizados exames diagnósticos como testes rápidos, que não são amplamente disponíveis, e cultura de orofaringe, mas que apresenta baixa positividade e pode retardar o tratamento. De forma geral, em saúde pública, o mais adequado é tratar com antibiótico todas as infecções de garganta com possibilidade de serem bacterianas. Esse regime agressivo é adequado a situações de alta prevalência de estreptococos ou em surtos epidêmicos de amigdalite estreptocócica aguda.

A droga de escolha para a profilaxia primária da FR é a penicilina G benzatina em dose única de 600.000 UI para crianças até 25 kg e 1.200.000 UI para pacientes acima de 25 kg, em injeção intramuscular. Como alternativa oral, pode ser usada a amoxicilina, sendo necessários 10 dias de tratamento para erradicação estreptocócica. Pacientes alérgicos podem usar eritromicina 10 a 12 mg/kg, a cada 8 horas; ou 500 mg, a cada 6 horas, também por 10 dias.

Profilaxia secundária

Pacientes que já têm o diagnóstico de FR devem realizar profilaxia secundária para prevenir novos surtos. A droga de escolha é a penicilina G benzatina na dose de 600.000 UI, para crianças com até 25 kg; e 1.200.000 UI, para crianças acima desse peso e para adultos. A frequência das doses é motivo de controvérsia, que vem ganhando embasamento graças a múltiplos estudos comparando diversos regimes. A American Heart Association recomenda realizar aplicações mensais. Porém, essa posologia não se aplica a países com alta endemicidade da doença, como o Brasil. Desta forma, em nosso meio, a profilaxia secundária deve ser realizada com penicilina G benzatina com intervalo máximo de 3 semanas. Considerando-se que o maior risco de recorrência da FR ocorre nos 2 primeiros anos após o surto inicial, a penicilina deve ser administrada a cada 15 dias nos 2 primeiros anos e, depois, a cada 21 dias. Para pacientes alérgicos à penicilina, está indicada sulfadiazina por via oral. Os critérios para suspensão da profilaxia são os seguintes: em pacientes sem acometimento cardíaco, pode-se suspender aos 18 anos ou 5 anos após o último surto reumático; em pacientes com cardite durante o surto e que não apresentam sequelas tardias ou com sequelas leves (exceto estenóticas), pode-se suspender aos 25 anos ou 10 anos após o último surto; em pacientes com cardite e sequelas valvares maiores que leves, estenoses ou cirurgia cardíaca para correção de valvopatia manter até, no mínimo, 40 anos de idade. Paciente nos quais foi retirada a profilaxia e os sintomas retornam deverão ter profilaxia mantida por mais 5 anos. Nos pacientes com acometimento cardíaco, mesmo que discreto, prolonga-se a profilaxia, preferencialmente, por toda a vida. Os que trabalhem em creches e escolas, profissionais da saúde ou que exerçam atividade com exposição a estreptococos devem ter a profilaxia realizada enquanto exercerem tais atividades.

Bibliografia consultada

Carapetis JR et al. Acute rheumatic fever and rheumatic heart disease. Nature Reviews. 2016;2:1-24.

Gewitz MH, Baltimore RS, Tani LY, el al. Revision of the jones criteria for the diagnosis of acute rheumatic fever in the era of doppler echocardiography, Circulation. 2015;131:1806-18.

Guilherme L, Cunha-Neto E, Coelho V, Snitcowsky R, Pillegi F, Kalil J. Human infiltrating T cell clones from rheumatic heart disease patients recognize both streptococcal and cardiac proteins. Circulation. 1995;92:415-20.

Kaplan MH, Svec KH. Immunologic relation of streptococcal antibody cross-reactive with heart tissue: association with streptococcal infection, rheumatic fever and glomerulonephritis. J Exp Med. 1964;119:651-66.

Lue HC, Wu MH, Wang JK, Wu FF, Wu YN. Three-versus four-week administration of benzathine penicillin G: effects on incidence of streptococcal infections and recurrences of rheumatic fever. Pediatrics. 1996;97(6.2):984-8.

Manyemba J, Mayosi BM. Intramuscular penicillin is more effective than oral penicillin in secondary prevention of rheumatic fever-a systematic review. S Afr Med J. 2003;93(3):212-8.

Otto CM, Nishimura RA, Bonow RO, Carabello BA, Erwin JP 3rd et al. 2020 ACC/AHA Guideline for the management of patients with valvular heart disease: a report of the American College of Cardiology/American Heart Association Joint Committee on Clinical Practice Guidelines. Circulation. 2021;143(5):e72-e227. doi: 10.1161/CIR.0000000000000923. Epub 2020 Dec 17. Erratum in: Circulation. 2021;143(5):e229. PMID: 33332150.

Still JG. Management of pediatric patients with group A beta-hemolytic Streptococcus pharyngitis: treatment options. Pediatr. Infect. Dis J. 1995;14:S57.

Tarasoutchi F, Montera MW, Ramos AIO, Sampaio RO, Rosa VEE, Accorsi TAD et al. Atualização das Diretrizes Brasileiras de Valvopatias – 2020. Arq Bras Cardiol. 2020;115(4):720-75.

Tubridy-Clark M, Carapetis JR. Subclinical carditis in rheumatic fever: a systematic review. Int J Cardiol. 2007;119(1):54-58. Jun 25;119(1):54-8.doi: 10.1016/j.ijcard.2006.07.046. Epub 2006 Oct 10.

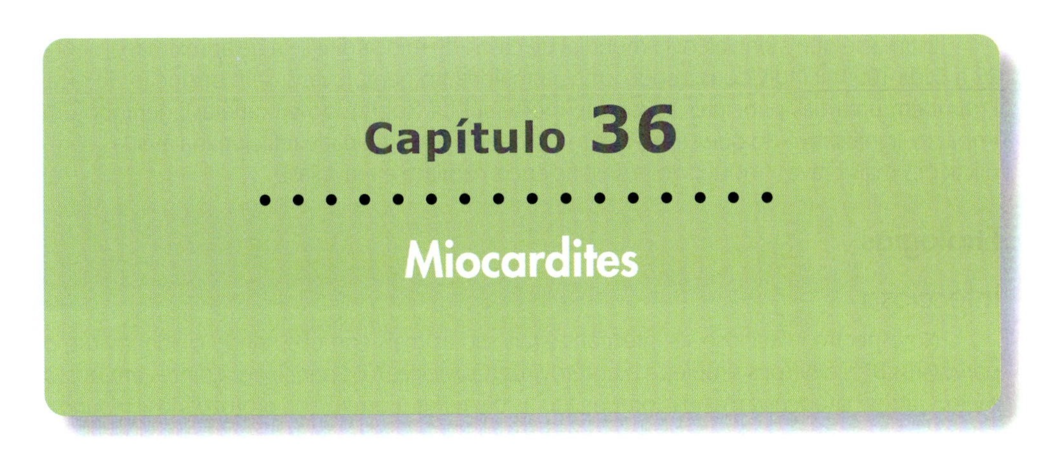

Capítulo 36

Miocardites

Ana Luísa Souza Nascimento
Bruno Soares da Silva Rangel
Talia Falcão Dalçóquio

Introdução

A miocardite é definida como a inflamação do miocárdio desencadeada após qualquer tipo de lesão cardíaca – isquêmica, traumática ou associada à exposição a agentes externos – capaz de gerar injúria miocárdica (expressa pelo aumento dos marcadores de lesão miocárdica) e sinais de edema cardíaco característico em estudos de imagem (Quadro 36.1).

Quadro 36.1 Critérios diagnósticos para miocardite.

Critério clínico: dor torácica, dispneia ou sinais de IC de início recente, arritmias inexplicadas ou morte súbita	
ECG	Alteração nova ou dinâmica do segmento ST ou onda T; arritmias atriais ou ventriculares, bloqueios AV, alterações de QRS
Laboratório	Elevação de troponina
ECO	Alteração contrátil focal ou difusa sem dilatação ventricular, aumento da espessura da parede ventricular, derrame pericárdico, trombo intracavitário
RM cardíaca	Edema, inflamação e fibrose detectados e quantificadas pelas sequencias em T1 e T2, avaliação do volume extracelular e realce tardio

AV: atrioventricular; ECG: eletrocardiograma; ECO: ecocardiograma; IC: insuficiência cardíaca; RM: ressonância magnética.

Fonte: Adaptado de I Diretriz Brasileira de Miocardites e Pericardites, 2013.

Na maioria dos casos, é decorrente de um quadro infeccioso viral, com fisiopatologia ainda pouco elucidada e sintomas que variam desde quadros leves e subdiagnosticados até apresentações graves, com risco de óbito.

Estima-se que a prevalência mundial de casos de miocardite seja de aproximadamente 22 a cada 100 mil indivíduos, sendo em sua maioria homens, jovens, sem distinção de raça. É também uma das principais causas de morte súbita (sobretudo em atletas), gerando um impacto significativo no que se refere à morbidade e à mortalidade relacionada às suas complicações mais graves (morte súbita, insuficiência cardíaca e arritmias).

Etiologias

Infecciosa

No espectro infeccioso, as infecções virais são as mais comuns, sendo o adenovírus, o parvovirus B19, o herpes simples e o enterovirus (Coxackie B) os principais agentes em nosso meio. Outros patógenos menos comuns são as bactérias (Borrelia sp), protozoários (*Tripanossoma cruzy*) e fungos. A evolução da doença difere conforme o agente desencadeante.

Os enterovirus e adenovirus são citolíticos, induzindo a replicação viral na célula hospedeira e ocasionando a sua lise e liberação viral, havendo disfunção do ventrículo esquerdo em 50% dos casos. O parvovírus B19 pode causar miocardite durante viremias graves, com número de cópias de DNA superior a 500 por micrograma de DNA cardíaco. O curso da miocardite causada pelo parvovirus B19 costuma ser leve, raramente apresentando complicações.

A infecção pelo SARS-Cov-2 também já foi descrita como causa de miocardite e será abordada em capítulo específico.

Não infecciosas

A miocardite também pode ser induzida por uma ampla variedade de substâncias tóxicas/drogas, que causam danos direto ou indireto ao miócito, e doenças sistêmicas imunomediadas.

Os fármacos podem causar miocardite de hipersensibilidade eosinofílica, ou agressão tóxica direta ao miocárdio. Suspeita-se do diagnóstico se houver a presença de amostras de sangue periférico ricas em eosinófilos ou infiltrado eosinofílico no miocárdio. São exemplos de agentes causadores: ciclofosfamida; fenitoína; e zidovudina.

A cardiomiopatia periparto está associada a maior susceptibilidade a infecções virais no período gestacional e está ligada a mecanismos imunológicos. Outros agentes etiológicos incluem as colagenoses (lúpus, dermatomiosite, artrite reumatoide) e outras doenças sistêmicas autoimunes, como Churg-Strauss e a síndrome eosinofílica.

Quadro clínico

Existem diversas apresentações e estas variam desde um quadro subclínico até a forma fulminante associada a manifestações de insuficiência cardíaca (IC) aguda, choque cardiogênico, angina e morte súbita.

Na miocardite aguda, os pacientes em geral referem dor torácica (principalmente se associada à pericardite, chegando entre 85% e 95% dos casos), dispneia, fadiga ou síncope, além de sintomas constitucionais, como febre (65% dos casos), fadiga e hiporexia. Um quadro prodrômico, com sintomas respiratórios ou gastrointestinais, pode ocorrer dias ou semanas antes da manifestação inicial entre 18% e 80% dos casos.

As apresentações subaguda e crônica estão frequentemente associadas ao surgimento de cardiomiopatia dilatada de início recente ou indeterminado em pacientes com sintomas de IC de etiologia indefinida.

Na miocardite fulminante, são comuns os sintomas de dispneia, seguida de dor torácica, sintomas de IC grave com evolução para choque e arritmias, como fibrilação atrial, taquicardia ventricular ou bloqueios cardíacos em pacientes sem histórico cardiovascular prévio e com história de infecção viral recente. O choque cardiogênico pode evoluir de maneira súbita ou em menos de 2 semanas, e, na maioria dos casos, ocorre recuperação espontânea da função ventricular.

Diagnóstico

Eletrocardiograma (ECG)

É anormal na maioria dos casos, sendo o supradesnível do segmento ST o achado mais frequente. Distúrbios de condução, bloqueios atrioventriculares e arritmias ventriculares podem sugerir formas mais graves. Na fase aguda, os achados mais comuns são os distúrbios de repolarização, bloqueios atrioventriculares e padrão sugestivo de isquemia com supra ou infradesnível do segmento ST focal ou difuso. A presença de onda Q também pode ocorrer e indica pior prognóstico.

Biomarcadores

Elevação dos marcadores de injúria miocárdica (troponina e CKMB), peptídeo natriurético tipo B (BNP) e citocinas circulantes. Os marcadores inflamatórios como proteína C-reativa (PCR) e velocidade de hemossedimentação (VHS), apesar de não serem específicos de lesão miocárdica, comumente também se elevam na miocardite. O aumento persistente da VHS pode sugerir um distúrbio autoimune associado.

Testes sorológicos

Valor diagnóstico limitado (baixa sensibilidade e especificidade), não se recomenda rotineiramente. Em áreas endêmicas, a investigação de doença de Chagas deve ser realizada.

Ecocardiograma (ECO)

Auxilia no diagnóstico diferencial. As alterações de contratilidade podem ser difusas ou segmentares, a depender do comprometimento inflamatório. Nos casos fulminantes, a disfunção é grave e associada a aumento da espessura do septo, em razão do edema miocárdico.

Ressonância magnética (RM) cardíaca

Indicada nos casos agudos e crônicos e naqueles com disfunção ventricular nova e com provável miocardite prévia. Identifica tanto a injúria miocárdica inflamatória das fases aguda e subaguda (edema miocárdico regional ou global) como lesões cicatriciais, que podem estar presentes na fase crônica. Em geral, o padrão de distribuição do realce tardio de gadolínio é mesoepicárdico e poupa o endocárdio (Figura 36.1).

Biópsia endomiocárdica (BEM)

É o padrão-ouro, realizada por coleta de amostras no ventrículo direito. As complicações são raras e incluem reação vasovagal, hematoma do sítio de punção ou retroperitoneal, tamponamento cardíaco e arritmias ventriculares. O diagnóstico é confirmado pela BEM, mas deve ser suspeito na presença de um critério clínico e um teste não invasivo sugestivo, na ausência de doença coronária significativa, doença cardíaca valvar, congênita ou outras (Quadro 36.2).

Figura 36.1 Principais achados associados à miocardite na RM cardíaca.

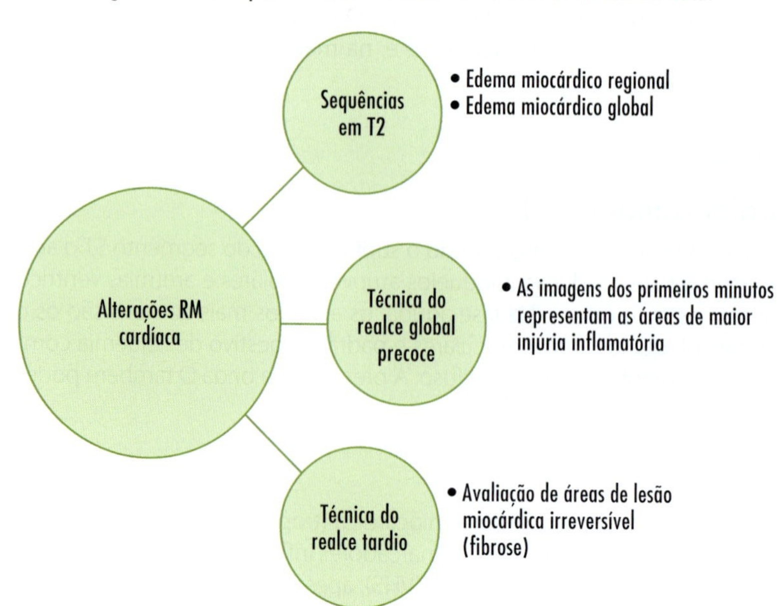

RM: ressonância magnética.

Fonte: Desenvolvida pela autoria.

Quadro 36.2 Indicações de realização de biópsia endomiocárdica.

- IC de início recente (< 2 semanas), sem causa definida, não responsiva ao tratamento usual e com deterioração hemodinâmica
- IC com início de 2 semanas a 3 meses, sem causa definida e associada a arritmias ventriculares ou bloqueios atrioventriculares de 2 ° e 3° graus
- IC com início entre 3 e 12 meses, sem causa definida, sem resposta à terapia padrão otimizada
- IC decorrente de cardiomiopatia dilatada com suspeita de reação alérgica e/ou eosinofilia
- Arritmias ventriculares frequentes na presença ou não de sintomas, sem causa definida

IC: insuficiência cardíaca.

Fonte: Adaptada de I Diretriz Brasileira de Miocardites e Pericardites, 2013.

Tratamento

No manejo desses pacientes, pode ser necessário amplo suporte clínico-hemodinâmico sob regime de internação hospitalar, inclusive com uso de drogas vasoativas e suporte com dispositivos de assistência ventricular para os pacientes que evoluem com choque cardiogênico. Para os casos leves, que não requerem hospitalização, o tratamento tradicional para insuficiência cardíaca deve ser instituído para pacientes com disfunção ventricular, tanto no aspecto farmacológico como em relação às medidas não farmacológicas e comportamentais, a exemplo da restrição de sódio (2 a 3 g/dia), restrição hídrica (1.000 a 1.500 mL/dia), cessar tabagismo e evitar uso de anti-inflamatórios não esteroidais. A prática de atividade física intensa é contraindicada por pelo menos 6 meses. Recomenda-se a vacinação contra caxumba, sarampo, rubéola, poliomielite e gripe para que a miocardite secundária a esses agentes seja evitada.

Os imunossupressores estão indicados nos casos de biópsia miocárdica com evidência de inflamação miocárdica, na ausência de persistência viral, em pacientes com IC crônica e, nas miocardites autoimunes eosinofílicas por hipersensibilidade, sarcoidose ou por células gigantes, com pesquisa viral negativa. Em casos com alta suspeição de mecanismo imune, pode-se considerar corticosteroide empírico (antes da BEM) em pacientes com complicações (arritmias e choque cardiogênico).

Os antivirais são destinados a pacientes com inflamação positiva em BEM e com persistência viral. Entre as possibilidades terapêuticas, temos a infusão subcutânea de interferon-β (IFN-β), com eficácia comprovada na eliminação do vírus e melhora da função ventricular, e a imunoglobulina intravenosa (IG-IV) que carece de estudos maiores.

Bibliografia consultada

Ammirati E, Frigerio M, Adler E et al. Management of acute myocarditis and chronic inflammatory cardiomyopathy an expert consensus document. Circ Heart Fail. 2020;13(11).

Caforio AL, Pankuweit S, Arbustini E et al. Current state of knowledge on aetiology, diagnosis, management, and therapy of myocarditis: a position statement of the European Society of Cardiology Working Group on Myocardial and Pericardial Diseases. Eur Heart J. 2013;34:2636-48, 2648a. doi: 10.1093/eurheartj/eht210 Crossref. PubMed.

Cooper LT. Myocarditis. N Engl J Med. 2009;360:1526-38.

Escher F, Pietsch H, Aleshcheva G et al. Detection of viral SARS-CoV-2 genomes and histopathological changes in endomyocardial biopsies. ESC Heart Fail. 2020;7(5):2440-2447.

Kociol R, Cooper L, Fang J et al. Recognition and initial management of fulminant myocarditis. Circulation. 2020;141(6):e69-e92.

McDonagh TA, Metra M, Adamo M, Gardner RS, Baumbach A, Böhm M et al.; ESC Scientific Document Group. 2021 ESC Guidelines for the diagnosis and treatment of acute and chronic heart failure. Eur Heart J. 2021;ehab368. Epub ahead of print. PMID: 34447992.

Montera MW, Mesquita ET, Colafranceschi AS, Oliveira Jr AM, Rabischoffsky A, Ianni BM et al. I Diretriz Brasileira de Miocardites e Pericardites. Sociedade Brasileira de Cardiologia. Arq Bras Cardiol. 2013;100(4.1):1-36.

Siripanthong B, Nazarian S, Muser D et al. Recognizing COVID-19-related myocarditis: the possible pathophysiology and proposed guideline for diagnosis and management. Heart Rhythhm. 2020;17(9):1463-71.

Tschöpe C, Ammirati E, Bozkurt B et al. Myocarditis and inflammatory cardiomyopathy: current evidence and future directions. Nat Rev Cardiol. 2021;18:169-93.

Younis A, Matetzky S, Mulla W, Masalha E, Afel Y, Chernomordik F et al. Epidemiology characteristics and outcome of patients with clinically diagnosed acute myocarditis. Am J Med. 2020;133:492-99.

Capítulo 37

Cardiomiopatia chagásica

Hadrien Felipe Meira Balzan
Armindo Jreige Júnior
Viviane Tiemi Hotta

Introdução

A doença de Chagas é desencadeada pela infecção causada pelo protozoário *Tripanosoma cruzi*, por meio de vetores biológicos, transfusões, transplantes ou transmissão vertical. É uma doença endêmica na América do Sul e, em decorrência da migração humana, também se tornou presente em outros continentes. Esta doença pode se apresentar de inúmeras formas, sendo manifesta em fase aguda e crônica. Na fase aguda, pode manifestar-se como uma infecção febril inespecífica e oligossintomática, até casos graves de miocardite e meningoencefalite. Já em sua fase crônica, pode se manter assintomática por toda vida ou evoluir para o acometimento do trato digestivo (esôfago ou intestino), ou do sistema cardíaco, gerando a cardiomiopatia chagásica, com inúmeras manifestações, desde alterações eletrocardiográficas sem repercussão clínica e arritmias, até disfunção ventricular.

Epidemiologia

Estima-se que cerca de 7 milhões de pessoas na América Latina sejam portadores da doença de Chagas em suas variadas formas. A doença de Chagas tem como seu principal vetor natural os insetos da família dos Triatomíneos, como o *Triatoma infestans*, popularmente conhecido como "barbeiro". Após inoculação do inseto no ser humano, pode haver uma reação local gerando edema e dor, conhecido como chagoma de inoculação e o conhecido sinal de Romanã, um edema periorbitário, doloroso, unilateral, com linfadenomegalia pré-auricular, em virtude da inoculação no local. Em sua fase aguda, a doença pode manifestar-se de inúmeras formas, sendo a mais comum a assintomática ou oligossintomática, como uma síndrome mono-*like*, com *rash* cutâneo, febre e linfadenomegalia. Entretanto, também pode manifestar-se raramente com formas graves, gerando miocardite e meningoencefalite, podendo culminar no óbito já na fase aguda. Em sua fase crônica, a maioria dos pacientes mantém uma forma de portador assintomático (60%), entretanto, em qualquer momento da evolução da doença, os pacientes podem manifestar a doença sintomática. Na forma cardíaca, denominada "cardiomiopatia chagásica", o diagnóstico se dá pela junção do quadro clínico característico em suas diversas formas, associado a exames complementares e dois testes sorológicos positivos com métodos diferentes, como enzimaimunoensaio (ELISA), imunoflurescência indireta ou hemaglutinação indireta.

Diagnóstico

A cardiomiopatia chagásica geralmente se manifesta após 15 a 20 anos da infecção aguda. O acometimento cardíaco tem inúmeras formas clínicas, podendo o paciente ser assintomático ou até desenvolver síndrome de insuficiência cardíaca (IC), que é a manifestação mais clássica da cardiomiopatia chagásica. A manifestação no tecido cardíaco pode ser acompanhada ou não de disfunção ventricular, podendo haver alteração segmentar ou dilatação de câmaras cardíacas. Além destas formas, pode haver tropismo pelo sistema de condução elétrico do coração, gerando arritmias graves como bloqueios atrioventriculares (BAV) e taquiarritmias como fibrilação atrial (FA), ectopias ventriculares, taquicardia ventricular e fibrilação ventricular. A cardiomiopatia chagásica também pode gerar dor torácica anginosa sem obstrução coronariana, assemelhando-se à angina microvascular; e fenômenos tromboembólicos, com formação de trombos intracavitários, e risco aumentado para acidente vascular encefálico (AVE). Nas variadas apresentações da doença, o diagnóstico é feito pela junção do quadro clínico e achados em exames complementares, em associação à presença de dois testes sorológicos positivos, de métodos diferentes. São achados característicos da cardiomiopatia chagásica o bloqueio de ramo direito (BRD), associado ou não com hemibloqueio divisional anterior esquerdo (BDAS), que está presente em mais de 50% dos pacientes; e a dilatação biventricular ao ecocardiograma, associada ou não a aneurisma da ponta do ventrículo esquerdo (VE), descrito como em "dedo de luva". O raciocínio diagnóstico geralmente inicia-se com um teste positivo para chagas, e, a partir deste, inicia-se a investigação com exames complementares, inicialmente com eletrocardiograma e ecocardiograma. Também deve-se desencadear investigação para etiologia chagásica em qualquer paciente em nosso país com presença de disfunção ventricular ou cardiopatia estrutural de etiologia não isquêmica, trombos intracavitários sem dilatação ventricular e morte súbita abortada em decorrente de alta prevalência em nosso meio.

Exames complementares

São achados típicos da cardiomiopatia chagásica nos diferentes tipos de exames complementares:

Eletrocardiograma (ECG)

Bloqueios atrioventriculares, FA, taquicardia ventriculares sustentadas ou não. O achado mais típico é o BRD com BDAS.

Radiografia de tórax

Cardiomegalia com dilatação biventricular, sinais de congestão pulmonar, derrame pleural.

Ecocardiograma

O achado mais precoce geralmente é a presença de disfunção segmentar. Em fases mais tardias, a doença pode evoluir com dilatação biventricular, aneurismas ventriculares, como o aneurisma da ponta do VE ("dedo de luva"), trombos intracavitários e disfunção biventricular.

Ressonância magnética

Achados semelhantes aos do ecocardiograma, com quantificação do grau de fibrose miocárdica, que tem relação com o prognóstico do paciente.

Holter

Taquicardias ventriculares sustentadas (TVS) ou não. FA e BAV. Utilizado para avaliação de indicação para implante de cardiodesfibrilador implantável (CDI).

Tratamento

O tratamento da infecção aguda pelo Chagas é indicado para todos os casos e nas reativações, visto que o objetivo é a cura da infecção, evitando a evolução para as formas crônicas. É realizado com benznidazol, na dose de 5 mg/kg, com dose máxima diária de 300 mg/dia, durante 60 dias. Os efeitos colaterais mais comuns são a presença de reações cutâneas e neuropatia, que se apresenta mais frequentemente na 5ª semana de tratamento, sendo dose-dependente, com boa resposta ao tratamento.

Em consequência da pequena quantidade de ensaios clínicos randomizados em relação à miocardiopatia chagásica crônica, a evidência da maioria dos tratamentos é extrapolada de outras etiologias de disfunção ventricular. Em pacientes somente com dor torácica anginosa, gerada pela cardiomiopatia chagásica, são empregadas medicações clássicas para o tratamento da angina, como betabloqueadores, bloqueadores de canal de cálcio e nitratos.

Em pacientes com disfunção ventricular com fração de ejeção reduzida, inicia-se a terapia para tratamento da IC, com uso de betabloqueadores, inibidores da ECA ou bloqueadores do receptor de angiotensina e antagonistas de aldosterona. As demais drogas, como ivabradina, hidralazina e nitrato, são utilizadas conforme na IC por outras etiologias.

Em pacientes com FA, fenômenos tromboembólicos, aneurisma apical e trombos intracavitários, está indicada a anticoagulação para prevenção e redução do risco de fenômenos tromboembólicos decorrente da cardiomiopatia chagásica. Para aqueles recuperados de morte súbita, ou com episódios de TVS em holter, está indicado o implante de CDI para profilaxia secundária.

Prognóstico

Os pacientes com disfunção ventricular decorrente da cardiomiopatia chagásica têm pior prognóstico em comparação aos pacientes com outras etiologias de miocardiopatias. Desta forma, foram criados escores prognósticos, sendo o mais conhecido o de RASSI, com o objetivo de identificar pacientes com pior prognóstico em relação à mortalidade em 5 e 10 anos. As características avaliadas e suas pontuações são: classe funcional NYHA III ou IV (5 pontos); cardiomegalia à radiografia de tórax (5 pontos); anormalidade de motilidade global ou segmentar ao ecocardiograma (3 pontos); taquicardia ventricular não sustentada no holter (3 pontos); baixa voltagem do QRS ao ECG (2 pontos); e sexo masculino (2 pontos). De 0 a 6 pontos, o paciente é considerado baixo risco; 7 a 11, intermediário; e 12 a 20, alto risco. No alto risco, a mortalidade é de 63% em 5 anos e 84% em 10 anos de seguimento.

Bibliografia consultada

Bocchi EA et al. Chronic Chagas heart disease management: from etiology to cardiomyopathy treatment. Journal of the American College of Cardiology. 2017;70(12):1510-24.

Bocchi EA, Arias A, Verdejo H, Diez M, Gómez H. Interamerican Society of Cardiology. The reality of heart failure in Latin America. J Am Coll Cardiol. 2013;62:949-58.
Bocchi EA, Guimarães G, Tarasoutshi F, Spina G, Mangini S, Bacal F. Cardiomyopathy, adult valve disease and heart failure in south america. Heart. 2009;95:181-9.
Bocchi EA. Exercise training in Chagas' cardiomyopathy: trials are welcome for this neglected heart disease. Eur J Heart Fail. 2010;12:782-4.
Benziger CP, do Carmo GA, Ribeiro AL. Chagas cardiomyopathy: clinical presentation and management in the Americas. Cardiol Clin. 2017;35: 31-47.
Rassi Jr A, Rassi A, Marin-Neto JA. Chagas disease. Lancet. 2010;375(9723):1388-402.

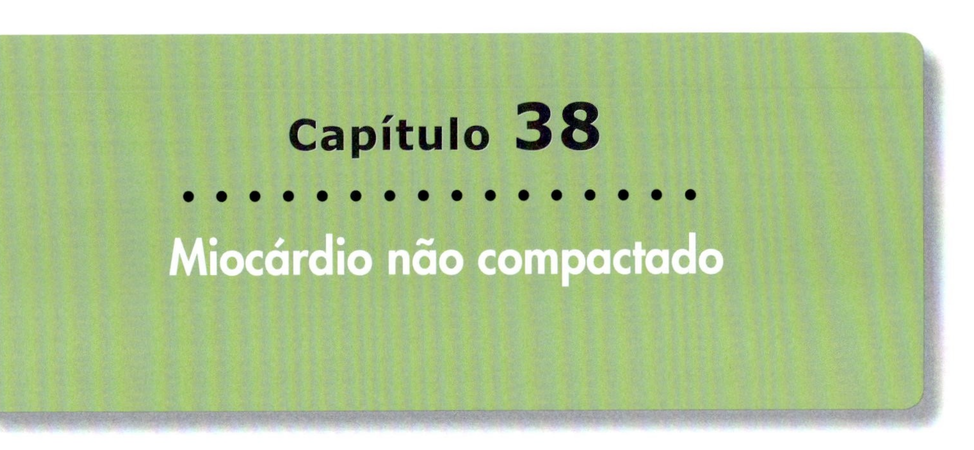

Capítulo 38

Miocárdio não compactado

Gabriel Mandarini Doho
Vera Maria Cury Salemi

Introdução

O miocárdio não compactado (MNC), conhecido no passado como "miocárdio esponjoso" e "síndrome da hipertrabeculação miocárdica", é uma miocardiopatia rara, caracterizada por proeminentes trabéculas ventriculares e recessos intertrabeculares profundos. É considerada "cardiomiopatia não classificada" pela World Heart Federation e pela European Society of Cardiology e "doença de origem genética" pela American Heart Association. O MNC é caracterizado pelos seguintes aspectos:

- Parede miocárdica ventricular com proeminentes trabéculas e profundos recessos, resultando em duas camadas: uma interna não compactada e outra externa compactada e fina;
- Continuidade entre a cavidade ventricular e os recessos intertrabeculares, preenchidos por sangue proveniente da cavidade ventricular, sem comunicação com sistema arterial coronariano.

A real prevalência de MNC na população geral é desconhecida. Alguns estudos mostram que, em pacientes submetidos ao ecocardiograma, são visualizados achados sugestivos da doença em 0,014% a 1,3% dos casos. Em pacientes com insuficiência cardíaca, a prevalência de MNC tem sido descrita entre 3% e 4% dos casos.

Patogênese

A hipótese mais aceita para a patogênese da doença é que ocorre falha no processo de compactação miocárdica durante a vida intrauterina. Durante a embriogênese miocárdica, por volta da 4ª semana de gestação, ocorre o processo de formação de trabéculas cuja função seria facilitar a nutrição do miocárdio (Figura 38.1). Na 8ª semana, inicia-se o desenvolvimento das artérias coronárias e ocorre a compactação do miocárdio na direção do epicárdio para endocárdio, da base para a o ápice e do septo para a parede lateral do ventrículo esquerdo (VE).

É importante ressaltar que MNC não se trata apenas de uma mera alteração anatômica focal, pois a doença acomete difusamente o miocárdio, mesmo nas regiões não trabeculadas. Jenni *et al.* avaliaram, por tomografia por emissão de pósitrons e amônia marcada, a microcirculação e a reserva de fluxo coronariano em 12 pacientes, constatando que estes apresentavam disfunção microcirculatória global, não restrita às regiões das trabéculas, postulando-se que haja substrato adicional para progressão da disfunção miocárdica e presença de arritmias ventriculares, bem como sintomas de angina presentes em 10% dos indivíduos com MNC.

Trabéculas exuberantes, como observadas em pacientes com MNC, podem ocorrer também durante a vida adulta em resposta ao aumento da pós-carga ventricular ou hipervolemia, como visto em alguns atletas, gestantes ou em pacientes com anemia, sugerindo que o padrão hemodinâmico tenha influência na fisiopatologia da doença. Além disso, o aumento das trabéculas pode ocorrer transitoriamente durante episódio de miocardite.

Figura 38.1 Corte sagital do ventrículo esquerdo embrionário humano dissecado mostrando o processo de compactação normal das trabéculas.

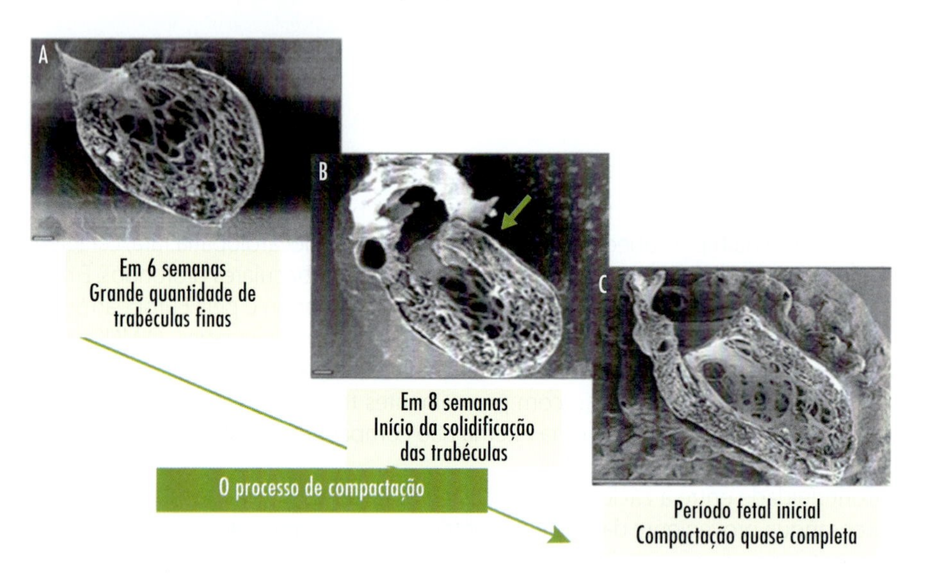

Fonte: Adaptada de Oechslin, Jenni R. Eur Heart J, 2011.

Genética

O MNC pode ser esporádico ou familiar. Tem-se observado que entre 12% e 50% daqueles que têm MNC apresentam história familiar da doença. Dessa forma, o rastreamento familiar é extremamente importante para diagnóstico de parentes assintomáticos com disfunção miocárdica subclínica.

Mutações têm sido relatadas em genes que codificam proteínas de sarcômero, citoesqueleto, linha Z e de mitocôndrias. Mais de dez genes foram descritos no MNC, sendo que alguns deles também foram encontrados em outras cardiomiopatias como displasia arritmogênica do ventrículo direito, cardiomiopatia hipertrófica, cardiomiopatias dilatada e restritiva. Na Tabela 38.1, podem-se observar as alterações genéticas mais comuns nas cardiomiopatias.

Tabela 38.1 Principais mutações genéticas, padrão de herança e localização da proteína alterada no miócito em cardiomiopatias.

Genes	MNC	CMPH	CMPD	DAVD	CMPR	Herança	Localização
ACTC1	X	X	X		X	AD	Sarcômero
LDB3	X	X	X			AD	Disco-Z
LMNA	X		X			AD	Membrana nuclear
MYBPC3	X	X	X			AD	Sarcômero
MYH7	X	X	X		X	AD	Sarcômero
TAZ	X					LX	Mitocôndria
TNNT2	X	X	X		X	AD	Sarcômero
VCL	X	X	X			AD	Disco-Z

CMPD: cardiomiopatia dilatada; CMPH: cardiomiopatia hipertrófica; CMPR: cardiomiopatia restritiva; DAVD: displasia arritmogênica de ventrículo direito; MNC: miocárdio não compactado.

Fonte: Adaptada de Inherited Cardiomyopthy. Molecular genetics and clinical genetic testing in the postgenomic era. The Journal of Molecular Diagnostics. 2013;15(2):158-70.

Quadro clínico

As manifestações clínicas mais comuns de pacientes com MNC são insuficiência cardíaca, geralmente com fração de ejeção reduzida, arritmias atriais ou ventriculares e eventos tromboembólicos. Alguns pacientes podem apresentar precordialgia, geralmente atípica, síncope ou associação com doenças neuromusculares.

Diagnóstico

Eletrocardiograma (ECG)

Não apresenta alterações específicas da doença. Podem ser observados sinais de sobrecarga de câmaras esquerdas, bloqueio de ramo, alteração de repolarização ventricular e fibrilação atrial.

Ecocardiograma (ECO)

É o método diagnóstico de 1ª linha por ser facilmente disponível, portátil e custo efetivo. Há três critérios diagnósticos:

1. **Critérios de Chin *et al.* (Califórnia)**
   - Presença de $X/Y \leq 0,5$, em que
     X = distância da superfície epicárdica até o recesso trabecular
     Y = distância da superfície epicárdica até o pico das trabeculações
     Esses critérios são aplicados para trabéculas do ápice do VE em cortes paraesternal eixo curto e apical, no final da diástole.
2. **Critérios de Jenni *et al.* (Zurique)**
   - Ausência de anormalidades cardíacas coexistentes
   - Espessamento segmentar da parede miocárdica do VE com duas camadas: uma epicárdica fina e compacta (C) e outra endocárdica espessa e não compactada (NC) preenchida por sangue vindo da cavidade ventricular

» A razão NC/C > 2 no eixo curto no final da sístole (Figura 38.2)
» A localização das trabéculas geralmente nas paredes apical, mediolateral e médio-inferior do VE

3. **Critérios de Stöllberger *et al.* (Viena)**
   » Presença de quatro ou mais trabéculas na parede ventricular esquerda, com localização apical de músculos papilares, visível em um único plano de imagem
   » As trabéculas têm a mesma ecogenicidade do miocárdio e apresentam movimento sincrônico com a contração ventricular
   » Espaços intratrabeculares preenchidos por sangue proveniente da cavidade ventricular, visualizado por Doppler colorido
   » Imagem obtida em corte apical quatro câmaras. Deve-se diferenciar de falsas cordas e bandas aberrantes.
   » A razão NC/C > 2 no eixo curto no final da diástole

Estudo prévio comparando os três primeiros critérios ecocardiográficos mostrou que apenas 29,9% dos pacientes com diagnóstico prévio de MNM preenchem os três critérios. Além disso, 8% dos indivíduos saudáveis preenchem um ou mais critérios. Dessa forma, não há consenso a respeito de um critério padrão-ouro, uma vez que esse método tem limitações por ser dependente do operador e da janela ecocardiográfica e indivíduos sadios podem apresentar trabeculações sem doença. Para maior acurácia, o ideal seria considerar os três critérios.

Além disso, novas técnicas ecocardiográficas como os índices de deformação miocárdica mostram redução do *strain* longitudinal do ventrículo esquerdo em regiões média e apical, enquanto a região basal do ventrículo esquerdo apresenta motilidade normal, diferentemente da cardiomiopatia dilatada, que mostra redução nas três regiões em cortes apicais.

Outra questão interessante é que a rotação do ápice e a base do coração em pacientes com MNC são na mesma direção, ou seja, em corpo rígido ou em bloco, diferentemente dos indivíduos normais, nos quais a rotação da base ocorre no sentido horário e do ápice em anti-horário. Entretanto, isso também pode ocorrer em pacientes com cardiomiopatia dilatada ou cardiopatia hipertensiva.

Ressonância Magnética Cardíaca (RMC)

Utilizada para confirmar casos suspeitos pela ecocardiografia, pois não só aquela apresenta resolução de imagem superior a esta, como também permite a obtenção de múltiplos planos de imagem; além disso, o uso da técnica de realce tardio possibilita a determinação da caracterização tecidual. Há dois critérios principais aceitos para diagnóstico de MNC pela RMC:

1. **Petersen *et al.*:** razão entre NC/C > 2,3, no local de maior trabeculação e no final da diástole, com sensibilidade de 86% e especificidade de 99% (Figura 38.3). O realce é subendocárdico, independentemente da distribuição coronariana, também presente em áreas compactadas. Não se deve considerar a região 17, ou seja, a ponta do ventrículo esquerdo para o diagnóstico, uma vez que essa região, normalmente, já é um pouco mais trabeculada.
2. **Jacquier *et al.*:** massa trabecular do ventrículo esquerdo maior do que 20% da massa global do VE, no eixo curto, no final da diástole, sendo que o músculo papilar deve ser incluído na massa compactada. Apresenta sensibilidade de 91,6% e especificidade de 86,5%.

Deve-se ressaltar que até hoje não existem critérios confiáveis de comprometimento do ventrículo direito em pacientes com MNC.

Tomografia computadorizada contrastada do coração

Foi avaliada a relação entre miocárdio não compactado/compactado por meio da tomografia computadorizada com contraste em dois estudos e com a relação NC/C maior do que 2,3, com sensibilidade de 88% e especificidade de 97%. A vantagem deste método é que pode ser realizado em pacientes claustrofóbicos e naqueles com dispositivos como marca-passo e cardiodesfibriladores implantáveis incompatíveis com a ressonância magnética. As desvantagens são a radiação e o contraste iodado que podem causar reação alérgica e lesão renal aguda.

Holter de 24 horas

A investigação de arritmias ventriculares e atriais deve ser feita com a realização Holter de 24 horas anual, principalmente em pacientes com disfunção ventricular esquerda, pois esses pacientes podem apresentar arritmia ventricular complexa; além disso, a morte súbita pode ser uma das apresentações clínicas. Dessa forma, o paciente com MNC deve ser avaliado clinicamente e com exames complementares.

O Quadro 38.2 resume a avaliação clínica e os exames complementares para o diagnóstico não compactado.

Quadro 38.2 Avaliação clínica e de exames complementares para o diagnóstico de miocárdio não compactado.

Quadro clínico
Insuficiência cardíaca
Angina
Eventos tromboembólicos
Arritmias
Associação com doenças neuromusculares
Avaliação diagnóstica
Ecocardiograma: relação NC/C > 2 e redução da rotação/torção
Uso de pelo menos 2 critérios ecocardiográficos, sendo que o de Jenni *et al.* é o mais aceito
RMC com realce tardio: critérios de Petersen: NC/C > 2,3 e de Jaquier: massa trabeculada > 20%
Melhor modalidade para o diagnóstico
Avaliação genética
Avaliação neurológica – na suspeita de miopatia
Avaliação de familiar de 1° grau com eco e genética se indicada
Holter 24 horas em todos os pacientes na primeira avaliação
Estudo eletrofisiológico se síncope sem causa esclarecida ou palpitações sem documentação gráfica

RMC: ressonância magnética cardíaca; NC/C: não compactado/compactado.

Fonte: Kalil RF, Fuster V. Medicina cardiovascular. Reduzindo impacto das doenças. 2. ed. São Paulo, 2016.

Tratamento

Não existe tratamento específico para essa doença. O tratamento deve ser direcionado para manifestação clínica, isto é, insuficiência cardíaca, arritmia e fenômenos tromboembólicos.

A insuficiência cardíaca deve ser tratada conforme as recomendações internacionais para o tratamento. Em pacientes com disfunção ventricular, está indicado uso de betabloqueador, IECA/BRA/ARNI, inibidor do receptor da aldosterona. Em pacientes sem disfunção ventricular, não há estudos que comprovem a eficácia das medicações. Os diuréticos são restritos a pacientes com sinais clínicos de hipervolemia.

As arritmias ventriculares normalmente respondem mal aos antiarrítmicos, necessitando de ablação por radiofrequência. As arritmias atriais devem ser tratadas da mesma forma que nas outras cardiomiopatias.

O uso de anticoagulante é discutível na literatura, mas, pela taxa relativamente alta de fenômenos tromboembólicos, indicamos o uso de anticoagulante oral em pacientes com disfunção ventricular, independentemente da presença de FA. Além disso, os anticoagulantes estão indicados na presença de trombos intracardíacos, episódios embólicos prévios e fibrilação atrial com função ventricular normal. Alguns autores preconizam anticoagulação oral sempre, uma vez que há relatos de embolias em pacientes sem disfunção ventricular.

Da mesma forma, a terapia de ressincronização e o cardiodesfibrilador implantável seguem as diretrizes para o tratamento da insuficiência cardíaca. O transplante cardíaco ou implante de dispositivos de assistência ventricular são opções para o tratamento de pacientes com insuficiência cardíaca avançada.

Pacientes com quadro clínico de insuficiência cardíaca, fração de ejeção do ventrículo esquerdo menor que 50%, alteração eletrocardiográfica e/ou arritmias não devem realizar atividade física competitiva.

Prognóstico

A mortalidade anual é de 4% (maior que na cardiomiopatia hipertrófica e displasia arritmogênica do ventrículo direito). Os fatores de mau prognóstico são apresentação precoce da doença, insuficiência cardíaca classe funcional III/IV, disfunção ventricular, presença de bloqueio de ramo, FA e arritmias ventriculares sustentadas.

Bibliografia consultada

Aras D, Tufekcioglu O, Ergun K, Ozeke O, Yildiz A, Topaloglu S et al. Clinical features of isolated ventricular noncompaction in adults long-term clinical course, echocardiographic properties, and predictors of left ventricular failure. J Card Fail. 2006;12(9):726-33.

Arbustini E, Weidemann F, Hall JL. Left ventricular noncompaction: a distinct cardiomyopathy or a trait shared by different cardiac diseases. J Am Coll Cardiol. 2014;64(17):1840. Epub 2014 Oct 21.

Bhatia NL, Tajik AJ, Wilansky S, Steidley DE, Mookandam F. Isolated non-compaction of the left ventricular myocardium in adults. A systematic overview. J Card Fail. 2011;17(9):771-8.

Caselli S, Attenhofer Jost CH, Jenni R, Pelliccia A. Left ventricular noncompaction diagnosis and management relevant to pre-participation screening of athletes. Am J Cardiol. 2015;116(5):801-8.

Claus P, Omar AMS, Pedrizzetti G, Sengupta PP, Nagel E. Tissue tracking technology for assessing cardiac mechanics: Principles, normal values, and clinical applications. JACC Cardiovasc Imaging. 2015;8(12):1444-60.

Cheng Z et al. Left ventricular non-compactation benefit from cardiac resynchronization therapy. Inter J Cardiol. 2012;155(1):e9-10.

Cheng H, Zhao S, Jiang S et al. Comparison of cardiac magnetic resonance imaging features of isolated left ventricular non-compactation in adults versus dilated cardiomyopathy in adults. Clin Radiol. 2011;66(9):853-60.
Duru F, Candinas R. Noncompaction of ventricular myocardium and arrhythmias. J Cardiovasc Electrophysiol. 2000;11(4):493.
Ichida F et al. Novel gene mutations in patients with left ventricular noncompaction or Barth syndrome. Circulation. 2001;103(9):1256.
Jaquier A, Thuny F, Jop B, Giorgi R, Cohen F, Gaubert JY et al. Measurement of trabeculated left ventricular mass using cardiac magnetic resonance imaging in the diagnosis of left ventricular non-compaction. Eur Heart J. 2010;31:1098-194.
Jenni R et al. Isolated ventricular non-compaction is associated with microcirculatory dysfunction. J Am Col Cardiol. 2002;39(3):450-4.
Kalil RF, Fuster V. Medicina cardiovascular. Reduzindo impacto das doenças. 2. ed. São Paulo, 2016.
Kawel N et al. Trabeculated (noncompacted) and compact myocardium in adults: the multi-ethnic study of ateroscleroses. Cir Cardiovasc Imaging. 2012;5(3):357-66.
Kelley-Hedgepeth A, Towbin JÁ, Maron MS. Images in cardiovascular medicine. Overlapping phenotypes: left ventricular noncompaction and hypertrophic cardiomyopathy. Circulation. 2009;119(23):e588.
Kovacevic-Preradovic T, Jenni R, Oechslin EM, Noll G, Seifert B, Attenhofer Jost CH. Isolated left ventricular noncompaction as a cause for heart failure and heart transplantation: a single center experience. Cardiology. 2009;112(2):158. Epub 2008 Jul 25.
Murphy RT et al. Natural history and familial characteristics of isolated left ventricular non-compaction. Eur Heart J. 2005;26(2):187.
Niemann M, Liu D, Hu K, Cikes M, Beer M, Herrmann S et al. Echocardiographic quantification of regional deformation helps to distinguish isolated left ventricular non-compaction from dilated cardiomyopathy. Eur J Heart Fail. 2012;14(2):155-61.
Osmonov D, Ozcan KS, Ekmekçi A, Gungor B, Alper AT, Gürkan k. Tachycardia-induced cardiomyopathy due to repetitive monomorphic ventricular ectopy in association with isolated left ventricular non-compactation. Cardiovasc Afr. 2014;24:e5-7.
Oechslin EM, Attenhofer Jost CH, Rojas JR, Kaufmann PA, Jenni R. Long-term follow-up of 34 adults with isolated left ventricular noncompaction: a distinct cardiomyopathy with poor prognosis. J Am Coll Cardiol. 2000;36(2):493.
Patrick TE et al. Left ventricular noncompactation. A 25-year odyssey. J Am Soc Echocardiogr. 2012;24(4):363-75.
Patrianakos AP, Parthenakis FI, Nyktari EG, Vardas PE. Noncompaction myocardium imaging with multiple echocardiographic modalities. Echocardiography. 2008;25(8):898.
Pfammatter JP, Paul T, Flik J, Drescher J, Kallfelz HC. Q-fever associated myocarditis in a 14-year-old boy. Z Kardiol 1995;84(11):947.
Piga A, Longo F, Musallam KM, Veltri A et al. Left ventricular noncompaction in patients withβ-thalassemia: uncovering a previously unrecognized abnormality. Am J Hematol. 2012;87(12):1079. Epub 2012 Sep 11.
Pignatelli RH et al. Clinical characterization of left ventricular noncompaction in children: a relatively common form of cardiomyopathy. Circulation. 2003;108(21):2672.
Ponikowski P, Voors AA, Anker SD, Bueno H, Cleland JGF, Coats AJS et al. 2016 ESC guidelines for the diagnosis and treatment of acute and chronic heart failure. The task force for the diagnosis and treatment of acute and chronic heart failure of the European Society of Cardioly (ESC). European journal of heart failure. 2016;18(8):891-975.
Ritter M et al. Isolated noncompaction of the myocardium in adults. Mayo Clin Proc. 1997;72(1):26.
Sedmera D et al. Developmental patterning of myocardium. Anat Rec. 2000;258:319-37.
Sidhu MS et al. Defining left ventricular non-compactation using cardiac computed tomographic. J Thorac Imaging. 2014;29(1):60-6.

Stamou SC, Lefrak EA, Athari FC, Burton NA, Massimiano OS. Heart transplantation in a patient with isolated noncompaction of the left ventricular myocardium. Ann Thorac Surg. 2004;77(5):1806.
Stoöllberger C, Blazek G, Dobias C, Hannafin A, Wegner C, Finsterer J. Frequency of stroke and embolism in left ventricular hypertrabeculation/non-compactation. Am J Cardiol. 2011;108(7):1021-3.
Stöllberger C, Finsterer J. Outcome of left ventricular hypertrabeculation/noncompaction in children. Am J Cardiol. 2005;96(4):607.
Stöllberger C, Wegner C, Finsterer J. CHA2DS2VASc scores and embolic risk in left ventricular hypertrabeculation/non-compactation. J Stroke Cerebrovasc Dis. 2013;22(6):709-12.
Stöbellebrger C, Wegner C, Finsterer J. CHADS2-and CHA2DAS2VASc scores and embolic risk in left ventricular hypertrabeculation/non-compactation. J Stroke Cerebrovasc Dis. 2013;22(6):709-12.
Udeoji DU, Philip KJ, Morrissey RP, Phan A, Schwarz ER. Left ventricular non-compactation cardiomyopathy. Update review. Ther Adv Cardivasc Dis. 2013;7(5):260-73.
Tian T, Liu Y, Gao L, Wang J, Sun K, Zou Y et al. Isolated left ventricular noncompactation. Clinical Profile and prognosis in 106 adult patient. Heart Vessels. 2013.
Weiford BC, Subbarao VD, Mulhern KM. Noncompaction of the ventricular myocardium. Circulation. 2004;109(24):2965.

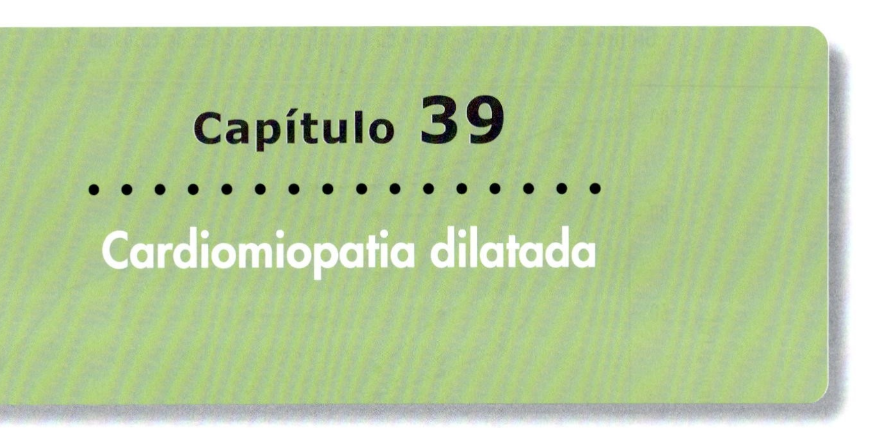

Ivna Girard Cunha Viera Lima
Jairo Tavares Nunes
Edimar Alcides Bocchi

Introdução e definição

A definição de cardiomiopatia dilatada (CMD) é heterogênea, sendo caracterizada por uma doença do músculo cardíaco secundária à alteração genética ou a diversos insultos não genéticos, determinando a dilatação ventricular e a disfunção sistólica na ausência de doença coronária ou aumento da pré e/ou pós-carga (p. ex., hipertensão arterial sistêmica ou valvopatias) suficientes para explicar a disfunção. A CMD, portanto, corresponde a um espectro de doenças do miocárdio que progridem em diferentes velocidades a depender da etiologia.

Na definição universal de insuficiência cardíaca (2021), os estágios da doença foram atualizados, e estima-se que cerca de 13% dos pacientes com CMD estejam em fase assintomática, porém com dilatação ventricular (estágio B). Nestes casos, o diagnóstico é desafiador em virtude do caráter incipiente da doença. A partir do desenvolvimento de sintomas, o prognóstico da doença piora consideravelmente, sendo uma causa importante de morte ou de necessidade de transplante em pacientes jovens. Como mostrado por Fuster *et al.*, na maioria das séries de casos publicadas em 5 anos, a sobrevida dos pacientes será em torno de 60% (Gráfico 39.1). Uma possível forma de impedir a progressão da doença é realizar o diagnóstico precoce e iniciar a terapia modificadora da doença.

Fatores prognósticos

Vários fatores estão associados com pior prognóstico, atualmente com a melhoria dos métodos de imagem, outros parâmetros como a quantificação de fibrose pela ressonância magnética cardíaca, a redução do *strain* longitudinal global no ecocardiograma e o genótipo estão sendo também classificados como melhores estratificadores de risco (Quadro 39.1).

Gráfico 39.1 Curva de sobrevida em diferentes séries de casos de CMD.

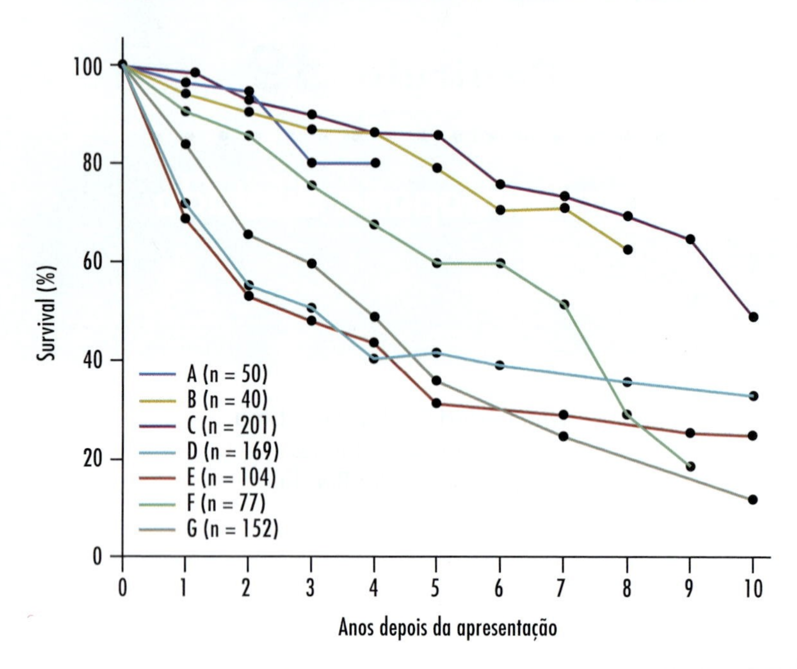

Fonte: Dec GW, Fuster V. Idiopathic dilated cardiomyopathy. N Engl J Med. 1994;331[23]:1564-75.

Quadro 39.1 Fatores associados a pior prognóstico.

Clínicos	Laboratoriais	ECG	ECO	Outros
B3, galope	Hiponatremia	QRS alargado, BRE	Disfunção de VD	Fibrose miocárdica > 10%
NYHA III ou IV	Disfunção renal	TV não sustentada	Insuficiência mitral ou tricúspide	$VO_2 < 12$ mL/kg/min
Idade > 64 anos	Disfunção hepática	Fragmentação do QRS	Ausência de reserva contrátil	Gene LAMIN-C e SCN5-A
Hipotensão Internação recorrente	Aumento de BNP, troponina ou marcadores inflamatórios	Redução da variabilidade cardíaca	*Strain* longitudinal global reduzido	Citólise na biópsia endomiocárdica

BRE: bloqueio de ramo esquerdo; ECG: eletrocardiograma; ECO: ecocardiograma; TV: taquicardia ventricular; VD: ventrículo direito.

Fonte: Desenvolvido pela autoria.

Diagnóstico

Na Tabela 39.2, estão os principais diagnósticos diferenciais de CMD e seus principais padrões de suspeição, a primeira etapa diagnóstica é a de excluir causas secundárias para miocardiopatia dilatada (Quadro 39.2). Pacientes com suspeita de doença coronariana podem ser estratificados por meio de cineangiocoronariografia ou angiotomografia de coronárias a depender do risco.

Quadro 39.2 Principais diagnósticos diferenciais de miocardiopatia dilatada e padrões habituais para suspeição.

Miocardiopatia isquêmica	Estenose > 70% na artéria descendente anterior proximal, ou lesão > 70% em mais de duas artérias epicárdicas principais ou lesão > 50% no tronco da coronária esquerda, avaliados por método anatômico
Miocardiopatia hipertensiva	História de hipertensão mal controlada, habitualmente com pressão arterial > 160 × 100 mmHg associada a aumento da espessura da parede ventricular esquerda
Miocardiopatia alcoólica	Consumo regular de álcool na dose de mais do que 80 g/dia em homens e 40 g/dia em mulheres por pelo menos 5 anos
Taquicardiomiopatia	Taquicardia persistente (> 100 bpm) associada à recuperação da função ventricular em geral após 4 semanas do controle do ritmo ou frequência
Miocardiopatia periparto	Habitualmente desenvolve-se no último trimestre da gestação, porém pode acontecer nas primeiras semanas do puerpério
Miocardiopatia valvar	Presença de valvopatia primária anatomicamente importante ou cirurgia valvar prévia ou história de febre reumática

Fonte: Adaptada de The diagnoses and evaluation of dilated cardiomyopathy. JACC, 2016.

Após a exclusão de causas secundárias comuns, a pesquisa de inflamação miocárdica (miocardite) parece ser promissora, pois esta é uma causa potencialmente reversível de disfunção ventricular, a ressonância magnética cardíaca é um exame não invasivo adequado para pesquisa de miocardite aguda, porém perde sensibilidade para miocardite crônica, em que a biópsia endomiocárdica permanece o padrão-ouro; mas em virtude de sua invasividade, fica reservada para casos de miocardite fulminante, ou para casos de insuficiência cardíaca de início recente ou de arritmias ventriculares refratárias.

A terceira etapa envolve avaliar a probabilidade de remodelamento reverso; quando ausente, é um importante preditor de morte ou necessidade de transplante nos pacientes com CMD, o ecocardiograma transtorácico é a modalidade de imagem mais disponível para avaliação de diâmetros/volumes ventriculares, fração de ejeção e quantificação de insuficiência mitral funcional, caso não haja melhora objetiva ou piora com progressão da dilatação, seria necessário avaliar a necessidade de intensificação da terapia farmacológica.

A última etapa consiste na avaliação do risco de morte súbita cardíaca e morte por insuficiência cardíaca. Parâmetros que podem ser considerados são a porcentagem de fibrose, as alterações eletrocardiográficas como fragmentação do QRS e TVNS no Holter, a avaliação genética. Para pacientes com alto risco de morte súbita, pode ser considerada a implantação de CDI.

Tratamento

Em 2021, foi lançada a atualização da Diretriz Brasileira de Insuficiência Cardíaca, apesar de não haver ensaios clínicos específicos para essa etiologia, o tratamento da CMD é semelhante ao tratamento da IC com FE reduzida, estando indicado: (1) o bloqueio do sistema renina-

-angiotensina-aldosterona (SRRA), em que as opções terapêuticas são os inibidores da enzina conversora de angiotensina (IECA), ou os bloqueadores dos receptores da angiotensina (BRA) ou inibidores da neprilisina; (2) antagonista dos receptores mineralocorticosteroides (espironolactona); (3) bloqueio do sistema nervoso autônomo com betabloqueadores; (4) para pacientes persistentemente taquicárdicos bloqueadores do canal If (ivabradina); e (5) mais recentemente, os inibidores da SGLT2 (empagliflozina e dapagliflozina). Entretanto, essas medicações não foram devidamente testadas em pacientes com CMD sem insuficiência cardíaca.

Os pacientes com CMD apresentam um risco de morte súbita cardíaca (MSC) não desprezível, porém o ensaio clínico randomizado DANISH, que avaliou o implante de CDI em pacientes com IC FER < 35% sintomáticos, de etiologia não isquêmica, para prevenção primária, foi um estudo negativo para o desfecho de mortalidade quando comparado ao cuidado usual. Porém, com o avanço dos testes genéticos, talvez poderemos individualizar a indicação do dispositivo para pacientes com genética de alto risco (gene SCN5A, alterações da lamina e titina), grau de fibrose elevado, alterações do QRS (fragmentação) e com dilatação ventricular. Ressincronização pode ser indicada para pacientes com FEVE < 35%, classe funcional III, e com bloqueio de ramo esquerdo (BRE) e duração de QRS > 150 ms. Intervenção percutânea para valva mitral tem sido desenvolvida para redução de insuficiência mitral moderada a severa, com possibilidade de determinar remodelamento reverso de ventrículo esquerdo (VE) (Figura 39.1). Entretanto, resultados divergentes foram reportados.

Figura 39.1 Abordagem diagnóstica segundo etapas.

Etapa 1 Excluir os principais diferenciais de CMD	**Etapa 2** Otimizar tratamento	**Etapa 3** Avaliar o remodelamento miocárdico	**Etapa 4** Estratificar risco de morte súbita e morte por IC
Avaliação clínica detalhada, com revisão de comorbidades, condições socioeconômicas, história de exposição a cardiotóxicos, uso de drogas etc. Solicitar: hemograma, ecocardiograma, ureia, creatinina, eletrólitos, TSH, função hepática, Radiografia de tórax, ECG, sorologia para HIV etc., TSH ferritina	Avaliar a presença de descompensação com necessidade de inotrópico, bloqueios atrioventriculares, taquicardia ventricular sustentada, ou falência do tratamento medicamentoso otimizado	Após 3 a 6 meses, repetir ecocardiograma transtorácico para avaliação de redução de diâmetros ventriculares e ganho de fração de ejeção	Avaliar o risco de morte súbita cardíaca, avaliar fragmentação do QRS ao ECG, Holter de 24 horas, carga de fibrose na RNM, alterações genéticas se disponível, e história de sincope ou MSC na família

CMD: cardiomiopatia dilatada; ECG: eletrocardiograma; IC: insuficiência cardíaca; MSC: morte súbita cardíaca; RNM: ressonância magnética.

Fonte: Desenvolvida pela autoria.

Tratamento etiológico tem sido proposto como imunossupressão quando há miocardite sem persistência de vírus, ou para miocardite de célula gigante/eosinofílica e sarcoidose; imunomodulação com interferon-beta quando há persistência de vírus; e imunoabsorção para anticorpos circulantes. Todavia, não existem estudos com número elevado de pacientes. Adicionalmente, para miocardiopatia periparto, o benefício com uso de inibidor de prolactina tem sido reportado.

Bibliografia consultada

Heart failure: a companion to braunwald's heart disease. Fourth edition ISBN: 978-0-323-60987-6, Capítulo 37, página 520: Contemporary Medical Therapy for Heart Failure Patients with Reduced Ejection Fraction.

Precision medicine in the management of dilated cardiomyopathy: JACC state-of-the-art review. Journal of the American College of Cardiology. 2019;74(23):2921-293. Disponivel em: https://doi.org/10.1016/j.jacc.2019.10.011. Acesso em: 12 abr. 2022.

Alan G Japp et al. The Diagnosis and Evaluation of Dilated Cardiomyopathy. J Am Coll Cardiol. 2016 Jun 28;67(25):2996-3010. Disponível em: http://dx.doi.org/10.1136/heart.84.1.106. Acesso em: 12 abr. 2022.

Capítulo 40

Cardiomiopatias restritivas

William Batah El-Feghaly
Rafael de Lima Accorsi
Fábio Fernandes

Introdução

As cardiomiopatias restritivas se referem a um grupo de doenças caracterizadas por aumento da rigidez da parede ventricular, ocasionando aumento progressivo das pressões de enchimento. Pode haver acometimento uni ou biventricular, geralmente com função sistólica e diâmetros cavitários preservados e alta incidência de arritmias.

A prevalência da doença é pouco conhecida, sendo mais da metade de causa adquirida. Entre as genéticas, a maior parte é de herança autossômica dominante (Quadro 40.1). Suspeita-se do diagnóstico em pacientes com clínica de insuficiência cardíaca (IC) com fração de ejeção preservada ou reduzida.

O ecocardiograma (ECO) transtorácico (é o melhor exame inicial e pode trazer informações a respeito da função ventricular sistólica e diastólica, alterações segmentares, tamanhos cavitários, espessura das paredes, volume atrial, além de outras medidas mais específicas, como o *strain* longitudinal global. A ressonância magnética (RNM) cardíaca pode auxiliar na elucidação diagnóstica, sendo um método de maior acurácia tanto para descrição dos parâmetros vistos ao ECO como para avaliação de edema, fibrose e outras características específicas, como depósito de ferro. A biópsia endomiocárdica (BEM) pode trazer informações adicionais em caso de dúvida diagnóstica.

O manejo costuma ser complexo, sobretudo no controle volêmico. Diuréticos de alça devem ser utilizados com cautela, uma vez que pouca variação no volume intravascular possa ocasionar queda do débito cardíaco. Betabloqueadores podem ser utilizados no intuito de aumentar o tempo de enchimento ventricular, a depender da etiologia. O uso de inibidores da enzima conversora de angiotensina (IECA) e de bloqueadores do receptor da angiotensina (BRA) pode ser considerado, sobretudo em pacientes hipertensos e naqueles com proteinúria, sendo, entretanto, frequentemente mal tolerados.

O tratamento das cardiomiopatias restritivas ainda é um desafio. A evolução para sintomas refratários é frequente, podendo ser indicado transplante cardíaco (TxC) ou dispositivos de assistência ventricular (DAV).

Quadro 40.1 Classificação das cardiomiopatias restritivas.

Subgrupo	Condição	Gene
	Infiltrativas	
Amiloidose	Adquirida/Hereditária	Genes TTR (V122L; V30M)
Sarcoidose	Adquirida	–
	Depósito	
Doença de Fabry	Hereditária	GLA
Hemocromatose hereditária	Hereditária	HFE; HFE2
Glicogenoses	Hereditária	Variável
Mucopolissacaridoses	Hereditária	Tipo I: IDUA/Tipo II: IDS
	Não infiltrativas	
Idiopática	Adquirida	–
Cardiomiopatia diabética	Adquirida	–
Miopatias miofibrilares	Hereditária	BAG3, CRYAB, DES
Esclerose sistêmica	Adquirida	–
	Endomiocárdica	
Endomiocardiofibrose	Adquirida	–
Neoplásico	Adquirida	–
Drogas	Adquirida	–

Fonte: Kalil RF, Fuster V. Medicina cardiovascular. Reduzindo impacto das doenças. 2. ed. São Paulo, 2016.

Amiloidose cardíaca

Trata-se de uma doença caracterizada pela deposição de proteína amiloide insolúvel no espaço extracelular, causando perda funcional do órgão acometido. Os três principais tipos de amiloidose são: AL (cadeias leves); ATTRwt (transtirretina do tipo selvagem); e ATTRm (transtirretina mutante).

Estima-se uma incidência entre 3 e 9 por milhão/ano para amiloidose AL, sendo os dados para ATTR desconhecidos. Entre os casos com acometimento cardíaco, aproximadamente 70% correspondem ao tipo AL e o restante à ATTR, com predomínio do subtipo ATTRwt. Dos casos sistêmicos de amiloidose AL, em mais da metade há acometimento cardíaco.

Na amiloidose AL, há secreção de paraproteínas a partir de clones plasmocitários (kappa ou lambda). Relação kappa/lambda maior que 1,65 em pacientes com função renal normal e 3,7 naqueles com disfunção confirma secreção anômala.

A amiloidose ATTR pode ser genética (autossômica dominante) ou adquirida (mais frequente). A transtirretina, uma proteína carreadora de tirosina, é produzida pelo fígado e, em pequenas porções, pelo plexo coroide e pelas células epiteliais da retina. Funcionalmente, compõe-se em forma de tetrâmeros, com a propriedade intrínseca de se dissociar em monômeros, os quais, quando acumulados, causam disfunções orgânicas.

Além da apresentação sindrômica de IC, alguns sinais de alarme sugerem a hipótese de amiloidose: aumento da espessura da parede sem outras causas possíveis; IC com fração de ejeção preservada com sobrecarga ou disfunção de ventrículo direito (VD); dissociação entre a sobrecarga ventricular no ECO e voltagem no eletrocardiograma (ECG); síndrome do túnel do carpo, estenose lombar, rotura espontânea de tendão do bíceps; estenose aórtica de baixo fluxo-baixo gradiente; RNM com realce tardio difuso ou aumento do volume extracelular (fração maior que 0,4); ECO com padrão de *apical sparing* ou redução do *strain* global; proteinúria nefrótica ou disfunção renal (menos específico).

Diagnóstico

A investigação baseia-se em achados laboratoriais, de ECO, RNM e de cintilografia miocárdica, a partir dos quais é possível uma abordagem diagnóstica conforme algoritmo proposto pelo JACC, 2019. A relação kappa/lamba, a eletroforese e a imunofixação de proteínas séricas e urinárias auxiliam no diagnóstico de amiloidose AL. Os demais achados são inespecíficos e envolvem aumento dos níveis de BNP, NT-ProBNP e troponina.

Os principais achados do ECO são: espessura da parede maior ou igual a 12 mm (septo ou parede posterior); se acima de 15 mm, confere mau prognóstico; parede livre do VD maior que 7 mm; aumento da ecogenicidade decorrente de deposição das fibrilas; cavidades de tamanhos normais, com função ventricular preservada; disfunção diastólica grau I (pseudonormal) nas fases iniciais e grau III (restritivo) em fases mais avançadas; aumento do volume de ambos os átrios com cavidades ventriculares de tamanhos normais ou pouco aumentadas. Através do Strain Longitudinal Global (GLS), é possível verificar uma redução mais pronunciada nas regiões basais e médias em comparação aos segmentos apicais. A soma do *strain* apical/soma do *strain* médio e basal acima de 1 sugere amiloidose. Esse padrão de acometimento, conhecido como *apical sparing* confere valor diagnóstico e prognóstico (Algoritmo 40.1)

A RNM é fundamental para reforçar os dados do ECO, apresentando maiores sensibilidade (80%) e especificidade (94%) para o diagnóstico por meio do realce tardio com gadolínio. A amiloidose costuma infiltrar o espaço extracelular e o mecanismo pelo qual o gadolínio funciona é a rápida migração para esse espaço. O realce tardio pode ser global, focal, subendocárdico ou transmural. Tipicamente, tem aspecto de um grande realce anular e difuso.

No que se refere à cintilografia miocárdica, alguns radiotraçadores têm sido utilizados, sobretudo com marcadores ósseos, como pirofosfato marcado com tecnécio (PYP-99m Tc). O mecanismo proposto para explicar a afinidade com as fibrilas amiloides é a presença frequente de cálcio visto na ATTR e, em menor densidade, na AL, podendo, inclusive, diferenciá-las. Sendo assim, a cintilografia óssea com pirofosfato vem se tornando uma importante aliada na estratégia de investigação, com sensibilidade de 99% e especificidade superior a 85% para o diagnóstico de ATTR. Gradua-se em comparação com a captação óssea. Se ausente, grau 0; se presente e menor que o osso, grau 1; se presente e semelhante à captação óssea, grau 2; e se significativamente maior, grau 3. Se grau 2 ou mais, com clínica e exames de imagem sugestivos, na ausência de secreção anômala de paraproteínas, configura-se o diagnóstico sem a necessidade de biópsia.

Algoritmo 40.1 Diagnóstico de amiloidose.

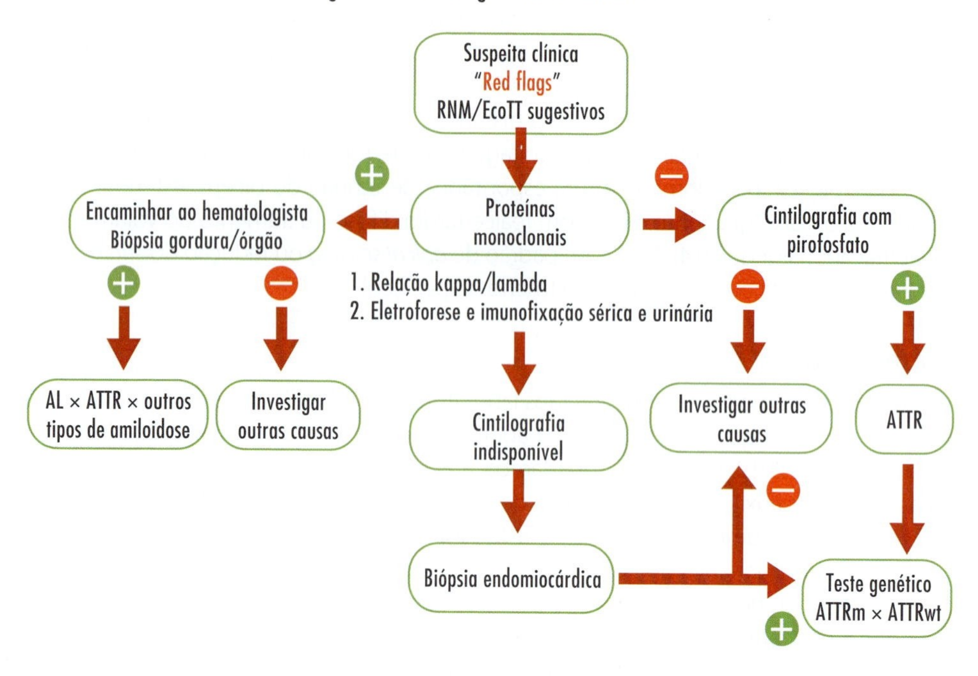

ATTR: transtirretina; ATTRm: transtirretina mutante; ATTRwt: transtirretina do tipo selvagem; ECOTT: ecocardiograma transtorácico; RNM: ressonância nuclear magnética.

Fonte: Adaptado de Ruberg FL,Transthyretin Amyloide Cardiomyopathy. JACC, 2019.

Tratamento

O manejo da amiloidose AL baseia-se em quimioterápicos dirigidos à supressão da produção de proteínas anômalas pelas células B, semelhante ao que ocorre em outras desordens linfoproliferativas, tal qual o mieloma múltiplo. Atualmente, o esquema-padrão é composto por bortezomibe + dexametasona + um alquilante (ciclofosfamida ou melfalan). Anticorpos monoclonais também podem ser utilizados (daratunumab). O TxC é uma opção pouco utilizada em virtude das frequentes lesões de outros órgãos-alvo no momento do diagnóstico, comprometendo a sobrevida do implante, com mediana de 3,1 anos. Em decorrência do avanço da terapia antiplasmocitária, inclusive em tratamento combinado (transplante e terapia imunossupressora), o TxC pode ser considerado para aqueles com envolvimento cardíaco isolado ou em associação com disfunção leve de outros órgãos.

O tratamento da amiloidose ATTR envolve a inibição da síntese proteica e a estabilização da transtirretina. O primeiro pode ser realizado por meio do Patisiran, que ocasiona a degradação do RNAm da TTR, com redução nos níveis de proteína TTR circulante. É aprovado apenas para tratamento da polineuropatia, ainda com dados limitados em relação à cardiomiopatia amiloidótica. Outra opção terapêutica é o inotersen, um oligodesoxinucleotídeo que inibe o gene de expressão da transtirretina, reduzindo a produção hepática, também sem evidência para o tratamento da cardiomiopatia amiloidótica.

O tafamidis é um estabilizador da transtirretina que se liga à tiroxina com alta afinidade, impedindo sua dissociação em monômeros, fundamental na fisiopatologia da doença. É indicado tanto na polineuropatia como na cardiomiopatia, sendo considerado o tratamento-padrão da amiloidose cardíaca. O estudo ATTR-CM demonstrou redução em 32% do risco relativo de hospitalizações e redução de 13,4% no risco absoluto de mortalidade, conferindo um NNT de 7,5. Vale lembrar que o estudo sugeriu aumento de hospitalizações em pacientes em CF III no início do tratamento, devendo ser utilizado com cautela nesses pacientes. O diflunisal é um medicamento da classe dos anti-inflamatórios não esteroidais com a capacidade de se ligar à tiroxina em dois sítios, retardando sua dissociação. Aprovado para polineuropatia, ainda carece de estudos para o comprometimento cardíaco.

A doxiciclina tem a capacidade de degradar as miofibrilas, retardando seu depósito. Ainda necessita de estudos documentando benefício clínico.

Sarcoidose

A sarcoidose é uma doença multissistêmica granulomatosa, de etiologia desconhecida, que afeta comumente o pulmão (90% dos casos), linfonodos, pele e articulações. É caracterizada por granulomas não caseosos nos órgãos envolvidos, além de acúmulo de linfócitos T e macrófagos. O envolvimento cardíaco ocorre em 5% dos pacientes, apresentando-se com bloqueios atrioventriculares (manifestação mais frequente, responsável por quase 50% dos sintomas), arritmias, IC e morte súbita.

A prevalência varia de 50 a 160 casos por 100 mil habitantes, variando conforme a região e etnia, sendo mais comum em negros e adultos jovens.

São sinais de alarme que podem sugerir o diagnóstico de sarcoidose cardíaca: diagnóstico de sarcoidose extracardíaca; síncope ou distúrbios do sistema de condução inexplicados, principalmente se em adultos com menos de 60 anos; morte súbita abortada ou taquicardia ventricular sustentada, não explicadas por outras doenças; cardiomiopatia dilatada, restritiva ou arritmogênica sem causa aparente.

Diagnóstico

O ECO pode evidenciar hipocinesia segmentar não explicada por coronariopatia, aneurisma de ventrículo esquerdo (VE) e afinamento do septo basal. A RNM mostra padrão de realce tardio subepicárdico do septo basal ou da parede inferolateral, áreas multifocais, extensão do realce do VE para o VD por meio do septo interventricular, apresentando alto valor preditivo negativo para excluir a doença. Outro exame útil na investigação é o PET-FDG, que avalia presença de fibrose e inflamação ativa, tendo valor complementar à RMC e avaliando resposta terapêutica.

Tratamento

Os corticosteroides, habitualmente prednisona 30 mg/dia, são o tratamento de 1ª linha, com redução gradual da dose, entre 10 e 15 mg/dia ao longo de 1 ano. Em pacientes com melhora da inflamação, é recomendado manter uma dose de 5 mg/dia por pelo menos mais 1 ano. Como medicação poupadora de corticosteroide e que figura na 2ª linha de tratamento, podemos usar o metotrexato e, mais recentemente, adalimumabe. Também podem ser benéficas drogas como azatioprina, leflunomida, micofenolato, infliximabe, entre outras. Demais terapias a serem consideradas são: tratamento habitual para IC; marca-passo; cardiodesfibrilador implantável – que seguem as recomendações habituais.

Hemocromatose

A hemocromatose caracteriza-se por deposição de ferro em diversos órgãos, como pâncreas, fígado, glândulas endócrinas e coração. A forma mais comum é a hereditária, causada por mutações nos dois alelos do gene HFE, em que se destaca a mutação em homozigose C282Y, que, apesar de frequente, cursa com manifestações clínicas em menos de 20% dos pacientes.

Trata-se de uma doença mais prevalente em homens com ascendência europeia. A mutação em homozigose do gene C282Y é observada em 1 em 150 a 1 em 300 indivíduos caucasianos. Apesar de o acometimento cardíaco não ser comum, a miocardiopatia é a segunda causa de morte nesses pacientes.

A mutação do HFE gera níveis baixos de hepcidina, resultando em um aumento da absorção intestinal de ferro que se acumula nas células do parênquima dos órgãos acometidos. Fatores genéticos e ambientais, como aumento da ingesta de ferro na dieta e perda sanguínea, desempenham papel importante na manifestação clínica da hemocromatose hereditária (HH).

São sinais que podem sugerir o diagnóstico: doença hepática ou cirrose; diabetes *mellitus* tipo 2; hiperpigmentação cutânea; hipogonadismo, diminuição da libido ou disfunção sexual masculina; artropatia, especialmente envolvendo a 2ª e a 3ª articulações metacarpofalangianas; familiar de 1° ou 2° graus com diagnóstico de HH ou com mutação HFE.

Diagnóstico

A dosagem de ferritina é um exame sensível, mas pouco específico. A saturação de transferrina geralmente é maior do que 45%. Se valores inferiores associados à ferritina normal, o diagnóstico de HH torna-se improvável (valor preditivo negativo de 97% para excluir sobrecarga de ferro). A avaliação genética é um importante passo na avaliação, sendo comum a mutação em homozigose C282Y/C282Y ou C282Y/H63D.

Para a avaliação cardíaca, o ECO é inespecífico, sem achados característicos, diferentemente do que acontece para outras miocardiopatias. A RMC é útil para estimar os estoques de ferro corporal, sendo apropriada quando os níveis de ferritina estão acima de 1000 ng/mL, em que o acometimento dos órgãos costuma ser mais grave. Neste exame, a sequência ponderada em T2 tem boa acurácia diagnóstica para sobrecarga de ferro. Ainda, a RMC pode ajudar a distinguir as causas de acúmulo de ferro, uma vez que a deposição de ferro esplênico está ausente na HH relacionada ao HFE, mas presente na sobrecarga secundária.

Tratamento

No que tange ao acometimento cardíaco, ferro cardíaco < 20 mseg na RMC, fração de ejeção reduzida ou ferro cardíaco na BEM são indicações de iniciar tratamento para sobrecarga de ferro. A terapia-padrão é com flebotomias (sangrias), sendo efetivas em reduzir morbimortalidade. O volume e a frequência dependem das características clínicas e da tolerância do paciente, com níveis de hemoglobina que não devem cair abaixo de 11 g/dL. É recomendado que estas sejam realizadas até que os níveis de ferritina sejam inferiores a 50 ng/mL e a saturação de transferrina, abaixo de 50%, sem anemia.

Aqueles que não toleram a flebotomia (p. ex., por anemia concomitante ou IC descompensada) podem ser tratados com quelante de ferro oral (deferiprona e deferasirox) ou parenteral (desferal). Nos casos de disfunção sistólica, normalmente é utilizada a combinação das duas apresentações. Ressalta-se também a necessidade de tratamento-padrão específico para IC.

Endomiocardiofibrose

A endomiocardiofibrose é uma doença de maior prevaência em países subdesenvolvidos, caracterizando-se por acometer apenas o coração, com fibrose da região apical do endocárdico do VD, VE, ou ambos.

Trata-se de uma doença mais comum em mulheres jovens, com uma relação de cinco mulheres para um homem e mortalidade de 25% ao ano.

A base fisiopatológica para o desenvolvimento da doença é desconhecida, sendo a hipótese de lesão endocárdica mediada por eosinófilos a mais aceita, uma vez que a doença se assemelha a um estágio avançado da endocardite de Loeffler (miocardite eosinofílica).

São achados sugestivos de endomiocardiofibrose: indivíduos de áreas endêmicas com sintomas de IC; eosinofilia em sangue periférico; ECO com trombo fibroso com obliteração do ápice do VD e/ou VE com refluxo valvar.

Diagnóstico

Pode ser realizado pelo ECO, que evidencia: obliteração de um dos ápices ventriculares; trombos ou contraste espontâneo sem disfunção ventricular grave; retração do ápice do VD (aparente entalhe no ápice); disfunção de valva atrioventricular secundária à adesão do aparato valvar na parede ventricular; placas endomiocárdicas com mais de 2 mm de espessura; fragmentos endomiocárdicos finos (menores que 1 mm) afetando mais de uma parede ventricular.

A RMC auxilia no diagnóstico diferencial com outras doenças, além de informar a extensão de fibrose miocárdica, dado relacionado com classe funcional (CF), maior probabilidade de intervenção cirúrgica e mortalidade.

Tratamento

Não há tratamento específico para a doença. Diuréticos e manejo de frequência em pacientes com fibrilação atrial (arritmia frequente) são pilares da terapia, em conjunto com o tratamento habitual da IC. Em pacientes com suspeita de cardite aguda, o tratamento com corticosteroides pode ser benéfico. Em pacientes com IC avançada, o tratamento cirúrgico com ressecção endomiocárdica com troca valvar ou valvoplastia tem se destacado. Em um estudo brasileiro, pacientes com idade média de 31 anos e em CF III ou IV tiveram uma sobrevida média de 55% em 17 anos de seguimento.

Bibliografia consultada

Benson MD, Buxbaum JN, Eisenberg DS, Merlini G, Saraiva MJM, Sekijima Y et al. Amyloid nomenclature 2020: update and recommendations by the International Society of Amyloidosis (ISA) nomenclature committee. Amyloid. 2020;27(4)217-222. doi:10.1080/13506129.2020.1835263.

Braunwald E, Marian AJ. Cardiomyopathies: an overview. Circ Res. 2017;121:711-721. DOI: 10.1161/circresaha.117.311812.

Falk RH, Alexander KM, Liao R, Dorbala S. AL (Light-Chain) Cardiac amyoloidosis: a review of diagnosis and therapy. J Am Coll Cardiol. 2016;68(12):1323-41. doi:10.1016/j.jacc.2016.06.053.

Grimaldi A, Morumbi AO, Freers J, Lachaud M, Mirabel M, Ferreira B et al. Tropical endomyocardial fibrosis: natural history, challenges and perspectives. Circulation. 2016;133:2503-2515.

Mothy D, Damy T, Cosnay P, Echahidi N, Casset-Senon D, Virot P et al. Cardiac amyloidosis: Updates in diagnosis and management. Archives of Cardiovascular Disease. 2013;106(10), 28-540. doi:10.1016/j.acvd.2013.06.051.

Ruberg FL, Grogan M, Hanna M, Kelly J, Maurer M. Transthyretin amyloide cardiomyopathy: JACC State-of-theArt Review. J Am Coll Cardiol. 2019;73(22):2872-91. doi:10.1016/j.jacc.2019.04.003.

Salemi VMC, Tavares MD, Simões MV, Mady C. Cardiopatia restritiva, obstrutiva e infiltrativa. Medicina Cardiovascular. Kalil R, Fuster V (eds.). São Paulo: Atheneu; 2016;69.

Trachtenberg BH, Hare JM. Inflammatory cardiomyopathy syndromes. Circ Res. 2017;121:803-818. DOI: 10.1161/circresaha.117.310221.

Wechalekar AD, Gillmore JD, Hawkins PN. Systemic amyloidosis. Lancet. 2016;387:2641-2654.

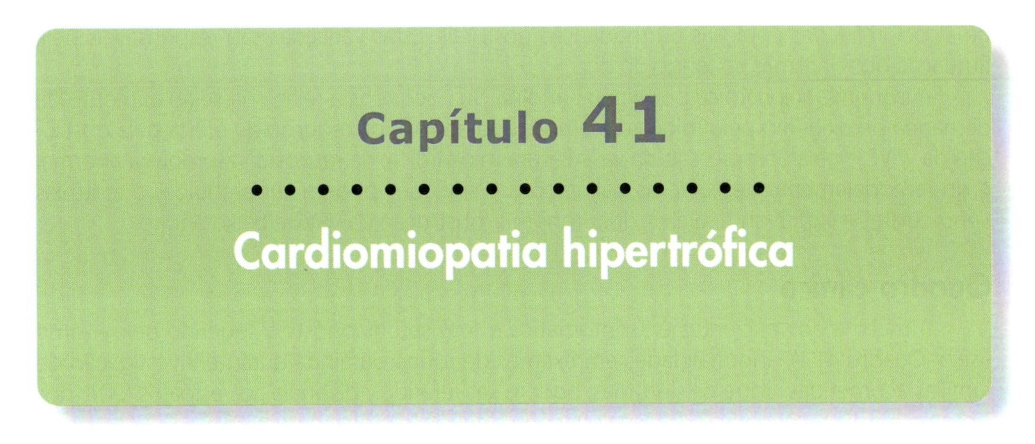

Capítulo 41

Cardiomiopatia hipertrófica

Alexandra Régia Dantas Brígido
Brenno Gomes Rizerio
Murillo de Oliveira Antunes

Introdução

A cardiomiopatia hipertrófica (CMH) é a cardiopatia com herança genética mais comum, sendo a principal causa de morte súbita cardíaca (MSC) em jovens e atletas competitivos. É caracterizada pelo achado de um ventrículo esquerdo (VE) hipertrofiado e não dilatado, na ausência de outras causas cardíacas, sistêmicas, metabólicas ou doenças sindrômicas associadas.

Historicamente, a CMH acomete 1 em cada 500 indivíduos. Estudos recentes sugerem, no entanto, que sua prevalência é maior, afetando cerca de 20 milhões de pessoas globalmente, embora somente 10% dos casos sejam clinicamente identificados e apenas 6% sintomáticos, segundo estimativa.

A doença costuma ser diagnosticada entre os 30 e 40 anos de idade, mas pode afetar desde recém-nascidos a octogenários, com curso clínico, geralmente, benigno. Grandes coortes de pacientes com CMH demonstraram expectativa de vida próxima à da população em geral, com mortalidade anual variando de 0,5% a 1%, porém podendo chegar entre 3% e 4% em adultos e 6% em crianças acompanhadas em centros de referência.

A CMH é herdada em um padrão autossômico dominante associado a mutações em genes codificadores das proteínas do sarcômero cardíaco, em mais de 50% relacionados aos genes da cadeia pesada da betamiosina cardíaca, da troponina T cardíaca ou da proteína C de ligação com a miosina.

A presença de hipertrofia ventricular esquerda (HVE), acompanhada de desarranjo miofibrilar e fibrose, resulta em graus variáveis de disfunção diastólica nos pacientes com CMH. Juntamente com a obstrução da via de saída do ventrículo esquerdo (VSVE) e a regurgitação mitral, a disfunção diastólica é a principal responsável pelos sintomas de insuficiência cardíaca (IC).

A obstrução da VSVE é encontrada em cerca de 70% dos pacientes com CMH em repouso ou após manobras provocativas e caracteriza-se pela presença de gradiente sistólico de pico da VSVE maior do que 30 mmHg, que ocorre pelo estreitamento da VSVE por hipertrofia septal ou por anormalidade do aparelho subvalvar mitral, que resulta em movimento sistólico anterior (MSA) da valva mitral e contato septal, também resultando em regurgitação mitral. Os gradientes subaórticos são dinâmicos, podendo variar diante de desidratação, consumo de álcool, refeições copiosas ou mudanças posturais. Estas variações são responsáveis pela flutuação dos sintomas ao longo do dia.

A isquemia miocárdica pode gerar angina. Sua ocorrência relaciona-se ao aumento da demanda de oxigênio pelo miocárdio em virtude da HVE, da redução de oferta pela obstrução da VSVE e pela compressão da vasculatura miocárdica, da resposta vasomotora anormal e do remodelamento vascular. As palpitações e síncopes podem ser atribuídas a arritmias ventriculares e supraventriculares, disautonomia, obstrução da VSVE e baixo débito.

Quadro clínico

A maioria dos pacientes é assintomática e tem seu diagnóstico sugerido pelo exame físico (Quadro 41.1), anormalidades em exames de rotina ou ainda durante investigação de famílias acometidas. Entre os sintomas, podem ser referidos: dispneia aos esforços (90% dos sintomáticos); precordialgia (30%); palpitações; síncope; e pré-síncope (20%).

Quadro 41.1 Exame físico cardiológico na CMH.

Inspeção	• Pulso jugular com onda "a" elevada (contração atrial vigorosa)
Palpação	• Frêmito sistólico na borda esternal baixa • Íctus amplo e desviado para esquerda • Pulso carotídeo bisferiens
Ausculta	• Presença de B4 (contração atrial) • B2 desdobrada paradoxal • Sopro sistólico rude na borda esternal esquerda, em "crescendo-decrescendo", que se inicia logo após a B1
Alterações do sopro cardíaco na CMH	
Causas de aumento do sopro (e do gradiente)	Manobra de Valsalva*, exercício, posição ortostática rápida*, diuréticos, hipovolemia, administração de nitrito de amilo
Causas de redução do sopro (e do gradiente)	Agachamento abrupto*, exercícios isométricos (*handgrip*), elevação dos membros inferiores, infusão de fenilefrina, administração de propranolol, anestesia geral

**Obs.*: *na estenose aórtica, a manobra de Valsalva e a ortostase reduzem o sopro e o agachamento (posição de cócoras) promove aumento deste.*

Fonte: Adaptado de Maron BJ, Bonow RO, Cannon III RO, Leon MB, Epstein SE. Hypertrophic cardiomyopathy. N Engl J Med. 1987;316:780-9; 316:844-52.

Diagnóstico

O diagnóstico deve ser suspeitado pela anamnese, quando forem identificados outros casos na família ou houver relato de morte súbita em parentes jovens de 1° grau, associado ao achado de sopro cardíaco compatível no exame físico. Entretanto, deve ser confirmado pela demonstração de hipertrofia ≥ 15 mm em um ou mais segmentos da parede ventricular avaliados por ecocardiograma, ressonância magnética (RM) ou tomografia computadorizada (TC). Em parentes de 1° grau de pacientes com CMH, o diagnóstico é confirmado pela presença de hipertrofia ≥ 13 mm em um ou mais segmentos da parede ventricular, avaliado por qualquer método de imagem citado.

A CMH é um diagnóstico de exclusão. Assim, causas secundárias de HVE, como hipertensão arterial sistêmica (HAS), estenose aórtica valvar e subvalvar, doenças sindrômicas e cardiomiopatias infiltrativas (p. ex., doença de Fabry e amiloidose cardíaca) também devem ser descartadas.

Diferenciar a CMH da hipertrofia fisiológica do coração do atleta é particularmente importante, dada a recomendação para que portadores de CMH não pratiquem esportes competitivos. Em atletas de elite, HVE > 12 mm é incomum (1,7%) e tende a ter distribuição uniforme, sendo frequentemente acompanhada por dilatação do VE (que só se desenvolve no estágio final da CMH) e sem disfunção diastólica (comum em portadores de CMH).

Além disso, um leve realce tardio pelo gadolínio na RM cardíaca pode estar presente em uma minoria dos atletas, enquanto realce extenso aumenta a suspeita de CMH. Padrões bizarros de eletrocardiograma (ECG), história familiar de CMH, aumentos atriais esquerdos moderados a importantes e VO_2 reduzido no teste de exercício (< 110% do previsto) também sugerem CMH.

Da mesma forma, HVE secundária à hipertensão arterial pode mimetizar a CMH, sendo que HAS está presente em quase metade dos pacientes com CMH, dificultando o diagnóstico diferencial entre essas duas entidades. Entre os parâmetros para distinguir a doença cardíaca hipertensiva da CMH, devem ser considerados o grau de HVE (HVE > 18 mm raramente resulta apenas da hipertensão), padrão de HVE (mais provável a hipertrofia concêntrica na doença cardíaca hipertensiva), bem como a gravidade e a duração da hipertensão.

Eletrocardiogrma (ECG)

O ECG de repouso está alterado entre 90% e 95% dos pacientes portadores de CMH, mesmo quando o ecocardiograma ainda não evidencia hipertrofia. Não há um padrão característico da doença. As alterações mais comuns são a sobrecarga ventricular esquerda com alteração do segmento ST e inversão da onda T, presentes em 85% dos casos. A FA (20%) e a síndrome de Wolff-Parkinson-White (1% a 2%) podem ser encontradas.

Holter 24 horas

O holter deve ser realizado visando-se detectar arritmias atriais e ventriculares. O exame deve ser repetido a cada 6 meses, quando possível, para identificar episódios de FA.

Ecocardiograma (ECO)

O exame é útil para determinar a severidade e a distribuição da HVE, classificar o paciente pelo grau de obstrução de VSVE (inclusive com teste provocativo), avaliar a presença de disfunção diastólica e caracterizar hemodinâmica da valva e do aparelho subvalvar mitral. Outros achados possíveis são: cavidade ventricular normal ou diminuída; aumento de átrio esquerdo; e disfunção diastólica. As avaliações do *strain* (medida da deformação do tecido miocárdico) e *strain rate* fornecem informações adicionais no contexto da disfunção diastólica e da mecânica miocárdica global e regional, além de auxiliar na distinção de fenocópias, a exemplo da amiloidose cardíaca, e na identificação de formas subclínicas da CMH. O ECO deve ser solicitado na avaliação inicial de pacientes com CMH, em repouso e durante manobra de Valsalva nas posições sentada e semissupina, e na posição em pé se nenhum gradiente for provocado.

Teste ergométrico (TE) e teste cardiopulmonar (TCP)

O TE tem papel na avaliação da capacidade física, da relação com sintomas, da resposta cronotrópica ao exercício e de eventuais arritmias desencadeadas pelo esforço. Permite identificar os pacientes que não apresentam resposta adequada da pressão arterial sistólica (20% dos casos), um dos sinais clínicos preditivos de risco de morte súbita. Pode ser realizado com ecocardiograma transtorácico (ECOTT) para avaliar gradiente dinâmico de obstrução de VSVE.

O teste cardiopulmonar (TCP) com medida simultânea dos gases respiratórios fornece dados objetivos da severidade da classe funcional. Está indicado em todos os pacientes com indicação de transplante cardíaco ou suporte mecânico.

Ressonância magnética cardíaca (RMC)

Seu maior papel consiste na avaliação de fibrose miocárdica pela técnica de realce tardio do gadolínio, visto que estudos recentes demonstraram que este é um preditor de risco independente para mortalidade geral, cardiovascular e para MSC. Pacientes com extensão de fibrose ≥ 15% da massa do VE apresentam o dobro do risco para MSC quando comparado com os pacientes sem fibrose. Oferece maior acurácia na quantificação da espessura da parede miocárdica para detecção de CMH, especialmente da parede livre anterolateral. Auxilia no diagnóstico diferencial com cardiomiopatias infiltrativas, sendo também método promissor para discriminar a CMH da doença cardíaca hipertensiva e da hipertrofia fisiológica do atleta.

Deve ser solicitada quando o ECO se mostra inconclusivo para diagnóstico da CMH, como nas formas apicais ou quando há dificuldade de janela. Recomenda-se sua solicitação para obtenção de informação adicional anatomofuncional visando definir a técnica de abordagem no preparo da terapêutica invasiva.

Cineangiocoronariografia/angiotomografia de coronárias

A cineangiocoronariografia é recomendada para adultos que sobreviveram a uma parada cardíaca, pacientes com história de taquicardia ventricular sustentadas e pacientes com angina estável severa, ou seja, Canadian Cardiovascular Society (CCS) ≥ 3.

A ângio-TC de coronárias deve ser considerada em pacientes com dor torácica típica (CCS < 3) com probabilidade pré-teste intermediária para doença arterial coronariana, com base na idade, no gênero e em fatores de risco para aterosclerose ou na história de revascularização miocárdica.

Biópsia endomiocárdica (BEM)

Pode ser considerada quando os resultados de outras avaliações clínicas sugerem infiltração, inflamação ou depósito miocárdico que não pode ser confirmado por outros métodos.

Rastreio familiar

A triagem familiar de parentes de 1º grau de portadores de CMH deve ser iniciada em torno dos 12 anos de idade, por meio da realização de ecocardiograma a cada 12 ou 18 meses, visto que a HVE comumente se desenvolve durante a adolescência e em períodos de crescimento acelerado. Antes dos 12 anos, o *screening* está indicado em pacientes que cursam com sintomas ou que desejam participar de competições esportivas de alta intensidade.

Por um lado, a partir dos 21 anos, a possibilidade de início tardio das alterações fenotípicas pode justificar o aumento da periodicidade da vigilância, sendo recomendada a realização de reavaliações a cada 5 anos, ou em intervalos menores no caso de familiares de pacientes com curso clínico maligno. Por outro lado, em virtude de seu baixo rendimento em idosos, o rastreio tende a ser encerrado por volta da 7ª década de vida, após a realização de um ou mais ecocardiogramas negativos.

A análise genética deve ser idealmente realizada em parentes de pacientes-índices que tiveram mutações detectadas.

Avaliação do risco e prevenção de morte súbita

Embora infrequente, com taxa de ocorrência de 1% ao ano, a MSC é muitas vezes imprevisível e, por isso, é a principal e mais temida complicação da CMH. Acomete, em geral, pacientes assintomáticos com menos de 35 anos, como resultado de arritmias ventriculares causadas por hiperatividade autonômica secundária à obstrução da VSVE, isquemia microvascular, fibrose miocárdica e desarranjo dos miócitos.

Em pacientes com história pessoal de parada cardíaca, fibrilação ventricular ou taquicardia ventricular sustentada, a taxa de MSC se eleva para cerca de 10% ao ano e, neste cenário de profilaxia secundária, o implante do cardioversor desfibrilador implantável (CDI), único método terapêutico reconhecidamente eficaz para prevenção de MSC, apresenta classe de recomendação I em pacientes com expectativa de vida maior do que 1 ano.

No contexto da profilaxia primária, no entanto, a decisão de implante de CDI é desafiadora em razão da baixa incidência de MSC nos pacientes com CMH em geral, da individualidade clínica de cada paciente, da grande variação na literatura para definição dos fatores de risco e da morbidade atribuída ao implante do CDI. Recomenda-se que todos os portadores de CMH sejam submetidos à estratificação inicial de risco de MSC, visando identificar aqueles que se beneficiarão do implante de CDI.

Uma ferramenta acessível para estratificação é a chamada *HCM-Risk-SCD Calculator* (<https://qxmd.com/calculate/calculator_303/hcm-risk-scd>), proposta pela Diretriz Europeia, que define o risco de MSC em 5 anos e pode ser calculada utilizando-se aplicativos. Esse escore leva em consideração a idade (inversamente proporcional ao risco), espessura da parede ventricular, diâmetro do átrio esquerdo, gradiente da VSVE, história familiar de MSC, taquicardia ventricular não sustentada (TVNS) e síncope. O implante de CDI deve ser considerado em pacientes com expectativa de vida maior do que 1 ano com risco de morte súbita cardíaca (MSC) ≥ 6%, podendo ser considerado também com risco entre 4% e 6%.

A indicação de CDI para profilaxia primária também pode ser definida por meio da presença de fatores de risco estabelecidos e a soma desses fatores pode refinar a identificação de pacientes com alto risco para MSC, conforme definido no Quadro 41.2. Apesar de a maioria das diretrizes sugerir que um único fator de risco pode justificar o implante do CDI, a decisão nestas situações deve ser sempre individualizada levando em conta a idade e o desejo do paciente, o risco presente, bem como as condições técnicas e financeiras da assistência de saúde e as possíveis complicações do implante do dispositivo.

Quadro 41.2 Fatores de risco para MSC na CMH para prevenção primária.

História familiar de morte súbita (< 50 anos)
Síncope inexplicada e de repetição
Espessura de parede ≥ 30 mm
Taquicardia ventricular não sustentada (TVNS) documentada (> três batimentos com frequência cardíaca > 120 bpm)*
Queda da pressão arterial sistólica > ou igual a 20 mmHg no esforço*

Sobrevida de acordo com os fatores de risco: 0% a 95% de sobrevida; 1% a 93% de sobrevida; 2% ou mais – 72% de sobrevida

Possíveis fatores de risco: gradiente da via de saída ≥ 30 mmHg; mutação genética de alto risco; fibrose miocárdica (> 15% massa do VE) pela RM, aneurisma apical do VE
Baixo risco (incidência de MSC de 0,2% a 0,4% ao ano): ausência dos fatores de risco estabelecidos; sintomas ausentes ou leves; átrio esquerdo ≤ 45 mm; espessura de parede ventricular ≤ 20 mm; gradiente de VSVE < 50 mmHg

**Somente quando associado a outros possíveis fatores de risco.*

Fonte: Adaptado de ACCF/AHA 2011 Guidelines for the Diagnosis and Treatment of Hypertrophic Cardiomyopathy.

Tratamento

O tratamento da CMH está reservado a pacientes sintomáticos, visando melhorar sua capacidade funcional, reduzir sintomas e prevenir a progressão da doença. Contudo, a maior parte dos pacientes com CMH é assintomática e não necessitará de nenhum tratamento específico ao longo da vida. Entre os sintomáticos, a maioria demandará apenas terapia farmacológica. O tratamento intervencionista para pacientes com CMH obstrutiva, por sua vez, é necessário em apenas 5% a 10% dos casos, sendo indicado na presença de:

- » Sintomas importantes de insuficiência cardíaca (classe funcional III ou IV da NYHA), refratários à medicação;
- » Gradiente da VSVE > 50 mmHg (em repouso ou provocado);
- » Espessura septal anterior suficiente para que haja segurança na realização do procedimento (conforme opinião do intervencionista).

Pacientes com disfunção sistólica ou diastólica progressiva do VE (forma restritiva grave), refratários ao tratamento medicamentoso otimizado, podem ser candidatos ao transplante cardíaco.

Todos os portadores de CMH com fibrilação atrial têm indicação de anticoagulação oral com varfarina, com alvo de INR entre 2 e 3, sendo possível indicar ablação por radiofrequência da FA ou oclusão do apêndice atrial esquerdo, quando houver contraindicação à anticoagulação. Ainda não há evidências que suportem o uso de novos anticoagulantes orais nesse contexto.

Entre as orientações a serem dadas para pacientes com CMH (Algoritmo 41.1), destaca-se que estes não devem participar de atividades físicas competitivas de moderada e alta intensidades pelo risco de MSC. Atividades de baixa intensidade (p. ex., boliche, golfe) com consumo máximo de O_2 < 40% podem ser liberadas. Pacientes com genótipo positivo e fenótipo negativo não têm restrições.

Quanto à gestação, geralmente é bem tolerada em assintomáticas, com risco pouco elevado de prematuridade e mortalidade materna, porém alto potencial de transmissão genética da doença. Orienta-se aconselhamento genético antes de se planejar a gravidez. Em contrapartida, gravidez é considerada de alto risco em pacientes com CMH obstrutiva com gradiente de VSVE > 50 mmHg ou sintomas refratários ao tratamento medicamentoso.

Betabloqueadores

Primeira escolha na CMH sintomática obstrutiva e não obstrutiva. Promovem redução da frequência cardíaca, ocasionando aumento do enchimento ventricular e reduzindo o consumo miocárdico de oxigênio, além de diminuir o gradiente durante o exercício. A dose deve ser titulada com aumento gradual até que haja melhora dos sintomas.

Verapamil

Pode ser usado em associação com betabloqueadores nos casos refratários ou quando houver contraindicação a esta classe, com ação principalmente nas formas não obstrutivas ou com obstrução leve. Em pacientes com obstrução severa (≥ 100 mm Hg) ou elevadas pressões sistólicas de artéria pulmonar, pode desencadear edema agudo pulmonar. Melhora a capacidade funcional e os sintomas, permitindo normalização ou incremento do enchimento diastólico sem alterar a função sistólica. O diltiazem pode ser considerado nos pacientes que não toleram ou têm contraindicação ao verapamil.

Disopiramida

Não está disponível no Brasil. Pode ser usada em associação com betabloqueadores ou verapamil nos casos obstrutivos que não respondem à terapêutica isolada. Apresenta efeito inotrópico negativo (sem diminuição da frequência cardíaca), ocasionando a redução do gradiente de repouso, do MSA e do volume regurgitante mitral. Melhora a função diastólica nos pacientes com obstrução da VSVE, aumentando a capacidade funcional. Os principais efeitos adversos estão relacionados às suas propriedades anticolinérgicas e ao prolongamento do intervalo QT.

Diuréticos

Podem ser utilizados na CMH obstrutiva e não obstrutiva se houver refratariedade de sintomas em uso de betabloqueadores ou de verapamil.

Cardiomiectomia transvalvar aórtica

Considerada 1ª escolha no tratamento invasivo, visto a baixa mortalidade do procedimento (< 3%) e os resultados cirúrgicos favoráveis em longo prazo, com aumento da sobrevida e melhora dos sintomas e da capacidade funcional em até 90% dos pacientes, desde que realizada em centros com experiência em CMH. Possibilita a realização de outras abordagens (coronárias e mitral) no mesmo tempo cirúrgico.

As principais complicações relacionadas a este procedimento são defeito de septo e insuficiência da valva aórtica.

Ablação septal alcoólica percutânea

Indicada em pacientes com contraindicação à cirurgia ou que demonstrem preferência pela realização deste procedimento. Consiste na oclusão de um ramo septal principal da artéria descendente anterior e injeção de álcool absoluto por meio de cateterismo coronariano percutâneo, causando infarto da região septal. Deve ser evitada em pacientes com septo > 30 mm, sendo contraindicado abaixo de 21 anos de idade.

Em relação à cirurgia, é vantajosa por ser mais facilmente disponível, menos invasiva, associada com menor tempo de internação hospitalar, mantendo baixa taxa de mortalidade (< 1%) e altas taxas de sucesso (em torno de 80%), com aumento de sobrevida em alguns estudos. Entre as possíveis complicações, destacam-se bloqueio atrioventricular total (BAVT) com implante de marca-passo definitivo, defeito de septo e infarto extenso do miocárdio.

Estimulação cardíaca artificial

Indicada em pacientes com refratariedade de sintomas, não candidatos ao tratamento de redução septal. O eletrodo na ponta do ventrículo direito determina uma mudança de ativação contrátil, provocando a movimentação paradoxal do septo interventricular, com aumento da câmara ventricular e redução do gradiente da via de saída do VE.

Algoritmo 41.1 Manejo da CMH.

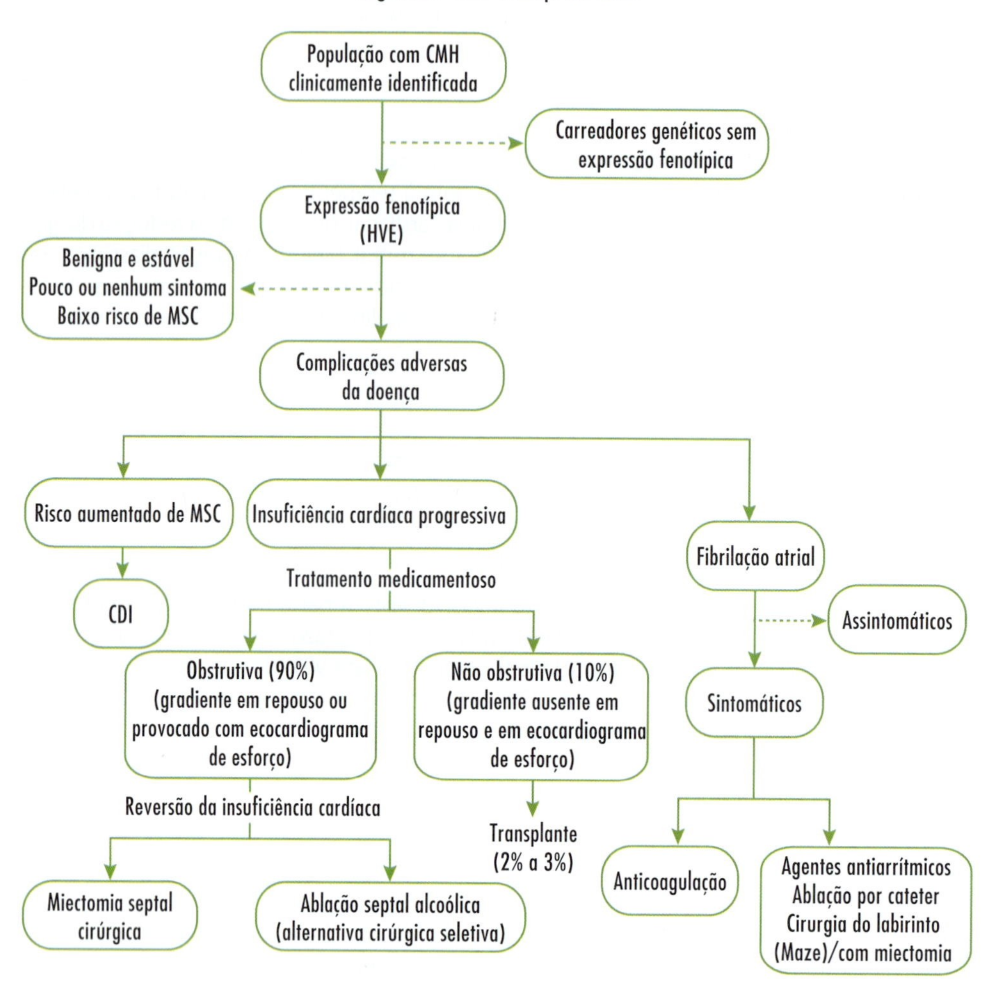

CDI: cardioversor desfibrilador implantável; CMH: cardiomiopatia hipertrófica; HVE: hipertrofia ventricular esquerda; MSC: morte súbita cardíaca.

Fonte: Adaptado de Longo DL. Clinical Course and Management of Hypertrophic Cardiomyopathy. N Engl J Med. 2018;379:655-68.

Bibliografia consultada

Arteaga E, Ianni BM, Fernandes F, Mady C. Benign outcome in a long-term follow-up of patients with hypertrophic cardiomyopathy in Brazil. Am Heart J. 2005;149(6):1099-105.

Elliott PM, Anastasakis A, Borger MA et al. 2014 ESC Guidelines on diagnosis and management of hypertrophic cardiomyopathy: the task force for the diagnosis and management of hypertrophic cardiomyopathy of the European Society of Cardiology (ESC). Eur Heart J. 2014;35:2733-79.

Geske JB, Ommen SR, Gersh BJ. Hypertrophic cardiomyopathy: clinical update. JACC Heart Fail. 2018;6(5):364-75.

Gersh BJ, Maron BJ, Bonow RO et al. 2011 ACCF/AHA Guideline for the diagnosis and treatment of hypertrophic cardiomyopathy: executive summary: a report of the American College of Cardiology Foundation/American Heart Association Task Force on Practice Guidelines. Circulation. 2011;124.

Maron BJ. Clinical course and management of hypertrophic cardiomyopathy. N Engl J Med. 2018;379(7):655-68.

Maron BJ, Bonow RO, Cannon III RO, Leon MB, Epstein SE. Hypertrophic cardiomyopathy: interrelations of clinical manifestations, pathophysiology, and therapy (two parts). N Engl J Med. 1987;316:780-9;316:844-52.

Maron BJ, Ommen SR, Semsarian C, Spirito P, Olivotto I, Maron MS. Hypertrophic cardiomyopathy: present and future, with translation into contemporary cardiovascular medicine. J Am Coll Cardiol. 2014;64:83-99.

Maron BJ, Nishimura RA. Surgical septal myectomy versus alcohol septal ablation: assessing the status of the controversy in 2014. Circulation. 2014;130(18):1617-1624.

Maron BJ, Spirito P, Shen WK et al. Implantable cardioverter defibrillators and prevention of sudden cardiac death in hypertrophic cardiomyopathy. JAMA. 2007;298:405-12.

Melacini P, Basso C, Angelini A, Calore C, Bobbo F, Tokajuk B et al. Clinicopathological profiles of progressive heart failure in hypertrophic cardiomyopathy. Eur Heart J. 2010;31:2111-123.

Schinkel AF, Vriesendorp PA, Sijbrands EJ, Jordaens LJ, Ten Cate FJ, Michels M. Outcome and complication safter implantable cardioverter defibrillator therapy in hypertrophic cardiomyopathy: systematic review and meta-analysis. Circ Heart Fail. 2012;5(5):552-9.

Sorajja P. Alcohol septal ablation for obstructive hypertrophic cardiomyopathy. J Am Coll Cardiol. 2017;70:489-94.

Sorajja P, Ommen SR, Nishimura RA, Gersh BJ, Tajik AJ, Holmes DR. Myocardial bridging in adult patients with hypertrophic cardiomyopathy. J Am Coll Cardiol. 2003;42:889-94.

Wigle ED. The diagnosis of hypertrophic cardiomyopathy. Heart. 2001;86:709-14.

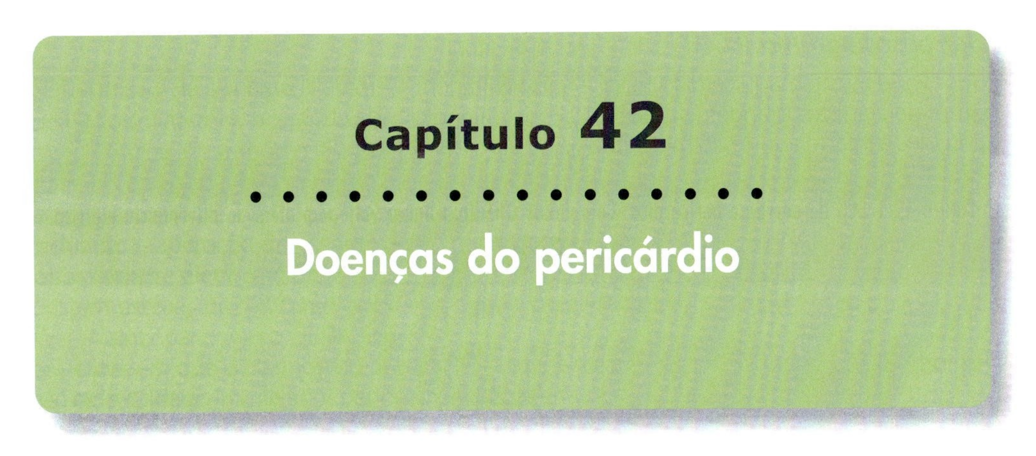

Capítulo 42

Doenças do pericárdio

Felipe Carvalho de Oliveira
Brenno Gomes Rizerio
Thiago Luis Scudeler

Introdução

As doenças do pericárdio podem ocorrer como uma entidade isolada, confinada ao pericárdio ou associada à doença sistêmica.

As principais manifestações da doença do pericárdio são o derrame pericárdico e a pericardite aguda, bem como suas complicações, as quais são o tamponamento cardíaco e a pericardite constritiva.

Derrame pericárdico

Definição e etiologia

O derrame pericárdico é o aumento da quantidade do líquido pericárdico. Pode decorrer de uma doença primária do pericárdio ou secundária.

Sua etiologia deve ser suspeitada com base no contexto clínico, como no caso de pacientes com pericardite aguda, insuficiência cardíaca, câncer de mama ou pulmão, infarto do miocárdio recente, insuficiência renal ou hipotireoidismo. Quando não for possível definir a etiologia, pode ser necessária a realização de exames complementares, incluindo pericardiocentese e biópsia.

Quadro clínico

Sintomas surgem por intermédio da compressão de estruturas que circundam o coração (pulmões, estômago e nervo frênico) e incluem dor torácica, dispneia, disfagia e plenitude gástrica. Irritação do nervo frênico pode causar soluços.

Nos derrames pequenos, o exame físico não tem alterações. Derrames maiores causam abafamento de bulhas cardíacas e, quando houver comprometimento hemodinâmico, sinais e sintomas de tamponamento cardíaco.

Exames complementares

A avaliação laboratorial básica compreende hemograma, função renal, função tireoidiana e provas de atividade inflamatória. Investigação mais extensa somente deve ser solicitada conforme suspeita clínica.

Eletrocardiograma (ECG)

Pode mostrar taquicardia sinusal e baixa voltagem, além de alternância elétrica nos derrames pericárdicos grandes (Figura 42.1). Pode dar indícios da etiologia, como nos casos relacionados a infarto agudo do miocárdio (IAM) e pericardite aguda.

Figura 42.1 ECG de derrame pericárdico. Complexos QRS com baixa voltagem além da alternância elétrica.

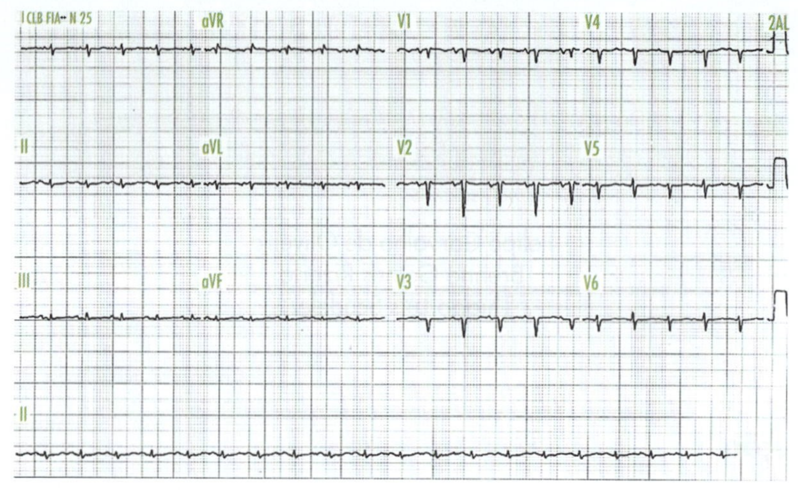

Fonte: Acervo da autoria.

Radiografia de tórax

Cardiomegalia só costuma ficar evidente quando há acúmulo superior a 200 mL de líquido pericárdico, habitualmente com o aspecto típico em forma de moringa (Figura 42.2). É comum o achado de cardiomegalia com campos pulmonares limpos, a depender da etiologia.

Figura 42.2 Paciente com pericardite aguda e derrame pericárdico. Note-se o aumento da silhueta cardíaca com aspecto de "moringa".

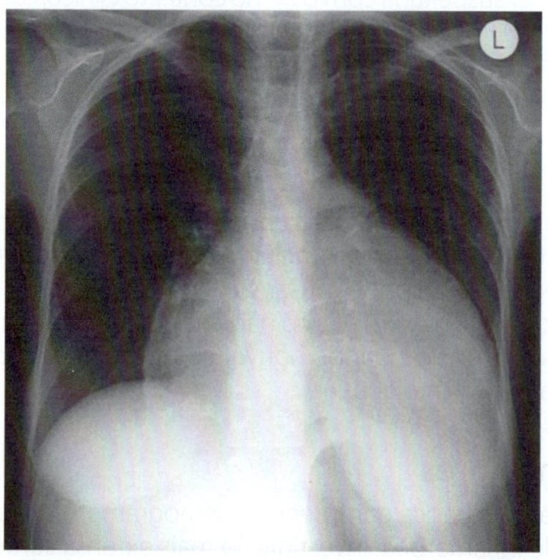

Fonte: Acervo da autoria.

Ecocardiograma (ECO)

Indicado em todos os pacientes, permite a detecção e a quantificação do derrame pericárdico, além da avaliação de sinais de comprometimento hemodinâmico.

Pericardiocentese

Apresenta baixa capacidade diagnóstica (< 40%), além de apresentar pequena relevância na condução da maioria dos casos. Sua indicação fica restrita aos casos de tamponamento cardíaco (terapêutica) e na suspeita de pericardite purulenta, tuberculosa ou neoplásica. Na avaliação inicial do fluido, deve-se verificar se este é hemorrágico, purulento, quiloso ou citrino. Parâmetros como proteína total, LDH, glicose e citometria não distinguem de forma confiável exsudato de transudato e raramente ajudam a estabelecer uma etiologia, mas estão indicados em diretrizes recentes. Deve-se solicitar também coloração de Gram, cultura e citologia oncótica. Neoplasias, infecções, síndrome pós-pericardiotomia e doenças do colágeno cursam com exsudato, enquanto radiação, uremia e hipotireoidismo causam transudato (Tabela 42.1).

Tabela 42.1 Diferenciação entre exsudato e transudato.

Variáveis	Exsudato	Transudato
Proteínas totais (g/dL)	> 3	< 3
Proteína líquido/soro	> 0,5	< 0,5
DHL líquido/soro	> 0,6	< 0,6
Glicose líquido/soro	< 1	> 1

Fonte: Adaptada de Imazio M, Adler Y. Management of pericardial effusion. Eur Heart J, 2013.

Tratamento

O tratamento se fundamenta no manejo da doença de base. A pericardiocentese é reservada para casos de tamponamento cardíaco ou quando há suspeita de pericardite purulenta, tuberculosa ou neoplásica. Derrames pericárdicos grandes e sintomáticos, especialmente quando refratários e de evolução crônica, também podem ser tratados com pericardiocentese e pericardiectomia.

Tamponamento pericárdico

Definição e etiologia

Caracteriza-se pelo acúmulo de líquido no espaço pericárdico de forma que ocorra elevação da pressão intrapericárdica acima das pressões de enchimento intracavitárias. Esse fenômeno ocasiona a compressão extrínseca de uma ou mais câmaras cardíacas durante a diástole com consequente comprometimento hemodinâmico e elevação da pressão venosa central.

Pode ocorrer em derrames menores, dependendo da velocidade de acúmulo do líquido, da volemia do paciente e da presença de patologias que comprometam a complacência do tecido pericárdico. O diagnóstico imediato é fundamental, uma vez que o choque pode ter evolução rápida e fatal.

As causas de tamponamento incluem todas as patologias que resultam no acúmulo rápido e/ou de grandes volumes no espaço pericárdico, incluindo as causas de pericardite e hemorragia na cavidade pericárdica.

Quadro clínico

Taquicardia sinusal é encontrada frequentemente, sendo uma resposta compensatória para manutenção do débito cardíaco. Sua presença pode indicar comprometimento hemodinâmico importante e tamponamento iminente.

O aumento da pressão venosa central pode ser visto pela turgência jugular. No traçado da pressão atrial direita, o desaparecimento do descenso "y" (abertura da válvula tricúspide e esvaziamento atrial – diástole) com preservação do descenso "x" (relaxamento atrial) é sugestiva de tamponamento cardíaco. O sinal de Kussmaul (aumento da pressão venosa com a inspiração) pode estar presente. As bulhas cardíacas são hipofonéticas.

O pulso paradoxal (queda na pressão arterial sistólica > 10 mmHg na inspiração), por aumento do volume do ventrículo direito (VD), abaulamento do septo interventricular e redução do volume do ventrículo esquerdo (VE), ocasionando a queda da pressão, é comum. Pode estar presente também nos pacientes com asma, doença pulmonar obstrutiva crônica e choque hipovolêmico, e ausente nos casos de tamponamento com hipotensão arterial, insuficiência aórtica grave, defeitos do septo atrial ou hipertrofia ventricular direita sem hipertensão pulmonar. A tríade de Beck (turgência jugular, hipotensão e abafamento de bulhas) é encontrada em um terço dos casos.

Exames complementares

Eletrocardiograma (ECG)

Taquicardia sinusal e baixa voltagem são os achados mais frequentes. Alternância elétrica do eixo QRS é o sinal que melhor se correlaciona com tamponamento, apresentando boa especificidade (Figura 42.3).

Figura 42.3 ECG de tamponamento cardíaco. Note-se a presença de taquicardia sinusal, complexos QRS com baixa voltagem e a alternância elétrica.

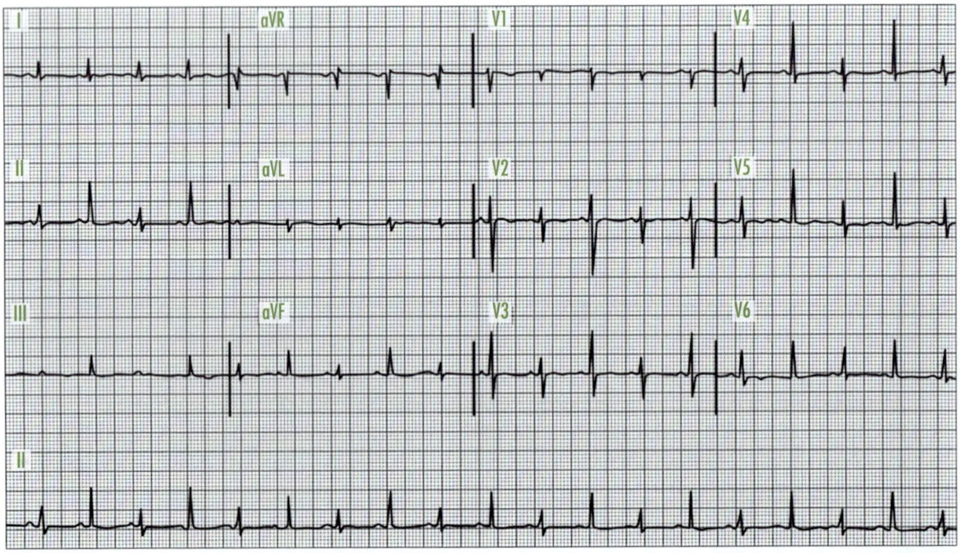

Fonte: Acervo da autoria.

Radiografia de tórax

Nos tamponamentos agudos, há acúmulo rápido de líquido em quantidade pequena a moderada. A radiografia pode ser normal.

Ecocardiograma (ECO)

Embora o diagnóstico seja clínico, o ECO pode identificar o derrame e sinais de comprometimento hemodinâmico, como:

- » Colapso diastólico das câmaras direitas pela compressão destas cavidades de baixa pressão pelo derrame pericárdico. É mais pronunciado durante a expiração, quando diminui o retorno venoso a essas câmaras. O colapso atrial ocorre no final da diástole (momento da contração atrial) e é o sinal mais sensível para o diagnóstico de tamponamento, enquanto o colapso do VD durante mais de um terço da diástole é o sinal mais específico;
- » Distensão da veia cava inferior e ausência da redução de seu diâmetro com a inspiração;
- » Variação respiratória dos fluxos transvalvares: o fenômeno de interdependência entre o VD e o VE ocasiona variações na velocidade de influxo mitral e tricúspide com a respiração. Ao Doppler, identifica-se aumento na velocidade de influxo mitral > 25% na expiração, o mesmo ocorrendo com o influxo tricúspide, mas na inspiração.

Cateterismo direito

No traçado hemodinâmico, fica evidente a equalização das pressões diastólicas em átrio direito, VD, pressão capilar pulmonar e pressão intrapericárdica.

Diagnóstico

O diagnóstico é feito com base na história e no exame físico. A presença de derrame pericárdico no ECO, com sinais de restrição ao enchimento ventricular, torna o diagnóstico altamente sugestivo. No entanto, a confirmação ocorre pela resposta clínica e hemodinâmica à drenagem do fluido pericárdico.

Tratamento

O tratamento do tamponamento é a drenagem do derrame pericárdico. Medidas clínicas como expansão volêmica podem ter benefício transitório, especialmente se o paciente estiver hipovolêmico. O uso de agentes inotrópicos é de pouca valia, pois já ocorre habitualmente uma grande estimulação adrenérgica endógena. A ventilação mecânica com pressão positiva pode piorar a hemodinâmica, pois ocasiona uma diminuição mais acentuada do retorno venoso, o que reduz ainda mais o enchimento ventricular. Nos pacientes que evoluem com parada cardiorrespiratória, deve-se proceder à pericardiocentese o quanto antes, visto que o benefício das compressões externas é mínimo.

Pericardite aguda

Definição e etiologia

Pericardite aguda é a inflamação do pericárdio, sendo sua patologia primária mais comum. Um registro finlandês estimou incidência em 0,2% de todas as admissões por doenças cardiovasculares. Em autópsia, sua frequência está em torno de 1%. É mais frequentemente idiopática, com muitos casos atribuídos a infecções virais, de curso geralmente autolimitado.

Quadro clínico

Dor torácica é o sintoma mais frequente (> 95% dos casos). Geralmente é de início súbito, do tipo pleurítica (piora à inspiração profunda e tosse) e em pontada, localizada na região anterior do tórax. Intensifica-se pela posição supina e diminui quando o indivíduo se senta com o tronco inclinado para frente (em virtude da queda de pressão no pericárdio parietal). Pode irradiar para os ombros, particularmente para a região do músculo trapézio, achado bastante específico e que resulta da irritação do nervo frênico.

As manifestações clínicas são comumente confinadas ao pericárdio, mesmo quando a etiologia é infecciosa. Manifestações extrapericárdicas sugerem pericardite secundária, como nos casos de pneumonia ou neoplasia com acometimento pericárdico associado.

Exame físico

O paciente frequentemente apresenta-se ansioso, com febre baixa e taquicardia sinusal. O atrito pericárdico, altamente específico de pericardite aguda, é causado pela fricção entre as lâminas parietal e visceral do pericárdio. É definido como um ruído grosseiro, que varia com a intensidade dos movimentos respiratórios e é mais audível no bordo esternal esquerdo, em especial quando o paciente se inclina para a rente ou repousa sobre os cotovelos e joelhos. Pode ser diferenciado do atrito pleural ao pedir que o paciente pare momentaneamente a respiração.

Exames complementares

Exames laboratoriais

Evidência laboratorial de inflamação sistêmica é comum, incluindo leucocitose e aumento da velocidade de hemossedimentação (VHS) e da proteína C-reativa (PCR). Um número significativo de casos de pericardite aguda apresenta elevação de CKMB e troponina. Esses casos são classificados como miopericardite, mais frequente em homens e jovens (< 40 anos), quase sempre cursando com alterações eletrocardiográficas, incluindo elevação do segmento ST e arritmias. A apresentação clínica deve nortear a solicitação de exames adicionais, como sorologias, autoanticorpos, teste da tuberculina e sorologia para HIV, entre outros. Na grande maioria dos casos, esses exames agregam pouco ao esclarecimento da etiologia específica.

Eletrocardiograma (ECG)

As alterações eletrocardiográficas são reflexo da inflamação do epicárdio, uma vez que o pericárdio parietal é eletricamente inerte. Ocorre, tipicamente, uma evolução em quatro estágios:

1. Elevação difusa do segmento ST com concavidade para cima e depressão do PR em até 80% dos pacientes. Pode haver inversão "em espelho" do segmento ST nas derivações direitas (V1 e a VR);
2. Normalização dos segmentos ST e PR após 7 a 14 dias;
3. Inversão difusa da onda T, de duração variável;
4. Normalização do ECG.

A diferenciação com IAM com supra de ST baseia-se no fato de que, nesta entidade, a elevação do segmento ST apresenta concavidade para baixo e simultânea à inversão da onda T, sendo essas alterações habitualmente restritas às derivações correspondentes a um território coronariano (Figura 42.4).

Figura 42.4 ECG de pericardite aguda. Observem-se o supradesnivelamento difuso do segmento ST e o infradesnivelamento do intervalo PR, além de taquicardia sinusal.

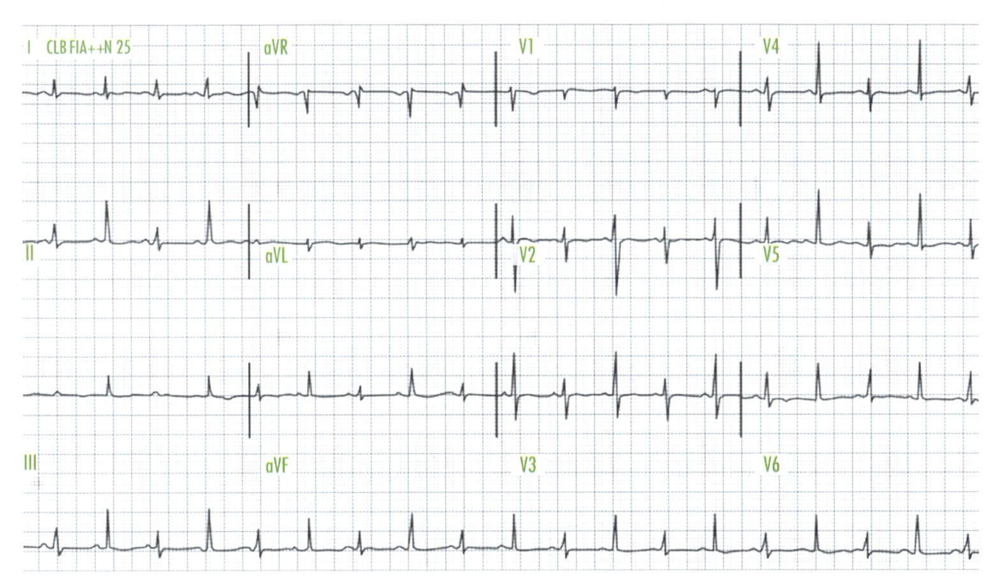

Fonte: Acervo da autoria.

Para a distinção com a elevação de ST decorrente da repolarização precoce, recomenda-se calcular a relação entre a amplitude do segmento ST e a onda T numa mesma derivação. Quando esta relação for > 0,25, deve ser considerado o diagnóstico de pericardite aguda.

Radiografia de tórax

É normal na maioria dos pacientes com pericardite não complicada. Ajuda na avaliação de alterações do mediastino ou dos pulmões, em busca de etiologia. Pode haver aumento da silhueta cardíaca, habitualmente com campos pulmonares limpos, na presença de derrame pericárdico > 200 mL.

Ecocardiograma (ECO)

O ECO é normal na maioria dos pacientes, embora a presença de derrame pericárdico componha um dos quatro critérios para o diagnóstico de pericardite aguda. Ajuda também a avaliar a presença de tamponamento cardíaco associado.

Pericardiocentese e biópsia

A pericardiocentese não deve ser realizada rotineiramente, sendo indicada nas mesmas situações descritas anteriormente.

Diagnóstico

Ocorre na presença de pelo menos dois dos seguintes quatro critérios: dor torácica típica; atrito pericárdico; alterações eletrocardiográficas sugestivas; e derrame pleural novo ou em piora. A ausência de derrame pericárdico não afasta o diagnóstico de pericardite aguda.

O termo "miopericardite" faz referência aos casos de acometimento concomitante do pericárdio e miocárdio. Na presença de pericardite aguda, seu diagnóstico pode ser feito pela presença de um ou ambos dos seguintes critérios: elevação dos marcadores de necrose miocárdica; e disfunção ventricular esquerda nova nos exames de imagem.

Tratamento

Pacientes que apresentam diagnóstico etiológico definido devem receber terapia para a doença de base. A pericardite aguda idiopática ou viral tem curso habitualmente benigno e autolimitado, sem complicações significativas ou recorrências entre 70% e 90% dos casos. Sendo assim, o tratamento visa controle sintomático e redução da inflamação, minimizando o risco de recorrências.

O pilar da terapia consiste no uso de colchicina associada a um anti-inflamatório não hormonal (AINE). Os AINE de escolha são ibuprofeno, na dose de 600 a 800 mg, três vezes ao dia; ou aspirina, na dose de 750 a 1.000 mg, a cada 6 ou 8 horas. O tratamento deve ser mantido por 2 a 4 semanas, com redução progressiva da dose após resolução dos sintomas.

A dose da colchicina é de 2 mg no 1º dia seguido de 0,5 mg uma a duas vezes ao dia, por 3 meses, no primeiro episódio, e por 6 a 12 meses, quando houver recorrência. Os efeitos colaterais mais comuns são os gastrointestinais (náuseas, diarreia, vômitos), embora possa causar, menos comumente, depressão medular, hepatotoxicidade e miopatia.

O uso de glicocorticosteroides deve ser reservado para pacientes refratários à terapia com AINE e colchicina, visto que seu uso rotineiro está relacionado a aumento do risco de recorrências. Pode-se iniciar o tratamento com prednisona 0,5 a 1 mg/kg/dia, titulando-a conforme a resposta do paciente. O tratamento deve ser mantido por 2 a 4 semanas, com desmame progressivo após resolução dos sintomas.

Prognóstico

A maioria dos pacientes com pericardite aguda tem um curso benigno e autolimitado, com duração dos sintomas menor que 2 semanas e boa resposta ao tratamento com AINE, sendo raros os casos que evoluem de forma desfavorável. Nessas situações, internação hospitalar e realização de exames complementares mais específicos devem ser considerados. São preditores de mau prognóstico na pericardite: febre; derrame importante/tamponamento; trauma agudo; imunossuprimidos; usuários de anticoagulante oral; miopericardite; início subagudo; falha terapêutica após 7 dias de AINE.

Pericardite constritiva

Definição e etiologia

Trata-se de uma alteração pós-inflamatória do pericárdio, incomum, caracterizada por um pericárdio espesso, fibrótico e, às vezes, calcificado, que limita o enchimento diastólico dos ventrículos, causando uma síndrome congestiva restritiva. Pode ocorrer após qualquer doença pericárdica.

Nos países em desenvolvimento, a tuberculose ainda é uma das principais etiologias. Outras causas importantes são: pericardite idiopática ou viral, após cirurgia cardíaca, radioterapia ou infecções; doenças do colágeno; entre outras.

Quadro clínico

Os pacientes se apresentam com sinais de sobrecarga de volume e/ou baixo débito cardíaco. Em decorrência da equalização das pressões cardíacas, a congestão sistêmica é muito mais significativa que a pulmonar, manifestando-se por turgência jugular, hepatomegalia congestiva, ascite e edema periférico.

O pericárdio acometido perde sua capacidade elástica, restringindo o enchimento diastólico e impedindo que a queda inspiratória na pressão torácica seja transmitida às câmaras cardíacas. Com isso, além do enchimento ventricular diminuído, não há como acomodar o aumento do retorno venoso sistêmico que ocorre na inspiração, resultando em surgimento do pulso paradoxal em até um terço dos pacientes.

O baixo débito cardíaco manifesta-se por dispneia aos esforços, fadiga, astenia e, na fase terminal, caquexia importante. Nos estágios mais avançados, observam-se derrame pleural, anasarca e disfunção hepática importante.

A análise do pulso venoso mostra descenso "y" acentuado. Pode ainda haver o sinal de Kussmaul, o qual é característico de constrição.

Na ausculta, o achado característico é o *knock* pericárdico, um ruído protodiastólico, auscultado na borda esternal esquerda ou no ápice cardíaco.

Exames complementares

Eletrocardiograma (ECG)

Alterações inespecíficas de onda T e segmento ST, taquicardia sinusal e complexos QRS com baixa voltagem.

Radiografia de tórax

A presença do anel de calcificação ao redor do coração, mais bem visualizada na incidência lateral (Figura 42.5), é muito sugestiva de pericardite constritiva, principalmente se o paciente apresentar sinais de insuficiência cardíaca direita. No entanto, trata-se de um achado infrequente.

Figura 42.5 Radiografia de tórax mostrando calcificação ao redor do coração.

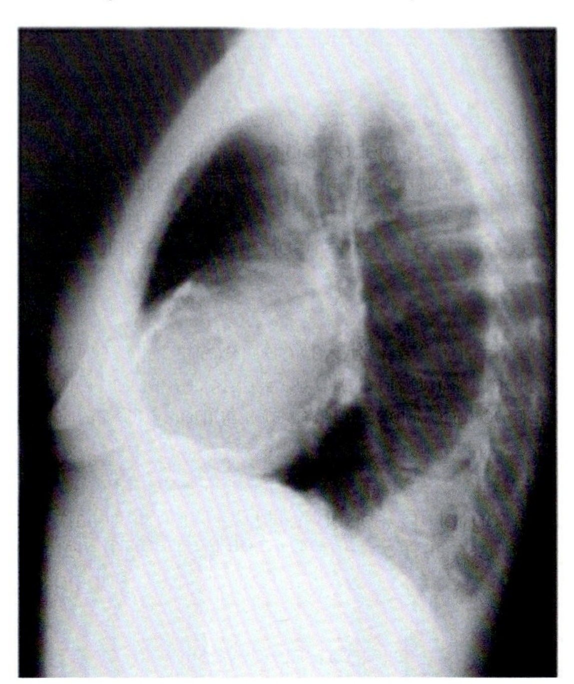

Fonte: Acervo da autoria.

Ecocardiograma (ECO)

Espessamento > 2 mm do pericárdio, mais bem visualizado no ECO transesofágico, é visto em até 80% dos pacientes. A função sistólica biventricular está preservada, com aumento moderado das dimensões atriais (aumentos importantes são sugestivos de cardiomiopatia restritiva). Pode haver anormalidades na movimentação do septo interventricular e parede livre do ventrículo esquerdo (VE). Além disso, variação inspiratória nos influxos mitral (queda > 25%) e tricúspide (aumento > 40%) é um achado típico e útil para diferenciar da cardiomiopatia restritiva. Também é comum um aumento da velocidade do anel mitral ao Doppler tecidual (E' lateral e medial).

Tomografia computadorizada (TC) e ressonância magnética do coração (RMC)

Para os pacientes com dúvida diagnóstica e naqueles com abordagem cirúrgica programada, a TC e a RMC podem fornecer informações adicionais. São métodos capazes de avaliar a espessura do pericárdio e a extensão da doença. Enquanto a TC determina melhor o grau de calcificação (Figura 42.6) e pode avaliar a presença de doença coronariana (para indicação de revascularização combinada), a RMC consegue identificar as camadas do pericárdio com melhor definição e avaliar os eventos hemodinâmicos presentes na doença, como o "salto septal" à inspiração e as variações respiratórias do influxo mitral (redução > 25% à inspiração) e tricúspide (aumento > 45%).

Figura 42.6 Imagem de tomografia computadorizada mostrando calcificação ao redor do coração.

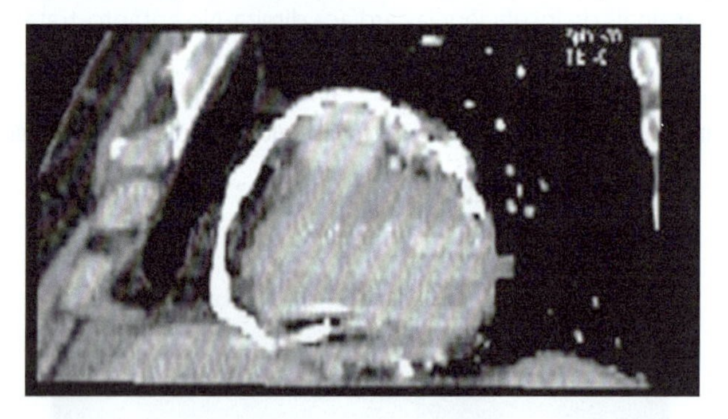

Fonte: Acervo da autoria.

Cateterismo direito

Nos casos em que a avaliação pelo ECO não é elucidativa, a avaliação hemodinâmica torna-se necessária. Os principais achados hemodinâmicos são: aumento da pressão atrial direita; queda mais acentuada da pressão capilar pulmonar comparada à pressão diastólica final do VE, além de descenso "y" e "x" proeminentes (no tamponamento o descenso "y" está ausente); sinal da raiz quadrada, equalização das pressões diastólicas e variação "em espelho" nos picos de pressão sistólica à inspiração/expiração; pressão diastólica final do VD maior ou igual a um terço do valor encontrado para o pico de pressão sistólica.

Diagnóstico diferencial

O diagnóstico diferencial mais importante deve ser feito com as cardiomiopatias restritivas (Quadro 42.1). A anamnese também pode fornecer informações importantes para esta diferenciação.

Quadro 42.1 Características ecocardiográficas e hemodinâmicas da pericardite constritiva e da cardiomiopatia restritiva.

Variáveis	Constricção	Restrição
Descenso **y** proeminente	Presente	Variável
Pulso paradoxal	Um terço dos casos	Ausente
Knock pericárdico	Presente	Ausente
Equalização das pressões de enchimento dos lados direito e esquerdo	Presente	Presente
Pressões de enchimento > 25 mmHg	Raro	Comum
Pressão sistólica da artéria pulmonar > 60 mmHg	Não	Comum
Sinal da raiz quadrada	Presente	Variável
Velocidade do anel mitral ao Doppler tecidual (E')	Aumentado (> 12 cm/s)	Diminuído (< 8 cm/s)
Variação respiratória dos influxos mitral e tricúspide	Presente	Ausente
Espessura da parede ventricular	Normal	Geralmente aumentada
Tamanho dos átrios	Possível aumento do átrio esquerdo	Aumento biatrial geralmente importante
Espessamento pericárdico	Aumentado	Normal
"Salto" septal	Presente	Ausente

Fonte: Desenvolvido pela autoria.

Tratamento

Nos casos de constrição leve e de início recente, o risco cirúrgico é habitualmente muito elevado em contrapartida a um benefício incerto. Assim, esses pacientes devem receber tratamento com AINE e colchicina por 3 a 6 meses, com possibilidade de reversão do quadro em alguns casos.

A pericardiectomia é o tratamento definitivo, com ressecção extensa dos pericárdios visceral e parietal. É um procedimento complexo e de alto risco, com mortalidade perioperatória de até 9% mesmo em centros com maior experiência. Nos pacientes com doença muito avançada (caquexia cardíaca acentuada, hipoalbuminemia, cirrose cardiogênica), o risco é ainda maior.

A maioria dos pacientes tem alívio dos sintomas após a cirurgia. Entretanto, em alguns casos, a melhora da função cardíaca pode levar meses.

Bibliografia consultada

Adler Y, Charron P, Imazio M et al., ESC Scientific Document Group. 2015 ESC Guidelines for the diagnosis and management of pericardial diseases: the task force for the diagnosis and management of pericardial diseases of the European Society of Cardiology (ESC) Endorsed by: The European Association for Cardio-Thoracic Surgery (EACTS). Eur Heart J. 2015;36(42):2921-64.

Ben-Horin S, Bank I, Shinfeld A et al. Diagnostic value of the biochemical composition of pericardial effusions in patients undergoing pericardiocentesis. Am J Cardiol. 2007;99(9):1294-7.
Corey GR, Campbell PT, Van Trigt P et al. Etiology of large pericardial effusions. Am J Med. 1993;95(2):209-13.
Gouriet F, Levy PY, Casalta JP et al. Etiology of pericarditis in a prospective cohort of 1162 cases. Am J Med. 2015;128(7):784.e1-8.
Imazio M, Adler Y. Management of pericardial effusion. Eur Heart J. 2013;34:1186-97.
Imazio M, Cecchi E, Demichelis B et al. Indicators of poor prognosis of acute pericarditis. Circulation. 2007;115(21):2739-44.
Imazio M, Cecchi E, Demichelis B et al. Myopericarditis versus viral or idiopathic acute pericarditis. Heart. 2008;94(4):498-501.
Kytö V, Sipilä J, Rautava P. Clinical profile and influences on outcomes in patients hospitalized for acute pericarditis. Circulation. 2014;130(18):1601-6.
Lange RA, Hillis D. Acute pericarditis. N Eng J Med. 2004;351:2195-202.
Levy PY, Corey R, Berger P et al. Etiologic diagnosis of 204 pericardial effusions. Medicine (Baltimore). 2003;82(6):385-91.
Permanyer-Miralda G, Sagristá-Sauleda J, Soler-Soler J. Primary acute pericardial disease: A prospective series of 231 consecutive patients. Am J Cardiol. 1985;56(10):623-30.
Reuter H, Burgess LJ, Louw VJ et al. The management of tuberculosis pericardial effusion: experience in 233 consecutive patients. Cardiovasc J S Afr. 2007;18(1):20-5.
Sauleda JS, Angel J, Sánchez A et al. Effusive-constrictive pericarditis. N Eng J Med. 2004;350:469-75.
Spodick D. Acute cardiac tamponade. N Eng J Med. 2003;349:684-90.
Vistarini N, Chen C, Mazine A et al. Pericardiectomy for constrictive pericarditis: 20 years of experience at the Montreal Heart Institute. Ann Thorac Surg. 2015;100(1):107-13.
Zayas R, Anguita M, Torres F et al. Incidence of specific etiology and role of methods for specific etiologic diagnosis of primary acute pericarditis. Am J Cardiol. 1995;75(5):378-82.

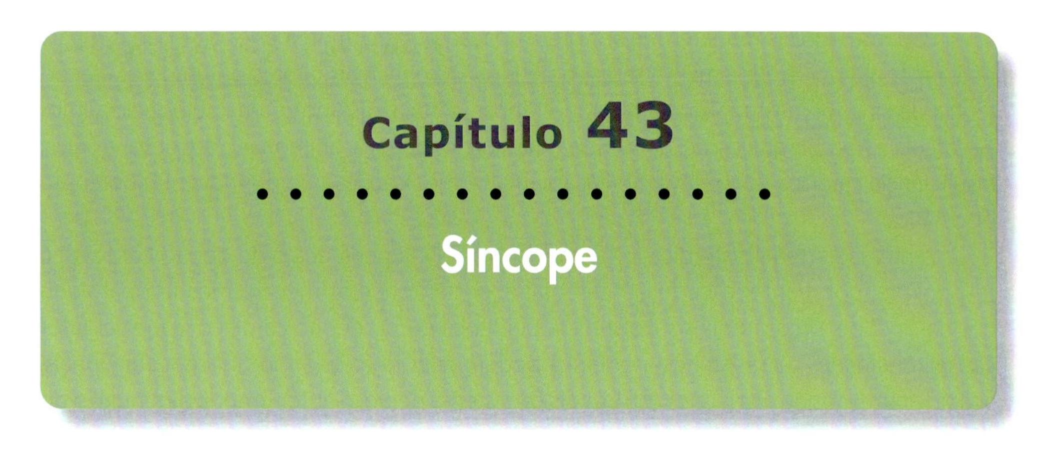

Alberto Pereira Ferraz
Denise Tessariol Hachul

Introdução

A síncope é definida como uma perda transitória da consciência, decorrente de hipoperfusão cerebral global. Tem como características básicas o início súbito, curta duração e recuperação completa e espontânea da consciência. Pré-síncope caracteriza-se como os sintomas prévios a um evento de síncope (Quadro 43.1), conhecidos como pródromos, mas que não evoluem para perda de consciência.

Quadro 43.1 Principais pródromos relacionados à síncope.

Calor/Sudorese	Fadiga	Náuseas
Turvação ou escurecimento visual	Sonolência	Palpitações

Fonte: Adaptado de Brignole M, Moya A, de Lange FJ *et al.*, 2018 ESC Guidelines for the diagnosis and management of syncope. Eur Heart J. 2018.

A prevalência varia conforme a população estudada, podendo alcançar 41%, com recorrências de até 13,5%. Mulheres são mais acometidas, com incidência de distribuição etária trimodal, com o primeiro episódio próximo aos 20, 60 e 80 anos de idade. Constitui ainda importante causa de admissões hospitalares, 1% a 6%, e de atendimentos médicos de emergência, 1% a 3%.

As causas mais comuns são síncope reflexa (21% dos casos), cardíaca (9%) e hipotensão ortostática (9%) (Quadro 43.2). Em cerca de 37% dos casos, sua etiologia não era esclarecida. Esse número foi reduzido após o advento dos novos sistemas de monitorização prolongada do ECG e avaliações do sistema nervoso autônomo. Com as Unidades de Síncope, físicas ou funcionais, especialistas passaram a auxiliar na abordagem dos casos, acelerando o diagnóstico e elaborando terapêuticas mais eficientes.

Pacientes idosos requerem maior preocupação pelas comorbidades associadas e pela polifarmácia a que normalmente são submetidos. Os principais fatores de risco para recorrência de síncope nessa faixa etária são: estenose aórtica; disfunção renal; bloqueios atrioventriculares ou bloqueios de ramo; sexo masculino; doença pulmonar obstrutiva crônica; insuficiência cardíaca congestiva; fibrilação atrial; e medicações que promovem hipotensão ortostática.

A pressão arterial sistêmica, produto da resistência periférica e do débito cardíaco, é responsável por manter a perfusão cerebral e, portanto, pelos mecanismos fisiopatológicos da síncope. Uma queda na resistência periférica ou no débito cardíaco pode ser fator causal. Alterações na resistência periférica podem relacionar-se a mecanismos funcionais, ação de fármacos ou alterações estruturais do sistema nervoso autônomo. A diminuição do débito cardíaco, por sua vez, deve-se tanto a doenças cardíacas estruturais como a arritmias cardíacas. Outras causas de perda da consciência não relacionadas a esses mecanismos são as traumáticas, crise convulsiva, pseudocrise psicogênica, síndrome de roubo de subclávia, fatores metabólicos, insuficiência vertebrobasilar, hemorragia subaracnóidea e síndrome da perda de fôlego.

As síncopes reflexas caracterizam-se por queda súbita da pressão arterial decorrente da predominância da ação parassimpática sobre o sistema cardiovascular, causando diminuição da resistência periférica, associada ou não à bradicardia.

Quadro 43.2 Causas de síncope.

Síncopes Reflexas (Neuromediadas)		
Vasovagal	Síndrome do Seio Carotídeo	Situacional (evacuação, micção, pós-exercício)
Hipotensão ortostática		
Relacionada ao uso de fármacos (vasodilatadores, diuréticos)	Hipovolêmico (sangramento, desidratação)	
Insuficiência autonômica primária (doença de Parkinson, demência por corpúsculos de Levy, atrofia de múltiplos sistemas)	Insuficiência autonômica secundária (diabetes *mellitus*, insuficiência renal, amiloidose, lesão medular, neuropatias autonômicas autoimunes ou paraneoplásicas)	
Síncopes cardíacas		
Bradiarritmias (doença do nó sinusal, bloqueios atrioventriculares)	Taquiarritmias (supraventriculares, ventriculares)	
Doenças cardíacas estruturais (estenose aórtica, infarto agudo do miocárdio, mixoma atrial, doenças pericárdicas e tamponamento cardíaco, coronária anômala)	Doenças cardiopulmonares e de grandes vasos (embolia pulmonar, dissecção aórtica, hipertensão pulmonar)	

Fonte: Adaptado de Brignole M, Moya A, de Lange FJ *et al.*, 2018 ESC Guidelines for the diagnosis and management of syncope. Eur Heart J. 2018.

Diagnóstico

Na anamnese, deve-se investigar se houve amnésia durante esse período, duração dos sintomas, perda do controle motor e hipoperfusão cerebral presumível para se caracterizar a síncope. Nesse sentido, informações de testemunhas que tenham presenciado a síncope são de grande valor.

A etiologia vasovagal é provável quando há associação com dor, medo, ortostase prolongada, exposição a ambientes abafados e à multidão e quando associado a pródromos. Gatilhos específicos levantam a hipótese de síncope situacional. Episódios recorrentes antes dos 40 anos apontam para o diagnóstico de síncopes reflexas. Episódios associados à movimentação cervical em pacientes idosos e com fatores de risco falam a favor da síndrome do seio carotídeo. Síncope por hipotensão ortostática, por sua vez, é caracterizada por sintomas ao levantar-se associados à hipotensão em ortostase.

Vários protocolos para diagnóstico e estratificação de risco são propostos (Quadro 43.3). Essas ferramentas facilitam a aprendizagem da abordagem diagnóstica e destacam os fatores de risco maiores para eventos cardiovasculares e mortalidade. Esses algoritmos, no entanto, podem restringir o raciocínio clínico e a visão mais integrada do paciente, não sendo empregados de forma sistemática.[5]

Quadro 43.3 Fatores de risco para síncope de origem cardíaca.

Síncope Durante o Esforço ou em Posição Deitada	Presença de Doença Cardíaca Estrutural ou Doença Arterial Coronariana
Pródromos de palpitação de início súbito	História familiar de morte súbita precoce
Alterações eletrocardiográficas	
Bloqueio bifascicular	Taquicardia ventricular não sustentada
Duração QRS > 120 ms	Pré-excitação ventricular
Bloqueios atrioventriculares	Intervalo QT prolongado ou curto
Repolarização precoce	Elevação com ST em padrão de Brugada
Bradicardia sinusal inapropriada	Fibrilação atrial de baixa resposta ventricular
Inversão de onda T ou onda épsilon em precordiais sugestivas de cardiopatia arritmogênica de ventrículo direito	Hipertrofia ventricular esquerda sugestiva de cardiomiopatia hipertrófica

Fonte: Adaptado de Brignole M, Moya A, de Lange FJ *et al.*, 2018 ESC Guidelines for the diagnosis and management of syncope. Eur Heart J. 2018.

A anamnese poderá determinar o diagnóstico na grande maioria dos casos, mas em alguns casos a avaliação necessitará de métodos diagnósticos específicos para confirmação ou esclarecimento diagnóstico:

» **Desafio postural:** a medida da pressão arterial e da frequência cardíaca em posição supina e posteriormente em ortostase (aferição imediata e após 3 minutos) constitui a forma mais comum e mais prática de investigação inicial. Um comportamento pressórico alterado é definido como uma queda da pressão sistólica ≥ 20 mmHg ou diastólica ≥ 10 mmHg, ou queda da pressão sistólica para < 90 mmHg. A síndrome de taquicardia postural ortostática deve ser considerada quando a frequência cardíaca tem um aumento > 30 bpm (ou para além de 120 bpm) em um período de 10 minutos após assumida a posição de ortostase.

- **Massagem do seio carotídeo:** indicada para pacientes com mais de 40 anos de idade. Consiste em uma compressão manual com a ponta dos dedos no local de máximo pulso carotídeo, entre o ângulo da mandíbula e a cartilagem cricoide, na margem anterior do esternocleidomastóideo, com a face rodada contralateralmente. Devem-se fazer movimentos circulares por um período de 10 segundos. O diagnóstico de hipersensibilidade do seio carotídeo é estabelecido quando se evidencia uma pausa ventricular maior do que 3 segundos e/ou queda na pressão sistólica > 50 mmHg. A síndrome de hipersensibilidade do seio carotídeo, por sua vez, requer a reprodução da síncope na ausência de etiologia estabelecida, já que respostas anormais podem ocorrer em até 40% em pacientes idosos.
- **Eletrocardiograma e ecocardiograma:** úteis para investigação de doença cardíaca estrutural e distúrbios da condução elétrica.
- **Teste de inclinação (*Tilt-test*):** recomendado para confirmação de síncope de provável etiologia reflexa (Quadro 43.4). Indicado ainda para avaliação de insuficiência autonômica, especialmente para casos de hipotensão ortostática tardia, situação na qual o teste de desafio postural tem menor acurácia. Auxilia ainda para diferenciar a síncope da pseudossíncope psicogênica. Diferentes padrões de resposta podem ser discriminados.

Quadro 43.4 Padrões de resposta alterada ao teste da inclinação.

Resposta cardioinibitória sem assistolia ou Tipo 2A	A FC cai para menos de 40 bpm por tempo superior a 10 segundos com queda da pressão arterial (PA) ≥ 30 mmHg
Resposta cardioinibitória com assistolia ou Tipo 2B	Ocorre assistolia maior do que 3 segundos. A queda da PA precede a queda da FC ou coincide com ela
Resposta vasodepressora	Queda da pressão arterial sistólica (PAS) ≥ 30 mmHg. A FC não cai mais do que 10% em relação ao pico no momento da síncope
Resposta mista	Queda PAS ≥ 30 mmHg. A frequência cardíaca (FC) cai no momento da síncope, mas não para valores < 40 bpm. Se ocorre queda da FC abaixo de 40 bpm, a duração da queda é menor do que 10 segundos
Resposta disautonômica	Hipotensão durante todo o período de exposição ortostática ou queda progressiva da PA enquanto se prolonga a exposição ao decúbito ortostático, acompanhada ou não de aumento da FC
Incompetência cronotrópica	Não há aumento significativo da FC durante a inclinação (isto é, menor do que 10% da FC pré-inclinação)
Síndrome da taquicardia postural ortostática (POTS)	Aumento excessivo da FC (≥ 30 bpm ou ≥ 40 bpm em indivíduos de 12 a 19 anos) tanto no início quanto durante toda a inclinação e ausência de hipotensão ortostática

Fonte: Adaptado de Brignole M, Moya A, de Lange FJ *et al.*, 2018 ESC Guidelines for the diagnosis and management of syncope. Eur Heart J. 2018.

- **Testes funcionais autonômicos básicos:** em exame de monitorização ambulatorial da pressão arterial (MAPA), a ausência de descenso noturno ou mesmo elevação da PA durante o sono está associada à presença de hipotensão ortostática. Alterações nas curvas normais nos testes de manobra de Valsalva e respiração profunda, realizados com monitorização contínua da PA e da frequência cardíaca são outros testes mais específicos para avaliação autonômica.
- **Holter:** indicado para pacientes que apresentam episódios incopais frequentes ainda não esclarecidos.
- **Monitor de eventos implantável:** apresenta melhor acurácia do que o Holter e do que monitores prolongados externos, proporcionalmente ao maior tempo de monitorização. Bradiarritmias costumam ser os achados mais frequentes. A investigação com monitor de eventos tem sido mais bem estudada em alguns grupos específicos:
  - Portadores de bloqueios de ramos com suspeita de bloqueios atrioventriculares;
  - Pacientes com diagnóstico presuntivo de epilepsia, mas não respondedores ao tratamento;
  - Quedas recorrentes de etiologia não esclarecida;
  - Portadores de cardiomiopatia hipertrófica, cardiopatia arritimogênica do ventrículo direito ou doenças primárias do sistema elétrico de condução.
- **Estudo eletrofisiológico:** menos utilizado por ser um método invasivo e pela melhora do desempenho das demais estratégias não invasivas. Mas ainda é de grande importância em algumas situações clínicas específicas, em pacientes portadores de doença cardíaca estrutural especialmente:
  - Suspeita de parada sinusal em pacientes com síncope e bradicardia sinusal assintomática;
  - Bloqueios bifasciculares;
  - Suspeita de taquiarritmias.

Tratamento não farmacológico

O tratamento não farmacológico é efetivo em aproximadamente 70% dos casos de síncope vasovagal, devendo ser a estratégia terapêutica inicial.

Pacientes com diagnóstico de síncope neuromediada devem ser esclarecidos quanto à natureza benigna e bom prognóstico da síndrome. Fatores predisponentes como ambientes quentes e fechados, depleções volêmicas, tempo prolongado em postura ortostática, medicações vasodilatadoras e diuréticos devem ser evitados. O uso de meias elásticas com 30 a 40 mmHg de contrapressão nas panturrilhas deve ser incentivado. Aumento da ingesta diária de líquidos (2 a 3 L/dia) e suplementação de sal (< 2 g/dia) são medidas benéficas para pacientes normotensos com síncope neuromediada e para aqueles com excreção de sódio pela urina inferior a 170 mmol/dia.

As manobras de contrações musculares devem ser igualmente orientadas para os pacientes com síncope reflexa. São isentas de risco, de baixo custo e muitas vezes efetivas para abortar episódios sincopais. Devem ser iniciadas assim que os sintomas de pródromos apareçam (Figuras 43.1 a 43.4).

O treinamento postural deve ser indicado para pacientes altamente motivados e aderentes, pois requer regularidade e disciplina nas sessões. Consiste em o paciente permanecer com o dorso apoiado sobre uma parede vertical com os pés a 15 a 20 cm de distância da parede em ambiente que não apresente objetos cortantes ou pontiagudos, de preferência sob a observação de algum familiar, por 30 a 40 minutos, uma a duas vezes por dia.

Figura 43.1 Contratura da mão, conhecida como *hand grip*: consiste da contração máxima voluntária de uma bola de borracha (de aproximadamente 5 a 6 cm de diâmetro), com a mão dominante pelo tempo máximo tolerado ou até os sintomas desaparecerem.

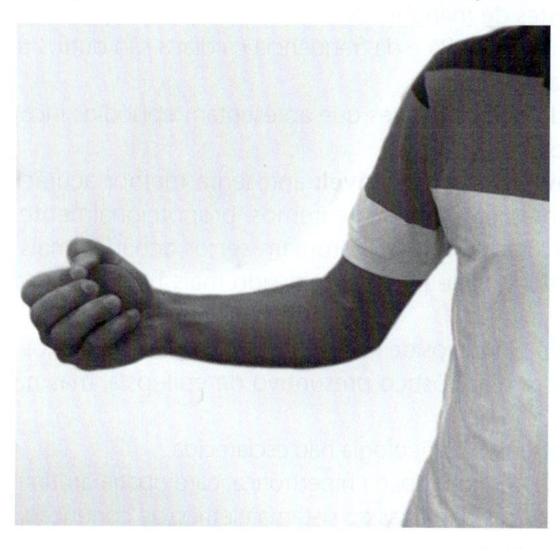

Fonte: Acervo da autoria.

Figura 43.2 Tensionamento dos braços: consiste na contração de ambos os braços em posição de abdução com as duas mãos contraídas uma com a outra.

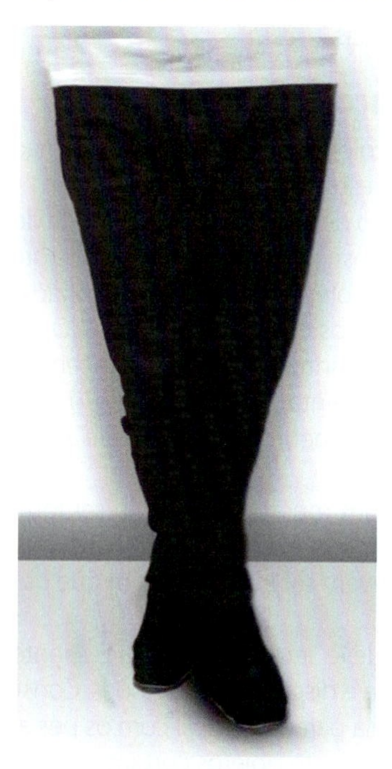

Fonte: Acervo da autoria.

Figura 43.3 Cruzamento das pernas: consiste em cruzar uma das pernas sobre a outra, tensionando-se os músculos das pernas, abdome e glúteos pelo tempo máximo tolerado, ou até que os sintomas desapareçam.

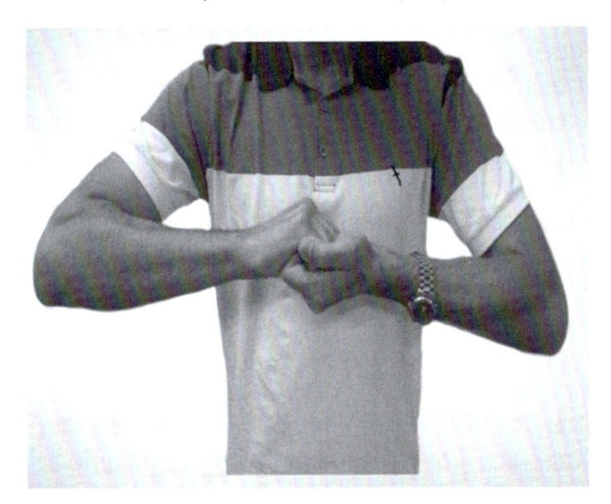

Fonte: Acervo da autoria.

Figura 43.4 Agachamento: após o agachamento e com o desaparecimento dos sintomas, não se deve assumir rapidamente a postura ortostática. É recomendável sentar-se e levantar-se devagar.

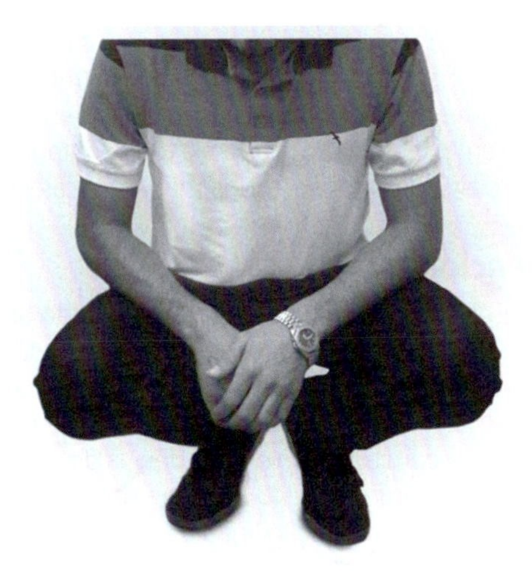

Fonte: Acervo da autoria.

Tratamento farmacológico

O tratamento farmacológico na síncope vasovagal deve ser instituído apenas para os pacientes não respondedores ao tratamento não farmacológico.

O estudo ISSUE 2, avaliando pacientes sem alterações eletrocardiográficas e anormalidades cardíacas e com histórico de três ou mais episódios de síncope grave em um período de 2 anos, evidenciou que a estratégia terapêutica orientada pelo resultado do monitor de eventos implantável resultou em menor taxa de recorrência de síncope em 1 ano.

Os agentes betabloqueadores diminuem a ativação de mecanorreceptores ventriculares e poderiam ser eficazes no tratamento das síncopes reflexas. O estudo POST, no entanto, randomizando 208 pacientes com mais de dois episódios de síncope e exame de teste de inclinação positivo para uso de metoprolol ou placebo, não demonstrou eficácia da medicação na recorrência de síncope.

A fludrocortisona é um mineralocorticosteroide utilizado em pacientes que não respondem ao tratamento não medicamentoso. Em estudo multicêntrico, duplo-cego e com seguimento de 1 ano, o POST II avaliou 210 pacientes randomizados para fludrocortisona ou para placebo. Os pacientes apresentavam uma média de 15 episódios de síncope em um período de 9 anos. Esse estudo conseguiu demonstrar redução de síncopes a partir de 2 semanas do uso da medicação e no subgrupo de pacientes que alcançaram a dose de 0,2 mg/dia. A fludrocortisona não deve ser utilizada em pacientes hipertensos e com insuficiência cardíaca.

Agonistas alfa-adrenérgicos, como a midodrina, têm sido igualmente usados na síncope reflexa já que o comprometimento da vasoconstrição periférica é um mecanismo comum para maior susceptibilidade à síncope vasodepressora em muitos pacientes. Os estudos clínicos iniciais demonstraram benefício da midodrina em relação ao placebo e também ao tratamento não farmacológico. Porém, no estudo STAND, quando selecionados apenas os pacientes não respondedores ao tratamento não farmacológico, não houve diferença estatística significativa da midodrina em relação ao placebo. Os efeitos colaterais mais comuns são hipertensão na posição supina e distúrbios urinários, como retenção e urgência urinária, especialmente em idosos e portadores de prostatismo. Devem ser utilizados de 2,5 a 10 mg, três vezes ao dia (a cada 4 horas), evitando-se usar num período menor do que 4 horas antes de o paciente se deitar.

Outras medicações, como a teofilina em pacientes com síncope atribuída a baixos níveis de adenosina, inibidores dos transportadores de noradrenalina (reboxetina e sibutramina), paroxetina, octreotídeo em pacientes com hipotensão ortostática, desmopressina em casos de poliúria noturna, eritropoetina em pacientes com anemia concomitante, piridostigmina em situações de neuropatias têm sido alvo de alguns estudos, mas ainda carecem de maiores evidências.

Tratamento intervencionista

O implante de marca-passo definitivo deve ser considerado em casos nos quais a assistolia é o mecanismo principal da síncope. Está especialmente indicado em pacientes acima de 40 anos e com resposta cardioinibitória IIB. O estudo ISSUE 3 randomizou pacientes com mais de 40 anos de idade e com pelo menos três episódios de síncope nos últimos 2 anos, para marca-passo dupla câmara com a função de frequência de intervenção ligada ou apenas em modo passivo. Foi observada uma redução absoluta de 32% e relativa de 57% no grupo de pacientes com a frequência de intervenção ligada.

A ablação ganglionar seletiva vagal por radiofrequência, em região anatômica próxima ao nó sinusal e ao nó atrioventricular, tem sido realizada em casos específicos, com objetivo de diminuir o estímulo vagal exacerbado nos episódios de síncope cardioinibitória. Estudos observacionais e relatos de caso demonstraram uma boa perspectiva para essa estratégia de tratamento, mas estudos maiores e randomizados são necessários para determinar sua eficácia.

Bibliografia consultada

Brignole M, Menozzi C, Moya A et al. Pacemaker therapy in patients with neurally mediated syncope and documented asystole: third international study on syncope of uncertain etiology (ISSUE-3): a randomized trial. Circulation. 2012;125(21):2566-71.

Brignole M, Moya A, de Lange FJ et al. 2018 ESC Guidelines for the diagnosis and management of syncope. Eur Heart J. 2018;39(21):1883-948.
Brignole M, Moya A, de Lange FJ et al. Practical instructions for the 2018 ESC Guidelines for the diagnosis and management of syncope. Eur Heart J. 20181;39(21):e43-e80.
Brignole M, Sutton R, Menozzi C et al. Early application of an implantable loop recorder allows effective specific therapy in patients with recurrent suspected neurally mediated syncope. Eur Heart J. 2006;27(9):1085-92.
Kalil Filho R, Fuster V, Albuquerque CP. Medicina cardiovascular: Reduzindo impacto das doenças; 2016.
Macedo PG, Leite LR, Santos-Neto L et al. Teste de inclinação (Tilt-test) – do necessário ao imprescindível. Arq. Bras. Cardiol. 2011;96(3):246-254.
Moya A, Brignole M, Menozzi C et al. Mechanism of syncope in patients with isolated syncope and in patients with tilt-positive syncope. Circulation. 2001;104(11):1261-7.
Romme JJ, van Dijk N, Go-Schön IK et al. Effectiveness of midodrine treatment in patients with recurrent vasovagal syncope not responding to non-pharmacological treatment (STAND-trial). Europace. 2011;13(11):1639-47.
Sheldon R, Connolly S, Rose S et al. Prevention of syncope trial (POST): a randomized, placebo-controlled study of metoprolol in the prevention of vasovagal syncope. Circulation. 2006;113(9):1164-70.
Sheldon RS, Grubb BP, Olshansky B et al. 2015 Heart rhythm society expert consensus statement on the diagnosis and treatment of postural tachycardia syndrome, inappropriate sinus tachycardia, and vasovagal syncope. Heart Rhythm. 2015;12(6):e41-e63.
Sheldon R, Raj SR, Rose MS et al. POST 2 Investigators. Fludrocortisone for the prevention of vasovagal syncope: a randomized, placebo-controlled trial. J Am Coll Cardiol. 2016;68(1):1-9.
Shen WK, Sheldon RS, Benditt DG et al. 2017 ACC/AHA/HRS Guideline for the evaluation and management of patients with syncope: a report of the American College of Cardiology/American Heart Association Task Force on clinical practice guidelines and the heart rhythm society. J Am Coll Cardiol. 2017;70(5):e39-e110.
van Dijk N, Quartieri F, Blanc JJ et al. Effectiveness of physical counterpressure maneuvers in preventing vasovagal syncope: the Physical counterpressure manoeuvres trial (PC-Trial). J Am Coll Cardiol. 2006;48(8):1652-7.
Wieling W, van Dijk N, de Lange FJ et al. History taking as a diagnostic test in patients with syncope: developing expertise in syncope. European Heart Journal. 2015;(36):277-80.

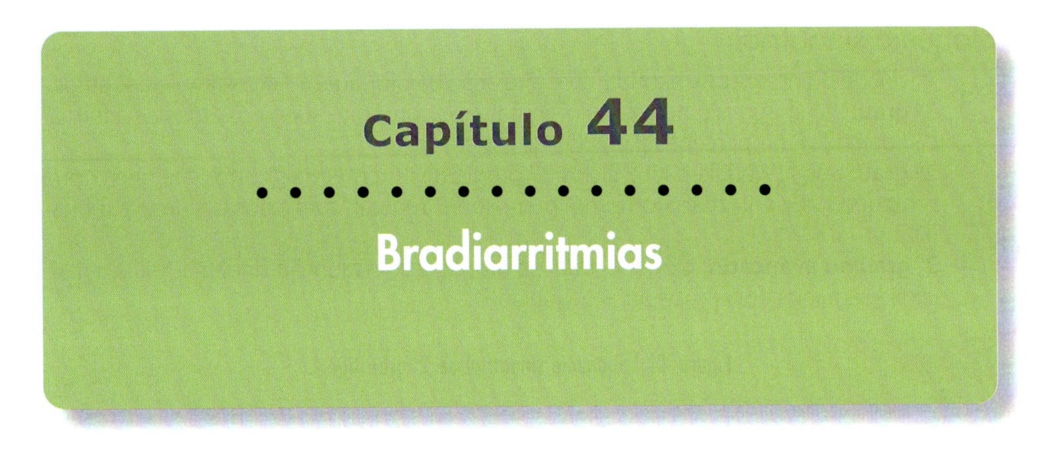

Amanda Ferino Teixeira
Felipe Bringel Landim
Tan Chen Wu

Introdução

Este capítulo abordará as bradiarritmias, suas implicações, o diagnóstico e as possibilidades terapêuticas no contexto ambulatorial e de emergência. Em virtude de sua relação com o envelhecimento, é uma queixa frequente nos consultórios cardiológicos, especialmente entre os pacientes mais idosos e pode ser considerada um fenômeno normal em atletas.

São definidas por frequência cardíaca (FC) < 50 bpm, mas alguns autores defendem que o corte seria de 40 bpm a 55 bpm, dependendo da idade/sexo, podendo chegar a 30 bpm em atletas. Podem ser decorrentes dos distúrbios de formação e condução do impulso no nó sinusal, tecido atrial, estrutura nodal atrioventricular e sistema de condução His-Purkinje (HP), sendo a disfunção do nó sinusal a etiologia mais frequente, geralmente relacionada à fibrose progressiva desta estrutura.

Disfunção do nó sinusal (DNS)

Distúrbio que pode se apresentar com bradicardia sinusal, pausa sinusal, bloqueio sinoatrial e tem incidência semelhante entre os sexos. Atualmente, FC < 50 bpm e pausas > 3 s são consideradas para definição de DNS, mas com baixa especificidade. Os sintomas habitualmente ocorrem com pausas > 6 segundos.

Bradicardia sinusal

Ritmo sinusal com FC < 50 bpm, onda P positiva nas derivações inferiores, com a orientação vetorial média de 60º graus.

Bradicardia ectópica atrial

Despolarização de foco atrial, não sinusal, com FC < 50 bpm.

Bloqueio sinoatrial

Atividade do nó sinusal mantida, com alteração da propagação do estímulo aos átrios.

» **1º grau:** há um retardo no estímulo sinusal, mas consegue atingir os átrios e há formação de onda P (imperceptível no ECG de superfície).

» **2º grau:** tipo I (Wenckebach): ciclos PP progressivamente mais curtos, até que ocorra o bloqueio. Tipo II (mais comum): intervalo PP regular com pausas sinusais súbitas (Figura 44.1).

» **3° grau ou avançado:** bloqueio total da propagação na junção sinoatrial, pausas marcadas, seguidos por escape atrial ou juncional.

Figura 44.1 Bloqueio sinoatrial de 2º grau tipo I.

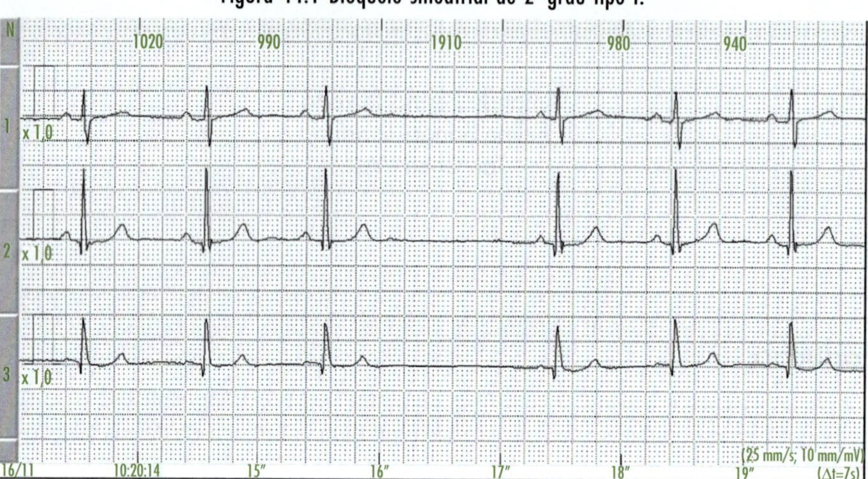

Fonte: Acervo da autoria.

Pausa sinusal

Despolarização atrial ocorrendo > 3 s após a anterior.

Síndrome taquicardia-bradicardia

Bradicardia sinusal/ bradicardia ectópica atrial/pausa sinusal alternando com taquicardia atrial, *flutter* atrial ou fibrilação atrial (Figura 44.2).

Figura 44.2 Síndrome taquicardia-bradicardia e pausa sinusal de 9,4 s.

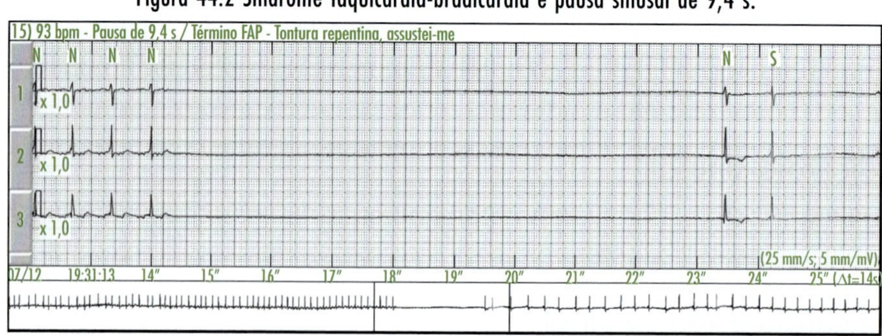

Fonte: Acervo da autoria.

Incompetência cronotrópica

Resposta cronotrópica inadequada no esforço. As fórmulas recomendadas pela Diretriz Brasileira sobre Teste Ergométrico são: 1) a FC máxima atingida é dois desvios-padrão (DP) abaixo da FC máxima prevista (220 – idade) com o DP de 11 bpm; 2) FC máxima atingida é < 85% da FC calculada pela idade; 3) o índice cronotrópico for menor que 0,8 (considerado o mais adequado para definição): índice cronotrópico = [FC atingida – FC repouso / FC máxima (220 – idade) – FC de repouso] × 100.

Dissociação atrioventricular ou dissociação isorrítmica

Ritmos dissociados, com a despolarização atrial mais lenta do que a despolarização ventricular ou com frequência similar como pode ser observado na Figura 44.3.

Figura 44.3 Dissociação isorrítmica.

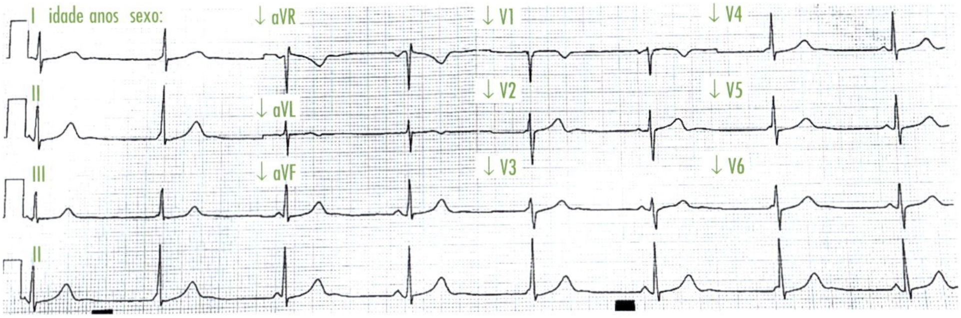

Fonte: Acervo da autoria.

Bloqueios atrioventriculares (BAV)

Ocorre um retardo ou falha na transmissão dos átrios aos ventrículos. Pode ser de etiologia congênita ou adquirida (mais comum). Pode ser nodal (nó atrioventricular) ou no His (intra/infra), podendo ser diferenciado pelas características do ECG (Tabela 44.1), mas somente definido com exatidão com o estudo eletrofisiológico (EEF).

Tabela 44.1 Diferenças eletrocardiográficas entre bloqueio nodal ou hissiana.

	Nodal	Intra ou infra-His
QRS	< 120 ms	Intra-His: < 120 ms Infra-His: > 120 ms
Escape	Juncional	Ventricular
Prognóstico	Bom	Ruim

Fonte: Desenvolvida pela autoria.

BAV 1° grau

Todas as ondas P seguidas de um complexo QRS, com intervalo PR > 200 ms, em adultos para FC inferiores a 90 bpm.

BAV 2° grau Mobitz tipo I (Wenckebach)

Aumento gradual do intervalo PR, até que haja o bloqueio completo da onda P (Figura 44.4). O intervalo PR que sucede o batimento bloqueado é o menor em relação aos intervalos PR que antecederam a onda P bloqueada.

BAV 2° grau Mobitz tipo II

Bloqueio súbito da onda P sem que haja alteração nos intervalos PR anteriores ou posteriores (intervalo PR fixo). Mais relacionada ao distúrbio no sistema HP.

Bloqueio atrioventricular 2:1

A cada dois batimentos de origem atrial, um é conduzido e despolariza o ventrículo e o outro é bloqueado.

BAV avançado ou de alto grau

A condução AV é bloqueada periodicamente e mantém a proporção 3:1 ou mais (Figura 44.5). Geralmente esses bloqueios se localizam na região infra-His.[2]

BAV do 3° grau ou total

Sem condução AV, ondas P e complexos QRS dissociados, com o ritmo determinado por foco de escape abaixo da região de bloqueio, como escape juncional ou idioventricular (geralmente mais instável).

Figura 44.4 Bloqueio atrioventricular do 2° grau Mobitz tipo I.

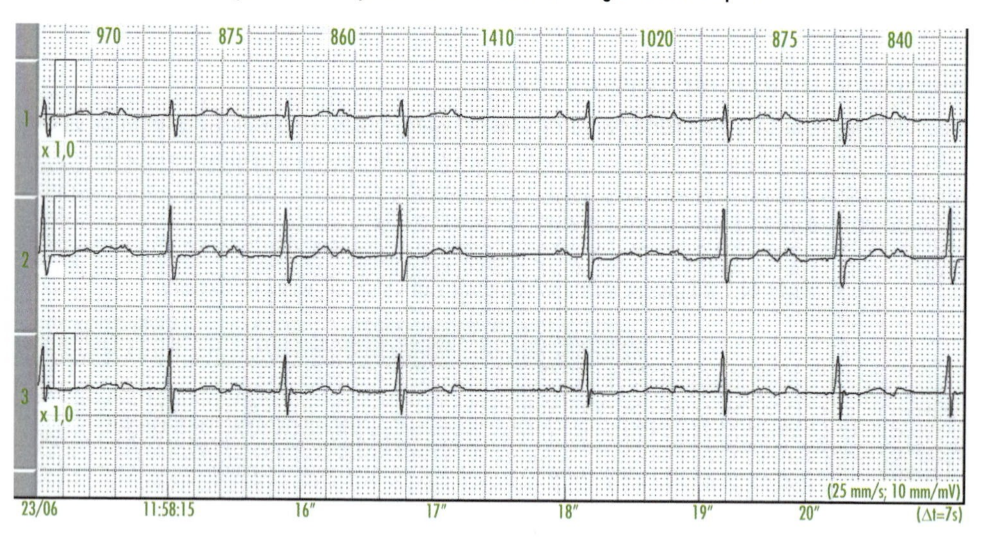

Fonte: Acervo da autoria.

Figura 44.5 BAV avançado (3:1).

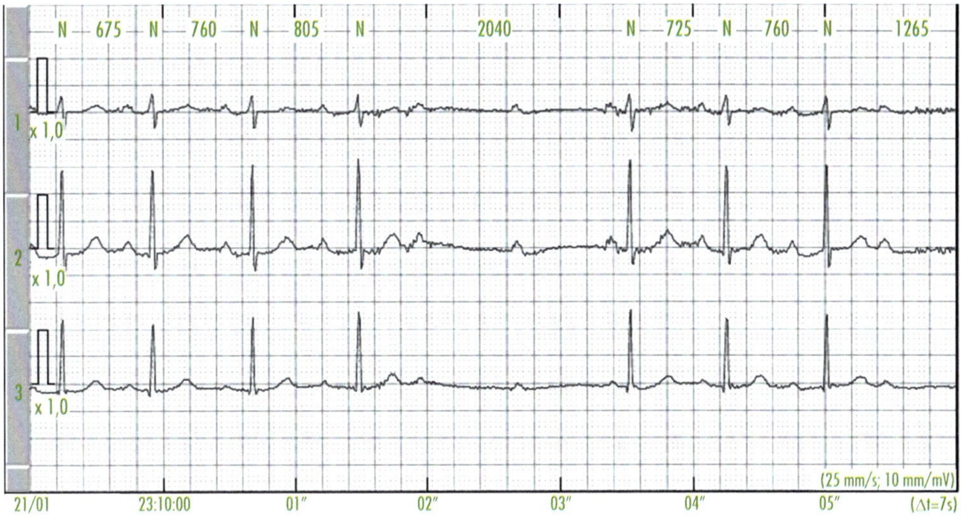

Fonte: Acervo da autoria.

Os BAV de 1° e 2° grau Mobitz I podem ser observados em pacientes saudáveis e atletas e têm melhor prognóstico. Já os demais, os mais avançados, em geral, são habitualmente sintomáticos e apresentam maior mortalidade.

O BAV congênito tem a incidência estimada em 1:20.000 nascidos vivos, muito relacionada ao lúpus neonatal em razão da passagem transplacentária de anticorpos maternos anti-RO/SSA e anti-La/SSB, e também pode ser decorrente de malformações estruturais ou infecções.

As bradicardias podem ser desencadeadas por respostas reflexas ou neuromediadas (vasovagal ou hipersensibilidade do seio carotídeo (HSC)) com episódios de bradicardia e assistolia intermitente, com ou sem evento desencadeante conhecido em paciente com coração estruturalmente normal.

Manifestações clínicas

A American Heart Association (AHA) define bradicardia sintomática como "aquela que é diretamente responsável pela manifestação de síncope, pré-síncope, tontura, sintomas de insuficiência cardíaca ou estado confusional por hipoperfusão cerebral". Nos pacientes com BAV, os sintomas dependem de o bloqueio ser permanente ou intermitente e da frequência ventricular.

Diagnóstico

História clínica

- Avaliar sintomas: assintomático; síncope, pré-síncope, fadiga, tontura, dispneia aos esforços, sintomas de insuficiência cardíaca ou alteração do *status* mental.
- Questionar sobre o sono e pesquisa de apneia do sono.

- Uso de medicações que podem induzir a bradicardia:
  - Anti-hipertensivos: betabloqueadores, bloqueador do canal de cálcio não diidropiridínico, metildopa, clonidina;
  - Antiarrítmicos: adenosina, amiodarona, propafenona;
  - Psicoativos: donepezila, lítio, analgésicos opioides, fenitoína, antidepressivos tricíclicos;
  - Quimioterápicos: ciclofosfamida, 5-fluorouracil, antraciclinas, capecitabina, paclitaxel, alemtuzumab, alectinibe, crizotinibe, talidomida;
  - Outros: propofol, cannabis, digoxina, ivabradina.
- Avaliar condições clínicas ou comorbidades como etiologia da bradicardia (Quadro 44.1).

Quadro 44.1 Condições associadas à bradicardia ou a distúrbio de condução.

Intrínseca	Extrínseca
Cardiomiopatia (isquêmica ou não)	Hipersensibilidade seio carotídeo
Doença cardíaca congênita	Síncope/pré-síncope neuromediada
Infecção: Chagas, difteria, endocardite, sarcoidose, toxoplasmose	Síncope situacional: tosse, defecação, vômito, estimulação glótica, procedimentos médicos
Doenças infiltrativas: amiloidose, hemocromatose e linfoma	Iatrogênica: ablação por cateter, pós cirúrgicos valvares (implante transcateter de prótese valvar aórtico), alcoolização septal
Reumatológico: artrite reumatoide, lúpus eritematoso sistêmico	Metabólico: acidose, hipercalemia, hipocalemia, hipotermia, hipotireoidismo, hipóxia
Doenças neuromusculares	Sono (com ou sem apneia)

Fonte: Adaptado do Guideline de Bradicardia ACC/AHA, 2019.

Exame físico

- Pesquisa de alterações sugestivas de doença estrutural cardíaca ou sistêmica.
- Correlacionar o pulso radial com a ausculta precordial (pacientes com bigeminismo atrial ou ventricular podem ser interpretados como bradicárdicos por ausência de pulso gerado pelas extrassistoles).

Eletrocardiograma de 12 derivações (ECG)

Recomendado para documentar o ritmo, a frequência e a condução. Se realizado na vigência dos sintomas, pode prover o diagnóstico definitivo. Quando anormal, é preditor de eventos adversos em pacientes com síncope/pré-síncope por ser indicador de causas estruturais cardíacas.

Teste ergométrico

Importante para observação da resposta cronotrópica anormal nos pacientes com DNS, com as fórmulas para o cálculo da incompetência cronotrópica. Pode também ser útil para definir o sítio do BAV, já que os bloqueios infranodais podem apresentar piora da condução com o aumento da FC durante o exercício.

Na DNS, pode ser realizado o teste ergoespirométrico para avaliar a capacidade física e a relação com resposta cronotrópica e os sintomas.

Monitoramento eletrocardiográfico prolongado

Atualmente existem vários tipos de monitorização eletrocardiográfica ambulatorial disponíveis na prática clínica, incluindo os *Smartwatches* adicionados recentemente nesta lista crescente de tecnologia. O tipo de monitorização pode ser escolhido de acordo com a manifestação clínica, dependendo principalmente da frequência dos sintomas, de acordo com o Quadro 44.2.

Quadro 44.2 Tipo de monitorização eletrocardiográfica e indicações.

Modalidade de monitorização	Quando indicar
Holter de 24 horas (ou de 7 dias)	Sintomas diários (até 72 horas)
LOOPER externo	Sintomas recorrem a cada 2 a 6 semanas
LOOPER implantável	Sintomas recorrentes, infrequentes (< 1 vez/mês) e inexplicados Suspeita de síncope reflexa
Telemetria hospitalar	Sintomas diários (até 72 horas)
Smartwatch	Grava uma derivação única quando ativado pelo paciente

Fonte: Adaptado do Guideline de Bradicardia ACC/AHA, 2019.

Ecocardiograma

Deve ser realizado para a pesquisa de cardiopatia estrutural em todos os pacientes com bloqueio de ramo esquerdo, BAV de 2° grau Mobitz II, BAV de alto grau e BAVT. Não há indicação da realização de exames de imagem em pacientes assintomáticos com bradicardia sinusal ou BAV de 1° grau e sem evidência clínica de doença estrutural cardíaca.

Ressonância cardíaca

É útil para identificar os pacientes com doenças infiltrativas (sarcoidose, amiloidose e hemocromatose) que podem causar distúrbios no sistema de condução.

Polissonografia

As bradicardias noturnas são comuns mesmo em pacientes saudáveis, na maioria das vezes está relacionada a mecanismo vagal. A realização de pesquisa de apneia do sono é recomendada quando houver suspeita ou documentação de bradicardia durante o sono.

Teste de inclinação

Indicado em pacientes com bradicardia de causa neuromediada ou extrínseca, com suspeita de síncope reflexa, podendo ser associado à massagem do seio carotídeo para a pesquisa de HSC.

Estudo eletrofisiológico (EEF)

Deve ser realizado apenas em pacientes com síncope ou pré-síncope inexplicadas após a avaliação não invasiva, com cardiopatia estrutural e distúrbio de condução de base e com provável causa arrítmica. Em pacientes com bloqueios, é importante avaliar a integridade do sistema de condução com a medida do intervalo HV. O intervalo HV > 70 ms é considerado anormal, cerca de 70% dos pacientes com intervalo > 100 ms desenvolvem bloqueio infra-His de 2º ou 3º graus em 2 anos.

Abordagem do paciente no pronto-socorro

O atendimento inicial consistirá na avaliação hemodinâmica do paciente e a identificação etiológica para possível correção de fatores causais ou reversíveis e abordagem medicamentosa, conforme Fluxograma 44.1.

Pode-se associar o marca-passo transcutâneo na tentativa de melhorar o *status* do paciente, com a sedação e a analgesia adequadas do paciente para melhor tolerância aos estímulos. Nos pacientes em que houver a persistência dos sintomas, o marca-passo transvenoso é a opção, especialmente nos BAV.

A avaliação da etiologia é parte importante do processo, pois algumas causas têm antídoto e podem ser revertidas de forma rápida conforme o Quadro 44.3. Questionar ativamente sobre medicações e solicitar exames laboratoriais conforme a suspeita: hemograma; marcadores de necrose miocárdica; função tireoidiana; eletrólitos; gasometria arterial.

Fluxograma 44.1 Algoritmo de atendimento bradicardia aguda.

Avaliar a condição clínica

↓

Avaliar e proteger vias aéreas
Oxigênio (se hipoxêmico)
Monitorização cardíaca
Acesso EV
ECG 12 derivações
Considerar causas reversíveis

↓

Bradiarritmia persistente causando:
Hipotensão
Alteração mental aguda
Sinais de choque
Desconforto torácico
Insuficiência cardíaca aguda

NÃO → Monitorar e observar

SIM → Atropina
Se atropina inefetiva:
- Marca-passo transcutâneo
- Dopamina
- Adrenalina

→ Considere: Marca-passo transvenoso

↓

Atropina: 1 mg EV (pode repetir a cada 3 a 5 min com dose máxima 3 mg)

Dopamina: 5 a 20 mcg/kg/min EV, iniciar 5 mcg/kg/min e aumentar 5 mcg/kg/min a cada 2 min

Adrenalina: 2 a 10 mcg/min EV

Isoproterenol: 20 a 60 mcg EV bólus seguido por doses 10 a 20 mcg, ou infusão 1 a 20 mcg/min conforme resposta. (precaução em pacientes com evidência de isquemia miocárdica)

Pacientes transplantados sem evidência de reinervação autonômica: Aminofilina (6 mg/kg em 100 a 200 mL soro fisiológico – infundir em 20 a 30 min

ECG: eletrocardiograma; EV: (via) endovenosa.

Fonte: Adaptado do Guideline de Bradicardia ACC/AHA, 2019 e ACLS, 2020.

Quadro 44.3 Causas reversíveis de bradicardia e seus antídotos.

Causa reversível	Antídoto
Betabloqueador	Glucagon (3 a 10 mg EV, infundir a 3 a 5 mg/h) Insulina EV 1U/kg bólus + 0,5U/kg/h
Bloqueador do canal de cálcio	Cálcio EV (gluconato de cálcio 10% 1 a 2 g a cada 10 a 20 minutos) Insulina EV 1U/kg bólus + 0,5 U/kg/h
Digoxina	Anticorpo antidigoxina (depende da dose ingerida)
Infarto agudo do miocárdio de parede inferior	Aminofilina 250 mg EV em bólus

EV: (via) endovenosa.

Fonte: Adaptado do Guideline de Bradicardia ACC/AHA, 2019.

Manejo de bradicardia crônica no ambulatório

O objetivo do tratamento ambulatorial é atingir a FC que forneça um débito cardíaco adequado. Portanto, a correlação possível entre os sintomas e a bradicardia deve ser pesquisada e servirá de guia para o tratamento de forma individualizada. Sempre que possível, suspender o uso de medicações cronotrópicas negativas. Pacientes assintomáticos com bradicardia sinusal ou pausas sinusais, em geral, não necessitam de tratamento.

Os BAV de 1° grau e os de 2° grau Mobitz I, se assintomáticos ou com sintomas não relacionados às bradicardias, são considerados mais benignos, sem indicação de implante de marca-passo. Já os bloqueios AV avançados e sintomáticos podem indicar o implante de marca-passo definitivo e as indicações específicas serão detalhadas em outro capítulo.

Bibliografia consultada

Eric J. Lavonas, MD, MS; David J. Magid, MD, MPH; Khalid Aziz, MBBS, BA, MA, MEd(IT); Katherine M. Berg, MD; Adam Cheng, MD; Amber V. Hoover, RN, MSN; Melissa Mahgoub, PhD; Ashish R. Panchal, MD, PhD; Amber J. Rodriguez, PhD; Alexis A. Topjian, MD, MSCE; Comilla Sasson, MD, PhD; and the AHA Guidelines Highlights Project Team. Disponível em: escguidelines.heart.org.

Baggio Jr JM et al. Bloqueio atrioventricular congênito. JBAC. 2018;31(3):98-101.

Brignole M, Moya A et al. 2018 ESC Guidelines for the diagnosis and management of syncope. Eur Heart J. 2018;39(21):1883-948.

Fonseca M et al. Bradyarrhythmias in cardio-oncology. South Asian J Cancer. 2021;10(03):195-210.

Kusumoto FM et al. 2018 ACC/AHA/HRS Guideline on the evaluation and management of patients with bradycardia and cardiac conduction delay: executive summary: a report of the American College of Cardiology/American Heart Association Task Force on Clinical Practice Guidelines, and the Heart Rhythm Society. J Am Coll Cardiol. 2019;74(7):932-987.

Katritsis DG, Josephson ME. Electrophysiological testing for the investigation of bradycardias. Arrhythm Electrophysiol Rev. 2017;6(1):24-8.

Jensen PN et al. Incidence of and risk factors for sick sinus syndrome in the general population. J Am Coll Cardiol. 2014;64:531.

Meneghelo RS, Araujo CGS et al. Sociedade Brasileira de Cardiologia. III Diretrizes da Sociedade Brasileira de Cardiologia sobre Teste ergométrico. Arq Bras Cardiol. 2010;95(5.1):1-26.
Pastore CA et al. III Diretrizes da Sociedade Brasileira de Cardiologia sobre Análise e Emissão de Laudos Eletrocardiográficos. Arq Bras Cardiol. 2016;106(4):1-23.
Sidhu S, Marine JE. Evaluation and managing bradycardia. Trends in Cardiovascular Medicine. 2020;30:265-72.
Tse G, Liu T et al. Tachycardia-bradycardia syndrome: eletrophysiological mechanisms and future therapeutics approaches (Review). International Journal Of Molecular Medicine. 2017;39:519-26.
Vaz AP et al. Tradução do questionário de Berlim para Língua Portuguesa e sua aplicação na identificação da SAOS numa consulta de patologia respiratória do sono. Revista Portuguesa de Pneumologia. 2011;17(2):59-65.

Capítulo 45

Arritmias ventriculares

Amanda Batalha Pereira
Sávia Christina Pereira Bueno

Introdução

As arritmias ventriculares são comuns na prática médica e é preciso, por isso, estar familiarizado para diagnóstico e condução clínica adequados. Arritmia ventricular é todo ritmo que se origina abaixo do nó atrioventricular, no miocárdio ou no sistema de condução. Pode ter apresentação benigna ou estar associada a risco de morte súbita. A avaliação de sintomas deve ser levada em conta, assim como a história familiar, exame físico e investigação de doenças cardíacas estruturais. Morfologia, densidade, complexidade das arritmias podem ser visualizadas em exames complementares e são importantes para a definição de prognóstico e tratamento.

O mecanismo das arritmias depende da doença cardíaca de base, que também afetará o prognóstico, e pode ser por automatismo, atividade trigada e reentrada (mais comum). Devem ser avaliados a densidade, a morfologia, a origem e o comportamento no esforço.

A prevalência depende da população e da duração do monitoramento, podendo variar de 1% a 62%. Aumenta de acordo com a faixa etária e pode ser encontrada em 69% dos pacientes com idade acima de 75 anos.

A morfologia das extrassístoles ventriculares (EV) pode fornecer informações para avaliação, uma vez que sítios da origem de ectopias geralmente benignas são bem conhecidos como na via de saída do ventrículo direito (Figura 45.1) e esquerdo (Figura 45.2) (VSVD e VSVE).

Um estudo em atletas saudáveis mostrou que aqueles com EV acima de 2.000 em 24 horas apresentam risco 30% maior de doença cardíaca subjacente. Mesmo na ausência de doença cardíaca, uma carga moderada a alta de EV é um marcador de mortalidade por todas as causas e cardiovascular. Pacientes com mais de 500 EV em 24 horas, mesmo assintomático, devem ser acompanhados clinicamente.

Embora as arritmias VSVD geralmente ocorram em coração estruturalmente normal, vale lembrar os diagnósticos diferenciais como a cardiomiopatia arritmogênica de ventrículo direito (CAVD) e EV com origens atípicas (VD) como na sarcoidose. O desenvolvimento de taquicardiomiopatia pode estar relacionado a aumento de densidade de EV (> 24%), porém tem sido reportado em densidades menores. Sua prevalência varia de 7% a 52%.

Figura 45.1 VSVD: eixo inferior em parede inferior (DII, DIII e AVF), com morfologia de ramo esquerdo em V1.

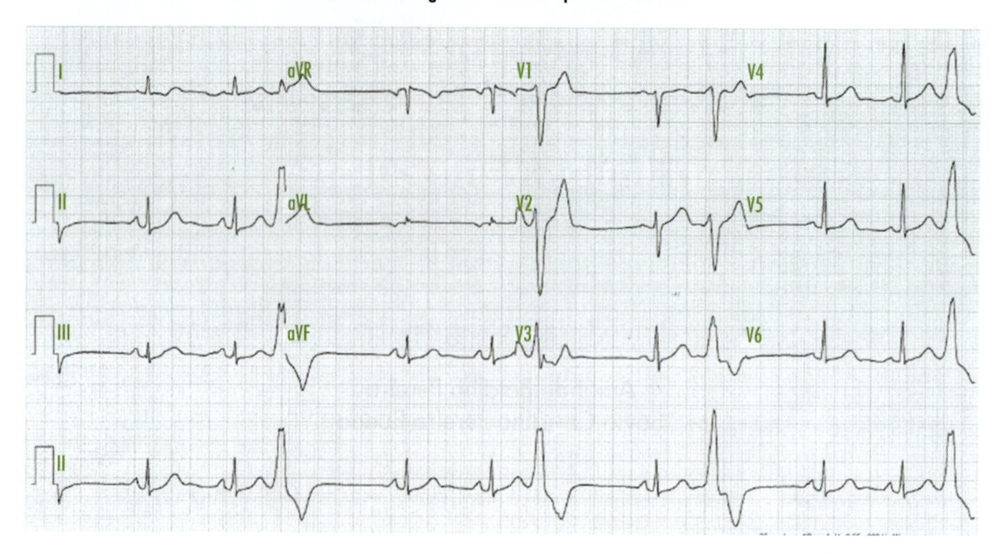

Fonte: Acervo da autoria.

Figura 45.2 VSVE: eixo inferior em parede inferior (DII, DIII e AVF), com morfologia de ramo direito em V1.

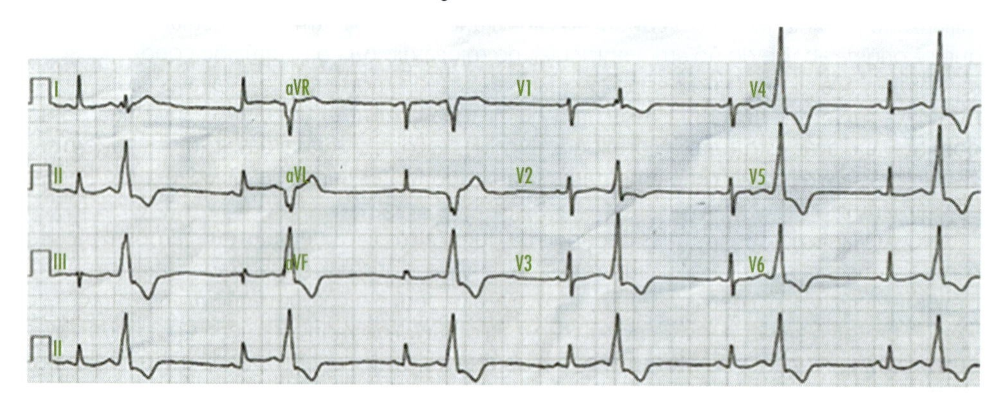

Fonte: Acervo da autoria.

São fatores associados a pior prognóstico nas EV:

» Doença estrutural, isquêmica ou elétrica subjacente;
» Mais de 2.000 EV/24 horas;
» EV complexas (bigeminismo, trigeminismo e taquicardia ventricular não sustentada (TVNS));
» Número crescente de morfologias;
» Aumento durante o exercício;
» Intervalo de acoplamento curto das EV (R sobre T);
» EV com QRS largo.

Extrassístoles ventriculares

São batimento de origem ventricular que ocorrem de forma prematura. Podem apresentar-se de forma isolada ou repetitiva, monomórfica ou polimórfica (Figuras 45.3 e 45.4), idiopática ou relacionada à doença cardíaca estrutural. A maioria se origina nas VSVD e VSVE. EV frequentes são definidas como > 1 em eletrocardiograma (ECG) de 10 segundos ou > 30/hora em Holter de 24 horas, podendo variar na literatura. A carga/densidade refere-se ao percentual de batimentos ectópicos em 24 horas.

Figura 45.3 Extrassístoles ventriculares monomórficas.

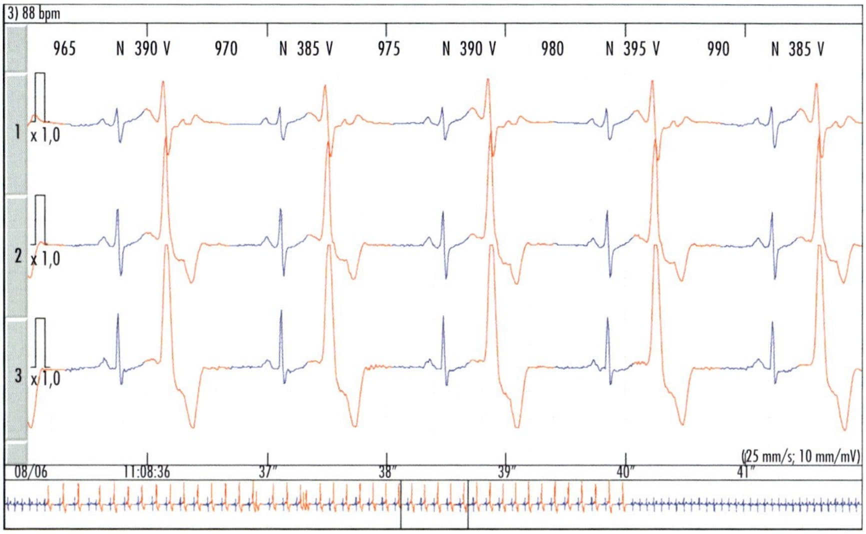

Fonte: Acervo da autoria.

Figura 45.4 Extrassístoles ventriculares polimórficas.

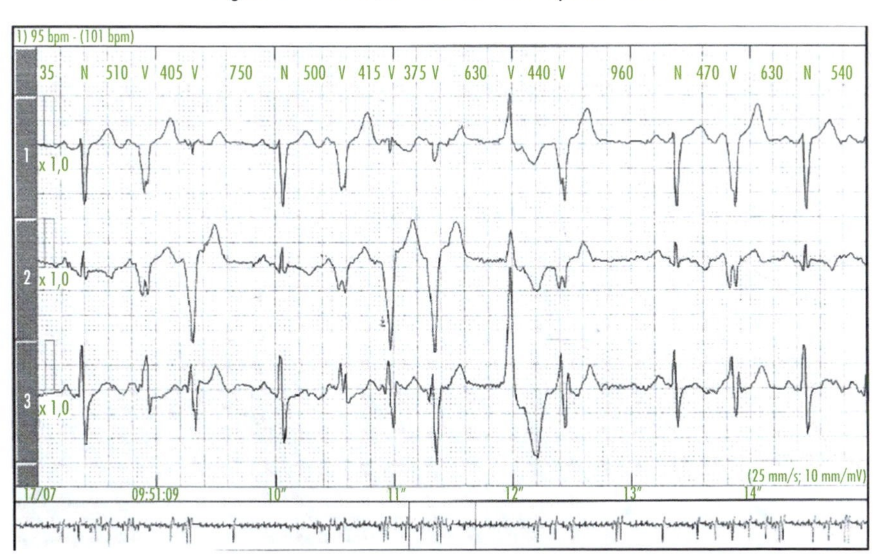

Fonte: Acervo da autoria.

Taquicardia ventricular não sustentada (TVNS)

Entende-se por três ou mais batimentos ventriculares consecutivos, com frequência maior que 100 bpm com uma duração menor de 30 segundos (Figuras 45.5 e 45.6).

Figura 45.5 TVNS.

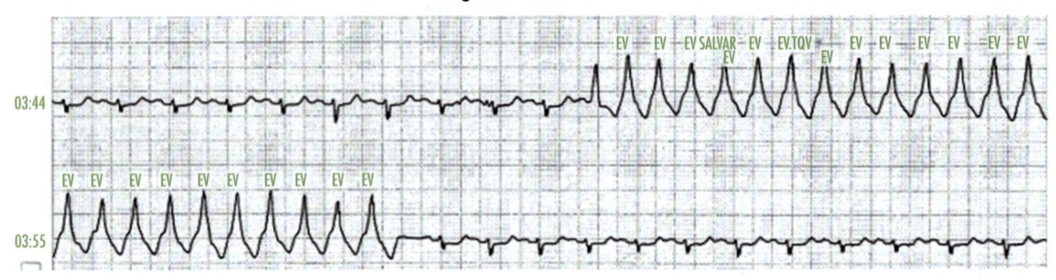

Fonte: Acervo da autoria.

Figura 45.6 Holter 24 horas: TVNS repetitiva.

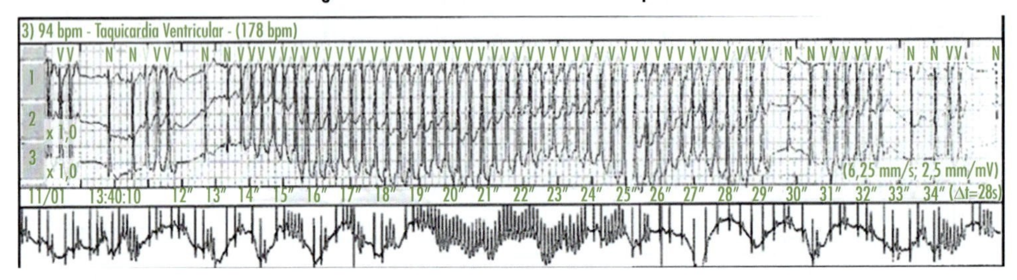

Fonte: Acervo da autoria.

Ritmo idioventricular (RIVA)

Ritmo ventricular com frequência entre 60 e 100 bpm. Ocorre em 8% dos pacientes com miocardiopatias e em 50% na síndrome coronariana aguda como arritmia de reperfusão nos pacientes submetidos à revascularização por automatismo anormal. Encontrado em 0,3% de exames realizados em adultos saudáveis. A maioria dos casos não requer tratamento e é transitória. São denominados "acelerados" quando a frequência ventricular é acima de 40 bpm (Figura 45.7).

Figura 45.7 RIVA.

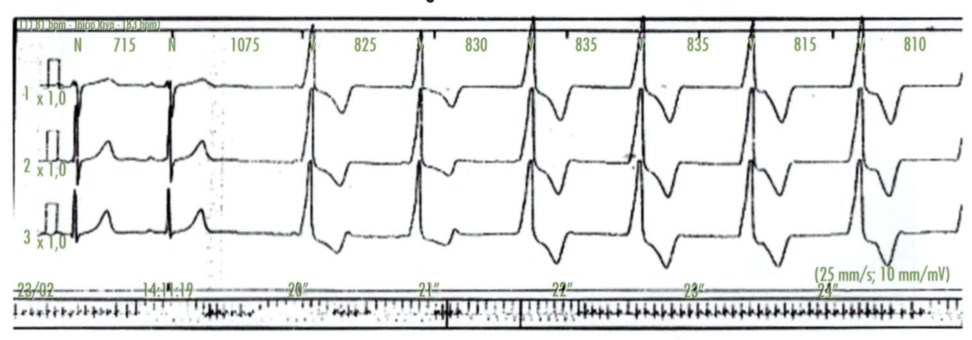

Fonte: Acervo da autoria.

Taquicardia ventricular sustentada (TVS)

Frequência maior que 100 bpm e duração maior que 30 segundos (Figura 45.8).

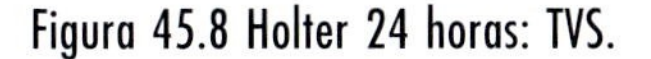

Figura 45.8 Holter 24 horas: TVS.

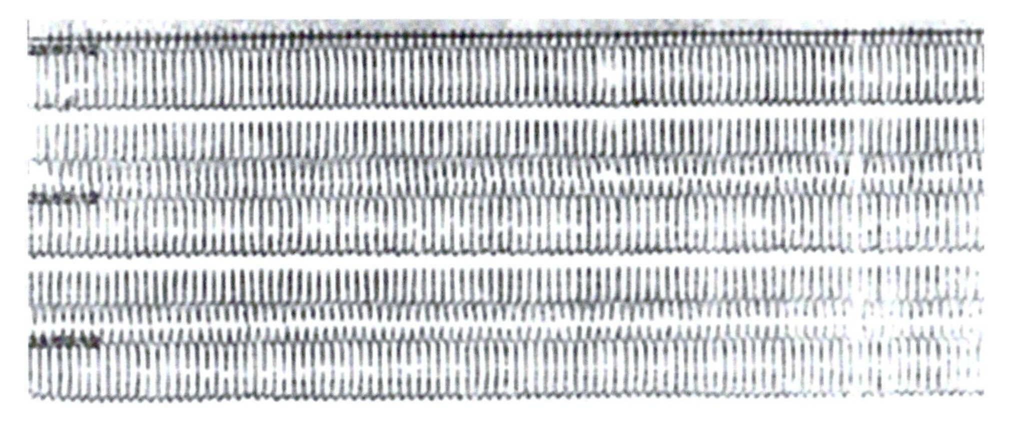

Fonte: Acervo da autoria.

Taquicardia bidirecional

Taquicardia ventricular (TV) com alternância a cada batimento no plano frontal, associada à toxicidade digitálica ou às canalopatias como TV polimórfica catecolaminérgica (TVPC) ou síndrome de Andersen-Tawil (Figura 45.9).

Figura 45.9 Taquicardia bidirecional.

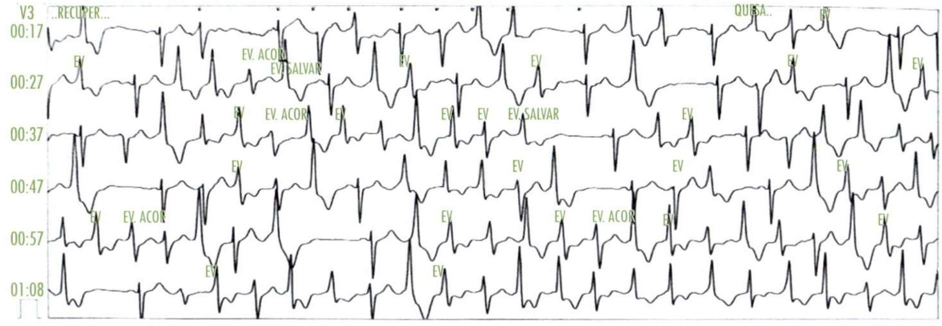

Fonte: Acervo da autoria.

Taquicardia ventricular polimórfica (TVP)

Mudança da configuração de QRS a cada batimento. *Torsades de pointes* (TP) é uma forma de TV polimórfica com complexos QRS que variam continuamente e parecem espiralar em torno da linha de base da derivação do ECG com padrão sinusoidal. Associa-se a distúrbios eletrolíticos, drogas que prolongam o intervalo QT, canalopatias hereditárias, isquemia cardíaca (Figura 45.10).

Figura 45.10 Holter 24 horas: término espontâneo de TVP em paciente com QT longo.

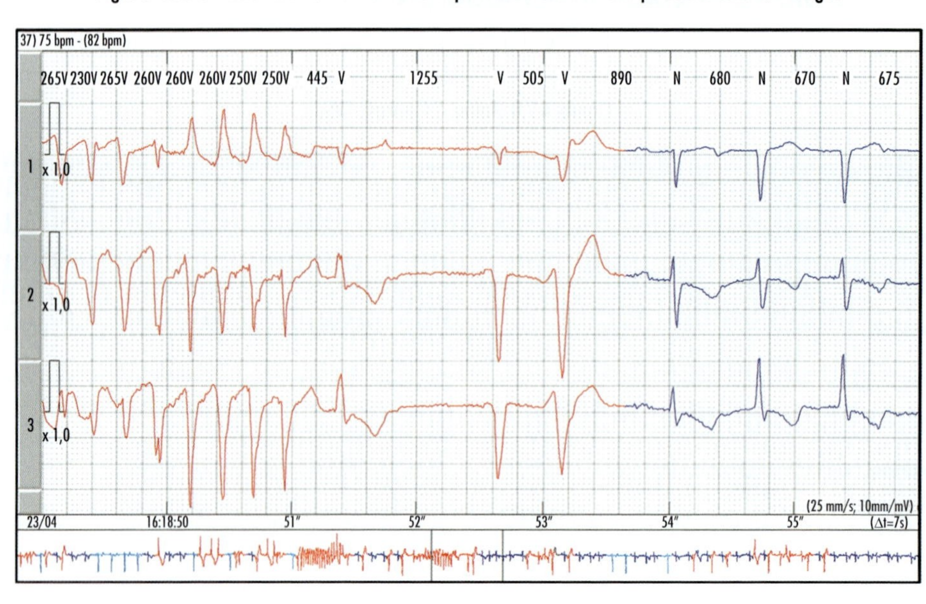

Fonte: Acervo da autoria.

Tempestade elétrica

Trata-se de um estado de instabilidade que é definida por ≥ 3 episódios de taquicardia ventricular (TV) sustentada, fibrilação ventricular (FV) ou choques apropriados de um cardioversor desfibrilador implantável (CDI) em 24 horas.

O paciente pode ser assintomático ou evoluir com sintomas que podem ser de leves a incapacitantes, potencialmente prejudiciais à sua vida cotidiana, variando de palpitações, dor torácica, tonturas, dispneia, pré-síncope, síncope ou até mesmo evoluir com parada cardíaca recuperada ou morte súbita.

Diagnóstico

Eletrocardiograma (ECG)

É um exame essencial para avaliação inicial (basal e arritmia), permitindo identificar a localização da origem da arritmia: (1) eixo QRS = EV da via de saída compartilham um eixo QRS direcionado inferiormente; (2) padrão de bloqueio de ramo em V1 – localização direita ou esquerda; (3) transição R/S após V3, sugere origem ventricular direita; e (4) largura do QRS = origem sistema de condução ou músculo cardíaco. Auxilia ainda na identificação de cardiopatias ou canalopatias, além de alterações na despolarização e repolarização. As alterações eletrocardiográficas e padrões de canalopatias serão abordadas em capítulo específico.

Os algoritmos como de Brugada, Vereckei, PAVA e Santos podem ser utilizados para diagnóstico diferencial das taquicardias de QRS largo.

Holter 24 horas

Identifica densidade, complexidade, morfologia, período do dia em que predomina (Figura 45.11). Consegue correlacionar sintomas com o traçado eletrocardiográfico.

Figura 45.11 Holter 24 horas: padrão adrenérgico. Predomínio diurno.

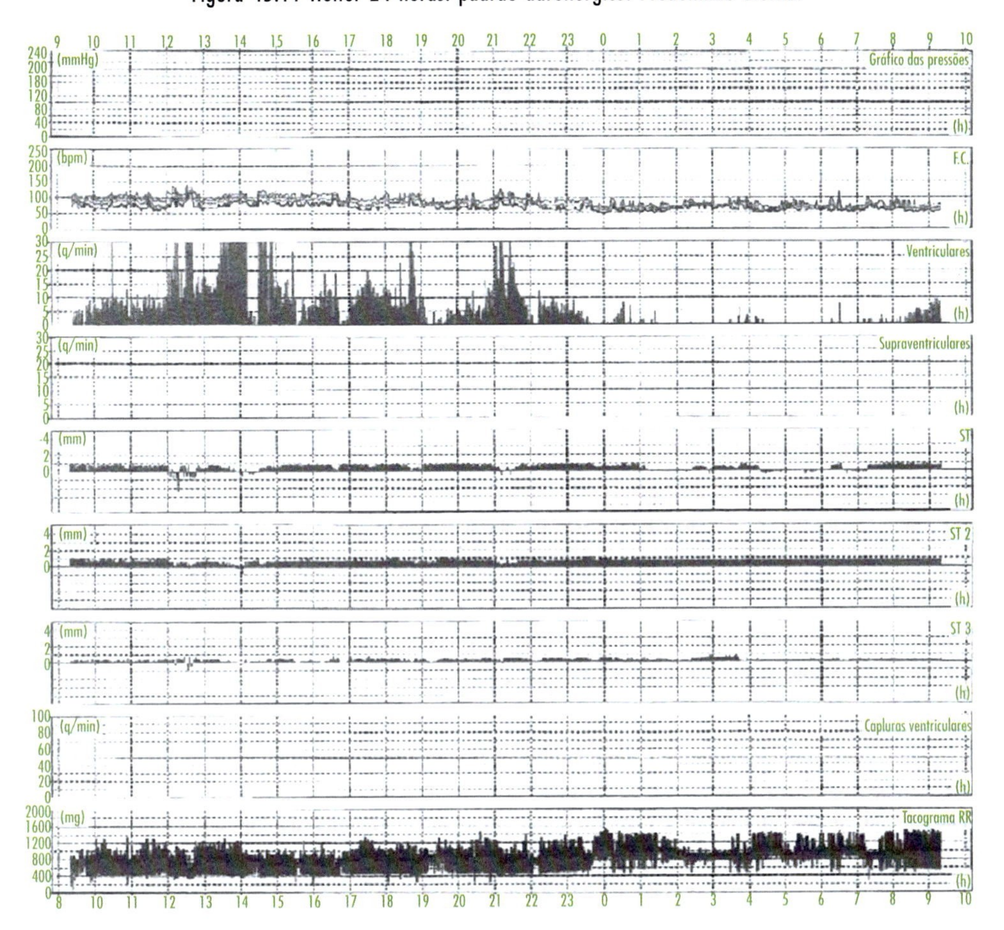

Fonte: Acervo da autoria.

Looper *(monitor de eventos)*

Pode ajudar o diagnóstico de sintomas que acontecem de maneira mais esparsa.

Teste ergométrico (TE)

Avalia como se comporta a arritmia no esforço. Pode auxiliar no diagnóstico de sintomas que se iniciam ou pioram sob esforço (Figura 45.12).

Figura 45.12 TE: TV induzida no esforço em coração estruturalmente normal em paciente com palpitações no esforço.

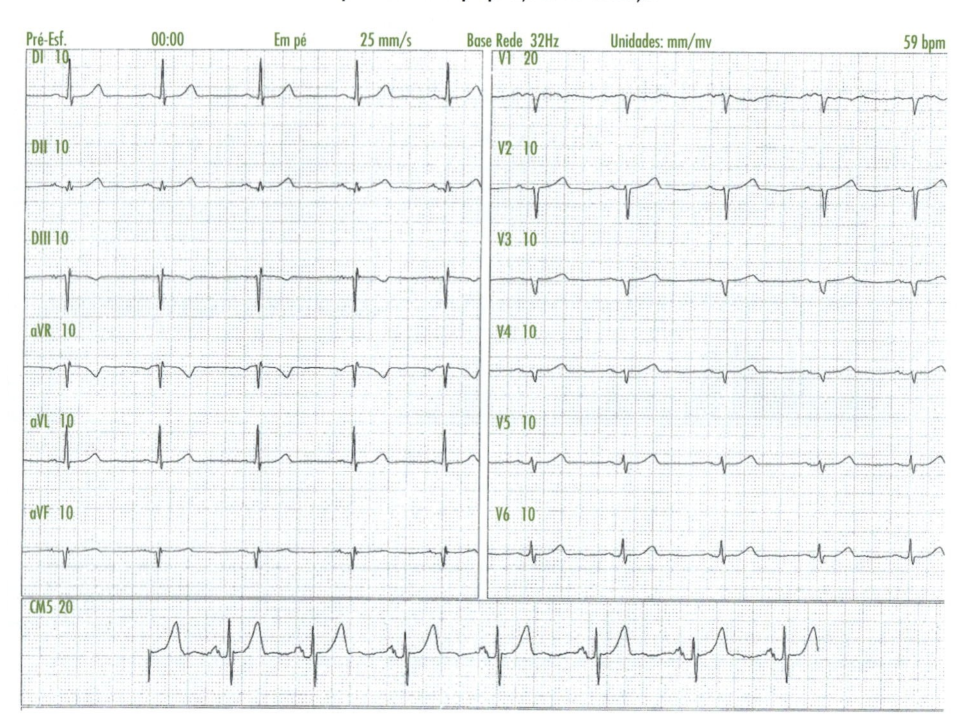

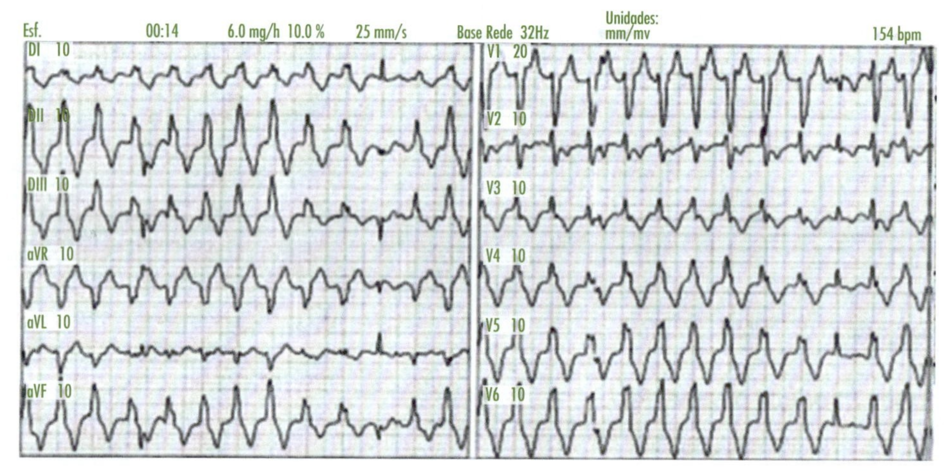

Fonte: Acervo da autoria.

Laboratório

Útil para descartar possíveis distúrbios metabólicos, anemia, disfunção tireoidiana, alterações enzimas cardíacas.

ECG de alta resolução

Suspeita CAVD.

Avaliação de dispositivo cardíaco eletrônico implantável

Pode identificar arritmias, período de piora, dia, horário (Figura 45.13).

Para auxiliar o diagnóstico na suspeita de taquicardiomiopatia, é importante descartar outras causas de cardiomiopatia; hipertrofia ventricular esquerda; dilatação ventricular. Há recuperação da função após controle da taquicardia (por controle da frequência, cardioversão ou ablação por radiofrequência) entre 1 e 6 meses, além de declínio rápido da fração de ejeção (FE) após recorrência da taquicardia.

Figura 45.13 Cardiodesfibrilador atrioventricular: TV endocavitário. Observam-se no canal de marcas frequência ventricular maior do que a atrial e a dissociação atrioventricular.

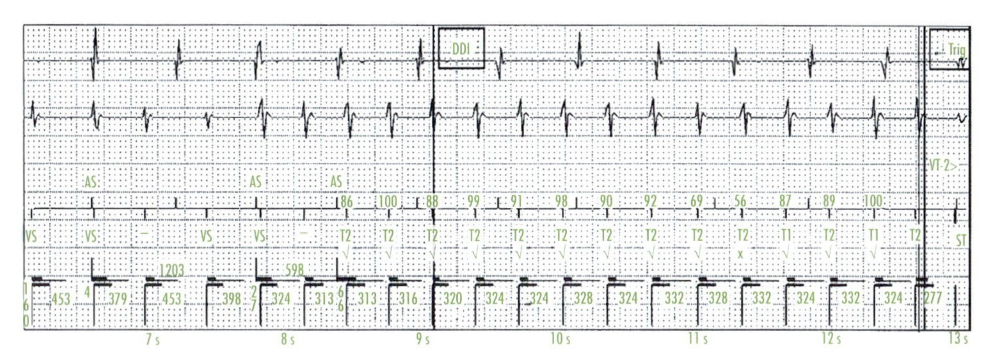

Fonte: Acervo da autoria.

Tratamento

O tratamento deve ser baseado nos sintomas dos pacientes, complexidade e na presença ou não de cardiopatia associada. Não deve se basear na supressão de arritmia ventricular por si só, e sim no contexto de diminuir morbimortalidade.

Em pacientes com EV sintomáticos e coração estruturalmente normal, drogas como betabloqueador, bloqueador de canais de cálcio podem ser iniciados. Outros antiarrítmicos podem ser associados como propafenona, sotalol e amiodarona para controle dos sintomas, estes últimos não diminuem a mortalidade e devem ser usados respeitando-se indicações, contraindicações e efeitos colaterais, independentemente do tempo de uso.

Propafenona

Contraindicações: miocardiopatia isquêmica, QRS > 130 ms, FE reduzida, septo > 1,4 cm. Sugerido suspensão se QRS aumentar > 25% ou QRS > 150 ms, bradicardia sintomática. Não deve ser usada em pacientes com significante insuficiência renal ou hepática ou asma.

Sotalol

Contraindicações: fração de ejeção (FE) reduzida, QT longo, hipocalemia, associação com drogas que aumentem QT. Cautela em pacientes com asma. Deve ser descontinuada se QT > 500 ms ou > 25%, bradicardia sintomática.

Amiodarona

Contraindicação: QT longo. Cautela quando associada a outras drogas que aumentam QT. Deve ser descontinuada se bradicardia sintomática ou QT > 500 ms. Pode causar hipotireoidismo, toxidade hepática e pulmonar, depósito em córnea, neuropatia ótica, escurecimento de pele, aumenta risco de miopatia quando associada à estatina.

São situações que favorecem decisão por tratamento das arritmias ventriculares: taquicardiomiopatias; estimulação ventricular insuficiente em pacientes com ressincronizador cardíaco; arritmia ventricular que contribui com piora da insuficiência cardíaca (TV-FV); choque do desfibrilador apesar de terapia medicamentosa adequada.

Arritmias ventriculares no pronto-socorro

Nos casos de TV, avaliar critérios de instabilidade: dor torácica; dispneia; diminuição do nível de consciência; síncope; diminuição pressão arterial. Manter assistência respiratória, monitorização cardíaca e oximetria. Se estabilidade, tentar registrar o ECG da taquicardia. Em casos de parada cardíaca, iniciar manobras de ressuscitação.

Taquicardia ventricular

Cerca de 80% das taquicardias de QRS largo são TV. Em casos de instabilidade, deve-se proceder à cardioversão elétrica sincronizada. Em pacientes estáveis, considerar adenosina nas taquicardias de QRS largo, regulares e monomórficas. Cerca de 20% das taquicardias de QRS largo monomórfica são supraventriculares. Adenosina pode auxiliar nesse diagnóstico, por isso a importância de se registar esse momento no ECG.

Amiodarona endovenosa pode ser utilizada (150 mg em 10 minutos e seguir com uma infusão de manutenção de 1 mg/min nas primeiras 6 horas).

Em pacientes com parada cardíaca recuperada no contexto de TV e coração estruturalmente normal, a suspeita de cardiomiopatias cuja manifestação clínica inicial tenha sido a arritmia deve ser lembrada e investigação adicional, realizada.

Em pacientes com TV polimórfica, procede-se à desfibrilação elétrica.

Até 10% de todas as paradas cardíacas não estão associadas à doença cardíaca estrutural ou coronariana, com predomínio em pacientes mais jovens e sem comorbidades. Muitos pacientes não respondem a algoritmos de ressuscitação convencionais com drogas que podem exacerbar o estado pró-arrítmico e ocasionar deterioração clínica. Em paciente com arritmia ventricular com suspeita de doença hereditária, visualizar intervalo QT.

Em pacientes com QT aumentado e *torsades de pointes*, devem-se corrigir distúrbios eletrolíticos, com alvo de potássio 4 a 5 mmol/L. A suplementação empírica do magnésio pode ser utilizada mesmo com o nível sérico adequado, pois pode não refletir a concentração intracelular. Em casos de hipomagnesemia, devem-se administrar 2 g, em bólus intravenoso de sulfato de magnésio durante 2 a 3 minutos, seguido de infusão de 2 a 4 mg/min. Tratar hipocalcemia (< 2 mmol/L) que pode mimetizar QT longo (QTL).

O marca-passo provisório (MPP) está indicado em casos de bradicardia ou se houver instabilidade elétrica (*torsades de pointes* recorrente, alternância de onda T, alta densidade de EV) contínua após correção eletrolítica. Aumentar a frequência cardíaca programada pode ser necessário, pois diminui a duração do potencial de ação e intervalo QT. Inicialmente, frequências mais elevadas podem ser necessárias, podendo diminuir conforme adequada supressão de ectopias ventriculares. Ao final, frequência superior a 70 bpm é adequada em adultos e pode ser maior do que 80 bpm em crianças.

O isoproterenol pode ser usado quando choques recorrentes são necessários e o MPP não está disponível, infusão de isoproterenol de 1 a 5 mg/min pode ser considerada se o paciente é suspeito de ter QTL ou em casos de bradicardia cujo início da arritmia dependa de pausa.

Os betabloqueadores são úteis em casos de *torsades de pointes* recorrente na presença de taquicardia sinusal e/ou se o início do ritmo não é dependente de pausa (adrenérgico). Neste caso, há necessidade de terapia antiadrenérgica, principalmente em pacientes em QTL congênito, nos quais tratamento com betabloqueador é considerado de 1ª linha (esmolol 0,5 mg/kg, seguido de uma infusão de 100 a 300 mg/kg por minuto, propranolol ou nadolol).

Estudo eletrofisiológico e ablação por radiofrequência

A ablação da arritmia por radiofrequência guiada por estudo eletrofisiológico deve considerar a impossibilidade ou a não tolerância ao uso de antiarritmicos, em caso de refratariedade apesar do tratamento farmacológico ou em caso de preferência do paciente.

Cardiodesfibrilador implantável

Os cardiodesfibriladores implantáveis estão indicados na prevenção secundária em sobreviventes de parada cardíaca, TV instável ou estável em miocardiopatia isquêmica ou não, de causa não reversível e expectativa de vida de pelo menos 1 ano (Classe I). O implante de cardiodesfibrilador é contraindicado em pacientes com TV incessante (Classe III). A prevenção primária deve ser avaliada caso a caso, conforme cardiopatia analisada.

Bibliografia consultada

Al-Khatib SM, Stevenson WG, Ackerman MJ, Bryant WJ, Callans DJ, Curtis AB et al. AHA/ACC/HRS guideline for management of patients with ventricular arrhythmias and the prevention of sudden cardiac death: a report of the American College of Cardiology/American Heart Association task force on clinical practice guidelines and the Heart Rhythm Society. Circulation. 2017;138:e272-391.

Al-Khatib SM, Stevenson WG, Ackerman MJ, Gillis AM, Bryant WJ, Hlatky MA et al. 2017 AHA/ACC/HRS guideline for management of patients withventricular arrhythmias and the prevention of sudden cardiac death: executive summary. 2018;138(13):e272-e391.

Ataklte F, Erqou S, Laukkanen J, Kaptoge S. Meta-analysis of ventricular premature complexes and their relation to cardiac mortality in general populations. Am. J Cardiol. 2013;112:1263-7.

Belhassen B, Viskin S, Fish R, Glick A, Setbon I, Eldar M. Effects of electrophysiologic-guided therapy with class IA antiarrhythmic drugs on the long-term outcome of patients with idiopathic ventricular fibrillation with or without the brugada syndrome. J Cardiovasc Electrophysiol. 1999;10:1301-12.

Biffi A, Pelliccia A, Verdile L, Fernando F, Spataro A, Caselli S et al. Long-term clinical significance of frequent and complex ventricular tachyarrhythmias in trained athletes. J Am Coll Cardiol. 2002;40:446-52.

Dan G-A, Martinez-Rubio A, Agewall S, Boriani G, Borggrefe M, Gaita F et al. ESC Scientific Document Group. Antiarrhythmic drugs-clinical use and clinical decision making: a consensus document from the European Heart Rhythm Association (EHRA) and European Society of Cardiology (ESC) Working Group on Cardiovascular Pharmacology, endorsed by the Heart Rhythm Society (HRS), Asia-Pacific Heart Rhythm Society (APHRS) and International Society of Cardiovascular Pharmacotherapy (ISCP). Europace. 2018;0:1-42.

David O et al. Managgement of asyntomatico arrhythmias: a European Heart Rhythm Association (EHRA) consensus document, endorsed by the Heart failure Association (HFA), Heart Rhythm society (HRS), Asia Pacific Heart Rhythm Soviety (APHRS), Cardiac Arrhythmia Society of Southem Africa (CASSA), and LatinAmerica Heart Rhythm Society (LAHRS). Europace. 2019;0,1-32.

Edmond M. Cronin et al. 2019 HRS/EHRA/APHRS/LAHRS expert consensus statement on catheter ablation of ventricular arrhythmias: executive summary. Europace. 2020;22:450-95.

Laksman Z, Barichello S, Roston TM, Deyell MW, C, Krahn AD. Acute management of ventricular arrhythmia in patients with suspected inherited heart rhythm disorders. JACC: Clinical eletrophysiology. 2019;5:3.

Latchamsetty R, Bogun FM. Ventricular tachyarrhythmias; mecanisms, clinical features, and management. 6 Edition. Zipes/Jalife. 2014.

Latchamsetty R, Bogun FM. Premature ventricular complexes and premature ventricular complex induced cardiomyopathy. Curr Probl Cardiol. 2015;40:379-422.

Musunuru K, Hershberger RE, Day SM, Klinedinst NJ, Landstrom AP, Parikh VN et al. On behalf of the American Heart Association Council on Genomic and Precision Medicine, Council on Arteriosclerosis Genetic Testing for Inherited Cardiovascular Diseases: a scientific statement from the American Heart Association. Circ Genom Precis Med. 2020;Aug;13(4):e000067..

Panchal AR, Bartos JA, Cabañas JG, Donnino MW, Drennan IR, Hirsch KG et al. Part 3: Adult basic and advanced life. Support 2020 American Heart Association Guidelines for cardiopulmonary resuscitation and emergency cardiovascular care. Circulation. 2020;142(2):S366-S468.

Shimizu W, Noda T, Takaki H, Nagaya N, Satomi K, Kurita T et al. Diagnostic value of epinephrine test for genotyping LQT1, LQT2, and LQT3 forms of congenital Antzelevitch C, Yan GX, Ackerman MJ, Borggrefe M, Corrado long QT syndrome. Heart Rhythm. 2004;1:276-83.

Capítulo 46

Taquicardias supraventriculares

Ana Paula Lindoso Lima
Natália Quintella Sangiorgi Olivetti
Brenno Gomes Rizerio

Introdução

As taquicardias supraventriculares (TSV) são caracterizadas pelos seus circuitos de condução do estímulo ou por suas origens na região acima da bifurcação do feixe de His (Quadro 46.1). As TSV, normalmente, não são fatais, em geral não produzem colapso hemodinâmico e, assim, medidas conservadoras podem ser praticadas inicialmente na reversão para ritmo sinusal. A prevalência das TSV é de cerca de 2,29 por 1.000 pessoas na população geral.

As TSV podem ter como fatores deflagradores: distúrbios metabólicos ou hidroeletrolíticos; e estados inflamatórios (infecção, pós-operatório). Dessa forma, a redução dos episódios de arritmia e a melhora sintomática requerem o tratamento dessas condições antes de se propor um tratamento invasivo.

São classicamente taquicardias de QRS estreito, mas podem se apresentar QRS alargados por aberrância de condução ou pré-excitação, diagnóstico diferencial com as taquicardias ventriculares. O eletrocardiograma (ECG) durante a taquicardia é útil para examinar o início e o término do episódio, permitindo a identificação da arritmia.

Quadro 46.1 Mecanismos das arritmias supraventriculares.

Arritmia	Definição
Taquicardia sinusal	Fisiológica: aumento da FC em resposta a estresse de exercício ou emocional Inapropriada: FC > 100 em repouso, excluindo-se resposta fisiológica ou causas primárias. Secundária a aumento no automatismo do nó sinusal ou a um foco atrial automático localizado próximo ao nó sinusal

(Continua)

Quadro 46.1 Mecanismos das arritmias supraventriculares (continuação).

Arritmia	Definição
Taquicardia atrial (Figura 46.2)	Automatismo normal exacerbado ou reentrada em áreas de fibrose Focal: ritmo atrial originado fora do NSA, com onda P distinta da sinusal com frequência > 100 bpm. É comum haver condução AV variável Multifocal: focos atriais múltiplos, FC > 100 bpm, reconhecida pela presença de, pelo menos, três morfologias de ondas P. Os intervalos PP e PR, frequentemente, são variáveis, podendo ocorrer ondas P bloqueadas Reentrada no NSA: microrreentrada originada no NSA, com início e término abrupto, com onda P de morfologia semelhante à do ritmo sinusal
Taquicardia juncional	Ritmo de substituição originado na junção AV, com QRS de mesma morfologia e duração do ritmo basal, com FC > 100 bpm
Taquicardia por reentrada nodal (Figura 46.3)	Mecanismo de reentrada nodal envolve duas vias distintas, uma rápida e uma lenta. Mais comumente, a via rápida está localizada próximo ao ápex do triângulo de Koch e a lenta inferoposterior, ao nó AV Típica: utiliza o nó AV como parte do circuito, envolvendo a via lenta, no sentido anterógrado e a via rápida, no sentido retrógrado (via lenta-rápida) Atípica: envolve a via lenta no sentido retrógrado e a rápida no sentido anterógrado (via rápida-lenta) ou uma via lenta faz a condução retrógrada e anterógrada (via lenta-lenta), com o característico intervalo RP > PR
Taquicardia AV (Figura 46.4)	Mecanismo de reentrada atrioventricular, com participação de uma via acessória, que pode estar próxima ao anel mitral ou tricúspide Ortodrômica: utiliza o sistema de condução normal no sentido anterógrado e uma via acessória no sentido retrógrado. O QRS geralmente é estreito Antidrômica: via acessória no sentido anterógrado e o sistema de condução no sentido retrógrado. O QRS é aberrante e há pré-excitação ventricular
Mahaim (Figura 46.5)	Via acessória nodoventricular ou nodofascicular, geralmente com QRS largo padrão de BRE atípico e transição de onda R em precordiais tardia (V5 ou V6)
Coumel (Figura 46.6)	Via acessória de condução retrógrada decremental, geralmente localização posterosseptal, com onda p negativa "em gota" nas derivações inferiores
***Flutter* atrial** (Figura 46.7)	Típico: circuito de macroreentrada envolvendo o istmo cavotricuspídeo, com ondas F negativas em derivações inferiores (sentido anti-horário) Típico reverso: semelhante ao típico, mas em direção reversa Atípico: macrorreentrada fora do istmo cavotricuspídeo

AV: atrioventricular; BRE: bloqueio de ramo esquerdo; FC: frequência cardíaca; NSA: nó sinoatrial.

Fonte: Adaptado de Blomström-Lundqvist *et al.* JACC. 2003;42:8. ACC/AHA/ESC Guidelines for Management of SVA. JACC, 2003.

Classificação (Figura 46.1)

Taquicardia sinusal (TS)

Reação normal a estresses fisiológicos ou patológicos. Alguns fármacos como atropina, catecolaminas, álcool ou cafeína podem produzir TS. Em pacientes com doença estrutural, a TS pode resultar em débito cardíaco reduzido e angina ou precipitar outra arritmia.

Figura 46.1 Diagnóstico diferencial das taquicardias de QRS estreito.

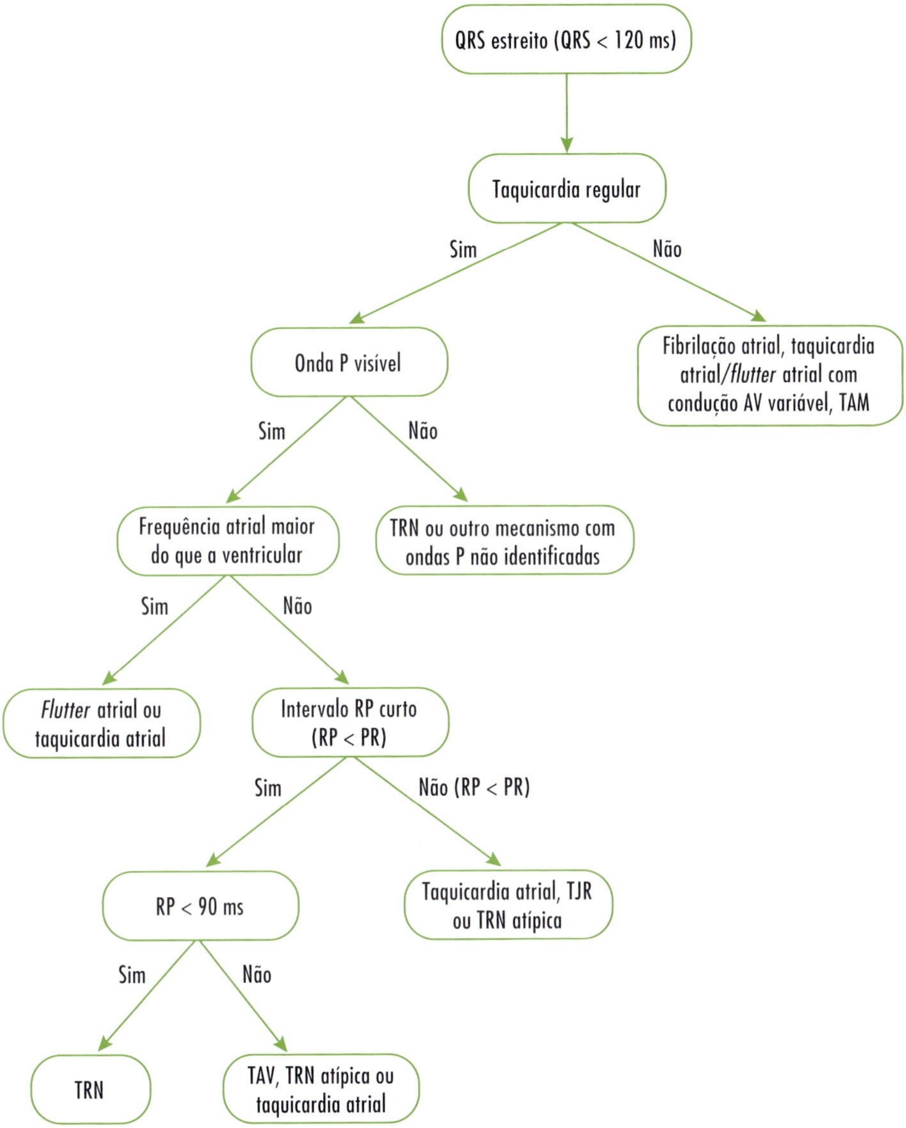

- QRS estreito (QRS < 120 ms)
  - Taquicardia regular
    - Sim: Onda P visível
      - Sim: Frequência atrial maior do que a ventricular
        - Sim: *Flutter* atrial ou taquicardia atrial
        - Não: Intervalo RP curto (RP < PR)
          - Sim: RP < 90 ms
            - Sim: TRN
            - Não: TAV, TRN atípica ou taquicardia atrial
          - Não (RP < PR): Taquicardia atrial, TJR ou TRN atípica
      - Não: TRN ou outro mecanismo com ondas P não identificadas
    - Não: Fibrilação atrial, taquicardia atrial/*flutter* atrial com condução AV variável, TAM

AV: atrioventicular; TAM: taquicardia atrial multifocal; TAV: taquicardica atrioventricular; TRN: taquicardia por reentrada nodal; TJR: taquicardia juncional reciprocante.

Fonte: Adaptada de Blomström-Lundqvist *et al.* JACC. 2003;42:8. ACC/AHA/ESC Guidelines for Management of SVA. JACC, 2003.

Taquicardia atrial (TA)

Pode acometer pacientes com ou sem doença estrutural, sendo comum em casos de intoxicação digitálica. Mais comum em mulheres de meia-idade, relacionada a extrassístoles atriais. Podem ocorrer em surtos curtos e recorrentes, mas podem ser incessantes, podendo induzir taquicardiomiopatia. Na TA multifocal, há vários focos de disparo, com ondas P variando de morfologia na mesma derivação do ECG, encontrada comumente em pacientes com doença pulmonar obstrutiva crônica.

Taquicardia por reentrada nodal (TRN)

É a TSV mais comum. Mais comum em mulheres jovens sem doença cardíaca estrutural. Os sintomas são palpitação, "sinal de *frog*" (sensação de palpitações no pescoço por contração atrial sobre a valva atrioventricular fechada), angina e síncope. Geralmente, as crises são bem toleradas, sem instabilidade, e a taquicardia é facilmente interrompida com adenosina em virtude da dependência do nó atrioventricular (NAV) no circuito. O ECG de base é normal. A TRN pode ter início espontâneo ou induzido *triggers*, como exercício físico, café, chá e álcool.

Taquicardia atrioventricular (TAV)

É mais comum em homens durante a infância ou em adultos jovens. As crises são bem toleradas, mas a depender do período refratário da via e do circuito, a FC pode ser muito alta e a crise, mal tolerada. A TAV é facilmente interrompida com adenosina em razão da dependência do NAV. O ECG pode ter pré-excitação manifesta (PR curto, onda delta, QRS largo e alteração de repolarização), inaparente, intermitente ou ser normal (com confirmação da via anômala pelo estudo eletrofisiológico).

Figura 46.2 Taquicardia atrial.

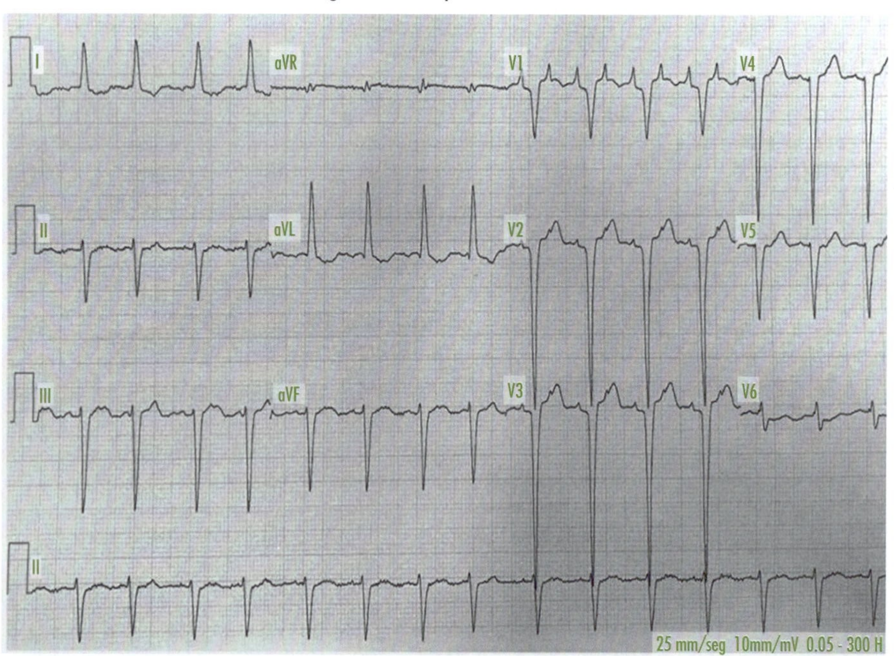

Fonte: Acervo da autoria.

Figura 46.3 Taquicardia por reentrada nodal.

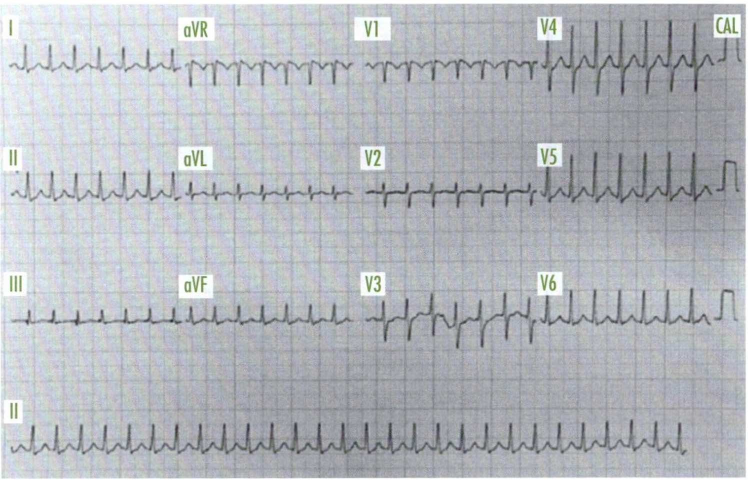

Fonte: Acervo da autoria.

Figura 46.4 (A) Taquicardia atrioventricular; (B) ECG após resolução da arritmia mostrando pré-excitação ventricular.

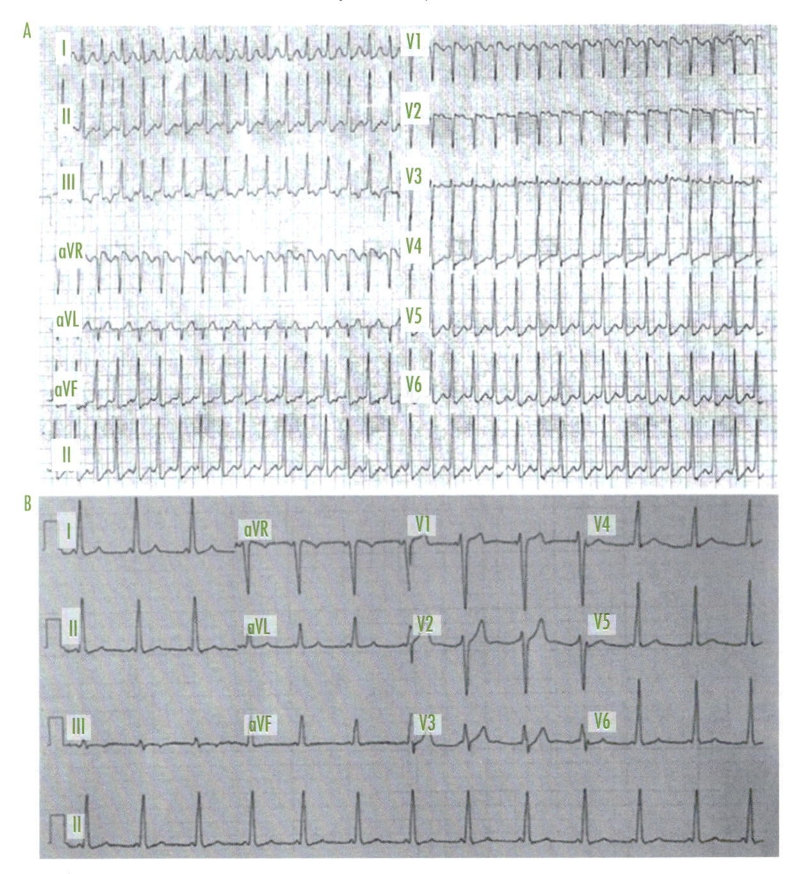

Fonte: Acervo da autoria.

Figura 46.5 Taquicardia de Mahaim.

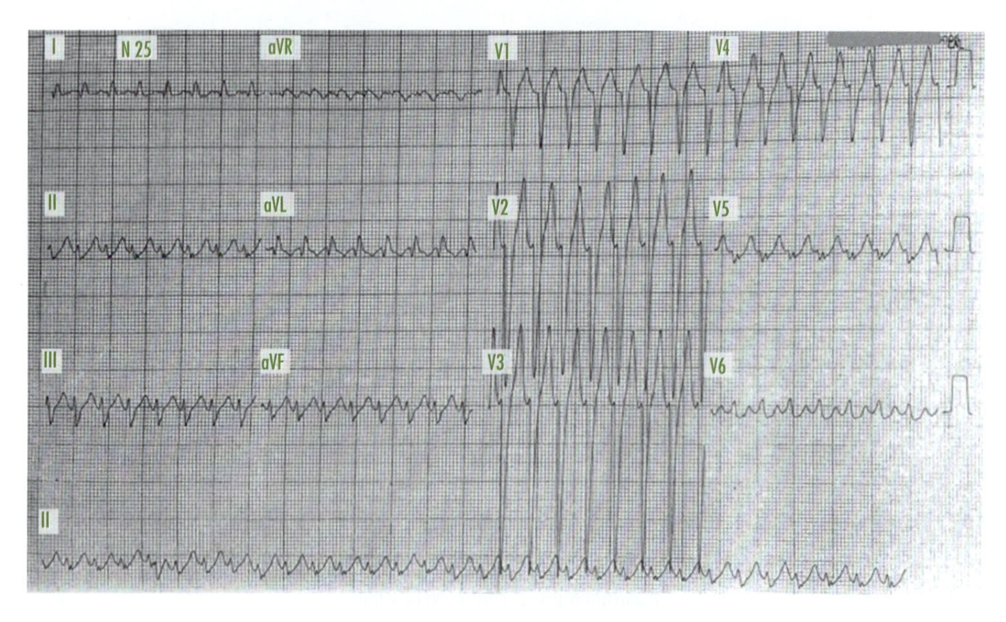

Fonte: Acervo da autoria.

Figura 46.6 Taquicardia de Coumel.

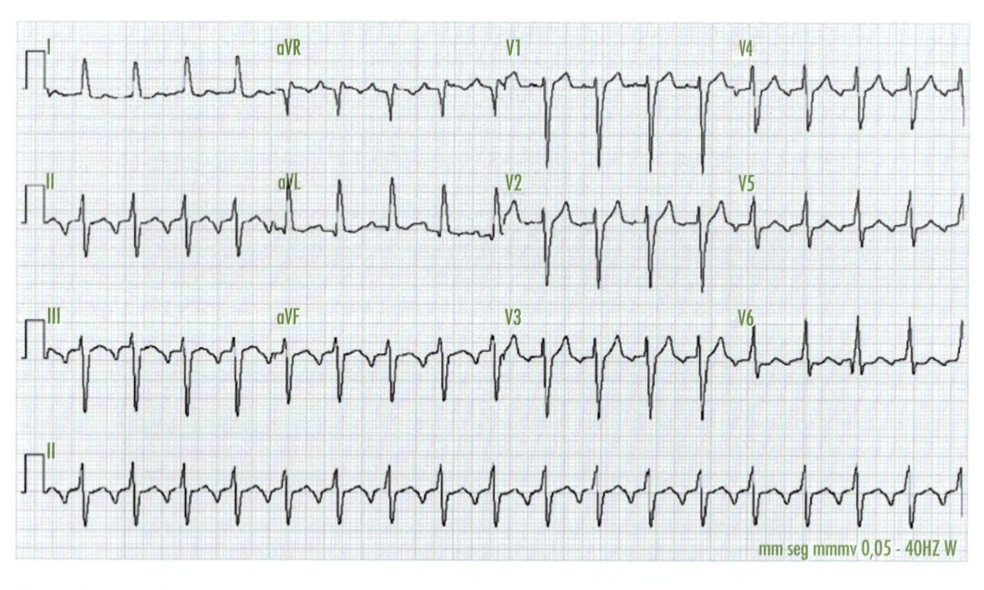

Fonte: Acervo da autoria.

Figura 46.7 *Flutter* atrial típico.

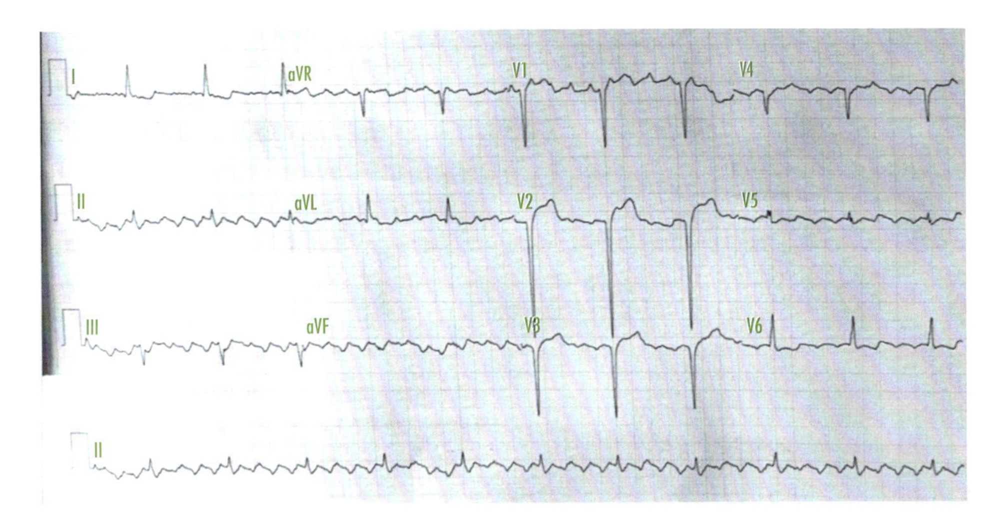

Fonte: Acervo da autoria.

Tratamento (Quadro 46.2)

Taquicardia atrial

Dependendo da situação, um betabloqueador ou bloqueador do canal de cálcio (BCC) pode ser administrado. Se a taquicardia não ceder, antiarrítmicos das classes IA, IC ou III podem ser adicionados. A ablação pode ser considerada naqueles pacientes que não respondem ao tratamento farmacológico. Em relação à taquicardia atrial multifocal, o tratamento é dirigido para a doença adjacente. Betabloqueadores devem ser evitados em pacientes com doença pulmonar ou asma, porém, se bem tolerados, podem ser eficazes. Verapamil e amiodarona têm se mostrado úteis. A reposição de potássio e magnésio pode ajudar no controle da arritmia.

Quadro 46.2 Principais fármacos no tratamento das TSV.

Fármaco	Dose	Efeito adverso	Precauções
Amiodarona	EV: 150-300 mg EV podendo repetir mais 150 mg após 15 min. Dose de manutenção 1 mg/min por 6 horas + 0,5 mg/min por 18 horas VO: 100-600 mg/dia	Fibrose pulmonar, hipo/hipertireoidismo, neuropatias, depósito na córnea, hepatotoxicidade, bradicardia, aumento do QT	QT longo, bradicardia, distúrbio do NSA ou NAV, gravidez, lactação Reservada para doença cardíaca estrutural ou refratários pelos efeitos colaterais a longo prazo

(Continua)

Quadro 46.2 Principais fármacos no tratamento das TSV (continuação).

Fármaco	Dose	Efeito adverso	Precauções
Betabloqueador	Metoprolol EV: 5 mg a cada 5 min, até 3 doses; VO: 25 a 100 mg 1 a 2 x/dia Atenolol VO: 25 a 100 mg 1 a 2 vezes/dia Carvedilol VO: 3,125 a 25 mg 2 vezes/dia	Broncospasmo, hipotensão, bloqueio atrioventricular, fadiga, depressão, disfunção sexual, doença arterial periférica grave	Distúrbio do NSA ou NAV; fase aguda do IAM com bradicardia ou hipotensão; IC descompensada; angina de Prinzmetal, asma, doença pulmonar obstrutiva crônica
Bloqueador dos canais de cálcio	Diltiazem EV: 15 a 20 mg em 2 min; VO: 360 a 480 mg/dia Verapamil EV: 2,5 a 5 mg, até 30 mg VO: 120 a 360 mg/dia	Hipotensão, edema, IC, bloqueio AV, bradicardia, descompensão de IC, cefaleia, constipação, *rash*	Distúrbio do nó sinusal/atrioventricular, hipotensão, fibrilação atrial complicada com Wolff-Parkinson-White, disfunção ventricular
Sotalol	VO: 120 a 320 mg/dia, podendo aumentar a dose a cada 3 dias até o máximo de 320 mg/dia	Bradicardia, fadiga, broncospasmo, IC, aumento do QT com *torsades de pointes*	Distúrbio do NSA ou NAV, IC, angina de Prinzmetal, QT longo, asma, DPOC. Se ClCr 40-60 dose, 1 vez/dia e se < 40 não administrar
Propafenona	VO: 150 a 300 mg até a cada 8 horas	Pode causar broncospasmo	Doença coronariana com isquemia e cardiopatia estrutural em virtude do risco pró-arrítmico
Adenosina	EV: dose inicial de 6 mg em bólus. Pode ser repetida em duas doses de 12 mg	Rubor facial (*flushing*), dispneia, cefaleia, desconforto gastrointestinal, pressão torácica	Bloqueio AV de 2° ou 3° grau, broncospasmo. Raramente reverte TA ou *flutter*, mas pode lentificá-los e facilitar o diagnóstico

AV: atrioventricular; DPOC: doença pulmonar obstrutiva crônica; EV: (via) endovenosa; IAM: infarto agudo do miocárdio; IC: insuficiência cardíaca; NAV: nó atrioventricular; NSA: nó sinoatrial. VO: via oral; TA: taquicardia atrial.

Fonte: Adaptado de Blomström-Lundqvist *et al.* JACC. 2003;42:8. ACC/AHA/ESC Guidelines for Management of SVA. JACC, 2003.

Taquicardia por reentrada nodal

Na fase aguda, caso o paciente apresente uma arritmia instável, deve-se proceder à cardioversão elétrica sincronizada (50-100 J se aparelho bifásico). Caso o paciente esteja estável, podemos realizar manobras vagais, com uso de adenosina em caso de falha na reversão da arritmia, que termina a taquicardia em cerca de 90% dos casos. Também podem ser utilizados verapamil e diltiazem endovenosos.

Na fase de manutenção, caso a frequência e a gravidade das crises justifiquem, pode-se optar por betabloqueador ou BCC. Se refratário, associar propafenona. Caso tenha contraindicação, considerar uso de sotalol. A amiodarona é reservada para os casos refratários. Pode-se optar por estudo eletrofisiológico e ablação se preferência do paciente, se refratário ou se contraindicação à terapia medicamentosa.

Taquicardia atrioventricular

Na fase aguda, a abordagem é igual à descrita na TRN, já que o nó AV também é componente essencial desse circuito. A fibrilação atrial pode ocorrer após a administração de fármacos, particularmente adenosina, com resposta ventricular rápida. Um cardioversor-desfibrilador deve estar prontamente disponível para uso, se necessário.

Na fase de manutenção, pode-se iniciar propafenona, se coração estruturalmente normal. Caso haja isquemia sem doença estrutural, pode-se usar sotalol. A amiodarona é reservada para casos refratários ou por contraindicação aos demais fármacos.

Pode-se associar betabloqueador ou BCC para controle nas crises. Os betabloqueadores não devem ser administrados isoladamente em pré-excitação manifesta, pois bloqueiam apenas o NAV, sem ação na via acessória. Caso o paciente apresente fibrilação atrial, os estímulos serão conduzidos preferencialmente pela VA, podendo degenerar em fibrilação ventricular.

O estudo eletrofisiológico com ablação é indicado em via acessória de alto risco, preferência do paciente, se o paciente não deseja tomar medicação, se for refratário a ele ou tiver contraindicação aos antiarrítmicos. Nos assintomáticos, geralmente indicados em atletas ou profissionais da aviação.

Bibliografia consultada

Bonow RO, Mann DL, Zipes DP, Liby P. Braunwald: tratado de doenças cardiovasculares. 10. ed. São Paulo. Guanabara Koogan. 2017.

Blomström-Lundqvist C, Scheinman MM et al. ACC/AHA/ESC Guidelines for the management of patient with supraventricular arrhythmias. A report of the American College of Cardiology/American Heart Association Task Force and the European Society of Cardiology Committee for Practice Guidelines. European Heart Journal. 2003.

Page RL, Joglar JA et al. 2015 ACC/AHA/HRS Guideline for the management of adult patients with supraventricular tachycardia. A report of the American College of Cardiology/American Heart Association Task Force on Clinical Practice Guidelines and the Heart Rhythm Society. 2016;133(14):e471-505.

Pappone C1, Radinovic A, Santinelli V. Sudden death and ventricular preexcitation: is it necessary to treat the asymptomatic patients? Curr Pharm Des. 2008;14(8):762-5.

Pastore CA, Pinho JA, Pinho C et al. III Diretrizes da Sociedade Brasileira de Cardiologia sobre Análise e Emissão de Laudos Eletrocardiográficos. Arq Bras Cardiol. 2016;106(4.1):1-23.

Priori SG, Blomström-Lundqvist C, Mazzanti A et al. 2015 ESC Guidelines for the management of patients with ventricular arrhythmias and the prevention of sudden cardiac death. European Heart Journal. 2015;36,2793-867.

Wellens HJ, Conover M. O eletrocardiograma na tomada de decisões na emergência. Editora Revinter. 2007.

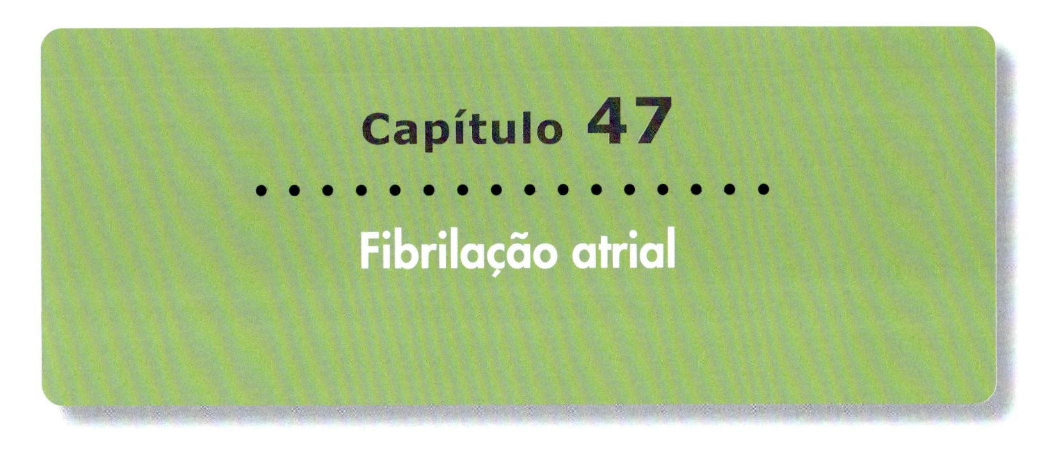

Capítulo 47

Fibrilação atrial

José João Bailuni Neto
Bruno Soares da Silva Rangel
Francisco Carlos da Costa Darrieux

Introdução

A fibrilação atrial (FA) é a arritmia cardíaca sustentada mais frequente na prática clínica, com prevalência estimada de 2% a 4% na população geral, aumenta com a idade e pode estar associada a alterações estruturais cardíacas, contribuindo para o aumento da morbimortalidade dos pacientes.

A idade, valvopatias, doença arterial coronariana (DAC), hipertensão arterial, diabetes, doença renal crônica, obesidade e apneia obstrutiva do sono representaram fatores de predição de risco para FA.

Fisiopatologia

A fisiopatologia básica da FA tem como base as microrreentradas intra-atriais múltiplas e contínuas, além de gatilhos de focos automáticos, em geral oriundos das veias pulmonares e parede posterior do átrio esquerdo.

Por um lado, o tamanho atrial tem papel importante no desenvolvimento da FA, sendo que quanto maior a quantidade de tecido cicatricial, maior a chance de formação e manutenção da reentrada. Por outro lado, a FA desencadeia alterações estruturais como remodelamento, auxiliando na perpetuação da arritmia.

Classificação

A classificação mais utilizada na prática clínica se refere à forma de apresentação da FA.

FA inicialmente detectada

Primeiro diagnóstico, independente de sua duração ou presença de sintomas.

FA paroxística

FA que é revertida espontaneamente ou com intervenção médica em até 7 dias de seu início.

FA persistente

Duração superior a 7 dias.

FA persistente de longa duração

Duração maior do que 12 meses, quando se decidiu tentar controle de ritmo.

FA permanente

Quando não há perspectiva de restabelecer o ritmo sinusal. Também conhecida como "FA aceitada".

Quadro clínico

Os pacientes podem se apresentar desde assintomáticos até instáveis clinicamente. Os sintomas mais frequentes são: palpitações; dispneia; fadiga; dor torácica; intolerância aos esforços; tontura; e síncope. A primeira apresentação da FA pode ser um evento embólico ou um quadro de insuficiência cardíaca (IC) descompensada (Quadro 47.1).

Quadro 47.1 Escore de sintomas (European Heart Rhythm Association (EHRA)).

EHRA	Sintomas	Descrição
I	Nenhum	Fibrilação atrial não causa sintomas
IIa	Leves	Atividades habituais não geram sintomas
IIb	Moderados	Atividades habituais não geram sintomas, mas apresenta sintomas
III	Severos	Atividades habituais geram sintomas
IV	Incapacitante	Limitado por sintomas

Fonte: Adaptado de The European Heart Rhythm Association symptom classification for atrial fibrillation: validation and improvement through a simple modification, 2014.

Diagnóstico

A anamnese envolve caracterização da arritmia, avaliação de sintomas, investigação etiológica e de fatores de risco para desenvolvimento de FA. O exame físico pode sugerir FA pelo pulso irregular, variação da intensidade da 1ª bulha ou desaparecimento da 4ª bulha previamente audível.

O eletrocardiograma (ECG) é a principal ferramenta para documentação da FA. Outros exames, como Holter e monitores cardíacos implantáveis, também são uteis. Mais recentemente, o advento dos *smartphones* e *smartwatches* tem ajudado a detecção precoce de FA, com boa acurácia.

Todos os pacientes com FA devem realizar um ecocardiograma (ECO) para avaliar as dimensões das câmaras cardíacas, especialmente do átrio esquerdo (AE). A avaliação de trombos em AE e em apêndice atrial é mais bem realizada pelo ECO transesofágico.

Prevenção de eventos tromboembólicos

A FA é a principal fonte emboligênica de origem cardíaca. O cérebro é o órgão mais comumente afetado, por volta de 80% dos casos. A anticoagulação oral (ACO) é a principal medida para evitar eventos tromboembólicos. O escore CHA2DS2-VASc (Tabela 47.1) tem como função avaliar a introdução da ACO; e o escore de HAS-BLED (Tabela 47.2), alertar o médico sobre os riscos da terapia.

O escore de CHA2DS2VASc não deve ser aplicado em pacientes com doença valvar, miocárdio não compactado ou cardiomiopatia hipertrófica, visto que estes pacientes já apresentam elevado risco tromboembólico.

Tabela 47.1 Escore CHA2DS2-VASc.

CHA2DS2-VASc	Pontuação
Insuficiência cardíaca	1
Hipertensão	1
Idade ≥ 75 anos	2
Diabetes *mellitus*	1
História de acidente vascular cerebral	2
Doença vascular	1
Idade de 65 a 74 anos	1
Sexo feminino	1

Fonte: Adaptada de II Diretrizes Brasileiras de Fibrilação Atrial, 2016.

Tabela 47.2 Escore HAS-BLED.

HAS-BLED	Pontuação
Hipertensão (descontrolada – sistólica acima de 160 mmHg)	1
Alteração da função renal ou hepática	1 ou 2
História de acidente vascular cerebral	1
História prévia de sangramento	1
Labilidade de razão internacional normalizada (INR)	2
Idade > 65 anos	1
Uso de drogas que aumentem o risco de sangramento ou álcool	1 ou 2

Fonte: Adaptada de II Diretrizes Brasileiras de Fibrilação Atrial, 2016.

Pacientes com escore zero têm baixo risco para trombos, podendo a ACO não ser indicada na grande maioria dos casos; ela está indicada para homens com escore ≥1 e para mulheres com escore ≥ 2.

Tratamento

Anticoagulação

Sobre a prevenção de acidente vascular cerebral (AVC), os anticoagulantes são a principal ferramenta antitrombótica. Os antagonistas da vitamina K (varfarina) ainda são amplamente utilizados em nosso meio. Deve ser realizado controle de razão internacional normalizada

(INR), com faixa terapêutica clássica entre 2 e 3. Os portadores de valvopatia mitral reumática e/ou de prótese mecânica devem realizar uso de antagonista da vitamina K, com maiores alvos terapêuticos.

Os anticoagulantes orais diretos (DOAC) foram testados em ensaios clínicos randomizados em pacientes com FA e mostraram não inferioridade à varfarina para eventos tromboembólicos e redução de eventos hemorrágicos graves, incluindo hemorragia intracerebral, além de não exigirem controles de INR e sem interações com alimentos. Os DOAC disponíveis no Brasil são:

» **Dabigatrana:** 150 mg a cada 12 horas; ajuste para 110 mg a cada 12 horas em pacientes com idade > 80 anos, uso concomitante de verapamil ou HAS-BLED >2;

» **Rivaroxabana:** 20 mg, 1 vez/dia; ajuste para 15 mg, uma vez/dia se *clearance* de creatinina entre 15 e 49 mL/min ou HAS-BLED > 2;

» **Apixabana:** 5 mg, a cada 12 horas; ajuste para 2,5 mg, a cada 12 horas em pacientes com dois dos três critérios: peso < 60 Kg; creatinina > 1,5; idade > 80 anos;

» **Edoxabana:** 60 mg, uma vez/dia; ajuste para 30 mg, uma vez/dia se peso < 60 Kg ou *clearance* de creatinina entre 15 e 50 mL/min.

Controle do ritmo

O controle do ritmo se refere à restauração do ritmo sinusal e deve ser sempre tentado, já que proporciona melhora dos sintomas e da qualidade de vida. Baseia-se em uma combinação entre medicações, cardioversão e ablação por cateter. As medicações disponíveis para controle do ritmo são:

» **Propafenona:** 150-900 mg/dia, em 2 a 3 doses. Não deve ser utilizada em pacientes com cardiopatia estrutural ou DAC. A estratégia *pill in the pocket* pode ser realizada em pacientes com FA paroxística sintomáticos e com poucos episódios, desde que testada e aprovada em ambiente hospitalar.

» **Sotalol:** 120-360 mg/dia, em 2 doses. Indicado para pacientes com DAC e sem cardiopatia estrutural. Monitorizar intervalo QT e nível sérico de potássio.

» **Amiodarona:** 200-600 mg/dia, em 2 a 3 doses. Indicada em casos de cardiopatia estrutural. Atentar aos efeitos adversos e à interação medicamentosa.

A ablação por cateter é uma opção para os pacientes que permanecem sintomáticos mesmo com terapia otimizada ou naqueles com disfunção ventricular (taquicardiomiopatia). No entanto, já pode ser a 1ª opção em casos de escolha do paciente.

Controle de frequência cardíaca (FC)

Ainda não há evidências que suportem o rigor com o qual é necessário controlar a FC. O estudo RACE II mostrou que um controle rigoroso da FC (< 80 bpm no repouso), comparado ao controle leniente (< 110 bpm no repouso), não trouxe benefícios quanto à mortalidade, taxa de hospitalização por IC ou AVC. Entretanto, o controle mais "rigoroso" deve ser preferencialmente tentado para evitar sintomas e taquicardiomiopatia. Caso se opte por controle de FC, as drogas disponíveis são os betabloqueadores, bloqueadores dos canais de cálcio, digitálicos e, em último caso, a amiodarona.

Tratamento na emergência

A instabilidade hemodinâmica é indicada por dispneia, dor torácica, hipotensão, síncope e rebaixamento de nível de consciência. Em pacientes com FA que se encontram instáveis, deve ser realizada a cardioversão elétrica (CVE) sincronizada, seguida de ACO por no mínimo 4 a 6 semanas.

Em pacientes estáveis, pode ser tentado controle de FC ou reversão para ritmo sinusal. Se o paciente estiver em FA por mais de 48 horas, podemos realizar ECO transesofágico para afastar a presença de trombos e proceder à CVE (desde que feito ACO sistêmica ou dose de ataque de DOAC) ou iniciar anticoagulação por 3 semanas, controle de FC, seguido de CVE.

Pode ser tentada a cardioversão química (em geral, com amiodarona em dose de impregnação oral por cerca de 30 dias) para pacientes que já estejam anticoagulados por 3 semanas (com varfarina ou DOAC) e que estejam estáveis.

Bibliografia consultada

Benjamin EJ et al. American Heart Association Council on Epidemiology and Prevention Statistics Committee and Stroke Statistics Subcommittee. Heart disease and stroke statistics-2019 Update: a report from the American Heart Association. Circulation. 2019 Mar 5;139(10):e56-e528. doi:10.1161/CIR.0000000000000659. Erratum in: Circulation. 2020;141(2):e33. PMID: 30700139.

Connolly SJ, Ezekowitz MD, Yusuf S et al. Dabigatran versus warfarin in patients with atrial fibrillation. N Engl J Med. 2009;361:1139-51.

Friberg J, Buch P, Scharling H, Gadsbphioll N, Jensen GB. Rising rates of hospital admissions for atrial fibrillation. Epidemiology. 2003;14(6):666-72. doi:10.1097/01.ede.0000091649.26364.c0. PMID: 14569181.

Giugliano RP et al. Edoxaban versus warfarin in patients with atrial fibrillation. N Engl J Med. 2013;369:2093-2104. Disponível em: https://doi.org/10.1056/NEJMoa1310907. Acesso em: 12 abr. 2022.

Granger CB, Alexander JH, McMurray JJ, Lopes RD, Hylek EM, Hanna M et al. Committee Aristotle Investigators. Apixaban versus warfarin in patients with atrial fibrillation. N Engl J Med. 2011;365:981-92.

Kirchhof P, Benussi S, Kotecha D, Ahlsson A, Atar D, Casadei B et al. ESC Scientific Document Group. 2016 ESC Guidelines for the management of atrial fibrillation developed in collaboration with EACTS, European Heart Journal. 2016;37(38):2893-962.

Li D, Fareh S, Leung TK, Nattel S. Promotion of atrial fibrillation by heart failure in dogs: atrial remodeling of a different sort. Circulation. 1999;100(1):87-95. doi: 10.1161/01.cir.100.1.87. PMID: 10393686.

Lip GYH, Coca A, Kahan T, Boriani G, Manolis AS, Olsen MH et al. Hypertension and cardiac arrhythmias: a consensus document from the European Heart Rhythm Association (EHRA) and ESC Council on Hypertension, endorsed by the Heart Rhythm Society (HRS), Asia-Pacific Heart Rhythm Society (APHRS) and Sociedad Latinoamericana de Estimulacion Cardiaca y Electrofisiologia (SOLEACE). Europace. 2017;19:891-911.

Moe GK, Abildskov JA. Atrial fibrillation as a self-sustaining arrhythmia independent of focal discharge. Am Heart J. 1959;58(1):59-70. doi:10.1016/0002-8703(59)90274-1. PMID: 13661062.

Patel MR, Mahaffey KW, Garg J, Pan G, Singer DE, Hacke W et al. Rivaroxaban versus warfarin in nonvalvular atrial fibrillation. N Engl J Med. 2011;365:883-91.

Tison GH, Sanchez JM, Ballinger B, Singh A, Olgin JE, Pletcher MJ et al. Passive detection of atrial fibrillation using a commercially available smartwatch. JAMA Cardiol. 2018;3(5):409-16.

Van Gelder IC et al. Lenient versus strict rate control in patients with atrial fibrillation. The New England Journal of Medicine. 2010;362(15),1363-73.

Wynn GJ, Todd DM, Webber M, Bonnett L, McShane J, Kirchhof P et al. The European Heart Rhythm Association Symptom Classification for Atrial Fibrillation: validation and improvement through a simple modification, EP Europace. 2014l;16(7):965-72.

Capítulo 48

Doenças genéticas e canalopatias

João Gabriel Batista Lage
Luciana Sacilotto

Introdução

As canalopatias cardíacas constituem um grupo heterogêneo de doenças cardíacas hereditárias causadas por mutações nos genes que codificam os canais iônicos expressos no coração, envolvidos nas correntes de Na^+ (I_{Na}), K^+ (I_K) e Ca^{2+} (I_{Ca}) e/ou as proteínas que regulam a sua função. Essas mutações originam diferentes fenótipos de acordo com as alterações incitadas nas correntes de sódio e outros íons, conferindo maior suscetibilidade para ocorrência de síncope, convulsões e arritmias.

Síndrome do QT longo

A síndrome do QT longo congênito (SQTL) é um distúrbio da repolarização cardíaca caracterizado por intervalo QT prolongado ao eletrocardiograma (ECG), associado ao risco de arritmias potencialmente fatais, na ausência de causas secundárias. O principal sintoma de alarme é a síncope convulsiva. Até o momento, foram identificados pelo menos 17 genes envolvidos na SQTL congênita. No entanto, mutações em três genes, KCNQ1 (SQTL1), KCNH2 (SQTL2) e SCN5A (SQTL3), representam pelo menos 75% de todos os casos. Há três fenótipos clínicos principais descritos:

- A forma autossômica dominante mais comum (síndrome de Romano-Ward) tem um fenótipo puramente cardíaco;
- A forma autossômica recessiva (síndrome de Jervell e Lange-Nielsen), associada à SQTL e à surdez neurossensorial, com curso clínico mais grave;
- A forma autossômica dominante com fenótipo extracardíaco, síndrome de Andersen-Tawil (SQTL7, associada à onda U ampla, dismorfismos faciais, paralisia periódica hipocalêmica e arritmias ventriculares polimórficas) e síndrome de Timothy (SQTL8, com malformações cardíacas e autismo).

Em contraste com outras canalopatias menos comuns, a prevalência da SQTL congênita é de 1/2.000 nascidos vivos. A penetrância, definida como a porcentagem de indivíduos com determinada mutação, que exibem o fenótipo associado a ela, varia entre 10% e 90%.

O perfil clínico dos pacientes na SQTL varia conforme o subtipo da doença (Figura 48.1). Muitos pacientes são assintomáticos, enquanto os sintomáticos podem apresentar palpitações, pré-síncope, síncope, convulsões ou morte súbita.

Existe uma associação entre os gatilhos que iniciam os eventos arrítmicos e o subtipo de SQTL, de forma que os exercícios físicos são o principal deflagrador na SQTL1; emoções agudas e estímulos auditivos são peculiares da SQTL2, podendo ocorrer na SQTL1, porém mais raros na SQTL3; e os eventos durante o repouso ou o sono ocorrem em pacientes com SQTL3.

Mulheres com SQTL2 têm risco aumentado de eventos nos 6 a 9 meses após o parto. Com relação ao feto e ao recém-nascido, aproximadamente 5% dos casos de morte súbita infantil podem ser causados pela SQTL.

Figura 48.1 Relação genótipo-fenótipo conforme característica eletrocardiográfica.

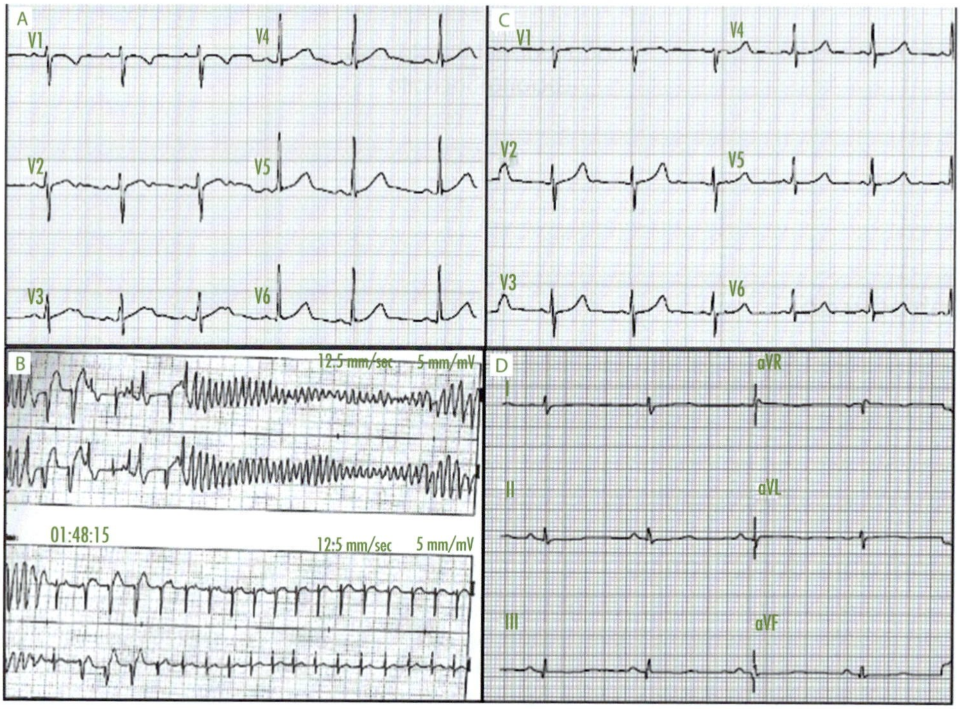

A) SQTL2, onda T bífida em V2 e entalhe em V3 a V5; B) SQTL2, onda T com entalhe e documentação de torsades de pointes; C) SQTL1, onda T de morfologia normal, apenas com a base mais alargada; D) SQTL3 com segmento ST muito retificado.

Fonte: Acervo da autoria.

A estratégia diagnóstica inicial inclui avaliação cuidadosa da história pessoal e familiar prévia (heredograma), ECG com medida criteriosa do intervalo QT corrigido (QTc) pela fórmula de Bazett e exclusão de causas secundárias do seu prolongamento. Os valores médios de QTc em adultos saudáveis são de 420 ± 20 ms, com valores dos percentis de 99% de 460 ms (pré-púbere), 470 ms (homem pós-púbere) e 480 ms (mulher pós-púbere). Segundo diretriz internacional (European Society of Cardiology) de 2015, o diagnóstico é eletrocardiográfico, com documentação de QTc maior do que 480 ms em ECG seriado. Outra ferramenta diagnóstica é o escore de Schwartz (Tabela 48.1). A pontuação maior ou igual a 3,5 define alta probabilidade diagnóstica.

Tabela 48.1 Critérios de Schwartz para diagnóstico da síndrome do QT Longo.

Critérios	Pontos
ECG (QTc)	
> 480 ms	3
460 a 470 ms/*torsades de pointes*	2
> 450 ms em homens/onda T apiculada em 3 derivações	1
> 480 ms no 4° minuto de recuperação do teste ergométrico	1
Frequência cardíaca baixa para a idade	0,5
História clínica	
Síncope relacionada ao estresse	2
Síncope sem relação com estresse	1
Surdez congênita	0,5
História familiar	
Familiares com diagnóstico comprovado de SQTL	1
Morte súbita inexplicada com menos de 30 anos em familiar de 1° grau	0,5

Fonte: Adaptada de Schwartz PJ, Moss AJ, Vincent GM *et al.* Diagnostic criteria for the long QT syndrome: an update. Circulation, 1993.

A sensibilidade do teste genético, quando há alta probabilidade diagnóstica, é aproximadamente de 80%. A importância do diagnóstico molecular é encontrar carreadores assintomáticos em famílias com SQTL (rastreamento genético), além de ter utilidade prognóstica e terapêutica. O teste é indicado para pacientes com suspeita diagnóstica ou com diagnóstico estabelecido.

Pacientes com SQTL congênita devem evitar drogas que prolonguem o QT e tratar distúrbios eletrolíticos. Os pacientes podem realizar atividades físicas recreativas, evitando a natação na SQTL1. O esporte competitivo é desencorajado, inclusive em subtipos não adrenérgicos, como a SQTL3 ou em portadores de cardiodesfibrilador implantável (CDI). Pacientes com genótipo positivo e fenótipo negativo (assintomáticos, com ECG normal) podem participar em alguns esportes competitivos, quando avaliados em centros especializados.

O CDI está indicado para pacientes recuperados de parada cardíaca e deve ser considerado em casos de síncope arrítmica, se não houver controle dos sintomas com betabloqueador. Todos os pacientes, mesmo os carreadores silenciosos (genótipo positivo e QTc normal), devem usar propranolol ou nadolol, que tem propriedades específicas que vão além do bloqueio adrenérgico. Os pacientes com eventos recorrentes podem otimizar o bloqueio adrenérgico com denervação simpática cardíaca esquerda, principalmente na SQTL1. Indivíduos com SQTL2 e SQTL3 podem ter CDI indicado caso persistam com QTc acima de 520 e 510 ms, respectivamente, apesar do uso de betabloqueador. A mexiletina não está disponível no Brasil, sendo útil para encurtar o QT em portadores de SQTL3. A flecainida deve ser utilizada em pacientes genotipados que não têm risco de desenvolver sobreposição com síndrome de Brugada.

Síndrome do QT curto

A síndrome do QT curto (SQTC) é uma canalopatia hereditária raríssima, autossômica dominante, associada à diminuição do intervalo QT e morte súbita. Outras causas de encurtamento do QT devem ser excluídas, como acidose, hipercalemia, hipercalcemia, efeito de drogas e aumento do tônus vagal.

Os defeitos do canal iônico associados à SQTC ocasionam abreviação da repolarização, aumentando o risco de arritmias atriais e ventriculares. O limite superior da normalidade do intervalo QT é bem definido, mas o limite inferior e o valor abaixo do qual poderia ser considerado arritmogênico são incertos.

Os eletrocardiogramas (ECG) dos primeiros pacientes diagnosticados com SQTC mostraram intervalos QT e QTc extremamente curtos (menos de 300 ms); mas na maioria dos casos, o intervalo QT e QTc foi inferior a 360 ms. A grande maioria dos pacientes com valores de QTc na faixa de 330 ms a 360 ms têm menor risco. O gatilho responsável por gerar a extrassístole que precipita a (TV) polimórfica na SQTC não é conhecido, mas pode envolver uma reentrada de fase 2 ou por intermédio de mecanismo de pós-potenciais precoces.

Foram descritos sete genes associados à SQTC, que codificam diferentes canais iônicos e um transportador de carnitina. Muitos dos genes envolvidos na SQTC são os mesmos da SQTL, com efeito oposto na funcionalidade do canal. A sensibilidade do teste genético é de 30%, sendo a SQTC1 a forma mais comum decorrente de mutações no gene *KCNH2*, que codifica a subunidade α do canal retificador rápido de potássio (IKr). Pacientes com SQTC podem apresentar mutações nos genes do canal de cálcio tipo L (*CACNA1C, CACNB2 e CACNA2D1*), podendo haver sobreposição com a síndrome de Brugada.

A apresentação clínica da SQTC é variável e muitos pacientes são assintomáticos. Foram relatadas manifestações desde 1 mês aos 80 anos de vida. Um terço dos pacientes apresenta sintomas, que vão de parada cardíaca (34%), palpitações (31%), síncope (24%) e fibrilação atrial (17%). A fibrilação atrial (FA) é muito comum em pacientes com SQTC, assim o intervalo QT deve ser verificado em indivíduos jovens com FA sem causa aparente.

O diagnóstico fundamenta-se na adequada medida do intervalo QT em ECG seriados, corrigido pela fórmula de Bazett. Em decorrência da raridade da doença, do impacto do diagnóstico e da complexidade da definição, a associação com os cenários clínicos pessoal e familiar é essencial. A presença isolada de intervalo QT curto, sem nenhum outro comemorativo pessoal ou familiar, não é suficiente para diagnosticar a SQTC. O ECG de 12 derivações deve ser realizado em uma frequência cardíaca inferior a 80 bpm. Em pacientes com SQTC, o intervalo QT não aumenta adequadamente com a redução da frequência cardíaca. O estudo eletrofisiológico não tem papel diagnóstico ou prognóstico.

O escore de Gollob (Tabela 48.2) pode dar maior segurança na suspeita clínica, sendo uma pontuação maior ou igual a 4 de alta probabilidade para o diagnóstico.

Tabela 48.2 Escore de Gollob para diagnóstico da síndrome do QT curto.

Critérios	Pontos
ECG (QTc) – Critério obrigatório	
< 370 ms/intervalo ponto J – pico da onda T < 120 ms	1
< 350 ms	2
< 330 ms	3
História clínica	
Morte súbita abortada/TV ou FV documentada	2
Síncope inexplicada/fibriçação atrial	1
História familiar	
Familiar de 1° ou 2° grau com alta probabilidade	2
Familiar de 1° ou 2° grau com morte súbita cardíaca e autópsia negativa	1
Teste genético	
Genótipo positivo	2
Variante de significado incerto em gene suscetível	1

FV: fibrilação ventricular; TV: taquicardia ventricular.

Fonte: Adaptada de Gollob MH, Redpath CJ, Roberts JD. The Short QT syndrome Proposed Diagnostic Criteria. J Am Coll Cardiol. 2011;57.

O manejo de pacientes com um intervalo QT encurtado depende da manifestação clínica. Para pacientes com SQTC que recusaram o CDI ou naqueles com arritmias ventriculares recorrentes, resultando em terapias frequentes do CDI, recomenda-se a terapia farmacológica adjuvante com um medicamento que prolongue o QT. Recomenda-se a quinidina ou sotalol.

Síndrome de Brugada

A síndrome de Brugada é uma canalopatia hereditária, de padrão autossômico dominante, penetrância incompleta e expressividade variável, associada ao risco de fibrilação ventricular (FV) e morte súbita. A incidência do padrão de síndrome de Brugada no ECG varia de 0,12% a 0,8% em vários estudos. Tem sido considerada responsável por 4% a 12% de todos as mortes súbitas e até 20% das mortes súbitas em pacientes com coração estruturalmente normal. É de 8 a 10 vezes mais prevalente em homens do que mulheres.

Em 1998, foi descrito o primeiro gene na síndrome de Brugada, sendo até hoje o mais relacionado à doença. O *SCN5A* codifica a subunidade alfa do canal de sódio cardíaco *Nav 1.5,* responsável pela fase 0 do potencial de ação. A maioria das variantes patogênicas reportadas até agora está localizada no *SCN5A*, sendo responsáveis por 20% a 30% dos casos. Diversas variantes potencialmente patogênicas associadas foram relatadas em outros genes (*CACNA1C, GPD1L, HEY2, PKP2, RANGRF, SCN10A, SCN1B, SLMAP e TRPM4*) e todas juntas podem ser responsáveis por, 2% a 5% dos casos.

Análises genéticas e imuno-histoquímicas revelaram aumento de colágeno epicárdico e fibrose, com diminuição na expressão de conexina-43, especialmente na via de saída do ventrículo direito. Apesar desses relatos, o papel da fibrose na síndrome de Brugada é incerto e o fenótipo clínico concomitante com fibrose cardíaca permanece uma questão de investigação.

Pacientes com síndrome de Brugada podem apresentar síncope, convulsões, respiração agônica noturna ou morte súbita em decorrência de TV polimórfica ou de FV. A alteração eletrocardiográfica e os sintomas geralmente aparecem por volta dos 40 anos, sendo raro em crianças e idosos. As arritmias graves geralmente ocorrem durante o sono ou após as refeições, sugerindo uma associação com eventos vagais. Os episódios febris também têm sido associados aos eventos clínicos, podendo ser um deflagrador de arritmias.

O diagnóstico é estabelecido por um padrão eletrocardiográfico específico, definido como tipo 1, que se caracteriza pelo supradesnivelamento do segmento ST de 2 mm, seguido por uma onda T negativa em pelo menos uma derivação precordial direita (V1 ou V2), posicionada no 2°, 3° ou 4° espaços intercostais (Figura 48.2).

Figura 48.2 ECG na síndrome de Brugada.

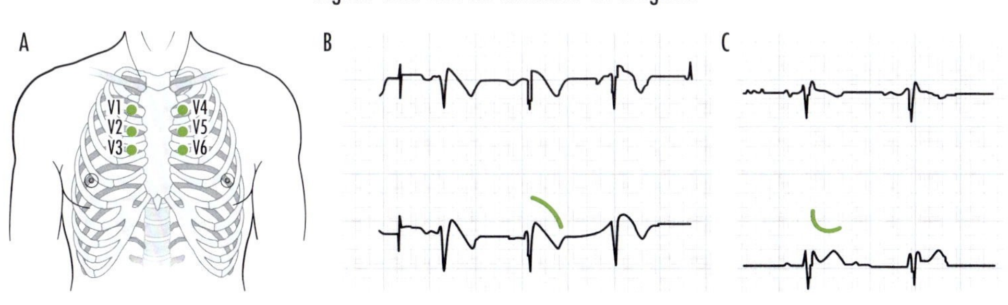

A) Posicionamento dos eletrodos na investigação da síndrome de Brugada; B) Equivalente a V1 e V2 no 2° espaço intercostal, evidenciando padrão tipo 1 ("corcova de golfinho"); C) Supradesnivelamento menor do que 1 mm, concavidade para direita ("corcova de camelo").

Fonte: Acervo da autoria.

O padrão pode ser observado espontaneamente ou durante um teste com bloqueador de canal de sódio (ajmalina), conhecidos como padrão espontâneo ou induzido, que fazem parte da classificação de risco. As outras causas de elevação do segmento ST nas derivações precordiais direitas, conhecidas como fenocópias (isquemia, distúrbio hidroeletrolítico, compressão mecânica), devem ser excluídas antes do diagnóstico.

O teste ergométrico e o Holter podem ter um papel importante na identificação do padrão de Brugada tipo 1 espontâneo. O Holter de 12 derivações revela padrão tipo 1 intermitente espontâneo em 20% a 34% dos já classificados como induzidos farmacologicamente (com ajmalina).

A disfunção do nó sinusal e o prolongamento da onda P e do intervalo PR podem ocorrer em pacientes com síndrome de Brugada. O intervalo QT é geralmente normal, mas pode ser prolongado nas derivações precordiais direitas. Anormalidades de repolarização foram relatadas em até 11% dos pacientes e estão relacionados a um fenótipo mais grave. Até em 20% dos casos pode haver arritmias supraventriculares, manifestando-se principalmente fibrilação arterial (FA).

O escore proposto pelo Consenso de Xangai (Tabela 48.3), pouco utilizado na prática clínica, auxilia no diagnóstico da síndrome de Brugada, sendo pacientes com mais de 3,5 pontos com doença provável.

Tabela 48.3 Escore de Xangai para diagnóstico de síndrome de Brugada.

Critérios	Pontos
ECG	
Padrão de Brugada tipo 1 espontâneo	3,5
Padrão de Brugada induzido por febre	3
Padrão de Brugada tipo 2 ou 3 convertidos em tipo 1 farmacologicamente	2
História clínica	
Morte súbita abortada/TV ou FV documentada	3
Respiração agônica noturna/suspeita de síncope arrítmica	2
Síncope inexplicada	1
FA ou *flutter* em paciente com menos de 30 anos sem causa específica	0,5
História familiar	
Familiar de 1° ou 2° grau com síndrome de Brugada	2
Familiar de 1° ou 2° grau com morte súbita suspeita (noturna, durante febre)	1
Familiar de 1° ou 2° grau com morte súbita cardíaca e autopsia negativa	0,5
Teste genético	
Mutação provavelmente patogênica em gene suscetível	0,5

FV: fibrilação ventricular; TV: taquicardia ventricular.

Fonte: Adaptada de Kawada S *et al.* Shanghai score system for diagnosis of Brugada syndrome: validation of the score system and system and reclassification of the patients. JACC, 2018.

Os pacientes com síndrome de Brugada devem ser informados sobre as mudanças no estilo de vida, como evitar refeições copiosas, libação alcoólica e tratar precocemente a febre. É necessário ter consciência de medicações corriqueiras que podem deflagrar arritmias graves, como antidepressivos, antialérgicos e antieméticos. Para mais informações, consultar <www.brugadadrugs.org>.

As opções de tratamento para a síndrome de Brugada são limitadas ao uso do CDI ou drogas, como quinidina. Em pacientes assintomáticos, a indicação primária de CDI depende de ferramentas controversas de estratificação de risco. Conforme nossa experiência no InCor-HCFMUSP, a taxa anual de eventos é menor que 1%, semelhante aos registros internacionais.

Vários marcadores não invasivos foram sugeridos como de maior risco, como: fragmentação do QRS, elevação do segmento ST durante a recuperação do exercício, presença de potenciais tardios no ECG de alta resolução, FA, padrão de repolarização precoce em derivações inferiores e laterais, prolongamento do intervalo T-pico-T-final, disfunção do nó sinusal, QRS prolongado em V2 ou ≥ 90 ms em V6, onda S em DI ≥ 0,1 mv e/ou ≥ 40 ms, QTc prolongado em V2 (> 460 ms), "sinal de aVR" (Onda R ≥ 0,3 mV ou R/q ≥ 0,75), padrão tipo 1 em derivações periféricas e presença de alternância de onda T, período refratário ventricular < 200 ms no estudo eletrofisiológico (EEF).

A estratificação invasiva com EEF em assintomáticos é discutível. O protocolo utilizado, o sítio de estimulação, o número de extraestímulos, podem alterar o valor da indutibilidade de TV/FV. Entretanto, parece ser razoável utilizar o EEF em pacientes com padrão tipo 1 espontâneo assintomático e sem eventos.

O cardioversor desfibrilador implantado (CDI) deve ser usado em pacientes sintomáticos (morte súbita abortada e/ou síncope não vasovagal, convulsão ou respiração agônica noturna), devendo ser considerado em assintomáticos com padrão tipo 1 espontâneo e TV/FV induzida pelo estudo eletrofisiológico (EEF), principalmente quando a arritmia for induzida em S2/S3 e um ou dois extraestímulos, respectivamente.

A quinidina, uma droga antiarrítmica com atividade de bloqueio nas correntes Ito e IKr, demonstrou evitar a reentrada de fase 2 e FV em estudos *in vitro*. Sua eficácia foi comprovada no controle de tempestade elétrica em pacientes mais graves com CDI. O uso em assintomáticos é controverso, porém praticado em alguns países que observaram sua segurança em um grande registro. Os principais efeitos colaterais da droga são trombocitopenia, diarreia, esofagite, disfunção do nó sinusal, prolongamento do intervalo QT e *torsades de pointes*.

A ablação por radiofrequência tem emergido como possível opção terapêutica, pela identificação de um substrato arritmogênico no epicárdio do ventrículo direito, na parede anterior da via de saída. Alguns pacientes em tempestade elétrica apresentaram controle das arritmias após ablação, havendo melhora do supradesnivelamento do segmento ST ao eletrocardiograma. Não há evidências suficientes para indicar ablação em pacientes assintomáticos.

Taquicardia ventricular polimórfica catecolaminérgica

A taquicardia ventricular polimórfica catecolaminérgica (TVPC) é uma canalopatia que acomete indivíduos desde a primeira infância até o início da idade adulta. Estima-se que haja uma prevalência entre 1-5/10.000 pessoas.

A ocorrência familiar gira em torno de 30% dos casos. A TVPC teve sua genética mapeada nos cromossomos 1, 7, 14, 4 e 17. Existem dois grupos principais: mutante ou juvenil; esporádico ou sem genótipo identificado, predominantemente mulheres com sintomas após os 20 anos.

A rianodina é o maior canal iônico conhecido do genoma humano e é responsável pela regulação do cálcio no cardiomiócito. Mais de 200 variantes foram descritas neste gene e algumas foram também relacionadas a síndromes arrítmicas mais raras, como a torsades de pointes de acoplamento ultracurto e fibrilação ventricular idiopática. A mutação do gene *RYR2* foi encontrada em aproximadamente 55% das pessoas com TVPC, sendo de caráter autossômico dominante. As mutações no gene *CASQ2,* com padrão de herança autossômica recessiva, produzem formas mais graves. A incidência varia de 1% a 2% dos indivíduos homozigotos afetados. Os genes estudados nos últimos anos foram o *TRDN*, com herança autossômica recessiva, podendo sobrepor características da síndrome do QT longo (SQTL) e TVPC, com intervalo QT no limite superior ou que se prolonga durante o estímulo adrenérgico; os genes *ANK2* e *CALM2* podem estar associadas com SQTL e com características sobrepostas de SQTL e TVPC; e o gene *CALM 1* pode haver disfunção ventricular.

As células de Purkinje abrigam a origem das arritmias, uma vez que são mais arritmogênicas do que os miócitos ventriculares, além de apresentarem maior sensibilidade à estimulação dos receptores β-adrenérgicos. O acúmulo de cálcio no citosol gera pós-potenciais tardios, sendo o principal mecanismo de desenvolvimento de arritmias nesta entidade. A hiperexcitabilidade do sistema de Purkinje dá origem às extrassístoles polimórficas ou bidirecionais.

A TVPC apresenta mortalidade em indivíduos não tratados de 30% a 50%. O sintoma e indicador de risco mais relevante é a síncope ao esforço ou mediante emoção, frequentemente de características convulsivas. As demais características são: palpitações induzidas pelo exercício físico; dor torácica ou tontura; história familiar de morte súbita; ECG com extrassístoles ventriculares polimórficas ou bigeminadas.

Pacientes com TVPC apresentam ECG normal em repouso e eventos arrítmicos desencadeados por exercício ou emoção, induzindo extrassístoles ventriculares, TV polimórfica e/ou bidirecional, com caráter recorrente. No teste ergométrico, quando a frequência cardíaca ultrapassa a faixa de 100 bpm a 120 bpm, extrassístoles ventriculares isoladas se desenvolvem, seguidas de pequenas salvas de TVNS polimórficas. Com a continuação do exercício, a duração da TV frequentemente se prolonga e pode se tornar uma bidirecional.

O tratamento dos pacientes com TVPC é garantir um bloqueio adrenérgico, com fármacos consagrados pela sua eficiência (nadolol e propranolol). O carvedilol tem sido estudado por modulação do receptor da rianodina, entretanto seu papel não está comprovado clinicamente. O metoprolol é uma opção apenas para pacientes com broncospasmo. O verapamil mostrou efeitos benéficos em alguns pacientes com TVPC gene-específico, mas sua eficácia a longo prazo é controversa. A flecainida reduziu arritmias ventriculares induzidas pelo exercício físico em pacientes não controlados por terapia medicamentosa convencional.

A simpatectomia cardíaca esquerda ou bilateral por toracoscopia, que consiste na remoção da metade inferior do gânglio estrelado e dos gânglios simpáticos de T2-T4, traz benefícios. O procedimento está indicado quando β-bloqueadores são contraindicados ou não tolerados; na evidência de síncope recorrente apesar da dose máxima de β-bloqueador associado à flecainida; em casos de terapias recorrentes de CDI ou de tempestade elétrica; e nos pacientes com alto risco de morte súbita cardíaca apesar de assintomático em uso de betabloqueador. Pacientes que apresentam um episódio de síncope, TV ou FV enquanto recebem β-bloqueadores são considerados de maior risco, da mesma forma como os indivíduos com idade mais jovem ao diagnóstico.

O implante de CDI pode prevenir morte súbita quando associado às medidas farmacológicas, pois a ocorrência de terapias é razoável e os choques dolorosos aumentam a descarga adrenérgica e podem elevar o risco de TV e de tempestades elétricas, com elevada mortalidade mesmo entre os pacientes que portam o dispositivo.

Os pacientes devem ser advertidos quanto à restrição para todas as formas de atividade física intensa. Todos os esportes competitivos são proibidos para sintomáticos e assintomáticos. Em pacientes assintomáticos, genótipo-positivos, sem nenhuma manifestação eletrocardiográfica induzida pelo esforço, os esportes recreativos podem ser permitidos.

Teste genético e aconselhamento familiar

O teste genético é recomendado para os pacientes com diagnóstico de canalopatias genéticas. Após a identificação da mutação causal no probando, os membros da família que apresentam teste positivo para a mutação familiar devem consultar um especialista para discutir investigação periódica da doença, mudanças no estilo de vida e tratamento farmacológico. O familiar com teste genético negativo para a mutação familiar é dispensado do acompanhamento seriado. Os testes devem ser revistos e atualizados, pois a alteração na classificação de uma variante pode modificar a conduta dos familiares.

Conclusão

Nos últimos anos, grandes avanços foram feitos no esclarecimento da base genética e molecular dessas síndromes. A maior compreensão dos mecanismos fisiopatológicos subjacentes demonstrou a importância da relação entre o genótipo e o fenótipo, permitindo progressos na abordagem clínica desses pacientes. Entretanto, é ainda necessário melhorar a capacidade de diagnóstico, aprimorar a estratificação do risco e desenvolver novas terapêuticas específicas de acordo com o binômio genótipo-fenótipo.

Bibliografia consultada

Antzelevitch C et al. J-Wave syndromes expert consensus conference report: Emerging concepts and gaps in knowledge. J Arrhythm. 2016;32(5):315-39.

Brugada J et al. Present status of Brugada syndrome. JACC. 2018;72(9):1046-59.

Gollob MH et al. The short QT syndrome: proposed diagnostic criteria. JACC. 2011;57(7):802-12.

Kawada S et al. Shanghai Score System for diagnosis of Brugada syndrome: validation of the score system and system and reclassification of the patients. JACC Clin Electrophysiol. 2018;4(6):724-30.

Mazzanti A et al. Interplay between genetic substrate, QTc duration, and arrhythmia risk in patients with long QT syndrome. J Am Coll Cardiol. 2018;71(15):1663-71.

Priori SG et al. ESC Scientific Document Group. 2015 ESC Guidelines for the management of patients with ventricular arrhythmias and the prevention of sudden cardiac death: the task force for the management of patients with ventricular arrhythmias and the prevention of sudden cardiac death of the European Society of Cardiology (ESC) Endorsed by Association for European Paediatric and Congenital Cardiology (AEPC). European Heart Journal. 2015;36(41):2793-867.

Capítulo 49

Diagnóstico e investigação etiológica da insuficiência cardíaca

Ivna Girard Cunha Viera Lima
Jairo Tavares Nunes
Edimar Alcides Bocchi

Introdução

Em 2021, foi proposta uma definição universal de insuficiência cardíaca (IC). Isso foi necessário em decorrência da falta de padronização em ensaios clínicos para inclusão de pacientes em trabalhos científicos e da ambiguidade causada pelas definições prévias. A identificação de pacientes com IC é fundamental para clínicos e gestores de sistemas de saúde públicos e privados. Estima-se que existam cerca de 23 milhões pessoas vivendo com IC pelo mundo; logo, a detecção precoce da doença para início de tratamento especializado gerou a necessidade de elaboração de uma definição universal.

Ao longo dos anos, a definição de IC foi atualizada, desde 1971, quando foi publicado o estudo Framingham (Figura 49.1). Em 2020, um comitê de especialistas das principais sociedades internacionais se reuniu e incluiu, no critério para diagnóstico de IC, a presença de alteração em biomarcadores (peptídeos natriuréticos). Assim, atualmente IC é definida como uma síndrome clínica com sinais e sintomas causados por alteração estrutural ou funcional cardíaca atual ou prévia e corroborada por pelo menos um dos seguintes parâmetros: 1) ou peptídeos natriuréticos elevados; ou 2) evidência objetiva de congestão pulmonar ou sistêmica, que deve ser detectada. Os dois parâmetros devem ser detectados por meio de exames de imagem como radiografia de tórax, por elevadas pressões de enchimento no ecocardiograma, por cateterismo de câmaras direitas, ou por testes provocativos de esforço (ergoespirometria) (Figura 49.2).

Figura 49.1 Linha do tempo para publicação de definições de IC.

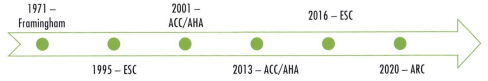

ACC: American College of Cardiology; AHA: American Heart Association; ARC: Academic Research Consortium; ESC: European Society of Cardiology.

Fonte: Adaptada de Brauwald para European Journal of Heart Failure. 2021;23:381-83.

Figura 49.2 Algoritmo diagnóstico de insuficiência cardíaca.

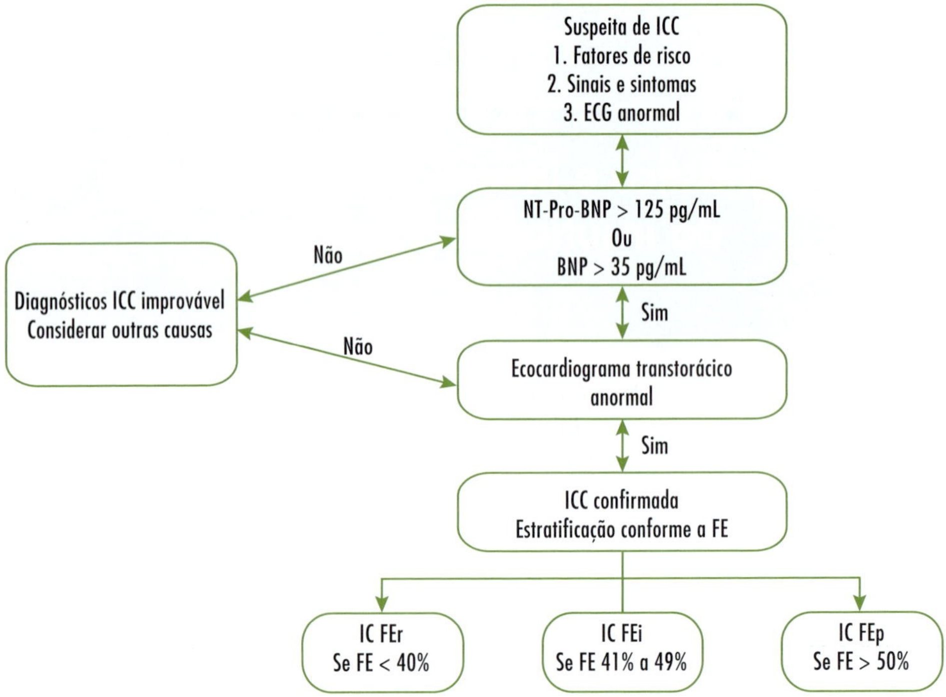

Suspeita de ICC
1. Fatores de risco
2. Sinais e sintomas
3. ECG anormal

NT-Pro-BNP > 125 pg/mL
Ou
BNP > 35 pg/mL

Não

Diagnósticos ICC improvável
Considerar outras causas

Sim

Não

Ecocardiograma transtorácico anormal

Sim

ICC confirmada
Estratificação conforme a FE

IC FEr
Se FE < 40%

IC FEi
Se FE 41% a 49%

IC FEp
Se FE > 50%

Fonte: Adaptada de Universal definition and classification of heart failure: a report of the Heart Failure Society of America, Heart Failure Association of the European Society of Cardiology, Japanese Heart Failure Society and Writing Committee of the Universal Definition of Heart Failure.

Diagnóstico etiológico

A IC apresenta vários fenótipos com múltiplas apresentações clínicas e diversos tipos de alterações estruturais cardíacas. Estratificando-se os grupos por fração de ejeção (FE), o fenótipo dilatado em geral se apresenta com a FE reduzida (FEr) ou intermediária (Fei). Já o fenótipo restritivo ou hipertrófico, em geral, se apresenta com a FE preservada (Fep). Neste contexto, os exames de imagem são essenciais para melhor caracterização das alterações morfológicas (Quadro 49.1).

Quadro 49.1 Principais diagnósticos diferenciais de miocardiopatia dilatada e padrões habituais para suspeição.

Miocardiopatia isquêmica	Estenose > 70% na artéria descendente anterior proximal, ou lesão > 70% em mais de duas artérias epicárdicas principais ou lesão > 50% no tronco da coronária esquerda, avaliada por método anatômico
Miocardiopatia hipertensiva	História de hipertensão mal controlada, habitualmente > 160 × 100 mmHg associada a aumento da espessura da parede ventricular esquerda
Miocardiopatia alcoólica	Consumo regular de álcool na dose de mais do que 80 g/dia em homens e 40 g/dia em mulheres por pelo menos 5 anos

(Continua)

Quadro 49.1 Principais diagnósticos diferenciais de miocardiopatia dilatada e padrões habituais para suspeição (continuação).

Taquicardiomiopatia	Taquicardia persistente (> 100 bpm), associada à recuperação da função ventricular em geral após 4 semanas do controle do ritmo ou frequência
Miocardiopatia periparto	Habitualmente desenvolve-se no último trimestre da gestação, porém pode acontecer nas primeiras semanas do puerpério
Miocardiopatia valvar	Presença de valvopatia primária anatomicamente importante ou cirurgia valvar prévia ou história de febre reumática

Fonte: Adaptado de Diagnosis and evaluation of dilated cardiomyopathy. JACC,2016.

Exames de imagem

Ecocardiografia (ECO)

Apesar de o ecocardiograma (ECO) ser uma técnica relativamente antiga, ele fornece informações a respeito dos volumes, da função ventricular, da hemodinâmica e dos fluxos valvares. A evolução de técnicas como a avaliação da deformação cardíaca com a técnica de *speckle-tracking* e *strain* longitudinal global (GLS) permite a avaliação relativa da mudança do comprimento do miocárdio, porém esta é heterogênea na população. Existem dois cenários de avaliação etiológica em que este método aparece como promissor: na avaliação da cardiotoxicidade; e na amiloidose cardíaca. Os principais achados segundo as etiologias são:

» **Miocardiopatia isquêmica:** redução do GLS radial ou circunferencial no território isquêmico. A redução da torção apical é preditora de dilatação de VE pós-infarto agudo.

» **Cardiotoxicidade:** disfunção miocárdica subclínica antes e durante tratamento oncológico, caracterizada como uma queda do GLS >15%.

» **Amiloidose cardíaca:** avaliação prognóstica no paciente com amiloidose cardíaca, além de padrão de preservação apical (*apical sparing*).

» **Miocardiopatia valvar:** avaliação morfológica das válvulas cardíacas (estenose e/ou insuficiência). Além de redução do GLS em estenose aórtica com fração de ejeção (FE) normal.

» **Ressonância magnética cardíaca (RMC):** tem um importante papel como exame complementar na identificação das principais etiologias de IC. As vantagens sobre os outros métodos são reprodutibilidade, precisão, não utilização de radiação ionizante e capacidade de caracterização do tecido miocárdico. As desvantagens são disponibilidade, custo, exclusão de pacientes com uso de dispositivos não compatíveis ou claustrofobia. São achados típicos na RNM nas principais etiologias:

» **Miocardiopatia isquêmica:** realce subendocárdico ou transmural, respeitando um ou mais territórios coronários, refletindo o *wavefront phenomenon* da lesão isquêmica. Utilizar testes provocativos como o estresse com dobutamina ou dipiridamol.

» **Miocardite:** o American College of Cardiology (ACC) recomenda que são necessários dois de três critérios para o diagnóstico de miocardite: aumento da intensidade do sinal miocárdico global ou regional em relação ao músculo esquelético (edema do miocárdio); realce por gadolínio mostrando aumento da intensidade do sinal miocárdico em relação a músculo esquelético (hiperemia miocárdica/vazamento capilar); e ≥ 1 lesão focal no realce tardio com distribuição não isquêmica (necrose/fibrose). A distribuição mais comum é focal e irregular e envolve a parede lateral mesoepicárdica.

» **Amiloidose cardíaca:** achados que refletem expansão intersticial com alta captação miocárdica de gadolínio, com realce tardio subendocárdico ou transmural global, rápida lavagem do *pool* de sangue e anulação miocárdica subótima. A transtirretina (ATTR) é caracterizada por maior massa de ventrículo esquerdo (VE) e extensão do realce, maior probabilidade de realce transmural e em ventrículo direito (VD). T1 elevado no mapeamento de T1 nativo tem alta precisão para envolvimento cardíaco na amiloidose AL.

» **Cardiomiopatia dilatada (CMD):** aumento do volume de átrio esquerdo (AE) e disfunção do VD e menores graus de trabeculação são preditores independentes de sobrevida e desfechos de IC em pacientes com cardiomiopatia dilatada (CMD). O realce tardio é encontrado na parede média, aumentando o risco de taquicardia ventricular.

» **Deposição de ferro:** T2 miocárdico < 20 ms é um marcador específico de conteúdo significativo de ferro cardíaco, sendo bom preditor da concentração cardíaca total de ferro. O T2 diminui antes da fração de ejeção do ventrículo esquerdo (FEVE) e é o melhor preditor de IC futura e arritmias.

» **Deposição de glicogênio (doença de Fabry):** o realce pode ser detectado na parede inferolateral basal na ausência de doença arterial coronariana. T1 do miocárdio nativo é reduzido, diferenciando esta condição de cardiomiopatia hipertrófica, de edema e de amiloidose, em que T1 está aumentado. As medidas da espessura da parede do VE, do índice de massa e do realce são usadas para orientar a reposição enzimática em pacientes com doença de Fabry.

» **IC com fração de ejeção preservada:** FEVE em repouso ≥ 50%, VE não dilatado e biomarcador, imagem e/ou evidência invasiva de disfunção diastólica.

Conclusão

O diagnóstico etiológico da insuficiência cardíaca é desafiador; logo, os exames complementares, sobretudo com novas técnicas de imagem, podem ajudar na avaliação de tratamento, na análise prognóstica e principalmente no diagnóstico etiológico.

Bibliografia consultada

Novel imaging techniques for heart failure; cardiac failure review. 2016;2(1):27-34. Disponível em: DOI:https://doi.org/10.15420/cfr.2015:29:2. Acesso em: 12 abr. 2022.

The Role of cardiovascular magnetic resonance imaging in heart failure; cardiac failure review. 2016;2(2):115-22. Disponível em: DOI:https://doi.org/10.15420/cfr.2016.2.2.115. Acesso em: 12 abr. 2022.

Universal definition and classification of heart failure: a report of the Heart Failure Society of America, Heart Failure Association of the European Society of Cardiology, Japanese Heart Failure Society and Writing Committee of the Universal Definition of Heart Failure. European Journal of Heart Failure. 2021;23:352-80. doi:10.1002/ejhf.2115.

Capítulo 50

Insuficiência cardíaca aguda

Fernando Rabioglio Giugni
Fernanda Gonçalves de Mateo
Bruno Soares da Silva Rangel
Bruno Biselli

Introdução

A insuficiência cardíaca aguda (ICA) é uma síndrome clínica caracterizada pelo rápido aparecimento (ICA nova) ou piora dos sinais e/ou sintomas de insuficiência cardíaca (IC) crônica previa (IC crônica descompensada). É uma condição geralmente ameaçadora à vida, que requer avaliação e tratamento de urgência e, tipicamente, requer admissão hospitalar.

A ICA é uma das principais causas de internação hospitalar no Brasil e no mundo e relaciona-se ao aumento da mortalidade e à necessidade de reinternação a curto e longo prazo. Segundo o Datasus, em 2020 houve cerca de 170 mil internações por IC no Brasil, sendo cerca de 34 mil no Estado de São Paulo, com uma mortalidade intra-hospitalar em torno de 14%. O registro BREATHE, o primeiro de ICA no Brasil, mostra uma mortalidade intra-hospitalar em torno de 12%.

Dados da atualização da Diretriz Europeia de Insuficiência Cardíaca (ESC – 2021) demonstram mortalidade intra-hospitalar entre 4% e 10%, sendo que a mortalidade no 1º ano pós-internação gira em torno de 25% a 30%, podendo chegar a 45% de mortes e de reinternações, evidenciando o prognóstico ruim da ICA globalmente.

Apesar dos avanços nos tratamentos para insuficiência cardíaca crônica, o tratamento para ICA pouco se modificou nas últimas décadas. Há uma dificuldade na padronização de critérios para ICA, bem como um grande espectro clínico englobado, de modo que a maioria dos ensaios clínicos realizados foi negativa.

Fisiopatologia

A IC compensada resulta do equilíbrio de variáveis interdependentes de pré-carga, pós-carga, inotropismo e sinalização neuro-hormonal. Quando o balanço é rompido, ocorre aumento das pressões de enchimento ventricular, com consequente congestão arterial e venosa, vasoconstrição e queda do inotropismo, resultando em descompensação clínica da doença.

Avaliação inicial

Perfil hemodinâmico

Na avaliação inicial na unidade de emergência, é importante a identificação do perfil hemodinâmico do paciente. A classificação mais utilizada divide os pacientes em quatro perfis (A, B, C e L), conforme a presença ou ausência de sinais e sintomas de hipervolemia (ortopneia, dispneia paroxística noturna, estase jugular, refluxo hepatojugular, estertores pulmonares, edema periférico, ascite) ou de hipoperfusão (extremidades frias, hipotensão, oligúria, tontura, pressão de pulso estreita, confusão mental) (Figura 50.1). Esta avaliação tem implicações prognósticas e terapêuticas. Outra classificação, menos utilizada, divide os pacientes, conforme apresentação clínica, em: ICA com hipertensão; ICA por sobrecarga volêmica; ICA com hipotensão; e ICA por outras causas (Quadro 50.1).

Figura 50.1 Perfil hemodinâmico.

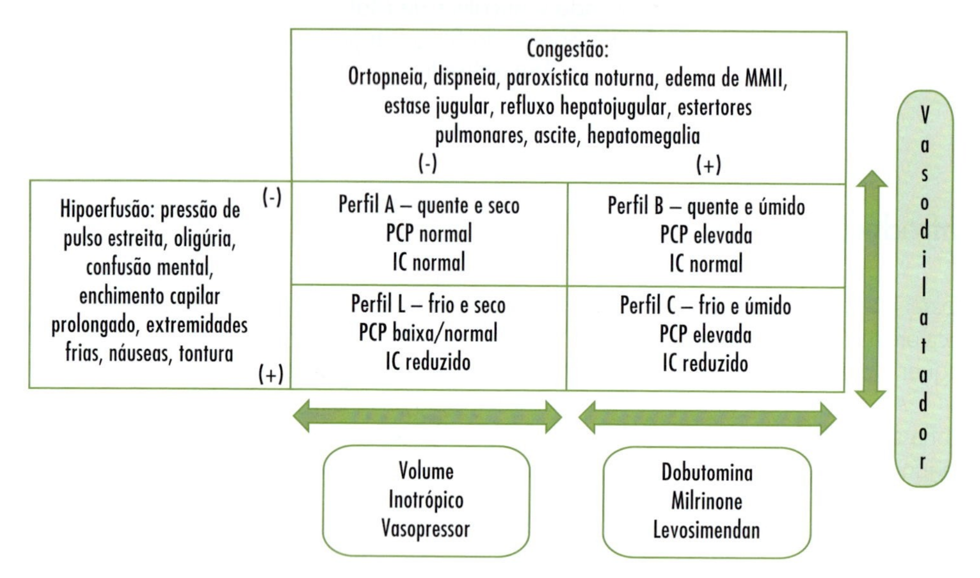

IC: índice cardíaco; MMII: membros superiores e inferiores; PCP: pressão capilar pulmonar.
Fonte: Adaptada de Fonarow GC *et al.* Ver Cardiovasc Med, 2001.

Quadro 50.1 Perfil hemodinâmico.

Apresentação	Características	Alvos	Tratamento
ICA com hipertensão	Apresentação súbita (horas), congestão pulmonar > sistêmica, FEp é comum, EAP é forma extrema	PA, volemia e oxigenação	VNI, vasodilatadores e diuréticos
ICA por sobrecarga volêmica	Apresentação insidiosa, congestão sistêmica > pulmonar, ICA crônica descompensada é comum	Volemia, preservação de órgão-alvo	Diuréticos, vasodilatadores SN

(Continua)

Quadro 50.1 Perfil hemodinâmico (continuação).

Apresentação	Características	Alvos	Tratamento
ICA com hipotensão	Sintomas de baixo débito, congestão presente ou não, FEr, choque cardiogênico é forma extrema	Débito cardíaco, perfusão tecidual	Inotrópicos com ou sem diuréticos, suporte mecânico
ICA por outras causas	Heterogênea, pode se apresentar com características próprias	Correção da causa de base	Variado

EAP: edema agudo pulmonar; FEp: fração de ejeção preservada; FEr: fração de ejeção reduzida; SN: se necessário.

Fonte: Adaptado de Felker *et al.*

Exames complementares

Os peptídeos natriuréticos (BNP e NT-próBNP) são importantes no diagnóstico. Níveis de BNP < 100 e NT-próBNP < 300 afastam ICA; e BNP > 400 e NT-próBNP > 900 sugerem fortemente o diagnóstico; valores intermediários necessitam de correlação com exame clínico e radiológico.

Vale lembrar que pacientes em uso de sacubitril-valsartan têm elevação dos níveis de BNP, devendo ser usado NT-próBNP. Situações de instalação muito rápida da ICA, como edema pulmonar agudo hipertensivo, insuficiência mitral aguda e *cor pulmonale* agudo podem se apresentar com níveis pouco elevados.

O ecocardiograma (ECO) transtorácico é fundamental na avaliação da ICA, especialmente na avaliação etiológica. Função sistólica do ventrículo esquerdo é um parâmetro importante, entretanto deve ser dada atenção para a função diastólica, a avaliação valvar, o pericárdio, a pressão da artéria pulmonar e a função ventricular direita.

Outros exames que têm importância na avaliação do paciente com ICA são o eletrocardiograma (ECG) para avaliação de arritmias ou síndrome coronária aguda como desencadeante, a radiografia de tórax (diagnóstico diferencial, congestão pulmonar, cardiomegalia), a troponina (relacionada com pior prognóstico quando detectada), função renal, enzimas e função hepática, eletrólitos, gasometria, hemograma, proteína C-reativa e função tireoidiana (Quadro 50.2). Exames mais detalhados como angiotomografia de artérias coronárias e ressonância nuclear magnética do coração só estão indicados em situações clínicas específicas.

Quadro 50.2 Recomendação dos métodos diagnósticos na ICA.

Recomendação	Classe	Nível de evidência
BNP, NT-PróBNP para auxílio em caso de dúvida diagnóstica	I	A
Eletrocardiograma para definição do ritmo, isquemia e arritmias	I	C
Radiografia de tórax	I	C
Ecocardiograma transtorácico para avaliação estrutural, função ventricular, congestão e pesquisa de fator desencadeante	I	C

Fonte: Adaptado de Diretriz Brasileira de Insuficiência Cardíaca Crônica e Aguda, 2018.

Tratamento

Suporte ventilatório

A utilização de oxigênio está indicada em pacientes com SpO_2 menor do que 90%. A terapia com melhor evidência é a ventilação não invasiva (VNI), com redução na necessidade de intubação orotraqueal e mortalidade. A VNI diminui a pré e a pós-carga, contribuindo com melhora hemodinâmica durante a descompensação. A ventilação mecânica invasiva está reservada aos casos em que há refratariedade ou contraindicações ao uso da VNI.

Manejo volêmico

A hipervolemia é a principal causa de descompensação da ICA. Os diuréticos são a classe de medicações mais utilizadas em seu tratamento, sendo os de alça os de 1ª escolha. Seu uso precede a era dos grandes ensaios clínicos, não havendo nenhum que demonstre a eficácia dessas medicações em relação ao placebo. Ainda assim, são recomendados como tratamento de 1ª linha na ICA. O mais importante ensaio clínico com diuréticos de alça foi o *DOSE Trial*, que comparou dose baixa (equivalente à dose de uso ambulatorial do paciente) *versus* alta (2,5 vezes a dose habitual) de furosemida endovenosa. Embora não tenha havido significância estatística, houve uma tendência de benefício para o grupo de dose elevada na avaliação de sintomas em 72 horas às custas de elevação transitória dos níveis de creatinina, em relação ao grupo de dose baixa. O mesmo estudo comparou o modo de administração, bólus *versus* infusão contínua, não tendo encontrado diferenças entre os grupos.

Outras classes de diuréticos, como os tiazídicos e os poupadores de potássio, também são utilizados em alguns pacientes com ICA. O estudo *ATHENA* comparou o uso de espironolactona 100 mg *versus* cuidado habitual (25 mg naqueles que já a utilizavam ambulatorialmente, placebo para os que não a utilizavam), tendo mostrado a segurança de tal esquema, porém ausência de benefício para os desfechos avaliados. Para os tiazídicos, não há estudos prospectivos randomizados que tenham estudado sua utilização em ICA. Ambas as classes permanecem como terapias adjuvantes, que podem ser utilizadas em casos específicos que não respondam bem à terapia inicial com diuréticos de alça (Quadro 50.3).

Quadro 50.3 Recomendação do tratamento da congestão na ICA.

Recomendação	Classe	Nível de evidência
Prescrição de diuréticos no tratamento de congestão em doses endovenosas equivalentes ou o dobro das doses orais utilizadas	I	B
Associação de diuréticos de alça com tiazídicos e/ou doses mais altas de diuréticos poupadores de potássio em pacientes com resistência	IIA	B
Uso de solução hipertônica em pacientes com congestão refratária	IIA	B
Diálise ou hemodiálise, visando a ultrafiltração, devem ser consideradas em pacientes com hipervolemia refratária ou insuficiência renal aguda	I	B

Fonte: Adaptado de Diretriz Brasileira de Insuficiência Cardíaca Crônica e Aguda, 2018.

Há outras terapias utilizadas em casos com hipervolemia refratária. A ultrafiltração foi estudada no *UNLOAD Trial*, que a comparou com o tratamento diurético em pacientes com ICA, e mostrou redução em peso, balanço hídrico e nova hospitalização. Já o estudo CARRESS-HF não comprovou esses benefícios da ultrafiltração em relação ao tratamento diurético com elevadas taxas de complicações relacionadas ao procedimento e à piora de função renal. Se os pacientes apresentarem insuficiência renal aguda com distúrbios eletrolíticos e metabólicos, a hemodiálise deve ser a opção.

Não há um tempo ideal preestabelecido para realização de diuréticos no cenário da ICA. O estudo de coorte prospectiva *KorAHF* avaliou o tempo de administração de diureticoterapia desde a chegada ao serviço de emergência com a redução de morte intra-hospitalar, não sendo observado diferença significativa entre os grupos que receberam diurético nos primeiros 60 minutos ou após.

Vasodilatadores

Embora também não haja evidência de benefícios clínicos com o uso dessas medicações, elas são amplamente utilizadas em virtude de seus efeitos hemodinâmicos, tanto em venodilatação, reduzindo as pressões de enchimento e a congestão venosa, como em vasodilatação arterial, reduzindo a pós-carga do ventrículo esquerdo e aumentando o volume sistólico. Pacientes com ICA sem evidência de hipotensão são candidatos a essa terapia.

A preferência é pelo uso de vasodilatadores endovenosos, especialmente nitratos, pelo seu rápido pico de ação, curta meia-vida e fácil titulação. É importante a monitorização contínua de sinais vitais e reavaliação periódica da pressão arterial durante a infusão dessas medicações. A nitroglicerina é a preferida em pacientes com suspeita de isquemia miocárdica pelo seu efeito predominantemente venodilatador e vasodilatador coronário. O nitroprussiato é a 1ª opção em pacientes com fração de ejeção reduzida, aumento de resistência vascular sistêmica e ausência evidência de isquemia miocárdica.

Os vasodilatadores por via oral (Tabela 50.1), como inibidores da enzima conversora de angiotensina (iECA), bloqueadores do receptor de angiotensina (BRA) e hidralazina, com boa evidência de benefício para pacientes com ICC ambulatorial, também não têm benefício claro demonstrado na ICA. Habitualmente, sugere-se sua introdução ou manutenção na ausência de hipotensão arterial ou outras contraindicações. De maneira randomizada e prospectiva, a única medicação estudada nesse contexto foi o sacubitril/valsartan, no estudo *PIONEER-HF*, introduzido na internação após a estabilização dos pacientes. Além de mostrar-se seguro, reduziu níveis de NT-próBNP e alguns desfechos clínicos secundários quando comparado ao enalapril.

Tabela 50.1 Principais drogas usadas no tratamento da ICA.

Medicação	Via	Posologia
Furosemida	EV	20 a 240 mg/dia; a cada 4 a 6 horas ou infusão contínua
Espironolactona	VO	25 a 50 mg/dia; a cada 12 a 24 horas
Hidroclorotiazida	VO	25 a 100 mg/dia; a cada 12 a 24 horas
Nitroglicerina	EV	10 a 250 mcg/min; infusão contínua
Nitroprussiato	EV	0,3 a 5 mcg/kg/min; infusão contínua
Captopril	VO	37,5 a 150 mg/dia; a cada 6 a 8 horas

(Continua)

Tabela 50.1 Principais drogas usadas no tratamento da ICA (continuação).

Medicação	Via	Posologia
Enalapril	VO	5 a 40 mg/dia; a cada 12 horas
Losartan	VO	25 a 100 mg/dia; a cada 12 a 24 horas
Hidralazina	VO	37,5 a 300 mg/dia; a cada 6 a 8 horas
Sacubitril/valsartan	VO	49/51 a 194/206 mg/dia; a cada 12 horas
Dobutamina	EV	2,5 a 20 mcg/kg/min; infusão contínua
Milrinone	EV	0,175 a 0,750 mcg/kg/min; infusão contínua
Levosimendan	EV	12 mcg/kg bólus + 0,05-0,2 mcg/kg/min; infusão contínua por 24 horas

EV: (via) endovenosa; VO: via oral.

Fonte: Adaptada de Diretriz Brasileira de Insuficiência Cardíaca Crônica e Aguda, 2018.

Ainda não foi demonstrado redução significativa de desfechos com uso de vasodilatadores. O estudo *GALACTIC* comparou os efeitos da vasodilatação precoce intensiva e sustentada com nitrato sublingual e transdérmico, dose baixa de hidralazina em 48 horas e rápido aumento de dose de IECA/BRA ou sacubitril/valsartan comparada à vasodilatação usual na ICA, sem redução significativa de mortalidade por todas as causas e reinternação em 180 dias.

Betabloqueadores

Têm indicação precisa para pacientes com ICC. No contexto da ICA, havia um grande temor na sua utilização em razão dos seus potenciais efeitos adversos hemodinâmicos. Entretanto, estudos retrospectivos sugerem um melhor desfecho dos pacientes que mantiveram o seu uso durante a internação por ICA. Foi realizado um ensaio clínico randomizado com 147 pacientes que comparou manutenção *versus* suspensão do betabloqueador no contexto da ICA, excluindo pacientes em uso de dobutamina. Esse estudo não mostrou diferença entre os grupos para nenhum dos desfechos, exceto no uso de betabloqueadores após 3 meses, que foi maior no grupo que manteve o uso durante a internação. Diante desses dados, recomenda-se manter os betabloqueadores na ICA, exceto se paciente com contraindicações, como baixo débito cardíaco, choque cardiogênico ou necessidade de inotrópicos.

Inotrópicos

São a classe de escolha em pacientes com sinais e sintomas clínicos de baixo débito cardíaco. A dobutamina é o inotrópico mais utilizado, sendo um beta-agonista de curta meia-vida, de infusão contínua, facilmente titulável, com pouca repercussão na pressão arterial. Outra opção é o milrinone, um inibidor da fosfodiesterase-3, que, além do inotropismo, tem propriedades vasodilatadoras na circulação pulmonar e sistêmica, devendo ser evitado na presença de hipotensão arterial. Também é uma droga de infusão contínua, facilmente titulável, interessante em pacientes com uso recente de betabloqueador ou com hipertensão pulmonar. O estudo *CAPITAL* comparou o uso de dobutamina com o do milrinone no choque cardiogênico, sem diferença quanto à incidência de desfechos clínicos. O levosimendan é um sensibilizador do cálcio intracelular, uma droga com meia-vida de até 2 semanas, com efeito de vasodilatação periférica. O *SURVIVE Trial*, que o comparou com dobutamina no contexto de choque cardiogênico, não encontrou benefício em relação ao desfecho primário de mortalidade em 180 dias.

Em relação a inotrópicos orais, o estudo *GALACTIC-HF* testou o uso de ativador seletivo de miosina Omecantiv Mecarbil nos pacientes com insuficiência cardíaca de fração de ejeção reduzida sem diferença estatística em comparação ao placebo, no subgrupo de pacientes internados (25,3%), quanto à redução de hospitalização e de morte por causa cardiovascular. Todas as medicações inotrópicas apresentam efeitos colaterais, especialmente relacionados a arritmias, e estão associadas a piores desfechos clínicos quando do seu uso prolongado.

Carboximaltose férrica

A deficiência de ferro é um achado comum, sendo preditor de pior prognóstico mesmo na ausência de anemia. O estudo *AFFIRM-HF* comparou a suplementação com carboximaltose férrica em paciente com ICA de fração de ejeção reduzida e deficiência de ferro após estabilização clínica com placebo, mostrando melhora significativa da qualidade de vida e diminuição de reinternações nos pacientes suplementados, sem redução de mortalidade (Quadro 50.4).

Quadro 50.4 Recomendação de uso de carboximaltose férrica.

Recomendação	Classe	Nível de evidência
Reposição intravenosa de carboximaltose férrica em pacientes com ICFEr, admitidos por insuficiência cardíaca descompensada com ferritina sérica < 100 ng/ml ou 100-299 ng/mL com saturação de transferrina < 20% após estabilização, para reduzir readmissão hospitalar	IIA	B

Fonte: Adaptado de Diretriz Brasileira de Insuficiência Cardíaca Crônica e Aguda, 2018.

Conclusão

A ICA é uma síndrome clínica de alta incidência e morbimortalidade. No atendimento inicial, é importante estabilizar o paciente, identificar o perfil hemodinâmico e solicitar os exames complementares pertinentes. Até o momento, nenhuma intervenção farmacológica mostrou benefício em diminuição de mortalidade ou de reinternação em pacientes com ICA. O tratamento varia conforme a apresentação clínica, mas geralmente envolve suporte ventilatório não invasivo e associação de diuréticos e vasodilatadores, reservando-se os inotrópicos para os casos com sinais de baixo débito cardíaco.

Bibliografia consultada

Albuquerque DC, Neto JD, Bacal F, Rohde LE, Bernardez-Pereira S, Berwanger O et al. Investigadores Estudo BREATHE. I Brazilian registry of heart failure – clinical aspects, care quality and hospitalization outcomes. Arq Bras Cardiol. 2015;104(6):433-42.

Bart BA, Goldsmith SR, Lee KL, Givertz MM, O'Connor CM et al. Ultrafiltration in decompensated heart failure with cardiorenal syndrome. N Engl J Med. 2012;367(24):2296-304.

Butler J, Anstrom KJ, Felker GM, Givertz MM, Kalogeropoulos AP, Konstam MA et al. Efficacy and safety of spironolactone in acute heart failure: The ATHENA-HF randomized clinical trial. JAMA Cardiol. 2017;2(9):950-8.

Comitê Coordenador da Diretriz de Insuficiência Cardíaca. Diretriz Brasileira de Insuficiência Cardíaca Crônica e Aguda. Arq Bras Cardiol. 2018;111(3):436-539.

Felker GM, Lee KL, Bull DA, Redfield MM, Stevenson LW, Goldsmith SR et al. Diuretic strategies in patients with acute decompensated heart failure. N Engl J Med. 2011;364(9):797-805.
Felker GM, Pang PS, Adams KF, Cleland JGF, Cotter G, Dickstein K et al. Clinical trials of pharmacological therapies in acute heart failure syndromes lessons learned and directions forward, 2010. Circ Heart Fail. 2010;3:314-325.
Hill SA, Booth RA, Santaguida PL, Don-Wauchope A, Brown JA, Oremus M et al. Use of BNP and NT-proBNP for the diagnosis of heart failure in the emergency department: a systematic review of the evidence. Heart Fail Rev. 2014;19(4):421-38.
Issa VS, Andrade L, Ferreira SMA, Bacal F, Bragança AC, Guimaraes GV et al. Hypertonic Saline solution for prevention of renal dysfunction in patients with descompensated heart failure. Int J cardiol. 2013;167(1):34-40.
Jankowska EA et al. The Effect of intravenous ferric carboxymaltose on health-related quality of life in iron-deficient patients with acute heart failure: the results of the AFFIRM-AHF study. European Heart Journal. 2021;00:1-11.
Jondeau G, Neuder Y, Eicher JC, Jourdain P, Fauveau E, Galinier M et al. B-CONVINCED Investigators. B-CONVINCED: Beta-blocker CONtinuation Vs. Interruption in patients with congestive heart failure hospitalized for a decompensation episode. Eur Heart J. 2009;30(18):2186-92.
Kozhuharov N et al. Effect of a strategy of comprehensive vasodilation vs usual care on mortality and heart failure rehospitalization among patients with acute heart failure the GALACTIC randomized clinical Trial. JAMA. 2019;322(23).
Mathew R et al. Milrinone as compared with dobutamine in the treatment of cardiogenic shock. N Engl J Med. 2021;385;6.
Mcdonagh TA et al. 2021 ESC guidelines for the diagnosis and treatment of acute and chronic heart failure. European Heart Journal. 2021;00:1-128.
Mebazaa A, Nieminen MS, Filippatos GS, Cleland JG, Salon JE, Thakkar R et al. Levosimendan vs. dobutamine: outcomes for acute heart failure patients on b-blockers in SURVIVE. Eur J Heart Fail. 2009;11:304-11.
Mentz RJ, Kjeldsen K, Rossi GP, Voors AA, Cleland JG, Anker SD et al. Decongestion in acute heart failure. Eur J Heart Fail. 2014;16(5):471-82.
Ministério da Saúde (BR). Datasus. Internações por insuficiência cardíaca. Brasília: Ministério da Saúde, 2017.
Njoroge JN, Teerlink JR. Pathophysiology and therapeutic approaches to acute descompensated heart failure. Circulation Research. 2021;128:1468-86.
Nohria A, Tsang SW, Fang JC, Lewis EF, Jarcho JA, Mudge GH et al. Clinical assessment identifies hemodynamic profiles that predict outcomes in patients admitted with heart failure. J Am Coll Cardiol. 2003;41(10):1797-804.
Park JJ et al. The effect of door-to-diuretic time on clinical outcomes in patients with acute heart failure. JACC: Heart Failure. 2018;6(4):286-94.
Ponikowski P, Voors AA, Anker SD, Bueno H, Cleland JG, Coats AJ et al. 2016 ESC Guidelines for the diagnosis and treatment of acute and chronic heart failure: the task force for the diagnosis and treatment of acute and chronic heart failure of the European Society of Cardiology (ESC) Developed with the special contribution of the Heart Failure Association (HFA) of the ESC. Eur Heart J. 2016;37(27):2129-200.
Velazquez EJ, Morrow DA, DeVore AD, Duffy CI, Ambrosy AP, McCague K et al. Angiotensin-neprilysin inhibition in acute decompensated heart failure. N Engl J Med. 2018.
Teerlink JR et al. Cardiac myosin activation with omecamtiv mecarbil in systolic heart failure. N Engl J Med. 2021;384;2.
Winck JC, Azevedo LF, Costa-Pereira A, Antonelli M, Wyatt JC, Efficacy and safety of non-invasive ventilation in the treatment of acute cardiogenic pulmonary edema – a systematic review and meta-analysis, Crit Care. 2006;10(2):R69.

Capítulo 51

Insuficiência cardíaca crônica

Francisco Monteiro de Almeida Magalhães
Felix José Alvarez Ramires

Introdução

A insuficiência cardíaca (IC) é uma síndrome clínica complexa, na qual o coração é incapaz de bombear sangue de forma a atender as necessidades metabólicas teciduais, ou o faz somente com elevadas pressões de enchimento. Esta condição ativa uma cascata de eventos sistêmicos que provocam as manifestações clínicas, manutenção e progressão da síndrome.

A abordagem do paciente com IC é complexa. Feito o diagnóstico, é necessário classificar a síndrome em diferentes aspectos, estratificando, assim, os pacientes em grupos bastantes distintos (Tabela 51.1).

Tabela 51.1 Classe funcional (CF), consumo máximo de oxigênio ao esforço (VO_2 máximo – mL/kg/min) e correspondente em equivalente metabólico (MET).

CF	Sintomas	VO_2 máx.	MET
I	Sem limitação à atividade física	> 24	> 7
II	Discreta limitação à atividade física	> 17 e < 24	5 e 6
III	Acentuada limitação à atividade física	> 10 e < 17	3 e 4
IV	Sintomas presentes no repouso ou em qualquer atividade física	< 10	1 e 2

Fonte: Adaptada de Diretriz Brasileira de Insuficiência Cardíaca Crônica e Aguda, 2018.

A IC pode ser classificada pela condição clínica, hemodinâmica, funcional ou etiológica, em aguda ou crônica, de ventrículo esquerdo (VE), direito (VD) ou ambos, fração de ejeção (FE) reduzida ou preservada; classe funcional e estágios (Quadro 51.1).

Quadro 51.1 Estágios de evolução da IC (AHA).

Estágio	Descrição	Abordagem
A	Alto risco para IC, sem sintomas ou alterações estruturais	Controle de fatores de risco para IC
B	Alteração estrutural no coração, mas assintomático	Considerar IECA, betabloqueador e antagonistas mineralocorticosteroides
C	Alteração estrutural + sintomas	Tratamento clínico otimizado, TRC e CDI
D	IC refratária	Considerar transplante cardíaco e DAV

IECA: inibidor da enzima conversora de angiotensina I; TRC: terapia de ressincronização cardíaca; CDI: cardiodesfibrilador implantável; DAV: dispositivo de assistência ventricular.
Fonte: Adaptado de Diretriz Brasileira de Insuficiência Cardíaca Crônica e Aguda, 2018.

Tratamento farmacológico da IC com fração de ejeção reduzida

A maioria dos estudos clínicos diferenciam sua população pela FE do ventrículo esquerdo e, até o momento, somente pacientes com IC com fração de ejeção reduzida (ICFEr < 40%) têm demonstrado redução consistente da morbimortalidade com o tratamento farmacológico instituído.

Inibidores da enzima conversora da angiotensina e bloqueadores dos receptores da angiotensina II (IECA e BRA)

Desde a década de 1980, os IECA tornaram-se a base para o tratamento da IC. Constituem um grupo de fármacos com comprovados benefícios tanto em relação à morbidade como à mortalidade. Seu mecanismo de ação baseia-se na inibição da enzima conversora da angiotensina (ECA), promovendo a diminuição da síntese de angiotensina II e gerando alterações hemodinâmicas (redução da pré e pós-carga, vasodilatação da arteríola eferente renal) e neuro-hormonais (redução de aldosterona, endotelina, vasopressina, atividade simpática), reduzindo o remodelamento ventricular e eventos cardiovasculares.

Os bloqueadores dos receptores da angiotensina II (BRA) são alternativas, com resultados semelhantes quanto à redução da morbidade e da mortalidade na IC. Estão indicados em pacientes intolerantes ou com alergia documentada aos IECA, com perfil terapêutico semelhante. Seu mecanismo de ação está relacionado ao antagonismo dos receptores AT1 da angiotensina II.

A intolerância aos IECA é definida como a presença de tosse persistente ou angioedema. A taxa de outros efeitos colaterais, como hipotensão, hipercalemia ou disfunção renal, é semelhante entre os IECA e os BRA. Nos casos de hipercalemia persistente e recorrente, a utilização destas classes de fármacos deve ser interrompida e seu reinício, individualizado. Na piora da função renal, aceita-se aumento de até 50% da creatinina basal, ou valor absoluto de até 3 mg/dL, ou *clearance* da creatinina estimado > 25 mL/min/m^2, sem necessitar reduzir a dose dos fármacos. É recomendado vigilância da função renal e dos níveis de potássio. Se o potássio ultrapassar os valores de 5,5 mEq/L, ou a creatinina ultrapassar os valores de 3 mg/dL, ou *clearance* estiver < 20 mL/mim/m^2, deve ser considerada a suspensão do fármaco, com uso de vasodilatador sem efeito renal (hidralazina/nitrato).

Contraindicações formais aos IECA incluem hipersensibilidade, história prévia de angioedema documentada com uso desta medicação, gravidez (teratogenia), estenose bilateral das artérias renais e estenose aórtica grave.

Deve-se ressaltar que os maiores benefícios foram obtidos utilizando-se doses elevadas dos IECA, sendo fundamental buscar as doses preconizadas pelos estudos. Os IECA ou BRA ainda são indicados em pacientes com disfunção sistólica de ventrículo esquerdo e assintomáticos (Tabela 51.2).

Tabela 51.2 Principais IECA e BRA utilizados na prática clínica.

Droga	Dose inicial	Dose-alvo
IECA		
Capropril	6,25 mg 3 vezs/dia	50 mg 3 vezes/dia
Enalapril	2,5 mg 2 vezes/dia	10 a 20 mg 2 vezes/dia
Ramipril	1,25 a 2,5 mg 1 vez/dia	10 mg 1 vezes/dia
Lisinopril	2,5 a 5 mg 1 vez/dia	20 a 40 mg 1 vez/dia
Perindopril	2 mg 1 vez/dia	8 a 16 mg 1 vez/dia
BRA		
Candesartana	4 a 8 mg 1 vez/dia	32 mg 1 vez/dia
Losartana	25 a 50 mg 1 vez/dia	100 a 150 mg 1 vez/dia
Valsartana	40 a 80 mg 1 vez/dia	320 mg 1 vez/dia

Fonte: Adaptada de Diretriz Brasileira de Insuficiência Cardíaca Crônica e Aguda, 2018.

Betabloqueadores (BB)

São considerados fármacos fundamentais no tratamento da ICFEr, pois determinam benefícios clínicos na mortalidade global, melhora da função ventricular, reversão do remodelamento miocárdico, na morte por IC e por morte súbita, além de melhorarem sintomas e redução das hospitalizações. Seus efeitos benéficos em pacientes com IC confirmam a hipótese da influência adrenérgica na progressão da insuficiência cardíaca.

O remodelamento reverso e aumento da FEVE e a consequente melhora dos sintomas de IC ocorrem semanas ou meses após a introdução do BB. Logo, deve-se iniciar o tratamento com doses baixas, com aumento progressivo, mediante monitoração de bradicardia, hipotensão ou piora dos sintomas de IC. Em caso de acentuação dos sintomas, ajuste de diuréticos e vasodilatadores deve ser tentado antes de se considerar a redução da dose ou suspensão do BB. No início do tratamento, alguns pacientes podem referir piora funcional discreta, mas devem ser encorajados a manter o uso da medicação. Da mesma forma como se faz com os IECA/BRA, devem-se buscar as doses máximas toleradas.

Os BB também são indicados em pacientes com disfunção de VE assintomática, além de serem a escolha para o controle de frequência ventricular em pacientes com ICFEr e fibrilação atrial crônica. Existem três betabloqueadores disponíveis para o tratamento da insuficiência cardíaca com efetividade comprovada: succinato de metoprolol; bisoprolol; e carvedilol (Tabela 51.3).

Tabela 51.3 Principais BB utilizados na prática clínica.

Droga	Dose inicial	Dose-alvo
Betabloqueadores		
Bisoprolol	1,25 mg 1 vez/dia	10 mg 1 vez/dia
Carvedilol	3,125 mg 2 vezes/dia	50 mg 2 vezes/dia
Succinato de metoprolol	25 mg 1 vez/dia	200 mg 1 vez/dia

Fonte: Adaptada de Diretriz Brasileira de Insuficiência Cardíaca Crônica e Aguda, 2018.

Antagonistas dos receptores mineralocorticosteroides

Medicamentos indicados em pacientes sintomáticos com disfunção sistólica do VE, em classes funcionais II a IV da New York Heart Association (NYHA), associados aos IECA/BRA e BB, apresentando efeitos contundentes sobre mortalidade e taxas de re-hospitalização. O bloqueio da aldosterona promove a redução da síntese e deposição miocárdica de colágeno e também da retenção de sódio e água. A epironolactona e eplerenona são os fármacos cujo feito foi comprovado em pacientes com IC crônica. Cuidado deve ser tomado em pacientes com insuficiência renal e níveis séricos limítrofes de potássio, necessitando-se de monitorização frequente e periódica da função renal e de eletrólitos. Evita-se o uso desta classe em pacientes com insuficiência renal (creatinina > 2,5 mg/dL) e em pacientes com hipercalemia persistente (em geral, potássio > 5,9 mmol/L). A dose inicial preconizada é de 25 mg em dose única diária, podendo ser considerado aumento da dose para 50 mg uma vez ao dia.

Inibidores da neprilisina e dos receptores da angiotensina (INRA)

Classe terapêutica que atua simultaneamente no bloqueio do receptor AT1 da angiotensina II, como um BRA, e no bloqueio da neprilisina, uma endopeptidase responsável pela degradação dos peptídeos natriuréticos. O primeiro fármaco da classe é o sacubitril/valsartana, que combina a valsartana (BRA) e o sacubitril (inibidor da neprilisina) em uma única molécula. Ao inibir a neprilisina, a degradação de peptídeos natriuréticos, da bradicinina e de outros peptídeos é diminuída. Os efeitos do sacubitril/valsartana, em comparação com enalapril, sobre morbidade e mortalidade em pacientes com ICFEr sintomática ambulatorial, com terapia clínica otimizada, foram superiores ao IECA, na redução das internações por piora da IC, mortalidade cardiovascular, morte súbita e mortalidade geral.

Recomenda-se, então, a troca de IECA/BRA para o sacubitril/valsartana nos pacientes com ICFEr que persistem sintomáticos mesmo com tratamento otimizado. Em decorrência do mecanismo de ação descrito, a monitorização da função renal, de eletrólitos e da pressão arterial é recomendada. A dose inicial recomendada é de 24/26 mg a cada 12 horas, com aumento progressivo até a dose-alvo de 97/103 mg a cada 12 horas.

Ivabradina

A ivabradina pode reduzir a frequência cardíaca (FC) sem afetar a contratilidade ou a condução atrioventricular, por inibir a corrente *If* no tecido do nó sinoatrial, reduzindo, assim, a frequência cardíaca (FC). A FC elevada é um marcador de pior prognóstico em IC, podendo ser considerada alvo terapêutico. A ivabradina em pacientes com tratamento otimizado e em ritmo sinusal, sintomáticos, com FC acima de 70 bpm e FEVE inferior a 35%, foi associada à redução do desfecho combinado de morte cardiovascular ou hospitalização por IC.

Portanto, pacientes com doses otimizadas de BB que persistem com sintomas e FC acima de 70 bpm podem se beneficiar desse fármaco na dose inicial de 5 mg, a cada 12 horas, até 7,5 mg, a cada 12 horas a depender da FC do paciente.

Vasodilatadores diretos

A associação de nitrato e hidralazina foi a primeira estratégia vasodilatadora com efeitos benéficos em desfechos clínicos em pacientes com IC, porém seu efeito é inferior aos IECA. A associação é indicada para pacientes que apresentam contraindicação aos IECA/BRA, principalmente por piora da função renal e/ou hipercalemia. Também podem ser indicados naqueles pacientes que mantêm sintomas em vigência do tratamento medicamentoso otimizado (incluindo IECA/BRA). Em especial nos pacientes afrodescendentes, essa associação oferece maior benefício. A dose inicial indicada é de 25 mg de hidralazina e 20 mg de mononitrato de isossorbida a cada 8 horas, com dose-alvo de 100 e 40 mg a cada 8 horas, respectivamente.

Digitálicos

Apresentam efeito inotrópico, promovendo aumento do cálcio intracelular mediante a inibição da bomba Na-K-ATPase. Estudo realizado com uso de digoxina em IC não mostrou diferença na mortalidade total após 37 meses de seguimento. Houve, no entanto, redução nas hospitalizações por IC e redução em mortes relacionadas à IC. Apresentam janela terapêutica estreita (níveis terapêuticos próximos aos tóxicos) e seus efeitos colaterais incluem sintomas gastrointestinais, neurológicos, arritmias atriais, ventriculares e bloqueios atrioventriculares.

Os digitálicos podem ser utilizados em pacientes sintomáticos apesar de terapia farmacológica otimizada, com IC sistólica e nos assintomáticos com fibrilação atrial e resposta ventricular elevada, devendo os níveis séricos ser monitorizados, obtendo melhores resultados abaixo de 1,2 ng/mL, sendo que valores maiores sugerem risco aumentado de morte.

Diuréticos

Não existem trabalhos controlados demonstrando a redução da mortalidade com diuréticos em pacientes com IC crônica ambulatorial, no entanto sua utilização é indiscutível para melhora dos sintomas de congestão, justificada pelo efeito terapêutico ao provocar diurese e alívio da sobrecarga volêmica. Atenção deve ser dada à possibilidade de azotemia pré-renal e consequente progressão de síndrome cardiorrenal.

Tratamento farmacológico da insuficiência cardíaca com fração de ejeção preservada (ICFEP)

O diagnóstico de ICFEp é definido pela presença de sinais e sintomas de IC, FEVE ≥ 50% e volume diastólico final do VE ≤ 97 mL/m. Ao contrário da indicação para os pacientes com ICFEr, nenhum fármaco até o momento tem sido especialmente recomendado para o tratamento de ICFEp com diminuição de mortalidade.

Em análise *post-hoc*, que estudou variações regionais do ensaio clínico TOP-CAT, o tratamento com espironolactona nas Américas causou redução estatisticamente significativa de 26% da mortalidade cardiovascular, enquanto em pacientes na Rússia e na Geórgia não se observou esse efeito.

Embora tenham como base os resultados de desfechos secundários, alguns estudos com IECA e BRA alcançaram resultados favoráveis, como o CHARM-Preserved, no qual se verificou redução significativa do risco de hospitalização por IC em 26% no grupo que recebeu candesartan *versus* placebo.

O tratamento dos fatores etiológicos e das morbidades tem impacto reconhecido sobre sintomas e indicadores de qualidade de vida. Existem ainda evidências de que o treinamento físico pode melhorar a capacidade funcional e a qualidade de vida desta população.

As metas para o tratamento incluem o controle de sinais e sintomas de hipervolemia com diuréticos de alça ou tiazídicos; adequado controle de fatores de risco como a hipertensão arterial e o diabetes *mellitus*; controle da frequência cardíaca, em especial nos pacientes portadores de fibrilação atrial; redução da intensidade e extensão da isquemia em portadores de doença arterial coronariana e redução da intensidade da hipertrofia ventricular. Digitálicos não devem ser usados nessa população.

Bibliografia consultada

Rohde LEP, Montera MW, Bocchi EA, et al. Diretriz brasileira de insuficiência cardíaca crônica e aguda. Arq Bras Cardiol. 2018;111(3):436-539.

Dargie HJ. Effect of carvedilol on outcome after myocardial infarction in patients with left-ventricular dysfunction: the CAPRICORN randomised trial. Lancet. 2001;357(9266):1385-90.

Digitalis Investigation Group. The effect of digoxin on mortality and morbidity in patients with heart failure. N Engl J Med. 1997;336(8):525-33.

McMurray JJ, Packer M, Desai AS, Gong J, Lefkowitz MP, Rizkala AR et al. Angiotensin-neprilysin inhibition versus enalapril in heart failure. N Engl J Med. 2014;371(11):993-1004.

Pitt B, Pfeffer MA, Assmann SF, Boineau R, Anand IS, Claggett B et al. Spironolactone for heart failure with preserved ejection fraction. N Engl J Med. 2014;370(15):1383-92.

Pitt B, Zannad F, Remme WJ, Cody R, Castaigne A, Perez A et al. The effect of spironolactone on morbidity and mortality in patients with severe heart failure. Randomized aldactone evaluation study investigators. N Engl J Med. 1999;341(10):709-17.

Singh A, Laribi S, Teerlink JR, Mebazaa A. Agents with vasodilator properties in acute heart failure. Eur Heart J. 2017;38(5):317-25.

Swedberg K, Komajda M, Böhm M, Borer JS, Ford I, Dubost-Brama A et al. SHIFT Investigators. Ivabradine and outcomes in chronic heart failure (SHIFT): a randomised placebo-controlled study. Lancet. 2010;376(9744):875-85.

Yusuf S, Pfeffer MA, Swedberg K, Granger CB, Held P, McMurray JJ et al. CHARM Investigators and Committees. Effects of candesartan in patients with chronic heart failure and preserved left-ventricular ejection fraction: the CHARM-Preserved Trial. Lancet. 2003;362(9386):777-81.

Capítulo 52

Indicações de implante de marca-passo definitivo

Matheus Luan Queiroz Alves da Cunha
Renan Perycles Lemos de Figueiredo
Silvana Angelina D'Orio Nishioka

Introdução

As bradiarritmias são definidas como frequência cardíaca menor que 50 batimentos por minuto, podendo ser permanentes ou intermitentes. Podem ser decorrentes de alterações fisiológicas (adultos jovens ou atletas), secundárias a tônus vagal excessivo, secundárias a doenças sistêmicas ou à disfunção no nó sinoatrial, nó atrioventricular e sistema His-Purkinje.

Em casos de bradiarritmias persistentes e sintomáticas, o implante de marca-passo definitivo é terapia de 1ª a escolha, visando melhoria de sintomas e redução de mortalidade. A depender da doença de base que ocasionou a bradiarritmia em questão, pode ser necessário o implante de dispositivos especiais como cardiodesfibrilador implantável (CDI) ou terapia de ressincronização cardíaca (TRC).

Indicações de marca-passo definitivo (MPD)

As bradiarritmias podem ocorrer por diferentes mecanismos fisiopatológicos, sendo fundamental a diferenciação inicial entre disfunções no automatismo celular das células do sistema de condução (disfunção do nó sinusal) e disfunção da condução do impulso elétrico atrial pelo nó atrioventricular ou pelas fibras do sistema His-Purkinje (bloqueios atrioventriculares (BAV)).

Destaca-se também a importância da investigação etiológica da origem da bradiarritmia. Nesses casos, classificam-se as bradiarritmias como adquiridas (mais comuns, com destaque para a doença chagásica e insultos isquêmicos) e causas genéticas (como disfunção do nó sinusal em indivíduos jovens e crianças, com predisposição genética de caráter autossômico dominante).

Como regra geral, indica-se implante de MCP em casos de bradiarritmias sintomáticas, independentemente do local de acometimento do sistema de condução ou geração do impulso, visando melhora em morbidade e mortalidade.

Em caso de causas tratáveis de bradiarritmias – como distúrbios hidroeletrolíticos, intoxicação medicamentosa (betabloqueadores, antagonistas de canal de cálcio, antiarrítmicos, ivabradina, digitálicos), apneia obstrutiva do sono, infecções (doença de Lyme, febre tifoide), hipotireoidismo, anorexia nervosa, hipotermia e hipóxia, – indica-se implante de marca-passo provisório se instabilidade clínica associada.

Na avaliação dos BAV na emergência, pode-se realizar teste com antimuscarínico (atropina 2 mg endovenosa em bólus ou doses de 0,5 mg a cada 5 minutos, com dose máxima de 3 mg), visando diferenciação de bloqueios supra ou infra-hissianos. As células do sistema de condução infra-His não têm receptores muscarínicos e, portanto, não são estimuladas pela atropina.

Indicações de MCP na doença do nó sinusal

O implante de MPD é indicado nos casos de doença do nó sinusal (pausas sinusais, bloqueio sinoatrial, incompetência cronotrópica ou síndrome bradi-taqui) na vigência de sintoma, com classe de recomendação I.

Considera-se o implante de MPD em pacientes com disfunção do nó sinusal e presença de sintomas que não podem ser atribuídos apenas à bradicardia, porém com menor nível de evidência, especialmente em caso de pausas sinusais maiores do que 3 segundos na presença de sintomas, ou pausas maiores de 6 segundos em pacientes assintomáticos, com classe de recomendação II.

Em caso de dúvida quanto à etiologia dos sintomas em pacientes com bradicardia secundária à disfunção do nó sinusal, sugere-se a realização de testes funcionais (ergometria, ergoespirometria) para documentação de incompetência cronotrópica sintomática (incapacidade de atingir 80% da frequência cardíaca máxima estimada pela idade no pico de esforço) ou surgimento de BAV associados ao esforço, com classe de recomendação II.

O implante de MPD em pacientes com disfunção do nó assintomáticos ou com causas reversíveis é contraindicado, classe de recomendação III.

Indicações de MPD nos bloqueios atrioventriculares

Nos BAV, indica-se o implante de MPD de acordo com o risco de sintomatologia catastrófica que pode culminar em óbito ou morbidade significante (síncopes, morte súbita, quedas). Em geral, esses sintomas são desencadeados por distúrbios graves na condução do sistema His-Purkinje, especificamente no nível intra ou infranodal, sendo sugeridos na presença de bradicardia com escape ventricular largo e com frequência cardíaca inferior a 40 batimentos por minuto.

Os BAV completos (3° grau), 2° grau Mobitz II, avançados, a presença de bloqueio de ramo alternante e bloqueios localizados no nível intra ou infra-His (avaliados por estudo eletrofisiológico) indicam terapia de estimulação cardíaca artificial definitiva, independentemente da presença de sintomas, visando a prevenção de síncopes e a redução de mortalidade, classe de recomendação I.

Nos BAV no nível supra-hissiano, a indicação de MPD considera a presença de sintomas atribuídos ao bloqueio, a frequência ventricular de escape e o grau de atraso na condução do estímulo do feixe de His até as fibras ventriculares (medido no estudo eletrofisiológico pelo intervalo HV). Indica-se implante de marca-passo definitivo na presença de HV maior do que 100 ms ou maior do que 70 ms na vigência de síncopes ou bloqueio de ramo, com classe de recomendação II.

O implante do dispositivo em casos de BAV, mesmo que completos com etiologia reversível, é contraindicado, com classe de recomendação III.

Outras indicações de MPD

Indica-se o implante de MPD na presença de síncopes cardioinibitórias recorrentes ou refratárias ao manejo clínico e/ou com hipersensibilidade do seio carotídeo (pausa > 3 s ou queda na pressão arterial sistólica maior que 50 mmHg após massagem em seio carotídeo), e em pacientes com doença de condução atrioventricular secundária a distrofias musculares (distrofia miotônica tipo I, síndrome de Kearns-Sayre, distrofia de Erb), visto o caráter progressivo de acometimento do sistema de condução, classe de recomendação I (Algoritmo 52.1).

Em casos de bradiarritmias intermitentes ou bradiarritmias não documentadas em pacientes de alto risco, a indicação de MPD (Algoritmo 52.2) apresenta menor evidência científica, sendo levado em conta sintomatologia e presença de cardiopatia estrutural na tomada de decisão, com classe de recomendação II.

Algoritmo 52.1 Avaliação de implante de MPD na doença do nó atrioventricular.

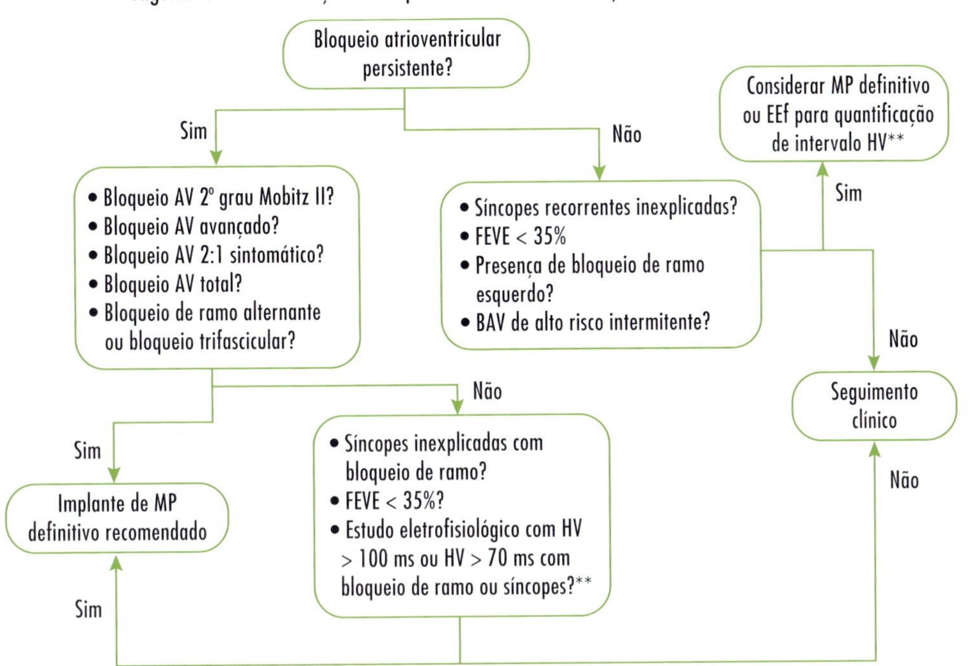

AV: atrioventricular; BAV: bloqueio atrioventricular; FEVE: fração de ejeção de ventrículo esquerdo; MP: marca-passo.

Fonte: Desenvolvido pela autoria.

Algoritmo 52.2 Avaliação de implante de MPD na disfunção do nó sinusal.

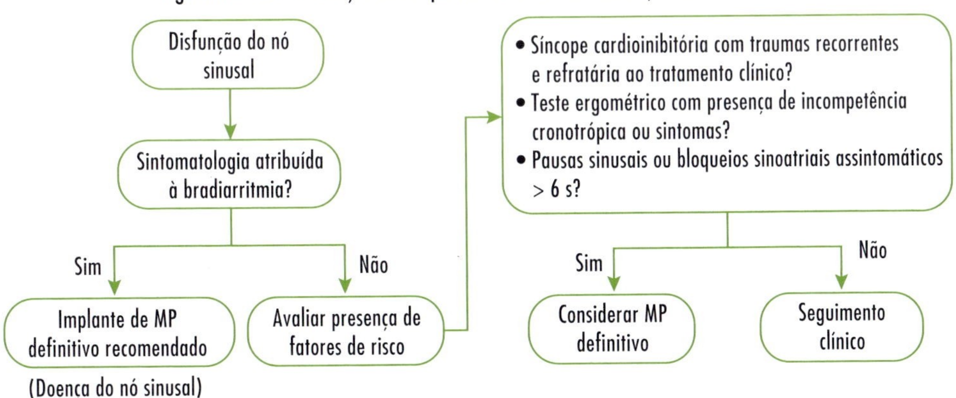

MP: marca-passo.

Fonte: Desenvolvido pela autoria.

Bibliografia consultada

Bonow RO, Braunwald EH et al. Braunwald's heart disease: a text-book of cardiovascular medicine. 11. ed. Philadelphia PA: Elsevier Saunders; 2018.

Brignole M, Auricchio A, Baron-Esquivias G et al. ESC Committee for Practice Guidelines (CPG); Document Reviewers. 2013 ESC guidelines on cardiac pacing and cardiac resynchronization therapy: the task force on cardiac pacing and resynchronization therapy of the European Society of Cardiology (ESC). Developed in collaboration with the European Heart Rhythm Association (EHRA). Eur Heart J. 2013;34(29):2281-329.

Kusumoto FM, Schoenfeld MH, Barrett C et al. 2018 ACC/AHA/HRS Guideline on the evaluation and management of patients with bradycardia and cardiac conduction delay: executive summary: a report of the American College of Cardiology/American Heart Association task force on clinical practice guidelines, and the Heart Rhythm Society. J Am Coll Cardiol. 2019;74(7):932-87.

Martinelli M Filho, Zimerman LI, Lorga AM, Vasconcelos JTM, Rassi A Jr. Guidelines for implantable electronic cardiac devices of the Brazilian Society of Cardiology. Arq Bras Cardiol. 2007;89 (6):e210-e238.

Mulpuru SK, Madhavan M, McLeod CJ, Cha Y, Friedman PA. Cardiac pacemakers: function, troubleshooting, and management. J Am Coll Cardiol. 2017;69(2):189-210.

Serrano Jr CV. Tratado de cardiologia SOCESP. 4. ed. São Paulo: Manole; 2019.

Capítulo 53

Cardiodesfibrilador implantável

Renan Perycles Lemos de Figueiredo
Matheus Luan Queiroz Alves da Cunha
Pedro Veronese

Introdução

O uso do cardiodesfibrilador implantável (CDI) representou uns dos maiores avanços no tratamento da morte súbita (MS) cardíaca, reduzindo de forma eficaz a mortalidade tanto na prevenção primária como na secundária. O primeiro protótipo do dispositivo foi apresentado em 1970 pelo médico polonês Michel Mirowsky (1924-1990), na Johns Hopkins University School of Medicine, nos Estados Unidos, porém apenas em 1980 fez-se o primeiro implante em humanos.

Inicialmente, os CDI eram grandes, com necessidade de toracotomia para implante dos eletrodos epicárdicos, com alocação do gerador intra-abdominal. Nos meados da década de 1990, o CDI passou a apresentar dimensão adequada para implante em região infraclavicular torácica e, em 1997, iniciou-se o implante do CDI dupla câmara. Com o avanço da tecnologia, os novos dispositivos sofreram miniaturização, desenvolveram-se algoritmos para detecção de taquiarritmias e registros para armazenamento de eletrogramas intracavitários, além de serem menos invasivos. Atualmente, dispomos de aparelhos totalmente extracardíacos, com eletrodos implantados no subcutâneo, monitorização remota das arritmias, compatibilidade com ressonância magnética, entre outros.

A MS é responsável por cerca de 50% das mortes em pacientes com cardiopatia isquêmica ou não isquêmica quando há grave disfunção sistólica. Considerando-se que cerca de 95% das MS são arritmogênicas (TV/FV), vários estudos foram realizados para avaliar a efetividade do CDI.

Quando se avalia um paciente para prevenção de MS, deve-se levar em conta a cardiopatia de base, a fração de ejeção do ventrículo esquerdo (FEVE), a classe funcional (CF), o contexto de profilaxia primária ou secundária e os casos de indicação de terapia de ressincronização cardíaca (TRC).

No cenário da profilaxia primária, o estudo MADIT II (*Multicenter Automatic Defibrillation Implantation*) demonstrou efetiva redução na mortalidade em pacientes com cardiopatia isquêmica. Este trabalho selecionou pacientes com infarto agudo do miocárdio (IAM) prévio, FEVE $\leq$ 30% e CF I-III. Os pacientes foram divididos em dois grupos: CDI *versus* tratamento clínico otimizado (TMO). No seguimento de quase 2 anos, o grupo CDI apresentou redução de risco de mortalidade global em 31%. Já o estudo SCD-HeFT (*Sudden Cardiac Dearth Heart Failure*), que incluiu não apenas isquêmicos, mas também pacientes com cardiomiopatia não isquêmica, avaliou pacientes com CF II-III e FEVE ≤ 35% e os dividiu em três subgrupos: CDI, amiodarona ou placebo. Após seguimento médio de 45 meses, observou-se redução de risco de mortalidade de 23% proporcionada pelo CDI, sem benefícios da terapia com amiodarona.

Na mesma linha, o estudo DINAMIT (*Defibrillator in Acute Myocardial Infarction Trial*) avaliou o impacto do CDI entre 6 e 40 dias após o IAM com FEVE ≤ 35%. Observou-se redução significativa na mortalidade causada por arritmias, que, entretanto, não gerou repercussão significativa na mortalidade total. Já na população com FEVE ≤ 40%, o estudo MUSTT (*Multicenter Unsustained Tachycardia Trial*) avaliou o implante de CDI em sobreviventes de IAM com taquicardia ventricular não sustentada (TVNS) e taquicardia ventricular sustentada (TVS) induzida no estudo eletrofisiológico (EEF), demonstrando redução na mortalidade total destes pacientes. Os achados desses estudos validaram a indicação de CDI na profilaxia primária de MS em pacientes com grave disfunção do ventrículo esquerdo (VE) fora da fase aguda do IAM.

Os estudos realizados em pacientes não isquêmicos, no entanto, não obtiveram os mesmos resultados. O estudo DANISH (*Defibrillator Implantation in Patients with Nonischemic Systolic Heart Failure*) avaliou um total de 1.116 pacientes com cardiomiopatia dilatada não isquêmica, FEVE ≤ 35%, CF II ou III e níveis elevados de BNP, separando-os em dois grupos: CDI/TRC *versus* tratamento medicamentoso otimizado. Após um período médio de 5 anos, o uso de CDI nesta população não reduziu mortalidade total a longo prazo.

Contudo, na prevenção secundária, o benefício do implante do CDI encontra-se bem documentado. Os estudos AVID (*Antiarrhythmics versus Implantable Defibrillators*), CIDS (*Canadian Implantable Defibrillator Study*) e o CASH (*Cardiac Arrest Study Hamburg*) demonstraram importante redução de mortalidade por todas as causas mesmo nos pacientes com FEVE intermediária.

Funcionamento do aparelho

Assim como os marca-passos, os CDI têm sensores de adaptação de frequência cardíaca (FC) e todos os algoritmos para estimulação artificial, devendo ser programados individualmente. Entretanto, o CDI apresenta uma programação adicional para diagnóstico e tratamento das taquiarritmias.

Programação antitaquicardia

» **Zonas:** define-se uma FC, da qual qualquer valor superior será considerado taquicardia. Quando se atinge a FC das zonas de taquicardia ventricular (TV), outros parâmetros são acionados para o diagnóstico exato da taquiarritmia. Entretanto, ao atingir FC na zona de FV, inicia-se preparo para o choque, já que a FC é o único critério adotado na FV.

» **Regularidade:** permite diferenciar TV e fibrilação atrial de alta resposta ventricular, visto que a primeira é um ritmo regular e a segunda, irregular.

» **Intervalo entre os QRS:** a maioria da TVs se inicia de forma súbita, com rápido encurtamento do intervalo entre os QRS. Esse parâmetro é útil para diferenciar TV de taquicardia sinusal, em que há aumento progressivo da FC.

» **Análise morfológica do QRS:** avalia a morfologia do QRS próprio do paciente e sua mudança durante a taquicardia, sugerindo TV.

» **Relação PQRS:** a possibilidade de monitorar eletrogramas intracavitários dos átrios e ventrículos propicia a avaliação da relação PQRS. No caso de dissociação atrioventricular, com frequência ventricular superior à frequência atrial, fica definido o diagnóstico de TV.

Tipos de terapia

- **Modo ATP (*anti-tachycardia pacing*):** consiste na tentativa de reverter o ritmo por estimulação do coração a uma FC acima da TV, com objetivo de se interromper a taquiarritmia, assumido o controle do ritmo. Este modo pode ser do tipo *burst pacing* (rajada), liberado com frequência fixa ou *ramp pacing* (rampa), liberado em frequências progressivamente menores.
- **Cardioversão:** choque de menor intensidade sincronizado com o QRS do paciente, com o objetivo de reverter a TV, aplicado após falha do modo ATP.
- **Desfibrilação:** choque de maior intensidade para reverter ritmo em FV, sem necessidade de sincronia com o ciclo cardíaco.

Acompanhamento de rotina

Pacientes portadores de CDI necessitam de atenção especial, sendo avaliados trimestralmente no 1º ano e semestralmente nos anos seguintes. Além da avaliação clínica, são acessados os alertas e dados estatísticos do dispositivo, o estado da bateria, testados limiares de sensibilidade e o comando e a programação dos intervalos de terapia.

Indicações de CDI

Ao avaliar as indicações de CDI, não há consenso entre as principais diretrizes (americana, brasileira e europeia). Portanto, optamos por trazer as principais indicações para profilaxia primária (Quadro 53.1) e secundária (Quadro 53.2) no contexto da cardiopatia estrutural (isquêmica e não isquêmica) da diretriz das entidades American Heart Association/American College of Cardiology e Heart Rhythm Society de 2017. Síndromes genéticas arritmogênicas e estruturais (cardiomiopatia hipertrófica, miocárdio não compactado, síndrome de Brugada, síndrome de QT longo, TV polimórfica catecolaminérgica, entre outros) foram retiradas deste texto para melhor compreensão do panorama geral.

Quadro 53.1 Prevenção primária de morte súbita.

Indicação	Classe de indicação	Nível de evidência
Cardiopatia isquêmica, FEVE ≤ 35%, pelo menos 40 dias após o IAM ou 90 dias da revascularização do miocárdio, com CF II-III	I	A
Cardiopatia isquêmica, FEVE ≤ 30%, pelo menos 40 dias após IAM ou 90 dias da revascularização do miocárdio, com CF I	I	A
Cardiopatia isquêmica, FEVE ≤ 40%, TVNS decorrente de IAM e TVS ou FV em EEF	I	A
Cardiopatia isquêmica em pacientes não hospitalizados com CF IV candidatos a TxC ou dispositivo de assistência ventricular	IIa	B
Cardiopatia isquêmica em pacientes CF IV refratários a TMO e não candidatos a TxC, dispositivo de assistência ventricular ou TRC	III	B

(Continua)

Quadro 53.1 Prevenção primária de morte súbita (continuação).

Indicação	Classe de indicação	Nível de evidência
Cardiopatia não isquêmica com IC sintomática, CF II-III e FEVE ≤ 35%, a despeito da TMO	I	A
Cardiopatia não isquêmica com IC sintomática, CF I e FEVE ≤ 35%, a despeito da TMO	IIb	B
Cardiopatia não isquêmica em pacientes CF IV refratários à TMO e não candidatos a TxC, dispositivo de assistência ventricular ou TRC	III	C

CF: classe funcional; EEF: estudo eletrofisiológico; FV: fibrilação ventricular; IC: insuficiência cardíaca; IAM: infarto agudo do miocárdio; TMO: terapia medicamentosa otimizada; TRC: terapia de ressincronização cardíaca;TVNS: taquicardia ventricular não sustentada; TVS: taquicardia ventricular sustentada; TxC: transplante cardíaco.

Fonte: Adaptado da diretriz American Heart Association/American College of Cardiology e Heart Rhythm Society de 2017.

Quadro 53.2 Prevenção secundária de morte súbita.

Indicação	Classe de indicação	Nível de evidência
Cardiopatia isquêmica sobrevivente de parada cardíaca por TV/FV, TV instável ou TVS estável, sem causa reversível	I	B
Cardiopatia isquêmica e síncope inexplicada com TVS monomórfica induzida por estudo eletrofisiológico	I	B
Cardiopatia não isquêmica sobrevivente de parada cardíaca por TV/FV, TV instável ou TVS estável, sem causa reversível	I	B
Cardiopatia não isquêmica e síncope presumidamente decorrente de arritmia ventricular, sem indicação de CDI como prevenção primária, implante de CDI ou EEF para estratificação de MS	IIa	B
Em cardiopatia não isquêmica em sobrevivente de MS, com TVS ou arritmia ventricular inelegíveis para CDI, a amiodarona pode ser considerada para prevenção secundária	IIb	B

CDI: cardiodesfibrilador implantável; CF: classe funcional; FV: fibrilação ventricular; MS: morte súbita; TVNS: taquicardia ventricular não sustentada, TVS: taquicardia ventricular sustentada.

Fonte: Adaptado da diretriz American Heart Association/American College of Cardiology e Heart Rhythm Society de 2017.

Tempestade elétrica

Trata-se de uma condição grave, caracterizada por TV recorrentes que induzem ATP e choques de repetição. A abordagem pressupõe internação em unidade de terapia intensiva

(UTI), uso de antiarrítmicos parenterais, além de descartar fatores desencadeantes (isquemia, hipóxia, distúrbios eletrolíticos, entre outros). Há necessidade de ajuste do CDI dependendo da condição do paciente. Em casos refratários, opta-se por intubação e sedação agressiva para retirada do estímulo adrenérgico, além de encaminhamento para ablação do foco arritmogênico.

Conclusão

Atualmente, o CDI é um dispositivo extremamente eficaz. O uso de técnicas minimamente invasivas associado à comprovação científica de redução de mortalidade demonstra que esta modalidade é indispensável na prevenção primária e secundária de morte súbita.

Bibliografia consultada

Al-Khatib SM, Stevenson WG, Ackerman MJ et al. 2017 AHA/ACC/HRS Guideline for management of patients with ventricular arrhythmias and the prevention of sudden cardiac death. Circulation. 2018;(138):e272-e391.

Bardi GH, Lee KI, Mark DB et al. Sudden cardiac death in heart failure trial (SCD-HeFT) iInvestigators: amiodarone or an implantable cardioverter-defibrillator ofr congestive heart failure. N Engl J Med. 2005;352, 225-37.

Buxton AE, Lee KL, Fisher JD et al. A randomized study of the prevention of sudden death in patients with coronary artery disease. N Engl J Med. 1999;341:1882-90.

Consolim-Colombo FM, Kerr JFS, Izar MCO. Tratado de cardiologia Socesp. 4. ed. Rev. Ed. Atual. Barueri: Manole; 2019:1. ISBN: 978-85-204-6005-4.

Domanski MJ, Sakseena S, Epstein AE et al. Relative effectiveness of the implantable cardioverter-defibrillator and antiarrhythmic drugs in patients with varying degrees of left ventricular dysfunction who have survived malignant ventricular arrhythmias. J Am Coll Cardiol. 1999;(34(4):1090-5.

DomanskiConnolly SJ, Hallstrom AP, Cappato R et al. Meta-analysis of the implantable cardioverter defibrillator secondary prevention trials. European Heart Journal. 2000;(21):2071-8.

Hohnloser SH, Kuck KH, Dorian P et al. Prophylactic use of an implantable cardioverter-defibrillator after acute myocardial infarction. N Engl J Med. 2004;351:2481-8.

Køber L, Thune JJ, Jens CN et al. Defibrillator Implantation in patients with nonischemic systolic heart failure. N Engl J Med. 2016;(375:):1221-30.

Kowlgi GN, Cha Y-M et al. Management of ventricular electrical storm: a contemporary appraisal. Europace. 2020;(01):1-13.

Kuck K-H, Cappato R, Siebels J et al. Randomized comparison of antiarrhythmic drug therapy with implantable defibrillators in patients resuscitated from cardiac arrest: The Cardiac arrest Martinelli Filho M, Zimerman LI, Lorga AM, Vasconcelos JTM, Rassi Jr A. Guidelines for implantable electronic cardiac devices of the brazilian society of cardiology. Arq Bras Cardiol. 2007;89(6):e210-e238.

Mirowski M, Mower MM, Reid PR, Watkins L. Termination of malignant ventricular arrhythmias with an implanted automatic defibrillator in human beings. N Engl J Med. 1980;303(6):322-4.

Mirowski M, Mower MM, Steawen WS. Standby automatic defibrillator. An approach to prevention of sudden coronary death. Arch Intern Med. 1970;126:158-61.

Moss AJ et al. Multicenter automatic defibrillator implantation trial II investigators: prophylactic implantation of a defibrillator in patients with myocardial infarction and reduced ejection fraction. N Engl J Med. 2002;346,877-88.

Priori SG, Blomström-Lundqvist C, Mazzanti A et al. 2015 ESC Guidelines for the management of patients with ventricular arrhythmias and the prevention of sudden cardiac death: the task force for the management of patients with ventricular arrhythmias and the prevention of sudden cardiac death of the European Society of Cardiology (ESC). European Heart Journal. 2015;(36):2793-867.

Capítulo 54

Terapia de ressincronização cardíaca

Lucas Trindade Cantú Ribeiro
Bruno Soares da Silva Rangel

Introdução

A insuficiência cardíaca (IC) é uma síndrome comum em todo o mundo, complexa em seu diagnóstico e tratamento. Tem prevalência estimada em 2%, especialmente em populações com alto risco cardiovascular, comorbidades e idade elevada, com taxas elevadas de morbimortalidade e hospitalização.

Sintomas relacionados à disfunção ventricular, especialmente nos casos de fração de ejeção do ventrículo esquerdo (FEVE) reduzida, permanecem como principal limitante na qualidade de vida dessa população, mesmo com terapia medicamentosa otimizada. Assim, a terapia de ressincronização cardíaca (TRC) se consolidou nas últimas duas décadas como alternativa terapêutica para otimização de sintomas e qualidade de vida dessa população.

Diversos estudos clínicos randomizados e metanálises comprovaram o benefício em melhora do desempenho cardíaco relacionado às alterações hemodinâmicas e da dissincronia ventricular, com melhora de débito cardíaco e redução de congestão e das pressões de enchimento, mostrando também melhora do prognóstico em pacientes com FEVE reduzida, independentemente de etiologia, a médio e longo prazo. Seu maior benefício comprovou-se nos pacientes com eletrocardiograma com morfologia de bloqueio de ramo esquerdo (BRE) e duração do intervalo QRS acima de 150 ms.

Discussão

Distúrbios na condução intra e interventricular, em razão de alterações no tempo de ativação, contração ventricular precoce e movimentos anômalos de septo interventricular, são os conceitos principais na fisiopatologia da dissincronia ventricular, que se configura como um dos principais mecanismos heterogêneos na disfunção miocárdica da IC com FEVE reduzida.

A deterioração hemodinâmica, como consequência de áreas miocárdicas fibróticas, bloqueios de ramos, dilatação ventricular, entre outros fatores, perpetuam a fisiopatologia da

IC, envolvendo ativação deletéria do eixo neuro-hormonal, ativação simpática e elevação do estresse oxidativo metabólico.

A TRC é indicada para pacientes sintomáticos, em ritmo sinusal, e que se apresentem com FEVE < 35%, com bloqueio de ramo esquerdo (BRE) e duração do intervalo QRS ≥ 150 ms, com grau de recomendação IA. Evidências europeias corroboram dados globais de redução em 30% de hospitalizações e até 36% da mortalidade, sempre em associação com terapia medicamentosa otimizada. Evidências dos últimos anos trazem resultados positivos também em pacientes em classe funcional II. Bloqueio de ramo direito (BRD), presença de fibrilação atrial (FA) e duração do QRS entre 130 e 150 ms têm menor evidência de seu benefício com uso da terapia.

A estimulação biventricular simultânea, programada entre 100 e 120 ms após estímulo atrial, promove remodelamento ventricular reverso, melhora de função contrátil, otimização de débito cardíaco e contratilidade, redução de câmaras cardíacas e redução do consumo máximo de oxigênio pelo miocárdico.

Quando indicado, em associação ao implante simultâneo de cardiodesfibrilador implantável (CDI) *versus* implante isolado de CDI, também apresenta desfechos compostos favoráveis, com redução de mortalidade e hospitalizações, apesar de maiores riscos relacionados ao implante cirúrgico combinado dos dispositivos cardíacos eletrônicos.

Para o procedimento cirúrgico de TRC (Quadro 54.1), são colocados um gerador eletrônico associado a uma bateria no tecido subcutâneo torácico e fios eletrodos via transvenosa na parede ventricular e atrial direita e na parede lateral ou posterior ventricular esquerda. O benefício da TRC em pacientes com FA, quando associado à ablação atrioventricular, segue controverso apesar de resultados positivos publicados.

Quadro 54.1 Recomendações para a realização de TRC.

Recomendação	Classe	Nível de evidência
Pacientes com IC, sintomáticos, em RS, com QRS ≥ 150 ms, morfologia de BRE e com FEVE ≤ 35%, apesar da TMO, a fim de melhorar sintomas e reduzir a morbidade e a mortalidade	I	A
TRC em vez da estimulação em VD para pacientes com ICFER, independentemente da CF, com indicação de MP e bloqueio AV de alto grau, para reduzir a morbidade. Isso inclui pacientes com FA	I	A
Pacientes com IC, sintomáticos, em RS, com QRS ≥ 150 ms, morfologia de não BRE e com FEVE ≤ 35%, apesar da TMO, a fim de melhorar sintomas e reduzir a morbidade e a mortalidade	IIa	B
Pacientes com IC, sintomáticos, em RS, com QRS de 130 a 149 ms, morfologia de BRE e FEVE ≤ 35%, apesar da TMO, a fim de melhorar sintomas e reduzir a morbidade e a mortalidade	IIa	B
Pacientes com ICFER com MP ou CDI que desenvolvem piora de IC apesar da TMO e com elevada de estimulação em VD	IIa	B

(Continua)

Quadro 54.1 Recomendações para a realização de TRC (continuação).

Recomendação	Classe	Nível de evidência
Pacientes com IC, sintomáticos, em RS, com QRS de 130 a 149 ms, morfologia não BRE e FEVE ≤ 35%, apesar da TMO, a fim de melhorar sintomas e reduzir a morbidade e a mortalidade	**IIb**	**B**
Contraindicado em pacientes com uma duração de QRS < 130 ms	**III**	**A**

BRE: bloqueio de ramo esquerdo; CDI: cardiodesfibrilador implantável; CF: classe funcional; FEVE: fração de ejeção do ventrículo esquerdo; ICFER: insuficiência cardíaca com fração de ejeção reduzida; MP: marca-passo; RS: ritmo sinusal; TMO: terapia medicamentosa otimizada; VD: ventrículo direito.

Fonte: Adaptado de Diretriz de Diagnóstico e Tratamento da Insuficiência Cardíaca Aguda e Crônica da Sociedade Europeia de Cardiologia, 2021.

Bibliografia consultada

Bax JJ, Ansalone G, Breithardt OA, Derumeaux G, Leclercq C, Schalij MJ et al. Echocardiographic evaluation of cardiac resynchronization therapy: ready for routine clinical use? A critical appraisal. J Am Coll Cardiol. 2004;44:1-9.

Brignole M, Auricchio A et al. 2013 ESC Guidelines on cardiac pacing and cardiac resynchronization therapy: the task force on cardiac pacing and resynchronization therapy of the European Society of Cardiology (ESC). Developed in collaboration with the European Heart Rhythm Association (EHRA). Europace. 2013;15:8,1070-118.

Bristow MR, Saxon LA, Boehmer J, Krueger S, Kass DA, De Marco T et al. Cardiac-resynchronization therapy with or without an implantable defibrillator in advanced chronic heart failure. N Engl J Med. 2004;350:2140-50.

Cleland JGF, Calvert MJ, Verboven Y, Freemantle N. Effects of cardiac resynchronization therapy on long-term quality of life: an analysis from the cardiac resynchronisation-heart failure (CARE-HF) study. Am Heart J. 2009;157:457-66.

Curtis AB, Worley SJ, Adamson PB, Chung ES, Niazi I, Sherfesee L et al. Biventricular pacing for atrioventricular block and systolic dysfunction. N Engl J Med. 2013;368:1585-93.

Daubert C, Gold MR, Abraham WT, Ghio S, Hassager C, Goode G et al. Reverse Study Group. Prevention of disease progression by cardiac resynchronization therapy in patients with asymptomatic or mildly symptomatic left ventricular dysfunction: insights from the European cohort of the Reverse trial. J Am Coll Cardiol. 2009;54:1837-46.

Moss AJ, Hall WJ, Cannom DS, Klein H, Brown MW, Daubert JP et al. Cardiac-resynchronization therapy for the prevention of heart-failure events. N Engl J Med. 2009;361:1329-38.

Ponikowski P, Voors AA, Anker SD, Bueno H, Cleland JGF, Coats AJS et al. 2016 ESC Guidelines for the diagnosis and treatment of acute and chronic heart failure. European Journal of Heart Failure. 2016;18:(8)891-975.

Stavrakis S, Lazzara R, Thadani U. The benefit of cardiac resynchronization therapy and QRS duration: a meta-analysis. Department of Medicine, Cardiovascular Section, University of Oklahoma Health Sciences Center and VA Medical Center, Oklahoma City, Oklahoma, USA. J Cardiovasc Electrophysiol. 2012;23:163-8.

Tang ASL, Wells GA, Talajic M, Arnold MO, Sheldon R, Connolly S et al. Cardiac-resynchronization therapy for mild-to-moderate heart failure. N Engl J Med. 2010;363:2385-95.

Yancy CW, Jessup M, Bozkurt B, Butler J, Casey Jr. DE, Drazner MH et al. 2013 ACCF/AHA Guideline for the management of heart failure: executive summary: a report of the American College of Cardiology Foundation/American Heart Association Task Force on Practice Guidelines. Circulation. 2013;128:1810-52.

Wilton SB, Leung AA, Ghali WA, Faris P, Exner DV. Outcomes of cardiac resynchronization therapy in patients with versus those without atrial fibrillation: A systematic review and meta-analysis. Heart Rhythm Society. 2011;8(7).

Capítulo 55

Avaliação do candidato a transplante cardíaco

Sasha Barbosa da Costa Pimenta Duarte
Bruno Soares da Silva Rangel
Bruno Biselli

Introdução

A incidência de insuficiência cardíaca (IC) avançada vem aumentando com o envelhecimento populacional. Apesar dos avanços no diagnóstico e tratamento, a morbimortalidade a longo prazo permanece elevada. A taxa de mortalidade em 5 anos para pacientes com IC sintomática se aproxima de 50% e pode ser de 80% em 1 ano para aqueles com IC refratária. A avaliação do transplante cardíaco (TxC) objetiva identificar pacientes com maior necessidade e potencial para desfecho favorável com o procedimento.

Para os pacientes com IC em que as opções terapêuticas atuais não obtiveram sucesso, o TxC pode ser a melhor escolha, sendo considerado o padrão-ouro para o tratamento do estágio final de IC refratária. A avaliação do candidato a TxC é um esforço multidisciplinar que envolve aspectos médicos e psicossociais, além do reconhecimento de fatores prognósticos relevantes.

Indicações de transplante cardíaco

O TxC deve ser considerado em pacientes com IC avançada e refratária ao tratamento otimizado (Quadro 55.1), considerando a relação risco-benefício individual (Quadro 55.2).

Quadro 55.1 Indicações ao TxC.

IC avançada na dependência de drogas inotrópicas e/ou suporte circulatório mecânico
IC avançada classe funcional III persistente e IV com tratamento otimizado na presença de outros fatores de mau prognóstico
IC avançada e VO_2 de pico ≤ 12 mL/kg/min em pacientes em uso de betabloqueadores

(Continua)

Quadro 55.1 Indicações ao TxC (continuação).

- IC avançada e VO_2 de pico ≤ 14 mL/kg/min em pacientes intolerantes a betabloqueadores
- Arritmias ventriculares sintomáticas e refratárias ao manejo com fármacos, dispositivos elétricos e procedimentos de ablação
- IC refratária e VO_2 de pico ≤ 50% do previsto em pacientes com < 50 anos e mulheres
- Doença isquêmica com angina refratária sem possibilidade de revascularização
- IC refratária e equivalente ventilatório de gás carbônico (relação VE/VCO_2) > 35, especialmente se VO_2 de pico ≤ 14 mL/kg/min ou teste cardiopulmonar submáximo (RER < 1,05)

IC: insuficiência cardíaca.

Fonte: Adaptado de 3ª Diretriz Brasileira de Transplante Cardíaco, 2018.

Quadro 55.2 Indicações ao TxC em situações clínicas especiais.

- IC avançada e cardiomiopatia restritiva
- Tumores cardíacos com potencial de cura com o explante do coração
- Amiloidose cardíaca relacionada a mutações da transtirretina sem tratamento específico, associado ao transplante hepático
- IC secundária à amiloidose AL com contraindicação para terapias específicas pelo envolvimento cardíaco, na ausência de envolvimento extracardíaco, seguido de transplante de medula
- IC refratária em pacientes com infecções crônicas pelo vírus da hepatite B ou C, na ausência de sinais clínicos, radiológicos ou bioquímicos de cirrose, hipertensão portal ou carcinoma hepatocelular
- IC refratária em pacientes HIV-positivos sem história de infecções oportunistas, que estejam estáveis, em uso de terapia antirretroviral combinada com carga viral indetectável e contagem de CD4 > 200 células/μL

IC: insuficiência cardíaca.

Fonte: Adaptado de 3ª Diretriz Brasileira de Transplante Cardíaco, 2018.

Avaliação da gravidade da IC

A estratificação de risco é um passo fundamental na avaliação de um possível receptor para o TxC. Para isso, deve ser avaliado o prognóstico atual do paciente, incluindo a presença de comorbidades que possam interferir na sobrevida durante a cirurgia de TxC ou que afetem a sobrevida a longo prazo com imunossupressão; o suporte familiar; e disponibilidade de doador.

De acordo com o registro da International Society for Heart and Lung Transplantation (ISHLT), dos 103.299 transplantes de coração realizados entre 1982 e junho de 2011, a sobrevida em 1 ano foi de 81% e, em 5 anos, de 69%, com uma sobrevida média de 13 anos para aqueles que sobreviveram ao 1º ano. Assim, podemos fazer um comparativo com a sobrevida em pacientes com IC avançada sem transplante, que pode ser avaliado pelo Heart Failure Survival Score (HFSS), Seattle Heart Failure Model (SHFM), Meta-Analysis Global Group in Chronic Heart Failure (MAGGIC), entre outros.

Avaliação laboratorial

Potenciais receptores devem passar por uma extensa avaliação clínica e exames complementares com o objetivo de se avaliar o risco cirúrgico, além de se detectarem possíveis contraindicações ao procedimento. A espera na fila para TxC pode ser longa. Com isso, faz-se necessário acompanhamento periódico e, se necessário, a repetição de alguns exames (Quadro 55.3).

Quadro 55.3 *Checklist* da avaliação pré-transplante cardíaco.

- Tipagem sanguínea, hemograma, coagulograma, função renal e eletrólitos, função tireoidiana
- Função hepática, proteínas totais e frações, lipidograma, glicemia de jejum, hemoglobina glicada
- BNP, ácido úrico, cinética do ferro, PSA (homem > 40 anos)
- Urina tipo 1 e proteinúria, exame parasitológico de fezes e pesquisa de sangue oculto nas fezes
- Citologia cervicovaginal (se indicado pela equipe de ginecologia), marcadores tumorais
- Painel imunológico
- Prova de função pulmonar e gasometria arterial (se evidência de doença pulmonar)
- Ecocardiograma, eletrocardiograma de repouso, radiografia de tórax
- Doppler arterial de membros inferiores (se evidência de doença aterosclerótica)
- Tomografia computadorizada de tórax (casos selecionados)
- Ultrassonografia de abdome total
- Ultrassonografia transvaginal, mamografia (mulher > 40 anos ou história familiar de neoplasia)
- Colonoscopia e endoscopia (> 50 anos ou história familiar de neoplasia)
- Cateterismo direito e cinecoronariografia
- Sorologias para HIV, hepatites B e C, HTLV, CMV, toxoplasmose, EBV, Chagas, VDRL
- Avaliação por psicologia, assistência social, enfermagem e exame odontológico
- Exame oftalmológico (se paciente diabético)
- Avaliação de equipe especializada (de forma individualizada, se indicação)

CMV: citomegalovírus; EBV: vírus Epstein-Barr; HTLV: vírus linfotrópico de células T humanas; VDRL: venereal disease research laboratory.

Fonte: Adaptado de 3ª Diretriz Brasileira de Transplante Cardíaco, 2018.

Avaliação imunológica

A avaliação imunológica é obrigatória nos candidatos a TxC. Por intermédio do painel imunológico (PRA), é possível a detecção de anticorpos (Ac) contra antígenos leucocitários humanos (HLA). O PRA determina anticorpos que reagem contra antígenos (Ag) do complexo de histocompatibilidade HLA. Estes Ag são codificados no complexo principal de histocompatibilidade e podem ser classificados em Classe I (A, B e C) e Classe II (DP, DQ, DR). Para detecção de Ac pré-formados, o soro do potencial receptor é testado contra um painel de Ag HLA representativos da população à qual o paciente pertence, o que define o seu grau de sensibilização HLA. Quanto maior a variedade de Ac contra Ag HLA, maiores o PRA e a dificuldade em se encontrar um doador. No passado, um PRA acima de 10% era contraindicação ao TxC, porém, mais importante do que a porcentagem, é a especificidade do Ac, ou seja, se o receptor tem Ac contra o doador. A sensibilização HLA pode ocorrer por meio de situações como gestação, transfusão sanguínea, dispositivo de assistência circulatória e transplante prévio. O PRA deve ser repetido anualmente a nível ambulatorial.

Avaliação de hipertensão pulmonar

A hipertensão pulmonar (HP) é frequentemente observada na IC, com impacto na sobrevida pós-transplante (Tabela 55.1). Assim, é necessária a realização de cateterismo direito, com manometria cardiopulmonar, para avaliação da presença de HP, sua gravidade e sua reversibilidade com uso de vasodilatadores. O exame é obrigatório antes de se incluir o paciente em fila e deve ser repetido em intervalos de cerca de 6 meses ou de forma individualizada.

O cateter de artéria pulmonar apresenta informações quanto à condição hemodinâmica do possível receptor. Os principais dados a serem levados em consideração são a pressão sistólica da artéria pulmonar (PSAP), a pressão média na artéria pulmonar (PMAP), a pressão de oclusão na artéria pulmonar (POAP) ou a pressão capilar pulmonar (PCP) e o débito cardíaco (DC).

Por meio desses dados, podemos encontrar medidas que auxiliam na avaliação do remodelamento vascular pulmonar, o qual está diretamente relacionado a complicações após o TxC, como disfunção primária de enxerto por disfunção de ventrículo direito e aumento de mortalidade.

Tabela 55.1 Medidas calculadas na avaliação de hipertensão pulmonar.

Medidas	Fórmula	Valor normal	Contraindicação ao TxC
Gradiente transpulmonar (GTP)	PMAP-POAP	≤ 12 mmHg	> 15 mmHg
Resistência vascular pulmonar (RVP)	GTP/ DC	≤ 3 uW	> 5 uW
Gradiente diastólico pulmonar (GDP)	PDAP-POAP	1-3 mmHg	≥ 7 mmHg

DC: débito cardíaco; PDAP: pressão diastólica de artéria pulmonar; PMAP: pressão média de artéria pulmonar; POAP: pressão de oclusão de artéria pulmonar; uW: unidades Wood.
Fonte: Adaptada de 3ª Diretriz Brasileira de Transplante Cardíaco, 2018.

A prova de vasorreatividade (com nitroprussiato ou óxido nítrico) objetiva reduzir o componente pós-capilar de vasoconstrição pulmonar relacionado à HP. Pacientes com teste positivo têm pressões pulmonares diminuídas e podem ser candidatos ao TxC. O teste é considerado positivo se há redução da PSAP para menos de 50 mmHg; queda do gradiente transpulmonar (GTP) para menos de 15 mmHg; diminuição da RVP para 3 unidades Wood (uW) ou menos; ausência de queda do DC e da pressão arterial sistólica (< 85 mmHg).

Quando não há queda das pressões e das resistências pulmonares, pode-se inferir que existe um remodelamento vascular pulmonar significativo. Valores de RVP acima de 5 uW após prova de reatividade consistem em contraindicação absoluta para o TxC. A hipervolemia, vista pela pressão venosa central (PVC) elevada, também deve ser tratada visando à redução das pressões pulmonares.

O gradiente diastólico pulmonar (GDP) tem sido utilizado como um dado adjuvante na avaliação de HP. Análise de um grande banco de dados demonstrou que GDP ≥ 7 mmHg em pacientes com IC e GTP elevado está associado a um remodelamento vascular mais avançado e maior mortalidade.

Avaliação social, psicológica, nutricional e da enfermagem

A avaliação multidisciplinar envolve assistência social, psicologia, nutrição e enfermagem. A análise psicossocial implica a avaliação do conhecimento, compreensão e capacidade de cumprir as instruções de cuidados; informações sobre a vida pessoal, recursos e circunstâncias socioambientais, identificando fatores que impactem em risco pós-transplante. Os indivíduos que demonstrem incapacidade de cumprir com a terapêutica e aqueles com ausência de apoio social não devem ser submetidos a TxC.

Potenciais contraindicações ao transplante cardíaco

Contraindicações outrora consideradas relativas têm sido manejadas em centros de referência em decorrência dos avanços terapêuticos. No entanto, ainda existem contraindicações consideradas absolutas para a indicação do TxC (Quadro 55.4).

Quadro 55.4 Potenciais contraindicações ao TxC.

Idade > 70 anos (observar comorbidades)	Índice de massa corporal > 35 kg/m²
Doença vascular periférica grave não passível de revascularização	Doença renal crônica estágio IV (considerar transplante combinado coração-rim)
Hipertensão pulmonar severa fixa	Neoplasias ativas ou metastáticas
Diabetes descontrolada (HbA1C > 7,5%) ou com significativa lesão do órgão-alvo	Bilirrubina > 2,5 mg/dL sem congestão hepática reversível e transaminases > 2 vezes o normal
Pneumopatia com alteração severa na espirometria ou tromboembolismo pulmonar nos últimos seis meses	Infecções ativas (exceto associadas a dispositivo de assistência circulatória). HIV, hepatite B e C controlados não são contraindicação
Uso de álcool, tabagismo ou drogas ilícitas nos últimos 6 meses	Não aderência, falta de apoio social e demência. Retardo mental é contraindicação relativa

Fonte: Adaptado de 3ª Diretriz Brasileira de Transplante Cardíaco, 2018.

Paciente em fila para transplante

A partir do momento em que o candidato torna-se ativo em fila para TxC, têm prioridade aqueles pacientes com maior probabilidade de óbito a curto prazo. Os critérios que indicam prioridade em lista de transplante cardíaco são: dependência de inotrópicos e/ou vasopressores; dependência de dispositivos de assistência circulatória mecânica de curta duração; e ventilação mecânica.

Conclusão

A decisão de listar um paciente para TxC tem como base fatores que incluem indicadores de mau prognóstico, condições psicossociais e ausência de contraindicações associadas a desfechos desfavoráveis pós-TxC. A seleção dos possíveis candidatos deve ser individualizada, pesando-se riscos e benefícios. Pode ser a única opção para casos em que intervenções conservadoras não conseguem mais oferecer tempo e qualidade de vida àqueles que necessitam.

Bibliografia consultada

Bacal F, Marcondes-Braga FG, Rohde LEP, Xavier Jr JL, Brito FS, Moura LZ et al. 3ª Diretriz Brasileira de Transplante Cardíaco. Arq Bras Cardiol. 2018;111(2):230-89.

Dew MA, DiMartini AF, Dobbels F et al. The 2018 ISHLT/APM/AST/ICCAC/STSW Recommendations for the psychosocial evaluation of adult cardiothoracic transplant candidates and candidates for long-term mechanical circulatory support. Psychosomatics. 2018;59(5):415-40.

Gerges C, Gerges M, Lang MB, Zhang Y, Jakowitsch J, Probst P et al. Diastolic pulmonary vascular pressure gradient: a predictor of prognosis in "out-of-proportion" pulmonary hypertension. Chest. 2013;143(3):758-766. doi:10.1378/chest.12-1653.

Kobashigawa J, Luu M, Sumbi C. Evaluation for heart transplant candidacy. In: Kobashigawa J. Clinical guide to heart transplantation. Springer International Publishing Ag. 2017;21-35.

Lee SJ, Kim KH, Hong SK, Hankins S. Evaluation of a heart transplant candidate.

Lund LH et al. The registry of the international society for heart and lung transplantation: thirtieth official adult heart transplant report – 2013; focus theme: age. J Heart Lung Transplant. 2013;32(10):951-64.

McMurray JJ. Clinical practice: systolic heart failure. N Engl J Med. 2010;362:228-38.

Steimle AE, Stevenson LW, Chelimsky-Fallick C, Fonarow GC, Hamilton MA, Moriguchi JD et al. Sustained hemodynamic efficacy of therapy tailored to reduce filling pressures in survivors with advanced heart failure. Circulation. 1997;96(4):1165. PMID: 9286945.

Capítulo 56

Imunossupressão e seguimento pós-transplante

Marcel de Paula Pereira
Mônica Samuel Ávila

Introdução

A cirurgia para o transplante cardíaco (TC) surgiu na década de 1960, mas em decorrência das altas taxas de rejeição e de mortalidade, o procedimento foi abandonado na maioria dos centros na década de 1970 e, após a descoberta do uso benéfico da ciclosporina para estes pacientes, o procedimento voltou a ser aceito como proposta terapêutica para pacientes com insuficiência cardíaca em estágio terminal. Os avanços nos cuidados pós-operatório e de imunossupressão elevaram a sobrevida para > 90% na era moderna.

Terapias de imunossupressão

A imunossupressão tem como objetivo impedir a resposta imune/inata contra o aloenxerto. A estratégia consiste em três principais categorias: (a) indução; (b) manutenção; e (c) tratamento da rejeição.

Indução

Consiste em imunossupressão no período perioperatório, visando reduzir incidência de rejeição hiperaguda e facilitar a introdução das medicações de manutenção. Registros recentes indicam que aproximadamente 50% dos pacientes recebem essa terapia. Apesar de resultados positivos na redução de rejeição aguda, seu uso rotineiro não estava bem indicado, visto não ter benefício em mortalidade, além de estar associado a maior incidência de neoplasias e de infecções.

Sua utilização deve ser considerada em pacientes com alto risco de rejeição, como aqueles com sensibilização prévia (multíparas, transfusões prévias, retransplante, uso de dispositivo de assistência ventricular) e para paciente com insuficiência renal ou com maior risco de desenvolver (como aqueles com hipertensão arterial sistêmica (HAS), diabetes *mellitus* (DM) ou idade avançada) para, desta forma, conseguir retardar o início das medicações de manutenção.

Metanálise recente evidenciou que naqueles pacientes que necessitaram da terapia de indução, o uso de timoglobulina esteve associado a menores taxas de rejeição moderada a grave, em comparação com basiliximabe, mas não houve diferença na mortalidade geral, nas infecções e nas neoplasias quando comparadas as duas medicações. As principais terapias e as doses preconizadas estão esquematizadas na Tabela 56.1.

Tabela 56.1 Principais terapias de indução.

Droga	Alvo terapêutico	Dose	Tempo de uso
Basiliximabe	CD25	20 mg/dose	2 doses (D0 e D4)
Timogloculina	Linfócitos periféricos	1,5 mg/kg/dia	3 a 7 dias

Fonte: Desenvolvido pela autoria.

Manutenção

Após a fase inicial do transplante, a maioria dos pacientes receberá esquema imunossupressor composto por três medicações de classes diferentes, compostas por inibidores da calcineurina, corticosteroides e antiproliferativos (Tabela 56.2).

Tabela 56.2 Principais imunossupressores utilizados no transplante cardíaco.

Droga	Via	Dose	Manutenção
Prednisona	Oral	1 mg/kg	0,2 mg/kg/dia até o 6° mês
Metilprednisona	Venosa	500 a 1000 mg até 3° PO	Na rejeição aguda em 3 a 5 dias
Ciclosporina	Oral	3 a 8 mg/kg/dia	Guiada por rejeição e nível sérico
	Venosa	1 a 2 mg/kg/dia	
Tacrolimus	Oral	0,05 a 0,1 mg/kg/dia	Guiada por rejeição e nível sérico
Azatioprina	Oral	1,5 a 2,5 mg/kg/dia	Manter leucócitos > 4.000
Micofenolato de mofetila	Oral	500 a 1.000 mg, a cada 12 horas	500 a 1.000 mg, a cada 12 horas
Micofenolato sódico	Oral	360 a 720 mg, a cada 12 horas	360 a 720 mg, a cada 12 horas
Sirolimus	Oral	Ataque 6 mg	1 a 2 mg/dia a depender do nível sérico
Everolimus	Oral	0,5 a 1,5 mg, a cada 12 horas	0,5 a 1,5 mg, a cada 12 horas ou por nível sérico

PO: pós-operatório.

Fonte: Adaptado da 3ª Diretriz Brasileira de Transplante Cardíaco, 2018.

- **Corticosteroides:** exercem potente efeito imunossupressor e anti-inflamatório, atuando na regulação de genes que afetam a função dos leucócitos, citocinas, moléculas de adesão e fatores de crescimento. São utilizados em doses altas na fase aguda e em doses menores na fase de manutenção, com intenção de suspensão da droga após 6 a 12 meses de TC, pois apresentam muitos efeitos colaterais (DM, dislipidemia, HAS, retenção hídrica, miopatia e osteoporose).
- **Inibidores de calcineurina:** representados por ciclosporina e tacrolimus. Inibem a enzima calcineurina, que é responsável pela ativação de células T e B, bloqueando a sua atuação. Apresentam metabolismo hepático, via citocromo P450 e, por isso, várias drogas podem alterar seus níveis séricos, sendo que estes devem ser monitorizados com frequência durante o seguimento do paciente.

  Estudos comparando essas drogas demonstraram resultados semelhantes em termos de sobrevida, porém o tacrolimus apresentou menor taxas de dislipidemia e de disfunção renal e foi associado a menor taxa de rejeição aguda. No Brasil, o Ministério da Saúde orienta a ciclosporina como 1ª opção. No entanto, o tacrolimus deve ser utilizado em terapia inicial em pacientes com alto risco de rejeição e a mudança de esquema de ciclosporina para tacrolimus deve ser realizada em situações de rejeição grave ou persistente, ou, ainda, na presença de efeitos adversos da ciclosporina. Ambas as drogas apresentam efeitos colaterais como: metabólicos (DM, dislipidemia e insuficiência renal); vasculares (HAS, vasoconstricção periférica, dores ósseas); tróficos (hiperplasia gengival e hipertricose); neurológicos (cefaleia, tremor, convulsão, depressão e neuropatia periférica); neoplasias (pele e linfoproliferativas). O tacrolimus tem menor relação com efeitos tróficos, HAS e dislipidemia e maior relação com DM.

Quadro 56.1 Drogas que interagem com o nível dos inibidores da calcineurina.

Aumentam nível sérico	Reduzem nível sérico
Diltiazem	Fenitoína
Verapamil	Carbamazepina
Nifedipina	Rifampicina
Metilprednisolona	Isoniazida
Cetoconazol	Fenobarbital

Fonte: Adaptado da 3ª Diretriz Brasileira de Transplante Cardíaco, 2018.

- **Antiproliferativos:** representados por azatioprina e micofenolato. Estas drogas funcionam inibindo direta ou indiretamente a expansão e a ativação de células T e B. A azatioprina é uma pró-droga que se converte em 6-mercapto-purina e atua por intermédio da incorporação aos ribonucleotídeos das células, inibindo a síntese de DNA e RNA. Os principais efeitos colaterais são mielossupressão, hepatotoxicidade, pancreatite e neoplasias. A monitorização dessa droga é pela contagem de leucócitos, que deve se manter acima de 3.000 a 4.000. O micofenolato mofetil é convertido em ácido micofenólico e atua inibindo não competitivamente a enzina inosina monofosfato-desidrogenase da síntese de purinas, promovendo redução da proliferação de linfócitos de maneira mais seletiva. Os principais efeitos colaterais são infecções gastrointestinais, infecções por CMV e herpes-zóster. Estudos recentes demonstraram que o micofenolato apresentou menores taxas de óbito, rejeição tratada, doença vascular do enxerto e neoplasias, sendo, desta forma, o antiproliferativo de escolha. A azatioprina é indicada em casos de intolerância ao micofenolato ou em pacientes com doença chagásica, uma vez que pacientes chagásicos apresentam menores taxas de óbito e de reativação da doença.. A azatioprina também tem menos sintomas gastrointestinais, infecções por CMV ou herpes simples.

» **Inibidores de sinal de proliferação:** representados por sirolimus e everolimus. São drogas que formam um complexo intracelular com a enzima FKBP12 inibindo a atividade da enzima mTOR, interferindo em mecanismos celulares de crescimento e proliferação do sistema imune. O sirolimus deve ser ingerido com 4 horas de diferença em relação à ciclosporina e os inibidores de sinal devem ter seus níveis séricos monitorizados. Seu metabolismo hepático é semelhante ao dos inibidores da calcineurina e têm interações medicamentosas semelhantes. Efeitos colaterais incluem proteinúria, dislipidemias, HAS, edema, acne, plaquetopenia e pneumonite. A substituição de azatioprina por sirolimus/everolimus reduziu taxas de doença vascular do enxerto e rejeição. Sirolimus em combinação com tacrolimus diminuiu taxa de rejeição, infecção por CMV e neoplasias. Entretanto, pode causar nefrotoxicidade e infecção de ferida operatória, obrigando o uso a ser postergado para após 30 dias do pós-operatório. Comparação de everolimus 1,5 mg/dia + ciclosporina (em dose menor) *versus* ciclosporina (dose habitual) + micofenolato demonstrou não inferioridade em relação à rejeição e a óbito, com benefício em menores taxas de doença vascular do enxerto.

Segundo a Diretriz Brasileira de Transplante Cardíaco, o uso dos inibidores de sinal está recomendado como classe de recomendação IIa em associação a inibidor da calcineurina em dose reduzida, visando à redução da doença vascular do enxerto; em associação ao inibidor da calcineurina em dose reduzida em pacientes com deterioração de função renal; e em substituição do inibidor da calcineurina, em pacientes com deterioração progressiva da função renal a despeito da dose reduzida de inibidor de calcineurina no pós transplante tardio. Há recomendação IIb para uso dessa classe de drogas em pacientes com infecção recorrente por citomegalovírus, em associação a inibidor de calcineurina em baixa dose.

Tratamento da rejeição

Será discutido no Capítulo 58 – Rejeição aguda do enxerto.

Seguimento pós-transplante cardíaco

Pacientes transplantados cardíacos têm sobrevida média de 10 anos, atingindo até 13 anos quando avaliada a sobrevida após o 1° ano do transplante. As causas de óbito variam de acordo com o tempo pós-transplante. Nos primeiros 3 anos, predominam óbitos por falência de enxerto e por infecções, enquanto, após os 3 anos, as principais causas são neoplasias, doença vascular do enxerto e insuficiência renal (Figura 56.1).

Figura 56.1 Rotina de consultas e exames no seguimento ambulatorial pós TC.

Consultas no pós-transplante	Semana														
	2ª	4ª	6ª	8ª	10ª	12ª	16ª	20ª	24ª	30ª	36ª	44	52ª	76ª	100ª
Lab padrão	X		X		X		X		X	X	X	X	X	X	X
Mini lab		X		X		X		X							
ACMV ou PCR para CMV	X		X		X		X	X	X						
ECOTT		X		X		X	X							X	
ECOTT com dobuta															X
BEM	X	X		X		X			X	X			X		
CATE E													X		
Gálio-67										X					X
PRA						X			X				X		

Após 1 ano, sugerem-se consultas semestrais, revezando-se o ECO com ECO com estresse farmacológico com dobutamina, e gálio anual. + BEM da 36ª semana pode ser substituída por cintilografia com gálio-67, conforme julgamento clínico. Lab padrão: nível sérico dos imunossupressores, hemograma completo, TGO, TGP, GGT, fosfatase alcalina, CPK, colesterol total, HDL, LDL, triglicerídeos, ácido úrico, glicemia jejum, hemoglobina glicada, TSH, T4 livre, proteína C-reativa, sódio, potássio, magnésio, ureia, creatinina, urina tipo 1; Mini lab: nível sérico dos imunossupressores, hemograma completo, ureia, creatinina, sódio, potássio, magnésio; ACMV: antigemia para citomegalovírus; PCR para CMS, pesquisa em cadeia de polimerase para citomegalovírus; ECOTT: ecocardiograma transtorácico: BEM: biópsia endomiocadíaca: CATE E: cineangiocoronariografia; PRA: painel de reatividade contra linfócitos; gálio-67; cintilografia miocárdica com gálio.

Fonte: 3ª Diretriz Brasileira de Transplante Cardíaco.

Complicações

Insuficiência renal (IR)

A maioria dos pacientes candidatos ao TC apresenta algum grau de IR, lembrando que estes pacientes são usuários crônicos de diuréticos e têm certa resistência ao diurético. Valores de creatinina > 2 mg/dL ou *clearance* < 50 mL/min estão associados a maiores taxas de mortalidade. A deterioração da função renal é comum no seguimento destes pacientes, com ocorrência de 20% em 1 ano, 40% a 50% em 5 anos e necessidade de diálise de 5% a 10% após 10 anos. Isto tem particular importância, visto que os inibidores de calcineurina têm efeitos nefrotóxicos agudos e tardios e, em algumas situações, essas medicações terão suas doses reduzidas ou até suspensas (podendo ser trocada por sirolimus).

O tratamento da HAS tem como principais escolhas: diltiazem (droga com bom perfil para evitar doença vascular do enxerto); e os antagonistas da angiotensina II (podem proteger dos efeitos nefrotóxicos dos inibidores da calcineurina). O surgimento de DM é mais um fator agravante para piora renal e seu *screening* durante o seguimento do paciente TC é recomendado. O uso de imunossupressores, principalmente o corticosteroide, aumenta a chance de desenvolver DM.

Neoplasias

São mais comuns em pacientes submetidos ao TxC do que a população geral (pelo uso de drogas imunossupressoras) e podem afetar até 18% dos pacientes após 10 anos. Juntos com a doença vascular do enxerto, as neoplasias figuram entre os fatores de maior morbimortalidade do paciente no pós-operatório tardio de TxC. Em média, são diagnosticadas entre 3 e 5 anos após o procedimento cirúrgico. Os maiores fatores de risco são infecções por alguns tipos de vírus, exposição solar e tempo de uso de imunossupressores. As malignidades mais frequentes são, nesta ordem: cutâneas; desordens linfoproliferativas; e sarcoma de Kaposi. Outras neoplasias de órgãos sólidos como pulmão, fígado, rins e cólon também têm sua frequência aumentada. O rastreamento deve seguir as orientações do *screening* populacional.

Osteoporose

A perda óssea após o TxC está relacionada aos efeitos dos imunossupressores no remodelamento ósseo, podendo ocorrer rapidamente após o transplante, visto uso de altas doses dessas medicações, sendo que o corticosteroide inibe a formação óssea e os inibidores de calcineurina (principalmente a ciclosporina) aumentam a reabsorção óssea. Todos os pacientes devem ter *screening* para doença óssea, de preferência antes do TC, com densitometria óssea e radiografia de coluna lombar e do colo femoral. Sugere-se que estes pacientes tenham reposição de cálcio (1.000-1.500 mg/dia) e de vitamina D (400-1.000 UI/dia). O uso de bifosfonados está indicado em pacientes com osteoporose confirmada e podem ser usados mesmo preventivamente.

Bibliografia consultada

Bacal F, Marcondes-Braga FG, Rohde LEP. 3ª Diretriz Brasileira de Transplante Cardíaco. Arq Bras Cardiol. 2018;111(2):230-89.

Bacal F, Silva CP, Bocchi EA, Pires PV, Moreira LFP, Issa VS et al. Mychophenolate mofetil increased chagas disease reactivation in heart transplanted patients: comparison between two different protocols. American Journal of Transplantation. 2005;5:2017-21.

Briasoulis A, Inampudi C, Pala M, Asleh R, A Paulino, Bhama J. Induction immunosuppressive therapy in cardiac transplantation: a systematic review and meta-analysis. Heart Failure Reviews. 2018;23:641-49.

Davis MK, Hunt SA. State of the art: cardiac transplantation; trends in cardiovascular medicine. 2014;24:341-9.

Costanzo MR. The international society of heart and lung transplantation guidelines for the care of heart transplant recipients. 2010 International Society for Heart and Lung Transplantation. 2010 Aug;29(8):914-56.

Grimma M, Rinaldi M, Yonan NA, Arpesella G, Del Prado JMA, Pulpón LA et al. Superior prevention of acute rejection by tacrolimus vs. cyclosporine in heart transplant recipients – a large European trial. American Journal of Transplantation. 2006;6:1387-97.

Kobashigawa JA, Patel J, Furukawa H, Moriguchi JD, Yeatman L, Takemoto S et al. Five-year results of a randomized, single-center study of tacrolimus vs microemulsion cyclosporine in heart transplant patients. International Society for Heart and Lung Transplantation. 2006;1053-2498/06.

Khush KK, Cherikh WS, Chambers DC, Goldfarb S, Hayes Jr D, Kucheryavaya AY et al. The international thoracic organ transplant registry of the international society for heart and lung transplantation: thirty-fifth adult heart transplantation report – 2018. Focus Theme: Multiorgan Transplantation for the International Society for Heart and Lung Transplantation. 2019;38(10):1042-1055.

Lund LH, Edwards LB, Kucheryavaya AY, Benden C, Christie JD, Dipchand AI et al. The registry of the international society for heart and lung transplantation: thirty-first official adult heart transplantreport – 2014. Focus theme: retransplantation; From the International Society for Heart and Lung Transplantation Transplant Registry, Dallas, Texas. 2014;33(10):996-1008.
Mangini S, Alves BR, Silvestre OM, Pires PV, Pires LJ, Curiati MN et al. Heart transplantation: review; einstein. 2015;13(2):310-8.
Stehlik J, Kobashigawa J, Hunt SA, Reichenspurner H, Kirklin JK. Honoring 50 years of clinical heart transplantation in circulation in-depth state-of-the-art review. Circulation. 2018;137(1):71-87.

Capítulo 57

Doença vascular do enxerto

Pedro Sergio Soares Jallad
Vanessa Simioni Faria
Luis Fernando Seguro

Introdução

A doença vascular do enxerto (DVE) tem grande importância por sua elevada morbidade e mortalidade a longo prazo após o transplante cardíaco (TxC). A DVE caracteriza-se pelo espessamento difuso, concêntrico e proliferativo da camada íntima que acomete as coronárias cardíacas, gerando isquemia e deterioração progressiva do enxerto.

Quadro 57.1 Classificação da DVE segundo a International Society for Heart and Lung Transplantation (ISHLT).

Classificação	Importância	Definição
CAV0	Não significante	Sem lesão angiográfica detectável
CAV1	Leve	Coronária esquerda com lesão angiográfica < 50% ou vaso primário com lesão < 70% ou estenose de ramo < 70%
CAV2	Moderada	Coronária esquerda com lesão angiográfica < 50%, vaso primário único > 70% ou estenose de ramo isolado em 2 sistemas > 70%
CAV3	Importante	Coronária esquerda com lesão angiográfica > 50% ou > 2 vasos primários > 70% ou estenose de ramo isolado em nos 3 sistemas > 70% ou CAV 1 ou 2 com FEVE < 45% ou fisiologia restritiva significativa

FEVE: fração de ejeção do ventrículo esquerdo. Fisiologia restritiva é definida por insuficiência cardíaca sintomática com raxa de velocidade E/A ecocardiográfica > 2, tempo de relaxamento isovolumétrico < 60 ms, tempo de desaceleração < 150 ms ou por avaliação hemodinâmica.

Fonte: Adaptado de 3ª Diretriz Brasileira de Transplante Cardíaco, 2018.

Epidemiologia

A incidência de DVE predomina após 5 anos do TxC, com prevalência de 30%, chegando até 50% após 10 anos. Os principais fatores de risco são: doadores > 35 anos; hipertensão arterial; rejeição hiperaguda; doadores com sorologia positiva para citomegalovírus (CMV) em associação a receptor negativo; imunossupressão com azatioprina e ciclosporina. A DVE é a maior responsável pelos óbitos tardios em pacientes após TxC, ao lado das neoplasias.

Fisiopatologia

A DVE envolve uma complexa interação de fatores imunes e não imunes, que causam inflamação vascular, lesão endotelial e proliferação fibrosa. Ocorre em vasos epicárdicos e intramurais, de forma difusa e distal; em contraste com a aterosclerose convencional – epicárdica, focal e proximal.

Entre os mecanismos imunes, destacam-se a ativação de células T e produção de anticorpos por células B; enquanto faz parte dos não imunes, o mecanismo de morte encefálica e a preservação do enxerto.

Cabe relembrar que os fatores de risco tradicionais, como dislipidemia, hipertensão, diabetes, obesidade e tabagismo, continuam exercendo papel aterogênico, contribuindo para DVE. Mais recentemente, surgiram evidências de que infecções recorrentes por CMV também interferem na disfunção endotelial.

Quadro 57.2 Diferenças entre DVE e aterosclerose convencional.

Características	DVE	Aterosclerose
Distribuição	Concêntrica difusa	Excêntrica focal
Lípides	Menos proeminentes	Mais proeminentes
Infiltrado celular	Presenta	Variável
Depósito de cálcio	Raro	Comum
Lâmina elástica	Preservada	Destruída
Inflamação	Maior	Menor
Vasos secundários	Gravemente afetados	Ocasionais

Fonte: Adaptado de Medicina cardiovascular: reduzindo o impacto das doenças. Roberto Kalil Filho, Valentin Fuster. São Paulo, 2016.

Quadro clínico

O paciente transplantado é denervado e, portanto, não sente angina, mesmo diante de isquemia severa, sendo mais comum o paciente encontrar-se assintomático ou dispneico. Ao ecocardiograma, a disfunção do ventrículo esquerdo é um marcador de gravidade e, neste caso, é importante realizar diagnóstico diferencial entre rejeição aguda do enxerto e reativação de Chagas.

Diagnóstico

» **Ecocardiograma de estresse com dobutamina:** apresenta valor preditivo negativo entre 92% e 100% para eventos cardíacos, porém apresenta acurácia para detectar DVE de apenas 7%. Atualmente é usado como triagem, sendo que pacientes com teste positivos serão submetidos à cinecoronariografia.

- **Angiotomografia de coronária:** permite a avaliação da luz coronariana e da parede intimal das coronárias para *screening*, diagnóstico e seguimento da DVE. Apresenta-se como método de altas sensibilidade e especificidade e valor preditivo negativo, em alguns casos substituindo a cinecoronarioangiografia. Como grande limitação, há o uso de contraste em pacientes com doença renal crônica (DRC) e a dificuldade de controle de frequência cardíaca.
- **Ressonância cardíaca:** a reserva de função miocárdica quantitativa e a taxa de deformação foram associadas com doença microvascular. As principais limitações relacionam-se com custo, dificuldade de controle da frequência cardíaca nos transplantados e uso de gadolínio em pacientes com DRC.
- **Tomografia computadorizada por emissão de fóton único (SPECT):** apresenta acurácia diagnóstica moderada pelo fato de a isquemia miocárdica ser equilibrada dado a característica difusa da DVE.
- **Cinecoronarioangiografia:** método padrão-ouro para o diagnóstico de DVE, sendo preconizada sua realização anual após o 1º ano de transplante. Como ressalva, muitas vezes não detecta a DVE em sua fase mais precoce.
- **Ultrassonografia intravascular (IVUS):** mais sensível do que a cinecoronariografia, principalmente detectando casos mais precoces e difusos, além de ter valor prognóstico de risco de eventos.
- **Tomografia de coerência óptica (OCT):** apresenta resolução 10 vezes maior em relação ao IVUS, porém ainda carece de estudos em pacientes pós-TxC.

Prevenção e tratamento

Dado o caráter difuso e distal da DVE, muitas vezes as opções terapêuticas na doença já estabelecida são escassas, o que torna ainda mais importante o papel preventivo. As medidas citadas a seguir são aquelas com nível de evidência reconhecidos em literatura:

- **Controle de fatores de risco:** manejo adequado de hipertensão, diabetes, obesidade, tabagismo, sedentarismo e dislipidemia.
- **Estatinas:** há evidência atual de ação tanto na prevenção como no tratamento da DVE. É necessário lembrar que a interação com inibidores de calcineurina aumenta o risco de rabdomiólise, portanto é recomendada a menor dose possível de estatinas: evitar maior que 20 mg diários de sinvastatina, atorvastatina ou rosuvastatina.
- **Bloqueadores de canal de cálcio (BCC):** reduzem a hiperplasia da camada intimal e aumentam o nível sérico dos inibidores de calcineurina, diminuindo a dose diária do paciente. São 1ª linha de tratamento da hipertensão nos transplantados cardíacos.
- **Inibidores da enzima conversora de angiotensina (IECA):** efeito sinérgico em relação aos BCC.
- **Inibidores do sinal de proliferação (sirolimus e everolimus):** reduzem a proliferação intimal, ocasionando a prevenção da DVE, além de deiminuírem a progressão da doença instalada e eventos cardíacos. Quando comparados à azatioprina, além de terem efeito de maior preservação do lúmen intimal, mostraram redução de episódios de rejeição e de infecção por CMV, podendo ter efeito indireto na redução da instalação/evolução da DVE.
- **Retransplante cardíaco:** principalmente em pacientes com DVE que evoluem com disfunção ventricular e não são passíveis de revascularização, o retransplante é a opção terapêutica de escolha.

Bibliografia consultada

Bacal F, Souza-Neto JD, Fiorelli AI, Mejia J, Marcondes-Braga FG, Mangini S et al. III Diretriz Brasileira de Transplante Cardíaco. Arq Bras Cardiol. 2018.

Kalil Filho R, Fuster V. Medicina cardiovascular: reduzindo o impacto das doenças. Editor associado Cícero Piva de Albuquerque. São Paulo: Atheneu; 2016:1144-50.

Rochitte CE, Azevedo GS, Shiozaki AA, Azevedo CF, Kalil Filho R. Diltiazem as an alternative to beta-blocker in coronary artery computed tomography angiography. Arq Bras Cardiol. 2012;99(2):706-13. Disponível em: doi:http://dx.doi. org/10.1590/S0066-782X 2012005000059. Acesso: 12 abr. 2022.

Schmauss D, Weis M. Cardiac allograft vasculopathy: recent developments. Circulation. 2008;117(16):2131-41.

Springer International Publishing AG 2017 1 J. Kobashigawa (ed.), Clinical Guide to Heart Transplantation. doi:10.1007/978-3-319-43773-6_1. p. 172-7.

Wu GW, Kobashigawa JA, Fishbein MC, Patel JK, Kittleson MM, Reed EF et al. Asymptomatic antibody-mediated rejection after heart transplantation predicts poor outcomes. J Heart Lung Transplant. 2009;28(5):417-22. doi:10.1016/j.healun.2009.01.015.

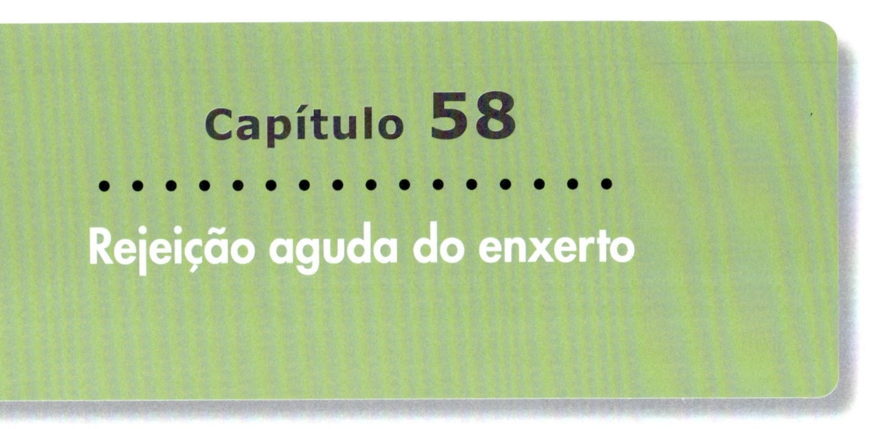

Capítulo 58

Rejeição aguda do enxerto

Vanessa Simioni Faria
Pedro Sergio Soares Jallad
Luis Fernando Seguro

Introdução

A rejeição do enxerto caracteriza-se por um processo secundário à resposta inflamatória do receptor ao órgão transplantado. Classifica-se em hiperaguda, celular aguda e humoral ou mediada por anticorpos (Ac).

Na maioria dos casos, os pacientes apresentam-se de forma assintomática. Em caso de sinais/sintomas, estes se manifestam de modo insidioso e, por vezes, inespecíficos, como mal-estar, mialgia e febre. Em alguns casos, em decorrência da inflamação miocárdica, o paciente evolui com arritmias, taquicardia, derrame pericárdico; e, se houver disfunção do enxerto secundário à rejeição, sinais e sintomas de insuficiência cardíaca (IC) serão evidentes, como dispneia aos esforços, dispneia paroxística noturna e ortopneia, além da congestão sistêmica evidenciada no exame físico.

Os principais fatores de risco para rejeição são: sexo feminino (doador e receptor); receptor jovem; raça negra; um painel imunológico elevado, com maior número de *missmatches* de antígenos leucocitários humanos (HLA).

Pelos dados do registro internacional The International Society for Heart & Lung Transplantation (ISHLT), a incidência de rejeição (celular e humoral) no 1º ano ultrapassa 50%, desse modo, nota-se a importância da monitorização. A biópsia endomiocárdica (BEM) é o exame padrão-ouro para o diagnóstico, com a coleta de cinco a sete fragmentos do septo interventricular direito, uma vez que alguns fragmentos podem não conter tecido miocárdico.

No 1º ano, a BEM deve ser feita de rotina. Pelas diretrizes brasileiras, sugere-se a realização de BEM com 15, 30, 90, 180 e 360 dias. Com o tempo, a frequência pode ser reduzida conforme o ajuste dos imunossupressores e o perfil anatomopatológico, de cada paciente.

Testes não invasivos são avaliados no rastreio de rejeição nos pacientes com mais de 6 meses a 1 ano de transplante; entre eles, a cintilografia com gálio-67, exame com alta acurácia para o diagnóstico, além de alta sensibilidade para avaliação prognóstica (gravidade do quadro de rejeição). Após o 1º ano, se houver suspeita clínica, procede-se à BEM.

Com base em estudos observacionais, nota-se que uma maior potência imunossupressora, sob o contexto de terapia de indução, é importante para prevenir a rejeição aguda precoce, mas sem impacto em sobrevida, além de promover aumento em risco de infecção. Desse modo, a escolha de uma imunossupressão intensa durante o transplante cardíaco (TxC) e em seu pós-operatório imediato fundamenta-se em risco *versus* benefício, devendo ser considerada principalmente em casos de alto risco (pacientes sensibilizados). A terapia de manutenção objetiva inibir a ativação e a proliferação dos linfócitos e, assim, reduzir os episódios de rejeição, visando maior sobrevida.

Entre os imunossupressores, o tacrolimus (inibidor de calcineurina) e o micofenolato (antiproliferativo) demonstraram menor incidência em rejeições agudas tratadas. Assim, nos casos moderados a graves, frequentes e persistentes, indica-se modificar ciclosporina por tacrolimus, e o micofenolato é o antiproliferativo de escolha, exceto em pacientes com doença de Chagas.

Rejeição hiperaguda

A rejeição hiperaguda (RHA) é uma complicação grave e rara nos dias de hoje, diante da adequada utilização da compatibilidade ABO, painel de reatividade (PRA) e *cross match* virtual e prospectivo. A RHA ocorre nas primeiras 24 horas após o TxC, com taxa de mortalidade de aproximadamente 70%.

Trata-se de uma disfunção aguda de enxerto, mediada por anticorpos pré-formados antidoadores. Há deposição de células do complemento, influxo de neutrófilos e liberação de partículas lipídicas da membrana das células endoteliais e plaquetas, acarretando trombose intraenxerto e hemorragia difusa da vasculatura do tecido; o que pode ser visualizado ainda em sala operatória logo após a reperfusão do enxerto.

O diagnóstico definitivo se dá por BEM, porém, diante da instabilidade hemodinâmica na maioria dos casos, o diagnóstico tende a ser clínico, seja pela incapacidade de desmame da circulação extracorpórea (CEC), seja por disfunção precoce do enxerto, com queda da fração de ejeção ventricular, hipotensão com necessidade de aumento de suporte inotrópico, altas pressões de enchimento, além da piora de saturação venosa central e lactatemia.

O suporte hemodinâmico é essencial, sendo útil o uso de dispositivos de assistência ventricular (DAV), como membrana de oxigenação extracorpórea (ECMO) e/ou balão intra-aórtico (BIA), enquanto se implementam estratégias para eliminação ou controle dos anticorpos circulantes. A terapia se dá, na maioria das vezes, pela associação da plasmaférese ao uso de imunoglobulina intravenosa, em média por 3 a 5 dias, seguida de anticorpo monoclonal anti-CD20 (rituximabe) por 1 a 4 semanas. O objetivo é agir sobre linfócitos B e dificultando a produção de novos anticorpos.

Rejeição aguda celular

A rejeição aguda celular (RAC) caracteriza-se por uma resposta inflamatória mediada predominantemente por células T, com infiltração de linfócitos e macrófagos, podendo acarretar necrose de células miocárdicas. O maior risco de RAC ocorre do 1° ao 3° mês, diminuindo após esse período. Dados revelam que cerca de 40% dos pacientes adultos com TxC apresentam um ou mais episódios de RAC no 1° mês, e mais de 60% uma ou mais (ISHLT grau 1R) nos primeiros 6 meses. Trata-se da forma mais frequente de rejeição, com impacto no desenvolvimento futuro de doença vascular do enxerto (DVE) e, consequentemente, em sobrevida do paciente.

Apesar do diagnóstico por BEM, uma abordagem não invasiva e simples tem sido buscada para detecção precoce da RAC. Neste contexto, a ecocardiografia tem sido uma ferramenta tanto pela avaliação da função sistólica como diastólica. Alguns marcadores, como troponina e o BNP, são úteis na predição de RAC. Um método não invasivo aprovado pela Food and Drug Administration (FDA), demonstrado ser não inferior à BEM, é a pesquisa de marcadores genéticos, porém, trata-se de um método pouco acessível.

Quadro 58.1 Classificação de rejeição celular aguda em enxerto cardíaco.

Grau 0R (Ausente)	Ausência de infiltrado inflamatório
Grau 1R (Leve)	Infiltrado inflamatório linfo-histiocitário discreto, sem dano celular ou com foco único de agressão dos cardiomiócitos
Grau 2R (Moderada)	Infiltrado inflamatório linfo-histiocitário multifocal, com dois ou mais focos de agressão dos cardiomiócitos
Grau 3R (Grave)	Infiltrado inflamatório linfo-histiocitário difuso, pode haver a presença de polimorfonucleares, associado a múltiplos focos de agressão dos cardiomiócitos

Fonte: Adaptada de 3ª Diretriz Brasileira de Transplante Cardíaco, 2018.

O tratamento da RAC tem como base os achados histológicos da BEM, apresentação clínica e presença de disfunção ventricular. Além da terapia imunossupressora, podem ser necessárias medidas de suporte hemodinâmico, incluindo o uso de DAV.

Tabela 58.1 Tratamento da rejeição celular aguda.

BEM	Sem disfunção ventricular	Com disfunção ventricular
1R	Ajustar esquema imunossupressor	Pesquisar rejeição humoral e DVE
2R	Pós-TxC recente: metilprednisolona 1 g/dia EV por 3 a 5 dias Pós-TxC tardio: prednisona 1 mg/kg/dia VO por 5 a 7 dias	Metilprednisolona 1 g/dia EV por 3 a 5 dias + Timoglobulina 1,5 mg/kg/dia por 5 a 7 dias (pesquisar rejeição humoral)
3R	Metilprednisolona 10 a 15 mg/kg/dia EV por 3 a 5 dias + Considerar timoglobulina 1,5 mg/kg/dia por 5 a 7 dias	Metilprednisolona 10 a 15 mg/kg/dia EV por 3 a 5 dias + Timoglobulina 1,5 mg/kg/dia por 5 a 7 dias (pesquisar rejeição humoral)

DVE: doença vascular do enxerto; EV: (via) endovenosa; TxC: transplante cardíaco; VO: via oral.

Fonte: Adaptada de 3ª Diretriz Brasileira de Transplante Cardíaco, 2018.

Após o tratamento, uma nova BEM deve ser realizada entre 7 e 14 dias. Caso haja recorrência e/ou refratariedade, sugere-se a troca de ciclosporina por tacrolimus e azatioprina por micofenolato. Há ainda a possibilidade de troca do antiproliferativo por um inibor mTOR (sirolimos ou everolimos), ou mesmo a adição deste como uma quarta droga. Outras opções seriam metotrexato ou ciclofosfamida. Se ainda assim refratário, pode-se considerar fotoférese.

Rejeição aguda humoral

A rejeição aguda humoral, também denominada "mediada por anticorpos", decorre da presença de anticorpos (principalmente anti-HLA) contra o endotélio vascular do enxerto, que ocasionam a ativação da cascata do complemento. O espectro clínico varia desde um paciente assintomático até quadros graves de choque cardiogênico. Estima-se uma incidência entre 10% e 15% de rejeição humoral no 1º ano após TxC.

A fração do complemento C4d no capilar é o principal marcador para o diagnóstico imunopatológico da rejeição humoral, porém sua presença combinada à fração C3d apresenta melhor predição de disfunção ventricular e de mortalidade. O antígeno CD68 também pode estar presente no diagnóstico.

A classificação mais recente segundo a ISHLT envolve achados histopatológicos (H) e imunopatológicos (I), sendo dividida em quatro graus.

Tabela 58.2 Diagnóstico anatomopatológico de rejeição mediada por anticorpos.

Critério histológico	Descrição
Células IV ativadas e edema	Acúmulo de macrófagos IV preenchendo a luz do vaso
Rejeição humoral grave	Hemorragia, edema, necrose, infiltrado inflamatório misto
Critério imunopatológico	**Acometimento**
C4d (IF e IH) e C3 (IF) nos capilares	**0**: < 10% (negativo) **1**: 10% a 50% (focal negativo) **2**: > 50% (positivo)
CD68 (IH) nos capilares	**0**: 10% (negativo) **1**: 10% a 50% (focal positivo) **2**: > 50% (positivo)

IF: imunoflurescência; IH: imuno-histoquímica; IV: intravascular.
Fonte: Adaptada de 3ª Diretriz Brasileira de Transplante Cardíaco, 2018.

A pesquisa de rejeição humoral deve ser realizada após o 15º dia do TxC e após, nas BEM de 30, 90, 180 e 360 dias, ou quando houver suspeita clínica. Se presente, a pesquisa deve ser feita nas BEM seguintes, até sua negativação.

A documentação dos anticorpos é fundamental para auxiliar o diagnóstico e a terapia. Recomenda-se a pesquisa destes por meio do painel imunológico, a fim de se buscarem anticorpos contra o doador. Na ausência de anticorpos anti-HLA, deverá ser feita a pesquisa de anticorpos não HLA: contra as células endoteliais, MICA e MICB, vimentina e angiotensina.

O tratamento da rejeição humoral depende do grau de acometimento do miocárdio, da presença de sintomas, da função ventricular e da presença de anticorpos contra o doador. Pacientes com biópsia revelando pAMR3 necessitam de tratamento agressivo independentemente dos sintomas e da função, porém pacientes com pAMR1 (H+ ou I+) e pAMR2 devem ser tratados de acordo com a presença de sintomas clínicos e/ou disfunção ventricular. O tratamento inclui otimização da terapia imunossupressora, corticosteroide endovenoso, plasmaférese, imunoglobulina humana (2 g/kg divididos em 4 a 5 doses) e rituximab. Uso de heparina pode ser considerado pela associação com oclusão de microvasculatura cardíaca.

Quadro 58.2 Classificação da rejeição mediada por anticorpos.

Classificação	Histologia	Imuno	Tratamento
pAMR0	–	–	Manutenção
pAMR1 I+	–	+	Assintomático: intensificar manutenção, vigilância, avaliar função ventricular e DVE Sintomático: corticosteroide, imunoglobulina, rituximab/bortezonibe
pAMR1 H+	+	–	
pAMR2	+	+	
pAMR3	+	+	Corticosteroide, imunoglobulina, rituximab/bortezonibe

DVE: doença vascular do enxerto.

Fonte: Adaptado de 3ª Diretriz Brasileira de Transplante Cardíaco, 2018.

Quadro 58.3 Manejo de pacientes com anticorpos positivos.

Anticorpos	Disfunção do enxerto	Histologia C4d+/C3d+	Tratamento
+	–	–	Otimizar terapia de manutenção e monitorar função ventricular
+	–	+	Otimizar terapia de manutenção, monitorar função ventricular, considerar tratamento específico
+	+	–	Tratamento específico recomendado
+	+	+	Tratamento específico fortemente recomendado

Fonte: Adaptado de 3ª Diretriz Brasileira de Transplante Cardíaco, 2018.

Bibliografia consultada

Bacal F, Silva CP, Pires PV, Mangini S, Fiorelli AI, Stolf NG et al. Transplantation for Chagas' disease: an overview of immunosuppression and reactivation in the last two decades. Clin Transplant. 2010;24(2):E29-34. doi:10.1111/j.1399-0012.2009.01202.x.

Bacal F, Souza-Neto JD, Fiorelli AI, Mejia J, Marcondes-Braga FG, Mangini S et al. III Diretriz Brasileira de Transplante Cardíaco. Arq Bras Cardiol. 2018.

Kittleson MM. Changing role of heart transplantation. Heart Fail Clin. 2016;12(3):411-21. doi: 10.1016/j.hfc.2016.03.004.

Kobashigawa JA, Patel J, Furukawa H, Moriguchi JD, Yeatman L, Takemoto S et al. Five-year results of a randomized, single-center study of tacrolimus vs microemulsion cyclosporine in heart transplant patients. J Heart Lung Transplant. 2006;25(4):434-9. doi: 10.1016/j.healun.2005.11.452.

Patel JK, Kittleson M, Kobashigawa JA. Cardiac allograft rejection. Surgeon. 2011;9(3):160-7. doi: 10.1016/j.surge.2010.11.023.

Springer International Publishing AG 2017 1 J. Kobashigawa (ed.), Clinical Guide to Heart Transplantation DOI 10.1007/978-3-319-43773-6_1. p. 157-71.

Capítulo 59

Infecções oportunistas em pacientes transplantados

Caio Cafezeiro
Nádia Romanelli Quintanilha

Introdução

A necessidade de imunossupressão nos pacientes que realizam o transplante cardíaco (TxC) os torna particularmente susceptíveis a infecções oportunistas. Diversos agentes podem ser implicados, desde bactérias, vírus, ou outros micro-organismos que usualmente causam infecção em pacientes saudáveis, até mesmo patógenos menos frequentes.

Durante o 1º mês, o risco de infecção geralmente está relacionado com cirurgia, dispositivos invasivos e hospitalização. Infecções nosocomiais bacterianas são frequentes, principalmente por patógenos gram-negativos e por micro-organismos multirresistentes, enquanto as infecções fúngicas são infrequentes, porém associadas com alta mortalidade. As infecções apresentam uma tendência maior a ocorrer nos primeiros 6 meses após o TxC em virtude do estado de maior imunossupressão dos receptores. Após os primeiros 6 meses, há uma transição gradual para infecções adquiridas na comunidade à medida que se reduz o grau de imunossupressão desses pacientes, com exceção dos que apresentam episódios frequentes de rejeição.

A grande dificuldade imposta nos casos de infecção em pacientes transplantados se dá na alta suspeição clínica que deve ser estabelecida mesmo em casos oligossintomáticos ou com sintomas infrequentes. A valorização clínica de pequenos achados se faz importante nesses casos em virtude da imunossupressão, que torna o quadro clínico dos pacientes frustro na maior parte das vezes. Os exames laboratoriais e de imagem também não costumam apresentar os achados comuns, ou só os revelam tardiamente. O diagnóstico específico com a identificação do agente causador é fundamental para direcionar o tratamento, devendo ser realizados procedimentos invasivos (broncoscopia, aspiração de coleções e biópsia de tecido), quando necessário.

Os principais sítios de infecção nos pacientes transplantados são o aparelho respiratório e o gastrointestinal, a pele e o sistema nervoso central. Em decorrência da grande importância do citomegalovírus (CMV) como agente etiológico em diversas infecções relacionadas ao paciente transplantado, este será abordado de forma separada.

As infecções precoces ocorrem até 30 dias pós-TxC, correspondendo a infecções nosocomiais, como pneumonia, relacionadas a cateter, infecção urinária, infecção de sítio cirúrgico ou infecção oriunda do doador.

As infecções recentes acontecem até 6 meses e caracterizam-se por infecções oportunistas, reativação de infecções latentes do receptor ou doador (uso de profilaxia pode retardar estas infecções).

As infecções tardias ocorrem após 6 meses do TxC e correspondem a infecções adquiridas na comunidade ou reativação de infecções durante intensificação de imunossupressão para tratamento de rejeição.

Infecção por citomegalovírus

O CMV é o vírus mais observado em transplantados cardíacos. Sem profilaxia, a doença por CMV ocorre nos primeiros 3 meses após o TxC, podendo ocorrer mais tardiamente nos pacientes que recebem profilaxia. A imunossupressão intensa necessária após o TxC em comparação com o transplante de outros órgãos sólidos coloca esses receptores em risco particularmente alto de infecção por CMV, com aumento drástico do risco quando necessária a imunossupressão adicional para reversão de rejeição.

A infecção persistente em níveis baixos de CMV exerce efeitos indiretos, como aumento no risco de rejeição aguda, doença vascular do enxerto e infecções secundárias decorrente de modulação do sistema imune. A infecção em altos títulos pode se manifestar como uma síndrome constitucional mononucleose-*like*, com fadiga, febre, anorexia, artralgia e leucopenia. Pode haver progressão para doença invasiva, afetando diversos órgãos.

Nos receptores soropositivos, a prevenção de doença por CMV é feita com terapia preemptiva, que consiste em um curso de tratamento na evidência de replicação viral (identificada com a monitorização de antigenemia ou quantificação de DNA-proteína C-reativa (PCR) quantitativa). A profilaxia primária do CMV deve ser realizada em receptores soronegativos de doadores soropositivos ou com sorologia desconhecida, por 3 a 6 meses, com valganciclovir ou ganciclovir. Após esse período, deve ser realizada a terapia preemptiva.

O método mais sensível para detecção de CMV no sangue, fluido corporal ou espécime de tecido é amplificando o DNA do CMV pela reação em cadeia do polímero. O tratamento da infecção sistêmica ou invasiva pode ser realizado com o valganciclovir ou ganciclovir. O foscarnet pode ser usado nos casos de resistência ao tratamento padrão ou toxicidade medular grave.

Infecções respiratórias

Apesar da notável redução nas infecções pulmonares após o início das estratégias profiláticas e avanços no diagnóstico, tratamento e prevenção, o pulmão continua sendo o principal foco infeccioso em receptores de TxC. Cerca de dois terços dos infiltrados pulmonares observados são de origem infecciosa.

A abordagem diagnóstica dos pacientes com suspeita clínica deve ser precoce. Além da radiografia de tórax e tomografia computadorizada, deve-se, quando possível, realizar broncoscopia, já que esse método é capaz de identificar o organismo causador em mais de 30% dos casos.

A pneumonia bacteriana é a infecção do trato respiratório inferior mais comum, com incidência entre 20% e 30%. A pneumonia nosocomial é quase sempre uma complicação perioperatória, e seus principais fatores de risco são a necessidade de ventilação mecânica prolongada, edema pulmonar e infecção por CMV. A pneumonia adquirida na comunidade geralmente é tardia e tem bom prognóstico com antibioticoterapia empírica.

A tuberculose é mais frequente em receptores de transplantes do que na população geral. A maioria dos pacientes com infecção por tuberculose se apresenta com tuberculose pulmonar (51%), nos primeiros 6 meses após o TxC. O sintoma mais comum é a febre. As alterações radiográficas incluem infiltrados focais ou intersticiais difusos, padrão miliar, efusões pleurais e lesões cavitárias. Embora o tratamento envolva a terapia combinada usual da população geral, a interação entre medicamentos antituberculosos e imunossupressores pode aumentar o risco de rejeição.

A pneumunite por CMV é uma doença invasiva que pode ocorrer após a síndrome febril mononucleose-*like*, sendo caracterizada por tosse não produtiva e dispneia, opacidades em vidro fosco, consolidação ou nódulos e leucopenia.

Entre as infecções fúngicas, a aspergilose é a infecção mais comum e fatal. A aspergilose pulmonar geralmente ocorre nos primeiros 6 meses após o TxC. Os principais fatores de risco são isolamento de *Aspergillus fumigatus* no lavado broncoalveolar, reoperação, doença por CMV e hemodiálise. Os sintomas são inespecíficos, observando-se febre, tosse, dor torácica pleurítica e hemoptise. As opacidades nodulares e cavidades pulmonares ou consolidações são os principais achados radiológicos. A cultura de secreção traqueal deve ser realizada e o início imediato da terapia antifúngica é indicado.

A pneumonia por *Pneumocystis jiroveci* é outra infecção fúngica que pode ocorrer nos transplantados. Essa infecção tem incidência em queda em virtude do uso de profilaxia com sulfametoxazol-trimetroprim. Outros organismos, como *Cryptococcus neoformans* e espécies de Candida são raros causadores de doença pulmonar.

Infecções gastrointestinais

As infecções gastrointestinais têm o mesmo padrão de acometimento das demais nos pacientes transplantados: durante os primeiros 6 meses, infecções virais e oportunistas prevalecem, mas sua incidência vem decaindo com a quimioprofilaxia e, após esse período, prevalecem os patógenos adquiridos na comunidade.

A doença por CMV pode acometer o trato gastrointestinal causando inflamação de toda a sua extensão. Os sintomas dependem da região afetada e podem variar de disfagia, náusea, vômito, dor abdominal, sangramento gastrointestinal e diarreia. A infecção viral pode produzir, ulceração, inflamação difusa da mucosa e, menos comumente, perfuração. A endoscopia (EDA) e/ou colonoscopia com biópsia tecidual pode ser necessária para o diagnóstico.

O vírus herpes simples (HSV) apresenta reativação do vírus latente durante períodos de intensa imunossupressão, tipicamente no 1º mês após o transplante, com úlceras mucocutâneas envolvendo a cavidade oral, faringe ou esôfago. Os sintomas de odinofagia ou disfagia devem ocasionar a EDA e a biópsia para confirmação. Infecção oral extensa pode ser tratada com aciclovir oral, mas infecções disseminadas e graves requerem terapia intravenosa.

Outros patógenos que afetam o trato gastrointestinal após o transplante incluem adenovírus e calicivírus, que podem causar doença grave nos imunossuprimidos, devendo-se atentar para essas possibilidades.

A infecção fúngica mais comum em receptores de transplantes é a candidíase, comumente afetando a cavidade oral e o esôfago. A apresentação habitual é dentro dos primeiros 6 meses após o transplante, ou mais tarde, quando corticosteroide em altas doses é usado para tratar a rejeição aguda do aloenxerto ou com o uso de antibióticos de amplo espectro. A apresentação é com disfagia, pirose ou sangramento gastrointestinal. A EDA pode mostrar erosões superficiais, úlceras e nódulos ou placas brancas e o diagnóstico é feito por culturas e histopatológico. O tratamento geralmente é feito por nistatina tópica. Anfotericina intravenosa pode ser necessária para infecções graves.

As infecções por protozoários também são possíveis, como por Microsporidium, Cryptosporidium, *Isospora belli*, Cyclospora e *Giardia lamblia*. Essas infecções se apresentam, muitas vezes, como diarreia crônica, e o diagnóstico é feito com a identificação dos ovos específicos no exame de fezes. Além da terapia específica, a redução da imunossupressão pode ser necessária para a eliminação do parasita.

Infecções bacterianas são causadas por *Clostridium difficile, Yersinia enterocolitica, Campylobacter jejuni,* Salmonella sp e *Listeria monocytogenes*. O espectro da doença é amplo, desde diarreia até enterocolite febril e megacólon tóxico. A colite por *Clostridium difficile* deve ser considerada em pacientes transplantados com história de diarreia após o uso de antibióticos.

Infecções dermatológicas

Nos meses imediatamente após o transplante, várias doenças dermatológicas podem aparecer. As condições mais relevantes são doenças infecciosas, doenças não infecciosas relacionadas às medicações e condições neoplásicas. Cerca de 70% das infecções graves da pele aparecem durante os primeiros 3 meses após o transplante e as infecções virais e fúngicas são muito mais comuns que as bacterianas.

Cerca de 30% dos pacientes imunossuprimidos, incluindo os pacientes após transplante, desenvolvem herpes-zóster ao longo do tempo. As lesões cutâneas podem ser necróticas ou se espalharem para além do dermátomo primário, com lesões vesiculares disseminadas. A forma disseminada pode ocorrer com infecção trigeminal (herpes-zóster oftálmico) ou com acometimento do gânglio geniculado (síndrome de Ramsay-Hunt). A principal complicação é a neuralgia pós-herpética, caracterizada por dor em queimação que persiste por meses ou anos após a resolução das manifestações cutâneas agudas. A administração precoce de drogas antivirais pode reduzir o risco de desenvolvimento de neuralgia pós-herpética. A vacinação pré-transplante é recomendada para candidatos que sejam soronegativos.

Manifestações cutâneas relacionadas ao CMV são incomuns nos pacientes transplantados. As lesões cutâneas aparecem com mais frequência nas áreas orais e perianais, como nódulos ou placas hiperpigmentadas, muitas vezes ulceradas, ou como um exantema difuso com aspectos vasculíticos ou vesículas purpúricas. O diagnóstico da infecção baseada nas lesões da pele é difícil. O exame histológico é útil, mostrando células citomegálicas típicas contendo grandes corpos de inclusão intranuclear e intracitoplasmática no endotélio dos vasos dérmicos. O tratamento é realizado com ganciclovir.

A infecção pelo HSV pode ser localizada em áreas incomuns. Em desacordo com o herpes-zóster, a infecção por HSV tende a recorrer periodicamente. O tratamento oral com aciclovir é aconselhável.

Molusco contagioso é uma lesão cutânea causada por poxvírus. É uma condição comum em pacientes transplantados caracterizada por pápulas únicas múltiplas e arredondadas, com lesões inflamatórias ou gigantes. As lesões são tratadas por crioterapia, curetagem ou laser de pulsação.

As infecções bacterianas são pouco frequentes e têm apresentações semelhantes às da população geral. A foliculite é a infecção bacteriana mais comum, podendo ocorrer também o impetigo, erisipela e a celulite. O *Estafilococos aureus* e os estreptococos do grupo A são os germes usualmente implicados. Algumas bactérias oportunistas como o Actinomices, Micobacteria, Legionella, Listeria e Nocardia são responsáveis por sérias infecções, que costumam se apresentar como pápulas e nódulos associados com abscessos.

Os fungos são a causa mais frequente de infecção da pele. Aparecem principalmente durante os primeiros 2 anos após o transplante, especialmente em pacientes idosos. As micoses superficiais são as mais comuns (cerca de 60%), e as menos graves. São causadas principalmente por *Candida albicans, Malassezia furfur,* Dermatófitos e Fusarium e geralmente afetam o estrato mais superficial da pele (estrato córneo) e os anexos cutâneos, como os folículos e as unhas. Infecções cutâneas mais profundas envolvendo a derme e subcutâneo são menos comuns, porém mais graves do que as superficiais.

A candidíase pode se desenvolver na boca ou na garganta, o chamado "sapinho", mais frequentemente caracterizado por placas brancas, ou na vagina com prurido, ardor e secreção. A infecção por Candida disseminada pode ocorrer em pacientes imunocomprometidos hospitalizados, estando associada a altas taxas de mortalidade se não tratada. A levedura *Malassezia furfur* pode causar pitiríase versicolor, uma condição comum bastante trivial também frequentemente observada em pacientes imunocompetentes, caracterizada por manchas escamosas e descoloridas da pele. As infecções por dermatófitos, também conhecidas como "tíneas", podem envolver a pele, o cabelo e as unhas. Essas infecções em receptores de transplantes imunossuprimidos são mais agressivas, prolongadas e refratárias ao tratamento do que na população geral. As espécies de Fusarium são amplamente distribuídas no solo e nas plantas. Podem causar infecções superficiais (como ceratite e onicomicose), infecções localmente invasivas ou disseminadas, com a última ocorrendo quase exclusivamente em pacientes gravemente imunocomprometidos.

Infecções do sistema nervoso central

A infecção do SNC é o resultado da reativação de doença prévia, infecção adquirida na comunidade ou nosocomial e na transmissão do doador para o receptor. No 1º mês após o transplante, as infecções do SNC são raras; no entanto, quando ocorrem, geralmente estão relacionadas a infecções transmitidas por doadores, patógenos nosocomiais ou infecções já presentes antes do transplante. A varicela-zóster e o citomegalovírus são os principais patógenos virais, enquanto o HSV 1 e 2 e o vírus herpes humano 6 (HHV-6) são raramente encontrados. Infecções por Aspergillus, Listeria e Cryptococcus são responsáveis por 80% das infecções do sistema nervoso central (SNC) vistos nesta população. A presença de infecção do SNC pode resultar em confusão mental e cefaleia e, menos comumente, em febre e rigidez de nuca, embora esses sintomas possam ser atenuados pela capacidade prejudicada do paciente de induzir uma reação inflamatória no contexto de imunossupressão. O exame do líquido cefalorraquidiano (LCR) pode não ser diagnóstico, embora os níveis de proteína no LCR sejam frequentemente elevados. Como as taxas de mortalidade e morbidade são altas, diagnósticos e intervenções agressivas são necessários em receptores de transplante cardíaco com suspeita de infecção do SNC.

Meningite criptocócica é a infecção mais comum do SNC. Pode causar hipertensão intracraniana na ausência efeito de massa ou hidrocefalia decorrente de aracnoidite basilar, bloqueando a passagem do LCR, e os pacientes frequentemente precisam de retirada de LCR por meio de punções lombares, drenos ventriculares externos e até *shunts* ventriculoperitoneais, além do tratamento com anfotericina B.

A leucoencefalopatia multifocal progressiva (LEMP) é uma infecção oportunista pelo vírus JC na substância branca do SNC que causa déficits neurológicos associados à desmielinização. A LEMP geralmente apresenta déficits neurológicos subagudos, estado mental alterado e sintomas visuais. A ressonância magnética mostra lesões assimétricas, não demarcadas e não realçadas, que são hiperintensas em T2 com localização preferencial na subcortical substância branca. A sensibilidade da análise da reação da polimerase em cadeia (PCR) do LCR é de aproximadamente 75%. Em pacientes com alta suspeita clínica de PML e resultados negativos do LCR, uma biópsia cerebral é necessária. Não há tratamento específico e recomenda-se a redução da imunossupressão.

A maioria das infecções por herpes-zóster é do tipo não complicada e é tratada com aciclovir oral em altas doses. Encefalite por vírus varicela-zóster (VVZ) apesar de incomum, pode acometer os pacientes transplantados cardíacos. A vasculite cerebral é uma complicação temida da encefalite por VVZ. A ressonância magnética do cérebro em pacientes com vasculite por VVZ pode revelar infartos isquêmicos ou hemorrágicos, geralmente ambos, de substância cinzenta e branca cortical e subcortical. No entanto, o VVZ também pode resultar em alterações isquêmicas ou desmielinizantes da substância branca profunda e mimetizar a aparência da leucoaraiose em estágios iniciais. As lesões do VVZ progridem de forma relativamente rápida, aumentam e coalescem. Pela gravidade do quadro, receptores de transplante cardíaco com lesões cutâneas que apresentem alteração de nível de consciência ou outras anormalidades neurológicas focais devem rapidamente receber tratamento empírico com aciclovir intravenoso e realizar exames complementares para confirmação do diagnóstico.

Os receptores de transplante cardíaco estão em risco de aspergilose sistêmica e do SNC. Os sintomas neurológicos mais comuns são a diminuição do nível de consciência e os déficits motores focais. O principal achado neuropatológico da aspergilose do SNC é a vasculite fúngica com infarto isquêmico ou hemorrágico. Possíveis pistas para esse diagnóstico são sinusites ou infecções pulmonares e sistêmicas por aspergilose.

Infecções oportunistas bacterianas do SNC são raras e ocorrem principalmente por Nocardia, Listeria e Micobactéria. Os receptores de transplante cardíaco têm o maior risco de nocardiose, que diminuiu com o uso de sulfametoxazol-trimetoprim. A listeria pode ser causada por laticínios não pasteurizados, provocando meningite e encefalite, com uma mortalidade associada de 50%, especialmente se o diagnóstico for tardio. *Mycobacterium tuberculosis* é uma causa extremamente rara de meningite basilar e abscesso ou tuberculoma na população transplantada.

A toxoplasmose tem a maior incidência em pacientes transplantados cardíacos porque o tecido cardíaco é um local de latência para os cistos. Os sinais clínicos incluem estado mental alterado, convulsões e achados neurológicos focais. Os achados radiográficos típicos são lesões múltiplas em forma de anel no espaço periventricular. A toxoplasmose está associada à alta mortalidade se disseminada. A prevalência diminuiu em decorrência do uso de trimetoprim-sulfametoxazol para a profilaxia, enquanto o tratamento envolve o uso de pirimetamina e sulfadiazina.

Conclusão

Diversos agentes infeciosos podem ser responsáveis por infecções nos pacientes imunossuprimidos após TxC. Há uma constante evolução na redução das infecções em pacientes transplantados, porém essa ainda é uma das mais importantes problemáticas a serem enfrentadas pelos pacientes e pela equipe de saúde responsável. Os transplantados cardíacos necessitam de acompanhamento próximo com equipe experiente e especializada, com protocolos bem estabelecidos para tratamento imunossupressor, investigação de rejeição e profilaxia infecciosa.

Bibliografia consultada

Aksamit AJ. Review of progressive multifocal leukoencephalopathy and natalizumab. Neurologist. 2006;12(6):293-98.

Avila JD, Zivkovic S. The neurology of solid organ transplantation. Curr Neurol Neurosci Rep. 2015;15(7):38.

Bacal F, Marcondes-Braga FG, Rohde LEP, Xavier Júnior JL, de Souza Brito F, Moura LAZ et al. 3ª Diretriz Brasileira de Transplante Cardíaco. Arq. Bras. Cardiol. [Internet]. 2018;111(2):230-89.

De Gasperi A, Feltracco P, Ceravola E, Mazza E. Pulmonary complications in patients receiving a solid-organ transplant. Curr Opin Crit Care. 2014;20(4):411-419.

Eyüboğlu FÖ, Küpeli E, Bozbaş SS et al. Evaluation of pulmonary infections in solid organ transplant patients: 12 years of experience. Transplant Proc. 2013;45(10):3458-3461.

Gasink LB, Blumberg EA. Bacterial and mycobacterial pneumonia in transplant recipients. Clin Chest Med. 2005;26(4):647-59.

Gautam A. Gastrointestinal complications following transplantation. Surgical Clinics of North America. 2006;86(5):1195-206.

Gilden DH, Kleinschmidt-DeMasters BK, LaGuardia JJ, Mahalingam R, Cohrs RJ. Neurologic complications of the reactivation of varicella-zoster virus [erra-tum published in N Engl J Med. 2000;342(14):1063]. N Engl J Med. 2000;342(9):635-45.

Hakimi Z, Aballéa S, Ferchichi S, Scharn M, Odeyemi IA, Toumi M et al. Burden of cytomegalovirus disease in solid organ transplant recipients: a national matched cohort study in an inpatient setting. Transpl Infect Dis. 2018;66(4):95-101.

Imko-Walczuk BB, Prédota A, Okuniewska A, Jaśkiewicz J, Zegarska B et al. Superficial fungal infections in renal transplant recipients. Transplant Proc. 2014;46(8):2738-42.

Kotloff RM, Ahya VN, Crawford SW. Pulmonary complications of solid organ and hematopoietic stem cell transplantation. Am J Respir Crit Care Med. 2004;170(1):22-48.

Lenner R, Padilla ML, Teirstein AS, Gass A, Schilero GJ. Pulmonary complications in cardiac transplant recipients. Chest. 2001;120(2):508-13.

Mosimann F, Cuenoud PF, Steinhauslin F et al. Herpes simplex esophagitis after renal transplantation. Transplant Int. 1994;7:79-82.

Naldi L, Venturuzzo A, Invernizzi P. Dermatological complications after solid organ transplantation. Clin Rev Allergy Immunol. 2018;54(1):185-212.

Patterson JE. Epidemiology of fungal infections in solid organ transplant patients. Transplant Infect Dis. 1999;1:229-36.

Paya C, Humar A, Dominguez E et al. Efficacy and safety of valganciclovir vs. oral ganciclovir for prevention of cytomegalovirus disease in solid organ transplant recipients. Am J Transplant. 2004;4:611-20.

Piaserico S, Sandini E, Peserico A, Alaibac M. Cutaneous viral infections in organ transplant patients. G Ital Dermatol Venereol. 2014;149(4):409-15.

Pizzi M, Ng L. Neurologic complications of solid organ transplantation. Neurol Clin. 2017;35(4): 809-23.

Razonable RR, Humar A. AST Infectious Diseases Community of Practice. Cytomegalovirus in solid organ transplantation. Am J Transplant. 2013;13(4):93-106.

Rubin RH. Gastrointestinal infectious disease complications following transplantation and their differentiation from immunosuppressant-induced gastrointestinal toxicities. Clin Transplant. 2001;15(4): 11-22.

Sen A, Callisen H, Libricz S, Patel B. Complications of Solid Organ Transplantation: Cardiovascular, Neurologic, Renal, and Gastrointestinal. Crit Care Clin. 2019;35(1):169-86.

Singh N, Husain S, AST Infectious Diseases Community of Practice. Aspergillosis in solid organ transplantation. Am J Transplant. 2013;13(4):228-241.

Singh N, Paterson DL. Mycobacterium tuberculosis infection in solid-organ transplant recipients: impact and implications for management. Clin Infect Dis. 1998;27(5):1266-77.

Stratta RJ. Clinical patterns and treatment of cytomegalovirus infection after solid-organ transplantation. Transplant Proc. 1993;25(S):15-21.

Subramanian A, Dorman S, AST Infectious Diseases Community of Practice. Mycobacterium tuberculosis in solid organ transplant recipients. Am J Transplant. 2009;9(4):S57-S62.

Torre-Cisneros J, Lopez OL, Kusne S et al. CNS aspergillosis in organ transplantation: a clinicopathological study. J Neurol Neurosurg Psychiatry. 1993;56(2):188-93.

Tran MQ,Gohh RY,Morrissey PE. Cryptosporidium infection in renal transplant patients. Clin Nephrol. 2005;63:305-9.

Van de Beek D, Patel R, Daly RC, McGregor CGA, Wijdicks EFM. Central Nervous System Infections in Heart Transplant Recipients. Archives of Neurology. 2007;64(12):1715.

Zeyneloğlu P. Respiratory complications after solid-organ transplantation. Exp Clin Transplant. 2015;13(2):115-25. Review.

Zuckerman RA, Limaye AP. Varicella zoster virus (VZV) and herpes simplex virus (HSV) in solid organ transplant patients. Am J Transplant. 2013;13(3):55-66.

Capítulo 60

Avaliação e risco pré-operatórios

Ana Luisa Souza Nascimento
Ludhmila Abrahão Hajjar

Introdução

Eventos cardiovasculares, como o infarto agudo do miocárdio (IAM), arritmias, parada cardíaca e edema agudo de pulmão, são a principal causa de óbito e sequelas graves nos pacientes que serão submetidos a procedimentos cirúrgicos. Eles ocorrem a partir da resposta neuro-humoral proveniente do estresse tecidual gerado no paciente, que eleva a demanda de oxigênio pelo miocárdio e desencadeia mecanismos que visam reestabelecer a homeostase.

Com o objetivo de minimizar complicações e reduzir a morbimortalidade, foram elaborados métodos de rastreio que visam identificar fatores que possam contribuir com o aumento de insultos no perioperatório e pós-operatório imediato.

Avaliação cardiovascular

A avaliação cardiovascular inicial contempla a avaliação clínica geral com base na anamnese e no exame físico, algoritmos de avaliação perioperatória e exames subsidiários. Avaliações adicionais também poderão ser realizadas conforme atributos específicos de cada indivíduo.

Anamnese e exame físico

É o primeiro ato na avalição pré-operatória, devendo contemplar idade, sexo, comorbidades prévias, grau de compensação clínica atual, uso de fármacos, abuso de álcool e drogas, tipo sanguíneo, capacidade funcional, motivo da cirurgia, procedimento indicado e local de realização.

O exame físico é direcionado à identificação de sinais de cardiopatia potencial ou preexistente, definição de gravidade e para identificar eventuais comorbidades. Em idosos, recomenda-se uma avaliação de fragilidade.

Risco intrínseco à cirurgia

Corresponde à probabilidade de ocorrência de eventos cardiovasculares conforme a duração do procedimento, o estresse hemodinâmico e o risco de depleção de fluidos e hemoderivados do procedimento. Assim, as intervenções cirúrgicas podem ser subdivididas em baixo (< 1%), intermediário (1% a 5%) e alto risco cardiovascular (5%). Além do procedimento, é essencial o conhecimento do tempo até a realização do procedimento (urgência, emergência, eletivo), do local e da infraestrutura de realização, da equipe e da estrutura de apoio.

Os pacientes submetidos a cirurgias de baixo risco, e que não apresentam condições cardíacas de alto risco, devem ser encaminhados para procedimento sem a necessidade de investigação adicional. Isto também é válido nas situações em que o prognóstico da doença de base resultou na cirurgia de emergência, sendo o papel do cardiologista limitado à indicação de medidas de monitorização e intervenções para redução do risco intra e pós-operatório. Nos pacientes submetidos a procedimento de urgência, é orientada a realização de exames complementares, quando indicado conforme o paciente em questão.

Quadro 60.1 Risco intrínseco aos procedimentos cirúrgicos.

Baixo risco (< 1%)	Risco intermediário (1% a 5%)	Alto risco (> 5%)
Procedimentos superficiais	Cirurgia de cabeça e pescoço	
Procedimentos odontológicos	Cirurgias intraperitoneais	Cirurgias de urgência ou emergência
Procedimentos endoscópicos	Cirurgias intratorácicas	
Cirurgia de catarata	Cirurgias ortopédicas	
Cirurgia de mama e ginecológica de pequena monta	Endarterectomia de carótida e correção endovascular de aneurisma de aorta abdominal	Cirurgias vasculares arteriais de aorta e vasculares periféricas
Cirurgia ambulatorial	Cirurgias prostáticas	

Fonte: Adaptado de 3ª Diretriz de Avaliação Cardiovascular Perioperatória da Sociedade Brasileira de Cardiologia, 2017.

Escores de risco

A III Diretriz de Avaliação Cardiovascular Perioperatória da Sociedade Brasileira de Cardiologia define como as escalas de risco mais utilizadas o índice de Risco Cardíaco Revisado de Lee (IRCR), o índice desenvolvido pelo American College of Physicians (ACP) e o Estudo Multicêntrico de Avaliação Perioperatória (EMAPO).

No IRCR, dividem-se pacientes em quatro classificações de risco, definidas a partir da soma final de seis variáveis: operação intraperiotenal, intratorácica ou vascular; histórico de doença arterial coronariana (DAC), insuficiência cardíaca (IC), doença cerebrovascular, diabetes *mellitus* com insulinoterapia e creatinina sérica > 2 mg/dL. O escore tem por objetivo estimar o risco da ocorrência de IAM, edema agudo de pulmão, bloqueio atrioventricular (BAV) total até o 5º dia de pós-operatório e parada cardiorrespiratória. Pacientes que não têm nenhuma variável são classe I (risco de 0,4% de complicações); uma variável, casse II (0,9%); duas variáveis, classe III (7%); três ou mais variáveis (11%).

O ACP classifica os indivíduos inicialmente em alto e baixo risco, se somarem 15 ou mais pontos e menos que 15 pontos, respectivamente. Aqueles considerados de baixo risco serão novamente avaliados usando-se os critérios de Eagle e Vanzetto. Os que pontuam 2 ou mais pontos são classificados como risco intermediário e os demais são considerados pacientes de baixo risco. Tem por objetivo predizer a ocorrência de IAM e óbito cardiovascular.

O método EMAPO foi desenvolvido pela Sociedade de Cardiologia do Estado de São Paulo e contempla 27 variáveis que apresentam pontuações específicas. A soma do valor encontrado estratificará o risco perioperatório em cinco níveis (muito baixo, baixo, moderado, elevado e muito elevado), de acordo com as taxas de complicações esperadas (< 1%, 1% a 3%, 3% a 7%, 7% a 13% e > 13%, respectivamente).

Os índices existentes não têm elevada acurácia, porém são melhores do que o acaso na predição de eventos, apresentam vantagens e desvantagens e devem ser utilizados na avaliação perioperatória.

Tabela 60.1 Escore de risco.

IAM < 6 m (10 pontos)		
IAM > 6 m (5 pontos)		
Angina Classe III (10 pontos)		
Angina Classe IV (20 pontos)		
EAP na última semana (10 pontos)	Classes de riscos: Se > 20 pontos: alto risco, superior a 15% Se 0 a 15 pontos: avaliar número de variáveis de Eagle e Vanzetto para discriminar os riscos baixo e intermediário	
EAP alguma vez na vida (5 pontos)		
Suspeita de EAO crítica (20 pontos)		
Ritmo não sinusal ou RS c/ ESSV no ECG (5 pontos)		
> 5 ESV no ECG (5 pontos)		
$PO_2 < 60$, $pCO_2 > 50$, K < 3, U > 107, C > 3 ou restrito ao leito (5 pontos)		
Idade > 70 anos (5 pontos)		
Variáveis de Eagle e Vanzetto:		
Idade > 70 anos	História de angina	Dm
Ondas Q no ECG	História de IC	História de infarto
Alterações isquêmicas do ST	HAS com HVE importante	
Se 1 variável: baixo risco (< 3%)		
Se 2 variáveis: risco intermediário (3% a 15%)		

EAP: edema agudo pulmonar; EAO: estenose aórtica; ECG: eletrocardiograma; ESSV: extrassístole ventricular; IAM: infarto agudo do miocárdio.

Fonte: Adaptada de American College of Physicians.

Figura 60.1 Abordagem pré-operatória.

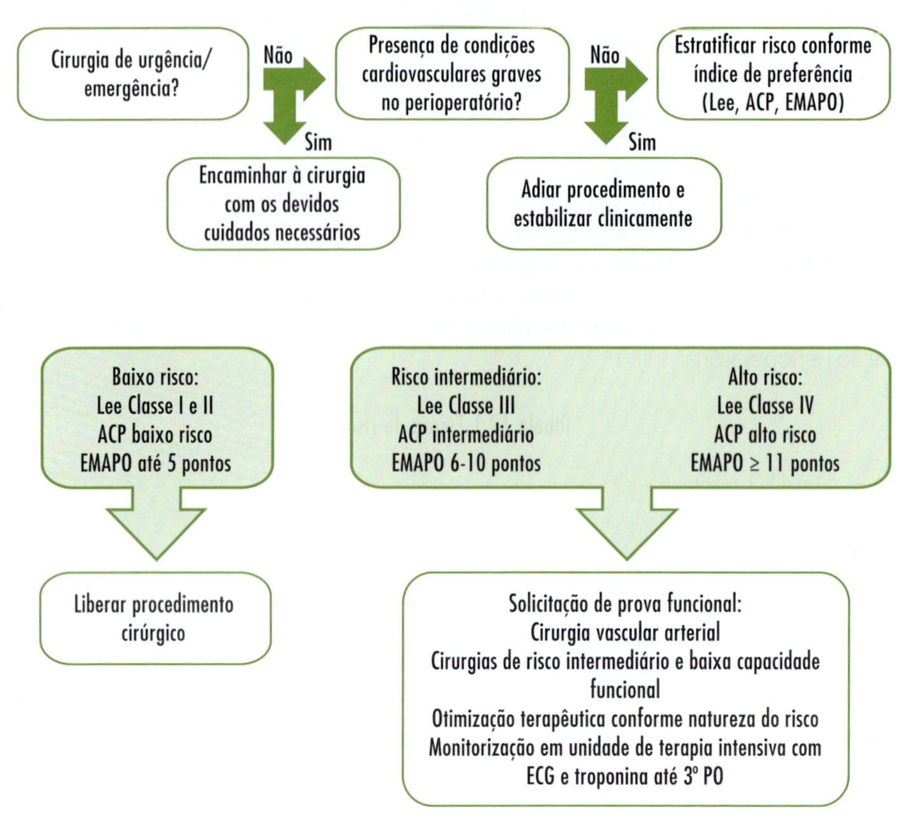

Fonte: Adaptada de 3ª Diretriz de Avaliação Cardiovascular Perioperatória da Sociedade Brasileira de Cardiologia, 2017.

Exames complementares

A indicação de exames subsidiários é individualizada conforme história clínica, alterações no exame físico, comorbidades e tipo de cirurgia proposta.

O eletrocardiograma de 12 derivações deve ser solicitado em pacientes com avaliação clínica inicial sugestiva de doença cardiovascular, em pacientes de alto risco (conforme algoritmos de pré-operatório), diabéticos, em cirurgias intracavitárias, transplante de órgãos sólidos, cirurgias ortopédicas de grande porte e vasculares arteriais e em alguns casos nos maiores de 40 anos.

A radiografia de tórax está indicada se há suspeita de doenças cardiorrespiratórias e em cirurgias extensas intratorácicas e abdominais.

O ecocardiograma deve ser realizado em pacientes com risco pré-operatório intermediário ou alto que serão submetidos a cirurgias de elevado risco e naqueles que têm diagnóstico de IC nova, descompensada ou crônica sem avaliação no último ano, nos portadores de valvopatias ou naqueles que serão submetidos a transplante hepático.

Testes não invasivos para detecção de isquemia (teste ergométrico, ecocardiograma de estresse e cintilografia de perfusão miocárdica) são utilizados em pacientes com suspeita de isquemia cardíaca e nos que apresentam mais de dois fatores de risco associados à incapacidade funcional e estão sob programação de cirurgia arterial ou cardíaca.

Em pacientes portadores de comorbidades e naqueles que serão submetidos à cirurgia de médio e grande porte, com previsão de sangramento e necessidade de transfusão; e, em usuários de anticoagulantes deve-se coletar hemograma, função renal, glicemia de jejum e coagulograma.

Recomendações especiais

A avaliação dos fármacos de uso contínuo do paciente, especialmente aqueles associados ao tratamento de doenças cardiovasculares, é essencial no manejo perioperatório.

- » **Betabloqueadores:** manter o uso naqueles com isquemia sintomática ou evidenciada mediante prova funcional ou em pacientes com IC.
- » **Estatinas:** recomenda-se o uso em pacientes que serão submetidos a operações vasculares, nos coronariopatas e em usuários crônicos.
- » **Ácido acetilsalicílico:** suspender 7 dias antes nas neurocirurgias, ressecção transuretral convencional e em pacientes sob profilaxia primária. Manter o uso em pacientes que serão submetidos à cirurgia vascular ou estão sob profilaxia secundária.
- » **Outros antiagregantes:** o prasugrel deve ser suspenso 7 dias antes de operações não cardíacas com risco moderado ou alto de sangramento e em uso de dupla antiagregação plaquetária (DAPT). O clopidogrel e o ticegrelor devem ser suspensos 5 dias antes, sob os mesmos critérios.

Nos casos de DAPT pós-angioplastia coronariana, nas cirurgias eletivas, devem-se aguardar pelo menos 6 semanas se *stent* convencional, 6 meses após implante de *stent* farmacológico e 1 ano se história de síndrome coronariana aguda.

Os anticoagulantes orais de ação direta devem ser suspensos 24 horas antes do procedimento em indivíduos com função renal preservada e 48 horas antes se evidência de disfunção renal.

Os anti-hipertensivos orais devem ser mantidos, inclusive no dia da cirurgia, a fim de se manter a pressão arterial dentro de 20% dos valores pré-operatórios.

Conclusão

A avaliação cardiovascular no perioperatório auxilia na redução da ocorrência de complicações, no manejo medicamentoso e ajuda a estimular a aderência daqueles que serão submetidos a intervenções cirúrgicas, sendo imprescindível no preparo perioperatório.

Bibliografia consultada

Fleisher LA, Fleischmann KE, Auerbach AD, Barnaso11 SA, Beckman JA, Bozkurc B et al. 2014 ACC/AHA Guideline on perioperative cardiovascular evaluation and management of patients undergoing noncardiac surgery: a report of the American College of Cardiology/American Heart Association task force on practice guidelines. Circulation. 2014.

Gualandro DM, Yu PC, Caramelli B, Marques AC, Calderaro D, Luciana S. et al. 3ª Diretriz de Avaliação Cardiovascular Perioperatória da Sociedade Brasileira de Cardiologia. Arq Bras Cardiol. 2017;109(3.1):1-104.

Guidelines for assessing and managing the perioperative risk from coronary artery disease associated with major noncardiac surgery. American College of Physicians. Ann Intern Med. 1997;127(4): 309-12.

Kristense SD, Knuuci J, Saraste A, Aker S, Botker HE, Herc SD et al. 2014 ESC/ESA Guidelines on non-cardiac surgery: cardiovascular assessment and management: the joint task force

on non-cardiac surgery: cardiovascular assessmenc and managemenc of the European Society of Cardiology (ESC) and the Europcan Society of Anaesthesiology (ESA). Eur Heart J. 2014;35(35):2383-431.
Lee TH et al. Derivation and prospective validation of a simple index for prediction of cardiac risk of major noncardiac surgery. Circulation. 1999;100:1043-9.
Loureiro VR, Feitosa-Filho GS. Escores de risco perioperatório para cirurgias não-cardíacas: descrições e comparações. Rev Soc Bras Clin Med. 2014;12(4):314-20.
Pinho C, Grandini PC, Gualandro DM, Calderaro D, Monachini M, Caramelli B. Estudo multicêntrico de avaliação perioperatória para operações não cardíacas (EMAPO). Clinics. 2007;62(1): 17-22.

Capítulo 61

Cuidados no perioperatório e redução do risco cirúrgico

Ana Flávia Diez de Andrade
Bruno Alves da Mota Rocha
Thalita Barbosa González
Manoel Vicente Andrade de Souza Júnior

Introdução

Registros brasileiros estimam que mais de 3 milhões de cirurgias não cardíacas são realizadas por ano. Aliado a isso, observa-se que cerca de 45% dos pacientes com mais de 45 anos apresentam algum fator de risco cardiovascular não otimizado e 25% dos pacientes submetidos a cirurgias não cardíacas já apresentam história de doença cardiovascular aterosclerótica estabelecida. Estes achados têm como consequência que cerca de 3% dos pacientes submetidos a cirurgias evoluirão com acidente vascular cerebral isquêmico (AVCi), infarto agudo do miocárdio (IAM) perioperatório ou morte cardiovascular.

Recomendações baseadas em evidências quanto aos cuidados perioperatórios e seguimento destes pacientes têm o intuito de minimizar possíveis complicações inerentes ao procedimento cirúrgico, reduzindo mortalidade e melhorando sua qualidade de vida.

Estimando o risco cardiovascular

O risco de complicações perioperatórias depende do tipo de cirurgia envolvida, como também das características e comorbidades de cada paciente.

Quadro 61.1 Risco intrínseco aos procedimentos cirúrgicos.

Baixo risco (< 1%)	Risco intermediário (1% a 5%)	Alto risco (> 5%)
Procedimentos superficiais	Cirurgia de cabeça e pescoço	Cirurgias de urgência ou emergência
Procedimentos odontológicos	Cirurgias intraperitoneais	
Procedimentos endoscópicos	Cirurgias intratorácicas	

(Continua)

Quadro 61.1 Risco intrínseco aos procedimentos cirúrgicos (continuação).

Baixo risco (< 1%)	Risco intermediário (1% a 5%)	Alto risco (> 5%)
Cirurgia de catarata	Cirurgias ortopédicas	Cirurgias vasculares arteriais de aorta e vasculares periféricas
Cirurgia de mama e ginecológica de pequena monta	Endarterectomia de carótida e correção endovascular de aneurisma de aorta abdominal	
Cirurgia ambulatorial	Cirurgias prostáticas	

Fonte: Adaptado de 3ª Diretriz de Avaliação Cardiovascular Perioperatória da Sociedade Brasileira de Cardiologia, 2017.

O primeiro passo para estratificação do risco de complicações perioperatórias consiste em anamnese e exame físico minuciosos com especial atenção nas comorbidades do paciente e em achados de exame que denotem patologias cardiovasculares descompensadas. Os achados de turgência jugular patológica e presença de B3 denotam mau prognóstico, indicando risco aumentado de edema pulmonar, infarto perioperatório ou morte cardíaca.

Na identificação de descompensações graves cardiovasculares, a melhor conduta é a postergação da cirurgia eletiva até melhor ajuste destas condições. Nos casos de cirurgia de urgência/emergência, medidas devem ser tomadas para minimização do risco intra e pós-operatório na medida do possível.

Quadro 61.2 Condições cardiovasculares graves no perioperatório.

- Síndrome coronariana aguda
- Doenças instáveis da aorta torácica
- Edema agudo de pulmão
- Choque cardiogênico
- Insuficiência cardíaca classe funcional III/IV da NYHA
- Angina classe funcional CCS III/IV
- Bradiarritmias ou taquiarritmias graves (BAVT, TV)
- Hipertensão arterial sistêmica não controlada (PA > 180 × 110 mmHg)
- Fibrilação atrial de alta resposta ventricular (FC > 120 bpm)
- Hipertensão arterial pulmonar sistêmica

BAVT: bloqueio atrioventricular total; FC: frequência cardíaca; NYHA: New York Heart Association; PA: pressão arterial; TV: taquicardia ventricular.

Fonte: Adaptado de 3ª Diretriz de Avaliação Cardiovascular Perioperatória da Sociedade Brasileira de Cardiologia, 2017.

Além disso, faz-se de suma importância a avaliação da capacidade funcional do paciente e, nos casos de pacientes idosos, cada vez mais vem se reconhecendo a importância da avaliação de fragilidade neste grupo de pacientes.

Deve-se questionar ativamente se o paciente em suas atividades cotidianas consegue atingir cargas de trabalho de pelo menos 4 METS, que consistem, por exemplo, em subir um aclive caminhando ou subir dois ou mais lances de escadas. A incapacidade de realizar atividades como essas está associada a aumento em duas vezes do risco de complicações perioperatórias.

Medidas farmacológicas

As recomendações farmacoprotetoras auxiliam no período perioperatório objetivando redução das complicações cardiovasculares a curto prazo, como:

» **Estatina:** recomenda-se em cirurgias vasculares (GR IIa, NE B), manutenção em pacientes de uso contínuo, sem ajuste de dose habitual (GR I, NE B) e em pacientes com alto risco cardiovascular, permanecer até 30 dias pós-cirúrgico (GR I, NE C);

» **Betabloqueador:** recomenda-se manter o uso em pacientes de uso crônico por redução da mortalidade pós-operatória (GR I, NE B) e visando segurança, optado em não se iniciar em contexto pré-operatório no dia do procedimento, respeitando-se pelo menos 1 semana antes com dose baixa conforme tolerância (GR III, NE B) com frequência cardíaca-alvo entre 55 bpm e 65 bpm;

» **Ácido acetilsalicílico (AAS):** recomenda-se manutenção de dose perioperatória de 100 mg/dia como prevenção cardiovascular secundária e consentida pela equipe cirúrgica, exceto em neurocirurgias e ressecção transuretral de próstata (GR I, NE B). Em pacientes com uso de AAS indicado como prevenção primária, deve-se suspendê-lo por 7 dias antes da cirurgia (GR I, NE A).

» **Dupla antiagregação plaquetária:** recomenda-se pós-angioplastia coronariana recente, manter AAS e suspender o tienopiridínico 5 dias antes da cirurgia e programar retorno em 10 dias, se possível (GR I, NE B).

» **Bloqueadores de canais de cálcio:** não recomendados para prevenção de eventos cardiovasculares no perioperatório de operações não cardíacas por não apresentarem impacto na mortalidade.

Revascularização cardíaca pré-operatória

As indicações são as mesmas fora do contexto pré-operatório, visando prognóstico a longo prazo. Quando indicada, o intervalo entre a revascularização e a operação não cardíaca é importante. Dessa forma, sempre que possível, os procedimentos eletivos devem ser realizados com mais de 6 semanas após *stent* convencional e 6 meses após *stent* farmacológico metálico.

Caso o procedimento cirúrgico precise ser realizado com brevidade, deve-se considerar uso de *stent* convencional ou até mesmo angioplastia sem *stent*.

Evidências recentes sugerem encurtar a duração de dupla antiagregação plaquetária (DAP) para 6 meses ou 3 meses se alto risco de sangramento quando usados *stents* farmacológicos. Entretanto, se realizada em contexto coronariano agudo, a duração de DAP deve ser por 1 ano independentemente do *stent* utilizado.

Manejo de terapia antiagregante plaquetária no perioperatório de cirurgias não cardíacas:

» Antiagregantes:
  - Prevenção primária
    1. Suspender AAS 7 dias antes da cirurgia;
    2. Suspender clopidogrel 5 dias antes da cirurgia;
    3. Não reintroduzir.

- Prevenção secundária
  1. AAS: manter entre 75 mg e 100 mg (exceto neurocirurgia e ressecção transuretral (RTU) de próstata)
  2. Clopidogrel (e outros inibidores de receptores de adenosina difosfato (ADP)):
     a. Risco de sangramento baixo: manter;
     b. Risco de sangramento moderado/alto: suspender 5 dias antes (no caso de prasugrel, suspender 7 dias antes).

Manejo de antiagregação:

» Aspirina + receptor de ADP:
- Situações de alto risco (< 2 semanas angioplastia com balão; < 6 semanas IAM; < 6 semanas *stent* convencional; < 6 meses *stent* farmacológico; < 1 ano *stent* em insuficiência coronariana (ICO) aguda):
  1. Cirurgia eletiva: adiar cirurgia
  2. Cirurgia de urgência:
     a. Baixo risco de sangramento: continuar tratamento;
     b. Alto risco de sangramento: parar inibidor de ADP e manter AAS. Considerar terapia de ponte com GPIIb/IIIa.
- Situações de baixo risco: parar inibidor de ADP e manter AAS.

Profilaxia para tromboembolismo venoso

A maioria dos pacientes hospitalizados apresenta fator de risco para tromboembolismo venoso (TEV) (Quadro 61.3). O método primário para profilaxia em pacientes de alto risco de sangramento é a tromboprofilaxia mecânica.

Caso indicada a profilaxia farmacológica, devem-se seguir as doses recomendadas por cada fabricante – de modo geral, é indicado o uso de heparina não fracionada 5.000 UI subcutânea a cada 8 ou 12 horas; enoxaparina 40 mg subcutâneo, uma vez/dia; e fondaparinux 2,5 mg, subcutâneo (SC), uma vez/dia (se > 50 kg); o AAS isolado não deve ser utilizado como tromboprofilaxia para TEV.

Quadro 61.3 Fatores de risco para tromboembolismo venoso.

Fatores de risco	
• Cirurgia • Imobilidade/paresia de membros inferiores • Terapia ao câncer (hormonal, quimioterapia, inibidor de angiogênese ou radioterapia) • Compressão venosa (tumor, hematoma, anormalidade arterial) • Gravidez/ puerpério • Moduladores seletivos de receptores de estrogênio • Doença clínica aguda • Doença intestinal inflamatória • Doenças mieloproliferativas • Obesidade • Cateterização venosa central	• Trauma (grandes traumas ou de membros inferiores) • Neoplasia • Tromboembolismo venoso prévio • Idade avançada • Anticoncepcionais com estrogênio ou terapia de reposição hormonal • Agentes estimulantes da eritropoiese • Insuficiência cardíaca ou respiratória • Síndrome nefrótica • Hemoglobinúria paroxística noturna • Tabagismo • Trombofilia adquirida ou hereditária

Fonte: Adaptado de 3ª Diretriz de Avaliação Cardiovascular Perioperatória da Sociedade Brasileira de Cardiologia, 2017.

» **Profilaxia para cirurgia não ortopédica:** são utilizados escores para avaliar o risco de tromboembolismo relacionado a cada tipo de cirurgia, por exemplo, a avaliação de risco de Caprini (Quadro 61.4). Além de avaliar o risco de TEV, é necessário avaliar o risco de sangramento (Quadro 61.5) a fim de se fazer escolha da melhor tromboprofilaxia.

Quadro 61.4 Avaliação de risco de Caprini.

1 ponto	Idade 41-60 anos; cirurgia pequena; IMC > 25 kg/m²; edema de MMII; veias varicosas; gravidez/pós-parto; aborto espontâneo; contraceptivo ou TRH; sepse < 1 mês; doença pulmonar grave/pneumonia < 1 mês; função pulmonar anormal; IAM; IC < 1 mês; história de doença inflamatória intestinal; paciente restrito ao leito
2 pontos	Idade 61-74 anos; cirurgia artroscópica; cirurgia aberta > 45 minutos; cirurgia laparoscópica > 45 minutos; neoplasia; confinamento ao leito > 72 horas; cateter central; imobilização com gesso
3 pontos	Idade > 75 anos; história prévia ou familiar de TEV; fator V de Leiden; polimorfismo 20210A da protrombina; anticoagulante lúpico; anticorpo anticardiolipina; homocisteína elevada; trombocitopenia induzida por heparina; outras trombofilias congênitas ou adquiridas
5 pontos	AVC < 1 mês; artroplastia eletiva de quadril ou joelho; fratura de quadril/pelve/membros inferiores; lesão medular espinhal aguda < 1 mês

AVC: acidente vascular cerebral; IC: insuficiência cardíaca; IAM: infarto agudo do miocárdio; IMC: índice de massa corpórea; MMII: membros superiores e inferiores; TEV: tromboembolismo venoso.

Fonte: Adaptado de 3ª Diretriz de Avaliação Cardiovascular Perioperatória da Sociedade Brasileira de Cardiologia, 2017.

Quadro 61.5 Fatores de risco para complicações hemorrágicas graves.

Fatores gerais de risco		
Sangramento ativo ou prévio importante	HAS não tratada	Doença hemorrágica não tratada
Trombocitopenia	AVE agudo	Insuficiência renal ou hepática grave
Uso concomitante de anticoagulante, antiagregante plaquetário ou drogas trombolíticas		
Punção lombar, epidural ou anestesia espinhal nas últimas 4 horas ou nas 12 horas seguintes		
Fatores de risco específicos dos procedimentos		
Cirurgia abdominal: sexo masculino, Hb pré-operatório <13 g/dL, neoplasia, cirurgia complexa (≥ 2 procedimentos, dificuldade de dissecção ou ≥ 1 anastomose)		

(Continua)

Quadro 61.5 Fatores de risco para complicações hemorrágicas graves (continuação).

Pancreatoduodenectomia: sepse, fístula pancreática e sangramento sentinela
Ressecção hepática: número de segmentos, ressecção concomitante de órgãos extra-hepáticos, neoplasia primária do fígado, nível baixo de Hb pré-operatório e plaquetopenia
Cirurgia torácica: pneumectomia ou ressecções extensas
Procedimentos com complicações hemorrágicas: craniectomia, cirurgia da medula espinhal, trauma espinhal, procedimentos reconstrutivos envolvendo enxerto livre

AVE: acidente vascular encefálico; HAS: hipertensão arterial sistêmica.

Fonte: Adaptado de 3ª Diretriz de Avaliação Cardiovascular Perioperatória da Sociedade Brasileira de Cardiologia, 2017.

» **Profilaxia para cirurgia ortopédica:** sugere-se heparina de baixo peso molecular (iniciar 12 horas antes da cirurgia ou, no mínimo, 12 horas após) para pacientes submetidos às grandes cirurgias ortopédicas (prótese de quadril e joelho e fratura de quadril), independentemente da possibilidade de uso de compressão pneumática intermitente associada ou da duração do tratamento. Para aqueles que rejeitam compressão pneumática intermitente ou esquema de injeção subcutânea, são indicadas apixabana ou dabigatrana.

Monitorização de complicações cardiovasculares

A fim de se reduzir a mortalidade no contexto pós-cirúrgico, a identificação precoce de eventos cardiovasculares torna-se fundamental. A monitorização das complicações é feita por meio da análise do eletrocardiograma (ECG) de 12 derivações e da dosagem de troponina.

A dosagem de troponina e ECG seriado até o 3º dia de pós-operatório são a melhor estratégia para diagnóstico de IAM, visto que a maioria dos eventos cardiovasculares ocorre nesse período.

Quando houver elevação isolada de troponina, devem-se afastar diagnósticos diferenciais como tromboembolismo venoso, insuficiência cardíaca descompensada, arritmias, pericardite aguda, miocardite, sepse, choque e insuficiência renal.

Bibliografia consultada

Bertges DJ, Goodney PP, Zhao Y, Schanzer A, Nolan BW, Likosky DS et al. The Vascular Study Group of New England Cardiac Risk Index (VSG-CRI) predicts cardiac complications more accurately than the Revised Cardiac Risk Index in vascular surgery patients. J Vasc Surg. 2010;52: 674-83.

Capodanno D, Musumeci G, Lettieri C et al. Impact of bridging with perioperative low-molecular-weight heparin on cardiac and bleeding outcomes of stented patients undergoing non-cardiac surgery. Thromb Haemost. 2015;28(2):114.

Fathala A, Hassan W. Role of multimodality cardiac imaging in preoperative cardiovascular evaluation before noncardiac surgery. Ann Card Anaesth. 2011;14(2):134-45.

Fleisher LA, Fleischmann KE, Auerbach AD, Barnason SA, Beckman JA, Bozkurt B et al. 2014 ACC/ AHA guideline on perioperative cardiovascular evaluation and management of patients undergoing noncardiac surgery: a report of the American College of Cardiology/American Heart Association Task Force on Practice Guidelines. Circulation. 2014;130(24): e278-333.

Garcia S, Rider JE, Moritz TE, Pierpont G, Goldman S, Larsen GC et al. Preoperative coronary artery revascularization and long-term outcomes following abdominal aortic vascular surgery in patients with abnormal myocardial perfusion scans: a subgroup analysis of the coronary artery revascularization prophylaxis trial. Catheter Cardiovasc Interv. 2011;77(1):134-41.

Gualandro DM, Yu PC, Caramelli B, Marques AC, Calderaro D, Fornari LS et al. 3ª Diretriz de Avaliação Cardiovascular Perioperatória da Sociedade Brasileira de Cardiologia. Arq Bras Cardiol. 2017;109(3.1):1-104.

Kristensen SD, Knuuti J, Saraste A, Anker S, Bøtker HE, De Hert S et al. 2014 ESC/ ESA Guidelines on non-cardiac surgery: cardiovascular assessment and management. Kardiol Pol. 2014;72(11):857-918.

Lorga Filho AM et al. Diretrizes Brasileiras de Antiagregantes Plaquetários e Anticoagulantes em Cardiologia. Arq Bras Cardiol. [on-line]. 2013;101(3):1-95.

Pinho C, Grandini PC, Gualandro DM, Calderaro D, Monachini M, Caramelli B. Multicenter study of perioperative evaluation for noncardiac surgeries in Brazil (EMAPO). Clinics (São Paulo). 2007;62(1):17-22.

Poldermans D, Schouten O, Vidakovic B, Barc JJ, Thomsom IR, Holks SE et al. A clinical randomized trial to evaluate the safety of a noninvasive approach in high-risk patients undergoing major vascular surgery. The DECREASE-V pilot study. J Am Coll Cardiol. 2007;49:1763-9.

Yu PC, Calderaro D, Gualandro DM, Marques AC, Pastana AF, Prandini JC et al. Non-cardiac surgery in developing countries: epidemiological aspects and economical opportunities – the case of Brazil. PLoS One. 2010;5(5):e10607.

Capítulo 62

Manejo de antiagregantes e anticoagulantes no perioperatório de cirurgias não cardíacas

Thiago Rezende Alves Silva
Francisco Akira Malta Cardozo

Introdução

O aumento da expectativa de vida da população mundial relaciona-se com maior prevalência de pacientes que utilizam terapias antitrombóticas para redução de eventos cardiovasculares em doenças como a síndrome coronariana, fibrilação atrial (FA) e tromboembolismo venoso (TEV). Indivíduos com doença coronariana habitualmente recebem antiagregantes plaquetários, enquanto os com FA ou TEV fazem uso de anticoagulantes orais (ACO).

A necessidade de cirurgias não cardíacas em pacientes sob uso dessas classes de medicamentos vem se tornando cada vez mais prevalente. Dados observacionais revelam que até 15% dos pacientes em uso de antiagregantes e até 25% daqueles em uso de ACO precisaram ser submetidos a procedimentos cirúrgicos em até 2 anos do início de antitrombóticos.

O grande desafio no manejo dos antiagregantes e de ACO no perioperatório está em adotar estratégias com melhor risco *versus* benefício, uma vez que o uso de fármacos antitrombóticos aumenta as taxas de complicações hemorrágicas. No entanto, a interrupção súbita de antiagregantes e de ACO, juntamente com as alterações inflamatórias, hemodinâmicas e de hemostasia que ocorrem durante o ato cirúrgico, expõe o paciente a um risco aumentado de eventos cardiovasculares no perioperatório. Tanto as complicações hemorrágicas como as tromboembólicas acarretam o aumento da mortalidade nesse período.

Manejo de anticoagulantes orais

Na decisão quanto à necessidade de continuidade ou suspensão da terapia anticoagulante, devemos levar em consideração o risco de sangramento inerente a cada tipo de intervenção, bem como o risco tromboembólico e hemorrágico do paciente. Para estimar o risco de sangramentos de pacientes com indicação de anticoagulação, podemos utilizar vários escores, como o HAS-BLED, originalmente descrito para pacientes com FA em anticoagulação com varfarina, no qual um escore a partir de 3 confere maior risco de sangramento.

Quadro 62.1 Risco de sangramento conforme características do procedimento e do paciente.

Risco	Procedimento	Paciente
Alto	• Anestesia neuroaxial • Neurocirurgia • Cirurgia cardíaca (coronariana/válvula) • Cirurgia vascular (por via não endovascular) • Cirurgia ortopédica grande • Cirurgia pulmonar maior • Cirurgia de câncer grave • Principais cirurgias intra-abdominais ou ginecológicas e anastomose intestinal • Litotripsia extracorpórea • Endoscopia complexa com múltiplas polipectomias • Biopsias invasivas	• Sangramento maior < 3 meses • Hemorragia intracraniana < 3 meses
Baixo/intermediário	• Cirurgias ortopédicas menores (mão, pé e artroscopia) • Procedimentos laparoscópicos • Outras cirurgias invasivas, incluindo mama • Cirurgia oftalmológica, exceto catarata • Gastroscopia/colonoscopia com biopsia	• Anormalidades plaquetárias • Uso de antiplaquetários • RNI acima da faixa terapêutica • Sangramento prévio
Muito baixo	• Angiografia coronariana • Procedimentos cardiológicos: implante de marca-passo/CDI • Biopsias de medula óssea e de linfonodos, toracocentese, paracentese e artrocentese • Procedimentos otorrinolaringológicos, tratamento dentário de canal e ≤ 3 extrações dentárias, de catarata e outros menores • Endoscopias sem biopsia • Biopsias de pele • Catarata • Injeção Intramuscular	

CDI: cardioversor implantável; RNI: razão internacional normalizada.

Fonte: 3ª Diretriz de Avaliação Cardiovascular Perioperatória da SBC, adaptado de El-Dabh *et al.*, 2020 e 2021 EHRA Practical Guide on the use of NOACs.

Quadro 62.2 Estratificação de risco tromboembólico.

Risco	Valvopatia	Fibrilação atrial	Tromboembolismo venoso
Alto	• Válvula mitral mecânica • Prótese tricúspide • Válvula aórtica em idosos • Válvula bicúspide • Doença valvar reumática	• CHA2DS2VASc > 6 • AVE prévio < 3 meses • AVE prévio com ≥ 3 fatores de risco	• TVP/TEP recente < 3 meses e TEV prévio sem anticoagulação atual • TEV durante a anticoagulação terapêutica • Câncer ativo • Trombofilia grave (deficiência de proteína C ou S) e síndrome antifosfolipídeo
Moderado	• Válvula aórtica • bicúspide com FA • Válvula aórtica • bioprotética com FA	• AVE prévio AIT > 3 meses • CHA2DS2VASc 5-6	• TEV há 3 a 12 meses • Trombofilia leve (mutação heterozigótica fator V Leyden ou gene da protrombina)
Baixo	• Válvula aórtica bicúspide ou bioprótese sem FA	• CHA2DS2VASc 1-4	• TEV > 12 meses sem outros fatores de risco

AIT: ataque isquêmico transitório; AVE: acidente vascular encefálico; FA: fibrilação arterial; TEP: tromboembolismo pulmonar; TEV: tromboembolismo venoso; TVP: trombose venosa profunda.

Fonte: Adaptado da 3ª Diretriz de Avaliação Cardiovascular Perioperatória da SBC.

Varfarina

A varfarina é um antagonista da vitamina K, sendo o anticoagulante mais utilizado no mundo. Está sujeita à variabilidade e à labilidade de efeito entre diferentes pacientes, com interferência de alimentos e uso de outros fármacos. Em virtude de sua meia-vida errática, após a suspensão, podemos observar a necessidade de alguns dias até a normalização do INR, assim como para a obtenção de dosagem terapêutica eficaz com o reinício da varfarina.

Durante a transição, os pacientes com alto risco trombótico estarão expostos a maior risco de TEV, sendo necessária estratégia denominada "ponte", entre medicações com meia--vida mais curta, normalmente heparina de baixo peso molecular (HBPM) ou não fracionada (HNF). O maior ensaio clínico randomizado a estudar a eficácia da ponte com HPBM na população em uso de varfarina foi o estudo BRIDGE, que mostrou que, em pacientes com escore de CHADS2 baixo a intermediário, as estratégias de suspensão da varfarina 5 dias antes do procedimento ou o uso de ponte com HPBM estão associadas a taxas de TEV semelhantes, porém com menores taxas de sangramentos nos pacientes que não realizaram ponte.

Em pacientes de baixo risco para TEV, recomenda-se a suspensão da varfarina 5 dias antes do procedimento, com avaliação do RNI e realização da cirurgia quando valores inferiores a 1,5, sem terapia ponte. Nos pacientes de alto risco, a varfarina deve ser interrompida 5 dias antes, com início de HNF ou HBPM em dose plena quando RNI abaixo de 2. A suspensão da HNF e da HBP deverá ocorrer entre 6 e 24 horas antes da cirurgia, respectivamente. No pós-operatório, a heparina deve ser reiniciada entre 12 horas e 24 horas, devendo-se aguardar de 48 horas a 72 horas nos casos de procedimento com alto risco hemorrágico. A suspensão da heparina deve ocorrer após RNI no alvo terapêutico.

Anticoagulantes orais diretos (DOAC)

Estão disponíveis no Brasil drogas inibidoras do fator Xa, como a edoxabana, rivaroxabana e apixabana e a dabigatrana; esta última, um inibidor direto da trombina. O tempo para suspensão dessas drogas antes dos procedimentos está relacionado não somente ao risco inerente da cirurgia e do paciente, mas também ao *clearance* de creatinina.

As recomendações para suspensão dos DOAC, com base no estudo PAUSE e nas recomendações da Sociedade Europeia de Cardiologia, ambas sem indicação de ponte com heparina, encontram-se resumidas na Tabela 62.1.

Tabela 62.1 Recomendações para suspensão dos DOAC antes de procedimentos cirúrgicos.

<table>
<tr><td colspan="5">Procedimentos de muito baixo risco – realizar procedimento em uso do DOAC entre 12 horas e 24 horas após a última dose, com retorno da medicação no mesmo dia ou no dia seguinte</td></tr>
<tr><th rowspan="2">Clearance (mL/min)</th><th colspan="2">Dabigratrana</th><th colspan="2">Rivaroxabana – Apixabana Edoxabana</th></tr>
<tr><th>Baixo risco</th><th>Alto risco</th><th>Baixo risco</th><th>Alto risco</th></tr>
<tr><td>≥ 80</td><td>≥ 24 horas</td><td>≥ 48 horas</td><td rowspan="3">≥ 24 horas</td><td rowspan="4">≥ 48 horas</td></tr>
<tr><td>50 a 79</td><td>≥ 36 horas</td><td>≥ 72 horas</td></tr>
<tr><td>30 a 49</td><td>≥ 48 horas</td><td>≥ 96 horas</td></tr>
<tr><td>15 a 29</td><td>Não indicada</td><td>Não indicada</td><td>≥ 36 horas</td></tr>
<tr><td>< 15</td><td colspan="4">Não há indicação para uso de DOAC nesta faixa de clearance de creatinina.</td></tr>
<tr><td colspan="5">Para intervenções de alto risco de sangramentos, considerar retorno após 48 horas e 72 horas, conforme adequada hemostasia.</td></tr>
</table>

Fonte: EHRA Practical Guide on the use of NOACs, 2021.

Manejo dos anticoagulantes no perioperatório de cirurgia e emergência

Nas situações em que há necessidade de rápida reversão da anticoagulação em usuários de varfarina, seja por sangramento maior ativo, seja por previsão de procedimento invasivo, é necessário suspender o anticoagulante e iniciar as medidas para reversão conforme urgência. Nas situações em que é possível aguardar até 24 horas para a cirurgia, a vitamina K, na dose entre 2,5 mg e 5 mg endovenosa, geralmente corrige a RNI quando esta se encontrar na faixa terapêutica. Nas situações de emergência, é necessária a reposição de fatores deficientes, com plasma fresco congelado (PFC) ou preferencialmente com complexo protrombínico (CP).

Para todos os anti-Xa, dados de estudos retrospectivos indicam que o uso de complexo protrombínico é eficaz na hemostasia. Com menos evidência, está a utilização de PFC e do ácido tranexâmico. Quando disponível, o andexanet-alfa deve ser usado para reversão imediata do efeito de DOAC do tipo anti-Xa. Para os usuários de dabigatrana, para reversão imediata, é possível fazer uso do anticorpo monoclonal idarucizumabe 5 g, via endovenosa (EV) e, na sua indisponibilidade, é possível realizar hemodiálise, uma vez que a dabigatrana é o único DOAC minimamente ligado a proteínas séricas.

Antiagregantes

Até 15% dos pacientes com angioplastia coronária nos últimos 2 anos serão submetidos a cirurgias não cardíacas, o que implica manejo perioperatório da dupla antiagregação com AAS e um inibidor de P2Y12, notadamente nos casos com intervalo menor do que 1 ano entre as intervenções.

A realização de procedimentos cirúrgicos ou invasivos durante o uso de antiagregantes plaquetários está associada ao maior risco de sangramentos significativos, porém sua suspensão, quando não ponderados os riscos e benefícios do seu uso, pode aumentar igualmente o risco de complicações aterotrombóticas, sendo necessária, portanto, a decisão compartilhada entre equipes clínica, cirúrgica e anestésica.

» **Ácido acetilsalicílico (AAS):** para pacientes em uso de AAS, no contexto de prevenção primária, a recomendação é a suspensão 7 dias antes de operação não cardíaca. Em pacientes em uso de AAS para prevenção secundária, este deve ser mantido sobretudo nas cirurgias vasculares e cardíacas, porém deve ser suspenso 7 dias antes de cirurgias nas quais os sangramentos podem ser catastróficos, como cirurgias neurológicas, oftalmológicas de câmara posterior ou urológicas maiores, podendo ser o AAS reiniciado em até 8 a 10 dias.

» **Dupla antiagregação (DAPT):** pacientes com doença coronariana crônica em tratamento com DAPT (AAS e um inibidor da P2Y12) pós-intervenção coronariana percutânea devem evitar cirurgias eletivas dentro do período considerado ideal de duração da terapia com DAPT, com 4 a 6 semanas após *stents* convencionais e 6 meses após *stent* farmacológico.

Nas situações em que o adiamento excessivo na cirurgia pode prejudicar o desfecho do paciente, pode-se encurtar o tempo de DAPT, especialmente com as novas plataformas de *stents* farmacológicos que permitem suspensão do segundo antiagregante após 3 meses, sem aumento relevante de complicações trombóticas. A previsão de cirurgia não cardíaca não deve motivar a preferência por *stent* não farmacológico, conceito antigo e que não parece mais adequado frente às novas evidências.

No contexto pós-síndrome coronariana aguda, o tempo ideal DAPT é de 1 ano independentemente da estratégia de revascularização. Porém, na eventualidade de procedimentos tempossensíveis, o período de DAPT poderá ser reduzido para 6 meses e já existem evidências com *stents* mais modernos que não apresentaram maior risco trombótico com suspensão do segundo antiagregante após 1 a 3 meses nos casos de síndromes coronarianas de menor gravidade (infarto sem supra, baixa carga trombótica, ausência de angioplastias complexas).

Nas situações em que não se possa respeitar o período ideal, deverá ser mantido o AAS durante todo o perioperatório, sendo suspenso o inibidor da P2Y12 5 dias antes da cirurgia no caso do clopidogrel e do ticagrelor, e 7 dias antes no caso do prasugrel. A DAPT deverá ser reiniciada tão logo a hemostasia esteja assegurada no pós-operatório.

Em casos de risco muito elevado de trombose de *stent* como após angioplastias complexas com intervalo menor do que 30 dias, pode ser considerada terapia "ponte" com antiagregante parenteral (inibidor de glicoproteína IIb/IIIa).

Bibliografia consultada

Calderaro D, Bichuette LD, Maciel PC, Cardozo FAM, Ribeiro HB, Gualandro DM et al. Atualização da Diretriz de Avaliação Cardiovascular Perioperatória da Sociedade Brasileira de Cardiologia: foco em manejo dos pacientes com intervenção coronária percutânea – 2021. Arq Bras Cardiol. 2021;117(4):782-844.

Albaladejo P, Samama CM, SIE P, Kauffmann S, Memier V, Suchon P et al. Gihp-Naco Study Group. Management of severe bleeding in patients treated with direct oral anticoagulants: an observational registry analysis. Anesthesiology, 2017;127:111-20.

Albaladejo P, Marret E, Samama C-M, Collet J-P, Abhay K, Loutrel O et al. Non-cardiac surgery in patients with coronary stents: the Reco study. Heart. 2011;97(19):1566-72.

Burger W, Chemnitius JM, Kneissl GD, Rücker G. Low-dose aspirin for secondary cardiovascular prevention – cardiovascular risks after its perioperative withdrawal versus bleeding risks with its continuation – review and meta-analysis. J Intern Med. 2005;257(5):399-414.

Devereaux PJ, Mrkobrada M, Sessler DI, Leslie K, Alonso-Coello P, Kurz A et al. Poise-2 Investigators. Aspirin in patients undergoing noncardiac surgery. N Engl J Med. 2014;370(16):1494-503.

Douketis JD, Spyropoulos AC, Duncan J et al. Perioperative management of patients with atrial fibrillation receiving a direct oral anticoagulant. Jama Intern Med. 2019;179(11):1469-78. doi:10.1001/Jamainternmed.2019.2431.

Douketis JD, Spyropoulos AC, Kaatz S, Becker RC, Caprini JA, Dunn AS et al. Perioperative bridging anticoagulation in patients with atrial fibrillation. New England Journal Of Medicine, 2015;373:823-833. doi:10.1056/Nejmoa1501035.

Eisenberg MJ, Richard PR, Libersan D, Filion KB. Safety of short-term discontinuation of antiplatelet therapy in patients with drug-eluting stents. Circulation. 2009;119(12):1634-42.

El-Dabh C, Nero J, Goubran H. Perioperative management of anticoagulation and antiplatelet therapy. In: Goubran Messiha H, Ragab G, Hassouna S (eds.). Precision anticoagulation medicine: a practical guide. Springer Nature Switzerland Ag; 2020.

Gualandro DM, Yu PC, Caramelli B, Marques AC, Calderaro D, Fornari LS, et al. 3ª Diretriz de Avaliação Cardiovascular Perioperatória da Sociedade Brasileira de Cardiologia. Arq. Bras. Cardiol. 2017;109(3.1):1-104.

Hawn MT, Graham LA, Richman JR, Itani KMF, Plomondon ME, Altom LK et al. The incidence and timing of noncardiac surgery after cardiac stent implantation. Journal of The American College Of Surgeons, 2012;214(4):658-66.

Healey JS, Eikelboom J, Douketis J, Wallentin L, Oldgren J, Yang S et al. Periprocedural bleeding and thromboembolic events with dabigatran compared with warfarin: results from the randomized evaluation of long-term anticoagulation therapy (Re-Ly) randomized trial. Circulation 2012;126:343-8.

Held C, Asenblad N, Bassand JP, Becker RC, Cannon CP, Claeys MJ et al. Ticagrelor versus clopidogrel in patients with acute coronary syndromes undergoing coronary artery bypass surgery: results from the Plato (Platelet Inhibition And Patient Outcomes) trial. J Am Coll Cardiol. 2011;57(6):672-84.

Khan SU, Singh M, Valavoor S, Khan MU, Lone AN, Khan MZ et al. Dual antiplatelet therapy after percutaneous coronary intervention and drug-eluting stents: A systematic review and network meta-analysis. Accepted/In press. 2020;1425-1436.

Machado FS. Perioperatório do paciente em uso de anticoagulante. In: Machado FS, Martins MA, Caramelli B (eds.). Perioperatório: procedimentos clínicos. Sarvier. 2004;105-9.

Mehran R, Rao SV, Bhatt DI, Gibson CM, Caixeta A, Eikelboom J et al. Standardized bleeding definitions for cardiovascular clinical trials: a consensus report from the Bleeding Academic Research Consortium. Circulation. 2011;123(23):2736-47.

Ministério da Saúde (BR). Agência Nacional de Vigilância Sanitária (Anvisa). Rdc N°10, de 23 de Janeiro de 2004. Diretrizes para o Uso de Plasma Fresco Congelado PFC e Plasma Virus Inativo.

Diário Oficial da União, Poder Executivo, Brasília (DF). 26 de Janeiro de 2004. Acesso em: 10 jan. 2004.

Savonitto S, D'urbano M, Caracciolo M, Barlocco F, Mariani G, Nichelatti M et al. Urgent surgery in patients with a recently implanted coronary drug-eluting stent: a phase II study of 'bridging' antiplatelet therapy with tirofiban during temporary withdrawal of clopidogrel. Br J Anaesth. 2010;104(3):285-91.

Steffel J, Collins R, Antz M et al. 2021 European Heart Rhythm Association practical guide on the use of non-vitamin K antagonist oral anticoagulants in patients with atrial fibrillation [published online ahead of print, 2021 Apr 25] [published correction appears in Europace]. 2021;23(10):1612-1676.

Wiviott SD, Braunwald E, Mccabe CH, Montalescot G, Ruzyllo W, Gottlieb S et al. Triton-Timi 38 Investigators. Prasugrel versus clopidogrel in patients with acute coronary syndromes. N Engl J Med. 2007;357(20):2001-15.

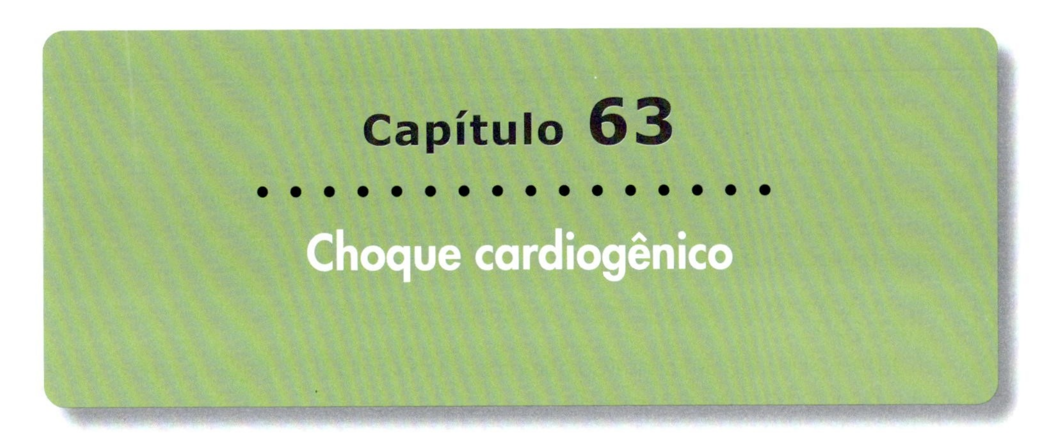

Capítulo 63

Choque cardiogênico

Fernanda Thereza de Almeida Andrade
Bruno Soares da Silva Rangel
Ludhmila Abrahão Hajjar

Introdução

O choque cardiogênico é a expressão clínica da falência circulatória, como consequência da disfunção ventricular que resulta em baixo débito cardíaco agudo, hipotensão, má perfusão tecidual e hipoxemia.

Os critérios diagnósticos incluem hipotensão, com pressão arterial sistólica (PAS) inferior a 90 mmHg ou necessidade de vasopressores, em associação à má perfusão tecidual (alterações no nível de consciência, oligúria, perfusão lentificada, aumento do lactato arterial > 2 mmol/L) apesar da normovolemia ou hipervolemia. Alguns estudos incluem parâmetros hemodinâmicos, como índice cardíaco (IC) reduzido (< 1,8 a 2,2 L/min/m^2 com suporte cardíaco) ou pressões de enchimento do ventrículo esquerdo (VE) elevadas (pressão oclusão capilar pulmonar > 15 mmHg). No entanto, o diagnóstico é clínico.

A maioria dos pacientes com esta condição clínica apresenta um fenótipo hemodinâmico denominado "frio e úmido", em que o IC está baixo e a pressão de oclusão da artéria pulmonar (POAP) e a resistência vascular periférica (RVP) estão aumentadas.

A síndrome coronária aguda (SCA) ainda é a principal causa de choque cardiogênico. Outras causas incluem: miocardite; tromboembolismo pulmonar; progressão da insuficiência cardíaca; tamponamento cardíaco; arritmias ventriculares; e pós-operatório de cirurgia cardíaca. Apesar da redução no número de óbitos, o choque cardiogênico continua sendo considerado uma condição clínica grave com mortalidade aproximada de 50%.

Fisiopatologia

O dano ao miocárdico gera uma cascata de efeitos deletérios com redução do volume sistólico, aumento da pressão diastólica ventricular e estresse na parede que reduz a pressão de perfusão coronariana. Além disso, a disfunção ventricular esquerda aumenta a rigidez diastólica, que, por sua vez, eleva a pressão atrial esquerda, gerando congestão pulmonar, hipóxia e agravamento da isquemia.

Os mecanismos compensatórios iniciais resultam na ativação do sistema nervoso simpático e do sistema renina-angiotensina-aldosterona objetivando vasoconstricção e retenção hídrica. Porém, também ocorre aumento da liberação de citocinas inflamatórios, como interleucinas (IL-1 e IL-6), fator de necrose tumoral-α, espécies reativas de oxigênio e aumento dos níveis de óxido nítrico (NO), que causam vasodilatação e hipotensão. A ativação das vias inflamatórias altera a autorregulação regional, ocasionando prejuízo na microcirculação, que contribui para a redução na extração de oxigênio no nível dos miócitos e perpetua o quadro de depressão miocárdica.

Classificação

Em 2019, foi lançado um consenso que propôs uma nova classificação para o choque cardiogênico composto por cinco estágios.

» **Estágio A:** ausência de sinais de choque cardiogênico, com fator de risco para o seu desenvolvimento, como infarto agudo do miocárdio (IAM) extenso.
» **Estágio B:** choque cardiogênico inicial, com hipotensão relativa: pressão arterial sistólica (PAS) < 90 mmHg ou pressão arterial média (PAM) < 60 mmHg ou queda > 30 mmHg da basal, sem sinais de hipoperfusão.
» **Estágio C:** início dos sintomas de hipoperfusão. Requer intervenções como ressuscitação volêmica, inotrópicos, vasopressores.
» **Estágio D:** deterioração clínica com necessidade de escalonamento terapêutico.
» **Estágio E:** fase crítica em que o paciente está evoluindo com colapso circulatório e disfunções multiorgânicas a despeito das medidas otimizadas.

Tabela 63.1 Fenótipos hemodinâmicos do choque cardiogênico.

		Volemia	
		Úmido	**Seco**
Perfusão	**Frio**	Choque cardiogênico clássico ↓ IC ↑ RVS ↑ POAP	Choque cardiogênico euvolêmico ↓ IC ↑ RVS ↔ POAP
	Quente	Choque cardiogênico misto ↓ IC ↓ ou ↔ RVS ↑ POAP	Choque não cardiogênico ↑ IC ↓ RVS ↓ POAP

IC: índice cardíaco; POAP: pressão de oclusão da artéria pulmonar; RVS: resistência vascular sistêmica.

Fonte: Adaptada de Manejo contemporâneo do choque cardiogênico 2017.

Manejo terapêutico

O foco do tratamento é prevenir a falência orgânica por meio da recuperação hemodinâmica a partir da ressuscitação volêmica, além de avaliar e tratar causas reversíveis. Propõe-se o manejo em três passos:

1. **Fase de salvamento:** o reconhecimento do choque deve ser feito rapidamente, por intermédio da avaliação da etiologia com base na história clínica e no perfil hemodinâmico do paciente. Após, devem-se realizar exames laboratoriais (troponina, BNP, eletrólitos, função renal e hepática, hemograma, coagulograma, gasometria arterial e venosa central e lactato), radiografia de tórax, eletrocardiograma (ECG) e ecocardiograma (ECO). Sempre que possível, um acesso venoso central e um arterial devem ser obtidos.

A saturação venosa central de oxigênio ($ScvO_2$) reflete um equilíbrio entre o consumo e a entrega de oxigênio aos tecidos e, quando baixa, indica fornecimento insuficiente de oxigênio. Se a $ScvO_2$ estiver normal, significa que está ocorrendo uma dificuldade na extração de oxigênio. Neste caso, é ideal obter a pressão venosa de dióxido de carbono ($PcvO_2$), que, em combinação com a pressão arterial de dióxido de carbono ($PaCO_2$), fornece o ΔPCO_2. Se ΔPCO_2 baixo (< 6 mmHg), não há expectativa de benefícios mediante aumento do débito cardíaco; enquanto em casos de ΔPCO_2 alto, devem-se considerar medidas que aumentem o débito cardíaco.

A noradrenalina é considerada o vasopressor de escolha no manejo do choque cardiogênico. Hamzaoui *et al.* demonstraram que a noradrenalina durante a reanimação precoce em pacientes com choque séptico melhorou a função sistólica cardíaca, apesar do aumento da pós-carga do VE. A vasopressina deve ser iniciada nos casos de choque refratário à noradrenalina (dose maior do que 0,2 µg/kg/min), pois está associada redução nas taxas de fibrilação atrial e na terapia de substituição renal. A epinefrina e a dopamina devem ser evitadas porque estão associadas com aumento na mortalidade.

Após a estabilização, deve-se adicionar o agente inotrópico a fim de se otimizar o volume sistólico, sendo a dobutamina a terapia inicial de escolha. Recentemente, um estudo randomizado comparou dobutamina *versus* milrinona em pacientes com choque cardiogênico e não houve vantagem da milrinona.

Nos casos de choque cardiogênico secundário, a síndrome coronariana aguda (SCA), a revascularização miocárdica é a única terapia com benefício comprovado na sobrevida.

2. **Fase de otimização e estabilização:** recomenda-se reavaliação das terapias instituídas, visando-se otimizar a volemia e ajustar as doses das drogas vasoativas, preconizando-se o alcance das metas e a prevenção de complicações.

   Nos casos de choque refratário ou de síndrome do desconforto respiratório agudo (SDRA), o uso de técnicas mais avançadas no monitoramento hemodinâmico deve ser considerado, como o de cateter de artéria pulmonar (CAP) ou o dos sistemas de termodiluição transpulmonar, que medem o débito cardíaco e a onda de pressão, fornecendo continuamente a variação da pressão de pulso (VPP) e variação do volume sistólico (VVS), que são marcadores de responsividade da pré-carga.

3. **Fase de titulação:** os pacientes devem ser avaliados quanto à resposta às terapias instituídas por meio do exame clínico e das variáveis macro/micro-hemodinâmicas. Em caso de melhora, pode-se iniciar o desmame das medidas. No entanto, entre 10% e 15% dos pacientes desenvolvem choque refratário; nesses casos, o suporte circulatório mecânico deve ser considerado. Entre os principais mecanismos, destacam-se o balão intra-aórtico (BIA), Impella, TandemHeart e membrana de oxigenação extracorpórea (ECMO).

   O BIA é uma bomba de contra pulsação instalada de forma percutânea na aorta descendente, que reduz a pós-carga, aumenta o débito cardíaco, otimiza o fluxo coronário e diminui o consumo de oxigênio, com aumento do débito cardíaco entre 500 e 800 $mL/min/m^2$. O BIA é programado para identificar um gatilho que deflagará a inflação (início da diástole) e a deflação (início da sístole ventricular) do balão, sendo os mais usados o ECG e a forma de onda da pressão arterial. Durante muitos anos, foi utilizado de rotina nos pacientes em choque cardiogênico, porém o estudo IABP-SHOCK II mostrou que o BIA não reduz mortalidade em 30 dias, 1 ano ou 6 anos, sendo atualmente recomendado apenas nos casos de complicações mecânicas de SCA.

O Impella é um dispositivo de fluxo axial contínuo, não pulsátil, que permite a aspiração do sangue do VE para a aorta. Ao contrário do BIA, o Impella não precisa ser ciclado ao ECG ou onda da pressão, facilitando a estabilidade nos casos de taquiarritmias ou dissociação eletromecânica. Atualmente, existem versões que podem fornecer 2,5, 3,7 e 5 L/min de débito cardíaco.

O TandemHeart é uma bomba centrífuga de fluxo contínuo que fornece um suporte mecânico de 4 L/min. O dispositivo é composto por uma cânula de influxo inserida através da veia femoral no átrio esquerdo via punção transeptal, responsável pela retirada do sangue oxigenado que será devolvido na aorta abdominal inferior ou mas artérias ilíacas por meio de um cânula de fluxo de saída. Em virtude da necessidade de punção transeptal, seu uso é limitado.

A ECMO venoarterial (ECMO-VA) é bomba centrífuga que desvia o sangue do pulmão e do coração, permitindo sua oxigenação através de uma membrana, que gera um débito cardíaco estimado de até 4,5 L/min. No circuito ECMO-VA, uma cânula é inserida na veia jugular ou femoral para retirada do sangue desoxigenado que passará através de uma membrana e permitirá a troca dos gases. Esse sangue oxigenado retorna à circulação arterial através de outra cânula inserida na artéria femoral ou braquial. Muller *et al.* avaliaram os resultados na qualidade de vida em 138 pacientes com IAM e choque cardiogênico que receberam ECMO-VA; desses, 47%, 41% e 38% estavam vivos na alta, 6 meses e 1 ano, respectivamente. A ECMO-VA pode ser uma terapia instituída em pacientes com IAM e choque cardiogênico que apresentam parada cardíaca refratária aos esforços iniciais de ressuscitação.

Conclusão

O choque cardiogênico é uma síndrome clínica grave, que, em razão das altas taxas de mortalidade, deve ser precocemente diagnosticada e manejada, visando evitar a falência orgânica e o óbito. Dessa forma, a utilização precoce de suporte circulatório mecânico em vez de doses crescentes de inotrópicos e vasopressores pode evitar a espiral descendente da evolução do choque cardiogênico.

Bibliografia consultada

Baran D, Grines C, Bailey S, Burkhoff D, Hall S, Henry T et al. SCAI clinical expert consensus statement on the classification of cardiogenic shock. Catheter Cardiovasc Interv. 2019;94:29-37.

Collet JP, Thiele H, Barbato E, Barthélémy O, Bauersachs J, Bhatt D et al. 2020 ESC Guidelines for the management of acute coronary syndromes in patients presenting without persistent ST-segment elevation. European Heart Journal. 2021;42:1289-1367.

De Backer D, Biston P, Devriendt J et al. Comparison of dopamine and norepinephrine in the treatment of shock. N Engl J Med. 2010;362:779-89.

Hamzaoui O, Jozwiak M, Geffriaud T et al. Norepinephrine exerts an inotropic effect during the early phase of human septic shock. Br J Anesth. 2018;120:517-24.

Hajjar LA, Teboul JL. Mechanical circulatory support devices for cardiogenic shock: state of the art. Critical care. 2019;23:76.

Jozwiak M, Monnet X, Teboul JL. Less or more hemodynamic monitoring in critically ill patients. Curr Opin Crit Care. 2018;24:309-15.

Kapelios CJ, Terrovitis JV, Nanas JN. Current and future applications of the intra-aortic balloon pump. Curr Opin Cardiol. 2014;29:258-65.

Léopold V, Gayat E, Pirracchio R et al. Epinephrine and short-term survival in cardiogenic shock: an individual data meta-analysis of 2583 patients. Intensive Care Med. 2018;44:847-56.

Mandawat A, Rao SV. Percutaneous mechanical circulatory support devices in cardiogenick shock. Circ Cardiovasc Interv. 2017;10(5):e004337.

Mathew R, Di Santo P, Jung R, Marbach J, Hutson J, Simard T et al. Milrinone as compared with dobutamine in the treatment of cardiogenic shock. N Engl J Med. 2021;385:516-25.
McIntyre WF, Um KJ, Alhazzani W et al. Association of vasopressin plus catecholamine vasopressors vs catecholamines alone with atrial fibrillation in patients with distributive shock: a systematic review and meta-analysis. JAMA. 2018;319:1889-900.
Mebazaa A, Combes A, Van Diepen S, Hollinger A, Katz J, Landoni G et al. Management of cardiogenic shock complicating myocardial infarction. Intensive Care Med. 2018;44:760-773.
Muller G, Flecher E, Lebreton G, Luyt CE, Trouillet JL, Bréchot N et al. The ENCOURAGE mortality risk score and analysis of long-term outcomes after VA-ECMO for acute myocardial infarction with cardiogenic shock. Intensive Care Med. 2016;42:370-8.
Sakamoto S, Taniguchi N, Nakajima S, Takahashi A. Extracorporeal life support for cardiogenic shock or cardiac arrest due to acute coronary syndrome. Ann Thorac Surg. 2012;94:1-7.
Thiele H, Zeymer U, Neumann FJ, Ferenc M, Olbrich HG, Hausleiter J et al. Intra-aortic balloon counterpulsation in acute myocardial infarction complicated by cardiogenic shock (IABP-SHOCK II): final 12 month results of a randomised, open-label trial. Lancet. 2013;382:1638-45.
Vahdatpour C, Collins D, Goldberg S. Cardiogenic shock. Journal of the American Heart Association. 2019;8(8):e011991. doi:10.1161/JAHA.119.011991, 2019.
Van Diepen S, Katz J, Albert N, Henry T, Jacobs A, Kapu N et al. Contemporary management of cardiogenic shock. Circulation. 2017;136:e232-e268.

Capítulo 64

Choque séptico em paciente cardiopata

Rizek Mikhail Hajjar Gomides
Júlia Cachoeira Ramos
Ludhmila Abrahão Hajjar

Introdução

A sepse é um conjunto de manifestações graves em todo o organismo produzidas por uma infecção. Suas manifestações clínicas incluem aquelas associadas ao foco infeccioso em questão. É uma das condições mais frequentes mundialmente para a qual são necessários cuidados em unidades de terapia intensiva (UTI) e deve ser considerada em todo paciente com possível foco infeccioso. Consiste na suspeita ou documentação de infecção, associada à disfunção orgânica, quantificada por pelo menos dois critérios do qSOFA ou aumento de dois ou mais pontos no escore SOFA. O choque séptico é definido pela presença de sepse e necessidade de vasopressor e lactato > 2 mmol/L após ressuscitação volêmica adequada.

Tabela 64.1 Escore SOFA.

Sistema	1	2	3	4	5
Respiração PaO_2/FiO_2	≥ 400	< 400	< 300	< 200 com suporte ventilarório	< 100 com suporte ventilatório
Coagulação Plaquetas ($10^3/mm^3$)	≥ 150	< 150	< 100	< 50	< 20
Cardiovascular Hipotensão	PAM ≥ 70	PAM < 70	Dopamina ≤ 5*/ dobutamina qualquer dose	Dopamina > 5/ epinefrina ≤ 0,1/ norepinefrina ≤ 0,1	Dopamina > 15/ epinefrina > 0,1/ norepinefrina > 0,1
Fígado Bilirrubina (mg/dL)	< 1,2	1,2 a 1,9	2 a 5,9	6 a 11,9	> 12

(Continua)

Tabela 64.1 Escore SOFA (continuação).

Sistema	1	2	3	4	5
SNC Escala de coma de Glasgow	> 14	13 a 14	10 a 12	6 a 9	< 6
Renal Creatinina ou débito urinário	< 1,2 mg/dL	1,2 a 1,9 mg/dL	2 a 3,4 mg/dL	3,5-4,9 mg/dL ou < 500ml	> 5 mg/dL ou < 200 mL

**doses de catecolaminas fornecidas em mcg/kg/min; FiO_2: fração de oxigênio inspirada; PAM: pressão arterial média; PaO_2: pressão parcial de oxigênio; SNC: sistema nervoso central.*

Fonte: Adaptada de The SOFA (Sepsis-related Organ Failure Assessment) score to describe organ dysfunction/failure. JL Vincent. Intensive Care Medicina, 1996.

Quadro 64.1 Escore qSOFA.

- Taquipneia (frequência respiratória > 22 respirações por minuto)
- Alteração no nível de consciência
- Hipotensão sistólica (PAS < 100 mmHg)

PAS: pressão arterial sistólica.

Fonte: Adaptado de Rethinking the concept of sepsis and septic shock. Joana A Cabrita. European Journal of Medicina, 2018.

Na suspeita de sepse, inicia-se o pacote da 1ª hora, também conhecida como *golden hour*. Esse pacote consiste na coleta de culturas e no início de antibioticoterapia o mais precocemente possível, juntamente com ressuscitação com 30 mL/kg de solução cristaloide para correção de hipoperfusão ocasionada pela sepse, seja ela identificada por sinais do exame físico, por débito urinário ou lactatemia. As reavaliações devem ser realizadas constantemente pela equipe multiprofissional para uma assistência adequada e redução da morbimortalidade do paciente com sepse, visto que a abordagem nas primeiras horas relaciona-se diretamente com o prognóstico. No Brasil, os resultados do estudo observacional nacional SPREAD foram alarmantes quanto à morbimortalidade da sepse nas UTI brasileiras, com índices de mortalidade de até 50%, revelando a importância de reforçarmos as recomendações mais atuais de manejo da doença.

Uma das principais causas de descompensação clínica em pacientes cardiopatas é a infecção. A sepse, entendida como infecção associada à disfunção orgânica, pode precipitar sintomas de baixo débito cardíaco, angina, por aumento de demanda metabólica, ou desencadear arritmias. Assim, a mortalidade por sepse em pacientes cardiopatas pode alcançar até 70% daqueles admitidos em UTI.

O ensaio publicado por Rivers *et al.* demonstrou a importância da intervenção rápida na sepse, visando o restabelecimento da perfusão tecidual por reanimação volêmica, uso de vasopressores e antibioticoterapia precoce. Para padronizar o controle hemodinâmico, foi desenvolvida a terapia guiada por metas (*early goal directed therapy* (EGDT)), na qual os alvos principais eram a adequação da pressão venosa central (PVC), a pressão arterial média (PAM), a saturação venosa central de oxigênio ($SvcO_2$), o déficit de base e o lactato arterial. O risco de morte foi 42% menor no grupo submetido à EGDT.

Estudos recentes representados pelo ProCESS (1.341 pacientes nos Estados Unidos), ARISE (1.600 pacientes na Austrália e Nova Zelândia) e ProMISE (1.200 pacientes em 56 hospitais na Inglaterra) compararam a terapia guiada pela EGDT *versus* tratamento convencional. Foram analisados desfechos em termos de mortalidade para períodos de 60, 90 e 360 dias, não havendo diferença de mortalidade significativa entre os grupos.

Sobre no estudo ProMISE, o grupo EGDT apresentou maior uso de fluidos intravenosos, drogas vasoativas e transfusões sanguíneas, necessitou de maior tempo de suporte cardiovascular e de permanência em UTI, sem diferença nos escores de qualidade de vida ou eventos adversos. Contudo, é importante observar que esses trabalhos foram feitos já sob a perspectiva atual de reconhecimento e tratamento rápido da sepse, com reanimação volêmica e monitorização clínica adequadas.

Depressão miocárdica associada à sepse

O acometimento miocárdico está presente em até 40% dos pacientes sépticos, sendo que até 20% dos que evoluem com hipotensão refratária apresentam baixo débito secundário à disfunção miocárdica. A fisiopatologia envolve a liberação de mediadores inflamatórios (TNF-alfa, IL-1-beta, interferon-gama, entre outros), óxido nítrico (NO), substâncias depressoras do miocárdio, como as caspases e proteases (ativam a cascata inflamatória e promovem apoptose) e a ação direta dos patógenos.

O reconhecimento no início do quadro não é simples em virtude da redução da pós-carga e ao aumento da atividade simpática, que facilitam um estado hiperdinâmico, podendo resultar em um débito cardíaco normal ou elevado. Assim, a avaliação ventricular é mais fidedigna pelo ecocardiograma. Contudo, uma fração de ejeção normal não exclui comprometimento miocárdico. A perda de função e a dilatação ventricular ocorrem após 24 horas a 48 horas do início da sepse, sendo observada reversão, entre os sobreviventes, em 5 a 10 dias.

A troponina I é um indicador altamente específico de lesão miocárdica e pode estar elevada em mais de 50% dos casos, sugerindo a presença de agressão, mesmo que leve e sem relação com a diminuição do débito cardíaco.

Avaliação de macro e micro-hemodinâmica

Diversos motivos estão envolvidos no comprometimento respiratório em pacientes cardiopatas sépticos. O grau de hipoxemia pode estar relacionado diretamente com a patologia desencadeante e/ou por descompensação da cardiopatia de base. Deve-se ofertar oxigênio para aqueles com saturação reduzida, podendo variar de cateter nasal à ventilação mecânica invasiva. É importante o cuidado com as drogas escolhidas para a sedação no momento da intubação orotraqueal e na manutenção da ventilação. Assim, drogas com maior risco de hipotensão (p. ex., midazolam e propofol) e inotrópicas negativas devem ser, sempre que possível, evitadas.

Na síndrome do desconforto respiratório agudo, recomenda-se ventilação mecânica protetora: volume corrente de 6 mL/kg; pressão de platô menor do que 30 cmH_2O; pressão de distensão (*driving pressure*) menor do que 16 cmH_2O e correção de assincronias.

A sepse resulta na insuficiência circulatória por hipovolemia, depressão miocárdica, aumento da taxa metabólica e anormalidades vasorreguladoras da perfusão, gerando desbalanço entre a oferta e a demanda tecidual de oxigênio. O sinal mais evidente de hipoperfusão é a hipotensão. Contudo, esta muitas vezes é tardia e não deve ser o único indicador de perfusão avaliado. É importante atentar para a sudorese, pele fria, enchimento capilar lentificado, estado mental (agitação ou letargia) e oligúria (débito urinário $< 0,5$ mL/kg/h). Pacientes hipertensos podem apresentar hipoperfusão tecidual com níveis pressóricos mais altos do que normotensos, o que é denominado "hipotensão relativa". Um fator confundidor na avaliação do cardiopata é a perfusão periférica, que pode se apresentar como "fria" em virtude da intensa vasoconstrição periférica. Com relação à frequência cardíaca (FC), é importante lembrar que muitos cardiopatas utilizam drogas cronotrópicas negativas (betabloqueadores, bloqueadores dos canais de cálcio não diidropiridínicos, digoxina, amiodarona, entre outros) e poderão não apresentar taquicardia compensatória.

O lactato arterial tem alta sensibilidade para déficit perfusional precoce e evidencia a gravidade clínica. Estudos demonstram que o aumento maior ou igual a quatro vezes o valor de referência é preditor isolado de mortalidade, mesmo na ausência de hipotensão. Outro parâmetro utilizado é a $SvcO_2$, obtida pela gasometria venosa coletada pelo cateter venoso central, cuja ponta deve estar localizada na veia cava superior ou na entrada do átrio direito. Seu valor de referência está entre 65% e 75%. Há ainda a saturação venosa mista, coletada na artéria pulmonar através do cateter de Swan Ganz, cujo valor normal fica aproximadamente entre 5% e 7% maior do que a $SvcO_2$, podendo esta diferença estar aumentada no choque séptico. A $SvcO_2$ reflete a extração periférica de oxigênio pelos tecidos e, indiretamente, a oferta de oxigênio. Demonstra, assim, a capacidade do débito cardíaco e do transporte de oxigênio (hemoglobina) em suprir a demanda metabólica. Na avaliação evolutiva da curva de $SvcO_2$, deve-se considerar a possibilidade de valores cronicamente baixos, a depender da cardiopatia de base. Na sepse tardia, são sinais de disfunção mitocondrial e *shunt* arteriovenoso níveis mais altos de $SvcO_2$.

Abordagem terapêutica

A administração de 30 mL/kg de cristaloides na primeira hora é a medida inicial de ressuscitação hemodinâmica para o paciente séptico com sinais de hipoperfusão. Porém, nos portadores de disfunção ventricular com sinais de hipervolemia, é recomendada a prescrição de uma quantidade menor de fluidos, além de realizar reavaliações frequentes e medidas de avaliação da resposta ao volume. A albumina humana entre 4% e 5% se mostrou segura no estudo SAFE, exceto para os pacientes com trauma cranioencefálico. Porém, na população geral não apresenta diferença na mortalidade ou na resposta hemodinâmica comparada ao soro fisiológico. No subgrupo de pacientes com sepse do SAFE, aqueles que utilizaram albumina tiveram menor risco de morte ajustado em 28 dias. Na prática, a albumina se torna inviável pelo seu elevado custo, podendo ser considerada nos pacientes que requerem grande quantidade de volume (hepatopatas e queimados). Não há evidência concreta que demonstre diferença na segurança e na eficácia entre as soluções cristaloides. O soro fisiológico já foi associado ao desenvolvimento de acidose metabólica hiperclorêmica e à lesão renal aguda; porém, o estudo SPLIT com 2.278 pacientes críticos comparou o uso de solução salina com solução cristaloide balanceada e não encontrou diferença em disfunção renal ou necessidade de diálise entre os grupos. Por outro lado, soluções balanceadas, que tentam se assemelhar mais ao fluido extracelular, como o Ringer-lactato, podem resultar em hiperlactatemia, alcalose metabólica e hipotonicidade. Há ainda como representante desse grupo o PlasmaLyte®, que é uma solução salina balanceada livre de cálcio. Alguns estudos observacionais evidenciaram menor índice de complicações (lesão renal aguda e terapia de substituição renal) com o uso das soluções balanceadas quando comparadas ao soro fisiológico, porém não há estudos comparativos em pacientes sépticos.

O uso de drogas vasoativas em cardiopatas, em geral, tem início mais precoce em decorrência da menor reserva fisiológica para ajuste hemodinâmico, bem como da menor tolerância à infusão de volume. Se após alcançar a volemia adequada, o paciente permanecer hipotenso e com sinais de má perfusão, devem ser empregados vasopressores. A medicação de escolha é a noradrenalina, visto que a dopamina, principalmente para os cardiopatas, é mais pró-arritmogênica. Vasopressores adicionais como a vasopressina e a adrenalina são recomendados somente naqueles com choque refratário.

Assim como na população geral, devem ser objetivados parâmetros de ressuscitação efetiva: clareamento do lactato; redução do tempo de enchimento capilar; recuperação do nível de consciência; débito urinário adequado e PAM > 65 mmHg. Este último deve ser individualizado, levando em consideração os efeitos benéficos da redução da pós-carga. Entretanto, indivíduos que apresentam hipertensão grave cronicamente poderão necessitar de um alvo de PAM maior, com o objetivo de se obter uma boa perfusão.

O estudo SEPSISPAM não encontrou diferença de mortalidade para alvos de PAM 65 a 70 mmHg e 80 a 85 mmHg, porém houve menor necessidade de terapia de substituição renal para os pacientes com hipertensão crônica que tiveram alvo de PAM mais elevado.

Em um cenário ideal, pacientes que recebem vasopressor devem ser submetidos à cateterização arterial para aferição invasiva. O uso de inotrópicos (dobutamina na dose de 5 a 20 µg/kg/min) deve ser considerado para os pacientes sépticos na presença de disfunção miocárdica.

Conclusão

O reconhecimento precoce de um paciente em quadro de sepse é de suma importância. Entre as disfunções orgânicas que podem estar associadas ao quadro, está a cardíaca, podendo se apresentar como injúria nova ou agudização de cardiopatias crônicas. A partir do reconhecimento do quadro, além do manejo clássico a ser instituído na primeira hora do tratamento, o médico deve atentar para as peculiaridades do manejo desse perfil de paciente, instituindo medidas e buscando metas específicas para cada indivíduo.

Bibliografia consultada

Bocchi EA, MarcondesBraga FB, Bacal F, Ferraz AS, Albuquerque D, Rodrigues D et al. Sociedade Brasileira de Cardiologia. Atualização da Diretriz Brasileira de Insuficiência Cardíaca Crônica 2012. Arq Bras Cardiol. 2012;98(1.1):133.

Fernandes Jr CJ, Iervolino M, Neves RA, Sampaio EL, Knobel E, Sustovich DR. The myocardium in sepsis: anathomopathologic aspects. Arq Bras Cardiol. 1988;50(3):1758.

Finfer S, Bellomo R, Boyce N, French J, Myburgh J, Norton R. A comparison of albumin and saline for fluid resuscitation in the intensive care unit. N Engl J Med. 2004;350(22):224756.

Hajjar LA, Fernandes Jr CJ, Mercon ES, Gois AFT, Knobel E, Kopel L et al. Disfunção miocárdica na sepse. Rev Bras Ter Int. 2004;16(4)18591.

Machado FR, Cavalcanti AB, Bozza FA, Ferreira EM, Angotti Carrara FS et al. The epidemiology of sepsis in Brazilian intensive care units (the Sepsis PREvalence Assessment Database, SPREAD): an observational study. Lancet Infect Dis. 2017;17(11):1180-1189. doi:10.1016/S1473-3099(17)30322-5.

Soeiro AM. Manual de condutas da emergência do InCor: cardiopneumologia, 2. ed. Barueri: Manole; 2017.

Myburgh JA, Mythen MG. Resuscitation fluids. N Engl J Med. 2013;369:124351.

Rhodes A, Evans LE, Alhazzani W, Levy MM, Antonelli M, Ferrer R et al. Surviving sepsis campaign: international guidelines for management of sepsis and septic shock 2016. Critical Care Medicine. 2017;45(3):486552.

Rivers E, Nguyen B, Havstad S, Ressler J, Muzzin A, Knoblich B et al. Early goaldirected therapy in the treatment of severe sepsis and septic shock. N Engl J Med. 2001;345:1368

Sepse 2019/2020. O que há de novo no diagnóstico, tratamento e abordagem prática. PEBMED. Disponível em: https://img.pebmed.com.br/wp-content/uploads/2019/09/13101332/revista-pebmed-sepse-2019.pdf. Acesso em: 12 abr. 2022.

Sepse: revisão clínica PEBMED. Disponível em: https://pebmed.com.br/sepse-revisao-clinica-pebmed/. Acesso em: 12 abr. 2022.

Turner A, Tsamitros M, Bellomo R. Myocardial cell injury in septic shock. Crit Care Med, 1999; 27:177580.

Capítulo 65

Pós-operatório de cirurgia cardíaca

Fernanda Queiroz Soares
Rafael Bergo
Bruno Soares da Silva Rangel
Ludhmila Abrahão Hajjar

Introdução

A cirurgia cardíaca se caracteriza por ser um procedimento que apresenta possíveis complicações que a distinguem das demais cirurgias de grande porte Essas complicações decorrem, principalmente, das comorbidades prévias do paciente e do uso de circulação extracorpórea, que é responsável pela disfunção plaquetária e pela resposta inflamatória exacerbada, ambas ocasionadas pelo contato do sangue com a superfície sintética do sistema.

Manejo pós-operatório

Ao se admitir um paciente após a realização de cirurgia cardíaca, deve-se atentar para o seu histórico pré-operatório, que inclui suas comorbidades e medicações de uso regular, e para o relato do intraoperatório, com foco no procedimento realizado, nas suas intercorrências, nas drogas vasoativas utilizadas, no balanço hídrico, além de presença de drenos e seus débitos.

Geralmente, o paciente é admitido ainda com resquícios da sedação utilizada para o procedimento. É necessário manejo adequado dos analgésicos, com objetivo de evitar dor, porém sem prolongar o período de sedação, visando extubá-lo nas primeiras 6 horas.

A monitorização envolve o uso de telemetria para avaliar ritmo e frequência cardíaca, além de cateter venoso central, pressão arterial invasiva, monitor de débito cardíaco e, em alguns casos selecionados, cateter de artéria pulmonar. Esses dispositivos auxiliam na avaliação da macro-hemodinâmica, que inclui pressão arterial, tempo de enchimento capilar, pressão venosa central e diurese, e da micro-hemodinâmica, que inclui saturação venosa central, lactato, excesso de base e diferença de CO_2. Todos esses parâmetros são úteis para auxiliar no manejo da volemia e das drogas vasoativas, além de ajudar a diagnosticar as complicações.

O objetivo durante o pós-operatório é manter uma volemia adequada, além de níveis pressóricos e índice cardíaco apropriados. Evitar a hipertensão é tão importante quanto manejar a hipotensão, pois há maior risco de ruptura de anastomoses e de sangramento mediastinal, além de aumentar a incidência de isquemia miocárdica pelo aumento da pós-carga e de acidente vascular cerebral (AVC). Para seu manejo, deve-se dar preferência para vasodilatadores parenterais, principalmente o nitroprussiato de sódio, sendo a nitroglicerina uma alternativa sobretudo para os casos de revascularização miocárdica.

A hipotensão, acontecimento bastante comum no pós-operatório de cirurgias cardíacas, pode ter diversas etiologias: hipovolemia; baixo débito; síndrome vasoplégica, ocasionada pela resposta inflamatória sistêmica secundária ao procedimento realizado; ou complicações como tamponamento cardíaco. Nesses casos, é importante definir a causa da instabilidade hemodinâmica para guiar o seu manejo, que varia desde reposição volêmica, uso de vasopressor ou inotrópico e até mesmo reabordagem cirúrgica.

Assim, outra ferramenta útil para auxiliar no manejo hemodinâmico é o ecocardiograma, que possibilita definir a etiologia da instabilidade hemodinâmica nos casos de tamponamento cardíaco ou disfunção valvar, por exemplo.

A temperatura corporal, quando reduzida, se associa a maior incidência de arritmias atriais e ventriculares; vasoconstrição, que ocasiona aumento da pós-carga e do consumo de oxigênio; maior tempo de ação de sedativos; coagulopatia, ocasionando maiores taxas de sangramento; e maior incidência de infecção por aumentar imunossupressão.

Sangramento

Entre as principais complicações, destaca-se o sangramento mediastinal, que ocorre por: efeito residual da heparina; disfunção plaquetária; coagulopatia, ocasionada principalmente pela circulação extracorpórea; hemodiluição; e hipotermia. Geralmente, sangramentos menores que 200 mL/hora não necessitam de transfusão ou manejo específico, a não ser que causem queda importante do hematócrito ou causem instabilidade hemodinâmica. A reabordagem cirúrgica é necessária em torno de 2% e 3% dos casos de sangramento mediastinal, sendo os demais controlados espontaneamente ou com medidas clínicas.

A redução da incidência de sangramento deve começar no pré-operatório com a suspensão, quando possível, de anticoagulantes e antiplaquetários em tempo hábil até a realização da cirurgia. Além disso, para que seja evitado o uso de hemocomponentes no pós-operatório, deve-se investigar e tratar anemia.

Após a cirurgia, à admissão na UTI, devem ser coletados exames, incluindo coagulograma, hemograma e fibrinogênio, cujos resultados serão úteis caso o paciente apresente sangramento mediastinal importante. Como medidas iniciais, deve-se corrigir hipotermia, hipertensão, acidose e hipocalcemia, caso estejam presentes, pois predispõem e perpetuam o sangramento.

A transfusão de hemoderivados dependerá do resultado dos exames coletados na admissão. De forma geral, pacientes com razão internacional normalizada (RNI) acima de 1,5 devem receber complexo protrombínico ou plasma fresco congelado; tempo de tromboplastina parcialmente ativada (TTPa) superior a 1,5 ou tempo de coagulação ativado (TCA) acima de 130 segundos: administração de protamina; contagem plaquetária inferior a 100 mil ou suspeita de disfunção: transfusão de plaquetas e administração de desmopressina, no caso de disfunção; fibrinogênio < 100: transfusão de crioprecipitado. A transfusão de hemácias está indicada se o nível de hemoglobina for menor que 7 a 8 g/dL. É interessante salientar que a correção de resultados de exames na ausência de sangramento não está indicada.

Outro exame útil no manejo do sangramento é o tromboelastograma, que auxilia na diferenciação de alteração plaquetária ou de fator de coagulação.

Nos casos de refratariedade ao tratamento clínico ou detecção de complicações causando instabilidade hemodinâmica, como derrame pericárdico, deve-se considerar a reabordagem cirúrgica.

Arritmias

A incidência de *flutter* e a fibrilação atrial (FA), no pós-operatório de cirurgias cardíacas varia entre 30% e 50%, sendo mais comum em cirurgias de troca valvar. Pode ocorrer precoce ou tardiamente e decorre de diversos fatores, como degeneração preexistente do miocárdio atrial, aumento do automatismo e da fase 3 de despolarização. São fatores de risco: idade avançada; episódio prévio de FA; átrio esquerdo aumentado; doença valvar mitral; cirurgia cardíaca prévia; doença pulmonar obstrutiva crônica; entre outros.

O surgimento de FA no pós-operatório aumenta o risco de eventos embólicos e as taxas de morbimortalidade. O manejo inicial engloba a correção de distúrbios hidroeletrolíticos e de hipoxemia, além do ajuste da dor e das doses de inotrópicos. Nos casos de *flutter*, a cardioversão elétrica é preferida, considerando a menor taxa de resposta ao tratamento medicamentoso.

Em pacientes com FA, a cardioversão elétrica está indicada nos casos instáveis ou refratários. A reversão espontânea ao ritmo sinusal ocorre na maioria dos casos. Caso não ocorra, opta-se por controle de ritmo com cardioversão química, sendo a amiodarona a droga de escolha. Quando se opta pelo controle de frequência, deve-se iniciar anicoagulação, também indicada nos casos de FA com duração superior a 48 horas ou com episódios recorrentes.

Isquemia

Outra complicação que necessita de alta suspeição para o seu diagnóstico e que sempre deve ser lembrada diante da deterioração clínica é a isquemia miocárdica. Em consequência das alterações já esperadas do pós-operatório (dor torácica decorrente de manipulação cirúrgica, elevação de marcadores de necrose miocárdica, eventual sedação/analgesia em uso), essa situação demanda critérios diferentes para se definir infarto miocárdico nesse contexto.

Sendo assim, de acordo com a Quarta Definição Universal do Infarto, publicada em 2018, há o infarto tipo 5: infarto miocárdico relacionado à cirurgia de revascularização miocárdica. Ele é definido como elevação de troponina cardíaca acima de 10 vezes o valor do percentil 99% do limite superior da normalidade, quando o valor basal é normal; ou elevação de 20% e valor absoluto acima de 10 vezes do valor do percentil 99%, quando o valor basal da troponina já é acima do percentil 99% do limite superior da normalidade e a curva prévia de troponina era estável ou em queda (até 20% de variação). Além disso, um dos fatores a seguir: desenvolvimento de onda q patológica; evidência em exame de imagem de perda nova de miocárdio viável ou nova alteração de mobilidade segmentar em padrão consistente com etiologia isquêmica; achados angiográficos compatíveis com nova oclusão de enxerto ou coronária nativa.

Para o melhor manejo, é recomendável reunião entre cardiologista clínico, cirurgião cardíaco e hemodinamicista para tomada de decisão compartilhada quanto à melhor forma de conduzir esse grave quadro.

Neurológicas

As complicações neurológicas pós-cirurgia cardíaca também são uma importante causa de morbimortalidade, prolongando o tempo de internação e os cuidados após alta hospitalar. Apresenta variada gama de apresentações como: acidente vascular cerebral (AVC); acidente isquêmico transitório (AIT); acometimento de nervos periféricos; encefalopatia; convulsões; *delirium*; e coma.

Para os eventos cerebrovasculares, são fatores de risco conhecidos: doença cerebrovascular prévia; cirurgias valvares; placas aórticas; além dos fatores de risco ateroscleróticos tradicionais, como hipertensão arterial sistêmica, diabetes *mellitus*, dislipidemias e tabagismo.

A maior parte dos AVC acontece no intraoperatório, sendo mecanismos prováveis a hipoperfusão cerebral e os eventos ateroembólicos e cardioembólicos. Os 2 primeiros dias de pós-operatório são os de maior risco para o evento, sendo incomum após a 1ª semana da cirurgia, porém sabe-se que o risco permanece aumentado em até 2 anos após procedimento.

O manejo do acidente vascular cerebral isquêmico (AVCi) deve ser similar ao dos ocorridos em outros contextos, com exceção da trombólise.

Outra importante complicação neurológica é o *delirium* em virtude de sua alta incidência e do aumento do tempo de internação e por ser um marcador de pior prognóstico. Sendo assim, é extremamente importante implementar medidas que diminuam sua incidência, buscar causas potencialmente reversíveis e priorizar medidas não farmacológicas para seu tratamento.

Infecção

As complicações infecciosas também prolongam o tempo de internação e trazem altas taxas de morbimortalidade. São fatores de risco: obesidade; uso de ambas as mamárias para enxerto; diabetes *mellitus*; e doença renal crônica.

Infecções superficiais, seja da ferida da esternotomia, seja da ferida da safenectomia, e mediastinite são as mais frequentes. Para o diagnóstico, consideram-se: parâmetros clínicos (ferida com sinais flogísticos, febre), laboratoriais (leucocitose, aumento de marcadores inflamatórios); e alterações em exame de imagem (coleções, borramento da gordura, alterações ósseas). Antes de iniciar antibioticoterapia, devem-se coletar hemoculturas e, se indicado abordagem cirúrgica, colher culturas da ferida de forma estéril. A escolha da antibioticoterapia inicial tem como base a epidemiologia da instituição.

A avaliação da equipe cirúrgica é essencial, sendo eventualmente necessários desbridamento, exploração da ferida, uso de curativo a vácuo, entre outras modalidades de tratamento.

Síndrome pós-pericardiotomia

Outra possível complicação é a síndrome pós-pericardiotomia, com incidência entre 20% e 30%. Acredita-se que sua patogênese resulta de mecanismos de autoimunidade ainda não totalmente esclarecidos.

Mais de 80% dos pacientes apresentam dor torácica, derrame pericárdico e elevação de marcadores inflamatórios. Derrame pleural, dispneia e febre baixa ocorrem em 50% a 60% dos pacientes, sendo que entre 30% e 60% apresentam atrito, o que torna importante o diagnóstico diferencial com isquemia miocárdica.

Dessa forma, o critério diagnóstico consiste em evidência de injúria prévia ao pericárdio, miocárdio, pleura ou ambos e pericardite ou derrame pericárdico ou pleural ou evidência de inflamação com febre ou elevação de marcadores de inflamação/leucocitose sem outras causas alternativas.

São alternativas para seu tratamento: prednisona 40 mg, por 3 a 5 dias; ou colchicina em doses que variam com o peso/idade; e tempo de tratamento não muito bem definido. A síndrome tem habitualmente curso benigno a despeito do tratamento, porém 5% podem evoluir para pericardite constritiva, não sendo a forma de acompanhamento posterior bem estabelecido na literatura médica. A indicação de profilaxia não é ainda bem estabelecida.

Conclusão

O sucesso terapêutico do paciente com indicação de cirurgia cardíaca depende de uma avaliação pré-operatória adequada; manejo clínico-hemodinâmico adequado no intraoperatório; e uma avaliação extensa e detalhada no pós-operatório, evitando condições que piorem os desfechos clínicos e com extrema atenção da equipe multidisciplinar que acompanha esse paciente para possíveis complicações.

Bibliografia consultada

Bojar RM. Admission to the ICU and monitoring techniques in: manual of perioperative care in adult cardiac surgery. 6. ed. Hoboken, NJ: Wiley-Blackwell; 2020:341-62.

Bojar RM. Early postoperative care in: manual of perioperative care in adult cardiac surgery. 6. ed. Hoboken, NJ: Wiley-Blackwell; 2020:363-416.

Bojar RM. Mediastinal bleeding in: manual of perioperative care in adult cardiac surgery. 6. ed. Hoboken, NJ: Wiley-Blackwell; 2020:417-56.

Costa F, Melo D, Osawa E. Pós-operatório de cirurgia cardíaca. In: Santos EC, Mastrocola F. Cardiologia – cardiopapers. 2. ed. Rio de Janeiro: Atheneu; 2019:793-806.

Capítulo 66

Dispositivos de assistência cardiocirculatória

Leonardo Vedovato Vilela de Salis
Fernando Chiodini Machado
Silvia Moreira Ayub Ferreira

Introdução

A insuficiência cardíaca (IC) é uma síndrome clínica complexa, na qual o coração é incapaz de bombear sangue de forma a atender as necessidades metabólicas, ou o faz com elevadas pressões de enchimento. Essa síndrome pode ser causada por alterações estruturais ou funcionais. As etiologias são diversas entre países e regiões, o que se associa a implicações prognósticas. No Brasil, destaca-se a miocardiopatia chagásica, com mortalidade anual de até 20%.

A despeito da terapia médica otimizada e dos dispositivos implantáveis, a IC pode progredir para uma condição clínica denominada "insuficiência cardíaca avançada" (Quadro 66.1), sendo necessário o emprego de terapias avançadas como transplante cardíaco e dispositivos de assistência ventricular. Frente à escassez de órgãos ou à impossibilidade de transplante cardíaco, o número de pacientes com dispositivos de assistência circulatória mecânica (DACM) tem crescido nos últimos anos, contando com mais de 25 mil implantes no último registro da Interagency Registry for Mechanically Assisted Circulatory Support (INTERMACS) (Quadro 66.2).

Quadro 66.1 Critérios para IC avançada.

Sintomas de IC persistentes e graves (NYHA III ou IV)	
Disfunção ventricular grave definida por	
FEVE < 30%	IC direita isolada
Alterações valvares graves não operáveis	Anormalidades congênitas
Valores de BNP ou NT-proBNP persistentemente elevados e disfunção diastólica grave ou anormalidades estruturais do VE, de acordo com critérios de definição de ICFEp ou ICFEr	

(Continua)

Quadro 66.1 Critérios para IC avançada (continuação).

Sintomas de IC persistentes e graves (NYHA III ou IV)
Episódios de congestão pulmonar ou sistêmica que requerem altas doses de diurético venoso
Episódios de baixo débito que requerem uso de inotrópicos ou de fármacos vasoativos
Arritmias malignas que motivem mais do que uma visita não planejada à emergência
Hospitalização nos últimos 12 meses
Capacidade para o exercício gravemente reduzida, com inabilidade para o exercício ou baixa capacidade no teste de caminhada de 6 minutos (< 300 m) ou VO_2 pico (< 12-14 mL.kg-1.min-1), estimada de origem cardíaca

ICEFp: insuficiência cardíaca com fração de ejeção preservada; ICEFr: insuficiência cardíaca com fração de ejeção reduzida; NYHA: New York Heart Association.

Fonte: Adaptado de Atualização de Tópicos Emergentes da Diretriz de Insuficiência Cardíaca, 2021.

Quadro 66.2 Classificação de INTERMACS.

INTERMACS	Descrição	Tempo para intervenção
1. Choque cardiogênico	Instabilidade hemodinâmica apesar do uso de drogas inotrópicas e/ou de dispositivo de assistência circulatória mecânica, com severa hipoperfusão	Horas
2. Declínio progressivo em uso de inotrópicos	Declínio da função renal, estado nutricional e sinais de congestão a despeito do uso de medicações inotrópicas	Dias
3. Estável em uso de inotrópicos	Estabilidade hemodinâmica com uso de doses baixas ou intermediárias de inotrópicos	Semanas a meses
4. Interações frequentes	Internações frequentes com sinais de congestão	Semanas a meses
5. Intolerante ao exercício	Limitação importante aos esforços, confortável ao repouso, com sinais de retenção hídrica	Avaliar indicação
6. Intolerante ao exercício	Limitação moderada aos esforços, sem sinais de hipervolemia	Avaliar indicação
7. NYHA III	Estável, sem sinais de hipervolemia recente.	Sem indicação

NYHA: New York Heart Association.

Fonte: Adaptada de Atualização de Tópicos Emergentes da Diretriz de Insuficiência Cardíaca, 2021.

Indicação e seleção de suporte

Os DACM podem ser indicados em quadro de IC avançada ou choque cardiogênico refratários à terapia medicamentosa. Pacientes com quadro agudo são inicialmente tratados com dispositivos de curta permanência, geralmente balão intra-aórtico, dispositivos implantáveis percutâneos (Impella®, TandemHeart™) ou membrana de oxigenação extracorpórea

(ECMO) venoarterial. Em quadros de IC avançada, aplicam-se os dispositivos de longa permanência, entre os quais estão: Berlin Heart®; HeartWare®; e HeartMate®. Deve-se sempre definir o tipo de indicação do DACM, podendo ser:

» **Ponte para decisão:** modalidade na qual é indicado um dispositivo temporário visando estabilização clínico-hemodinâmica em paciente graves, com alto risco de morte. Nesta situação, não está definida qual a terapia final no momento do implante.
» **Ponte para candidatura:** implante de DACM visando recuperação de disfunção orgânica para posterior candidatura ao transplante cardíaco.
» **Ponte para transplante:** situação na qual é realizado implante de DACM visando estabilização clínica até o transplante cardíaco.
» **Ponte para recuperação:** utilização de DACM temporário na qual se espera recuperação da função ventricular e, posteriormente, retirada do dispositivo, como pode ocorrer em casos de miocardite ou cardiomiopatia de Takotsubo.
» **Terapia-destino:** utilizada nos pacientes inelegíveis ao transplante cardíaco ou como alternativa a ele.

Avaliação pré-implante de dispositivo de longa permanência

Os pacientes candidatos à DACM de longa permanência devem ser cuidadosamente selecionados, devendo ser avaliadas contraindicações (doença renal crônica avançada ou em terapia dialítica, infecção ativa, doença pulmonar grave, doença terminal com expectativa de vida menor do que 2 anos, disfunção grave de ventrículo direito, injúria cerebral irreversível, coagulopatia ou impossibilidade de anticoagulação) e momento clínico adequado, uma vez que o implante em estágios muito avançados está relacionado com maior mortalidade.

» **Avaliação da função do ventrículo direito (VD):** a disfunção do VD pré e pós-implante está relacionada a aumento de mortalidade. Recomendam-se realização de ecocardiograma e avaliação invasiva por cateterismo direito antes do implante. Suporte biventricular pode ser recomendado quando há alto risco de disfunção de VD, com variação fracional da área (FAC) $< 30\%$; átrio direito > 50 mm; pressão venosa central ≥ 15; índice cardíaco $\leq 2{,}2$; insuficiência tricúspide importante.
» **Pesquisa de valvopatias:** as valvopatias podem estar relacionadas com pior desfecho pós-implante, de modo que a insuficiência tricúspide pode contribuir com sobrecarga de VD e a insuficiência aórtica pode diminuir o débito cardíaco pelo DACM.
» **Pesquisa de trombos e *shunts* intracardíacos:** forame oval patente aumenta o risco de embolia paradoxal e hipoxemia.
» **Avaliação hematológica e hepática:** doenças trombóticas e hemorrágicas devem ser pesquisadas, assim como contraindicações à anticoagulação. Pacientes cirróticos têm contraindicação ao implante.
» **Avaliação renal:** doença renal crônica está relacionada com alta mortalidade após implante.

Dispositivos temporários

» **Balão intra-aórtico (BIA):** dispositivo de assistência ventricular mais utilizado no mundo, com implante anual de cerca de 200 mil dispositivos. Baseia-se em um mecanismo de contrapulsação aórtica, aumentando a pressão diastólica final, diminuindo a pós-carga e, consequentemente, diminuindo o consumo de oxigênio miocárdico. O BIA é inflado no fechamento da valva aórtica durante a diástole e desinflado, criando um efeito de vácuo, imediatamente antes da abertura da valva aórtica na sístole ventricular. Promove aumento de cerca de 20% (0,5 L a 1 L) no débito cardíaco. Apesar da ausência de benefício de redução de mortalidade em 12 meses, demonstrada no estudo *Intra aortic*

Balloon Support for Myocardial Infarction (IABP-Shock II), este dispositivo continua sendo amplamente empregado pela possibilidade de implante por via percutânea no leito, por radioscopia ou via esternotomia. Apresenta classe de indicação IIA para pacientes com choque cardiogênico pós-síndrome coronariana aguda (SCA), seja por disfunção muscular, seja por complicação mecânica; naqueles com angina refratária após tratamento padrão da SCA; e no choque cardiogênico em miocardiopatia crônica independente da etiologia.

» **Dispositivos percutâneos:** independem do sincronismo com o ciclo cardíaco e promovem maior fluxo quando comparados ao BIA. O Impella® é uma bomba de fluxo axial, com débito de até 5 L/min, instalado através de passagem retrógrada pela valva aórtica, gerando um fluxo do ventrículo esquerdo para a porção ascendente da aorta. O TandemHeart™ é instalado através de punção transeptal, bombeando sangue do átrio esquerdo por meio de uma bomba centrífuga extracorpórea para o sistema arterial íleo-femoral. Pode geral fluxo de até 5 L/min. As indicações são semelhantes às do BIA.

Oxigenação por membrana extracorpórea (ECMO)

A modalidade indicada é a venoarterial. Nesta, o sangue é drenado do sistema venoso (veias femorais, jugulares ou cava), passando por uma bomba centrífuga, membrana oxigenadora e devolvido através de uma cânula locada no sistema arterial. Pode ser central (quando a cânula arterial está localizada na aorta) ou periférica. Nesta, é recomendado o uso de BIA concomitante visando redução de congestão pulmonar. Apresenta o benefício adicional de promover a oxigenação sanguínea, sendo útil em pacientes que têm disfunção pulmonar associada à disfunção cardíaca.

Dispositivos de longa permanência

Os DACM de longa permanência atualmente implantados no Brasil são o HeartMate® II e III. O manejo dos pacientes portadores desses dispositivos deve ser realizado em centros especializados, com abordagem multidisciplinar e educação continuada. Podem ser utilizados como alternativa ao transplante naqueles indivíduos com contraindicação, como nos casos de hipertensão arterial pulmonar severa fixa ou painel imunológico proibitivo. Em países em que há maior disponibilidade do método, como nos Estados Unidos, é comum o implante como alternativa para possibilitar a alta hospitalar do paciente, permitindo a reabilitação, a melhora das disfunções orgânicas originadas do baixo débito cardíaco e a espera pelo transplante em regime domiciliar.

As principais complicações do DACM de longa permanência são:

» **Disfunção do VD:** pode se manifestar com baixo débito, alteração do fluxo do dispositivo ou disfunção hepática e alteração de coagulação;

» **Infecção:** corresponde à quarta causa de morte no 1º ano do implante. Na suspeita de processo infeccioso, recomendam-se a coleta de hemoculturas, a investigação de coleções por meio de exame de imagem e início de antibioticoterapia empírica. Infecções fúngicas não são frequentes;

» **Hemólise:** deve ser investigada rotineiramente no seguimento;

» **Trombose do dispositivo:** pode estar relacionada a fatores mecânicos (torção e/ou mal posicionamento das cânulas) ou não (hipercoagulabilidade, baixo fluxo, infecção). A anticoagulação é indicada já no pós-operatório imediato. A longo prazo, utiliza-se a varfarina visando manter a razão normalizada internacional (RNI) entre 2 e 3;

» **Arritmias:** podem ocorrer arritmias ventriculares e supraventriculares, mais predominante nos primeiros 3 a 60 dias após o implante;

» **Mau funcionamento do dispositivo:** pode estar relacionado a qualquer componente do circuito. Com a evolução dos dispositivos, representa apenas uma pequena parcela das causas de óbito.

Visando maior qualidade de vida e menor limitação com componentes extracorpóreos dos dispositivos, estão sendo desenvolvidos novos DACM com transmissão de energia transcutânea para carregamento das baterias, sem *drive-line*, e energia endógena a partir de grupamentos musculares, com potencial efeito benéfico na redução de risco de complicações.

Bibliografia consultada

Ayub-Ferreira SM, Souza Neto JD, Almeida DR, Biselli B, Avila MS, Colafranceschi AS et al. Diretriz de Assistência Circulatória Mecânica da Sociedade Brasileira de Cardiologia. Arq Bras Cardiol. 2016;107(2.2):1-33.

Bartfay S-E, Dellgren G, Lidén H, Holmberg M, Gäbel J, Redfors B et al. Are biventricular assist devices underused as a bridge to heart transplantation in patients with a high risk of postimplant right ventricular failure? J Thorac Cardiovasc Surg. 2017;153:360-7.e1.

de Waha S, Desch S, Eitel I, Fuernau G, Lurz P, Sandri M et al. Intra-aortic balloon counterpulsation – basic principles and clinical evidence. Vascul Pharmacol. 2014;60(2):52-6. Epub 2013 Dec 28.

Fitzpatrick JR, Frederick JR, Hsu VM, Kozin ED, O'Hara ML, Howell E et al. Risk score derived from pre-operative data analysis predicts the need for biventricular mechanical circulatory support. J Heart Lung Transplant. 2008;27(12):1286-92.

Han JJ, Acker MA. Left ventricular assist devices. Circulation. 2018;138(24):284151.

Han J, Trumble DR. Cardiac assist devices: early concepts, current technologies, and future innovations. Bioengineering (Basel, Switzerland). 2019;6(1):18.

Kapelios CJ, Terrovite JV, Nanas JN. Current and future applications of the intra-aortic balloon pump. Current Opinion in Cardiology: May. 2014;29(3):258-65.

Khazanie P, Rogers JG. Patient selection for left ventricular assist devices. Congestive Heart Failure. 2011;17(5):227-34.

Kusne S, Mooney M, Danziger-Isakov L, Kaan Annemarie L, Lars Lyster H, Wieselthaler G et al. An ISHLT consensus document for prevention and management strategies for mechanical circulatory support infection. The Journal of Heart and Lung Transplantation. Elsevier. 2017.

Mann DL, Zipes DP, Libby P, Bonow RO. Braunwald's heart disease: a textbook of cardiovascular medicine. 10th ed. Philadelphia: Elsevier; 2015.

Felker GM et al. Underlying causes and long-term survival in patients with initially unexplained cardiomyopathy. 2000;342:1077-84.

Molina EJ, Shah P, Kiernan MS, Cornwell WK, Copeland H, Takeda K et al. The Society of Thoracic Surgeons Intermacs 2020 Annual Report. Ann Thorac Surg. 2021;111(3):778-92.

Petroni T, Harrois A, Amour J, Lebreton G, Brechot N, Tanaka S et al. Intraaortic balloon pump effects on macrocirculation and microcirculation in cardiogenic shock patients supported by venoarterial extracorporeal membrane oxygenation. Crit Care Med. 2014;42(9):2075-82.

Theodoropoulos TA, Bestetti RB, Otaviano AP, Cordeiro JA, Rodrigues VC, Silva AC.Predictors of all-cause mortality in chronic Chagas heart disease in the current era of heart failure therapy. Int J Cardiol. 2008;128(1):22-9.

Webb CA, Weyker PD, Flynn BC. Management of intra-aortic balloon pumps. Semin Cardiothorac Vasc Anesth. 2015;19(2):106-21. Epub 2014 Oct 27.

Capítulo 67

Parada cardiorrespiratória

Lucas Tokio Kawahara
Cecília Chie Sakaguchi Barros
Sergio Timerman
Natali Schiavo Giannetti

Introdução

A parada cardiorrespiratória (PCR) refere-se à perda abrupta da função cardíaca e pulmonar, podendo estar associada com várias causas de base. Sua epidemiologia, apesar de escassa quanto à taxa de incidência, revela informações importantes em relação às características dos eventos de parada cardiorrespiratória e quanto às taxas de sucesso dos atendimentos. Nas PCR extra-hospitalares, os ritmos cardíacos mais prevalentes são a fibrilação ventricular (FV) e a taquicardia ventricular (TV), representando cerca de 72% dos casos. Nos casos desses ritmos chocáveis, quando a desfibrilação é realizada nos primeiros 3 a 5 minutos após o início da PCR, a taxa de sobrevida gira em torno de 50% e 80%, o que demonstra a alta efetividade da desfibrilação quando realizada precocemente.

Suporte básico de vida (BLS)

O BLS tem como principal objetivo minimizar os danos de uma PCR enquanto não há a estrutura necessária para a realização do suporte avançado de vida (ACLS). O atendimento nesse estágio inicial é estruturado pelo mnemônico CAB (*circulation – airway – breathing*), além da desfibrilação nos casos de ritmos chocáveis. Fatores como qualidade das manobras e precocidade do seu início estão relacionados com a efetividade do BLS.

No cenário de um paciente com suspeita de PCR, a primeira etapa deve ser sempre a verificação da segurança do local. Segue-se a avaliação da consciência do paciente por meio de um chamado vigoroso. A verificação do pulso carotídeo e da respiração devem durar, no máximo, 10 segundos. Em casos sugestivos de PCR, caracterizados por apneia/*gasping*, deve-se prontamente acionar um serviço de emergência, solicitar um desfibrilador externo automático (DEA) e iniciar as compressões torácicas em um ritmo de 100 a 120 compressões por minuto. Em casos sem via aérea avançada, é preconizada uma relação compressão-ventilação de 30:2. Logo após a chegada do DEA, é recomendada a desfibrilação em casos de PCR em ritmos chocáveis (fibrilação ventricular (FV) e taquicardia ventricular (TV)). Para isso, deve-se realizar o posicionamento das pás do desfibrilador, que avaliará o ritmo cardíaco do paciente e indicar ou não a desfibrilação.

As manobras de ressuscitação cardiopulmonar de qualidade devem ser enfatizadas na profundidade e na frequência das compressões torácicas, no intervalo entre as compressões e na relação compressão-ventilação.

Por fim, usar técnicas de *debriefing* após uma PCR com todos os envolvidos no atendimento, com a oferta de suporte emocional e reavaliando-se os parâmetros de qualidade de ressuscitação cardiopulmonar (RCP) para promover um momento de educação, melhoria de qualidade e de reconhecimento dos pontos estressantes na equipe que acompanha o paciente nesse momento.

Quadro 67.1 Parâmetros de qualidade da RCP.

- Frequência de 100 a 120 compressões por minuto
- Compressões torácicas acima de 5 cm de profundidade
- Permitir o completo retorno do esterno nos intervalos das compressões
- Minimizar as interrupções da RCP
- Alternar o responsável pelas compressões a cada 2 minutos (ou antes, se cansaço)
- Em casos sem via aérea avançada, manter a relação compressão-ventilação em 30:2
- Evitar o excesso de ventilação
- Capnografia quantitativa para a contínua reavaliação da qualidade da RCP
- Usar dispositivo de *feedback* audiovisual em tempo real

RCP: ressuscitação cardiopulmonar.

Fonte: Desenvolvido pela autoria.

Time de resposta rápida (TRR)

O TRR é uma equipe multiprofissional, composta por médicos, enfermeiros e fisioterapeutas, que objetiva detectar precocemente o risco de PCR em pacientes internados por meio de preditores clínicos, como a frequência cardíaca, a pressão arterial, o débito urinário, a frequência respiratória, a alteração de estado mental e a saturação de oxigênio, por exemplo, até um parâmetro indireto que é a avaliação de um enfermeiro preocupado com o estado do doente, mesmo que este tenha todos os seus parâmetros dentro da normalidade. Um componente fundamental do TRR é o carro de emergência, que deve conter equipamentos com quatro finalidades: monitor/avaliação diagnóstica; controle das vias aéreas; acesso vascular e controle circulatório; e medicamentos.

A implementação da estratégia do TRR representou uma importante conquista na prevenção das PCR intra-hospitalares, o que tem ocasionado uma redução significativa da mortalidade nos leitos de enfermaria.

Suporte avançado de vida (ACLS)

O ACLS implica a utilização de procedimentos terapêuticos, como administração de drogas, abordagem invasiva de via aérea e monitorização cardíaca contínua. Nesse contexto, a conduta depende da classificação da PCR, que pode ser dividida conforme o ritmo detectado no monitor cardíaco em PCR com ritmos chocáveis ou PCR com ritmos não chocáveis

Os ritmos chocáveis são compostos por fibrilação ventricular (FV) e taquicardia ventricular sem pulso (TVSP); e são os ritmos mais comuns na PCR extra-hospitalar. A FV corresponde a uma atividade elétrica desorganizada e caótica que resulta na contração miocárdica ineficaz, enquanto a TV é uma atividade elétrica organizada, com QRS alargado, que pode ou não apresentar pulso.

Os ritmos não chocáveis são a atividade elétrica sem pulso (AESP) e a assistolia e são os mais comuns no ambiente intra-hospitalar. A AESP equivale a qualquer atividade elétrica que não gere pulso. Em relação à PCR em assistolia, esta é a forma de pior prognóstico e sua confirmação diagnóstica requer a checagem de cabos, aumento do ganho e troca de derivação.

Independentemente do ritmo encontrado, é importante considerar a obtenção de via aérea avançada por meio de intubação orotraqueal ou dispositivos supraglóticos (combitube, máscara laríngea ou tubo laríngeo). A checagem do posicionamento do tubo é composta pela ausculta em cinco pontos (epigástrio, bases e ápices pulmonares), complementada por capnografia com forma de onda. A capnografia com forma de onda tem uma utilidade adicional, visto que auxilia na monitorização da qualidade da RCP. Nesse sentido, valores de dióxido de carbono exalado no final da respiração ($PETCO_2$) menores do que 10 mmHg revelam a necessidade de se melhorar a qualidade da RCP.

Após a colocação da via aérea avançada, deve-se realizar uma ventilação a cada 6 segundos (dez ventilações em 1 minuto) sem se interromperem as compressões torácicas.

Outro aspecto significativo para todas as PCR é a realização de acesso para administração de drogas. A via preferencial deve ser intravenosa (IV), com dois acessos instalados em veias antecubitais. Caso não seja possível realizar acesso venoso, é aceitável utilizar a via intraóssea (IO).

» **Ritmos chocáveis:** na presença de FV ou TVSP, a conduta inicial deve ser o choque imediato com a energia máxima do desfibrilador (monofásico: 360 J, bifásico: 120 a 200 J). Após o choque, reiniciam-se imediatamente as manobras de RCP. Caso haja mudança de ritmo, pesquisa-se o pulso central. Se o pulso estiver presente, a PCR é considerada revertida, e iniciam-se os cuidados pós-PCR.Se o pulso não for observado, reiniciam-se os ciclos de RCP e realizam-se as condutas para PCR não chocável.

Após o primeiro choque, devem-se também realizar: acesso para infusão de drogas; estabelecimento de via aérea; e monitorização cardíaca contínua.

Se o ritmo cardíaco não mudar, a conduta farmacológica inicial é 1 mg de epinefrina, a cada 3 a 5 minutos (a cada 2 ciclos). Nos casos refratários a dois choques e à epinefrina, recomenda-se a aplicação de amiodarona ou de lidocaína; além da investigação de causas reversíveis da PCR.

» **Ritmos não chocáveis:** na presença de AESP ou assistolia, a conduta inicial deve ser a instalação de acesso IV ou IO e a administração de epinefrina 1 mg o mais precocemente possível, a ser reaplicada a cada 3 a 5 minutos.

As manobras de RCP devem ser realizadas, com reavaliação do ritmo a cada 2 minutos. Investigar e tratar todas as causas reversíveis de PCR.

A Figura 67.1 ilustra o fluxograma do atendimento de PCR chocáveis e não chocáveis.

Figura 67.1 Fluxograma de atendimento para PCR chocáveis e não chocáveis.

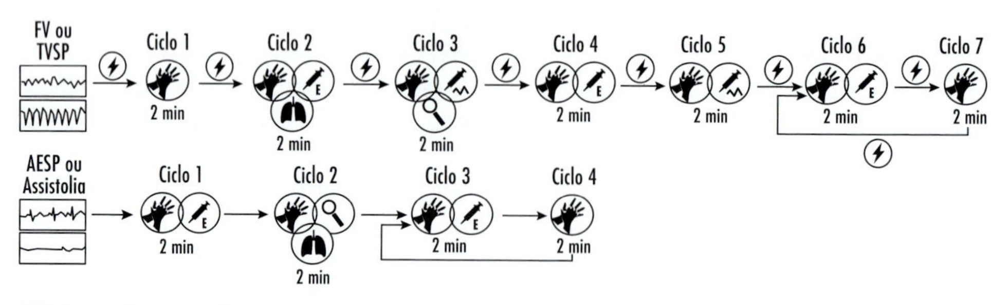

Desfibrilação	Medicações		Investigação de causas reversíveis	RCP
• Carga máxima (monofásico: 360 J; bifásico: 120-200 J)	• Epinefrina (E): 1 mg IV/IO a cada 2 ciclos (3 a 5 minutos).	• Antiarrítmicos: apenas em PCR chocável. • Amiodarona (A); • 1ª dose de 300 mg (bólus); • 2ª dose de 150 mg; ou • Lidocaína (L); • 1ª dose de 1-1,5 mg/kg; • 2ª dose de 0,5-0,75 mg/kg	• Investigar e corrigir causas reversíveis de PCR	• Respeitar padrões de qualidade **Considerações de VA avançada** • IOT ou dispositivos supraglóticos

AESP: atividade elétrica sem pulso; FV: fibrilação ventricular; IV: (via) intravenosa; IO: (via) intraóssea; IOT: intubação orotraqueal. PCFR: parada cardiorrespiratória; RCP: ressuscitação cardiopulmonar; TVSP: taquicardia ventricular sem pulso; VA: via aérea.

Fonte: Desenvolvida pela autoria.

O Quadro 67.2 sintetiza as causas reversíveis de PCR.

Quadro 67.2 Causas reversíveis de parada cardiorrespiratória (5Hs/5Ts).

Hipovolemia	**T**rombose coronária
Hipóxia	**T**amponamento cardíaco
H+ (acidemia)	**T**oxinas
Hipo/hipercalemia	**T**ensão do tórax por pneumotórax
Hipotermia	**T**rombose pulmonar

Fonte: Desenvolvida pela autoria.

Cuidados pós-parada cardiorrespiratória

O retorno da circulação espontânea (RCE) representa a retomada da pulsação cardíaca no ritmo normal após uma parada cardiorrespiratória. A detecção do RCE normalmente é feita pelo retorno da palpação do pulso arterial e a detecção de CO_2 ao final da expiração por intermédio da capnografia.

Após o RCE, o manejo é dividido em cuidados imediatos e a longo prazo, objetivando otimização hemodinâmica e ventilatória, reversão da causa da PCR, manutenção da temperatura corpórea, análise do acometimento neurológico, além de identificação de possíveis deficiências consequentes da PCR.

Figura 67.2 Sumário de cuidados pós-parada cardiorrespiratória.

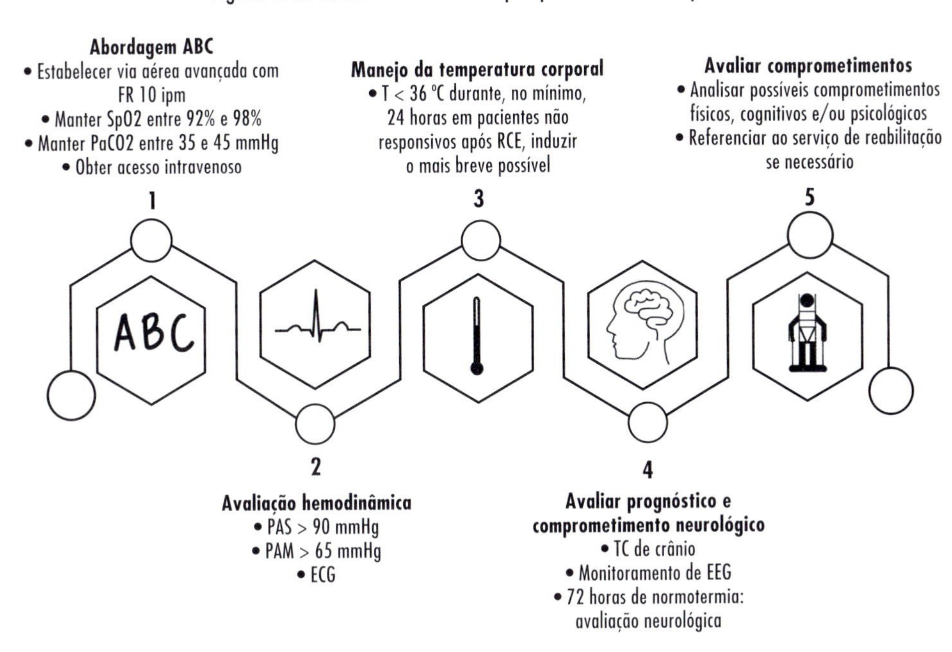

ECG: eletrocardiograma; FR: frequência respiratória; ipm: incursões respiratórias por minuto; $PaCO_2$: pressão parcial de CO_2 no sangue arterial; PAM: pressão arterial média; PAS: pressão arterial sistólica; RCE: retorno da circulação espontânea; SpO_2: saturação de oxigênio; T: temperatura; TC: tomografia computadorizada.

Fonte: Desenvolvida pela autoria.

» **Cuidados imediatos:** do ponto de vista hemodinâmico, a abordagem ABC (*airway – breathing – circulation*) deve ser empregada durante a fase de tratamento imediato. As principais recomendações são manter a via aérea avançada mesmo após o retorno espontâneo da circulação a fim de preservar a saturação parcial de oxigênio entre 92% e 98%, avaliar a ventilação via capnografia e preservar a volemia do paciente. Inicialmente, deve-se realizar um eletrocardiograma e obter um acesso intra-arterial na circulação periférica para monitorização invasiva da pressão arterial. A fim de atingir a meta de manter uma pressão arterial sistólica acima de 90 mmHg ou pressão arterial média acima de 65 mmHg, o uso de fluidos cristaloides e de fármacos vasopressores e inotrópicos deve ser considerado.

Em pacientes que se mantiverem comatosos após o RCE, recomenda-se o manejo da temperatura corporal do paciente menor do que 36 °C por 24 horas no mínimo a fim de prevenir lesões neurológicas irreversíveis.

Em paralelo, é importante esclarecer a causa da PCR. Nessa etapa, o eletrocardiograma é um exame fundamental. Esse exame deverá ser realizado o mais precocemente possível. Em casos de elevação de ST sugestiva de oclusão coronariana, a desobstrução coronariana via cateterismo está indicada imediatamente. Em casos com alta probabilidade estimada de oclusão coronariana, mesmo que não haja uma elevação de ST no eletrocardiograma, a angiografia coronariana pode ser considerada nos centros que têm disponibilidade. Se necessário, é recomendado realizar uma intervenção coronariana percutânea.

Se a causa da PCR não for identificada após essa pesquisa inicial, as investigações devem prosseguir com a solicitação de uma tomografia computadorizada cerebral e de uma angiotomografia pulmonar para avaliar outras causas potencialmente reversíveis.

A escala de Glasgow, em conjunto com biomarcadores, eletroencefalograma e exames de imagem, pode auxiliar no manejo e na análise de prognóstico dos pacientes comatosos após uma parada cardiorrespiratória. A avaliação neurológica para prognóstico só pode ser realizada 72 horas depois da normotermia.

» **Prevenção secundária (cuidados a longo prazo):** após a ocorrência de uma PCR, o manejo do paciente deve visar a prevenção de eventos recidivos. Em casos de paradas em consequência de isquemias miocárdicas, o tratamento bem-sucedido da doença coronariana diminui significativamente o risco de um novo evento.

Entretanto, pacientes com PCR por FV ou TV não isquêmica apresentam uma chance aumentada de recidiva nos anos seguintes à primeira PCR, e muitos saem com sequelas importantes justificando a importância de serem acompanhados em centros de paradas cardíacas ou hospitais com especialidades neurológicas e/ou cardiológicas com pleno acesso às equipes multiprofissionais que atuam na reabilitação o mais precoce possível.

Bibliografia consultada

Bernoche C, Timerman S, Polastri TF, Giannetti NS, Siqueira AW da S, Piscopo A et al. Atualização da Diretriz de Ressuscitação Cardiopulmonar e Cuidados Cardiovasculares de Emergência da Sociedade Brasileira de Cardiologia – 2019. Arq Bras Cardiol. 2019.

Gianotto-Oliveira R, Gonzalez MM, Vianna CB, Monteiro Alves M, Timerman S, Kalil Filho R et al. Survival after ventricular fibrillation cardiac arrest in the Sao Paulo metropolitan subway system: first successful targeted automated external defibrillator (AED) program in Latin America. J Am Heart Assoc. 2015;4(10).

Merchant RM, Topjian AA, Panchal AR, Cheng A, Aziz K, Berg KM et al. Part 1: Executive summary: 2020 American Heart Association Guidelines for cardiopulmonary resuscitation and emergency cardiovascular care. Circulation. 2020;142(16.2).

Nolan JP, Maconochie I, Soar J, Olasveengen TM, Greif R, Wyckoff MH et al. Executive summary: 2020 International Consensus on Cardiopulmonary Resuscitation and Emergency Cardiovascular Care Science With Treatment Recommendations. Circulation. 2020;142(16.1).

Nolan JP, Sandroni C, Böttiger BW, Cariou A, Cronberg T, Friberg H et al. European Resuscitation Council and European Society of Intensive Care Medicine Guidelines 2021: post-resuscitation care. Resuscitation. 2021;161:220-69.

Olasveengen TM, Mancini ME, Perkins GD, Avis S, Brooks S, Castrén M et al. Adult Basic Life Support. Resuscitation. 2020;156:A35-79.

Capítulo 68

Cardiopatias congênitas cianogênicas

Pedro Guimarães Silva
Angélica Binotto
Isabel Cristina Britto Guimarães

O cuidado ao paciente portador de cardiopatias congênitas (CC) é um grande desafio para o cardiologista. Dadas as inúmeras possibilidades de alterações estruturais e suas várias particularidades fisiológicas e fisiopatológicas, faz-se necessário um entendimento claro dos princípios patológicos e terapêuticos de cada uma dessas cardiopatias.

Cerca de 8 a cada 1.000 nascidos vivos apresentam alguma CC, sendo que 25% dos casos são críticos. Contudo, este número é subestimado, dado que há divergência dos critérios diagnósticos e, em situações em que a alteração não gera repercussão imediata, como no caso da valvar aórtica bivalvularizada e do prolapso de valva mitral, sua presença pode não ser documentada.

As cardiopatias congênitas críticas mais comuns são as cianogênicas (CCC), englobando um grupo de alterações associadas ao desenvolvimento de hipoxemia, expressa semiologicamente pelo aparecimento de cianose central resultante de dois mecanismos fisiopatológicos: o hipofluxo pulmonar; ou o hiperfluxo pulmonar seguido de *shunt* direito-esquerdo.

No primeiro cenário, há redução do fluxo de sangue para o leito pulmonar por motivos mecânicos, como obstruções (atresias/estenoses), ou funcionais, em razão da ineficácia do ventrículo direito (VD). Em ambos os cenários, o déficit de fluxo dificulta a realização da hematose.

Nos casos de hiperfluxo com *shunt* direito-esquerdo, há aumento do fluxo no leito pulmonar (Qp) pelo desvio do sangue que deveria formar o fluxo sistêmico (Qs) através de comunicações entre o coração esquerdo e o direito, em função do gradiente de pressão esquerda-direita. Quando a razão Qp/Qs, que deveria ser 1, encontra-se em valores acima de 1,3, ocorre adaptação do leito vascular pulmonar mediada pelo cisalhamento e pela alta pressão. A fim de garantir a homeostase, as arteríolas pulmonares passam por remodelamento e espessamento médio-intimal, aumentando sua resistência. Quando as pressões nas câmaras direitas excedem o valor das esquerdas, há inversão do *shunt* e passagem de sangue pobre em oxigênio para as câmaras esquerdas, resultando em cianose, o que é denominado "síndrome de Eisenmenger".

Transposição completa das grandes artérias (TGA)

Corresponde entre 5% e 7% de todas as CC, com maior incidência em homens (razão de 3 homens para 1 mulher). Há uma discordância ventrículo-arterial, com o tronco pulmonar originando-se do ventrículo esquerdo (VE) e a aorta, do ventrículo direito. Isso resulta na formação de dois sistemas circulatórios em paralelo: o esquerdo, correspondendo à circulação pulmonar (o VE recebe sangue proveniente das veias pulmonares e bombeia-o de volta para os pulmões); e o direito, responsável pela irrigação sistêmica (recebe sangue proveniente dos sistemas cavais e ejeta-o pela aorta). Essa conformação resulta em grave hipoxemia e limitação de oferta de oxigênio para a circulação sistêmica. Para ser compatível com a vida, há necessidade da presença de comunicação entre os dois sistemas circulatórios, o que é possível através de comunicações interventriculares (CIV), presentes em até 30% e 40% dos casos, interatriais (CIA) e/ou pela patência do canal arterial (PCA). A cianose se manifesta de forma intensa e precoce desde o nascimento. Múltiplas outras alterações podem estar presentes, como coarctação de aorta, interrupção do arco aórtico, estenose subpulmonar, atresia pulmonar ou cavalgamento septal pela valva atrioventricular.

» **Exame físico:** as características marcantes são a cianose, além de uma B2 hiperfonética e única. A depender da presença ou não de CIV, pode-se ouvir o sopro holossístólico correspondente e uma cianose menos intensa pela maior mistura entre as duas circulações. Outras alterações, como a estenose pulmonar, também podem se manifestar por meio do sopro correspondente.

» **Exames complementares:** pacientes com TGA frequentemente apresentam acidose mista e hipoxemia arterial irresponsiva ao uso de O_2. O eletrocardiograma (ECG) revela hipertrofia de VD ou biventricular, a depender do tamanho da CIV, com eixo normal. Na radiografia de tórax, a cardiomegalia e a congestão são frequentes, assim como um mediastino superior estreito e o coração assumindo aspecto típico similar a um "ovo deitado". O ecocardiograma (ECO) é o principal exame no diagnóstico das CCC. Na visualização dos vasos da base, observam-se os vasos paralelos entre si. Além disso, é possível visualizar a bifurcação do vaso que emerge do VE, denotando ser este o tronco pulmonar, assim como a aorta do VD. Pode-se também visualizar a presença de CIV e de CIA e seu grau de restrição ao fluxo e mistura entre as câmaras.

» **Manejo:** na ausência de comunicações entre as duas circulações, lança-se mão de intervenções paliativas, como a atrioseptotostomia por balão (Rashkind) para melhora da mistura e, consequentemente, da hipoxemia. Demais componentes do tratamento incluem oxigenoterapia e infusão de prostaglandina E1 (PGE1) para garantia de patência do canal arterial. Contudo, a terapia definitiva para tratamento da TGA é a correção cirúrgica por meio da cirurgia de Jatene (troca arterial), desenvolvida pelo médico brasileiro Adib Jatene em 1975. Após Jatene, outras terapias cirúrgicas, como as de Lecompte-Vouhé e Nikaidoh, surgiram como alternativas para correção do defeito.

Tetralogia de Fallot (TF)

A TF é a mais prevalente das CCC, correspondendo entre 5% e 10% das CC. Esta entidade é descrita pela tétrade: CIV (usualmente ampla); obstrução de via de saída do VD (desde uma leve estenose infundibular até atresia pulmonar); hipertrofia do VD; e cavalgamento do septo com anterodextroposição da aorta. A cianose se dá pelo mecanismo de hipofluxo pulmonar, com a gravidade da TF sendo tanto maior quanto mais importante for a obstrução de via de saída do VD.

Usualmente, é possível auscultar sopros cardíacos (por estenose infundibular) e cianose desde o nascimento. A evolução para dispneia com falência de VD, adoção da postura de cócoras (*squatting*) e crises de hipoxemia ocorrem de forma mais tardia na evolução natural da doença, quadro raro na atualidade. Em situações em que há um grande *shunt* esquerdo-direito, como em uma CIV de grande amplitude, pode-se apresentar a TF rosada (*pink Fallot*), em que ocorrem o aumento do fluxo pulmonar e a correção da hipoxemia, apesar de evoluir futuramente com sintomas de insuficiência cardíaca (IC) por sobrecarga de volume e cianose pelo desenvolvimento da síndrome de Einsenmenger.

» **Exame físico:** graus variados de cianose, podendo haver taquipneia e baqueteamento digital em pacientes não tratados. Há sopro ejetivo com frêmitos na borda esternal esquerda e impulsão paraesternal esquerda como consequência da estenose pulmonar e hipertrofia de VD. A B2 é usualmente única pela dextroposição da aorta, com atenuação do componente pulmonar.

» **Exames complementares:** na forma cianótica, ocorre desvio do eixo elétrico para a direita e sinais de hipertrofia do VD. A radiografia de tórax mostra um pulmão pouco vascularizado ("pulmão negro") em razão do hipofluxo pulmonar, com elevação do ápice ventricular concomitante ao apagamento da artéria pulmonar, conferindo o padrão em "bota" ou "tamanco holandês". Ao ECO, é possível notar todos os componentes da tétrade além da gravidade funcional da anatomia, como estimativa de gradientes e fluxo pulmonares.

» **Manejo:** a evolução natural pode culminar em grave hipoxemia, o que gera uma série de alterações que variam desde a poliglobulia e síndrome de hiperviscosidade até o surgimento de crises hipoxêmicas graves denominadas "crises cianóticas". Essas são caracteristicamente desencadeadas durante a manhã após episódios de esforço (choro, evacuação ou alimentação) e cursam com paroxismos de hiperpneia, irritabilidade, cianose e redução de intensidade dos sopros cardíacos. A crise cianótica deve ser tratada com o uso de morfina subcutâneo ou intramuscular, bicarbonato endovenoso e flexão das pernas sobre o tórax. Em pacientes com TF de má anatomia e dependentes do canal arterial (como na atresia pulmonar), é imperativo o uso de PGE1.

A correção cirúrgica é realizada geralmente no 1º ano de vida e consiste no fechamento da CIV, ressecção de bandas musculares na via de saída do VD e, quando necessário, ampliação do anel pulmonar com a colocação de um retalho transanular. A cirurgia de Blalock-Taussig-Thomas (anastomose entre a artéria subclávia e a artéria pulmonar) é uma cirurgia paliativa para os pacientes ainda não em condições da realização de reparo definitivo.

Drenagem venosa pulmonar anômala total (DVPAT)

Equivale a 1% das CC, com relação de 4 homens para 1 mulher. As veias pulmonares não desembocam no átrio esquerdo (AE), mas no direito (AD) ou em tributárias venosas que drenam para o coração direito. As formas existentes de DVPAT são: superior (50%: drenagem para a veia casa superior); cardíaca (20%: AD); inferior (20%: veias cava inferior, porta ou hepática); mista (10%: combinação de diferentes tipos de drenagem). Para ser compatível com a vida, faz-se necessária a presença de uma CIA ou um forame oval patente (FOP), que permitam o fluxo de sangue arterial para as câmaras esquerdas. A forma clínica varia a depender da presença ou não de obstrução ao fluxo pulmonar.

» **DVPAT sem obstrução ao fluxo pulmonar:** ocorre cianose moderada desde o nascimento, com sinais de IC direita e hipertrofia ventricular direita. A B2 geralmente é desdobrada, com hiperfonse do componente pulmonar (P2). Sopros de grau 2-3 podem ser audíveis em foco pulmonar e em foco tricúspide em razão do hiperfluxo gerado através das valvas tricúspide e pulmonar.

» **DVPAT com obstrução ao fluxo pulmonar:** a cianose é marcadamente mais pronunciada, com exacerbação ao esforço (choro, alimentação), e associa-se a sinais de congestão pulmonar e hepatomegalia.

- **Exames complementares:** no ECO, há dilatação das câmaras direitas em relação às esquerdas, que apresentam pré-carga reduzida. Além disso, é possível visualizar a conexão anômala das veias pulmonares e da CIA ou FOP. Há hipertrofia de VD, que pode se expressar no ECG, radiografia de tórax e ECO.
- **Manejo:** são necessárias medidas para controle da congestão, como diuréticos, além de oxigenoterapia e correção de distúrbios acidobásicos. Em casos de CIA restritivas, a atrioseptoplastia por balão facilita a passagem de sangue para o coração esquerdo. A correção cirúrgica deve ser realizada o quanto antes, visando o direcionamento do fluxo venoso pulmonar para o AE.

Atresia tricúspide (AT)

Corresponde entre 1% e 3% das CC. A valva tricúspide é atrésica e há um assoalho muscular no AD, com hipoplasia do VD. CIA e CIV são obrigatórias. A conexão ventriculoarterial pode ser concordante, discordante, do tipo dupla via de saída ou via de saída única, com atresia pulmonar.

- **Exame físico:** a apresentação clínica e a ausculta dependerão da presença e da gravidade da obstrução ao fluxo pulmonar, desde hipóxia neonatal grave, quando houver atresia, ou hiperfluxo pulmonar, na ausência de obstrução.
- **Exames complementares:** o ECG mostra desvio do eixo à esquerda, sobrecarga do VE, do AD e, eventualmente, do AE. Na radiografia de tórax pode haver achados similares aos da TF (redução da vasculatura e coração "em bota"). O ECO define as alterações anatômica, funcionais e defeitos associados.
- **Manejo:** o manejo inicial tem por objetivo manter uma relação Qp/Qs próxima de 1. Podem ser necessários a atriosseptostomia (Rashkind), para garantir um fluxo adequado do AD para o AE; e a infusão de PGE1, para manter a PCA nos pacientes com fluxo pulmonar muito limitado. A correção biventricular não é possível nesses casos, sendo necessários diversos procedimentos paliativos, sendo a operação de Fontan modificada (anastomose das veias cavas na artéria pulmonar direita), quando possível, o procedimento definitivo.

Anomalia de Ebstein (AEb)

Corresponde a menos de 1% das CC. Caracteriza-se pelo deslocamento inferior e apical dos folhetos posterior e septal da valva tricúspide dentro do VD, com redução do VD e atrialização da porção acima da inserção da valva, com insuficiência tricúspide importante. O tecido do folheto anterior pode ser extenso e redundante, assumindo o aspecto de "vela de barco", com obstrução da via de saída do VD. Uma CIA ou FOP estão presentes na maioria dos casos. Além das alterações da tricúspide, o VD apresenta paredes usualmente finas e fibróticas, com implicações na evolução clínica desses pacientes. É frequente a associação com vias anômalas de pré-excitação, como na síndrome Wolff-Parkinson-White.

- **Exame físico:** os achados dependem da gravidade da insuficiência tricúspide e do shunt D-E. À ausculta, pode-se encontrar desdobramento de B1 e amplo de B2, assim como B3, B4 e sopro sistólico compatível com insuficiência tricúspide. Pode haver sinais de congestão direita, como hepatomegalia.
- **Exames complementares:** o ECG revela bloqueio de ramo direito (BRD), sinais de sobrecarga de AD, assim como bloqueio atrioventricular de 1º grau e sinais de pré-excitação (até 20% dos casos). Os achados da radiografia de tórax podem variar de discreto aumento da área cardíaca até presença de cardiomegalia por aumento de AD. O ECO demonstra as alterações anatômicas e funcionais da anomalia, bem como defeitos associados.

» **Manejo:** em neonatos com hipoxemia grave ou IC, realizam-se PGE1, correção de distúrbios hidroeletrolóticos e acidobásicos, infusão de drogas inotrópicas e suporte ventilatório. Considerando que muitos indivíduos são assintomáticos, o tratamento cirúrgico está indicado na presença de sintomas de IC, piora da capacidade ao exercício e disfunção progressiva do VD,

Truncus arteriosus persistente (TAP)

A anomalia está presente em menos de 1% dos portadores de CC. Há um único grande tronco arterial valvulado que dá origem às circulações pulmonares, sistêmica e coronariana. A valva truncal pode apresentar de duas a quatro válvulas e é usualmente incompetente. A CIV é grande e situa-se entre os braços da trabécula septomarginal. Diferentes tipos de TAP existem a depender de como as artérias pulmonares (AP) originam-se do tronco principal. Nas formas mais comuns, as AP se originam de um pequeno tronco comum que emerge de um *truncus* curto (tipo I) ou de cada uma das laterais da porção posterior do *truncus* (tipo II). A presença de hiperfluxo ou hipofluxo pulmonar depende do subtipo de TAP em questão. Clinicamente, o paciente apresenta sintomas de IC com cianose discreta. Sinais de hipertensão pulmonar são precoces, razão pela qual a correção cirúrgica deve ser realizada nas primeiras semanas de vida.

» **Exame físico:** a criança apresenta-se com sinais de IC. A B2 é única e geralmente ausculta-se um estalido protossistólico intenso. Pode haver sopro ejetivo na presença de estenose da valva truncal. Sopro diastólico aspirativo pode decorrer da insuficiência valvar, assim como ritmo de galope por B3.

» **Exames complementares:** na radiografia de tórax há cardiomegalia, com arco aórtico à direita em 30% dos casos e sobrecarga biventricular ao ECG. O ECO evidencia um único grande vaso da base (tronco arterial comum), podendo-se diferenciar seus subtipos pelo local de emergência das AP.

» **Manejo:** controle dos sintomas congestivos com diuréticos e vasodilatadores são o primeiro passo na compensação clínica. Pela associação de TAP com a síndrome DiGeorge, deve-se avaliar a calcemia, prevenir infecções e realizar transfusão de hemocomponentes irradiados. A cirurgia varia com os diferentes subtipos de *truncus*, objetivando corrigir a emergência dos vasos da base e garantir a competência do fluxo e da função valvar.

Bibliografia consultada

Baumgartner H et al. Working Group on Grown-up Congenital Heart Disease of the European Society of Cardiology. Recommendations for organization of care for adults with congenital heart disease and for training in the subspecialty of "grown-up congenital heart disease" in Europe: a position paper of the Working Group on Grown-up Congenital Heart Disease of the European Society of Cardiology. Eur Heart J. 2014;35:686-90.

Moons P, Meijboom FJ, Baumgartner H, Trindade PT, Huyghe E, Kaemmerer H et al. Structure and activities of adult congenital heart disease programmes in Europe. Eur Heart J. 2010;31(11):1305-10.

Park MK, Salamat M. Cyanotic congenital heart defects. Park's pediatric cardiology for practitioners. 7. ed. Elsevier. 2021;160-215.

van der Linde D, Konings EE, Slager MA, Witsenburg M, Helbing WA, Takkenberg JJ et al. Birth prevalence of congenital heart disease worldwide: a systematic review and meta-analysis. J Am Coll Cardiol. 2011;58:2241-7.

Webb GD, Smallhorn JF, Therrien J, Redington NA. Congenital heart disease. In: Braunwalds E. Heart disease: a textbook of cardiovascular medicine. 10. ed. Philadelphia: WB-Saunders Co. 2015; 1391-445.

Capítulo 69

Cardiopatias congênitas acianogênicas

Stephanie Ondracek Lemouche
Anna Christina de Lima Ribeiro

Introdução

A prevalência de cardiopatia congênita na população adulta é de cerca de 3 para cada 1.000 adultos. Nos últimos anos, com o avanço nos tratamentos clínicos e cirúrgicos das cardiopatias congênitas na faixa etária pediátrica, cerca de 85% dos recém-nascidos atingem a idade adulta. Entre as cardiopatias congênitas acianogênicas, as mais prevalentes na idade adulta são: valva aórtica bicúspide, comunicação interatrial, comunicação interventricular.

Comunicação interatrial (CIA)

A CIA é a anomalia congênita mais prevalente em adultos e corresponde a cerca de 25% e 30% dos casos diagnosticados nesta faixa etária. Trata-se de um defeito do septo atrial que permite comunicação entre as circulações sistêmica e pulmonar. O grau e a direção do *shunt* interatrial dependem do tamanho do defeito e do gradiente de pressão entre as cavidades relacionado à complacência ventricular. As CIAs podem ser classificadas conforme os tipos: *ostium primum* (OP), *ostium secundum* (OS), seio coronário (SC), seio venoso (SV), sendo a OS o tipo mais frequente.

Quadro clínico

Muitos pacientes permanecem assintomáticos durante a infância e adolescência, tolerando bem a sobrecarga de volume durante anos, sendo comum que o diagnóstico seja feito na idade adulta. O surgimento dos sintomas está relacionado ao aumento do *shunt* da esquerda para a direita secundário à redução da complacência do ventrículo esquerdo (VE) ou em caso de elevação de pressão atrial esquerda por hipertensão arterial, valvopatia mitral e aórtica, por exemplo. Dispneia aos esforços e palpitações são os sintomas mais frequentes. *Flutter* e fibrilação atrial podem estar presentes em cerca de 21% dos adultos portadores de CIA com idade superior a 40 anos.

Alguns pacientes evoluem com hipertensão arterial pulmonar (HAP) com falência do VD e *shunt* direita-esquerda evoluindo para Síndrome de Eisenmenger. Seu desenvolvimento é altamente variável e não depende apenas do tamanho da comunicação, mas de fatores individuais ainda desconhecidos.

O exame físico do paciente com CIA com repercussão importante pode apresentar impulsões sistólicas na borda esternal esquerda. Ausculta de desdobramento amplo e fixo da segunda bulha na área pulmonar denota aumento de volume ejetado pelo VD. Um sopro sistólico ejetivo pode ser audível na área pulmonar e pode haver sopro mesodiastólico audível na área tricúspide por hiperfluxo através desta valva.

Exames complementares

» **Eletrocardiograma (ECG):** pode apresentar onda *p* com aumento de amplitude por sobrecarga de átrio direito e padrão de bloqueio incompleto de ramo direito, além de desvio do eixo para a direita. As arritmias mais comumente evidenciadas são a fibrilação atrial e o *flutter.*

» **Radiografia de tórax:** em pacientes com defeitos com repercussão hemodinâmica há aumento da área cardíaca as custas de câmaras direitas, aumento da trama vascular pulmonar e dilatação da artéria pulmonar. Discrepância entre artérias pulmonares dilatadas e relativa redução de vasculatura periférica pode sugerir aumento de resistência vascular pulmonar.

» **Ecocardiograma (ECO):** é o método diagnóstico para determinar a presença do defeito, localização, tamanho e características hemodinâmicas. Em casos de pacientes com janela acústica limitada (obesos, cirurgias prévias) a modalidade transesofágica é uma alternativa excelente, inclusive para avaliação de drenagem venosa pulmonar e recomendada para selecionar os defeitos com características para fechamento percutâneo.

» **Teste de oximetria:** em repouso e exercício é importante para avaliação da magnitude e direção do *shunt.*

» **Angiotomografia computadorizada e ressonância magnética:** podem ser solicitadas para avaliação detalhada das conexões venosas pulmonares não esclarecidas ao ecocardiograma, em especial nos casos de CIA tipo SV, a qual pode estar associada à drenagem anômala de veias pulmonares.

» **Cateterismo cardíaco:** Indicado para diagnóstico nos pacientes com idade acima de 40 anos para avaliação de doença coronariana e nos pacientes com sinais de HAP que necessitam de estudo das pressões e resistências vasculares pulmonar e sistêmica. O cateterismo também pode ser indicado como terapêutico para fechamento do defeito no caso de CIA OS.

Tratamento

Apesar de baixa incidência, nos adultos deve-se avaliar a presença de elevação da resistência vascular pulmonar (RVP) antes de indicar o fechamento da comunicação. Pacientes com comunicação tipo seio venoso, artérias pulmonares centrais dilatadas, saturação periférica de oxigênio < 93% ao esforço ou achados ecocardiográficos sugestivos de elevação da pressão da artéria pulmonar devem ser avaliados para HAP.

Tabela 69.1 Recomendações para o tratamento da CIA.

Tratamento	Grau de recomendação	Nível de evidência
Oclusão percutânea ou cirúrgica de CIA em adultos com CIA isolada e piora de CF, aumento de AD ou VD e *shunt* esquerdo-direito (QP: QS ≥ 1,5:1), na ausência de cianose no repouso ou esforço e com PSAP < 50% da PAS, e RVP < 1/3 da RVS	I	B

(Continua)

Tabela 69.1 Recomendações para o tratamento da CIA (continuação).

Tratamento	Grau de recomendação	Nível de evidência
Oclusão percutânea ou cirúrgica de CIA OS em adultos assintomáticos com aumento de AD e/ou VD e *shunt* esquerda-direita (QP:QS > 1,5:1), na ausência de cianose no repouso ou esforço e com PSAP <50% da PAS, e RVP < 1/3 da RVS	IIA	C
Oclusão da CIA OS concomitante a abordagem cirúrgica cardíaca por outra indicação quando há aumento de AD e/ou VD e *shunt* esquerda-direita (QP:QS > 1,5:1 ou maior) na ausência de cianose no repouso ou esforço	IIA	C
Oclusão cirúrgica ou percutânea da CIA em adultos com *shunt* esquerda-direita (QP:QS > 1,5:1), e com PSAP com valor ≥ 50% da PAS e/ou RVP > 1/3 da RVS	IIB	B
O fechamento da CIA não deve ser realizado em adultos com pressão sistólica pulmonar com valor > 2/3 da PAS, e RVP > 2/3 da RVS e/ou *shunt* direita para esquerda	III	C

AD: átrio direito; CF: classe funcional; PAS: pressão arterial sistólica; PSAP: pressão sistólica de artéria pulmonar; QP: fluxo pulmonar; QS: fluxo sistêmico; RVP: resistência vascular pulmonar; RVS: resistência vascular sistêmica; VD: ventrículo direito.

Fonte: Adaptada de Guideline for the Management of Adults With Congenital Heart Disease AHA/ACC 2018.

Forame oval patente

O forame oval patente (FOP) é uma comunicação interatrial normal no período fetal e persiste entre 20% e 25% da população adulta. O FOP isolado não requer tratamento ou seguimento.

O diagnóstico é feito pelo ECO transesofágico com teste de bolhas (injeção de solução salina agitada) visualizando *shunt* transitório direita-esquerda. O *doppler* transcraniano com solução salina agitada é uma alternativa menos invasiva, mas apenas detecta a presença de *shunt*, e não a localização, sem outras informações sobre a anatomia cardíaca do paciente.

Na população com acidente vascular cerebral (AVC) criptogênico, a prevalência de FOP fica entre 40% e 50% e a literatura ainda discute o papel do fechamento percutâneo do FOP para reduzir o risco de reincidência nesse grupo específico. Os últimos estudos concluem que a oclusão percutânea do FOP reduz o risco de novo AVC criptogênico em pacientes selecionados, com as seguintes características: aneurisma de septo interatrial; FOP grande; valva de Eustáquio ou Rede de Chiari exuberante; trombose venosa profunda prévia; idade < 60 anos; exclusão de outras causas de AVC.

Comunicação interventricular

A comunicação interventricular (CIV) é o defeito congênito mais frequente ao nascimento, após a valva aórtica bicúspide, mas na população adulta corresponde a apenas 10%

das cardiopatias congênitas, principalmente pelo fechamento espontâneo. Pode ser encontrado como um defeito isolado ou associado a cardiopatias congênitas complexas.

Classificação

- » **Perimembranosa/membranosa (80%):** localizada no septo membranoso com possível extensão para via de saída, porção trabecular ou via de saída. Proximidade com a valva aórtica e tricúspide.
- » **Muscular (15% a 20%):** localizada na região trabecular do septo interventricular, todas as bordas são musculares. Geralmente apresenta fechamento espontâneo.
- » **Infundibular (5%):** localizada abaixo das valvas semilunares no septo, associada frequentemente à insuficiência aórtica progressiva por prolapso do folheto coronariano direito.
- » **Via de entrada:** localizada abaixo das valvas mitral e tricúspide, frequentemente associada à Síndrome de Down.

Quadro clínico

A direção e magnitude do *shunt* são determinadas pelo tamanho da comunicação, resistência vascular pulmonar, função ventricular e presença de obstrução à via de saída do ventrículo direito (VD). Inicialmente a CIV leva a um *shunt* esquerda-direita com sobrecarga volêmica das câmeras esquerdas evoluindo com dispneia, intolerância ao exercício e fadiga. O paciente adulto com CIV tem apresentação clínica variável:

- » CIV operada na infância sem defeito residual;
- » CIV operada na infância com defeito residual;
- » CIV restritiva com *shunt* esquerda-direita pequeno, com Qp:Qs < 1,5:1, sem HAP e sem sobrecarga de volume do VE conduzida de forma expectante na infância;
- » CIV com *shunt* esquerda-direita, com Qp:Qs > 1,5:1 e < 2:1, com graus variáveis de HAP e sobrecarga de volume;
- » Síndrome de Eisenmenger: CIV grande inicialmente com *shunt* grande esquerda-direita com evolução para HAP e inversão do *shunt* para direita-esquerda.

As complicações evolutivas mais frequentes são:

- » Endocardite: risco maior do que a população geral, principalmente na valva tricúspide e pulmonar.
- » Aneurisma do septo membranoso pela aderência do folheto septal da valva tricúspide: pode evoluir com obstrução da via de saída do VD.
- » Risco de prolapso do folheto coronariano direito em CIV de via de saída, levando a insuficiência aórtica progressiva. Ocorre em 6% de pacientes com CIV subaórtica ou perimembranosa.

Ao exame físico os pacientes apresentam sopro holossistólico no 3° a 4° espaço intercostal, com frêmito dependendo do tamanho. Grandes comunicações normalmente cursam sem sopro, enquanto comunicações pequenas causam um sopro sistólico com frêmito. Pacientes com insuficiência aórtica associada apresentam sopro diastólico, além de sinais clínicos de insuficiência aórtica como pressão de pulso ampla.

Pacientes com HAP apresentam sopro sistólico no início da sístole, com pico precoce. Se complicado com Síndrome de Eisenmenger, há cianose, baqueteamento digital, ausência de sopro holossistólico e impulsões de VD.

Exames complementares

- **ECG:** achados inespecíficos. Em defeitos pequenos o ECG é normal. Em defeitos maiores pode apresentar atraso de condução intraventricular, bloqueio de ramo direito, sinais de sobrecarga de câmeras esquerdas.
- **Radiografia de tórax:** em defeitos grandes cursa com aumento da trama vascular pulmonar, contorno de VE, AE e artéria pulmonar. Aumento de área cardíaca sugere *shunt* Qp:Qs > 2:1.
- **ECO:** útil para diagnóstico e avaliação do tamanho da comunicação, localização, defeitos associados, sobrecarga de volume no VE, estimar pressão da artéria pulmonar e presença de insuficiência aórtica. O ECO transesofágico é reservado para pacientes com janela ecocardiográfica limitada.
- **Teste da caminhada:** forma objetiva de avaliar tolerância ao exercício.
- **Tomografia computadorizada e ressonância magnética:** complementar ao ECO se houver necessidade de avaliar melhor a sobrecarga de volume do VE e lesões associadas. Raramente necessário.
- **Cateterismo:** aferição da resistência vascular pulmonar em casos de suspeita de pressão de artéria pulmonar elevada pelo ecocardiograma.

Prognóstico

O fechamento espontâneo pode ocorrer principalmente na CIV muscular/trabecular ou perimembranosa, sobretudo na infância. CIVs que persistem na vida adulta podem ser pequenas, médias ou grandes.

- **Pequenas:** paciente com pressão de artéria pulmonar normal, normalmente não requer intervenção e tem bom prognóstico. Qp:Qs < 1,5:1. Risco aumentado de endocardite infecciosa e insuficiência aórtica.
- **Moderada (25% a 75% diâmetro da aorta) ou grandes (> 75% diâmetro da aorta):** risco de evolução para doença vascular pulmonar levando a hipertensão arterial pulmonar irreversível. O prognóstico depende na severidade da hipertensão arterial pulmonar, especialmente entre pacientes com HP que foram submetidos ao fechamento cirúrgico da CIV.

Tratamento

O tratamento de escolha em casos sem hipertensão arterial pulmonar é o fechamento cirúrgico com *patch,* com baixa mortalidade perioperatória e bons resultados a longo prazo. O fechamento por cateterismo pode ser considerado em pacientes de alto risco cirúrgico, múltiplas intervenções prévias principalmente em CIVs musculares com bordas adequadas.

Tabela 69.2 Indicações de fechamento de CIV.

Tratamento	Grau de recomendação	Nível de evidência
Adultos com evidência de sobrecarga de volume de VE e *shunt* (Qp:Qs > 1,5:1) com PSAP < 50% da PAS e RVP < 1/3 da RVS	I	B
Fechamento cirúrgico da CIV em adultos evoluindo com piora da insuficiência aórtica causada pela CIV	IIA	C

(Continua)

Tabela 69.2 Indicações de fechamento de CIV (continuação).

Tratamento	Grau de recomendação	Nível de evidência
Pacientes com CIV e antecedente de endocardite infecciosa	IIB	C
O fechamento da CIV deve ser considerado na presença de *shunt* esquerda-direita (Qp:Qs > 1,5:1) se PSAP < 50% da PAS e RVP < 1/3 da RVS	IIB	C
A cirurgia não está indicada em pacientes com hipertensão arterial pulmonar grave com PSAP > 2/3 da PAS, RVP > 2/3 da RVS ou *shunt* resultante direita-esquerda	III	C

CIV: comunicação interventricular; QP: fluxo pulmonar; QS: fluxo sistêmico; RVP: resistência vascular pulmonar; RVS: resistência vascular sistêmica; VE: ventrículo esquerdo.

Fonte: Adaptada de Guideline for the Management of Adults With Congenital Heart Disease AHA/ACC, 2018.

Bibliografia consultada

Allen HD. Moss & Adam's Heart Disease in infants, children, and adolescents, incluiding the fetus and yound adult.9. Ed. Wolters Kluwer Health. 2016.

Avila P, Mercier LA, Dore A et al. Adult congenital heart disease: a growing epidemic. Can J Cardiol. 2014;30:S410-S419.

Baumgartner H, Bonhoeffer P, De Groot NM et al. ESC Guidelines for the management of grown-up congenital heart disease. Eur Heart J. 2010;31(23):2915.

Binotto MA, Arrieta SR, Mesquita SM et al. Cardiopatias congênitas com manifestação ou transição para o adulto. In: Medicina cardiovascular: reduzindo o impacto das doenças. Kalil Filho R, Fuster V, Albuquerque CP. São Paulo: Atheneu; 2016.

Butera G, Carminati M, Chessa M. Transcatheter closure of perimembranous ventricular septal defects: early and long-term results. J Am Coll Cardiol. 2007;50(12):1189.

Chugh R. Caring for the adult with congenital heart disease: management of common defects. Perm J. 2007;11(2):40-46.

Gabriel HM, Herger M, Innerhofer P et al. Long-term outcome of patients with ventricular septal defect. Considered not to require surgical closure during childhood. J Am Coll Cardiol. 2002;39(6):1066.

Geva T, Martins JD, Wald RM. Atrial septal defects. Lancet. 2014;383(9932):1921-1932.

Gloan LL, Legendre A, Iserin L et al. Pathophisiology and natural history of atrial septal defect. J Thorac Dis. 2018;10(24):S2854-S2863.

Hagen PT, Scholz DG, Edwards WD. Incidence and size of patent foramen ovale during the first 10 decades of life: an autopsy study of 965 normal hearts. Mayo Clin Proc. 1984;59(1):17-20.

Jacobs JP, Burke RP, Quintessenza JA, Mavroudis C. Congenital heart surgery nomenclature and database project: ventricular septal defect. Ann Thorac Surg. 2000;69(4):S25.

Lopes AA, Mesquisa SMF. Comunicação interatrial em adultos: a correção sempre cura? Arq Bras Cardiol. 2014;103(6):446-448.

Manes A, Palazzini M, Leci E et al. Current era survival of patients with pulmonar arterial hypertension associated with congenital heart disease: a comparison between clinical subgroups. Eur Heart J. 2014;35(11):716-24.

Mojadidi MK, Zaman MO, Elgendy IY et al. Cryptogenic stroke and patent foramen ovale. J Am Coll Cardiol. 2018;71(9):1035-1043.
Pinto FJ. When and how to diagnose patente foramen ovale. Heart. 2005;91:438.
Stout KK, Daniels CJ, Aboulhosn JA et al. 2018 AHA/ACC Guideline for the Management of Adults With Congenital Heart Disease a Report of the American College of Cardiology/ American Heart Association Task Force on Clinical Practice Guidelines. J Am Coll Cardiol. 2019;139:e637–e697.

Capítulo 70

Coarctação da aorta e interrupção do arco aórtico

Isabela de Sousa Lobo Silva
Samia Medeiros Barbar
Vagner Mandrini Junior

Introdução

A coarctação de aorta (CoAo) é uma constrição na aorta descendente, mais comumente localizada entre a artéria subclávia esquerda (ASCE) e a inserção do canal arterial (CA), resultando em uma sobrecarga de pressão para o ventrículo esquerdo (VE). Essa malformação é encontrada entre 5% e 8% dos pacientes com cardiopatia congênita e é mais comum no sexo masculino (59% dos casos).

A CoAo ocorre nas proximidades da inserção do canal arterial, em geral imediatamente após a emergência da ASCE. Em neonatos, geralmente está associada com outras malformações, como a comunicação interventricular (CIV), a hipoplasia do arco aórtico e as lesões obstrutivas da via de saída do ventrículo esquerdo, sendo uma cardiopatia frequente na síndrome de Turner e acomete mais de 30% das meninas com esse diagnóstico.

Existem duas teorias principais que explicam o desenvolvimento da CoAo:

1. Redução do fluxo anterógrado durante o período intrauterino, provocando um hipodesenvolvimento do arco aórtico;
2. Migração do tecido ductal para a parede da aorta torácica fetal.

Fisiopatologia

A CoAo tem um espectro variável de gravidade, que inicialmente está associado com o grau da coarctação e com a presença de lesões associadas.

No período fetal, a CoAo não gera alteração hemodinâmica importante, pois, pela fisiologia da circulação fetal, a maior parte do débito cardíaco passa diretamente do canal arterial (CA) para a aorta descendente. Após o nascimento, ocorre o fechamento do CA, fazendo todo o débito sistêmico provir da via anterógrada do VE, gerando um importante aumento de pressão no mesmo.

Mecanismos compensatórios como a hipertrofia do VE e o desenvolvimento de colaterais podem ser suficientes para manter um fluxo sistêmico adequado, a depender do grau da coarctação. Neonatos com lesões graves não têm tempo hábil para desenvolverem esses mecanismos, podendo evoluir rapidamente com quadro de choque cardiogênico.

Outras lesões associadas podem agravar o quadro. Estenoses valvares e subvalvares aórticas piorarão a sobrecarga de pressão do VE. Persistência do CA, CIV e lesões na valva mitral agravarão o quadro de congestão e hipertensão arterial pulmonar.

Manifestações clínicas

» **Período neonatal:** no exame físico, podem ser observados pulsos reduzidos em membros inferiores (MMII) quando comparado aos membros superiores (MMSS), diferencial de pressão entre os membros (pressão arterial sistólica em MMSS maior que em MMII) e diferencial de saturação entre os membros (saturação do MMSS maior que em MMII). A persistência do canal arterial pode mascarar o diagnóstico da CoAo, mesmo que a obstrução seja severa, por manter um fluxo sistêmico adequado e membros sem diferencial e pulso e pressão. Contudo, mantém um diferencial de saturação, reforçando a importância do teste do coraçãozinho.
A ausculta não é característica e geralmente decorre de alguma das lesões associadas (PCA, CIV).

» **Crianças e adultos:** os pacientes diagnosticados após o período neonatal, em geral, são assintomáticos e as alterações do exame físico podem ser sutis. Quando sintomáticos podem apresentar dor torácica e dor nos membros inferiores durante a caminhada. Ao exame físico, podem apresentar pulsos reduzidos nos MMII e diferencial de pressão entre os membros. Em adultos, o diagnóstico geralmente é feito durante a investigação de uma hipertensão arterial sistêmica grave.

Diagnóstico

A radiografia de tórax e o eletrocardiograma são inespecíficos, mostrando sobrecarga de VE.

O ecocardiograma fetal pode sugerir CoAo por meio da medida do istmo e de alterações secundárias como dilatação do ventrículo direito, porém o diagnóstico é difícil e impreciso. O ecocardiograma após o nascimento consegue estabelecer o diagnóstico de CoAo e avaliar a gravidade do caso e a presença de lesões associadas.

Ressonância nuclear magnética e angiotomografia computadorizada podem ser necessárias para melhor avaliação da anatomia do arco aórtico. Cateterismo raramente é necessário e está mais indicado em casos com suspeita de hipertensão arterial pulmonar.

Tratamento

» **Período neonatal:** as coarctações críticas (dependentes do CA) devem ser rapidamente identificadas, pois a circulação sistêmica é dependente do CA e por isso é mandatória a infusão de prostaglandina. Drogas inotrópicas podem ser necessárias para manter um débito sistêmico adequado.
A cirurgia deve ser realizada logo após a estabilização do paciente e está associada a um menor número de reintervenção quando comparada à abordagem percutânea. Porém, a angioplastia por balão pode ser considerada uma opção em pacientes muito instáveis.

» **Crianças e adultos:** CoAo significativa é definida por:
  - Gradiente > 20 mmHg na região coarctada, visto pelo cateterismo ou pelo ecocardiograma;

- Gradiente > 10 mmHg na região coarctada, associado à disfunção sistólica do ventrículo esquerdo ou à insuficiência aórtica;
- Gradiente > 10 mmHg na região coarctada, associado à presença de circulação colateral.

A intervenção é recomendada nas situações citadas, e sinais clínicos como hipertensão arterial sistêmica (HAS) e gradiente de pressão entre os MMSS e MMII reforçam a indicação cirúrgica.

Estudos mostram que em menores de 4 meses a cirurgia ainda é a melhor escolha, principalmente quando existe uma associação com hipoplasia do arco aórtico. Em maiores de 4 meses, sem evidência de hipoplasia do arco, a angioplastia por balão tem se mostrado tão eficaz quanto a cirurgia no que diz respeito à redução do gradiente da coarctação e tem o benefício de ser um método menos invasivo. Porém, o risco de recoarctação ainda é maior nos pacientes submetidos à abordagem percutânea.

Em adultos, a abordagem percutânea já é a terapia de escolha na maioria dos centros, sendo, em geral, realizada a angioplastia por balão e o implante do *stent*, o que reduz o risco de recoarctação. O implante de *stent* em pacientes com menos de 25 kg ainda apresenta limitações técnicas, uma vez que nem todos os *stents* são redilatáveis.

As principais complicações a longo prazo são recoarctação, aneurisma de aorta, hipertensão arterial sistólica (HAS) e dissecção. O risco de recoarctação é de cerca de 11% após a cirurgia. Os critérios para indicar a reintervenção são os mesmos utilizados na abordagem da coarctação significativa. Em geral, a abordagem percutânea é o método de escolha, embora a cirurgia possa ser indicada em casos cujo segmento da coarctação é longo, quando há hipoplasia do arco ou quando há associação com aneurisma aórtico.

O aneurisma ocorre próximo ao sítio de coarctação e decorre de uma alteração intrínseca das propriedades elásticas da parece da aorta nesses pacientes. A correção em idade avançada é considerada um fator de risco e geralmente é feita por abordagem cirúrgica.

A HAS é uma das principais complicações e ocorre principalmente em pacientes que realizam a correção tardiamente. Mais de 80% dos pacientes com CoAo corrigida apresentam resposta hiper-reativa ao esforço.

Acompanhamento

Os pacientes devem ser acompanhados ambulatorialmente com pelo menos uma consulta por ano. A pressão arterial deve ser aferida nos quatro membros regularmente e, caso seja diagnosticada HAS, a recoarctação deve ser excluída. O ecocardiograma deve ser realizado anualmente e a angiotomografia ou a ressonância magnética, a cada 5 anos.

Interrupção do arco aórtico

A interrupção do arco aórtico (IAA) caracteriza-se pela ausência de continuidade luminal entre a aorta torácica ascendente e a descendente. Pode estar associada a outras malformações congênitas, como CIV, trombo arterial comum, dupla via de saída do ventrículo direito. É classificada em três tipos:

- **Tipo A:** localizada no istmo (distal a ASCE);
- **Tipo B:** localizada entre a artéria carótida esquerda (ACE) e ASCE;
- **Tipo C:** localizada entre o tronco braquiocefálico e a ACE.

Corresponde a 1% das cardiopatias congênitas. O tipo B é o mais comum, sendo responsável por 78% dos casos. Associa-se à malformação do 4º par do arco aórtico e à síndrome de DiGeorge, presente em 68% dos pacientes com diagnóstico de IAA. Recomenda-se, portanto, que a síndrome seja investigada em todos os pacientes com diagnóstico de IAA.

Na IAA, o débito sistêmico é mantido por um canal arterial patente. Após o nascimento, caso a prostaglandina não seja iniciada, o CA pode se fechar, e o paciente evoluir rapidamente para choque cardiogênico. Ao nascimento, a elevada resistência vascular pulmonar favorece o *shunt* do tronco da pulmonar para a aorta, garantindo um débito sistêmico adequado. Com a queda da resistência vascular pulmonar, o *shunt* pode se inverter, culminando em deterioração hemodinâmica.

Nos primeiros dias de vida, a presença do canal arterial e a maior resistência vascular pulmonar mantêm um débito sistêmico adequado. A medida que o canal se estreita e a resistência vascular é reduzida, o paciente evoluiu com pulsos reduzidos nos MMII, diferencial de pressão entre os membros, diferencial de saturação entre os membros e sinais clínicos de choque cardiogênico.

O ecocardiograma estabelece o diagnóstico de IAA e de lesões associadas. Ressonância nuclear magnética e angiotomografia computadorizada podem ser necessárias para melhor avaliação da anatomia do arco aórtico e de seus ramos.

A prostaglandina E1 deve ser instalada assim que a IAA for diagnosticada e o CA deve ser mantido aberto até a abordagem cirúrgica. Assim que a criança estiver clinicamente compensada, a cirurgia deve ser indicada.

A proposta cirúrgica depende da presença de lesões associadas e do grau de obstrução da via de saída de ventrículo esquerdo. Idealmente, a correção biventricular, com reconstrução arco deve sempre ser almejada, porém, em casos com obstrução grave, com valva aórtica pequena, pode ser necessária a correção na linha univentricular.

As principais complicações são estenose no local da anastomose e necessidade de troca de tubo (se utilizado na reconstrução do arco). Deve ser realizado ecocardiograma de rotina para investigação de estenoses, caso sejam detectadas a abordagem hemodinâmica, em geral, é o método de escolha.

Bibliografia consultada

Agarwala BN, Bacha E, Cao QI, Hijazi ZM. Clinical manifestations and diagnosis of coarctation of the aorta. In: Fulton DR, Connolly HM (dds.). 2018. UptoDate. Disponível em: https://www.uptodate.com/contents/clinical-manifestations-and-diagnosis-of-coarctation-of-the-aorta?topicRef=5784&source=see_link. Acesso em: 13 abr. 2022.

Nichols DG. Critical heart disease in infants and children. Philadelphia: Mosby Inc., an affiliate of Elsevier Inc; 2006.

Stout KK, Daniels CJ, Aboulhosn JA, Bozkurt B, Broberg CS, Colman JM et al. 2018 AHA/ACC guideline for the management of adults with congenital heart disease. Journal of the American College of Cardiology 2019;139:e698–e800. doi:10.1016/j.jacc.2018.08.1029.

Capítulo 71

Síndrome de Eisenmenger

Marcela Santana Devido
Vagner Madrini Junior
Carolina Vieira de Campos

Introdução

A síndrome de Eisenmenger ocorre em pacientes com cardiopatia congênita não tratada em que há transmissão significativa de fluxo sanguíneo da circulação sistêmica (esquerda) para a circulação pulmonar (direita). Nos casos em que a cardiopatia não é corrigida, há aumento irreversível da pressão da artéria pulmonar após anos de evolução da doença. Consequentemente, esta hipertensão arterial pulmonar (HAP) torna bidirecional ou até mesmo predominantemente direita-esquerda o *shunt* entre a circulação sistêmica e pulmonar, que inicialmente ocorre na direção esquerda-direita. Essa inversão do *shunt* causa mistura entre sangue venoso e arterial, o que faz o paciente passar a evoluir com cianose progressiva. As cardiopatias congênitas que podem resultar no desenvolvimento de síndrome de Eisenmenger são: comunicação interatrial (CIA); comunicação interventricular (CIV); persistência do canal arterial (PCA); defeitos do septo atrioventricular; *truncus arteriosus*; janela aortopulmonar; e coração univentricular.

Fisiopatologia

A presença de uma comunicação não restritiva entre as circulações sistêmica e pulmonar resulta em hiperfluxo pulmonar persistente e, consequentemente, em aumento da pressão pulmonar. Esse aumento de volume e de pressão, por sua vez, ocasiona aumento do estresse endotelial, que é um estímulo para a proliferação da musculatura lisa da vasculatura pulmonar. Essa sequência de respostas em nível bioquímico é mediada pela endotelina, óxido nítrico e prostaciclinas, e culmina em aumento global da resistência vascular pulmonar e HAP.

O remodelamento dos vasos pulmonares inclui vasoconstrição e oclusão do lúmen de artérias com pequeno/médio diâmetro decorrente de proliferação excessiva na parede do vaso, inflamação e trombose. O processo inicia-se com hipertrofia da camada média muscular de pequenas artérias e arteríolas, seguido de proliferação intimal, espessamento medial, e hiperplasia com fibrose concêntrica, que resultam em obliteração de arteríolas e pequenas artérias, culminando com arterite necrosante e trombose *in situ*.

A arterite necrosante ocasiona a ocorrência de pequenas áreas de trombose *in situ*, o que se traduz radiologicamente por meio da progressiva diminuição da vasculatura pulmonar periférica comparando-se, por exemplo, as radiografias de um paciente ao longo de anos de evolução. Pode ocorrer também a ruptura de artérias brônquicas hipertrofiadas, culminando na hemoptise.

A resposta fisiológica do organismo à hipoxemia crônica é o estímulo à eritrocitose. O aumento da produção de células vermelhas causa aumento da viscosidade sanguínea. Há também ocorrência de trombocitopenias e distúrbios na cascata de coagulação com modesto aumento dos tempos de protrombina (TP) e de tromboplastina parcialmente ativada (TTPa). Assim, esses pacientes vivem em um estado permanente de acentuada disfunção endotelial e um equilíbrio entre fatores pró-sangramento e pró-trombose.

A excreção renal de purinas e pirimidinas é aumentada e com isso os pacientes podem desenvolver gota, nefrolitíase e disfunção renal. O alto *turnover* de células vermelhas predispõe a formação de cálculos biliares de cálcio. Dado o *shunt* direita-esquerda, podem ocorrer embolias paradoxais e há risco aumentado de abscesso cerebral.

Quadro clínico

Os achados mais comumente encontrados são cianose de mucosas e extremidades e baqueteamento digital. Podem apresentar sinais de insuficiência cardíaca direita, como turgência jugular, refluxo hepatojugular, ascite e edema de membros inferiores, além de escoliose associada.

À ausculta cardíaca, pode haver estalido de abertura da pulmonar e/ou sopros sistólico ejetivo em borda esternal esquerda média, decorrente de turbilhonamento sanguíneo. A B2 é hiperfonética às custas do aumento do componente P2. Em foco pulmonar, pode-se ouvir sopro diastólico em decrescendo (semelhante à insuficiência aórtica), resultante da regurgitação pulmonar consequente do aumento da pressão da artéria pulmonar.

Entre as manifestações clínicas, algumas queixas são inespecíficas, como tosse seca, intolerância progressiva aos esforços físicos, fadiga, fraqueza e náuseas ou vômitos desencadeados por esforço físico.

Angina e síncope podem ocorrer tanto por disfunção do ventrículo direito como por compressão extrínseca do tronco da coronária esquerda pela artéria pulmonar. O abaulamento da artéria pulmonar também pode comprimir outras estruturas como o nervo laríngeo recorrente ou as vias aéreas, ocasionando rouquidão e tosse, respectivamente. Nos casos graves, pode haver rotura da artéria pulmonar e tamponamento cardíaco.

A sobrevida é inferior quando comparada à população geral, havendo risco aumentado de sangramento e fenômenos tromboembólicos. Por motivos pouco conhecidos, a evolução tende a ser mais benigna do que em pacientes com hipertensão pulmonar idiopática.

Diagnóstico

Sempre que um paciente com cardiopatia congênita de hiperfluxo pulmonar não corrigida evoluir com cianose e melhora transitória dos sintomas de hiperfluxo (taquipneia e dispneia), o diagnóstico deve ser suspeitado. São achados de exames que podem ajudar no diagnóstico:

» **Radiografia de tórax:** aumento da área cardíaca, dilatação do tronco da artéria pulmonar e diminuição da vasculatura pulmonar periférica.

» **Eletrocardiograma e Holter 24 horas:** permitem identificar arritmias que possam contribuir para a deterioração do paciente.

» **Ecocardiograma:** permite a análise dos defeitos cardíacos, estimativa indireta das pressões pulmonares, a avaliação e a quantificação do *shunt* e detalhamento das dimensões das câmaras cardíacas e da função ventricular.

- **Exames laboratoriais:** devem ser solicitados hemograma, que permitirá avaliação de aumento de glóbulos vermelhos e plaquetopenia; cinética de ferro; BNP; coagulograma (pode haver aumento de TP e TTPa), dímero D e fibrinogênio (avaliação de distúrbios da coagulação); ácido úrico; função hepática, especialmente em pacientes sob uso de antagonistas do receptor da endotelina.
- **Cateterismo direito:** padrão-ouro para o diagnóstico de hipertensão pulmonar, permite também a pesquisa da vasorreatividade, dado que tem importância na definição terapêutica. O diagnóstico de HAP confirma-se quando encontramos pressão de artéria pulmonar média (PAPm) ≥ 25 mmHg, pressão de capilar pulmonar (PCP) ≤ 15 mmHg e índice de resistência vascular pulmonar (PVR) > 3 Woods × m^2.
- **Angiotomografia de artérias coronárias:** indicada quando pacientes apresentam síncope ou dor torácica e há suspeita de compressão extrínseca do tronco da coronária esquerda pela dilatação da artéria pulmonar.
- **Angiotomografia de artérias pulmonares:** exame fundamental quando se suspeita de trombos na circulação pulmonar ou hemorragia.
- **Cintilografia de ventilação/perfusão pulmonares:** exame auxiliar no diagnóstico de embolia pulmonar.
- **Ressonância magnética cardíaca:** padrão ouro para avaliação da função e tamanho do ventrículo direito.
- **Tomografia de crânio:** deve ser solicitada na presença de sintomas neurológicos, pois se trata de pacientes com maior predisposição a eventos cerebrovasculares e abscessos cerebrais, além de sangramento de sistema nervoso central (SNC) associados à anticoagulação.
- **USG abdominal:** pesquisa de litíase biliar e nefrolitíase.

Figura 71.1 Radiografia de tórax: notam-se aumento da área cardíaca, abaulamento significativo do tronco da artéria pulmonar e vasculatura pulmonar periférica rarefeita.

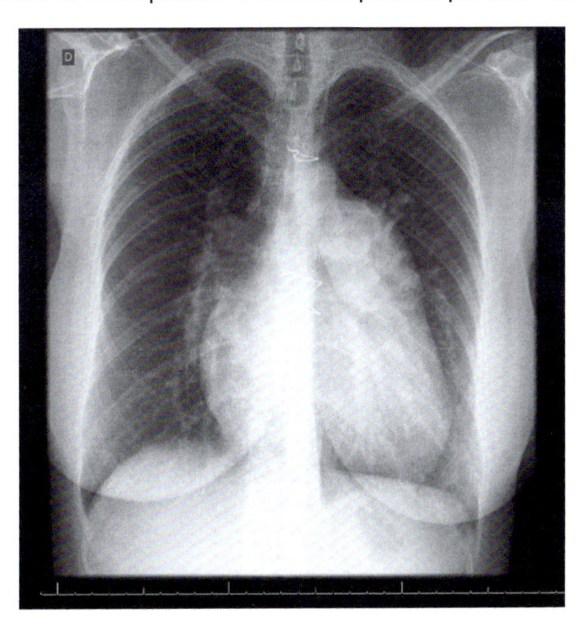

Fonte: Acervo da autoria.

Figura 71.2 ECG: ritmo sinusal, desvio do eixo QRS para direita, atraso final de condução.

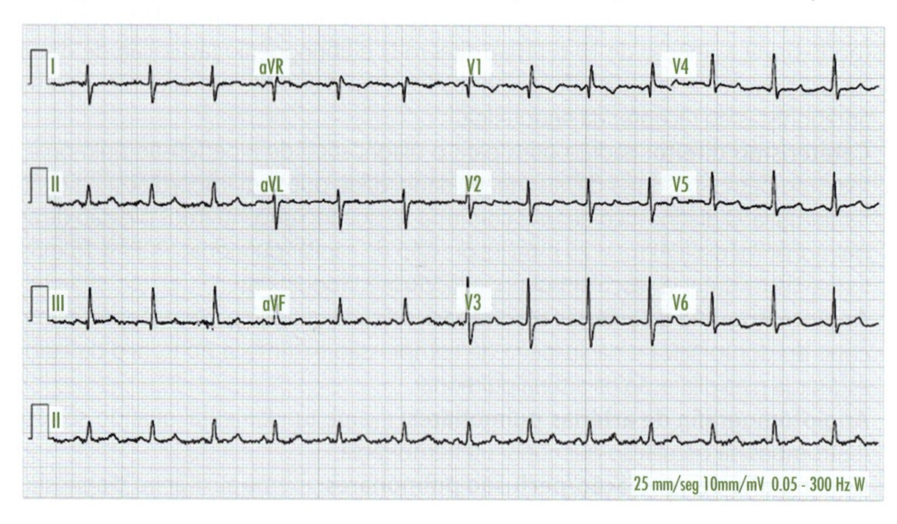

Fonte: Acervo da autoria.

Figura 71.3 Tromboembolismo pulmonar e dilatação das artérias pulmonares em paciente com síndrome de Eisenmenger.

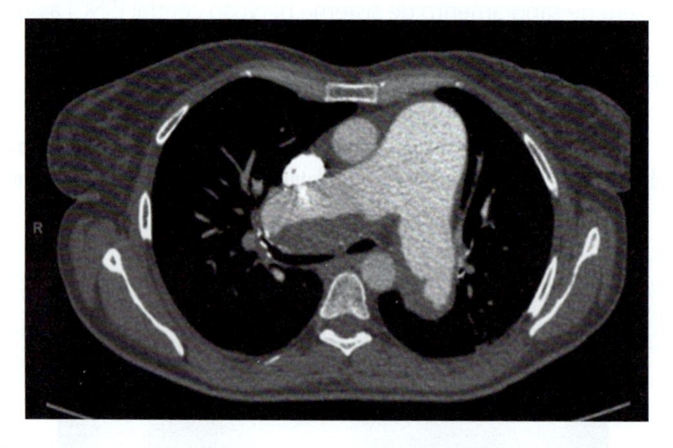

Fonte: Acervo da autoria.

Prognóstico

A evolução natural de pacientes com síndrome de Eisenmenger consiste em progressão da insuficiência cardíaca direita e deterioração clínica gradual ao longo dos anos, entremeada por episódios diversos de intercorrências agudas. A sobrevida pode ser ainda menor em casos de eventos súbitos, como arritmias ou embolias.

Tratamento

Os pacientes devem ser orientados a evitar situações que possam causar hipotensão ou vasodilatação periférica (sauna, lugares muito quentes, banheiras com água quente), pois tais situações podem aumentar o *shunt* direita-esquerda e causarem mal súbito no paciente.

O ritmo sinusal deve ser mantido sempre que possível e a terapia antiarrítmica deve ser individualizada (medicamentosa, ablação, cardiodesfibrilador implantável).

A flebotomia terapêutica deve ser realizada apenas na presença de sintomas moderados/severos decorrentes da hiperviscosidade, em especial alterações neurológicas, como cefaleia, turvação visual e intensas parestesias ou mialgias. Nesse caso, o hematócrito deve estar acima de 65%, na ausência de desidratação, e a flebotomia deve ser realizada com reposição isovolumétrica. A flebotomia deve visar a retirada de 10% da volemia estimada do paciente (máximo de 400 mL a 500 mL) e reposição do volume equivalente com solução cristaloide. Medidas profiláticas consistem em hidratação adequada e reposição da deficiência de ferro. Quando indicada indevidamente, a flebotomia resulta na deficiência de ferro e na formação de micrócitos não deformáveis, que, por sua vez, podem contraditoriamente provocarem a indução de sintomas de hiperviscosidade.

A suplementação de ferro deve ser iniciada na presença de deficiência de ferro e anemia relativa (volume corpuscular médio (VCM) < 80).

A gestação está desaconselhada nesse grupo de pacientes e a contracepção recomendada deve ser preferencialmente a base de progestágenos em virtude do maior risco de fenômenos trombóticos.

Recomenda-se imunização contra influenza e pneumococo.

Em decorrência do difícil equilíbrio hemostático, há alta prevalência de fenômenos trombóticos, mas também elevado risco de sangramentos. Sendo assim, a anticoagulação ou o uso de agentes antiplaquetários deve ser decidido individualmente. Recomenda-se a anticoagulação em pacientes com fibrilação atrial ou embolia pulmonar e risco de sangramento baixo. No grupo de hipertensão pulmonar associado a cardiopatias congênitas do Instituto do Coração do Hospital das Clínicas da Faculdade de Medicina da Universidade de São Paulo (InCor-HCFMUSP), a anticoagulação é tentada em todos os pacientes com síndrome de Eisenmenger, exceto se elevado risco de sangramento.

Não há evidências suficientes para uso de bloqueadores de canais de cálcio em pacientes com síndrome de Eisenmenger.

Deve-se ter atenção máxima com a volemia desses pacientes, e diuréticos devem ser usados com cautela e apenas quando há sinais de congestão direita.

Há benefício no uso de oxigênio apenas quando há evidências de dessaturação ao exercício físico.

A profilaxia para endocardite infecciosa deve ser realizada quando o paciente for submetido a procedimentos invasivos dentários e nos tratos respiratório, gastrointestinal ou genitourinário.

Para o tratamento específico da HAP, atualmente dispomos das seguintes classes de medicamentos:

» **Antagonistas do receptor de endotelina:** ambrisentan, bosentan.
» **Inibidores da fosfodiesterase 5:** sildenafil, tadalafil.
» **Estimulador da guanilato ciclase:** rociguat.
» **Prostanóides:** epoprostenol, iloprost, treprostinil, beraprost.
» **Agonista do receptor seletivo da prostaciclina:** selexipag.

Pacientes em classe funcional (CF) I/II devem seguir com acompanhamento médico regular e controle de comorbidades. Na progressão de CF II/III, deve-se iniciar terapêutica específica, que pode ser introduzida em monoterapia; posteriormente, caso não haja a melhora esperada, pode-se associar uma segunda classe farmacológica (inibidores da fosfodiesterase 5 e antagonistas do receptor de endotelina, em monoterapia ou associados). Já para pacientes com CF IV, inicia-se com terapia combinada, idealmente já incluindo um prostanoide.

Bibliografia consultada

Gatzoulis MA, Webb GD, Daubeney PEF. Diagnosis and management of adult congenital heart disease. 3. ed. Elsevier, 2018.

Lim DS, Battle RW, Everett AD. Illustrated field guide to adult congenital heart disease. Scientific Software Solutions Inc, 2009.

The joint task force for the diagnosis and treatment of pulmonary hypertension of the European Society of Cardiology (ESC) and the European Respiratory Society (ERS). 2015 ESC/ERS guidelines for the diagnosis and treatment of pulmonary hypertension. European Heart Journal. 2016;37:67-119.

The task force on the management of grown-up congenital heart disese of the European Society of Cardiology (ESC). 2010 ESC guidelines for the management of grown-up congenital heart disease. European Heart Journal. 2010;31:2915-57.

Capítulo 72

Fármacos e gestação

Lígia Sayuri Teoi Coelho Borges
Walkíria Samuel Ávila
Nádia Romanelli Quintanilha
Mozar Suzigan de Almeida

Introdução

Os estudos sobre a terapêutica cardiovascular durante a gestação têm grande importância, visto que, no Brasil, a incidência de cardiopatias durante a gravidez é de 4,2%, oito vezes maior quando comparada às estatísticas internacionais. Além disso, nos países ocidentais, a cardiopatia é a principal causa de morte materna durante a gravidez.

Na última década, a otimização da terapêutica cardiovascular fez reduzir o coeficiente de morte materna decorrente de cardiopatia, entretanto, deve-se considerar a repercussão obstétrica e aquela no concepto decorrentes da prescrição das medicações. Neste sentido, os riscos compreendem a teratogenia na fase de embriogênese, as alterações no desenvolvimento e no crescimento fetal que abrangem o os 2º e 3º trimestres da gestação e os efeitos neonatais pelo uso de fármacos no pré-parto.

A prescrição de medicamentos durante a gravidez exige conhecimentos básicos sobre a farmacocinética e a classificação dos fármacos quanto à segurança materno-fetal durante a gestação e a lactação.

A farmacocinética dos medicamentos é influenciada pelas modificações fisiológicas da gravidez acarretando muitas vezes uma redução da concentração plasmática dos fármacos, de tal forma que eventuais ajustes nas doses devem ser cogitados para se obter a eficácia terapêutica. Nesse sentido, alguns aspectos merecem discussão:

1. A absorção dos fármacos administrados por via oral é reduzida em decorrência do retardo da motilidade intestinal e da ocorrência de náuseas e vômitos frequentes no 1º trimestre da gestação. Acresce que o uso de antiácidos e de ferro como suplemento parece provocar a quelação de medicamentos em meio de pH gástrico aumentado e provocar redução na biodisponibilidade do fármaco;
2. O volume de distribuição aumentado decorre da expansão do volume plasmático e da água corporal específica da gestação, provocando redução do pico de concentração do fármaco;
3. O *clearance* hepático e o metabolismo estão acelerados, uma vez que a perfusão hepática é maior. De tal forma que medicamentos como propranolol, nitrogliceri-

na e verapamil são extraídos mais rapidamente da circulação sistêmica. Contudo, fármacos como a varfarina, que não depende do fluxo, mas da atividade hepática e da fração livre no plasma, não sofrem influência na sua concentração durante a gravidez.

4. *Clearance* renal acelerado em virtude do fluxo plasmático aumentado em cerca de 85% em relação aos níveis pré-gestacionais.

A maioria dos estudos é realizada em animais e tem pouca aplicabilidade em razão de os efeitos serem espécie-específicos. Assim, a literatura médica sobre fármacos na gestação tem, na maioria dos relatos, questionável evidência científica.

Em 1979, a Food and Drug Administration (FDA) introduziu classificação dos medicamentos de acordo com as categorias de A a X muito utilizada na prática diária como descrito a seguir:

A → Estudos controlados em mulheres não demonstram risco para o feto no 1º trimestre, não havendo evidência de risco nos demais;

B → Estudos em animais não demonstraram risco fetal e não existem estudos controlados em mulheres no 1º trimestre, não havendo evidência de risco nos demais;

C → Estudos em animais não revelaram risco fetal, mas não há estudos controlados em mulheres nem em animais, e a medicação deve ser administrada quando o risco potencial justifica o benefício;

D → Há evidência de risco fetal em humanos, mas os benefícios são aceitáveis, apesar dos riscos;

X → Estudos em animais e humanos demonstraram anormalidades fetais, sendo o produto contraindicado em mulheres que estão ou querem se tornar gestantes.

A seguir, apresentamos os riscos obstétricos e fetais dos fármacos utilizados na gestação.

Anticoagulantes

» **Varfarina:** atravessa a barreira placentária; no 1º trimestre, pode causar embriopatia (defeito dos membros e hipoplasia nasal) em 0,6% e 10% dos casos. A substituição da varfarina pela heparina de baixo peso molecular (HBPM) entre a 6ª e a 12ª semanas reduz esse risco. O uso da varfarina no 2º e 3º trimestre está associado a alterações no sistema nervoso central (SNC), oculares e hemorragia intracraniana em 0,7% e 2% dos casos. Essas alterações também foram relacionadas ao uso de heparina não fracionada (HNF), mas não com heparina de baixo peso molecular (HBPM). Em parturientes em uso da varfarina, o parto cesárea é recomendado em virtude do menor risco de hemorragia intracraniana do feto, compressão intermitente do polo cefálico nas contrações uterinas e pela passagem no canal vaginal durante o período expulsivo.

» **Heparina de baixo peso molecular (HBPM):** uma revisão com 2.777 gestantes tratadas com HBPM por embolia pulmonar ou trombose venosa profunda (TVP) demonstrou a sua eficácia e segurança. Gestantes com prótese mecânica podem receber anticoagulação plena com HBPM, devendo haver monitoramento do fator anti-Xa, assim como nas pacientes com peso < 50 ou > 90 kg ou com doença renal crônica.

» **Heparina não fracionada (HNF):** não ultrapassa a placenta, porém apresenta maior risco de plaquetopenia, osteoporose, necrose de pele e anafilaxia em comparação à HBPM. Assim, pode ser utilizada no tratamento agudo de tromboembolismo de pulmão maciço ou próximo ao parto, pela reversão rápida do seu efeito com protamina. A HNF deve ser descontinuada entre 4 e 6 horas antes do parto e reiniciada 6 horas após, se não houver risco de sangramento.

- **Fondaparinux:** estudo observacional com fondaparinux durante a gestação com 65 gestantes apresentou desfecho favorável. Seu uso pode ser considerado em casos de alergia ou resposta adversa ao uso de HBPM.
- **Anticoagulantes orais de ação direta:** ultrapassam a placenta, havendo alto risco de aborto e de embriopatia. Portanto, não estão recomendadas durante a gestação.

Trombolíticos

Os trombolíticos não ultrapassam a barreira placentária, não havendo contraindicação ao uso durante a gestação e no período periparto. Seu uso deve ser recomendado apenas em situações de alto risco, como hipotensão ou choque. A incidência de hemorragia em estudos retrospectivos foi de 8%, principalmente relacionada ao trato genital. Os principais trombolíticos utilizados em gestantes foram a estreptoquinase e alteplase.

Anti-hipertensivos

Betabloqueadores

Os betabloqueadores são seguros para o uso durante a gestação, porém podem estar associados à restrição de crescimento uterino (RCUI) e à hipoglicemia. Os betabloqueadores β1 seletivos (bisoprolol, metoprolol) devem ser priorizados em relação aos não cardiosseletivos (carvedilol, labetalol, propranolol, sotalol), pois não atuam na contração uterina e na vasodilatação periférica e apresentam menores taxas de RCUI.

Inibidores da enzima conversora de angiotensina (IECA), bloqueadores do receptor de angiotensina (BRA) e inibidores do receptor de angiotensina e neprilisina (INRA)

Estas medicações são contraindicadas durante toda a gestação em virtude do risco de malformação fetal e morte intraútero. Em uma revisão sistemática, houve 48% de complicações fetais relacionadas ao uso de IECA e 87% relacionadas ao uso de BRA.

Diuréticos

- **Clortalidona:** atravessa a placenta, pode provocar hiperuricemia, distúrbios hidroeletrolíticos, trombocitopenia neonatal e hiperglicemia materna.
- **Hidroclorotiazida:** pode causar oligodrâmnio, alteração da perfusão fetal-placentária, icterícia, alterações hidroeletrolíticas e trombocitopenia.
- **Furosemida:** pode ser usada em gestantes no manejo da insuficiência cardíaca, insuficiência renal e hipertensão grave. Pode causar oligodrâmnio.
- **Espironolactona:** não é aconselhado o uso durante a gravidez pelos efeitos antiandrogênicos no feto, tanto masculino como feminino.

Bloqueadores de canal de cálcio (BCC)

Os BCC não parecem ter relação com malformações congênitas em humanos; todavia, estudo com 721 gestantes expostas ao uso de BCC no 3° trimestre mostrou ocorrência de convulsão no período neonatal.

- **Diltiazem:** teratogênico em animais e estudos a respeito em humanos são limitados. Seu uso é recomendado se o benefício justificar o risco ao feto.
- **Nifedipina:** estudos clínicos em humanos não evidenciaram efeitos teratogênicos com o uso da medicação no 1° trimestre; entretanto, houve aumento em asfixia perinatal, parto cesárea, prematuridade e RCIU. É utilizada no tratamento da hipertensão na gra-

videz. Apresenta ação sinérgica com sulfato de magnésio e pode induzir hipotensão na mãe e hipoxemia no feto. Pode ser usado como agente tocolítico em pacientes sem doença cardiovascular.

» **Verapamil:** seu uso é seguro durante toda a gestação. Usado para o controle de frequência cardíaca na fibrilação atrial e taquicardia ventricular sustentada idiopática.

Outros anti-hipertensivos

» **Clonidina:** simpatolítico de ação central, α-2-agonista, atravessa a barreira placentária e pode ser utilizado em toda a gestação. Apresenta maiores efeitos colaterais em relação à metildopa (boca seca, sonolência, bradicardia).

» **Hidralazina:** simpaticolítico e vasodilatador arterial. Atravessa a placenta e não há relatos de malformações fetais. Pode ser utilizada no manejo das emergências hipertensivas, no controle da hipertensão na gestante como anti-hipertensivo via oral e para tratamento de insuficiência cardíaca na gestação.

» **Metildopa:** simpaticolítico de ação central, α-2-agonista, atravessa a placenta. É o anti-hipertensivo de 1ª escolha na gestação. O uso é seguro quanto a malformações fetais; entretanto, existe maior incidência de parto pré-maturo.

» **Nitroprussiato de sódio:** anti-hipertensivo simpaticolítico com ação vasodilatadora arterial e venosa. Atravessa a placenta e pode causar acúmulo de cianeto no feto. Indicado no tratamento de emergências hipertensivas. Deve ser utilizado se caso não houver possibilidade de uso de drogas mais seguras.

Antiarrítmicos

» **Adenosina:** usada no tratamento de taquicardia supraventricular. Não há relatos de efeitos adversos ao feto.

» **Amiodarona:** atravessa a placenta e pode provocar alterações fetais (hipotireoidismo ou hipertireoidismo neonatal, bócio neonatal, baixo peso ao nascer, prematuridade, bradicardia e prolongamento do intervalo QT). Deve-se utilizar a medicação com cautela durante a gestação e monitorizar a função tireoidiana do neonato.

» **Digitálicos:** podem ser usados no tratamento da insuficiência cardíaca e taquicardia supraventricular em qualquer período da gestação, sem efeitos adversos ao feto. Em virtude do aumento do volume plasmático e da depuração renal durante a gravidez, o nível sérico da digoxina pode diminuir em até 50%, sendo necessário ajuste da dose.

» **Lidocaína:** usada para suprimir extrassístoles ventriculares e taquicardias ventriculares. A medicação atravessa a placenta e é segura durante a gestação. Deve-se evitar seu uso em situações de acidose fetal, s como trabalho de parto prolongado e sofrimento fetal, pois poderá ocasionar bradicardia fetal.

» **Propafenona:** pode ser usada no tratamento de arritmias supraventriculares no 2º e 3º trimestres.

Antiplaquetários

» **Aspirina:** o uso em baixas doses (inferior a 150 mg) é seguro para a mãe e o feto durante toda a gestação. Em doses superiores a 325 mg, pode causar fechamento prematuro do duto arterioso, coagulopatia materna e do neonato e intoxicação congênita por salicilato.

» **Clopidogrel:** não há estudos controlados em gestantes, apenas relatos de caso. O uso da dupla antiagregação para evitar complicações trombóticas após implante de *stent* em gestantes pode aumentar o risco de sangramento.

Hipolipimiantes

- **Estatinas:** contraindicadas durante a gestação, pois não há estudos que comprovem a sua segurança, exceto em casos de hipercolesterolemia familiar. Em uma revisão sistemática, publicada em 2012, não houve evidência de teratogenicidade relacionada às estatinas; entretanto, um efeito prejudicial não pode ser descartado em razão de a amostra do estudo ser pequena. Já em outro estudo prospectivo caso-controle, publicado em 2013, que incluiu 249 fetos expostos à estatina, e não houve diferença significativa entre os dois grupos.
- **Colestiramina:** seu uso é permitido na gestação, entretanto, pode causar depleção de vitaminas lipossolúveis e ocasionar hemorragia intracraniana em neonatos.
- **Ezetimiba e fibratos:** não há relatos sobre seu uso em humanos. Deverão ser utilizadas se os benefícios superarem os riscos.

Quadro 72.1 Terapêutica cardiovascular durante a gestação.

Contraindicados	Restrições (dose, idade gestacional, tempo de uso)	Seguros
IECA/BRA/INRA	Trombolíticos	AAS dose baixa
Estatinas	Betabloqueadores	HBPM/HNF
Espironolactona	BCC	Metildopa
DOAC	Tiazídicos	Clonidina
Varfarina (1° trimestre)	Fondaparinux	Digitálicos
Amiodarona	Isossorbida	Furosemida
Bosentana	Lidocaína	Hidralazina
Atenolol	Nitroprussiato	Sildenafil
	Propafenona	
	Sotalol	

AAS: ácido acetilsalicílico; BCC: bloqueadores de canais de cálcio; BRA: bloqueadores de receptores da angiotensina; IECA: inibidores da enzima conversora de angiotensina; INRA: inibidores do receptor de angiotensina e neprilisina; HBPM: heparima de baixo peso molecular; HNF: heparina não fracionada.

Fonte: Desenvolvido pela autoria.

Bibliografia consultada

Ahearn GS, Hadjiliadis D, Govert JA et al. Massive pulmonary embolism during pregnancy successfully treated with recombinant tissue plasminogen activator: a case report and review of treatment options. Arch Intern Med. 2002;162:1221-7.

Allen NM, Page RL. Procainamide administration during pregnancy. Clin Pharm. 1993;12:58-60.

Avila WS, Rossi EG, Ramires JAF, Grinberg M, Bortolotto MRL, Zugaib M et al. Pregnancy in patients with heart disease: experience with 1,000 cases. Clin Cardiol. 2003;26(3):135-42.

Bateman BT, Patorno E, Desai RJ et al. Late pregnancy beta blocker exposure and risks of neonatal hypoglycemia and bradycardia. Pediatrics. 2016;138:e20160731.

Begum MR, Quadir E, Begum A et al. Management of hypertensive emergencies of pregnancy by hydralazine bolus injection vs continuous drip: a comparative study. Medscape Womens Health. 2002;7(5):1.
Beyer-Westendorf J, Michalski F, Tittl L et al. Pregnancy outcome in patients exposed to direct oral anticoagulants – and the challenge of event reporting. Thromb Haemost. 2016;116:651-8.
Brucker MC, King TL. The 2015 US Food and Drug Administration Pregnancy and Lactation Labeling Rule. J Midwifery Womens Health. 2017;62:308-16.
Canobbio MM. Management of pregnancy in patients with complex congenital heart disease. A scientific statement for healthcare professionals from the American Heart Association. 2017;135:e50-e87. Disponível em: http://circ.ahajournals.org/. Acesso em: 13 abr. 2022.
Cantwell R, Clutton-Brock T, Cooper G et al. Saving mothers' lives: reviewing maternal deaths to make motherhood safer: 2006-2008. The eighth report of the confidential enquiries into maternal deaths in the United Kingdom. BJOG. 2011;118:1-203.
Capone CA, Gebb J, Dar P, Shenoy RU. Favorable neurodevelopmental outcome in a hypothyroid neonate following intracordal amiodarone for cardioversion of refractory supraventricular tachycardia in a fetus. J Neonatal Perinatal Med. 2014;7:305-9.
Clark SM, Dunn HE, Hankins GD. A review of oral labetalol and nifedipine in mild to moderate hypertension in pregnancy. Semin Perinatol. 2015;39:548-55.
Collins R, Yusuf S, Peto R. Overview of randomised trials of diuretics in pregnancy. Br Med J (Clin Res Ed). 1985;290:17-23.
Coomarasamy A, Honest H, Papaidannou S, Gee H et al. Aspirin for prevention of preeclampsia in women with historical risk factors: a systematic review. Obstet Gynecol. 2003;101:1319-32.
Cooper OW, Hernandez-Diaz S, Arbogast PG et al. Mayor congenital malformation after first-trimester exposure to ACE inhibitors. N Engl J Med. 2006;354:2443-51.
D'Souza R, Ostro J, Shah PS et al. Anticoagulation for pregnant women with mechanical heart valves: a systematic review and meta-analysis. Eur Heart J. 2017;214:S351-S351.
De Carolis S, di Pasquo E, Rossi E et al. Fondaparinux in pregnancy: vould it be a safe option? A review of the literature. Thromb Res. 2015;135:1049-51.
Dempfle CE. Minor transplacental passage of fondaparinux in vivo. N Engl J Med. 2004;350:1914-5.
Drugs@FDA: FDA Approved Drug Products. Disponível em: https://www.accessdata.fda.gov/scripts/cder/daf/index.cfm. Acesso em: 12 abr. 2022.
El Shamy T, Tamizian O. Principles of prescribing in pregnancy, obstetrics, gynaecology and reproductive medicine. 2018;28(5):P136-140. Disponível em: https://doi.org/10.1016/j.ogrm.2018.03.005.
Ersboll AS, Hedegaard M, Sondergaard L, Ersboll M, Johansen M. Treatment with oral betablockers during pregnancy complicated by maternal heart disease increases the risk of fetal growth restriction. BJOG. 2014;121:618-26.
Friedrich E, Hameed AB. Fluctuations in anti-factor Xa levels with therapeutic enoxaparin anticoagulation in pregnancy. J Perinatol. 2010;30:253-7.
Frishman WH et al. Cardiovascular drugs in pregnancy. CardiolClin. 2012;30:463-91.
Godfrey LM, Erramouspe J, Cleveland KW. Teratogenic risk of statins in pregnancy. Ann Pharmacother. 2012;46:1419-24.
Goland S, Schwartzenberg S, Fan J et al. Monitoring of anti-Xa in pregnant patients with mechanical prosthetic valves receiving low-molecular-weight heparin: peak or trough levels? J Cardiovasc Pharmacol Ther. 2014;19:451-6.
Greer IA, Nelson-Piercy C. Low-molecular-weight heparins for thromboprophylaxis and treatment of venous thromboembolism in pregnancy: a systematic review of safety and efficacy. Blood. 2005;106:401-7.
Haas DM et al. Prescription and other medication use in pregnancy. Obstet Gynecol. 2018;131:789-98.
Halpern DG, Weinberg CR, Pinnelas R et al. Use of medication for cardiovascular disease during pregnancy. JACC. 2019; 73:457-76.

Hassouna A, Allam H. Limited dose warfarin throughout pregnancy in patients with mechanical heart valve prosthesis: a meta-analysis. Interact Cardiovasc Thorac Surg. 2014;18:797-806.
Hoeltzenbein M, Beck E, Fietz AK, Wernicke J et al. Pregnancy outcome after first trimester use of methyldopa: a prospective cohort study. Hypertension. 2017;70:201-8.
Högstedt S, Rane A. Plasma concentration – effect relationship of metoprolol during and after pregnancy. Eur J Clin Pharmacol. 1993;44:243-6.
Konstantinides SV, Torbicki A, Agnelli G et al. 2014 ESC guidelines on the diagnosis and management of acute pulmonary embolism. Eur Heart J. 2014;35:3033-69a-k.
Lip GY, Beevers M, Churchill D, Shaffer LM, Beevers DG. Effect of atenolol on birth weight. Am J Cardiol. 1997;79:1436-8.
Lomenick JP, Jackson WA, Backeljauw PF. Amiodarone-induced neonatal hypothyroidism: a unique form of transient early-onset hypothyroidism. J Perinatol. 2004;24:397-9.
Lydakis C, Lip GY, Beevers M, Beevers DG. Atenolol and fetal growth in pregnancies complicated by hypertension. Am J Hypertens. 1999;12:541-7.
Magee LA, Schick B, Donnenfeld AE, Sage SR, Conover B, Cook L et al. The safety of calcium channel blockers in human pregnancy: a prospective, multicenter cohort study. Am J Obstet Gynecol. 1996;174:823-8.
Petersen KM, Jimenez-Solem E, Andersen JT et al. Beta-blocker treatment during pregnancy and adverse pregnancy outcomes: a nationwide population-based cohort study. BMJ Open. 2012;2:e001185.
Mitani GM, Steinberg I, Lien EJ, Harrison EC, Elkayam U. The pharmacokinetics of antiarrhythmic agents in pregnancy and lactation. Clin Pharmacokinet. 1987;12:253-91.
Norgard B, Puhó E, Czeizel AE, Skriver MV, Sorensen HT. Aspirin use during early pregnancy an the risk of congenital abnormalities: a population-based case-control study. Am J Obstet Gynecol. 2005;192:922-3.
Pariente G, Leibson T, Carls A, Adams-Webber T, Ito S, Koren G. Pregnancy-associated changes in pharmacokinetics: a systematic review. 2016;13(11):e1002160.
Pieper PG. Use de medication for cardiovascular disease during pregnancy. Nat. Rev. Cardiol. 2015;12:718-29.
Pruyn SC, Phelan JP, Buchanan GC. Long-term propranolol therapy in pregnancy: maternal and fetal outcome. Am J Obstet Gynecol. 1979;135:485-9.
Regit-Azgrosek V, Roos-Hesselink JW, Bauersachs J et al.; ESC Scientific Document Group. 2018 ESC guidelines for the management of cardiovascular diseases during pregnancy. Eur Heart J. 2018;39:3165-241.
Regitz-Zagrosek V et al. ESC guidelines on the management of cardiovascular diseases during pregnancy: the task force on the management of cardiovascular diseases during pregnancy of the European Society of Cardiology (ESC). EurHeart J. 2018;39:3165-241.
Ruys TP et al. Cardiac medication during pregnancy, data from the ROPAC. Ijcard. 2014;177:124-8.
Ryu RJ, Eyal S, Easterling TR et al. Pharmacokinetics of metoprolol during pregnancy and lactation. J Clin Pharmacol. 2016;56:581-9.
Shekhar S, Gupta N, Kirubakaran R et al. Oral nifedipine versus intravenous labetalol for severe hypertension during pregnancy: a systematic review and meta-analysis. BJOG. 2016;123:40-47.
Tanaka K, Tanaka H, Kamiya C et al. Beta-blockers and fetal growth restriction in pregnant women with cardiovascular disease. Circ J. 2016;80:2221-6.
Tello-Montoliu A, Seecheran NA, Angiolillo DJ. Successful pregnancy and delivery on prasugrel treatment: considerations for the use of dual antiplatelet therapy during pregnancy in clinical practice. J Thromb Thrombolysis. 2013;36:348-51.
Turrentine MA, Braems G, Ramirez MM. Use of thrombolytics for the treatment of thromboembolic disease during pregnancy. Obstet Gynecol Surv. 1995;50:534-541.
U.S. Food & Drug Administration. Pregnancy and lactation labeling (drugs) final rule. Disponível em: https://www.fda.gov/Drugs/DevelopmentApprovalProcess/Development Resources/Labeling/ucm093307.htm. Acesso em: 13 abr. 2022.

Van Driel D, Wesseling J, Sauer PJ et al. In utero exposure to coumarins and cognition at 8 to 14 years old. Pediatrics. 2001;107:123-9.

Van Driel D, Wesseling J, Sauer PJ et al. Teratogen update: fetal effects after in utero exposure to coumarins overview of cases, follow-up findings, and pathogenesis. Teratology. 2002;66:127-40.

Van Geijn HP, Lenglet JE, Bolte AC. Nifedipine trials: effectiveness and safety aspects. BJOG. 2005;112(1):79-83.

Weber-Schoendorfer C, Hannemann D, Meister R et al. The safety of calcium channel blockers during pregnancy: a prospective, multicenter, observational study. Reprod Toxicol. 2008;26:24-30.

Wesseling J, Van Driel D, Heymans HS et al. Coumarins during pregnancy: long-term effects on growth and development of school-age children. Thromb Haemost. 2001;85:609-13.

Winterfeld U, Allignol A, Panchaud A et al. Pregnancy outcome following maternal exposure to statins: a multicenter prospective study. BJOG. 2013;120:463-71.

Xu Z, Fan J, Luo X et al. Anticoagulation regimens during pregnancy in patients with mechanical heart valves: a systematic review and meta-analysis. Can J Cardiol. 2016;32:1248.e1-1248.e9.

Yarrington CD, Valente AM, Economy KE. Cardiovascular management in pregnancy: antithrombotic agents and antiplatelet agents. Circulation. 2015;132:1354-64.

Capítulo 73

Procedimentos cardiovasculares na gestação

João Victor Brum Jorge
Walkiria Samuel Ávila

Introdução

As cardiopatias são a principal causa de morte materna durante o ciclo gravídico-puerperal, incorrendo em 4% das gestações. As alterações fisiológicas da gravidez explicam a elevada incidência das principais complicações desse período, como insuficiência cardíaca, arritmias e tromboembolismo (TE).

Alterações fisiológicas da gravidez

Ao longo da gravidez, o débito cardíaco (DC) acresce em média 40% por aumento do volume plasmático (aproximadamente 50% maior), associado a um incremento na frequência cardíaca (FC), em média de 16 batimentos/minuto. As alterações do plexo uterino e a ação dos hormônios da gestação provocam uma redução da resposta vascular à angiotensina e da resistência vascular sistêmica (RVS). Como resultado, a pressão arterial (PA) mantém-se constante ou tende à queda, especialmente na primeira metade da gravidez. A compressão uterina também pode aumentar a pressão venosa nos membros inferiores, causando edema, presente em 80% das gestantes saudáveis (Tabela 73.1).

Tabela 73.1 Alterações fisiológicas na gestante.

Parâmetro	Primeiro trimestre	Segundo trimestre	Terceiro trimestre
DC	↑	↑↑	↑↑
RVS	↓	↓↓	↓↓
Frequência cardíaca	↑	↑↑	↑↑↑
Pressão arterial	↓	↓	↔

(Continua)

Tabela 73.1 Alterações fisiológicas na gestante (continuação).

Parâmetro	Primeiro trimestre	Segundo trimestre	Terceiro trimestre
Neuro-humoral	Aumento da atividade simpática e estrogênio/progesterona		
Massa do VE	↑	↑	↑
Tamanho das câmaras	Aumento das 4 câmaras cardíacas		
Aorta	Aumento da distensibilidade		

DC: débito cardíaco; RVS: resistência vascular sistêmica; VE: ventrículo esquerdo.
Fonte: Adaptada de Cardiovascular Physiology of Pregnancy.

Durante o trabalho de parto, o DC aumenta em 25% no período das contrações uterinas. Há compressão intermitente dos vasos uterinos e da veia cava inferior. Estima-se que 250 mL a 300 mL de sangue sejam lançados na circulação materna a cada contração, com aumento de 33% do volume sistólico.

Após o parto, o DC situa-se próximo de 60% acima dos níveis prévios à gestação. Essa mudança brusca é transitória e deve-se ao esvaziamento do útero, à descompressão do fluxo da veia cava inferior e à redução da capacidade do sistema venoso. A resistência vascular periférica está elevada pela contração uterina, ocluindo os vasos que se abrem na superfície materna da placenta.

O aumento do volume plasmático ocorre pelo estrógeno, que estimula a produção de renina e a retenção de sódio e água. Há também redução da pressão osmótica por menor produção de albumina, explicando o edema e a expansão volêmica. O aumento plasmático aumenta a tensão das paredes ventriculares e estimula a ativação dos canais iônicos, induzindo arritmias.

Durante a gravidez, ocorre ativação da síntese dos fatores de coagulação II, VII, VIII, IX, X e fibrinogênio, e redução dos anticoagulantes endógenos (sobretudo da antitrombina e proteína S), determinando o estado de hipercoagulabilidade. Esses mecanismos, além da compressão mecânica do plexo venoso dos membros inferiores pelo útero, predispõem ao TE. A incidência de trombose venosa profunda (TVP) é de um a dois casos por mil gestantes, cinco vezes maior do que em mulheres não grávidas. Esse risco é aumentado no pós-parto cesárea e permanece até a 12ª semana após. Assim, o médico deve atentar a sinais clínicos que possam indicar sinais de TVP e de TE.

Insuficiência cardíaca (IC)

A IC é a principal complicação associada à mortalidade materna em portadoras de cardiopatias. A disfunção ventricular assintomática pode ser detectada em até 85% das mulheres no puerpério. As principais cardiopatias na gravidez são: cardiopatia reumática (55,5%); congênita (19%); arritmias (6%); e outras (8%) que se dividem em isquêmica e tromboembolismo pulmonar.

A gravidez em mulheres com disfunção ventricular moderada em classe funcional III/IV (NYHA) é de baixa tolerância, devendo ser desaconselhada e até contraindicada se fração de ejeção (FE) inferior a 20%. Nestes casos, a interrupção, quando em curso do 1º trimestre, poderá ser considerada.

O tratamento farmacológico da IC com fração de ejeção reduzida (ICFER) difere daquele realizado pela população de cardiopata geral, em razão dos efeitos teratogênicos, optando pela substituição antes da concepção.

Os betabloqueadores beta-1 seletivos como metoprolol e bisoprolol são considerados de 1ª linha. A preferência por diuréticos de alça e tiazídicos se justifica em vigência da congestão. Já os vasodilatadores, como a hidralazina e os nitratos, são indicados no tratamento da IC, principalmente quando há hipertensão arterial, disfunção grave do ventrículo esquerdo e/ou evidência de congestão pulmonar. Se houver persistência de sintomas, a digoxina pode ser usada, especialmente no controle da resposta ventricular em casos de fibrilação atrial. Durante o período gestacional, a anticoagulação como parte da terapêutica da IC é controversa, porém o uso da heparina de baixo peso molecular deve ser considerado na presença de FE inferior a 35%, hospitalização prolongada e antecedentes de eventos tromboembólicos.

Doença valvar

No Brasil, a doença reumática é a causa mais frequente de valvopatia na gestação, correspondendo a 50% dos casos. O aumento do DC gera aumento do fluxo através das valvas estenóticas, resultando em piora funcional, enquanto a diminuição da RVS reduz o fluxo através das valvas insuficientes. Por essas razões, o prognóstico é pior das lesões obstrutivas, como estenose valvar aórtica e mitral, correlacionando-se ao grau de estenose, já as lesões de insuficiência valvar apresentam melhor evolução dependente da função ventricular.

A conduta perante uma gestante portadora de doença valvar reumática baseia-se na redução da ingesta de sal, prática de atividade física, controle ponderal e suplementação de ferro após a 20ª semana de gestação.

A febre reumática aguda é rara durante a gravidez, entretanto o seu diagnóstico deve ser considerado em adolescentes, sem profilaxia prévia ou que apresentem quadro de IC aguda desproporcional ao grau de acometimento valvar. O diagnóstico é clínico, uma vez que os reagentes da fase aguda sofrem influência da gestação, sendo válidos os critérios maiores e menores de Jones.

O tratamento do surto é igual ao da população em geral. A profilaxia secundária deve ser mantida com penicilina G benzatina 1.200.000 UI intramuscular, a cada 21 dias; fenoximetilpenicilina 250 mg via oral (VO), a cada 12 horas; nos alérgicos a penicilina, eritromicina 250 mg VO, a cada 12 horas; ou clindamicina 600 mg/dia.

A valvoplastia mitral por cateter-balão (VMCB) é indicada em pacientes com estenose mitral importante, CF III/IV(NYHA) e resposta insatisfatória ao tratamento clínico. A VMCB deve ser, preferencialmente, realizada no 2º trimestre da gestação, após a embriogênese. As contraindicações para a VMCB são: insuficiência mitral grave; lesão valvar ou coronariana concomitante com indicação cirúrgica; e trombo no átrio esquerdo.

Nos últimos anos, houve um aumento na prevalência de portadoras de próteses valvares tanto biológicas como mecânicas. As próteses biológicas têm atributos favoráveis à evolução da gravidez por não necessitarem de anticoagulação. As próteses mecânicas, em contrapartida, apresentam riscos de trombose e de hemorragia materno-fetal. Além disso, o estado de hipercoagulabilidade da gravidez predispõe a uma incidência variável de acidentes embólicos, abortamento espontâneos, embriopatia varfarínica e fenômenos hemorrágicos maternos e fetais. Dessa forma, a recomendação para a prótese mecânica (Tabela 73.2) necessita obedecer aos cinco momentos desde antes da concepção até a alta da maternidade:

Tabela 73.2 Controle da anticoagulação em prótese mecânica durante a gestação.

Idade gestacional	Anticoagulante	Controle
6ª a 12ª semana	HBPM 1 mg/kg SC, a cada 12 horas ou HNF EV 18 UI/Kg/hora em bomba de infusão	Anti-Xa 0,8-1,2 U/mL/TTPa 1,5 e 2 vezes o controle
12ª a 36ª semana	Varfarina na dose de acordo com INR	Aórtica INR entre 2,5 e 3 Mitral INR 3 e 3,5
36ª semana até o parto	HBPM 1 mg/kg SC, a cada 12 horas ou HNF EV 18 UI/Kg/hora em bomba de infusão	Anti-Xa 0,8-1,2 U/mL/TTPa 1,5 e 2 vezes o controle
Puerpério	Manter heparina e iniciar varfarina até alcançar IN-alvo para alta hospitalar	Anti-Xa 0,8-1,2 U/mL/TTPa 1,5 e 2 vezes o controle/INR 2 e 2,5

EV: (via) endovenosa; HBPM: heparina de baixo peso molecular; HNF: heparina não fracionada; SC: (via) subcutânea; TTPa: tempo de tromboplastina parcialmente ativda.

Fonte: Adaptada de Posicionamento da Sociedade Brasileira de Cardiologia para Gravidez e Planejamento Familiar na Mulher Portadora de Cardiopatia, 2020.

Momento 1

O casal é informado sobre manter a anticoagulação, a disponibilidade dos esquemas terapêuticos e seus riscos.

Momento 2

No 1º trimestre da gestação, opta-se pela substituição da varfarina pela heparina, com objetivo da prevenção de trombose materna e do risco de embriopatia.

Momento 3

Nos 2º e 3º trimestre, retorna-se ao antagonista da vitamina K, abreviando os possíveis efeitos adversos da heparina sobre a mãe. A reintrodução do antagonista deve ser feita com o uso concomitante da heparina de baixo peso molecular (subcutânea) ou heparina não fracionada (intravenoso), até à razão internacional normalizada (na sigla em inglês INR) alcançar o valor-alvo.

Momento 4

O parto deve ser planejado, com hospitalização da gestante na 36ª semana de gestação e troca para heparina de baixo peso ou não fracionada. No parto prematuro, sob o uso da anticoagulação, a via preferencial é a cesárea, podendo ser considerado o uso do complexo protrombínico.

Momento 5

No puerpério, decorridas 6 horas do parto e na ausência de complicações maternas, a anticoagulação é retornada na forma de heparina de baixo peso ou não fracionada, após 48 horas, a varfarina é introduzida, objetivando INR de 2 para a alta hospitalar.

Arritmias cardíacas

As arritmias são frequentes e estão associadas ou não às doenças cardíacas. Nas gestantes hospitalizadas, 60% das arritmias correspondem a bradicardia ou taquicardia sinusal; 19% são extrassístoles supraventriculares ou ventriculares; 14%, taquicardias supraventriculares; 5%, taquicardia ventricular ou fibrilação ventricular; e 2%, outros distúrbios.

O tratamento das arritmias na gravidez é semelhante ao das mulheres não gestantes, com algumas peculiaridades. A cardioversão elétrica (CVE) é recomendada nos casos de taquicardia com instabilidade hemodinâmica.

Nas taquicardias supraventriculares (TSV) agudas, recomenda-se manobra vagal e, em caso de falha, adenosina intravenosa. A terapia farmacológica profilática deve ser usada se sintomas frequentes, sendo usados os betabloqueadores beta-1 seletivos, exceto o atenolol, para controle da FC. Se houver falha, pode-se prescrever digoxina. Já no manejo de prevenção das TSV a longo prazo, a 1ª escolha são os beta-1 seletivos ou verapamil. Se coexistir a presença de pré-excitação, a preferência é a propafenona.

Nas taquicardias ventriculares (TV) agudas, recomenda-se a CVE imediata na estável ou instável; sotalol ou procainamida, na estabilidade hemodinâmica da TV monomórfica ou sustentada e amiodarona na instável ou refratária. No manejo de longo prazo, os medicamentos são metoprolol ou verapamil.

Tabela 73.3 Recomendações para manejo das arritmias na gestação.

- CVE imediata como escolha para TSV com instabilidade hemodinâmica e FA em gestante com síndrome de pré-excitação ventricular
- Manobras vagais; caso sejam irresponsivas, adenosina para reversão aguda da TPSV
- Betabloqueadores endovenosos (metoprolol, propranolol) para reversão aguda da TPSV
- Verapamil endovenoso, para reversão aguda da TPSV, quando adenosina e betabloqueadores não são efetivos ou estão contraindicados
- Procainamida endovenosa para reversão aguda das TSV
- Flecainida ou ibutilida para reversão aguda do *flutter* e FA em gestantes com coração estruturalmente normal
- Amiodarona para reversão aguda das TSV graves quando outras terapias não são efetivas

FA: fibrilação atrial; TPSV: taquicardia paroxística supraventricular; TSV: taquicardia supraventricular.

Fonte: Posicionamento da Sociedade Brasileira de Cardiologia para Gravidez e Planejamento Familiar na Mulher Portadora de Cardiopatia, 2020.

Bibliografia consultada

Avila WS, Alexandre ERG, Castro ML, Lucena AJG, Marques-Santo C, Freire CMV et al. Posicionamento da Sociedade Brasileira de Cardiologia para Gravidez e Planejamento Familiar na mulher Portadora de Cardiopatia – 2020. Arq Bras Cardiol. 2020;114(5):849-942.

Sanghavi M, Rutherford JD. Cardiovascular physiology of pregnancy. Journal Article. Circulation. 2014;1003-8.

Avila WS, Grinberg M. Gestação em portadoras de afecções cardiovasculares: experiência com 1000 casos – 1993. Arq Bras Cardiol. 1993;60(1):5-11.
Halpern DG, Weinberg CR, Pinnelas R, Mehta-Lee S, Economy KE, Valente AM. Use of medication for cardiovascular disease during pregnancy: JACC State-of-the-art review. J Am Coll Cardiol. 2019;73(4):457-476. doi:10.1016/j.jacc.2018.10.075. PMID: 30704579.
Avila WS, Rossi EG, Ramires JA, Grinberg M, Bortolotto MR, Zugaib M et al. Pregnancy in patients with heart disease: experience with 1.000 cases. Clin Cardiol. 2003;26(3):135-42.
Nanna M, Stergiopoulos K. Pregnancy complicated by valvular heart disease: an update. J Am Heart Assoc. 2014;3:e000712.
Alshawabkeh L, Economy KE, Valente AM. Anticoagulation during pregnancy. Journal of the American College of Cardiology, 2016;1804-13.
Knotts RJ, Garan H. Cardiac arrhythmias in pregnancy. Seminars in Perinatology. 2015;38(5):285-288.
Lindley KJ, Judge N. Arrhythmias in pregnancy. Clin Obstet Gynecol. 2020;63(4):878-92.

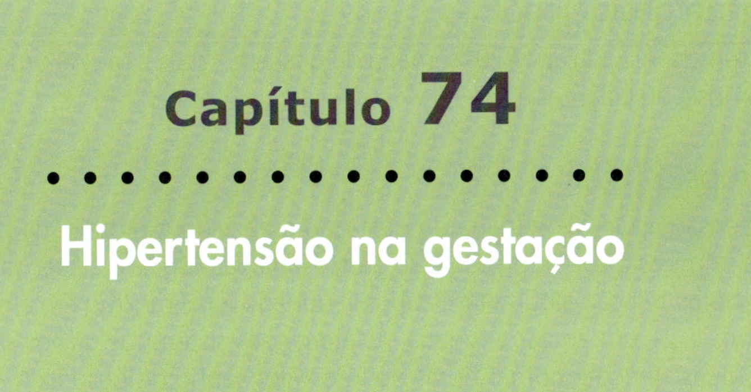

Iuri Resedá Magalhães
Mozar Suzigan de Almeida
Nádia Romanelli Quintanilha
Luiz Aparecido Bortolotto

Introdução

A hipertensão arterial (HA) representa uma condição clínica de alta prevalência na população em geral, incluindo mulheres em idade fértil. Na gravidez, notadamente após a 20ª semana de idade gestacional, ocorrem alterações adaptativas do organismo materno a fim de prover condições ótimas para o desenvolvimento fetal. Quando esses mecanismos adaptativos não são adequados, lesões vasculares se manifestam, sobretudo alterações da função endotelial, gerando desbalanço entre agentes vasodilatadores e vasoconstritores e culminando com elevação patológica da pressão arterial.

A HA ocorre em aproximadamente 10% de todas as gestações, sendo mais prevalente em áreas de menor recurso financeiro e acarretando elevado custo médico e social. As complicações hipertensivas na gestação estão entre as principais causas de morte materna, responsáveis por cerca de um terço dos casos, além de serem as principais causas de morbimortalidade fetal e neonatal.

Definição e classificação

Define-se hipertensão arterial na gestação (HAG) como a presença de pressão arterial sistólica (PAS) ≥ 140 mmHg e/ou diastólica (PAD) ≥ 90 mmHg. Preferencialmente, deve-se realizar duas aferições com intervalo mínimo de 4 horas entre elas. Valores acima de 160/110 mmHg denotam maior gravidade.

A HA pode se manifestar durante a gestação de cinco formas distintas de apresentação e gravidade: hipertensão arterial crônica (HAC); hipertensão gestacional; pré-eclâmpsia (PE); pré-eclâmpsia sobreposta; e eclâmpsia.

Hipertensão crônica

Hipertensão detectada antes da 20ª semana de gestação ou previamente existente.

Hipertensão gestacional

Hipertensão iniciada após 20ª semana de gestação, sem lesão de órgãos-alvo que defina pré-eclâmpsia ou eclâmpsia.

Pré-eclâmpsia (PE)

Hipertensão após 20ª semana de gestação associado à proteinúria patológica e/ou a alterações sistêmicas graves. Considera-se proteinúria patológica a presença de ≥ 300 mg em urina de 24 horas; relação albumina/creatinina urinária ≥ 0,3 mg/mg em amostra isolada; fita reagente com ≥ 2+ em amostra isolada. As alterações sistêmicas graves são: PA ≥ 160/110 mmHg, em duas aferições com 6 horas de intervalo; ganho de peso além do esperado em curto espaço de tempo; anasarca; cefaleia; turvação visual; dor abdominal; plaquetopenia (< 100.000/mm^3); elevação de enzimas hepáticas (o dobro do basal); comprometimento da função renal (creatinina acima de 1,1 mg/dL ou o dobro do basal); edema pulmonar; distúrbios visuais ou cerebrais; escotomas ou convulsão.

Hipertensão crônica com pré-eclâmpsia sobreposta

Paciente com sinais, sintomas ou alterações laboratoriais compatíveis com pré-eclâmpsia em paciente hipertensa crônica.

Eclâmpsia

Presença de convulsões em gestante com pré-eclâmpsia.

Exames complementares

A avaliação com exames laboratoriais é mandatória para o diagnóstico diferencial da pré-eclâmpsia e hipertensão crônica, além de auxiliar na estratificação da gravidade de cada caso.

Dessa forma, deve-se solicitar exames como análise de sedimento urinário, avaliação de proteinúria (relação albumina/creatinina e/ou proteinúria de 24 horas), hemograma com hematócrito e contagem de plaquetas, creatinina sérica, enzimas hepáticas e ácido úrico sérico, com reavaliação após a 20ª semana. Fundoscopia, eletrocardiograma e ecocardiograma auxiliam na estratificação de pacientes previamente hipertensas na busca de lesão de órgão-alvo estabelecida antes da gestação.

Os exames para avaliação do desenvolvimento e bem-estar fetal, como ultrassonografia, dopplervelocimetria, cardiotocografia e perfil biofísico fetal, são solicitados pelo obstetra para a avaliação da repercussão da hipertensão arterial sobre o feto. A periodicidade com que essa avaliação é repetida depende da gravidade e de achados em exames seriados e é definida pelo obstetra.

Prevenção da hipertensão e pré-eclâmpsia

A prevenção da pré-eclâmpsia deve ser iniciada antes da gestação. As pacientes com HAC devem ser orientadas a se programarem para a gestação, sendo informadas dos riscos associados a uma HA não controlada adequadamente durante o período (Quadro 74.1). É recomendável que a gravidez seja programada quando a pressão arterial esteja bem controlada.

Quadro 74.1 Fatores de risco para o desenvolvimento de PE.

Alto risco para PE	
HA em gestação prévia	Doença renal crônica
Doença autoimune (lúpus ou síndrome do anticorpo antifosfolipídeo)	Diabetes *mellitus* tipo 1 ou tipo 2
Risco moderado para PE (dois ou mais dos seguintes)	
Primeira gestação	Idade superior a 40 anos
Intervalo entre gestação superior a 10 anos	IMC > 35 kg/m^2 na primeira consulta pré-natal
História familiar de PE	Múltiplas gestações prévias

Fonte: Adaptado de Posicionamento da Sociedade Brasileira de Cardiologia para Gravidez e Planejamento Familiar na Mulher Portadora de Cardiopatia, 2020.

Se a paciente manifestar o desejo de engravidar, o clínico ou o cardiologista que a acompanha pode sugerir a troca de medicações se a paciente fizer uso de inibidores da enzima conversora (IECA) ou bloqueadores dos receptores da angiotensina (BRA), visto que estas medicações são teratogênicas. A substituição pode ser feita pelos bloqueadores de canais de cálcio ou metildopa.

Pacientes com moderado a alto risco de desenvolver pré-eclâmpsia podem beneficiar-se de baixas doses de ácido acetilsalicílico (AAS), 75 a 150 mg por dia a partir da 12ª semana de gestação. A suplementação de cálcio (1,5 a 2 g/dia) para mulheres com baixa ingesta (< 600 mg/dia) está associada com redução do risco de PE, prematuridade e menor risco de morte relacionada com HA durante a gestação. Deve ser iniciada em consulta de planejamento familiar ou o quanto antes durante o pré-natal.

Manejo da hipertensão na gestante

A decisão de tratar a hipertensão arterial na gestação baseia-se em diversos fatores, como nível pressórico, idade gestacional, na presença ou não de complicações materno-fetais e no risco de ocorrerem.

A persistência de pressão arterial elevada acima de 150/100 mmHg é a variável mais importante para decisão do início do tratamento medicamentoso. Níveis pressóricos abaixo desse valor carecem de evidências que suportem início de tratamento. Sabe-se, contudo, que hipertensão leve a moderada em pacientes sem alteração da função renal não está associada a maiores taxas de eventos cardiovasculares. Alguns estudos apontam que o tratamento da hipertensa não grave representa melhor controle da pressão arterial, porém sem haver associação evidente com redução nas taxas de desfechos desfavoráveis.

Ao se iniciar o tratamento medicamentoso, devem-se ter como meta níveis de PAS em torno de 130 a 150 mmHg e PAD entre 80 e 100 mmHg.

Tratamento não farmacológico

O tratamento não farmacológico isolado tem papel limitado na HA da gestante e não deve ser utilizado como terapia única se PAS ≥ 150 mmHg. Estudos randomizados com intervenções na dieta e no estilo de vida de pacientes grávidas mostraram mínimos efeitos na redução de desfechos desfavoráveis. Contudo, existe a tendência de limitar o ganho de peso a no máximo 6,8 kg durante a gestação de mulheres previamente obesas, com índice de massa corporal (IMC) acima de 30 kg/m². Além disso, dieta hipossódica pode ser recomendada como coadjuvante importante ao tratamento farmacológico, sobretudo nas formas mais graves, embora os efeitos benéficos da restrição de sódio nestas pacientes não sejam tão consistentes. Exercícios físicos são recomendados por pelo menos 3 dias por semana, em uma média de 50 minutos por sessão, incluindo atividades aeróbicas e treinamento de força e flexibilidade. A atividade física com exercícios moderados pode ser continuada nas mulheres habituadas a praticá-los.

Tratamento farmacológico

O tratamento da HA durante a gestação objetiva a redução de risco de acidente vascular encefálico (AVE), progressão de doença renal, lesão de órgão-alvo e risco de hipertensão grave. A escolha da medicação deve ser cuidadosa e segura para o feto, sendo contraindicadas as medicações com potencial teratogênico.

Em contexto ambulatorial, o tratamento farmacológico deve ser iniciado quando PA > 150/100 mmHg, objetivando meta de PAS entre 130 e 150 mmHg e PAD entre 80 e 100 mmHg, mas caso já exista lesão de órgão-alvo, tende-se a introduzir a medicação com valores ≥ 140/90 mmHg, visando um controle mais restrito. O tratamento com anti-hipertensivos e o controle mais rigoroso diminuem o risco de HA grave, mas não reduz o risco de PE, crescimento intrauterino restrito (CIUR), descolamento prematuro de placenta ou desfechos neonatais. Em pacientes com PE com quadro clínico estável sem necessidade de parto imediato, está indicado tratamento anti-hipertensivo oral mantido até o termo (Tabela 74.1).

Tabela 74.2 Anti-hipertensivos utilizados na gestação.

Classe	Droga	Dose	Observações
Alfa-2-agonista	Metildopa	250 mg, a cada horas Dose máxima 3 g/dia	1ª linha. Sonolência, anemia hemolítica, xerostomia e aumento de transaminases
Bloqueador de canal de cálcio	Nifedipina	Até 120 mg/dia (30 a 60 mg liberação prolongada)	Taquicardia, palpitação, rubor facial, edema periférico e cafaleia
	Anlodipino	5 a 10 mg/dia	2ª linha
	Verapamil	120 a 320 mg/dia	2ª linha
Betabloqueador	Pindolol	5 a 30 mg/dia em 2 a 3 doses	
	Metoprolol	50 a 200 mg/dia	
Vasodilatador arteriolar direto	Hidralazina	50 a 200 mg/dia	Emergências hipertensivas. Pode induzir trombocitopenia fetal
Diurético tiazídico	Hidrocloro-tiazida	25 mg/dia	Risco de CIUR, trombocitopenia neonatal e icterícia
Agonista alfa-2	Clonidina	0,075 a 0,2 mg/dia (dose máxima: 0,9 mg/dia)	Redução na resistência vascular e débito cardíaco. Risco de CIUR

(Continua)

Tabela 74.2 Anti-hipertensivos utilizados na gestação (continuação).

Fármacos contraindicados	
Atenolol/propranolol (> 160 mg/dia)	Risco de CIUR
IECA/BRA	Risco de lesão renal aguda fetal e oligodrâmnio
Espironolactona	Efeito androgênico fetal

BRA: bloqueadores de receptores da angiotensina; CIUR: crescimento intrauterino restrito; IECA: inibidores da enzima conversora da angiotensina.

Fonte: Adaptada de Posicionamento da Sociedade Brasileira de Cardiologia para Gravidez e Planejamento Familiar na Mulher Portadora de Cardiopatia, 2020.

O uso de IECA e BRA é contraindicado durante toda a gestação. São opções para o tratamento da HA na gestação: metildopa; betabloqueadores (exceto atenolol); hidralazina; nifedipino; anlodipino; e verapamil.

No cenário de hipertensão grave (PAS ≥ 160/110 mmHg), a hospitalização está indicada. A seleção da medicação anti-hipertensiva e a via da administração variam a depender da expectativa da manutenção ou não da gestação. A metildopa e o anlodipino (ou nifedipina) via oral podem ser empregados para o controle. A hidralazina endovenosa está indicada quando há emergência hipertensiva, isto é, na iminência de eclâmpsia ou na eclâmpsia. O nitroprussiato de sódio só deve ser usado como última escolha visto o risco de intoxicação fetal por cianeto. Caso o quadro de pré-eclâmpsia apresente-se com edema agudo de pulmão, a medicação a ser utilizada é a nitroglicerina endovenosa.

Definição do momento e melhor via de parto

A decisão do momento ideal e da melhor via de parto depende da gravidade clínica, da idade gestacional e das indicações obstétricas. Nos casos considerados leves, sem piora clínica, pode-se adotar a conduta expectante e indicar o parto na 37ª semana de idade gestacional. Em pacientes graves e com risco de óbito imediato, com disfunções de órgão-alvo em que existem evidências de discrasias sanguíneas, sofrimento fetal, hematoma hepático e hipertensão de difícil controle, a interrupção da gestação está indicada.

Nos casos graves e com feto prematuro, as condutas divergem na literatura. Em casos selecionados, se houver estabilidade clínica, pode-se realizar corticosteroideterapia para maturação pulmonar fetal antes de se realizar a interrupção da gravidez.

Acompanhamento após o parto

A paciente com HA durante a gestação pode manter níveis de pressão arterial ainda elevados no período do puerpério. Opções de medicações anti-hipertensivas a ser utilizadas pela mãe e que são seguras para o lactente nesse período incluem: hidroclorotiazida; espironolactona; hidralazina; verapamil; nifedipino; enalapril; entre outros. As pacientes portadoras de hipertensão crônica podem retornar ao uso das medicações utilizadas antes da gestação.

Sabe-se que a PE denota risco mais elevado de desfechos cardiovasculares como infarto e AVE, mesmo anos após o término da gestação. Recomenda-se que essas pacientes realizem consulta médica para avaliar a pressão arterial e os fatores de risco cardiovasculares e metabólicos anualmente. Hábitos de vida saudáveis, que incluem atividade física regular, dieta hipossódica, evitar ganho exagerado de peso, são recomendados para evitar complicações no futuro.

Conclusão

A gestação traz consigo diversas mudanças adaptativas e fisiológicas do organismo materno, que, quando falham, podem acarretar o aumento do nível pressórico. A hipertensão na gestação apresenta-se em um espectro clínico amplo de gravidade e deve ser acompanhada de perto pelo médico assistente, inclusive no período do puerpério, com exame físico e laboratoriais periódicos a fim de se propiciar o melhor desfecho materno-fetal.

Bibliografia consultada

Avila WS et al. Posicionamento da Sociedade Brasileira de Cardiologia para Gravidez e Planejamento Familiar na Mulher Portadora de Cardiopatia – 2020. Arquivos Brasileiros de Cardiologia. 2020;114(5):849-942.

Malachias MVB, Souza WKSB, Plavnik FL, Rodrigues CIS, Brandão AA, Neves MFT et al. 7ª Diretriz Brasileira de Hipertensão Arterial. Arq Bras Cardiol. 2016;107(3):1-83.

Tedoldi CL, Freire CMV, Bub TF et al. Sociedade Brasileira de Cardiologia. Diretriz da Sociedade Brasileira de Cardiologia para Gravidez na Mulher Portadora de Cardiopatia. Arq Bras Cardiol. 2009;93(6.1):e110-e178.

Regitz-Zagrosek V, Roos-Hesselink et al. 2018 ESC guidelines for the management of cardiovascular diseases during pregnancy. The task force for the management of cardiovascular diseases during pregnancy of the European Society of Cardiology (ESC). Eur Heart J. 2018;39:3165-241.

Henderson JT, Whitlock EP, O'Conner E et al. Low-dose aspirin for the prevention of morbidity and mortality from preeclâmpsia: a systematic evidence review for the U.S. Preventive Services Task Force [Internet]. Rockville (MD): Agency for Healthcare Research and Quality (US). 2014.

Lindheimer MD et al. Journal of the American Society of Hypertension. 2008;2(6):484-94.

American College of Obstetricians and Gynecologists. Task force on hypertension in pregnancy. Hypertension in pregnancy. Report of the American College of Obstetricians and Gynecologists' Task Force on Hypertension in Pregnancy. Obstet Gynecol. 2013;1122:1131.

Capítulo 75

Cardiomiopatia periparto

Bruno Alves da Mota Rocha
Anthony Medina Conceição
Thiago Aragão Leite

Introdução

Relatos acerca do aparecimento de insuficiência cardíaca (IC) durante o período da gestação e pós-parto em mulheres, até então hígidas, são encontrados na literatura desde o início dos anos 1800, porém apenas em 1971, com as clássicas publicações de Demakis e Rahimtoola, a condição hoje denominada "cardiomipatia *peripartum*" foi mais bem entendida e caracterizada.

Trata-se de uma condição rara de disfunção ventricular, porém potencialmente letal, que acontece no período final da gestação ou nos meses seguintes ao parto, na ausência de outras causas identificáveis de IC. Cursa comumente com dilatação venticular e, na maioria das vezes, com redução da fração de ejeção do ventrículo esquerdo (FEVE) para valores abaixo de 45%.

Epidemiologia e fisiopatologia

Dados sobre a incidência da cardiomiopatia *peripartum* no Brasil são escassos. Nos Estados Unidos, a estimativa é de 1 de evento para cada mil a quatro mil nascidos vivos, com tendência de aumento decorrente do aumento da idade materna e, possivelmente, do melhor reconhecimento da doença.

A etnia afrodescendente é fator de risco para a doença, com incremento de três a quatro vezes na sua incidência em comparação aos caucasianos. A maior incidência entre membros da mesma família sugere influência genética idade materna maior do que 30 anos também é um fator de risco independente para tal condição (OR 1,7 a 1,8). Pré-eclâmpsia e hipertensão são comumente associadas à doença. Uma metanálise de 22 estudos incluindo 979 casos encontrou a prevalência de 22% de pré-eclâmpsia em portadores de cardiomiopatia *peripartum*, em contraste com 5% da população geral.

A fisiopatologia da doença não é completamente conhecida e provavelmente é multifatorial. Alterações hormonais significantes acontecem durante a gestação e no período que antecede o parto. A cardiotoxicidade da prolactina parece ser um mecanismo associado a esta condição. Em um modelo *murino knockout* para STAT3 (signal transducer and activator transcriptase 3) – uma enzima associada à depuração de ERO (espécies reativas de oxigênio) –, observou-se maior expressão de catepsina D, uma endopeptidase que cliva a prolactina em um fragmento N-terminal de prolactina 16 kDa, a qual foi associada à indução apoptose de células endoteliais e cardiomiócitos. Alguns estudos relataram uma menor expressão de STAT3 e níveis séricos mais elevados de prolactina 16 kDa em mulheres portadores da doença.

Uma hipótese mais antiga sugeria que a doença representasse um subtipo de miocardite viral decorrente do achado de material genético de Echovirus, Coxsackie e Parvovirus B12 em algumas pacientes acometidas pela doença. Todavia, em uma série de biópsias endomiocárdicas de 26 pacientes com a doença e 33 pacientes com outras cardiomiopatias, a mesma proporção (cerca de 30%) apresentava genoma viral detectável.

Manifestações clínicas

Mais comumente, os casos de cardiomiopatia *peripartum* se apresentam no 1º mês após o termo. A maioria das mulheres exibe os sinais e sintomas clássicos de IC, incluindo dispneia aos esforços, ortopneia e dispneia paroxística noturna. Esses sintomas podem ser confundidos com aqueles decorrentes da própria gestação, o que, em alguns casos, atrasa a identificação da condição, atrasando o diagnóstico para uma fase mais avançada da doença.

O exame físico pode mostrar aumento de pressão venosa jugular (PVJ), estertores pulmonares, taquicardia e edema de membros inferiores. Frequentemente, pode haver dilatação do ventrículo esquerdo (VE), podendo dar origem à 3ª bulha e ao aumento do *ictus cordis*. O eletrocardiograma tipicamente mostra uma taquicardia sinusal, porém também podem ser encontradas arritmias supraventriculares (incluindo fibrilação e *flutter* atrial), além de alterações do segmento ST e da onda T, sendo sinais inespecíficos.

Apesar de raros, também são relatados casos dramáticos que necessitam de inotrópicos venosos e suporte mecânico circulatório.

Diagnóstico

Em 2010, o grupo de estudo sobre cardiomiopatia *peripartum* da Sociedade Europeia de Cardiologia definiu a condição como uma causa de idiopática de IC secundária à disfunção do VE surgida no final da gestação ou nos meses após o termo, quando outras causas de IC forem afastadas, sendo, portanto, um diagnóstico de exclusão. O VE pode ou não estar dilatado, mas a fração de ejeção é quase sempre reduzida para valores abaixo de 45%.

O ecocardiograma deve ser feito na suspeita diagnóstica. Além de disfunção do VE, podem ser encontrados dilatação dos ventrículos, regurgitação mitral e tricúspide funcional e trombos intracardíacos. Biomarcadores, como BNP e troponina, encontram-se frequentemente elevados nesta condição.

A ressonância magnética permite aferição mais acurada de volumes e dimensões cardíacas, tendo papel importante no diagnóstico diferencial de miocardite. A biópsia endomiocárdica também pode auxiliar excluindo causas infiltrativas de IC, mas não é rotineiramente utilizada.

Fatores prognósticos

Dados recentes sugerem que entre 50% e 80% das mulheres com a doença recuperam a função ventricular para níveis normais. Na maioria dos casos, essa recuperação ocorre já nos primeiros 6 meses após o parto. A FEVE reduzida no diagnóstico, QRS maior que 120 ms, atraso no diagnóstico, multiparidade e etnia afrodescendente foram associados a pior prognóstico, com maior risco de mortalidade e não reversão de disfunção do VE no seguimento a longo prazo.

Mulheres que mantêm FEVE < 50% apresentam 50% de chance de nova piora clínica e risco entre 25% e 50% de mortalidade em gestações subsequentes. Portanto, as diretrizes advogam contra uma nova gestação em pacientes que não recuperam a função ventricular a níveis normais.

Tratamento

O tratamento desta doença é semelhante ao de outras etiologias de IC, visando otimização de pré e pós-carga e estado volêmico do paciente. Todavia, deve-se dar atenção ao risco de teratogenicidade das drogas utilizadas. Após o parto, a maioria das medicações é compatível com a amamentação.

Diuréticos podem ser utilizados durante a gestação e mantidos durante a amamentação, com cuidado e em baixas doses, já que podem reduzir a perfusão placentária e passar em pequena quantidade para o leite materno.

Betabloqueadores e nitratos podem ser utilizados em todo o período. Porém, inibidores da enzima conversora de angiotensina e bloqueadores do receptor de angiotensina-2 são contraindicados durante a gravidez, pelo risco de oligodrâmnio, restrição do crescimento intrauterino e prematuridade; seu uso pode ser considerado após o parto. Captopril e enalapril apresentam maior evidência de segurança neste contexto.

Em virtude do estado de hipercoagulabilidade na gestação e alto risco de fenômenos tromboembólicos em pacientes com cardiomiopatia *peripartum*, a anticoagulação terapêutica pode ser considerada na gravidez até a 8ª semana pós-parto nos pacientes com disfunção ventricular com FEVE < 35%.

Em decorrência de possível associação da prolactina na patogênese da doença, a bromocriptina, um agonista dopaminérgico D2 que inibe a produção de prolactina, vem sendo investigada para o tratamento. Em ensaio clínico com 20 mulheres sul-africanas, houve maior taxa de recuperação de FEVE durante seguimento de 6 meses, com aumento médio de 27% para 57% no grupo tratado *versus* 27% para 36% no grupo controle. Em estudo observacional na Alemanha, 72% das mulheres que se recuperaram haviam feito uso de bromocriptina, em comparação com 35% sem resposta clínica adequada. Apesar disso, a bromocriptina foi associada ao aumento de risco de tromboembolismo venoso e eventos cardiovasculares maternos em estudos de vigilância. Considerando os possíveis efeitos adversos associados e a limitação dos estudos, o uso rotineiro de bromocriptina ainda é motivo de discussão.

Bibliografia consultada

Arany Z, Elkayam U. Peripartum cardiomyopathy. Circulation. 2016;133(14):1397-409.

Avila WS et al. Posicionamento da Sociedade Brasileira de Cardiologia para Gravidez e Planejamento Familiar na Mulher Portadora de Cardiopatia – 2020. Arquivos Brasileiros de Cardiologia. 2020;114(5):849-942.

Bauersachs J et al. Pathophysiology, diagnosis and management of peripartum cardiomyopathy: a position statement from the Heart Failure Association of the European Society of Cardiology Study Group on Peripartum Cardiomyopathy. Eur J Heart Fail. 2019;21(7):827-43. Disponível em: http://dx.doi.org/10.1002/ejhf.1493. Acesso em: 13 abr. 2022.

Davis MB, Arany Z, McNamara DM, Goland S, Elkayam U. Peripartum cardiomyopathy. Journal of the American College of Cardiology. 2020;75(2):207-21. Disponível em: http://dx.doi.org/10.1016/j.jacc.2019.11.014. Acesso em: 13 abr. 2022.

Demakis JG, Rahimtoola SH. Peripartum cardiomyopathy. Circulation. 1971;44(5):964-8. Disponível em: http://dx.doi.org/10.1161/01.cir.44.5.964. Acesso em: 13 abr. 2022.

Honigberg MC, Givertz MM. Peripartum cardiomyopathy. BMJ. 2019;k5287. Disponível em: http://dx.doi.org/10.1136/bmj.k5287. Acesso em: 13 abr. 2022.

Capítulo 76

Doença arterial coronariana no idoso

Vanessa Bastos Batista
Eduardo Bello Martins
Caio de Assis Moura Tavares

Introdução

O envelhecimento se associa com o aumento da incidência e prevalência da doença arterial coronariana (DAC). Estudos que utilizam dados de necropsia estimam que prevalência de DAC obstrutiva em pacientes com 80 anos ou mais seja de aproximadamente 60%, frequentemente associada à presença de doença multiarterial. O desenvolvimento de aterosclerose resulta tanto de sua associação com processos biológicos associados ao envelhecimento – estresse oxidativo, inflamação, disfunção endotelial, alterações epigenéticas, modificações do metabolismo de lípides e do sistema imune – como da presença de fatores de risco para DAC – obesidade, tabagismo, hipertensão arterial sistêmica (HAS), doença renal crônica (DRC), dislipidemia (DLP). Embora a idade *per se* tenha um efeito direto no desenvolvimento de doença cardiovascular (DCV), a velocidade e a progressão do envelhecimento variam entre os indivíduos por diferenças biológicas e de estilo de vida, suporte social, pela presença de condições crônicas e culturais. Ao discutirmos o manejo de um idoso com DAC, devemos considerar que estamos falando de um subgrupo extremamente heterogêneo, no qual a idade isoladamente não fornece informações necessárias para a tomada de decisão. O desafio é como aplicar as evidências científicas dos estudos clínicos randomizados numa população frequentemente excluída ou sub-representada nestes estudos e com grande diferença de vulnerabilidade e de reserva fisiológica.

Percebe-se que uma abordagem *one-size-fits-all* é virtualmente impossível para o idoso com DAC e que a melhor tomada de decisão será aquela tomada após consideração de outros fatores relevantes como avaliação funcional, de independência para atividades de vida diária e de capacidade cognitiva, a preferência do paciente e sua fragilidade.

Avaliação clínica

O ponto primordial da anamnese envolve tentar estabelecer a relação entre sintomas referidos e sua relação com esforço/repouso, entendendo que sintomas típicos de angina nem sempre são claros nesse grupo, o que deve sensibilizar o clínico a atentar aos equivalentes anginosos como fadiga, dispneia, desconforto epigástrico e presença de sintomas autonômicos ao esforço (sudorese fria, náuseas, vômitos, tontura), embora esses achados não sejam específicos para DAC (Figura 76.1).

Figura 76.1 Suspeição de DAC no paciente idoso.

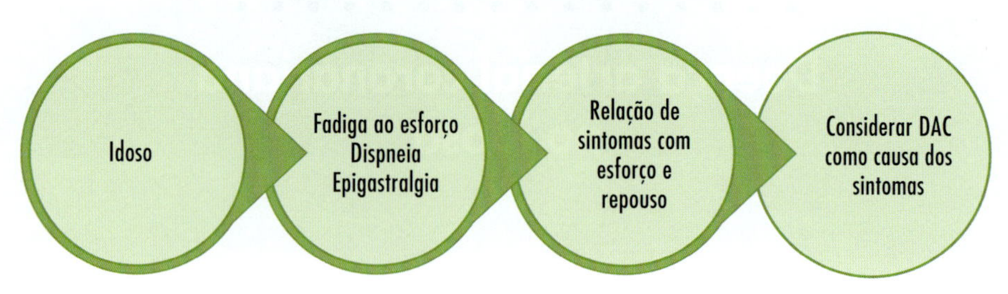

Idoso
Fadiga ao esforço
Dispneia
Epigastralgia
Relação de sintomas com esforço e repouso
Considerar DAC como causa dos sintomas

Fonte: Desenvolvido pela autoria.

O exame físico é geralmente inespecífico, mas história ou sinais de vasculopatia, HAS, DLP, tabagismo e fibrilação atrial (FA) podem dar pistas para a possibilidade de DAC.

A anamnese destes pacientes deve seguir preceitos da Avaliação Geriátrica Ampla (AGA) – uma avaliação multidimensional com captura de informações globais fundamentais para o manejo a curto, médio e longo prazo destes indivíduos: suporte social; número de medicações utilizadas diariamente; risco de quedas; multimorbidade; cognição; avaliação de independência para atividades de vida diária; equilíbrio; funcionalidade; humor; mobilidade; e estado nutricional. Existem diversas ferramentas disponíveis; na Unidade de Cardiogeriatria do Instituto do Coração (InCor), a utilizada para todos os pacientes em sua primeira consulta no ambulatório é a ferramenta TaGA-10, um modelo de rastreio multidimensional breve que permite a obtenção destas informações de maneira prática e eficiente, que servem tanto para embasar as tomadas de decisão como para identificar pontos de vulnerabilidade possivelmente não identificados na anamnese rotineira do cardiologista.

Investigação diagnóstica

A investigação diagnóstica de DAC em pacientes idosos segue o mesmo princípio da do adulto jovem – caracterização dos sintomas, avaliação da probabilidade pré-teste de DAC, avaliação da função ventricular, realização de exames complementares e percepção do impacto de multimorbidade, da qualidade de vida e da funcionalidade. A seleção das modalidades de teste isquêmico na DAC estável deve se basear na estimativa da probabilidade pré-teste de doença isquêmica coronariana, como o CAD *consortium*. A acurácia dessas escalas, no entanto, pode se reduzir com o avançar da idade. Para a escolha de qual exame solicitar, devem-se ponderar as limitações de cada exame complementar no momento da escolha do teste confirmatório.

Exames complementares

Exames laboratoriais

A solicitação de glicemia de jejum, lipidograma, hemoglobina, função renal e troponina permite a avaliação de risco para solicitação de exames com contraste iodado. O valor preditivo de biomarcadores de risco (troponina, proteína C-reativa (PCR) ultrassensível) se atenua no envelhecimento.

Eletrocardiograma (ECG)

O exame é inespecífico em 50% dos casos, sendo frequentes os achados de Q patológica, inversões da onda T, sinais de hipertrofia ventricular esquerda e bloqueios de ramo.

Radiografia de tórax

Investigação de diagnósticos diferenciais pulmonares e avaliação de sinais de insuficiência cardíaca.

Ecocardiograma (ECO)

Permite a avaliação das funções sistólica e diastólica, alteração segmentar, valvopatias e aortopatias.

Teste ergométrico

Pode ser considerado como primeiro exame a ser solicitado na indisponibilidade de outros métodos de imagem em pacientes com baixa probabilidade pré-teste. No entanto, o escore de Duke não está associado à morte cardiovascular em pacientes idosos.

Testes funcionais não invasivos (cintilografia de perfusão miocárdica e ecocardiograma de estresse)

Apresentam elevado valor preditivo positivo para DAC e usualmente são métodos de escolha para pacientes com probabilidade pré-teste intermediária ou elevada.

Angiotomografia de coronárias

Elevado valor preditivo negativo, sendo útil em pacientes com probabilidade pré-teste baixa ou intermediária. A acurácia do exame é reduzida em casos de elevada calcificação coronariana.

Coronariografia

Exame de escolha nos casos de alta probabilidade pré-teste e sintomas limitantes mesmo com tratamento clínico otimizado.

Tratamento

O tratamento da DAC visa aumentar a sobrevida, porém, quando englobamos a população idosa, devemos sempre pesar o ganho de qualidade de vida, levando em conta as possíveis complicações do tratamento, em conjunto com o grau de funcionalidade e comorbidades desses pacientes.

Para todos os pacientes com DAC, o tratamento clínico é o pilar central, independentemente do *status performance* do idoso. Quando se refere ao tratamento invasivo, o raciocínio fundamental sobre a conduta envolve a ponderação sobre riscos relacionados ao procedimento (sangramento, infecção, mortalidade, *delirium* etc.) e aos riscos relacionados à doença em si (mortalidade a médio prazo pela DAC) frente às condições clínicas em que o paciente se encontra. A idade, isoladamente, não deve ser critério definidor de conduta, mas as condições individuais de cada idoso, como a capacidade funcional, as condições médicas, o funcionamento social e a saúde mental (Quadro 76.1).

Quadro 76.1 Aspectos a serem considerados no idoso com DAC.

Métricas a serem consideradas	Descrição
Indicação de revascularização	O principal benefício é o controle sintomático. A redução de mortalidade a longo prazo pode ser fútil em pacientes de risco muito alto para intervenção ou com expectativa de vida limitada por outras condições
Tipo de intervenção proposta	Existe plausibilidade biológica para a escolha de procedimentos associados a menor mortalidade perioperatória em pacientes com multimorbidades e fragilidade (revascularização percutânea)
Preferências do paciente	Desfechos dos estudos clínicos (morte, AVE e IAM) *versus* desfechos de preferência do paciente (capacidade física, cognitiva, independência para atividades de vida diária, tempo livre do sistema de saúde)
Fragilidade	Aumenta o risco de complicações tanto de revascularizações cirúrgicas como percutâneas
Síndrome demencial	Útil para decisão sobre a agressividade do tratamento da DAC e aspectos éticos e legais (capacidade decisória)

AVE: acidente vascular encefálico; DAC: doença arterial coronariana; IAM: infarto agudo do miocárdio.

Fonte: Desenvolvido pela autoria.

O desenvolvimento de hábitos de vida saudáveis deve ser incentivado. A redução da capacidade funcional aeróbica está fortemente associada ao aumento do risco de mortalidade, especialmente em idosos com DCV, ressaltando a importância da prática de atividade física no controle do envelhecimento do sistema cardiovascular. O encaminhamento para um programa de reabilitação cardiovascular é fundamental para controle sintomático e melhora da capacidade funcional, principalmente após revascularização cardíaca ou infarto agudo do miocárdio (IAM).

Apesar do "paradoxo entre obesidade e curva de sobrevivência", a adesão a uma dieta saudável e a modificações de estilo de vida se associou a uma redução de mortalidade em idosos no estudo francês 3C. Deve-se sempre ponderar a relação entre perda de peso e sarcopenia e, portando, as recomendações dietéticas para a perda ponderal devem englobar uma ingesta adequada de proteínas, cálcio e vitamina D, além de recomendações para atividade física. Devemos também orientar sobre a necessidade de cessação do tabagismo, medida fundamental para evitar a progressão da DAC.

A prevenção de infecções também é parte importante do tratamento e recomenda-se a vacinação anual para influenza e pneumocócica.

Estatinas

O benefício do uso de estatinas para prevenção secundária de DAC em indivíduos idosos é confirmado por metanálises de estudos randomizados. Trata-se de uma medicação segura, com baixa incidência de rabdomiólise nessa faixa etária. Na intolerância às estatinas ou necessidade de associar outros fármacos, é indicado o uso de ezetimibe ou inibidores de PCSK9.

Antiagregantes plaquetários

O uso do ácido acetilsalicílico (AAS), na dose de 81 a 325 mg após síndrome coronariana aguda (SCA) e 75 a 162 mg/dia na DAC crônica é recomendada para todos os pacientes. Como alternativa, nos casos de alergia ou intolerância gastrointestinal ao AAS, recomenda-se o clopidogrel na dose de 75 mg/dia. A associação de AAS com rivaroxabana em dose vascular (2,5 mg duas vezes ao dia) demonstrou benefício na redução de eventos isquêmicos em populações de maior risco cardiovascular com DAC. Apesar disso, nos indivíduos acima de 75 anos, as maiores taxas de sangramento indicam maior rigor com essa terapia nos muito idosos ou pacientes que tenham maior risco de sangramento. O uso da dupla antiagregação plaquetária (DAPT) é recomendado após intervenções coronarianas percutânea na DAC crônica ou na SCA. Nos idosos, destacam-se a contraindicação para o uso de prasugrel em maiores de 75 anos e o maior risco de sangramento presente nessa população durante o uso de DAPT.

Inibidores da enzima conversora de angiotensina e bloqueadores do receptor da angiotensina II

Sua recomendação é restrita a pacientes com hipertensão arterial sistêmica (HAS), insuficiência cardíaca com fração de ejeção reduzida, diabetes *mellitus* (DM), DRC, pós-IAM.

Antianginosos

A escolha da medicação para controle sintomático deve considerar as medidas de pressão arterial e frequência cardíaca. Deve-se atentar ao maior risco de efeitos adversos em idosos, com monitorização de bloqueios atrioventriculares avançados, hipotensão postural sintomática e descompensação de insuficiência cardíaca com uso de betabloqueadores, além de constipação e edema de membros inferiores com uso de bloqueadores de canal de cálcio e parkinsonismo induzido pelo uso de trimetazidina.

O controle adequado dos níveis pressóricos reduz eventos cardiovasculares em pacientes com DAC, declínio cognitivo e provavelmente demência no idoso. Contudo, a meta pressórica deve ser individualizada conforme o *status* funcional e morbidades presentes.

Os alvos glicêmicos devem ser individualizados conforme multimorbidade e expectativa de vida com uma meta de hemoglobina glicada variando entre < 7% e < 8%. Apesar da metformina continuar como 1ª escolha terapêutica na maioria dos pacientes com DM, nos casos de alto risco cardiovascular, como na DAC manifesta, o uso dos inibidores do SGLT-2 (*sodium-glucose cotransporter 2*) e dos agonistas dos receptores de GLP-1 demonstraram benefícios na redução do risco cardiovascular em múltiplos estudos clínicos, inclusive na subpopulação idosa. Portanto, a associação dos inibidores de SGTL-2 ou agonistas do GLP-1 com metformina ou mesmo sua prescrição em monoterapia inicial deve sempre ser considerada.

A prevalência de FA aumenta exponencialmente com o envelhecimento e a concomitância de FA e DAC é frequente nos idosos. Neste cenário, em pacientes crônicos (sem o diagnóstico de SCA recente) e que não foram submetidos à angioplastia nos últimos 12 meses, deve ser mantido o uso apenas do anticoagulante oral. Para controle da angina, atentar especialmente para o controle da frequência cardíaca. Nos pacientes submetidos à intervenção percutâneo ou com SCA, a estratégia-padrão é a manutenção de anticoagulante associado a AAS e clopidogrel (terapia tripla) apenas no período intra-hospitalar (em situações de maior risco isquêmico, prolonga-se por 1 mês), mantendo-se o uso do clopidogrel com o anticoagulante por três a 12 meses e, posteriormente, monoterapia com anticoagulante.

Bibliografia consultada

Atualização das Diretrizes em Cardiogeriatria da Sociedade Brasileira de Cardiologia – 2019. Arq Bras Cardiol. 2019;112(5):649-705.

Aliberti MJR, Apolinario D, Suemoto CK, Melo JA, Fortes-Filho SQ, Saraiva MD et al. Targeted geriatric assessment for fast-paced healthcare settings: development, validity, and reliability. J Am Geriatr Soc. 2018;66(4):748-754. doi:10.1111/jgs.15303. Epub 2018 Feb 23. PMID: 29473941.

Dai X, Busby-Whitehead J, Forman DE, Alexander KP. Stable ischemic heart disease in the older adults. J Geriatr Cardiol. 2016;13(2):109-14.

Gimbel M, Qaderdan K, Willemsen L, Hermanides R, Bergmeijer T, de Vrey E et al. Clopidogrel versus ticagrelor or prasugrel in patients aged 70 years or older with non-ST-elevation acute coronary syndrome (POPular AGE): the randomised, open-label, non-inferiority trial. Lancet. 2020;395(10233):1374-81.

Knuuti J, Wijns W, Saraste A. ESC Scientific Document Group. 2019 ESC guidelines for the diagnosis and management of chronic coronary syndromes. Eur Heart J. 2020;41(3):407-77.

Madhavan MV, Gersh BJ, Alexander KP, Granger CB, Stone GW. Coronary artery disease in patients ≥ 80 years of age. J Am Coll Cardiol. 2018;71(18):2015-40.

Orkaby AR, Driver JA, Ho YL, Lu B, Costa L, Honerlaw J et al. Association of statin use with all-cause and cardiovascular mortality in US veterans 75 years and older. JAMA. 2020;324(1):68-78.

Serro Azul JBCC, Kalil Filho R, Jacob Filho W. Manual de cardiogeriatria do InCor. São Paulo: Editora dos Editores; 2020. ISBN 6586098122.

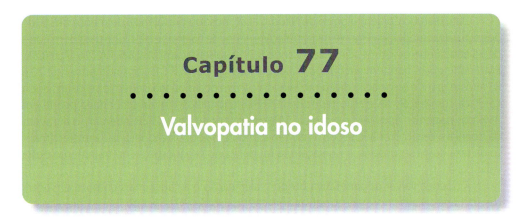

Capítulo 77

Valvopatia no idoso

Sara Del Vecchio Ziotti
Caio de Assis Moura Tavares

Introdução

A expectativa de vida dos idosos teve um crescimento importante a partir do final do século XX e início do século XXI, de forma que o envelhecimento da população é um fenômeno epidemiológico que acontece no Brasil e no mundo – dados do IBGE estimam que os brasileiros com idade acima de 65 anos representará 19% da população em 2045, ao passo que nos Estados Unidos a população de pessoas com mais de 80 anos triplicará de 11,4 milhões em 2010 para 32,5 milhões em 2050, em associação a aumento das doenças cardíacas, destacando-se as valvopatias degenerativas, sendo a estenose aórtica e a insuficiência mitral as mais comuns nesta faixa etária.

Pelo menos um a cada oito idosos acima de 75 anos tem disfunção valvar moderada a grave. Essas doenças, cujo tratamento tem como base a intervenção cirúrgica, colocam o cardiologista sob uma decisão terapêutica complexa e difícil: uma população de alto risco para complicações perioperatórias em decorrência de múltiplas comorbidades, anatomia complexa (aterosclerose da aorta, calcificação do anel mitral), polifarmácia, desnutrição e fragilidade e que ao mesmo tempo apresenta uma valvopatia hemodinamicamente importante e com sintomas. Frequentemente, por essa percepção subjetiva de risco, os clínicos que cuidam destes pacientes tendem a adotar medidas excessivamente conservadoras para o cuidado. Ressalte-se, ainda, que esta população é pouco representada nos estudos clínicos que fundamentam a indicação cirúrgica. A decisão sobre indicação cirúrgica, o tipo de procedimento proposto e a forma de adotar medidas para minimizar o risco é extremamente difícil e desafiadora.

De acordo com o estudo *Euro Heart Survey* (estudo prospectivo baseado em achados ecocardiográficos de aproximadamente 5 mil pacientes de diversos centros da Europa durante o ano de 2001), das valvopatias em idosos, 63% são de origem degenerativa, seguidas de 22% de reumática e 15% de outras etiologias como as infeciosas, as inflamatórias e as congênitas. Este mesmo estudo evidenciou a maior prevalência de estenose aórtica (EA) seguida de insuficiência mitral (IM), insuficiência aórtica (IA), e estenose mitral (EM).

Outro estudo epidemiológico de Nkomo *et al.* mostrou prevalência de menos de 2% de doença valvar moderada e grave na população menor de 65 anos e de 13,2% para os maiores de 75 anos. Entre os idosos acima de 75 anos, 9,3% apresentavam IM; 2,8%, EA; 2%, IA; e 0,2%, EM. Framingham também encontrou maior prevalência de IM, 11,1% dos homens entre 70 e 83 anos, e grande associação dessa prevalência com miocardiopatia isquêmica e insuficiência cardíaca com fração de ejeção reduzida (ICFER). Regurgitação mitral secundária ocorre em 25% dos pacientes após IAM e em mais 50% dos pacientes com ICFER. Ademais, o aumento da doença arterial coronariana com o envelhecimento da população, levaria a um crescimento da taxa de IM secundária, o que acarreta mudança no prognóstico e no tratamento desta valvopatia.

A doença valvar degenerativa ou por calcificação é a causa mais comum em adultos, incluindo valvas normais ou valvas aórticas bicúspides. O conceito fisiopatológico em desenvolvimento seria o de lesão tecidual (fatores genéticos e força de cisalhamento), acúmulo de lipídeos, infiltração de macrófagos e de linfócitos T, inflamação e proliferação celular, ativação de osteoblastos e calcificação progressiva dos folhetos até a imobilização das cúspides. Os fatores de risco são os mesmos para estenose aórtica, calcificação do anel mitral e aterosclerose vascular sistêmica, como dislipidemias, diabetes *mellitus* (DM), hipertensão arterial sistêmica (HAS) e tabagismo, sendo, ainda, incertos os mecanismos que impediriam a progressão da doença. Em uma metanálise publicada em 2013 com mais de 9 mil pacientes acima de 75 anos, 12,4% apresentavam EA, sendo 3,4% de EA grave. Este mesmo estudo mostrou que 40% dos doentes eram de alto risco cirúrgico, o que nos faz buscar novas opções terapêuticas dada a alta taxa de complicações perioperatórias nesta população.

A IA, em menor frequência, aproximadamente 2%, também tem origem degenerativa, havendo falha de coaptação dos folhetos a partir da aterosclerose e da dilatação da aorta ascendente, tendo forte associação com HAS.

Globalmente, a febre reumática é a maior causa de EM; no entanto, em idosos a degenerativa chega a 12,5%. A calcificação mitral é associada à elevada morbimortalidade pós-operatória pelo processo de descalcificação do anel e pelo risco de regurgitação paravalvar por deiscência de sutura e, no pior cenário, de disjunção atrioventricular.

Risco cirúrgico e síndrome de fragilidade

Os médicos tendem a superestimar o risco cirúrgico em pacientes idosos, especialmente em octogenários. A idade é, em geral, o fator menos significante na determinação do risco, em análises multivariadas. De acordo com o escore de risco da STS (Society of Thoracic Surgeons), a mortalidade em 30 dias de uma substituição aórtica aberta em um paciente do sexo masculino saudável aumentaria de 1% aos 70 anos para 1,6% aos 80 anos, percentual bastante baixo. Na verdade, as comorbidades frequentes em idosos, como diabetes, doença renal crônica, doença cerebrovascular, fibrilação atrial, desnutrição e fragilidade, são as maiores definidoras da morbimortalidade cirúrgica.

O DM aumenta o risco de infecção de ferida operatória, insuficiência respiratória, insuficiência renal aguda, necessidade de hemotransfusão e mortalidade intra-hospitalar em decorrência de inflamação de múltiplos sistemas, que acomete mais os diabéticos em comparação aos não diabéticos.

A lesão renal aguda acomete até 30% dos pacientes no pós-operatório de cirurgia cardíaca, sendo 3% com indicação de diálise. Dessa forma, as doenças renais crônica e aguda são preditores de mortalidade a curto e longo prazo, especialmente em idosos.

A fibrilação atrial é a arritmia mais comum associada a doenças valvares como consequência da sobrecarga e da dilatação atriais e atinge prevalência entre 20% e 40% dos casos. Esse índice é ainda maior em pós-operatório de cirurgias valvares, em que, além de intensa resposta inflamatória sistêmica, há manipulação atrial e estímulos físicos que precipitam a arritmia e elevam o risco de embolia arterial. Em idosos, que já apresentam doença cerebrovascular, a morbimortalidade de acidente vascular cerebral (AVC) torna-se ainda maior.

A síndrome de fragilidade – definida como diminuição das reservas fisiológicas e aumento da vulnerabilidade a estressores (como o estresse cirúrgico) – deve ser utilizada como ferramenta auxiliar na decisão terapêutica. Estudos recentes mostraram associação de anemia, fraqueza muscular (especialmente de membros inferiores), desnutrição e hipoalbuminemia, depressão, demência e baixa funcionalidade com desfechos negativos, tais como morte e incapacidades. Na tentativa de objetivar a avaliação de fragilidade, surgiram escalas quantitativas que utilizam velocidade de marcha e força muscular, nível sérico de hemoglobina e de albumina, avaliação cognitiva e de qualidade de vida.

Desnutrição em idosos candidatos à cirurgia cardíaca é muito comum e aproxima-se de 20% a 40% dos casos. Em uma análise publicada em 2018 do estudo *Frailty-AVR* (publicado em 2017), 8,7% dos pacientes eram desnutridos, 32,8% estavam em risco de desnutrição e 58,5% tinham estado nutricional normal. Entre os indivíduos com deficiência nutricional, encontravam-se mais comumente mulheres, pessoas com doença cerebrovascular, doença renal crônica, doença pulmonar obstrutiva crônica, anemia, insuficiência cardíaca, risco cirúrgico elevado pelo STS e fragilidade moderada a severa. Concluiu-se, então, que o paciente desnutrido é, em geral, o indivíduo com mais condições clinicas desfavoráveis, o mais frágil e, consequentemente, o de maior risco cirúrgico. Assim, desnutrição e fragilidade severa são sinérgicas para elevação da mortalidade e devem ser avaliadas antes da decisão terapêutica (Figura 77.1). Intervenções para melhorar o *status* nutricional dos pacientes, como suplementação proteica, estão associadas à redução significativa de complicações em idosos internados por quadros clínicos cardiovasculares e respiratórios agudos. No entanto, não há até o presente momento estudos voltados para cirurgia cardíaca ou intervenção percutânea. Diante das evidências atuais, suporte nutricional pré-operatório de cirurgias eletivas deve ser considerado para pacientes desnutridos ou em risco de desnutrição se o procedimento puder ser postergado por algumas semanas de forma segura.

Tratamento

Como nas demais faixas etárias, o tratamento das valvopatias é a intervenção, à medida que houver presença de sintomas e/ou complicações da doença. A avaliação clínica do paciente é, não raro, dificultada pela minimização dos sinais e sintomas de doença, atribuídos à idade avançada tanto pelo paciente quanto por seus familiares.

A mortalidade cirúrgica a curto prazo em octogenários tem sido reportada entre 8% e 20%, sendo maior em cirurgia da valva mitral, de múltiplas valvas e na cirurgia valvar com revascularização miocárdica concomitante.

- **Insuficiência mitral:** o tratamento da IM primária sintomática é eminentemente cirúrgico, podendo ser reparo ou troca valvar a depender da etiologia e das características do paciente (Tabela 77.1). Em octogenários, estudos demonstraram aumento da mortalidade em 90 dias e a longo prazo no grupo de substituição valvar em relação ao de reparo cirúrgico.

Figura 77.1 Motivos de fragilidade em idosos.

Avaliação da fragilidade em idosos que serão submetidos a troca valvar aórtica			
	Levantar e sentar cinco vezes na cadeira < 15 segundos		0 pontos
	Levantar e sentar cinco vezes na cadeira < 15 segundos		1 ponto
	Incapaz de completar o teste		2 pontos
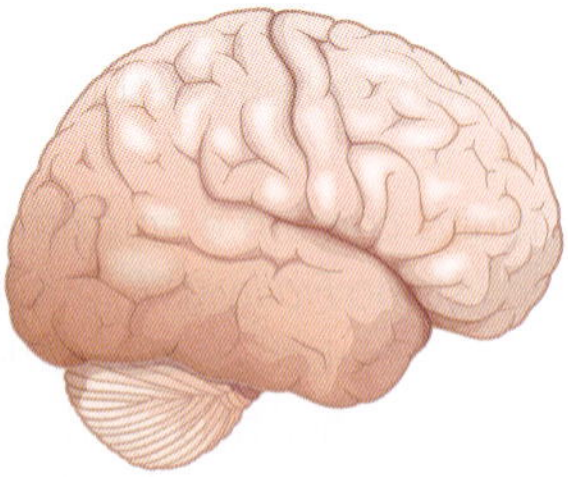	Sem disfunção cognitiva		0 pontos
	Com disfunção cognitiva		1 ponto
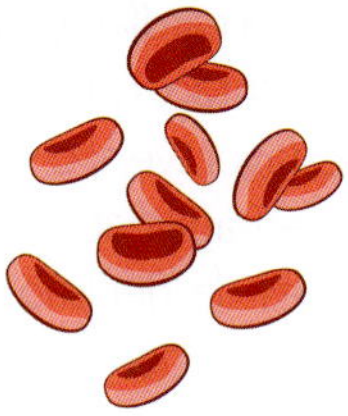	Hemoglobina	> 13,0 g/dL ♂ >12,0 g/dL ♀	0 pontos
	Hemoglobina	< 13,0 g/dL ♂ < 12,0 g/dL ♀	1 ponto
	Albumina sérica	> 3,5 g/dL	0 pontos
	Albumina sérica	< 3,5 g/dL	1 ponto

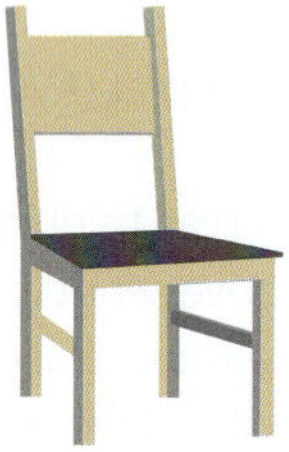

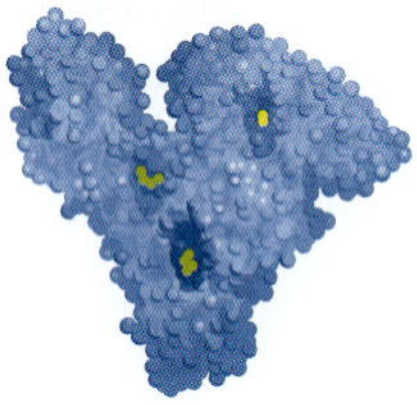

EFT escore	Mortalidade em um ano TAVR	SAVR
0-1	6%	3%
2	15%	7%
3	28%	16%
4	30%	38%
5	65%	50%

EFT Pontos: ______

Fonte: Afilalo J *et al.*; J Am Coll Cardiol, 2017.

Tabela 77.1 Características a serem avaliadas na decisão pela abordagem de troca valvar no paciente idoso.

Característica avaliada	TAVI	Cirurgia
STS < 4%		+
STS ≥ 4%	+	
Presença de múltiplas comorbidades ou alto grau de fragilidade	+	
Restrição de mobilidade	+	
Morfologia valvar (bicúspide, alta intensidade de calcificação)		+
Acesso transfemoral	+	
Outros acessos		+
Aorta em porcelana	+	
Distância pequena entre óstio coronária e ânulo da valva aórtica		+
Trombo aorta ou ventrículo esquerdo		+
Aneurisma de aorta		+
Insuficiência mitral primária associada		+

TAVI: implante transcateter de válvula aórtica, na sigla em inglês.
Fonte: Adaptada de TAVI 2018: from guidelines to practice. Khosravi A. ESC. 2018.

Um questionamento frequente ao clínico é a indicação de cirurgia (procedimento com alta morbimortalidade) em pacientes idosos oligossintomáticos (por exemplo em classe funcional da New York Heart Association (NYHA) II). Nesse contexto, um estudo randomizado controlado (Kang *et al.*) comparou o impacto da cirurgia precoce *versus* tratamento clínico inicial, e no grupo intervenção observaram-se menor mortalidade geral e morte cardiovascular em 10 anos quando comparado ao grupo manejado inicialmente em tratamento conservador. Mantém-se, portanto, a mesma indicação para intervenção valvar que em pacientes jovens – paciente com insuficiência mitral sintomática, mesmo em classe funcional NYHA II.

O reparo da valva para IM primária degenerativa é o melhor tratamento, quando o aparato subvalvar estiver preservado e a cirurgia deve visar a associação da melhor correção de regurgitação com o menor risco possível de eventos adversos. Se for realizada a substituição valvar, a prótese biológica é a escolha em idosos, visando evitar a anticoagulação, mesmo que a durabilidade da bioprótese seja menor, dada a sobrevida limitada dos octogenários. Para os casos em que há extensa calcificação do anel, há risco aumentado de disjunção atrioventricular ou rotura tardia do ventrículo esquerdo, podendo-se utilizar como opção terapêutica as próteses transcateter implantadas via transapical ou percutânea. O sucesso desse procedimento ainda tem sido investigado.

Outra técnica transcateter para correção de IM é a clipagem percutânea da valva mitral – MitraClip® (clipagem parcial dos folhetos anteriores e posteriores da valva mitral guiada por ecocardiograma transesofágico, via transvenosa e transseptal). O estudo *EVEREST II* comparou a cirurgia com o Mitraclip® transcateter, em que 30% dos pacientes tinham acima de 75 anos, encontrando segurança superior em 30 dias do mitraclip em relação à cirurgia (15% de eventos adversos maiores *versus* 45%), porém eficácia inferior para correção de IM secundária. O registro GRASP (Getting Reduction of Mitral Insufficiency by Percutaneous Clip Implantation), com seguimento de 1 ano, mostrou eficácia similar em relação ao desfecho primário (morte, cirurgia por disfunção mitral e regurgitação mitral grau 3+ e 4+) em pacientes com IM moderada a grave e grave tanto com idade inferior como superior a 75 anos. No entanto, outros estudos em octogenários foram divergentes e negativos para a intervenção transcateter, evidenciando maior regurgitação mitral residual (0% *versus* 23,8%) e maior mortalidade em 1 ano (9,52% *versus* 21,4%) em relação à cirurgia. Dessa forma, o benefício para IM secundária (por tracionamento das cúspides ou funcional) ainda é incerto, apesar de estudos europeus sugerirem melhora em desfechos secundários (melhora de função ventricular e de classe funcional) e sua indicação ser limitada para pacientes com sintomas refratários, risco cirúrgico proibitivo ou com contraindicação à cirurgia e com anatomia favorável à intervenção transcateter – decisão usualmente tomada após avaliação multidisciplinar em *Heart Team*.

A abordagem cirúrgica da IM secundária raramente é indicada, exceto se revascularização concomitante ou se sintomas refratários a despeito de tratamento medicamentoso otimizado para insuficiência cardíaca e de terapia de ressincronização cardíaca. O reparo cirúrgico da IM secundária tem alta taxa de regurgitação residual e não mostrou evidência de prolongar a vida em idosos, tendo sua utilidade questionada para pacientes de idade avançada.

» **Estenose aórtica:** em relação à intervenção da valva aórtica, o implante de bioprótese transcateter (TAVI, implante *transcateter* de válvula aórtica, na sigla em inglês) emergiu como solução eficaz e menos invasiva para pacientes com estenose aórtica grave sintomática de forma a ter excelentes desfechos clínicos a curto e médio prazo. Estudos iniciais com população de idade média de 83 anos, de alto risco cirúrgico (STS ≥ 8%) e com múltiplas comorbidades, demonstraram benefício em sobrevida da TAVI em relação ao tratamento medicamentoso e à não inferioridade quanto ao cirúrgico. Posteriormente, o estudo *CoreValve High-Risk Trial* demonstrou superioridade da TAVI em relação à cirurgia quanto à mortalidade e ao AVC em 2 anos em pacientes de alto risco cirúrgico.

Para pacientes de risco intermediário dados de metanálise indicam menor mortalidade, risco de AVE, sangramento, fibrilação atrial e insuficiência renal aguda (IRA) com a TAVI transfemoral, no entanto os pacientes submetidos à troca de transcateter (TAVI) apresentam maior risco de piora de classe funcional da insuficiência cardíaca, necessidade de reintervenção valvar e de uso de marca-passo definitivo após o procedimento. Para pacientes submetidos à TAVI por outra via, evidenciou-se maior risco de mortalidade quando comparada à cirurgia.

Para pacientes de baixo risco, estudos ainda estão em andamento, sem evidência que favoreça ou dê segurança para a realização da TAVI neste subgrupo de pacientes.

Apesar de a intervenção cirúrgica ser o tratamento principal das valvopatias, dado o alto índice de complicações em idosos, deve-se pesar risco e benefício visando manter a qualidade de vida do paciente. Neste cenário, as terapias transcateter ganham espaço por serem procedimentos minimamente invasivos, com internações breves e rápida recuperação pós-operatória.

Bibliografia consultada

Adams DH, Popma JJ, Reardon MJ et al. Transcatheter aortic-valve replacement with a self-expanding prosthesis. N Engl J Med. 2014;370:1790-8.
Afilalo J, Eisenberg MJ, Morin JF et al. Gait speed as an incremental predictor of mortality and major morbidity in elderly patients undergoing cardiac surgery. J Am Coll Cardiol. 2010;56:1668-76.

Afilalo J et al. Frailty in older adults undergoing aortic valve replacement: the frailty-AVR study. J Am Coll Cardiol. 2017;70(6):689-700.
Afilalo J et al. Malnutrition and mortality in frail and non-frail older adults undergoing aortic valve replacement. Circulation. 2018;138(20):2202-11.
agenciadenoticias.ibge.gov.br.
Baldwin C, Kimber KL, Gibbs M, Weekes CE. Supportive interventions for enhancing dietary intake in malnourished or nutritionally at-risk adults. Cochrane Database Syst Rev. 2016;12:Cd009840.
Bucerius J, Gummert JF, Walther T et al. Impact of diabetes mellitus on cardiac surgery outcome. Thorac Cardiovasc Surg. 2003;51:11-6.
Buzzatti N, Maisano F, Latib A et al. Comparison of outcomes of percutaneous mitraclip versus surgical repair or replacement for degenerative mitral regurgitation in octogenarians. Am J Cardiol. 2015;115:487-92.
Cheitlin MD, Gerstenblith G, Hazzard WR et al. Database Conference January 27-30, 2000, Washington D.C. Do existing databases answer clinical questions about geriatric cardiovascular disease and stroke? Am J Geriatr Cardiol. 2001;10:207-23.
Feldman T, Foster E, Glower DD et al. Percutaneous repair or surgery for mitral regurgitation. N Engl J Med. 2011;364:1395-406.
Fernando M, Paterson HS, Byth K et al. Outcomes of cardiac surgery in chronic kidney disease. J Thorac Cardiovasc Surg. 2014;148:2167-73.
Goldstein D, Moskowitz AJ, Gelijns AC et al. Two-year outcomes of surgical treatment of severe ischemic mitral regurgitation. N Engl J Med. 2016;374:344-53.
Grigioni F, Enriquez-Sarano M, Zehr KJ, Bailey KR, Tajik AJ. Ischemic mitral regurgitation: long--term outcome and prognostic implications with quantitative Doppler assessment. Circulation. 2001;103:1759-64.
Halkos ME, Kilgo P, Lattouf OM et al. The effect of diabetes mellitus on in-hospital and long-term outcomes after heart valve operations. Ann Thorac Surg. 2010;90:124-30.
Helgadottir S, Sigurdsson MI, Ingvarsdottir IL, Arnar DO, Gudbjartsson T. Atrial fibrillation following cardiac surgery: risk analysis and longterm survival. J Cardiothorac Surg. 2012;7:87.
Hobson CE, Yavas S, Segal MS et al. Acute kidney injury is associated with increased longterm mortality after cardiothoracic surgery. Circulation. 2009;119:2444-53.
Iung B, Baron G, Butchart EG et al. A prospective survey of patients with valvular heart disease in Europe: the Euro Heart Survey on Valvular Heart Disease. Eur Heart J. 2003;24:1231-43.
Kapadia SR, Leon MB, Makkar RR et al. 5-year outcomes of transcatheter aortic valve replacement compared with standard treatment for patients with inoperable aortic stenosis (PARTNER 1): a randomised controlled trial. Lancet. 2015;385:2485-91.
Leon MB, Smith CR, Mack MJ et al. Transcatheter or surgical aortic-valve replacement in intermediate-risk patients. N Engl J Med. 2016;374:1609-20.
Lomivorotov VV, Efremov SM, Boboshko VA, Nikolaev DA, Vedernikov PE, Lomivorotov VN et al. Evaluation of nutritional screening tools for patients scheduled for cardiac surgery. Nutrition. 2013;29:436-42.
Lomivorotov VV, Efremov SM, Boboshko VA, Nikolaev DA, Vedernikov PE, Deryagin MN et al. Prognostic value of nutritional screening tools for patients scheduled for cardiac surgery. Interact Cardiovasc Thorac Surg. 2013;16:612-8.
Mirabel M, Iung B, Baron G, Messika-Zeitoun D, Detaint D, Vanoverschelde JL et al. What are the characteristics of patients with severe, symptomatic, mitral regurgitation who are denied surgery? Eur Heart J. 2007;28(11):1358-65.
Nishimura RA, Otto CM, Bonow RO et al. 2014 AHA/ACC guideline for the management of patients with valvular heart disease: executive summary: a report of the American College of Cardiology/American Heart Association Task Force on Practice Guidelines. J Am Coll Cardiol. 2014;63:2438-88.
Nkomo VT, Gardin JM, Skelton TN, Gottdiener JS, Scott CG, Enriquez-Sarano M. Burden of valvular heart diseases: a populationbased study. Lancet. 2006;368:1005-11.

Osnabrugge RL, Mylotte D, Head SJ et al. Aortic stenosis in the elderly: disease prevalence and number of candidates for transcatheter aortic valve replacement: a meta-analysis and modeling study. J Am Coll Cardiol. 2013;62:1002-12.
Otto C, Bonow R. Heart valve deases. In: Braunwald E, Zipes D, Libby P, Bonow R, eds. Heart Disease. 10. ed. Philadelphia: WB Saunders; 2018:1499-500.
Palmieri V, Bella JN, Arnett DK et al. Aortic root dilatation at sinuses of valsalva and aortic regurgitation in hypertensive and normotensive subjects: the hypertension genetic epidemiology network study. Hypertension. 2001;37:1229-35.
Popma JJ, Adams DH, Reardon MJ et al. Transcatheter aortic valve replacement using a self-expanding bioprosthesis in patients with severe aortic stenosis at extreme risk for surgery. J Am Coll Cardiol. 2014;63:1972-81.
Pretre R, Turina M. Cardiac valve surgery in the octogenarian. Heart. 2000;83:116-21.
Rich MW, Chyun DA, Skolnick AH, Alexander KP, Forman DE, Kitzman DW et al. Knowledge gaps in cardiovascular care of the older adult population: a scientific statement from the American Heart Association, American College of Cardiology and American Geriatrics Society. Circulation. 2016;133(21):2103-22.
Singh JP, Evans JC, Levy D et al. Prevalence and clinical determinants of mitral, tricuspid, and aortic regurgitation (the Framingham Heart Study). Am J Cardiol. 1999;83:897-902.
Smith CR, Leon MB, Mack MJ et al. Transcatheter versus surgical aortic-valve replacement in high-risk patients. N Engl J Med. 2011;364:2187-98.
Song X, Mitnitski A, Rockwood K. Prevalence and 10-year outcomes of frailty in older adults in relation to deficit accumulation. J Am Geratr Soc. 2010;58:681-7.
Sundermann S, Dademasch A, Rastan A et al. One-year follow-up of patients undergoing elective cardiac surgery assessed with the comprehensive assessment of frailty test and its simplified form. Interac Cardiovasc Thorac Surg. 2011;13:119-23; discussion 123.
Varadarajan P, Kapoor N, Bansal RC, Pai RG. Clinical profile and natural history of 453 nonsurgically managed patients with severe aortic stenosis. Ann Thorac Surg. 2006;82(6):2111-5.
Varadarajan P, Sharma S, Heywood JT, Pai RG. High prevalence of clinically silent severe mitral regurgitation in patients with heart failure: role for echocardiography. J Am Soc Echo. 2006;19:1458-61.
Wiedemann D, Bernhard D, Laufer G, Kocher A. The elderly patient and cardiac surgery – a mini-review. Gerontology. 2010;56(3):241-9.

Capítulo 78

Arritmias e síncope no idoso

Luiz Fernando Prado Mendes Moreira
Ana Luiza Piqueira de Mello Eiras
Caio de Assis Moura Tavares

Introdução

Síncope é definida como uma perda transitória da consciência secundária à hipoperfusão cerebral, caracterizada por se iniciar rapidamente, ter curta duração com recuperação completa e espontânea. Existem outras causas de perda transitória de consciência cujos mecanismos fisiopatológicos não envolvem hipoperfusão cerebral, como crises convulsivas, trauma cranioencefálico, hemorragia subaracnóidea, entre outras.

Epidemiologia e etiologia

A síncope no idoso é uma queixa comum, com uma prevalência média de 6% (aumentando de forma exponencial com a idade), com recorrência de 25% a 30% ao ano nos primeiros 2 anos após o último evento. O uso de múltiplos fármacos, a presença de diversas patologias e a idade acima de 80 anos associam-se com maior incidência e prevalência de síncope.

A classificação é realizada didaticamente de acordo com o mecanismo fisiopatológico da hipoperfusão cerebral e dividida em três grupos: síncope reflexa (ou neuromediada); síncope por hipotensão postural; e síncope de origem cardíaca. Pacientes idosos estão particularmente suscetíveis à síncope tanto por alterações fisiopatológicas relacionadas ao envelhecimento do sistema cardiovascular, à menor capacidade de ajuste volêmico e à menor sensibilidade de barorreceptores, como pelo aumento de prevalência de doenças.

A síncope reflexa pode estar relacionada à síndrome vasovagal; hipersensibilidade do seio carotídeo; situações específicas, como tosse, micção e evacuação; ou após atividades físicas vigorosas. Nos casos de hipotensão postural, pode haver associação com uso de drogas hipotensoras, como vasodilatadores ou diuréticos; hipovolemia ocasionada por diarreia, vômitos ou sangramento; falência autonômica, comum em doenças crônicas como a doença de Parkinson, demência por corpúsculos de Lewy, atrofia de múltiplos sistemas, amiloidose e diabetes *mellitus*. Os quadros de maior gravidade são de etiologia cardíaca, podendo ser resultantes de taqui ou bradiarritmias; alterações cardíacas estruturais, como estenose aórtica, cardiomiopatia hipertrófica, infarto agudo do miocárdio, tumores cardíacos, entre outros; ou tromboembolismo pulmonar.

Diagnóstico

A anamnese e o exame físico são responsáveis por 50% dos acertos diagnósticos em síncopes e têm maior capacidade diagnóstico do que diversos exames complementares combinados. Por isso, o objetivo é coletar dados que afastem diagnósticos diferenciais e direcionem ao grupo etiológico responsável pelo evento. É esta avaliação que norteia a decisão de internar ou não o paciente que procura pronto atendimento, pois permite reconhecer pacientes de alto risco em que a síncope representa uma situação ameaçadora à vida, por mais que o diagnóstico etiológico da síncope não seja estabelecido. Informações como as medicações de uso contínuo, clima, local e horário do ocorrido, posição do paciente antes e no momento da síncope, eventos que possam sugerir hipovolemia, sintomas que antecederam a perda da consciência, se houve liberação de esfíncter, espasmos, abalos, ou período de letargia após o evento, associação com o esforço, entre outros dados informados pelo paciente, são de extrema relevância.

O paciente deve ser observado quanto a sinais de desidratação, exame neurológico para afastar eventuais déficits focais, realização de glicemia capilar, exame físico cardiovascular e respiratório, incluindo aferição da pressão arterial em decúbito e em ortostase no 1º e 3º minutos após se levantar.

Exames complementares

- **Eletrocardiograma (ECG):** único exame a ser solicitado para todos os pacientes com síncope, pois faz parte da estratificação de risco, além de possibilitar o diagnóstico etiológico de síncope de origem cardíaca por arritmias. O ECG também sugere a presença de cardiopatia estrutural pela avaliação de sobrecargas de câmaras cardíacas, bloqueios e áreas elétricas inativas;
- **Exames laboratoriais:** devem ser solicitados conforme a suspeita clínica. Os mais comumente empregados são troponina, hemograma, BNP, D-dímero, eletrólitos, função renal, glicemia;
- **Ecocardiograma (ECO):** permite a avaliação morfológica e funcional do coração (avaliação das válvulas, fração de ejeção, aorta ascendente, disfunções segmentares, sobrecarga ventricular, hipertensão pulmonar, presença de espessamento ou derrame pericárdico;
- **Holter/*Looper*:** auxilia na detecção de bradi ou taquiarritmias, assim como de atividades ectópicas ventriculares e supraventriculares. Presença de pausas maiores do que 2 segundos podem estar associadas ao quadro;
- ***Tilt-Test*:** avalia a resposta pressórica e cronotrópica diante de alterações posturais induzidas pelo teste. Útil em casos de intolerância postural, síncopes vasovagais ou outras causas de etiologia neurocardiogênica;
- **Teste ergométrico (TE):** permite a avaliação de isquemia, resposta cronotrópica e pressórica induzidas pelo esforço. Também são possíveis avaliações das variações do ritmo cardíaco tanto no esforço como no repouso;
- **Estudo eletrofisiológico (EEF):** por meio de um mapeamento eletroanatômico possibilita a avaliação do sistema de condução de forma intracavitária, com possibilidade de reprodução das arritmias ventriculares ou supraventriculares;
- **Cinecoronarioangiografia:** raramente utilizada na investigação de síncope, permite a avaliação da anatomia coronariana. O exame isolado não é diagnóstico para etiologia da síncope e sua indicação é muito restrita, limitada para as mesmas indicações de pacientes sem síncope.

Avaliação de risco do paciente

Trata-se de um passo fundamental para decisão sobre necessidade de investigação adicional imediata com hospitalização e monitorização. Esta decisão baseia-se na presença de características do episódio sincopal, dados de exame físico e ECG que se associam a uma elevada taxa de eventos cardiovasculares e morte em curto prazo. Estes pacientes, por vezes, necessitam de internação hospitalar, devendo ser submetidos à avaliação subsequente, incluindo a aplicação de escores de risco, compostos basicamente de parâmetros clínicos, laboratoriais e eletrocardiográficos, no intuito de avaliar o risco de mortalidade e recorrência. Existem escores de risco que auxiliam na tomada de decisão e na classificação de risco do evento sincopal como o OESIL, EGSYS e o San Francisco Syncope Rule. Ressalte-se que, para pacientes em que o diagnóstico já é estabelecido, a decisão sobre a necessidade de internação e de cuidado imediato depende da etiologia em si.

Desafios no paciente idoso

A abordagem do paciente idoso diante de um quadro de síncope deve sempre englobar avaliação de hipotensão postural e gatilhos para síncope reflexa por serem as causas mais prevalentes de síncope nesta população. Importante atentar e evitar estados de desidratação e hipovolemia: estimular ingesta hídrica (2 a 3 L/dia) e o aumento da ingestão de sal (até 2 g/dia) em pacientes em que não há indicação de restrição hídrica. Além disso, medidas como treinamento postural, manobras de contrapressão, elevação da cabeceira da cama e uso de meias elásticas estão relacionas a excelentes resultados na prevenção de eventos recorrentes. Paradoxalmente, o tratamento da hipertensão supina também auxilia na prevenção de hipotensão postural. Deverão também ser revisadas as medicações de uso contínuo que possam estar diretamente ligadas ao evento.

O tratamento etiológico das síncopes de etiologia cardiogênica, incluindo as bradiarritmias e as taquiarritmias, seguem as mesmas recomendações feitas a pacientes mais jovens e serão abordadas em outros capítulos deste livro.

Alguns tipos de demência são mais comuns em pacientes idosos e associados com disautonomia. A presença de transtorno cognitivo dificulta a avaliação de sintomas prodrômicos e da causalidade entre sintomas e arritmias. Isso resulta tanto da dificuldade de obtenção de dados da anamnese como do fato de que frequentemente estes eventos não são presenciados.

Diversas medicações podem causar bradicardia, prolongamento do intervalo QT, hipotensão ortostática e predispor o paciente a síncopes reflexas, como medicações anti-hipertensivas, antidepressivos, antianginosos, anti-histamínicos, entre outros. Recomendamos uma abordagem direcionada à retirada das medicações de acordo com a causa provável da síncope e com base em conceitos de suspensão de fármacos considerados inapropriados, especialmente quando estabelecida uma associação temporal entre a introdução do fármaco e o evento clínico.

A redução das reservas fisiológicas relacionadas à idade aumenta a vulnerabilidade frente a um evento estressor e predispõe idosos frágeis a desfechos desfavoráveis. A síncope, por sua vez, pode ser um evento estressor agudo para pacientes frágeis e associar-se com queda funcional progressiva e maior probabilidade de hospitalização prolongada e risco de complicações.

Conclusão

A avaliação do idoso com arritmias e síncope é um desafio para a prática médica, primariamente porque o envelhecimento em si é associado com alterações estruturais e do sistema de condução cardíaco, agravadas pela presença de comorbidades, por alterações associadas ao uso de medicamentos, pela maior prevalência de distúrbios cognitivos e, finalmente, pela menor representatividade de idosos em estudos clínicos, aspectos que tornam o cuidado a este indivíduo extremamente peculiar.

Bibliografia consultada

Bergman H, Ferrucci L, Guralnik J et al. Frailty: an emerging research and clinical paradigm – issues and controversies. J Gerontol A Biol Sci Med Sci. 2007;62:731-737.

Brignole M, Moya A, J de Lange F, Deharo J-C, Elliott PM, Fanciulli A et al. 2018 ESC guidelines for the diagnosis and management of syncope. European Heart Journal. 2018;39(21):1883-948.

Consolim-Colombo FM, Saraiva JFK, Izar MCO. Sociedade de Cardiologia do Estado de São Paulo. Tratado de cardiologia Socesp. 4 ed. Barueri [SP]: Manole; 2019;1027-34.

de Serro Azul JBCC, Kalil Filho R, Jacob Filho W. Manual de cardiogeriatria do InCor. São Paulo, Editora dos Editores. 2021;296. ISBN 9786586098129.

Feitosa-Filho GS, Peixoto JM, Pinheiro JES, Afiune Neto A, Albuquerque ALT, Cattani AC et al. Atualização das Diretrizes em Cardiogeriatria da Sociedade Brasileira de Cardiologia. Arq Bras Cardiol. 2019;112(5):649-705.

Goyal P, Maurer MS. Syncope in older adults. J Geriatr Cardiol. 2016;13:380-386. doi: 10.11909/j.issn.1671-5411.2016.05.002

Shen W-K, Sheldon RS, Benditt DG, Cohen MI, Forman DE, Goldberger ZD et al. 2017 ACC/AHA/HRS guideline for the evaluation and management of patients with syncope: a report of the American College of Cardiology/American Heart Association task force on clinical practice guidelines and the Heart Rhythm Society. Journal of the American College of Cardiology. 2017;70(5):e39-e110 6.

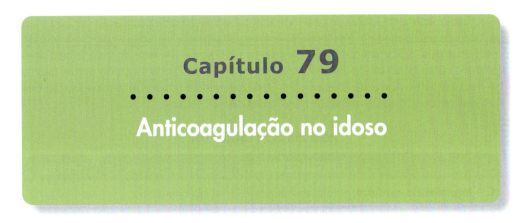

Capítulo 79

Anticoagulação no idoso

Gabriela Tanajura Biscaia
Francisco Akira Malta Cardoso
Milton Roberto Furst Crenitte

Introdução

O rápido crescimento da população idosa é um fenômeno mundial. Com o aumento da idade, há um incremento na prevalência de multimorbidades, incluindo doenças cardiovasculares, doença renal crônica, demências, neoplasias e fragilidade. Algumas dessas patologias, como arritmias, doenças valvares e tromboembolismo venoso, podem ser indicações de anticoagulação.

Neste cenário, destacam-se as arritmias, sendo a fibrilação atrial (FA) a mais comum. Sua prevalência aumenta com a idade e cerca de 35% dos pacientes com FA têm 80 anos ou mais, fatores que aumentam o risco de eventos embólicos nesta população, principalmente de acidente vascular cerebral (AVC). Até um terço dos AVC em pacientes com 80 anos ou mais é atribuído à presença de FA, e o uso de anticoagulantes orais pode reduzir esse risco em até 64%.

Apesar da eficácia comprovada, ainda existe uma subprescrição dessas medicações, principalmente nos octogenários e nonagenários. Por um lado, a maior preocupação dos prescritores é a segurança e o risco de sangramento. Por outro, este é o grupo que mais se beneficia desta prescrição. Por tudo isso, em associação ao fato de que os grandes idosos são pouco representados nos estudos mais robustos, a anticoagulação é um grande desafio nesta população.

A maior dificuldade na indicação de anticoagulação é saber balancear o risco embólico com o risco de sangramento, uma vez que a idade é um fator de risco independente para ambas as complicações. No cenário da FA, existe um benefício líquido da anticoagulação, inclusive em idosos, em pacientes com quedas frequentes e naqueles com síndrome de fragilidade.

Risco de AVC e eventos trombóticos

O escore mais utilizado para estimar o risco de AVC em pacientes com FA não valvar é o CHA2DS2-VASc.

Tradicionalmente, utiliza-se para indicar anticoagulação uma pontuação de 2 ou mais em homens e 3 ou mais em mulheres. No entanto, atualmente vem crescendo o número de evidências para indicar anticogulação na presença de apenas um fator de risco, exceto sexo feminino como fator isolado. Portanto, independentemente da presença de outros fatores de risco, pacientes acima de 75 anos com FA já devem ter a terapia de anticoagulação oral fortemente considerada e, na grande maioria dos casos, indicada.

Tabela 79.1 Escore CHA2DS2-VASc.

CHA2DS2-VASc	Pontos
C – Insuficiência cardíaca: sinais/sintomas de IC ou FEVE reduzida	1
H – Hipertensão arterial sistêmica	1
A – Idade: 75 anos ou mais	2
D – Diabetes *mellitus*	1
S – AVC, AIT ou evento tromboembólico prévio	2
V – Doença vascular: IAM ou doença arterial periférica	1
A – Idade entre 65 e 74 anos	1
S – Sexo feminino	1

AIT: acidente vascular transitório; FEVE: fração de ejeção do ventrículo esquerdo; IAM: infarto agudo do miocárdio; IC: insuficiência cardíaca.

Fonte: Adaptada de II Diretrizes Brasileiras de Fibrilação Atrial, 2016.

Nos pacientes com FA associada à valvopatia anatomicamente importante ou presença de prótese valvar mecânica, a aplicação do CHA2DS-DS2-VASc não é recomendada por subestimar o risco embólico. Portanto, a anticoagulação está sempre indicada, exceto se risco de sangramento proibitivo.

Risco de sangramento

Complicações hemorrágicas, incluindo AVC hemorrágico, sangramento gastrointestinal e sangramento secundário a trauma por quedas são os principais receios à prescrição de anticoagulante na população idosa. A estimativa de risco de sangramento também pode ser feita por meio de escores. Existem diversos escores de risco, destacando-se o HAS-BLED que avalia hipertensão, doença renal crônica, disfunção hepática, idade ≥ 65 anos, AVC prévio, sangramentos prévios, razão normalizada internacional (RNI) lábil, uso concomitante de medicações que predispõem a sangramento (antiplaquetários e anti-inflamatórios não esteroidais) e abuso de álcool (mais de oito doses por semana). Para cada fator presente, é somado um ponto; e quanto maior a pontuação, maior o risco de sangramento. Em geral, considera-se uma pontuação ≥ 3 de alto risco de sangramento.

Seja qual for o escore de risco de sangramento utilizado, uma pontuação elevada por si só não é um fator decisivo para contraindicar a anticoagulação. Sua principal função é a identificação de fatores de risco potencialmente modificáveis para sangramentos maiores, bem como identificação dos pacientes que deverão ter seguimento mais próximo caso seja optado pela terapia antitrombótica.

Anticoagulação

Antagonistas da vitamina K

Primeira classe de anticoagulantes, sendo a varfarina a droga mais utilizada. Quando comparada ao grupo-controle (ácido acetilsalicílico (AAS) ou placebo), seu uso reduziu em dois terços a incidência de AVC e em um quarto a mortalidade. Ainda é a única classe liberada para uso em pacientes com valvopatia importante ou prótese mecânica e apresenta perfil de segurança melhor para pacientes com doença renal crônica.

Nos pacientes com idade igual ou superior a 65 anos, recomenda-se iniciar a varfarina em 2,5 mg/dia e dosar a razão normalizada internacional (RNI) em 5 dias. Já os pacientes com menos de 65 anos, é possível iniciá-la com uma dose de 5 mg uma vez ao dia. A dose deve ser ajustada de acordo com a monitorização do tempo de protrombina/RNI. Em geral, objetivam-se valores de RNI entre 2 e 3, mas esse alvo pode ser um pouco maior em situações específicas. Além do constante controle terapêutico, as possíveis interações medicamentosas e alimentícias podem representar um limitante ao seu uso.

Tabela 79.2 Faixa terapêutica do RNI.

Condição clínica	RNI terapêutico
FA + valva nativa ou prótese biológica	2 a 3
Ritmo sinusal + prótese mecânica aórtica	2 a 3
Ritmo sinusal + prótese mecânica mitral	2,5 a 3,5
FA+ prótese mecânica aórtica/biológica	2,5 a 3,5

Fonte: Adaptada de II Diretrizes Brasileiras de Fibrilação Atrial, 2016.

Anticoagulantes orais diretos

Os anticoagulantes orais diretos representam uma classe com farmacocinética mais previsível, menor interação com alimentos e com medicações, bem como dose fixas, sem necessidade de controle frequente. Essas características os tornam uma opção preferível e, muitas mais vezes, mais seguras, quando comparados aos antagonistas da vitamina K (AVK).

Apesar de os anticoagulantes orais diretos não terem sido especificamente validados na população idosa, já existem estudos que demonstram não inferioridade e perfil de segurança adequado, inclusive com menores taxas de sangramento intracraniano quando comparados à terapia convencional com AVK.

» **Apixaban:** o apixaban é um inibidor direto do fator Xa e a dose estudada foi 5 mg duas vezes ao dia. Recomenda-se o uso de dose reduzida (2,5 mg duas vezes ao dia) na presença de dois ou mais dos seguintes fatores: idade ≥ 80 anos, peso ≤ 60 kg ou creatinina > 1,5 mg/dL. O estudo ARISTOTLE comparou apixaban e varfarina em pacientes com FA e demonstrou menores taxas de acidente vascular cerebral isquêmico (AVCi) e eventos embólicos, bem como menores taxas de sangramento importante e sangramento intracraniano em todas as faixas etárias, incluindo a de paciente com 80 anos ou mais, grupo que correspondeu a cerca de 13% do total dos pacientes estudados.

» **Rivaroxabana:** é um inibidor direto do fator Xa e a dose estudada foi de 20 mg uma vez ao dia. Para os pacientes com *clearance* de creatinina entre 30 e 49 mL/min, indica-se redução da dose para 15 mg uma vez ao dia. No estudo ROCKET-AF, cerca de 44% dos participantes tinham 75 anos ou mais e 4,6% tinham 85 anos ou mais. Quando comparada à varfarina, não houve diferença de eventos embólicos e de AVCi e não houve diferença de sangramento grave e AVC hemorrágico em todos os grupos etários.

» **Endoxaban:** também entra no grupo dos inibidores diretos do fator Xa. O estudo ENGAGE AF-TIMI 48 comparou endoxaban e varfarina. Não houve diferença em AVCi e eventos embólicos sistêmicos, mas houve redução do risco de sangramento maior e intracraniano no grupo endoxaban. Cerca de 17% dos pacientes tinham 80 anos ou mais. As doses utilizadas foram 60 mg uma vez ao dia, com redução para 30 mg uma vez ao dia nos pacientes com *clearence* de creatinina entre 30 e 50 mL/min, peso ≤ 60 kg e uso concomitante com verapamil, quinidina e dronedarona.

» **Dabigatrana:** inibidor direto da trombina. O estudo RE-LY comparou duas doses diferentes do dabigatrana *versus* varfarina. Em ambas medicações, houve tendência a menor risco de sangramento intracraniano em pacientes a partir de 85 anos e redução do risco nos pacientes abaixo de 75 anos. Na dose de 150 mg duas vezes ao dia, os pacientes com mais de 80 anos tiveram maiores taxas de sangramento grave extracraniano. Já com a dose de 110 mg duas vezes ao dia, não houve diferença em sangramento extracraniano e houve redução deste risco nos mais jovens. Na União Europeia, a dose de 110 mg duas vezes é a recomendada nos pacientes com 80 anos ou mais.

Subprescrição de anticoagulantes

Com o aumento da idade há aumento na prevalência de FA e queda progressiva na prescrição adequada de anticoagulantes, com elevadas taxas de subprescrição nos maiores de 80 anos. No entanto, mesmo em pacientes muito idosos, com 85 anos ou mais, há redução do risco de eventos embólicos à custa de baixas taxas de sangramento grave.

A prescrição de terapia antiplaquetária é, muitas vezes, utilizada como opção à terapia anticoagulante neste perfil de pacientes. Entretanto, na prevenção de AVCi em pacientes com FA, essa terapia não pode ser indicada, uma vez que é inferior ao anticoagulante na prevenção de AVCi relacionado à FA e apresenta taxas de sangramento similares.

Existe uma associação independente com síndromes geriátricas e a não prescrição de anticoagulantes. Esta associação foi evidenciada principalmente com a presença de comprometimento cognitivo, de quedas frequentes, de dependência para atividades básicas de vida diária, de depressão e de fragilidade, situações que, muitas vezes, não configuram uma contraindicação absoluta.

Um dos principais fatores que desencorajam a prescrição da anticoagulação é o elevado risco de quedas. Porém, isoladamente, não pode ser considerado uma contraindicação formal. É necessário que ocorram mais de 295 quedas por ano para que o risco de hematoma subdural se sobreponha ao benefício da anticoagulação.

A síndrome de fragilidade é definida como uma redução da reserva homeostática que aumenta a vulnerabilidade frente a estressores. Isoladamente, não é uma contraindicação absoluta à anticoagulação, mas cuidados especiais devem ser tomados nesta população e a decisão compartilhada com o paciente e família deve ser sempre estimulada. Os novos anticoagulantes orais são preferíveis pelo perfil de segurança e pela comodidade posológica. Porém, dependendo da intensidade dessa síndrome, do peso do paciente e de sua idade, a varfarina pode ser mais aconselhável.

O declínio cognitivo pode causar maior dificuldade de aderência e aumento de efeitos adversos relacionados à terapia antitrombótica. Entretanto, ao se analisarem indivíduos com FA e diagnóstico recente de demência, constatou-se que, naqueles em que foi mantida a terapia anticoagulante após o diagnóstico de demência, houve redução da mortalidade e de AVCi e menor chance de institucionalização, sem aumento de sangramento importante.

Situações especiais

» **Doença renal crônica (DRC):** aumenta o risco de AVCi, de embolia sistêmica e de sangramento. Nesses casos, a anticoagulação deve ser realizada de maneira cautelosa, sendo a varfarina o único anticoagulante oral que não necessita de ajuste da dose pelo *clearance* de creatinina, mas que necessita de monitorização de RNI constante.

Os novos anticoagulantes não foram testados em pacientes em estágio mais avançados da DRC. Nos estudos originais que avaliaram a rivaroxabana, o endoxaban e a dabigratana, foram excluídos pacientes com *clearance* de creatinina < 30 mL/min.

Tabela 79.3 Dose e ajuste de dose pelo *clearance* de creatinina dos anticoagulantes orais diretos.

	Rivaroxabana (ROCKET-AF)	Dabigatrama (RE-LY)	Apixabana (ARISTOTLE)	Endoxaban (ENAGE-AF-TMI 48)
Dose	20 mg 1 vez/dia	150 mg 2 vezes ou 110 mg 2 vezes/dia	5 mg 2 vezes/dia	60 mg 2 vezes ou 30 mg 2 vezes/dia
Ajuste de dose	15 mg/dia se Cl Cr30-49 mL/min	Não houve	2,5 mg 2 vezes/dia se creatinina ≥ 1,5 mg/dL	30 mg 1 vez/dia (ou 15 mg/dia) se lCr < 50 mL/min
Exclusão por DRC	ClCr < 30	ClCr < 30 ml	ClCr < 25 ou creatinina > 2,5	ClCr < 30 mL/min

DRC: doença renal crônica.
Fonte: Adaptada de II Diretrizes Brasileiras de Fibrilação Atrial, 2016.

» **Doença arterial coronariana (DAC):** a coexistência de DAC e FA é muito comum em pacientes acima de 80 anos; e, nos cenários em que há indicação de dupla antigregação, a associação com anticoagulação pode aumentar o risco de sangramento grave.

A monoterapia com anticoagulação pode ser uma opção nos pacientes com doença coronariana estável ou naqueles submetidos à terapia percutânea com implante de *stent* após 12 meses.

Já nos casos em que houve síndrome coronariana aguda (SCA) ou implante de *stent* recente, mesmo eletivo, a terapia tripla com AAS, clopidogrel e anticoagulação oral deve ser realizada por um período curto de tempo, seguido de dupla terapia com AAS ou clopidogrel associado a um anticoagulante (Figura 79.1). Nestes casos, se escolhido um dos novos anticoagulantes orais, deve-se preferir a menor dose estudada para prevenção de AVCi e evitar o prasugrel e o ticagrelor pela falta de evidência de segurança.

Figura 79.1 Combinação da terapia antiagregante plaquetária e anticoagulação oral nos pacientes com FA.

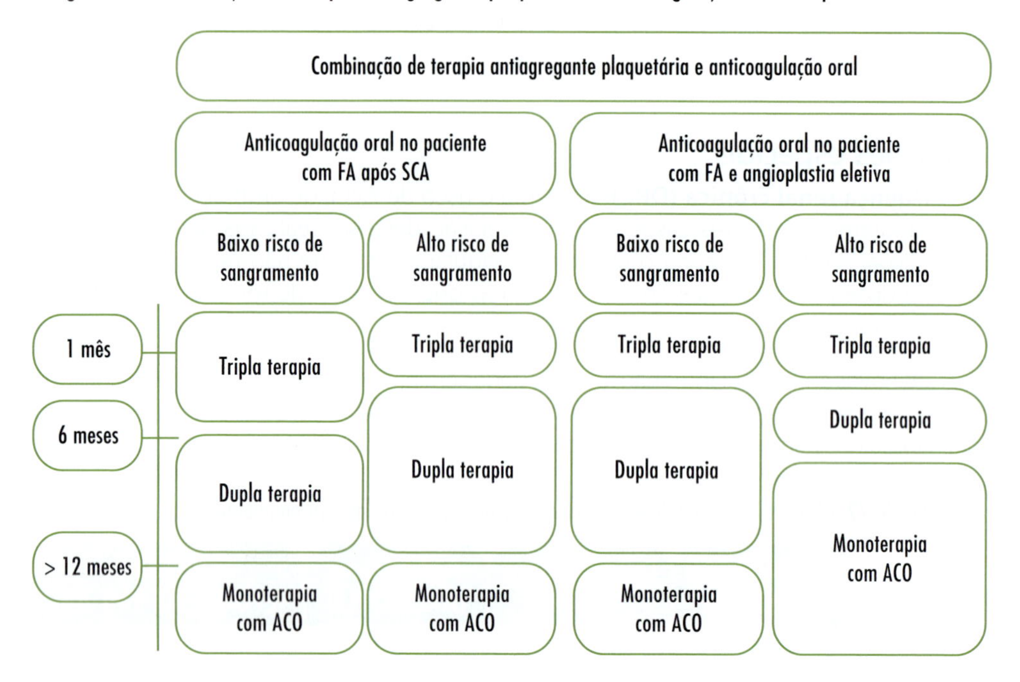

ACO: anticoagulação oral; SCA: síndrome coronariana aguda; FA: fibrilação arterial.

Fonte: Adaptada de 2017 ESC focused update on dual antiplatelet therapy in coronary artery disease developed in collaboration with EACTS.

A terapia dupla com inibidor P2Y12 associada à varfarina ou rivaroxabana na dose de 15 mg/dia já tem sido estudada e considerada segura em pacientes submetidos à intervenção coronariana percutânea com implante de *stent*.

Terapia de reversão da anticoagulação

A reversão da anticoagulação está indicada nos casos de sangramento ou superdosagem. Nos pacientes em uso de varfarina com RNI > 9, mesmo que sem sangramento, estão indicadas a suspensão do antiocoagulante e a administração de vitamina K 2,5 a 5 mg por via oral (VO) com reavaliação clínica e laboratorial diária. Em caso de sangramento de pequena intensidade (hematúria, epistaxe, metrorragia), deve-se suspender a medicação e manter RNI < 2 durante o período do sangramento. Já nos casos de sangramento grave, a anticogulação deve ser revertida prontamente, de preferência com plasma fresco congelado ou complexo protrombínico.

Apesar de sua meia-vida curta, um dos maiores temores na utilização dos anticoagulantes orais diretos é justamente a reversão em caso de sangramento grave ou de intoxicação. Antídotos específicos estão sendo estudados e já começaram a ser liberados nos Estados Unidos e na Europa, mas ainda não são amplamente disponíveis no Brasil.

O idarucizumab é um anticorpo monoclonal que reverte o efeito do dabigatrana sem resultar na correção excessiva ou geração de trombina, e já está disponível no Brasil em hospitais privados. Já o andexanet-alfa é uma proteína recombinante do fator Xa humano capaz de reverter o efeito dos inibidores do fator Xa. Porém, na maioria dos casos, é preciso lançar mão do concentrado de complexo protrombínico, complexo protrombínico ativado e fator ativado VIIa para reversão do efeito desse grupo de drogas.

Conclusão

Já existem dados que demonstram o perfil de segurança para o uso de anticoagulantes orais em idosos, os quais podem ter maior benefício de anticoagulação do que a população mais jovem e, mesmo assim, a subprescrição ainda é frequente.

Idade por si só, quedas frequentes, déficit cognitivo e síndrome de fragilidade não são contraindicações absolutas para seu uso. Além disso, a individualização da indicação do tratamento, a decisão compartilhada e o acompanhamento próximo são ferramentas importantes para minimizar os seus potenciais efeitos adversos.

Bibliografia consultada

Barba BS, Navarrete-Reyes AP, Avila-Funes JA. Are geriatric syndromes associated with reluctance to initiate oral anticoagulation therapy in elderly adults with nonvalvular atrial fibrillation? J Am Geriatr Soc. 2013;61(12):2236-7.

Cherubini A, Trotta FM, Marengoni A. Frailty and heart disease. In: Ungar A, Marchionni N. Cardiac management in the frail elderly patient and the oldest old. Springer International Publishing Switzerland. 2017;41-58.

Curtis AB, Karki R, Hattoumet R et al. Arrhythmias in patients ≥80 years of age pathophysiology, management, and outcomes. JACC. 2018;71:2041-57.

Desai Y, Chami MFE, Leon AR et al. Management of atrial fibrillation in elderly adults. J Am Geriatr Soc. 2017;65(1):185-93.

Foody JM. Reducing the risk of stroke in elderly patients with non-valvular atrial fbrillation: a practical guide for clinicians. Clinical Interventions in Aging. 2017;12:175-87.

Hart RG, Pearce LA, Aguilar MI. Meta-analysis: antithrombotic therapy to prevent stroke in patients who have nonvalvular atrial fibrillation. Ann Intern Med. 2007;146:857-67.

Kalil Filho R, Fuster V. Medicina cardiovascular – reduzindo o impacto das doenças. São Paulo: Atheneu; 2016.

Kirchhof P, Benussi S, Kotecha D et al. 2016 ESC guidelines for the management of atrial fibrillation developed in collaboration with EACTS. European Heart Journal. 2016;37:2893-962.

Lai CL, Chen HO, Liao MT et al. Dabigatran, rivaroxaban, and warfarin in the oldest adults with atrial fibrillation in Taiwan. J Am Geriatr Soc. 2018;66(8):1567-74.

Oqab Z, Pournazari P, Sheldon RS. What is the impact of frailty on prescription of anticoagulation in elderly patients with atrial fibrillation? A Systematic Review and Meta-Analysis. J Atr Fibrillation. 2018;10(6):1870.

Orkaby AR. Ozonoff A,Reisman J. Continued use of warfarin in veterans with atrial fibrillation after dementia diagnosis. J Am Geriatr Soc. 2017;65(2):249-56.

Rich MW, Chyun DA, Skolnick AH et al. AHA/ACC/AGS knowledge gaps in cardiovascular care of the older adult population. JACC. 2016;67:2419-40.

Sardar P, Chatterjee S, Chaudhari S et al. New oral anticoagulants in elderly adults: evidence from a meta-analysis of randomized trials. J Am Geriatr Soc. 2014;62:857-64.

Tarasoutchi F, Montera MW, Ramos AIO et al. Atualização das Diretrizes Brasileiras de Valvopatias: abordagem das lesões anatomicamente importantes. Arq Bras Cardiol. 2017;109(6.2):1-34.

Capítulo 80

Tumores benignos do coração

Anthony Medina Conceição
Bruno Alves da Mota Rocha
Fábio Fernandes

Introdução

Os tumores e massas cardíacas são relativamente incomuns, geralmente assintomáticos ou oligossintomáticos, apresentando-se mais comumente como achado incidental em avaliações médicas. No entanto, seu diagnóstico e manejo são importantes componentes no cenário da Cardioncologia, havendo um aumento crescente no diagnóstico de tumores cardíacos ao longo dos últimos anos em virtude dos maiores uso e aprimoramento de recursos diagnósticos por imagem.

Outras massas, como trombos e vegetações, são mais comuns, e o diagnóstico diferencial envolve a distinção adequada dessas entidades. Embora as técnicas de imagem tenham evoluído significativamente, o diagnóstico definitivo ainda é histopatológico fruto de excisão cirúrgica e, menos comumente, de biópsias.

Classificação

Tumores cardíacos primários são raros, com incidência variando entre 0,001% e 0,03% em estudos com autópsia. Comparativamente, os tumores secundários ou metastáticos são de 22 a 132 vezes mais comuns. Até 26,5% dos pacientes têm outro tumor em outra localização, sendo o mais frequente o tumor de mama. Os principais tumores benignos primários do coração são os mixomas, rabdomiomas, fibromas, lipomas, fibroelastomas papilares, tumores císticos do nó atrioventricular e os paragangliomas.

Entre os tumores primários, a maioria é benigna, fica entre 80% e 90%, com o mixoma sendo o principal representante, responsável por cerca de 50% dos casos em adultos, com uma pequena proporção em crianças. Os rabdomiomas são os mais comuns em crianças, entre 40% e 60%.

Quadro clínico

A maioria dos pacientes com tumores cardíacos é assintomática, com achados em exames de imagem. Alguns casos podem se apresentar com sintomas inespecíficos, que dificultam o diagnóstico, além de uma minoria com sinais e sintomas mais específicos, necessitando de um alto nível de suspeição.

Em resumo, são três os principais grupos de sintomas quando se apresentam: **sistêmicos/constitucionais; cardíacos; embólicos**. Entre os principais achados clínicos menos específicos, destacam-se: dispneia com ou sem quadro de insuficiência cardíaca; febre baixa; perda ponderal não justificada; palpitações; e arritmias. Os achados que devem aumentar a suspeição e podem favorecer o diagnóstico são: anormalidade em exame cardíaco de imagem em paciente assintomático, acidente vascular cerebral isquêmico (AVCi) ou ataque isquêmico transitório, fenômenos tromboembólicos, derrame pericárdico com ou sem tamponamento e dispneia posicional. Até 25% dos pacientes podem se apresentar com AVCi como manifestação inicial.

Na experiência do nosso serviço, uma análise de 186 pacientes, 64% deles mulheres, com tumores cardíacos tratados com ressecção, encontrou um predomínio de apresentação assintomática (72%), com massas mais frequentemente localizadas em átrio esquerdo (AE) em 77% dos casos. A maioria era composta por tumores benignos (93%), sendo o mixoma o principal tumor diagnosticado (72,6%). Em torno de 20% já havia história de fenômeno embólico prévio, sendo metade deles AVC, e as taxas de mortalidade a longo prazo e de recidivas foram de 1% cada.

Mixomas

Os mixomas são provavelmente originários de células remanescentes subendocárdicas ou mesenquimais totipotentes na região da fossa oval. A maioria dos mixomas ocorre no AE (> 80%), também sendo encontrados nas demais câmaras, sendo o átrio direito (AD) o segundo local mais comum. Geralmente se apresentam entre os 40 anos e 60 anos, sendo até três vezes mais comuns em mulheres, de 60% a 70%. Podem ser esporádicos (mais comum) ou familiares. Podem ainda estar associados ao complexo de Carney, uma síndrome autossômica dominante, mais frequente em pacientes mais jovens, que se apresenta com mixomas cardíacos e em outras regiões, como pele e mamas, além de lesões de pele hiperpigmentadas, tumores hipofisários e aumento da atividade das glândulas adrenais e testículos. Devemos suspeitar desta síndrome quando houver estes achados em conjunto, além de mixomas em localizações cardíacas não típicas em pacientes jovens. Até 7% dos pacientes com mixoma estão no espectro da síndrome.

Tipicamente, os mixomas são pedunculados, com uma base curta e larga (85%), aderidos ao septo interatrial, havendo formas sésseis. Muitos estão recobertos por trombos, mas têm aspecto de coloração amarelada, branca ou amarronzada, com tamanho variável e superfície lisa. Há relatos de formas vilosas e gelatinosas, com extensões frágeis que podem se fragmentar espontaneamente e cursar com eventos tromboembólicos. Em geral, não cursam com calcificações (14% dos casos).

A massa é encontrada incidentalmente em exames entre 13% e 27% dos casos, sobretudo pelo ecocardiograma (ECO). Na presença de sintomas, a dispneia é o mais comum, podendo ser pior ao decúbito lateral esquerdo. Outros sinais e sintomas podem ser atribuídos a quadros de obstrução da valva mitral, cursando com edema pulmonar e síncope, além de fenômenos embólicos. Sintomas inespecíficos constitucionais e achados laboratoriais como anemia, elevação da velocidade de hemossedimentação (VHS) e proteína C-reativa (PCR) e gamaglobulinas podem estar presentes. Não costumam ocorrer alterações específicas no ECG e na radiografia de tórax, podendo haver cardiomegalia, sinais de aumento do AE e congestão.

Ao exame físico, o achado clássico é o *plop* na ausculta, um ruído diastólico de baixa frequência, fruto do prolapso do mixoma para o ventrículo esquerdo (VE). Outros achados como estertores pulmonares por congestão e sinais de embolização periférica podem estar presentes, na dependência do território vascular afetado.

O tratamento definitivo é a cirurgia. A maioria dos tumores é pequena e não acomete outras estruturas, sendo de abordagem não complexa. O seguimento após tratamento é necessário, uma vez que os mixomas tendem a recorrer, em cerca de 5% a 15% dos casos, mais comumente entre 6 meses e 6 anos.

Rabdomiomas

Os rabdomiomas são mais comuns em crianças, sendo o tumor cardíaco benigno mais frequente nessa faixa etária. Geralmente são encontrados nos ventrículos, em pacientes com antecedentes pessoais ou familiares de esclerose tuberosa. O quadro costuma ser assintomático, porém podem cursar com arritmias e insuficiência cardíaca. Estes tumores podem regredir ou progredir com a idade. Como a evolução é variável, bem como o prognóstico incerto, é recomendado seguimento clínico e ecocardiográfico, principalmente em pacientes com esclerose tuberosa. O tratamento pode ser cirúrgico, porém muitos são manejados clinicamente, com uso de antiarrítmicos nos casos em que há sintomas decorrentes.

Lipomas

Os lipomas cardíacos são raros, mas em algumas séries são o segundo tipo de tumor benigno primário mais comum, ficando entre 8% e 12% e, quando ocorrem, tendem a ocupar o AD ou VE, embora sejam encontrados em qualquer local do coração. Quase sempre são assintomáticos, mas podem crescer demasiadamente e provocar sintomas obstrutivos. Quando subepicárdicos, podem comprimir as coronárias e causar dor torácica isquêmica. No ECO, costumam ter base larga, são imóveis e sem pedículo, sem calcificações.

Fibromas

Os fibromas são compostos de fibroblastos e/ou colágeno, geralmente ocorrendo em crianças, embora sejam relatados em adultos. A maioria deles está alocada nos ventrículos, mais especificamente no septo interventricular. O quadro clínico é composto de dor torácica, podendo haver derrame pericárdico, arritmias, insuficiência cardíaca e até mesmo morte súbita como primeira manifestação. A radiografia de tórax pode demonstrar cardiomegalia com calcificações tumorais. O tratamento requerido associa medicações, procedimentos cirúrgicos e/ou eletrofisiológicos. Quando optado por excisão cirúrgica, tendem a não recorrer.

Fibroelastomas papilares

Estes tumores raros (11,5%) costumam acometer as estruturas valvares, principalmente a valva aórtica. Em geral, são pequenos, menores do que 2 cm, únicos, raramente endocárdicos, cursando com fenômenos embólicos e risco elevado de AVCi quando não ressecados. Têm aparência que lembra uma anêmona do mar, com centro colagenoso recoberto por mucopolissacarídeos e células endoteliais. O ECO mostra uma massa pequena, móvel, pedunculada, com um núcleo ecograficamente muito denso, facilitando a diferenciação de trombos ou vegetações. A chance de recorrência após ressecção é baixa.

Outros tumores

Entre outros tumores, destacam-se os tumores císticos do nó atrioventricular, previamente denominados "mesoteliomas", que costumam cursar com bloqueios atrioventriculares. Os paragangliomas são tumores neuroendócrinos, associados à hipertensão, considerados feocromocitomas extra-adrenais, sendo altamente vascularizados, pericárdicos, sem acometimento intracavitário. A angiografia demonstra um *blush* tumoral de contraste. Geralmente requerem cirurgia extensa, por envolvimento de estruturas. Outros ainda mais raros são os hemangiomas, neurofibromas, teratomas, leiomiomas e linfangiomas, em sua maioria ressecáveis, com baixa mortalidade perioperatória e bom prognóstico

Diagnóstico

As características dos achados de imagem são tão importantes quanto o contexto clínico, no qual os exames foram solicitados, e as características do paciente. Por exemplo, um paciente idoso com quadro de insuficiência cardíaca, alteração sistólica segmentar e massa apical no ECO, por um lado, aumenta a probabilidade de se tratar de um trombo associado a evento coronariano. Por outro lado, um derrame pericárdico com uma massa nessa localização em paciente com malignidade em outro sítio sugere metástase. Febre e bacteremia indicam a possibilidade de endocardite.

Entre os principais diagnósticos diferenciais de massas cardíacas primárias, destacam-se trombos, hipertrofia miocárdica focal, miocárdio não compactado, vegetações, abscessos, cistos, além dos artefatos de imagem. Uma vez que uma massa cardíaca represente um tumor, a etiologia provável pode ser determinada considerando-se quatro fatores principais: idade do paciente; probabilidade clínica-epidemiológica; localização do tumor; caracterização não invasiva do tecido.

O ECO transtorácico geralmente é o exame inicial, por sua disponibilidade, custo acessível e portabilidade, sendo limitado por ser dependente de examinador e janela acústica, além de menor riqueza de detalhes na caracterização. Outros exames como ECO transesofágico, de preferência 3D, tomografia computadorizada e ressonância magnética fornecem informações mais detalhadas, como relação com as estruturas adjacentes, origem, extensão, mobilidade e envolvimento pericárdico.

A ressonância magnética é o exame recomendado após avaliação pelo ECO. Além da avaliação anatômica multiplanar e caracterização tecidual não invasiva, é possível caracterizar vascularização, perfusão, necrose, hemorragia, calcificação e infiltração gordurosa, bem como diferenciar de trombos e outras etiologias. As principais desvantagens envolvem custo, pouca disponibilidade, longo tempo de aquisição de imagens e resolução temporal não adequada, não favorecendo avaliação de imagens valvares. A tomografia computadorizada é uma alternativa mais disponível e menos dispendiosa, com aquisição rápida de imagens e possibilidade de reconstrução, avaliação de coronárias, estruturas pulmonares e torácicas e de metástases. As desvantagens são uso de radiação e caracterização mais limitada dos tecidos.

Em perspectivas de maior uso no futuro, sendo ainda pouco disponível e de elevado custo, a tomografia por emissão de pósitrons (PET) utilizando 18F-FDG permite avaliação da atividade metabólica, o que viabiliza a diferenciação entre trombos, vegetações e tumores, além de estadiamento de malignidades e resposta terapêutica. O uso de PET com ressonância atinge até 100% de sensibilidade e 92% de especificidade para diferenciação de tumores cardíacos benignos e malignos.

Bibliografia consultada

Dias RR, Fernandes F, Ramires FJA, Mady C, Albuquerque AP, Jatene FB. Mortality and embolic potential of cardiac tumors. Arq Bras Cardiol. 2014;103(1):13-18. doi:10.5935/abc.20140096.

Ekmektzoglou KA, Samelis GF, Xanthos T. Heart and tumors: location, metastasis, clinical manifestations, diagnostic approaches and therapeutic considerations. J Cardiovasc Med. 2008;9(8):769-77.

El Sabbagh A, Al-Hijji MA, Thaden JJ, Pislaru SV, Pislaru C, Pellikka PA et al. Cardiac myxoma: the great mimicker. J Am Coll Cardiol Img. 2017;10(2);203-06.
Esposito A, De Cobelli F, Ironi G, Marra P, Canu T, Mellone R et al. CMR in assessment of cardiac masses. J Am Coll Cardiol Img. 2014;7(7)733-36.
Pazos-López P, Pozo E, Siqueira ME, García-Lunar I, Cham M, Jacobi A et al. Value of CMR for the differential diagnosis of cardiac masses. J Am Coll Cardiol Img. 2014;7(9):896-905.
Pérez-Andreu J, Leal JMA, Gervase G, Rivera-Caravaca JM, López SC, Marín F. Epidemiology of cardiac myxoma in a spanish population. A 30-year Surgical Series. Rev Esp Cardiol. 2019;72(8):685-6.
Tyebally S, Chen D, Bhattacharyya S, Mughrabi A, Hussain Z, Manisty C et al. Cardiac tumors: JACC CardioOncology State-of-the-Art Review. J Am Coll Cardiol CardioOnc. 2020;2(2):293-311.
Zipes DP, Libby P, Bonow RO, Mann DL, Tomaselli GF, Braunwald E. In: Braunwald's heart disease: a textbook of cardiovascular medicine. 11. ed. Philadelphia, Elsevier. 2018:1866-79.

Capítulo 81

Tumores malignos do coração

Armindo Jreige Júnior
Diogo Chaves Borges Campos
Fábio Fernandes

Introdução

Os tumores do coração são extremamente raros, com incidência dos tumores primários variando entre 0,0017% e 0,28%. Entre os tumores primários, cerca de 80% são benignos, sendo o mixoma o tipo predominante. O tumor maligno mais frequente é o sarcoma, sendo o angiossarcoma o mais comum.

Manifestações clínicas

O quadro cínico é variável e pode apresentar-se de três formas: sintomas cardíacos específicos; sintomas constitucionais; ou como fenômenos tromboembólicos. Um estudo realizado em nossa instituição evidenciou que as manifestações clínicas mais prevalentes nas neoplasias primárias do coração foram: dispneia (36%); perda de peso (20%); palpitações (18%); dor torácica (16%); fenômenos tromboembólicos (10%); febre (8%); e artralgia (6%). Cerca de 20% dos pacientes estavam assintomáticos na avaliação inicial. Em relação ao exame físico, foi encontrado sopro diastólico mitral em 34% dos pacientes, sopro sistólico mitral em 14% e sopro sistólico tricúspide em 2%.

Os sintomas específicos cardíacos são determinados principalmente pela sua localização intracardíaca e não pela sua característica histopatológica. Entre os mais prevalentes, podemos encontrar:

- **Fenômenos embólicos:** para circulação pulmonar ou sistêmica (principalmente nos tumores de átrio esquerdo e de válvula aórtica);
- **Insuficiência cardíaca:** causada principalmente por obstrução da via de saída dos ventrículos ou obstrução valvar. Pode apresentar-se como insuficiência valvar, apresentando regurgitação pela obstrução do fechamento valvar adequado. Além disso, pode haver invasão direta pelo tumor no miocárdio, podendo afetar a função ventricular.
- **Derrame pericárdico com ou sem tamponamento:** angiossarcomas de átrio direito podem comprometer a parede atrial causa a rotura e, consequentemente, tamponamento pericárdico.

» **Arritmias ou bloqueio de ramos:** decorrem do aumento das câmaras cardíacas ou secundariamente à invasão do miocárdio ou do tecido de condução pelo tumor.

Diagnóstico

A investigação diagnóstica deve ser realizada com métodos de imagens complementares, que visam, além de delimitar a localização do tumor, definir características que permitam identificar sua natureza primária ou secundária. Entre os principais exames complementares, o ecocardiograma, a ressonância magnética, a tomografia e o PET-SCAN são fundamentais para essa definição. Esses exames são, em geral, capazes de definir as principais características dos tumores e sua elegibilidade para cirurgia, que, se possível, deve ser realizada com ressecção completa e encaminhamento para análise histopatológica.

A biópsia transvenosa ou transarterial de tumores cardíacos é reservada para casos específicos, como tumores que parecem difusos ou irressecáveis por técnicas não invasivas, sendo útil nesses casos para orientar o tratamento não cirúrgico subsequente. Há pouco benefício em biópsias realizadas antes de ressecção completa, visto que os riscos (embolização, complicações mecânicas) não agregam, na maioria das vezes, informações adicionais.

Tumores malignos primários

Os tumores malignos correspondem a cerca de 15% a 20% dos tumores cardíacos primários. Os sarcomas são os mais comuns, entre eles: angiossarcomas; rabdomiossarcomas; fibrossarcomas; sarcomas indiferenciados; leiomiossarcomas; lipossarcomas; e sarcomas sinoviais.

Outros tumores cardíacos primários incluem linfomas primários e plasmocitomas extramedulares. Entre os tipos de tumores primários, dois podem ser malignos ou benignos: o paraganglioma; e o mesotelioma.

Sarcomas

» **Angiossarcomas:** compostos por células malignas que formam canais vasculares, com localização preferencial no átrio direito. Entre os sarcomas, são o tipo mais comum, correspondendo a cerca de 40%. São caracterizados pelo rápido crescimento, pela invasão local e pela metástase à distância, com prognóstico reservado.

» **Rabdomiossarcomas:** constituem 20% dos sarcomas cardíacos primários, sem localização predominante e acomete mais adultos.

» **Fibrossarcomas e sarcomas indiferenciados:** compostos por células fusiformes, podendo ter extensas áreas de necrose e hemorragia. Tendem a se infiltrar no miocárdio.

» **Leiomiossarcomas:** tumores fusiformes de alto grau, principalmente localizados no átrio esquerdo. Alta taxa de recorrência local e disseminação sistêmica.

A ressecção completa é o tratamento de escolha. Quimioterapia neoadjuvante e adjuvante vêm sendo utilizadas e estudas para melhorar os resultados da cirurgia isolada. Radioterapia é usada com pouca frequência e principalmente para tratamento de metástases. Outros tratamentos alternativos incluem o transplante cardíaco e o autotransplante.

O prognóstico é muito ruim, com sobrevida média de 6 a 12 meses. A ressecção completa em sarcomas não metastáticos tende a gerar melhor sobrevida.

» **Paragangliomas:** tumores neuroendócrinos que podem ser tanto malignos como benignos e tanto hormonalmente ativos como inativos. A apresentação clínica varia entre sintomas de compressão cardíaca e tamponamento (principalmente nos hormonalmente inativos) e sintomas sistêmicos como cefaleia, sudorese, taquicardia e hipertensão (nos hormonalmente ativos em razão sobretudo da produção de norepinefrina).

A maioria se localiza fora do tórax, mas, quando se localiza no tórax, mais frequentemente estão no pericárdio, se hormonalmente inativos, e em outras partes se hormonalmente ativos (feocromocitoma). Os que se localizam dentro do pericárdio podem demandar um desvio do suprimento sanguíneo cardíaco. Nos tumores com essa localização, o tratamento preconizado é a ressecção completa.

» **Mesotelioma:** a maioria dos mesoteliomas surge na pleura, mas também podem ocorrer no pericárdio, onde costumam ser malignos e causar tamponamento e constrição. Uma localização mais rara, que costuma ocorrer nos tumores benignos, é o nó atrioventricular, podendo gerar bloqueios cardíacos. Diferentemente dos mesoteliomas pleurais, não há clara relação entre os mesoteliomas pericárdicos e a exposição a amianto. O tratamento de escolha para os mesoteliomas é a ressecção, mas o prognóstico nos malignos costuma ser muito ruim.

Tumores cardíacos secundários

Diferentemente dos tumores malignos primários, os secundários ganham destaque em sua prevalência. Em um dos maiores estudos incluindo autópsias de mais de 1.900 pacientes que morreram de câncer, 8% tinham doença metastática envolvendo o coração. Os mecanismos etiológicos são as metástases pela via hematogênica ou a invasão direta extrínseca de tumores provenientes do mediastino ou da veia cava.

Em relação aos tumores, o melanoma em especial tem maior propensão à metástase cardíaca. Outros tumores sólidos comumente associados ao envolvimento cardíaco incluem câncer de pulmão, câncer de mama, sarcomas de tecidos moles, carcinoma renal, câncer de esôfago, carcinoma hepatocelular e câncer de tireoide. Há também uma alta prevalência de envolvimento cardíaco secundário com leucemia e linfoma.

Além dos tumores citados, devemos sempre aventar à possibilidade de metástase cardíaca caso o paciente com neoplasia conhecida apresente derrame pericárdico, sintomas de insuficiência cardíaca, sopro novo, alterações no eletrocardiograma ou arritmias.

A avaliação inicial deve ser semelhante à usada nos tumores primários, dando prosseguimento à investigação complementar com ecocardiografia, ressonância magnética cardíaca e tomografia computadorizada para diagnosticar e determinar a extensão do envolvimento cardíaco.

Nos pacientes com neoplasia de foco primário definido em tratamento, que iniciam com sintomas cardíacos novos, a cardiotoxicidade deve ser sempre uma hipótese diagnóstica. Entretanto, a exclusão de metástases cardíacas sempre deve ser aventada e investigada.

Bibliografia consultada

Balasundaram S, Halees SA, Duran C. Mesothelioma of the atrioventricular node: first successful follow-up after excision. Eur Heart J. 1992;13(5): 718-9.

Castorino F, Masiello P, Quattrocchi E, Di Benedetto G. Primary cardiac rhabdomyosarcoma of the left atrium: an unusual presentation. Tex Heart Inst J. 2000;27(2):206-8.

Cohen PS. Biology and treatment of thoracic tumors of neural crest origin. Thoracic oncology. 1989:520-40.

Dias RR, Fernandes F, Ramires FJA, Mady C, Albuquerque CP, Jatene FB. Mortalidade e potencial embólico dos tumores cardíacos. Arq Bras Cardiol. 2014;103:13-18.

Elbardissi AW, Dearani JA, Daly RC et al. Embolic potential of cardiac tumors and outcome after resection: a case-control study. Stroke. 2009;40(1):156-62.

Fernandes F, Soufen HN, Lanni BM, Arteaga E, Ramires FJ, Mady C. Neoplasias primárias do coração. Apresentação clínica e histológica de 50 casos. Arq Bras Cardiol. 2001;76(3):231-4.

Garatti A, Nano G, Canziani A, Gagliardotto P, Mossuto E, Frigiola A et al. Surgical excision of cardiac myxomas: twenty years experience at a single institution. Ann Thorac Surg. 2012;93(3): 825-31.
Goldberg AD, Blankstein R, Padera RF. Tumors metastatic to the heart. Circulation. 2013;128(16): 1790-4.
Kaul TK, Fields BL, Kahn DR. Primary malignant pericardial mesothelioma: a case report and review. J Cardiovasc Surg (Torino). 1994;35(3):261-7.
Pins MR, Ferrell MA, Madsen JC, Piubello Q, Dickersin GR, Fletcher CD. Epithelioid and spindle-celled leiomyosarcoma of the heart. Report of 2 cases and review of the literature. Arch Pathol Lab Med. 1999;123(9):782-8.
Reynen K, Köckeritz U, Strasser RH. Metastases to the heart. Ann Oncol. 2004;15(3):375-81.
Roberts WC. Primary and secondary neoplasm of the heart. Am J Cardiol. 1997;80(5): 671-82.
Silvestri F, Bussani R, Pavletic N, Mannone T. Metastases of the heart and pericardium. G Ital Cardiol. 1997;27(12):1252-5.
Tanaka F, Kitano M, Tatsumi A et al. Paraganglioma of the posterior mediastinum: value of magnetic resonance imaging. Ann Thorac Surg. 1992;53(3):517-9.
Truong PT, Jones SO, Martens B et al. Treatment and outcomes in adult patients with primary cardiac sarcoma: the British Columbia Cancer Agency experience. Ann Surg Oncol. 2009;16(12): 3358-65.
Vander Salm TJ. Unusual primary tumors of the heart. Semin Thorac Cardiovasc Surg. 2000;12(2): 89-100.

Capítulo 82

Cardiotoxicidade por quimioterápicos

Valmir Freitas da Costa
Fernanda Thereza de Almeida Andrade
Kevin Rafael de Paula Morales
Stephanie Ítala Rizk
Ludhmila Abrahão Hajjar

Introdução

A cardiotoxicidade é definida como alterações cardiovasculares (CV) novas durante ou após o tratamento oncológico, de manifestações clínicas até alterações de biomarcadores e/ou em exames de imagem, sendo relacionadas com tipos específicos de quimioterápicos. A seguir, estão descritas as classes de quimioterápicos e seus principais tipos de cardiotoxicidade.

Antraciclinas

As antraciclinas constituem um grupo de quimioterápicos composto pela doxorrubicina, doxorrubicina lipossomal, epirrubicina, daunorrubicina, idarrubicina e mitoxantrona, utilizados no tratamento do câncer de mama, sarcomas e neoplasias hematológicas (leucemia e linfomas).

As ações citostáticas e citotóxicas das antraciclinas incluem vários mecanismos, como a intercalação do DNA ocasionando a inibição da biossíntese macromolecular, a formação de radicais livres, o que causa danos ao DNA, interferência na separação dos filamentos de DNA, efeitos diretos da membrana e inibição da topoisomerase 2.

As topoisomerases são enzimas que facilitam o desenrolamento do DNA e úteis na replicação e transcrição deste. A topoisomerase-2-alfa (TOP-2α) é altamente expressa nas células cancerígenas, sendo o mecanismo de ação antineoplásica das antraciclinas. Porém, a topoisomerase 2-beta (TOP-2β) é expressa em outros tecidos; entre eles, os cardiomiócitos.

A cardiotoxicidade induzida pelas antraciclinas é explicada pela inibição da enzima TOP-2β, que culmina na morte dos cardiomiócitos ao interromper o ciclo catalítico normal, quebrar as fitas duplas do DNA, ativar vias da apoptose e gerar espécies reativas de oxigênio resultando na morte dos cardiomiócitos.

A principal manifestação clínica da cardiotoxicidade pelas antraciclinas é a disfunção ventricular, ocorrência mais comum com o uso da doxorrubicina e diretamente proporcional à dose cumulativa utilizada. Armenian *et al.* descreveram que o risco de cardiotoxicidade é de quatro vezes em doses de até 200 mg/m^2, porém chega até 28 vezes com doses maiores do que 300 mg/m^2. A disfunção ventricular relacionada à terapia do câncer é definida como redução maior ou igual a 10 pontos da fração de ejeção do ventrículo esquerdo (FEVE) para valores abaixo de 50%.

Figura 82.1 Relação dose-resposta entre a exposição cumulativa à antraciclina e o risco de disfunção ventricular.

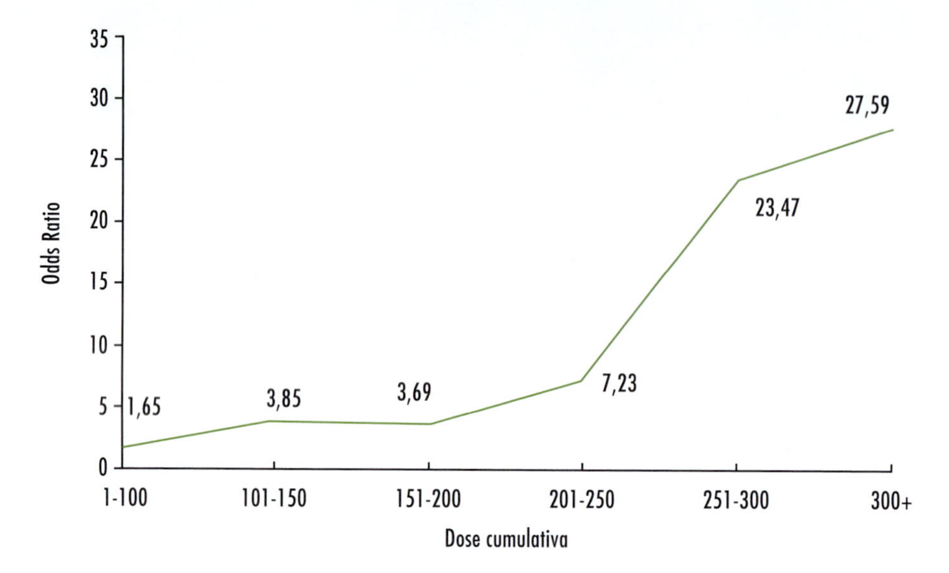

Fonte: Adaptada de Armenian *et al.*, 2018.

A cardiotoxicidade pelas antraciclinas pode ser aguda, se ocorrer logo após a infusão, sendo mais comuns arritmias supraventriculares ou disfunção ventricular reversível (< 1%); precoce, que ocorre no 1º ano; ou tardia, que se manifesta em média 7 anos após a exposição.

Alguns fatores estão relacionados com maior risco de cardiotoxicidade, sendo eles: sexo feminino; idade (< 18 ou > 65 anos); administração rápida; dose doxorrubicina acumulada ≥ 250 mg/m^2; irradiação mediastinal; doenças cardiovasculares (CV); FEVE < 50%; e terapia concomitante com anti-HER2.

Terapias anti-HER-2

Os anti-HER2 são quimioterápicos da classe anticorpo monoclonal que incluem o trastuzumabe, pertuzumabe, lapatinibe, trastuzumabe entansina (TDMA-1), utilizados no tratamento do câncer de mama que expressam o receptor 2 do fator de crescimento epidérmico humano (HER 2) e que foram responsáveis por melhorar significativamente a sobrevida desses pacientes.

O trastuzumabe é o principal representante, seu mecanismo de ação baseia-se na ligação ao domínio extracelular do receptor HER-2 das células tumorais, bloqueando a ligação do fator de crescimento ao seu sítio de ação e impedindo a sinalização das vias de proliferação e a sobrevivência das células tumorais. Porém, o receptor HER-2 também está presente nos cardiomiócitos, sendo responsável por ativar cascatas intracelulares encarregadas do crescimento, da sobrevida e da homeostasia dos miócitos. Como a ligação trastuzumabe-receptor

HER-2 não é exclusiva das células tumorais, pode causar cardiotoxicidade ao atuar de forma negativa na homeostasia dos cardiomiócitos. Em geral, a cardiotoxicidade pelo trastuzumabe se manifesta por declínio assintomático da FEVE e, menos comumente, pela ocorrência de insuficiência cardíaca (IC) sintomática (0,6% a 8,7%).

A disfunção ventricular induzida pelo trastuzumabe geralmente é reversível após a interrupção da quimioterapia e/ou início do tratamento da IC porque os mecanismos de cardiotoxicidade incluem alterações estruturais e funcionais nas proteínas contráteis e nas mitocôndrias, mas raramente resultam na morte celular, ao contrário do que acontece com as antraciclinas.

Os fatores de risco para desenvolver este tipo de cardiotoxicidade são: tratamento prévio ou concomitante com antraciclinas; radioterapia mediastinal prévia; idade > 50 anos; obesidade; hipertensão arterial sistêmica; e disfunção ventricular prévia.

Agentes alquilantes

Os agentes alquilantes são uma classe de agentes citotóxicos não ciclo celular-específico, compostos pela ciclofosfamida, ifosfamida, cisplatina e bussulfano. As principais manifestações de cardiotoxicidade relacionadas com esses agentes são disfunção ventricular, bradi/taquiarrimitias, eventos tromboembólicos arteriais e hipertensão pulmonar.

A ciclofosfamida é utilizada no tratamento de sarcoma, mieloma múltiplo, linfomas, câncer de ovário, pulmão e mama. O efeito cardiotóxico surge a partir da sua metabolização hepática e da formação de metabólitos tóxicos, como a acroleína, que provoca a liberação do óxido nítrico, o aumento do estresse oxidativo que gera inflamação cardíaca, disfunção endotelial e vasoconstrição, além da ativação das vias de apoptose cardíaca. A disfunção ventricular tem incidência de até 33% e, em geral, manifesta-se 1 semana após doses maiores do que 150 mg/kg.

A cisplatina é utilizada no tratamento de tumores de células germinativas, câncer de ovário, cabeça e pescoço, pulmão, entre outros, e está associada a eventos tromboembólicos arteriais, como isquemia miocárdica e cerebrovascular. Os eventos são mediados por agregação plaquetária por meio da estimulação do fator de Von Willebrand, aumento dos fatores de necrose tumoral, formação de radicais livres e diminuição da síntese de prostaciclina. A hipomagnesemia associada com o uso da cisplatina potencializa esse efeito, pois gera aumento do cálcio intracelular e da vasoconstrição.

Terapia hormonal

O câncer de mama e o de próstata têm como característica a dependência de estímulos hormonais para o seu desenvolvimento e proliferação. Logo, drogas que bloqueiam essas vias são efetivas no seu tratamento. As terapias endócrinas – tamoxifeno e inibidores da aromatase (exemestano, anastrozol e letrozol) – são utilizadas como terapia adjuvante no câncer de mama com receptor de estrogênio e/ou progesterona positivo, sendo fundamentais na redução da recidiva da doença. O tamoxifeno está associado a aumento no risco de tromboembolismo venoso, enquanto os inibidores de aromatase estão relacionados com maior risco de eventos coronarianos isquêmicos.

A terapia de privação androgênica mostrou-se eficaz no tratamento do câncer de próstata. É composta por medicações agonistas de GnRH (leuprolide e goserelina) e antagonistas de GnRH (degarelix), sendo os antagonistas menos associados a efeitos CV do que os agonistas. Essas medicações aumentam a resistência insulínica, os níveis de colesterol e a gordura visceral, predispondo à síndrome metabólica e ao aumento do risco CV.

Terapia anti-BCR-ABL

Os inibidores de tirosina quinase (ITK) anti-BCR-ABL atuam inibindo a oncoproteína BCR-ABL, formada a partir da translocação dos cromossomos 9 e 22, responsável pelo desenvolvimento da leucemia mieloide crônica (LMC). Esta classe é composta pelo imatinibe, dasatinibe, nilotinibe e ponatinibe.

O imatinibe apresenta efeito CV-protetor. O dasatinibe está relacionado ao desenvolvimento de derrame pleural e à hipertensão pulmonar pré-capilar sintomática. O nilotinibe e o ponatinibe estão associados ao desenvolvimento de aterosclerose acelerada, e os eventos mais comuns durante o tratamento são a doença arterial periférica oclusiva e a isquemia aguda.

Agentes microtúbulos

Os taxanos, compostos pelo paclitaxel e pelo docetaxel, são utilizados no tratamento de neoplasias sólidas, como mama, próstata, ovário, pulmão e estômago. O mecanismo de toxicidade é a polimerização da tubulina, ocasionando o desenvolvimento de microtúbulos disfuncionais que comprometem a divisão celular. As arritmias são comuns, incluindo bradi e taquiarritmias (distúrbios de condução, bloqueios atrioventriculares, fibrilações atriais e ventriculares).

Inibição da sinalização VEGF

O sunitinibe, sorafenibe e pozapanibe são ITK que interferem na atividade dos domínios catalíticos do receptor de fator de crescimento endotelial vascular (VEGF) e na sinalização intracelular e utilizados no tratamento do carcinoma de células claras renais e do câncer de pulmão não pequenas células. Associam-se ao desenvolvimento ou à descompensação de hipertensão arterial sistêmica (HAS) em 11% e 45% dos casos respectivamente. Há redução na produção do óxido nítrico e da angiogênese, aumentando a resistência vascular, a retenção de líquidos em decorrência de natriurese prejudicada, a vasoconstricção mediada por endotelina-1 e a microangiopatia trombótica sistêmica. Eles também podem estar associados com disfunção ventricular, geralmente assintomática e que costuma reverter após suspensão da quimioterapia, e com eventos trombóticos arteriais.

O bevacizumabe é um anticorpo monoclonal que atua impedindo a interação do VEGF, utilizado no tratamento de câncer colorretal metastático. Seus principais efeitos são hipertensão arterial sistêmica (HAS), isquemia miocárdica, prolongamento do intervalo QT e eventos tromboembólicos arteriais.

Antimetabólicos

As fluoropirimidinas, compostas pelo 5-fluoracil (5 FU) e capecitabina (pró-droga do 5-FU), utilizadas no tratamento de câncer gastrointestinal, são os principais quimioterápicos relacionados ao vasospasmo coronariano (3,9% a 12,5%). A infusão contínua está mais associada com eventos. O vasospasmo tende a ocorrer em locais com placa aterosclerótica, assim doença arterial coronariana preexistente é um fator de risco para angina vasoespástica.

Inibidores de *checkpoint* imunológico

Os principais exemplos dos inibidores de *checkpoint* imunológicos (ICI) são: nivolumabe; ipilimumabe; durvalumabe; pembrolizumabe; atezolizumabe; avelumabe. A descoberta dos ICI (CTLA-4 e PD-1) foi crucial para o desenvolvimento da imunoterapia contra o câncer e eles são utilizados no tratamento de melanoma, carcinomas de células claras renais e câncer de pulmão. A cardiotoxicidade pode ser agrupada em duas categorias: efeitos inflamatórios (miocardite, pericardite e vasculite); e toxicidade cardiovascular não inflamatória (síndrome Takotsubo-*like*, disfunção ventricular assintomática e arritmias).

Bibliografia consultada

Agarwal M, Canan T, Glover G, Thareja N, Akhondi A, Rosenberg J. Cardiovascular effects of androgen deprivation therapy in prostate cancer. Curr Oncol Rep. 2019;21(10):91.

Alexandre J, Cautela J, Ederhy S et al. 19 Cardiovascular toxicity related to cancer treatment: a pragmatic approach to the American and European Cardio-Oncology Guidelines. J Am Heart Assoc. 2020;9(18):e018403. doi:10.1161/JAHA.120.018403, 2020.

Armenian S, Bhatia S. Predicting and preventing anthracycline-related cardiotoxicity. *American Society of Clinical Oncology*. asco.org/edbook, 2018.

Cohen JB, Geara AS, Hogan JJ, Townsend RR. Hypertension in cancer patients and survivors epidemiology, diagnosis, and management. JACC: Cardiooncology. 2019;1(2):238-51.

Costa I, Andrade F, Carter D, Seleme V, Costa M, Campos C el al. Challenges and management of acute coronary syndrome in cancer patients. Front. Cardiovasc. Med. 8:590016. doi:10.3389/fcvm.2021.590016, 2021.

Costa IBSS, Andrade FTDA, Carter D, Seleme VB, Costa MS, Campos CM et al. Challenges and management of acute coronary syndrome in cancer patients. Frontiers in Cardiovascular Medicine. 2021(8). doi:10.3389/fcvm.2021.590016.

Cote GM, Sawyer DB, Chabner BA. ERBB2 Inhibition and heart failure. The New England Journal of Medicine. 367;22:2012.

Haanen JB, Robert C. Immune checkpoint inhibitors. Prog Tumor Res. 2015;42:55-66.

Hajjar LA, Costa IBSS, Lopes MACQ, Hoff PMG, Diz MDPE, Fonseca SMR et al. Diretriz Brasileira de Cardioncologia. Arq Bras Cardiol. 2020:PP.0-0.

Hajjar LA, Costa IBSS, Lopes MACQ, Hoff PMG, Diz MDPE, Fonseca SMR et al. Diretriz Brasileira de Cardioncologia. Arq Bras Cardiol. 2020:PP.0-0.

Iqubal A, Iqubal KM, Shama S, Ansari AM, Najmi KA, Ali MS et al. Molecular mechanismo involved in cyclophosphamide-induced cardiotoxicity: old drug with a new vision. Life Sciences. 2019;218:112-131. Disponível em: https://doi.org/10.1016/j.lfs.2018.12.018, 2018. Acesso em: 13 abr. 2022.

Jafri M, Protheroe A. Cisplatin-associated thrombosis. Anticancer Drugs. 2008;19(9):927-9. doi:10.1097/CAD.0b013e3283100e9c, 2008.

Loar RW, Noel CV, Tunuguntla H, Colquitt JL, Pignatelli RH. State of the art review: chemotherapy-induced cardiotoxicity in children. Congenit Heart Dis. 2018;13(1):5-15.

Loibl S, Gianni L. HER2-positive breast cancer. The Lancet. Published Online, 2017;389(10087):2415-2429. Disponível em: http://dx.doi.org/10.1016/S0140-6736(16)32417-5. Acesso em: 13 abr. 2022.

Moslehi JJ, Deininger M. Tyrosine kinase inhibitor-associated cardiovascular toxicity in chronic myeloid leukemia. J Clin Oncol. 2015;33(35):4210-8.

Martins-Teixeira MB, Carvalho I. Antitumour anthracyclines: progress and perspectives. ChemMedChem. 2020;15(11):933-948. doi:10.1002/cmdc.202000131.

Matthews A, Stanway S, Farmer R, Strongman H, Thomas S, Lyon A et al. Long term adjuvant endocrine therapy and risk of cardiovascular disease in female breast cancer survivors: systematic review. BMJ. 2018;363:k3845.

Miller KD, Nogueira L, Mariotto AB, Rowland JH, Yabroff KR, Alfano CM et al. Cancer treatment and survivorship statistics. CA Cancer J Clin. 2019;69(5):363-85.

Henriksen P. Anthracycline cardiotoxicity: an update on mechanisms, monitoring and prevention. Heart. 2018;104:971-7.
Ewer M, Glück S. A woman's heart: the impact of adjuvant endocrine therapy on cardiovascular health. Cancer. 2009;115:1813-26.
Thompson PA, Kantarjian HM, Cortes JE. Diagnosis and treatment of chronic myeloid leukemia. Mayo Clin Proc. 2015;90(10):1440-54.
Vejpongsa P, Yeh ETH. Topoisomerase 2β: a promising molecular target for primary prevention of anthracycline-induced cardiotoxicity. Clinical pharmacology & Therapeutics. 2014;95(1).
Yuan C, Parekh H, Allegra C, George TJ, Starr JS. 5-FU induced cardiotoxicity: case series and review of the literature. Cardiooncology. 2019;06(5):13.
Zamorano JL et al. ESC position paper on cancer treatments and cardiovascular toxicity developed under the auspices of the ESC Committee for Practice Guidelines. European Heart Journal. 2016;37:2768-801.

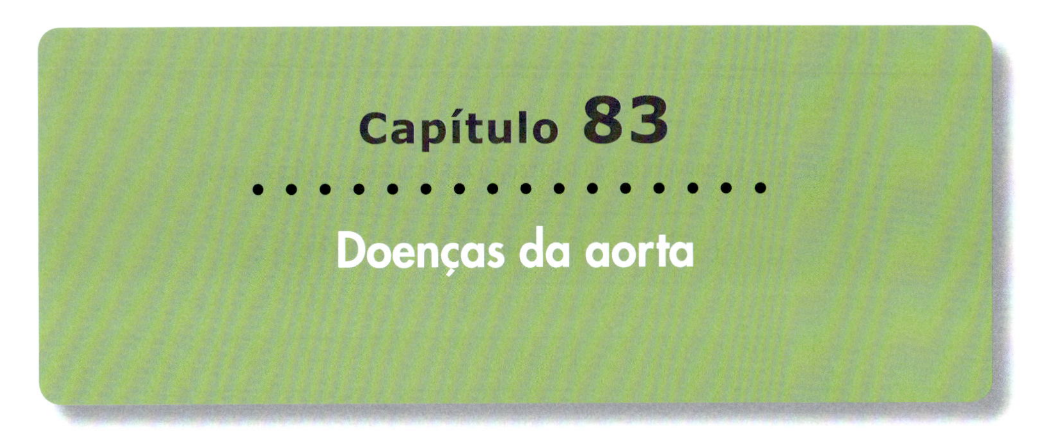

Capítulo 83

Doenças da aorta

David Emmanuel Bedoya Goyes
Ana Belén Guadalupe Saeteros
Ricardo Ribeiro Dias

Aneurisma da aorta

O aneurisma da aorta é uma das aortopatias mais frequentes e silenciosas, definida como dilatação de caráter irreversível e permanente do diâmetro normal do segmento acometido da aorta, podendo se originar na aorta torácica ou abdominal.

Os aneurismas torácicos (AAT) são frequentemente assintomáticos, sendo achados incidentais em investigação de outras doenças, porém a sintomatologia, quando presente, pode variar de acordo com sua localização. Os ATT localizados na raiz da aorta podem desencadear insuficiência valvar aórtica e apresentar sintomas de insuficiência cardíaca; quando localizados no arco ou aorta descendente proximal, podem resultar em disfagia ou rouquidão (paralisia do nervo laríngeo esquerdo), respectivamente.

Em casos de suspeita de ATT, a angiotomografia ou a ressonância magnética de aorta devem ser realizadas para determinar a extensão e o diâmetro do segmento acometido.

A terapia medicamentosa tem como objetivo diminuir o risco de dissecção e ruptura da aorta, controlando fatores de risco como a pressão arterial, tabagismo, entre outros. Um grande desafio após o diagnóstico é estabelecer o momento exato para indicar a correção cirúrgica do aneurisma. Os fatores mais importantes para essa decisão são a presença de sintomas, o diâmetro e a velocidade de crescimento.

Wu *et al.* e Zaffar *et al.* demonstraram nos seus estudos que para o mesmo diâmetro da aorta, quanto menor a estatura ou a superfície corpórea do paciente, respectivamente, maior será o risco de complicações letais nos aneurismas da aorta ascendente, assim como quanto maior a extensão desse aneurisma maior serão os eventos aórticos (ruptura, dissecção ou morte). O diâmetro do aneurisma, junto a diversas variáveis como dor torácica, antecedentes familiares de complicações letal, síndromes genéticas ou valva aórtica bivalvulada, são importantes no momento de se definir pela conduta cirúrgica ou não do paciente em análise, conforme demonstraram Saeyeldin *et al.*

Os aneurismas são, em sua maioria, assintomáticos e silenciosos; portanto, as recomendações de intervenção estão sendo encaminhadas cada vez mais como preventivas, sendo muito importante o diagnóstico precoce.

Figura 83.1 Recomendações de intervenção em aneurismas aórticos torácicos.

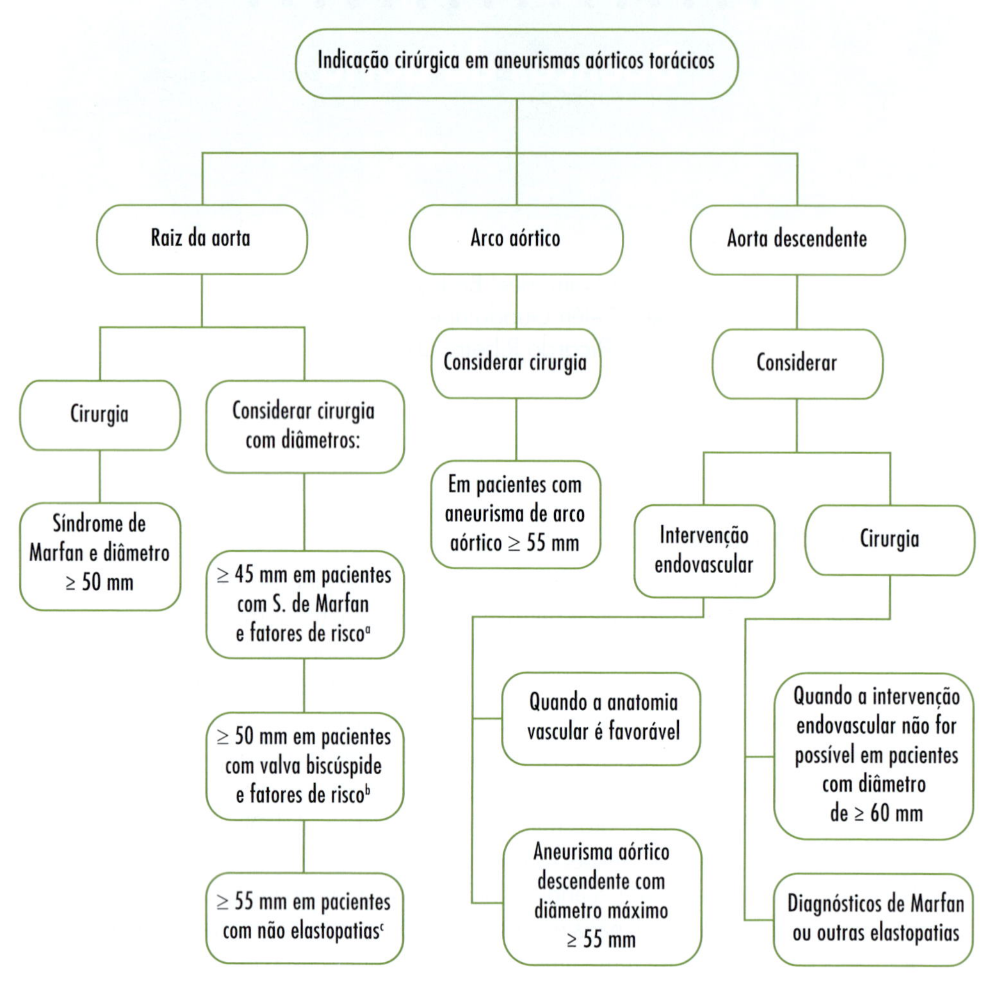

[a]história familiar de dissecção de aorta, regurgitação mitral ou aórtico severa; [b]coartação de aorta, hipertensão, história familiar de disseção, aumento do diâmetro > 3 mm/ano; [c]pacientes com síndromes de Loeys-Dietz ou Ehlers Danlos.

Fonte: Adaptada de Guidelines on the diagnosis and treatment of aortic diseases ESC 2014.

Os aneurismas de aorta abdominal (AAA) em pacientes assintomáticos e com diâmetro menor que 55 mm devem ser abordados com o controle de fatores de risco e seguimento com estudos de imagem. O exame deve ser realizado anualmente se o diâmetro for maior que 45 mm; a cada 2 anos se entre 40 e 44 mm; e a cada 3 anos se entre 30 mm e 39 mm. Está indicado o tratamento cirúrgico endovascular para AAA a partir de 55 mm ou com crescimento de pelo menos 10 mm por ano. Pacientes sintomáticos devem ser encaminhados para cirurgia em carácter de urgência.

Figura 83.2 Algoritmo de condutas em aneurisma aorta ascendente.

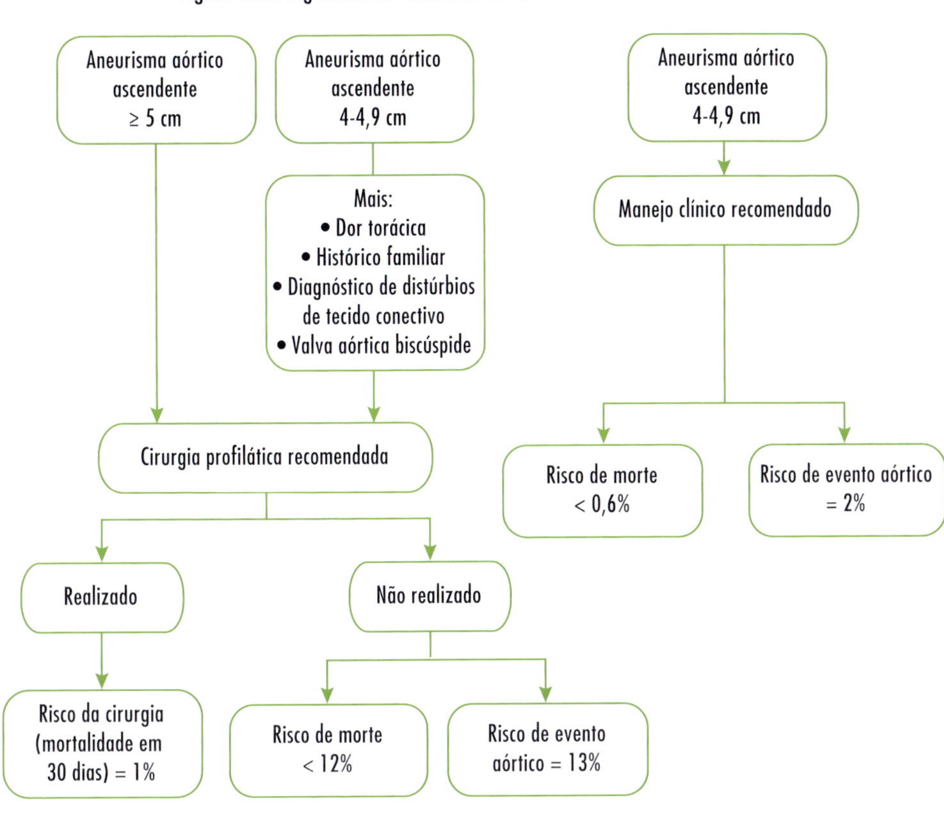

Fonte: Adaptada de Decision-making algorithm for ascending aortic aneurysm: effectiveness in clinical application?

Síndromes aórticas agudas (SAA)

» **Hematoma intramural:** caracterizado pelo sangramento da *vasa vasorum* na camada média/adventícia, sem comprometimento da camada íntima do vaso. Os hematomas representam entre 10% e 25% das SAA. Quando localizados na aorta ascendente, necessitam de manejo cirúrgico urgente e, quando na aorta descendente, o tratamento é conservador, exceto quando complicados, casos em que a reparação endovascular ou por cirurgia aberta devem ser consideradas.

» **Úlcera aterosclerótica penetrante:** ulceração de uma placa aterosclerótica que penetra da íntima à camada média. O objetivo no manejo das úlceras penetrantes é evitar a ruptura aórtica e a dissecção aórtica.

» **Dissecção de aorta: a** dissecção da aorta (DA) é uma doença aguda, definida pela ruptura da camada íntima, resultando em delaminação da camada média da aorta por extensão variada e consequente falsa luz por onde o sangue corre em paralelo à luz verdadeira. A DA, diferentemente dos aneurismas, caracteriza-se por ser sintomática, apresentando-se em 80% dos casos com dor torácica opressiva, lancinante, intensa de início súbito e irradiação para dorso. Os sintomas variam de acordo com a localização da dissecção; quando localizados na porção proximal da aorta, podem gerar insuficiência aórtica por desalinhamento dos folhetos da valva aórtica ou infarto agudo de miocárdio por obliteração ou compressão dos óstios coronarianos. As classificações anatômicas da dissecção de aorta mais utilizadas são a de DeBakey e Stanford.

Quadro 83.1 Classificação das dissecções aórticas.

DeBakey	**Tipo I**	Inicia-se na aorta ascendente e estende-se além dela
	Tipo II	A disseção se restringe à aorta ascendente
	Tipo III	A origem da disseção é distal à artéria subclávia esquerda
		IIIa: limitada à aorta torácica
		IIIb: compromete a aorta abdominal
Stanford	**A**	Acometimento da aorta ascendente
	B	Acometimento a partir da artéria subclávia esquerda

Fonte: Adaptada de Guidelines on the diagnosis and treatment of aortic diseases. ESC 2014.

Diagnóstico

No quadro agudo, pelo elevado risco de complicações, o diagnóstico deverá ser realizado no menor tempo possível com exames específicos como o ecocardiograma transesofágico ou angiotomografia. A American Heart Association (AHA), em conjunto com outras associações, definiu uma pontuação de risco de detecção de DA (*aortic dissection detection risk score* – ADD RS), que inclui presença de fator de risco para dissecção (síndrome de Marfan, manipulação aórtica, história familiar, doença valvar aórtica), dor sugestiva e achado sugestivo no exame físico (assimetria de pulso, ausculta compatível com dissecção aórtica). O escore direciona a conduta, de forma que se pelo menos um critério estiver presente, recomenda-se realizar a angiotomografia; em caso de nenhum critério, um D-dímero < 500 ng/dL exclui o diagnóstico.

Tratamento

Frente a um diagnóstico de dissecção tipo A, a indicação é cirurgia de emergência, assim como as do tipo B complicadas. As do tipo B não complicadas devem ser conduzidas clinicamente, com reavaliação para a possibilidade de tratamento endovascular preventivo em momento precoce. Sua abordagem inicial deve visar o controle da dor, da frequência cardíaca e da pressão arterial.

Figura 83.3 Fluxograma para diagnóstico e manejo das síndromes aórticas agudas.

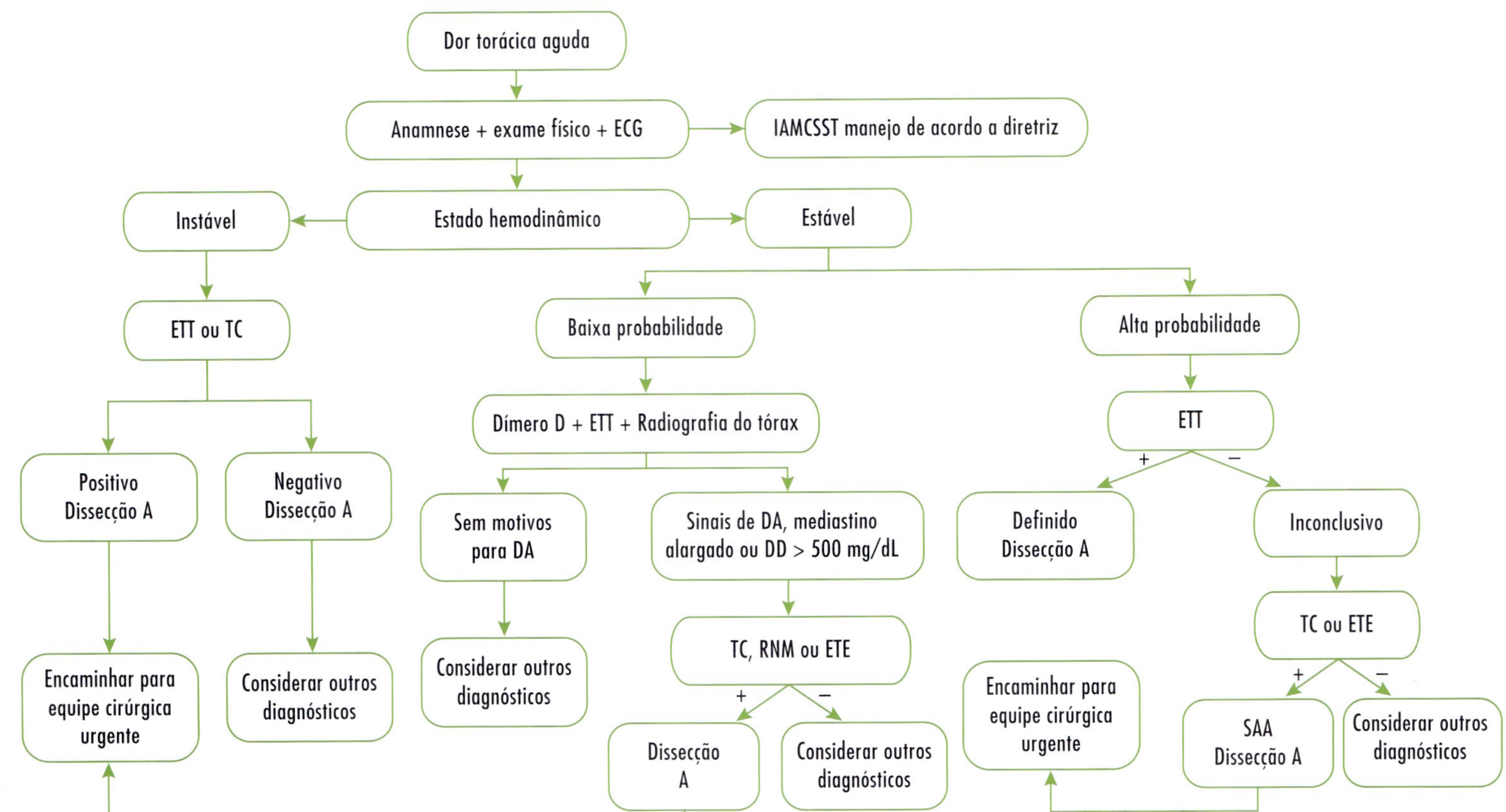

DA: dissecção aórtica; DD: D dímero; ETE: ecocardiograma transesofágico; ETT: ecocardiograma transtorácico; IAMCSST: infarto agudo do miocárdio com supradesnivelamento do segmento ST; RNM: ressonância nuclear magnética; TC: tomografia computadorizada.

Fonte: Adaptada de Guidelines on the diagnosis and treatment of aortic diseases. ESC 2014.

Bibliografia consultada

Bossone E, LaBounty T, Eagle K. Acute aortic syndromes: diagnosis and management, an update. ESC. 2018;39:739-49.

Erbel R, Aboyans V, Boileau C et al. Guidelines on the diagnosis and treatment of aortic diseases. ESC. 2014;35:2873-926.

Hiratzka L, Bakris G, Beckman J et al. Guidelines for the diagnosis and management of patients with thoracic aortic disease. AHA. 2010;266-e369.

Rogers A, Hermann L, Booher A et al. Sensitivity of the aortic dissection detection risk score, a novel guideline-based tool for identification of acute aortic dissection at initial presentation. Circulation. 2011;123:2213-2218.

Saeyeldin A, Zaffar M, Li Y et al. Decision-making algorithm for ascending aortic aneurysm: effectiveness in clinical application? J Thorac Cardiovasc Surg. 2019;157:1733-45.

Tsai T, Nienaber C, Eagle K. Acute aortic syndromes. 2005;112:3802-13.

Wu J, Zafar M, Li Y, Saeyeldin A et al. Ascending aortic length and risk of aortic adverse events: the neglected dimension. JACC. 2019;74:1883-94.

Zafar M, Li Y, Rizzo J et al. Height alone, rather than body surface area, suffices for risk estimation in ascending aortic aneurysm. J Thorac Cardiovasc. Surg. 2018;155:1938-50.

Capítulo 84

Doença arterial periférica

Gustavo Alonso Arduine
Vagner Madrini Junior
Henrique Nogueira Mendes

Introdução

O termo "doença arterial periférica" (DAP) abrange todas as doenças arteriais, exceto as doenças das artérias coronárias e da aorta. A DAP é provocada mais frequentemente por aterosclerose, mas pode também resultar de trombose, embolia, vasculite ou displasia fibromuscular.

A prevalência da DAP com base no índice tornozelo-braquial (ITB) anormal varia de aproximadamente 6%, entre indivíduos com idade maior ou igual a 40 anos, a de 15% a 20% daqueles com 65 anos ou mais, sendo mais comum em homens e negros.

A aterosclerose geralmente é generalizada, o que torna esses pacientes de alto risco para eventos cardiovasculares fatais e não fatais. Em uma revisão de 17 estudos com 11.391 pacientes que tinham > 50% de estenose carotídea assintomática, 63% dos óbitos tardios foram relacionados a eventos cardíacos. Isso mostra a importância da prevenção cardiovascular geral, independentemente do local específico de acometimento da aterosclerose.

História clínica e exame físico

Na consulta, deve-se indagar sobre os fatores de risco (Quadro 84.1), bem como sobre história de DAP em familiares e de doença cardiovascular em parentes de 1º grau do sexo masculino antes dos 55 anos ou do sexo feminino antes dos 65 anos. Além disso, é importante questionar sobre sintomas neurológicos transitórios ou permanentes, claudicação do membro superior, em particular se associados a tonturas ou a vertigens, sintomas de angina e/ou dispneia, dor abdominal (principalmente se relacionada com a alimentação e associada à perda de peso), incapacidade funcional para a marcha/claudicação intermitente (sensação de dor nas pernas durante exercícios ou caminhadas que melhora com repouso), má cicatrização das feridas nos membros e disfunção erétil.

Dado interessante é que apenas entre 10% e 30% dos pacientes com DAP têm claudicação, sintoma este que aumenta com o envelhecimento e é mais incidente em homens.

Quadro 84.1 Fatores de risco para DAP.

Idade > 65 anos Dislipidemia Hipertensão	Diabetes História familiar de DAP Tabagismo	Doença aterosclerótica em outros vasos ou aneurisma de aorta abdominal

DAP: doença arterial periférica.

Fonte: Desenvolvida pela autoria.

Quadro 84.2 Associação entre a localização da DAP e a apresentação clínica.

Localização	Apresentação clínica
Doença cerebrovascular: carótidas e vertebrais	Acidente vascular cerebral (AVC), acidente isquêmico transitório (AIT), amaurose fugaz
Doença arterial dos membros superiores	Síndrome de roubo da subclávia, claudicação típica, embolização digital, isquemia aguda
Doença da artéria mesentérica e tronco celíaco	Isquemia mesentérica crônica e isquemia mesentérica aguda
Doença das artérias renais	Hipertensão e insuficiência renal
Doença arterial dos membros inferiores	Claudicação típica, sintomas atípicos, isquemia crítica de membro, isquemia aguda de membro

Fonte: Desenvolvida pela autoria.

Com relação ao exame físico, a palpação de todos os pulsos é essencial, além da aferição da pressão arterial em ambos os membros superiores e inspeção cuidadosa (cor, integridade da pele, rarefação pilosa e lesões cutâneas). A ausculta carotídea e a femural também são relevantes, já que se alteradas têm significado prognóstico para eventos cardiovasculares.

Diagnóstico

» **Índice tornozelo-braquial (ITB):** avaliado com a aferição da PAS da artéria braquial e da artéria tibial posterior ou anterior, preferencialmente com uma sonda Doppler. Deve ser realizado em todos os pacientes com suspeita de DAP ou na presença dos fatores de risco já mencionados.
Em pacientes com história ou exame físico sugestivo de DAP, o ITB tem boa validade como teste de 1ª linha no diagnóstico de DAP, como demonstrado por exames de imagem vascular, com sensibilidade variando de 68% a 84% e especificidade de 84% a 99%. O cálculo é feito com base na relação entre a PAS do membro inferior (tornozelo) e a PAS do membro superior ipsilateral (braquial).

Tabela 84.1 Interpretação do ITB.

Valores ITB	Classificação
> 1,4	Artérias não compressíveis
1-1,4	Normal
0,91-0,99	Limítrofe
≤ 0,9	DAP

Fonte: Desenvolvida pela autoria.

- **Ultrassonografia (USG) com Doppler:** geralmente é o primeiro a ser realizado, sendo inócuo ao paciente, amplamente disponível. Consegue detectar e localizar lesões vasculares, bem como sua extensão e gravidade mediante critérios de velocidade.
- **Arteriografia:** considerada padrão-ouro no diagnóstico, é pouco utilizada dados o seu caráter invasivo e os riscos de complicações. Reservada para doença arterial abaixo do joelho e em caso de divergências nos métodos não invasivos.
- **Angiotomografia e angiorressonância:** exames de alta resolução, ideais para traçar estratégias intervencionistas. Permitem avaliação apenas anatômica, sem dados hemodinâmicos e funcionais.

Tratamento clínico

Os pacientes com DAP devem receber orientações para mudança do estilo de vida, cessação do tabagismo, programas de exercícios estruturados, esclarecimentos sobre a importância do tratamento e acompanhamento, vacinação anual para influenza, além de terapia medicamentosa otimizada (TMO). Estudos mostram que pacientes com DAP são mais propensos a não receber TMO em comparação com outras formas de doença cardiovascular, como a doença arterial coronariana.

- **Estatinas:** o uso de estatinas é bem consolidado no tratamento da DAP. Pacientes com estenose ≥ 50% têm como alvo LDL < 50 mg/dL, enquanto para a Sociedade Europeia de Cardiologia (ESC), os níveis LDL devem ser ≤ 70 mg/dL ou redução ≥ 50% se valores basais de LDL entre 70 e 135 mg/dL. Opções de escolha são as estatinas de alta potência, como atorvastatina 40 a 80 mg/dia ou rosuvastatina 20 a 40 mg/dia (associações com ezetimibe ou inibidores PCSK9 podem ser necessárias para atingir o alvo).
- **Antiplaquetários:** recomenda-se o uso de ácido acetilsalicílico (AAS) (75 a 325 mg/dia) ou clopidogrel (75 mg/dia) isolados, com redução de infarto do miocárdio, AVC e morte cardiovascular em paciente do DAP sintomática ou com ITB < 0,9 assintomático.

  O uso de dupla antiagregação é reservado para abordagens percutâneas com *stent* por tempo limitado.
- **Anti-hipertensivos:** o alvo da PA é < 140 × 90 mmHg pela ESC; contudo, é prudente evitar PAS abaixo de 110 a 120 mmHg decorrente de aumento de risco para eventos cardiovasculares. Os estudos HOPE e ONTARGET demostraram que os inibidores da enzima conversora da angiotensina (IECA) e bloqueadores de receptores da angiotensina (BRA) reduziram eventos cardiovasculares em pacientes com DAP. Essas medica-

ções são sugeridas para a prevenção secundária, mesmo em pacientes com isquemia crítica de membros.

Os betabloqueadores, por sua vez, não são contraindicados, apresentando efeito de redução do risco em 53% de eventos coronarianos em 32 meses nos pacientes com infarto do miocárdio prévio. Entretanto, devem ser prescritos com cautela naqueles com isquemia crítica de membros.

» **Anticoagulantes:** o uso de anticoagulantes não deve ser indicado para redução de risco de eventos isquêmicos cardiovasculares em pacientes com DAP sem outros motivos para a anticoagulação. Podem ser considerados apenas em *bypass* infrainguinal de veias autólogas.

Tratamento cirúrgico e endovascular

A indicação do tratamento cirúrgico ou endovascular varia conforme sintomas, grau de estenose e comorbidades para a escolha da melhor via de abordagem, sendo que as indicações mudam conforme o território anatômico acometido e devem ser estudadas em materiais didáticos específicos.

Doença carotídea e vertebral

A doença carotídea tem alta prevalência na prática clínica, sendo frequentemente descoberta após eventos isquêmicos cerebrovasculares.

Doença carotídea é definida quando há estenose ≥ 50%. A USG com Doppler é o primeiro exame a ser feito para o diagnóstico e avaliação do grau de estenose. Outras opções são angiotomografia e angiorressonância, que apresentam a vantagem de avaliar o arco aórtico e a circulação intracraniana. Em geral, esses dois últimos exames são solicitados quando há programação de abordagem cirúrgica.

O tratamento medicamentoso é igual ao já referido para a DAP em geral, sendo que há a particularidade da DAPT apenas no 1º mês após o tratamento endovascular com *stent*.

A intervenção por *stent* ou endarterectomia, a depender do risco cirúrgico, pode ser indicada em pacientes assintomáticos em caso de estenose entre 60% e 99% e evidência de acidente vascular cerebral (AVC) ou ataque isquêmico transitório (AIT) prévio, desde que a expectativa de vida do paciente seja > 5 anos e o risco de AVC ou morte perioperatória < 3%.

Nos sintomáticos, o tratamento intervencionista é indicado que, se a estenose for entre 50% e 69%, a endarterectomia é preferencial.

No território vertebral, o tratamento clínico se impõe, e a única indicação fraca para intervenção seria em pacientes com estenose ≥ 50% com eventos isquêmicos recorrentes apesar da terapia medicamentosa otimizada.

Um ponto importante na prática do cardiologista é o manejo da doença carotídea no contexto da cirurgia de revascularização miocárdica (CRM). A seguir, é descrita uma maneira prática para a decisão da melhor conduta publicada recentemente no World Journal of Surgery.

Figura 84.1 Manejo em pacientes com doença carotídea e coronariana.

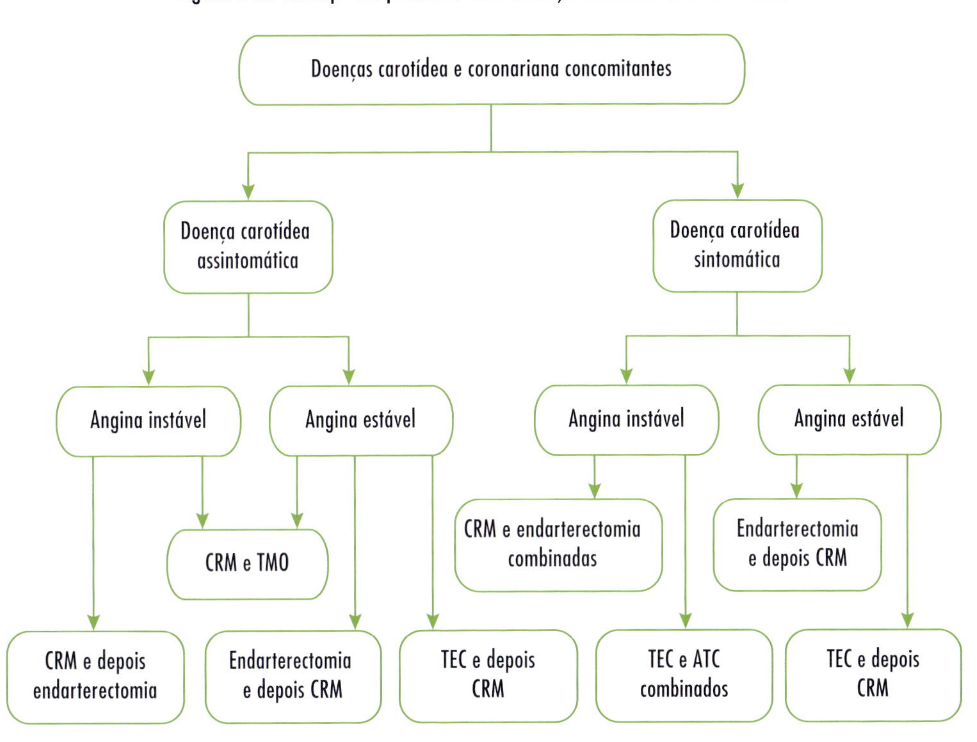

ATC: angioplastia coronariana; CRM: cirurgia de revascularização miocárdica; TEC: tratamento endovascular carotídeo; TMO: tratamento medicamentoso otimizado.

Fonte: Adaptada de Poi MJ. World J Surg, 2018.

Devemos atentar para o fato de que a doença carotídea assintomática, mesmo do contexto da CRM, só deve ser abordada cirurgicamente ou via percutânea em casos selecionados (estenose 70% a 99% bilateral ou estenose 70% a 99% com oclusão contralateral). A Sociedade Europeia de Cardiologia (ESC) coloca como indicação classe III a abordagem de rotina da doença carotídea unilateral com estenose entre 70% e 99% assintomática antes da CRM.

Vale ressaltar que a pesquisa de doença carotídea com USG com Doppler só é recomendada em pacientes com história de AVC/AIT nos últimos 6 meses (sintomáticos) ou, com evidência mais fraca, naqueles com > 70 anos, doença coronariana multiarterial, doença arterial em membros inferiores ou sopro carotídeo.

Conclusão

A DAP é uma doença extremamente relevante, com tendência de aumento da sua prevalência diante do envelhecimento populacional e, por compartilhar os mesmos fatores de risco da maioria das doenças cardíacas, em especial a DAC, ela merece ser lembrada e tratada adequadamente. O tratamento deve ser intensivo independentemente do sítio de acometimento da aterosclerose.

Bibliografia consultada

Aboyans V, Lacroix P. Indications for carotid screening in patients with coronary artery disease. Presse Med. 2009;38:977-86.

Aboyans V, Ricco JB, Bartelink ML E L, Björck M, Brodmann M, et al. ESC Guidelines on the Diagnosis and Treatment of Peripheral Arterial Diseases, in collaboration with the European Society for Vascular Surgery (ESVS), 2017.

AHA/ACC Guideline on the Management of Patients With Lower Extremity Peripheral Artery Disease, 2016.

Aronow WS, Ahn C. Effect of beta blockers on incidence of new coronary events in older persons with prior myocardial infarction and symptomatic peripheral arterial disease. Am J Cardiol. 2001;87:1284-6.

Bavry AA, Anderson RD, Gong Y, Denardo SJ, Cooper-Dehoff RM, Handberg EM et al. Outcomes among hypertensive patients with concomitant peripheral and coronary artery disease: findings from the INternational VErapamil-SR/Trandolapril STudy. Hypertension. 2010;55:48-53.

Braunwald's heart disease: a textbook of cardiovascular medicine. 11. ed. Philadelphia, Saunders Elsevier; 2018.

Cournot M, Taraszkiewicz D, Cambou JP, Galinier M, Boccalon H, HanaireBroutin H et al. Additional prognostic value of physical examination, exercise testing, and arterial ultrasonography for coronary risk assessment in primary prevention. Am Heart J. 2009;158:845-51.

Faludi AA, Izar MCO, Saraiva JFK, Chacra APM, Bianco HT, Afiune Neto A et al. Atualização da Diretriz Brasileira de Dislipidemias e Prevenção da Aterosclerose – 2017. Arq Bras Cardiol. 2017;109(2.1):1-76.

Fowkes FG et al. Ankle brachial index combined with Framingham Risk Score to predict cardiovascular events and mortality: a meta-analysis. JAMA. 2008;300:197-208.

Giannopoulos A, Kakkos S, Abbott A, Naylor AR, Richards T, Mikhailidis DP et al. Long-term mortality in patients with asymptomatic carotid stenosis: implications for statin therapy. Eur J Vasc Endovasc Surg. 2015;50:573-82.

Guo X, Li J, Pang W et al. Sensitivity and specificity of anklebrachial index for detecting angiographic stenosis of peripheral arteries. Circ J. 2008;72:605-10.

Khaleghi M, Isseh IN, Bailey KR, Kullo IJ. Family history as a risk factor for peripheral arterial disease. Am J Cardiol. 2014;114:928-32.

Krishnamurthy V, Munir K, Rectenwald JE et al. Contemporary outcomes with percutaneous vascular interventions for peripheral critical limb ischemia in those with and without poly-vascular disease. Vasc Med. 2014;19:491-9.

Lin JC, Kabbani LS, Peterson EL, Masabni K, Morgan JA, Brooks S et al. Clinical utility of carotid duplex ultrasound prior to cardiac surgery. J Vasc Surg. 2016;63:710-4.

Niazi K, Khan TH, Easley KA. Diagnostic utility of the two methods of ankle brachial index in the detection of peripheral arterial disease of lower extremities. Catheter Cardiovasc Interv. 2006;68:788-92.

Paravastu SC, Mendonca DA, da Silva A. Beta blockers for peripheral arterial disease. Cochrane Database Syst Rev. 2013;9:CD005508.

Pickett CA, Jackson JL, Hemann BA, Atwood JE. Carotid bruits as a prognostic indicator of cardiovascular death and myocardial infarction: a meta-analysis. Lancet. 2008;371:1587-94.

Poi MJ, Echeverria A, Lin PH. Contemporary management of patients with concomitant coronary and carotid artery disease. World J Surg. 2018;42(1):272-82.

Schröder F, Diehm N, Kareem S et al. A modified calculation of ankle-brachial pressure index is far more sensitive in the detection of peripheral arterial disease. J Vasc Surg. 2006;44:531-6.

Selvin E, Hirsch AT. Contemporary risk factor control and walking dysfunction in individuals with peripheral arterial disease: NHANES 1999-2004. Atherosclerosis. 2008;201:425-33.

Wardlaw JM, Chappell FM, Stevenson M, de Nigris E, Thomas S, Gillard J et al. Accurate, practical and cost-effective assessment of carotid stenosis in the UK. Health Technol Assess. 2006;10:1-182.

Wassel CL, Loomba R, Ix JH, Allison MA, Denenberg JO, Criqui MH. Family history of peripheral artery disease is associated with prevalence and severity of peripheral artery disease: the San Diego population study. J Am Coll Cardiol. 2011;58:1386-92.

Yusuf S, Sleight P, Pogue J, Bosch J, Davies R, Dagenais G. Effects of an angiotensin-converting--enzyme inhibitor, ramipril, on cardiovascular events in high-risk patients. The heart outcomes prevention evaluation study investigators. N Engl J Med. 2000;342:145-53.

Yusuf S, Teo KK, Pogue J, Dyal L, Copland I, Schumacher H et al. Telmisartan, ramipril, or both in patients at high risk for vascular events. N Engl J Med. 2008;358:1547-59.

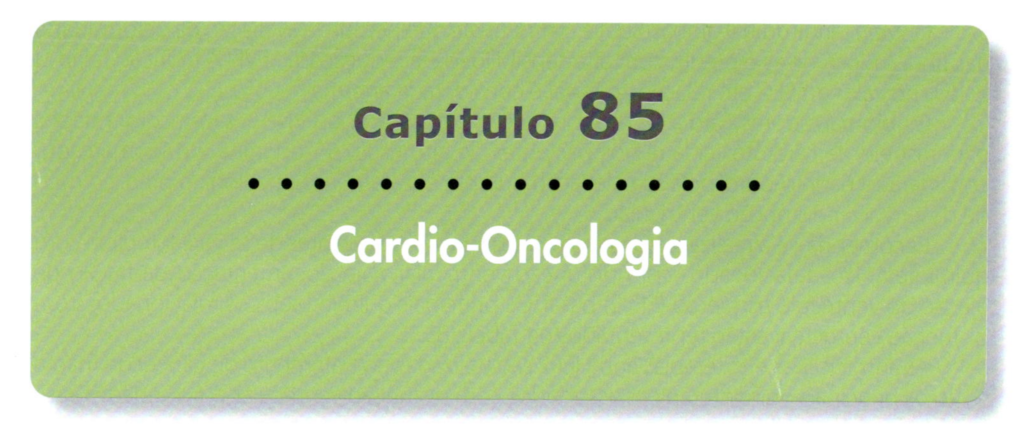

Capítulo 85

Cardio-Oncologia

Fernanda Thereza de Almeida Andrade
Thalita Barbosa González
Bruno Soares da Silva Rangel
Stephanie Ítala Rizk
Ludhmila Abrahão Hajjar

Introdução

As doenças cardiovasculares (DCV) e oncológicas são as principais causas de mortalidade no Brasil e no mundo, isso resulta da mudança do perfil demográfico da população e do aumento da prevalência das doenças crônicas.

A cardio-oncologia é uma subespeciadade da cardiologia voltada para o diagnóstico precoce e o manejo adequado das DCV em pacientes com diagnóstico de câncer, visando o cuidado integral do paciente, a redução das toxicidades cardiovasculares e a manutenção do tratamento oncológico.

O crescimento dessa área decorre do fato de que os pacientes com doenças cardiovasculares e oncológicas compartilham fatores de risco, como tabagismo, etilismo, sedentarismo, hábitos alimentares, e, com o avanço dos tratamentos oncológicos, existem cada vez mais sobreviventes do câncer que desenvolvem DCV.

Cardiotoxicidade

A cardiotoxicidade é definida como alterações cardiovasculares novas durante ou após o tratamento oncológico, sejam elas manifestações clínicas e/ou alterações de biomarcadores e/ou em exames de imagem. A cardiotoxicidade pode se desenvolver em consequência do efeito direto do tratamento oncológico na função cardíaca e estrutural do coração, mas também pode ser consequência do aceleramento da DCV relacionado ao tratamento oncológico.

A cardiotoxicidade pode se manifestar como disfunção ventricular, hipertensão arterial, doença coronariana, arritmia cardíaca, tromboembolismo, doenças do pericárdio e doenças valvar.

Disfunção ventricular

A disfunção ventricular relacionada à terapia do câncer é definida como redução $\geq$ 10 pontos da fração de ejeção do ventrículo esquerdo (FEVE) para um valor abaixo de 50%, sendo o ecocardiograma (ECO) o método de escolha para detectar a disfunção miocárdica em virtude de sua disponibilidade e de menor custo.

O *strain* longitudinal global (SLG) é um *software* que permite a avaliação da deformidade das fibras miocárdicas e prediz, com alta sensibilidade, a redução da FEVE. A redução relativa ≥ 15% no valor do SLG em relação ao basal é considerada anormal.

Os biomarcadores cardíacos, troponina e NT – pró BNP ou BNP – são recomendados para rastreio de cardiotoxicidade nos pacientes de alto risco. A troponina é o biomarcador considerado padrão-ouro, pois sua elevação durante o tratamento oncológico prediz o risco de desenvolver disfunção ventricular.

Recomenda-se a realização do ecocardiograma com SLG antes de se iniciar terapia com quimioterápicos relacionados com disfunção ventricular para documentação da fração de ejeção do ventrículo esquerdo (FEVE) basal. Os principais quimioterápicos relacionados com disfunção ventricular estão representados na Tabela 85.1.

As antraciclinas e as terapias anti-HER2 são utilizadas no tratamento do câncer de mama e são os principais quimioterápicos associados com disfunção ventricular. A Sociedade Brasileira de Cardiologia (SBC) recomenda a monitorização desses pacientes por meio de ecocardiograma (ECO) e o seguimento dependerá da FEVE basal, sendo indicado associar dosagem dos biomarcadores nos pacientes com FEVE < 50% ou com fatores de risco.

- » **Tratamento com antraciclinas:** 1) FEVE > 50%: Repetir ECO 3, 6 e 12 meses após o início da quimioterapia (QT); 2) FEVE 40% a 50%: repetir ECO 45 dias, 6 e 12 meses após início da QT.
- » **Tratamento com trastuzumabe:** 1) FEVE > 50%: repetir ECO 3,6 meses e após o término do tratamento; 2) FEVE 40% a 50%: repetir ECO 12, 18, 24 semanas e após o término do tratamento.

A prevenção da cardiotoxicidade deve ser realizada nos pacientes com câncer a partir do controle dos fatores de risco cardiovasculares. Nos pacientes com FEVE ≤ 50% e ≥ 40%, terapia com IECA/AT1 e betabloqueador deve ser iniciada antes da quimioterapia (I, A). A FEVE ≤ 40% é considerada o valor de corte para contraindicar o uso de antraciclinas, a menos que não haja opções eficazes de tratamento (IIa, A). Pacientes que desenvolvem insuficiência cardíaca (IC) e FEVE < 40% durante o tratamento devem ter o quimioterápico suspenso temporariamente e instituída a terapia para insuficiência cardíaca (I, A).

Tabela 85.1 Principais quimioterápicos relacionados com disfunção ventricular.

Agentes quimioterápicos	Incidência (%)	Indicação terapêutica
Antraciclinas (dose-dependente)		
Doxorrubicina (adriamicina)	3 a 5	Câncer de mama
400 mg/m²	7 a 26	Leucemias e linfomas
550 mg/m²	18 a 48	Sarcomas
700 mg/m²	5 a 18	
Idarrubicina > 90 mg/m²	0,9 a 11,4	
Epirrubicina > 900 mg/m²		
Terapias-alvo anti-HER2		
Trastuzumabe	1,7 a 20,1	Câncer de mama
Pertuzumabe	0,7 a 1,2	
Agentes alquilantes		
Ciclofosfamida	7 a 28	Câncer de mama e ovário Leucemias e linfomas Sarcoma de Ewing

(Continua)

Tabela 85.1 Principais quimioterápicos relacionados com disfunção ventricular (continuação).

Agentes quimioterápicos	Incidência (%)	Indicação terapêutica
Inibidores de tirosinaquinase		
Sunitinibe	2,7 a 19	Carcinoma células claras renais
Pazopanibe	7 a 11	GIST*
Inibidores de proteassoma		
Carfilzomibe	11 a 25	Mieloma múltiplo
Bortezomibe	2 a 5	

**Tumor estromal gastrointestinal.*

Fonte: Adaptada da Diretriz Brasileira de Cardio-Oncologia, 2020.

Hipertensão arterial sistêmica

Os inibidores do fator de crescimento endotelial vascular (VEGF) são um grupo heterogêneo de drogas composto por anticorpos monoclonais, como bevacizumabe, que interfere na interação do VEGF com seu receptor, e inibidores de tirosinaquinase (ITK), como sunitinibe, sorafenibe e pazopanibe, que interferem na atividade dos domínios catalíticos do receptor de VEFG e na sinalização intracelular.

O bevacizumabe é utilizado no tratamento de câncer colorretal metastático, enquanto sorafenibe, pazopanibe e sunitinibe são utilizados no tratamento do carcinoma de células claras renais e do câncer de pulmão não pequenas células. Esses quimioterápicos têm alto risco de desenvolver hipertensão arterial sistêmica (HAS) ou descompensar a já existente.

Os pacientes oncológicos podem apresentar fatores de confusão que justificam elevação da pressão arterial (PA), como dor, estresse, uso de corticosteroide; dessa maneira, recomenda-se a aferição da PA pelo menos três vezes no consultório e o diagnóstico terá como base a média dessas medidas.

PAS ≥ 140 e/ou PAD ≥ 90 mmHg confirma diagnóstico de HAS. Assim como no paciente não oncológico, a meta da PA é < 130 × 80 mmHg (IIa, B).

Na escolha do anti-hipertensivo, se relação albuminúria/creatinina ≥ 300 mg/g ou proteína/creatinina ≥ 500 mg/g, inibidores do sistema renina-angiotensina são indicados. Na ausência de proteinúria, pode-se utilizar bloqueador do canal de cálcio diidropiridínicos ou IECA.

Doença arterial coronariana

O tratamento quimioterápico pode estar relacionado com o desenvolvimento da doença arterial coronariana (DAC) mediante três mecanismos principais: vasospasmo; trombose; e aterosclerose acelerada.

A mortalidade dos eventos isquêmicos na população oncológico é maior do que na geral, por isso é importante conhecer o prognóstico oncológico, as perspectivas terapêuticas e a programação de cirurgias oncológicas antes de definir o manejo diagnóstico e terapêutico. Diante disso, recomendam-se:

1. Controle de fatores de risco em todos os pacientes que serão submetido ao tratamento com fármacos com predisposição a DAC – Ia,A;
2. Uso de *stent* farmacológico deve ser preferido quando indicada a intervenção terapêutica – IIa,B;
3. Terapia antiplaquetária deve ser mantida conforme diretrizes habituais de abordagem de síndrome coronariana aguda e a dupla antiagregação pode ser mantida em pacientes com níveis de plaquetas > 30 mil, na ausência de contraindicação (IIa, B).

Figura 85.1 Mecanismos relacionados com DAC e correlação com os quimioterápicos.

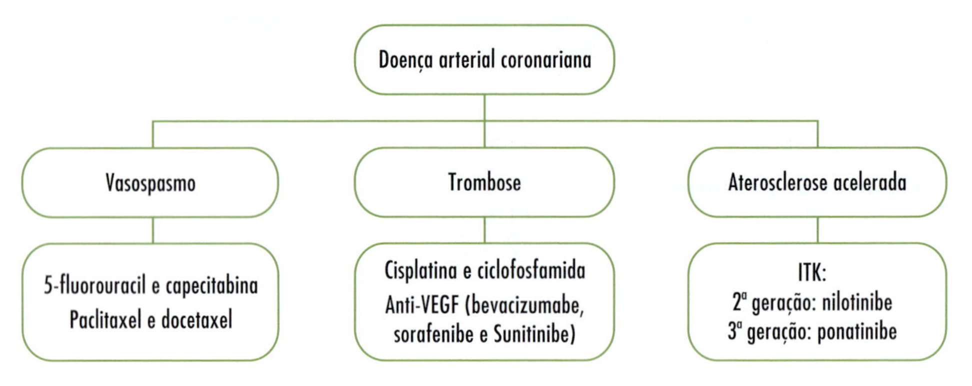

Fonte: Desenvolvida pela autoria.

Arritmias cardíacas

Diversos fatores presentes nos pacientes com câncer, como infecção, distúrbios hidroeletrolíticos, desidratação, procedimentos cirúrgicos e terapias oncológicas, predispõem à ocorrência de arritmias cardíaca e acometem entre 16% e 36% dos pacientes.

O prolongamento do QT é uma preocupação em pacientes com câncer, pois tanto o tratamento oncológico como os distúrbios hidroeletrolíticos e as medicações concomitantes podem contribuir para esse prolongamento, que predispõe à ocorrência de arritmias complexas. A cardiotoxicidade é definida se há prolongamento de QTc > 500 ms e/ou variação do QT > 60 ms do basal.

A fibrilação atrial (FA) é uma arritmia supraventricular mais prevalente entre os pacientes oncológicos. Existem vários fatores relacionados ao câncer que podem precipitar a FA, como distúrbios hidroeletrolíticos, anemia, infecção, cirurgias, quimioterapias, efeitos diretos do tumor e desregulação autonômica – dor, estresse físico e emocional.

Os principais quimioterápicos associados à FA são as antraciclinas, os agentes antimicrotúbulos, os antimetabólitos, os agentes alquilantes, os inibidores da tirosinaquinase, os anticorpos monoclonais e a imunoterapia.

A definição sobre indicação de anticoagulação é a mesma para os pacientes não oncológicos, ou seja, baseia-se no risco tromboembólico (CHA2DS2-VASc) e risco de sangramento (HASBLED). Nos pacientes com CHA2DS2-VASc igual a 1 para os homens ou igual a 2 para as mulheres, deve-se considerar iniciar anticoagulação – classe IIa, já se CHA2DS2-VASc: ≥ 2 em homens e ≥ 3 nas mulheres – recomenda-se anticoagular – classe IA.

Entre os pacientes oncológicos, o uso de varfarina não é recomendado, pois está associado a menor eficácia e a maior risco de sangramento por interações medicamentosas, disfunção hepática e desnutrição.

Os anticoagulantes de ação direta (DOAC) – dabigatrana, rivaroxabana, apixabana e edoxabana – são superiores à varfarina em termos de eficácia e sangramento na população geral com FA. Não há estudos prospectivos e randomizados sobre DOAC em pacientes com câncer, porém a análise de subgrupos dos ensaios clínicos randomizados demonstra segurança e eficácia dessas drogas nos pacientes oncológicos.

Tromboembolismo venoso

O tromboembolismo venoso (TEV), que inclui a trombose venosa profunda (TVP), e o tromboembolismo pulmonar (TEP) são a segunda causa de óbito na população oncológica.

O câncer induz um estado pró-trombótico em virtude de sua produção de micropartículas trombogênicas, ativação plaquetária, propriedades antifibrinolíticas e produção de trombina. O potencial trombogênico tem relação com o tipo de câncer, sendo os com maior risco: estômago; pâncreas; pulmão; cérebro; e rim. As terapias relacionadas ao câncer como quimioterapias (platinas, terapias hormonais), radioterapia, agentes eritroestimulantes, transfusão sanguínea, cirurgias, imobilidade e hospitalização aumentam o risco de TEV.

Até 2018, a heparina era o tratamento de escolha para a anticoagulação dos pacientes com câncer, porém recentemente alguns ensaios clínicos foram publicados permitindo a ampliação do arsenal terapêutico. Nesses estudos, os DOAC (edoxabana, rivaroxabana e apixabana) foram comparados com heparina e os resultados apontaram não inferioridade para o desfecho primário de recorrência de TEV. Vale ressaltar que, entre os pacientes com tumores do trato gastrointestinal e geniturinário, o uso de edoxabana e da rivaroxabana esteve associado com maiores taxas de sangramentos.

Recomenda-se a manutenção da anticoagulação enquanto houver atividade de doença oncológica.

Radioterapia

A radioterapia é um tratamento utilizado em vários tipos de neoplasias como forma de consolidar o tratamento oncológico, como câncer de mama e linfomas. A exposição à radiação na região supradiafragmática pode estar associada a uma maior incidência de doenças isquêmicas, à disfunção ventricular e às valvulopatias.

A doença isquêmica relacionado à radioterapia pode ocorrer até 15 anos após a exposição; por isso, recomenda-se a pesquisa de DAC em pacientes com exposição mediastinal com doses maiores de 30 Gy, após 5 anos da exposição (IIa, B).

A valvulopatia secundária à radioterapia é comum, afetando 10% dos pacientes expostos à radiação. Entre as manifestações, incluem-se fibrose e calcificação da raiz da aorta, das cúspides da valva aórtica, do anel da valva mitral, das bases e da porção média dos folhetos da válvula mitral, poupando as pontas e comissuras, o que permite distinção da reumática.

Bibliografia consultada

Agnelli G, Becattini C, Meyer G, Munoz A, Huisman M, Connors J et al. Apixaban for the treatment of venous thromboembolism associated with cancer. N Engl J Med. 2020;382:1599-1607. doi:10.1056/NEJMoa1915103.

Ay C, Pabinger I, Cohen AT. Cancer-associated venous thromboembolism: burden, mechanisms, and management. Thromb Haemost. 2017;117(2):219-30.

Cardinale D, Sandri MT, Colombo A, Colombo N, Boeri M, Lamantia G et al. Prognostic value of troponin I in 4. cardiac risk stratification of cancer patients underundergoing high-dose chemotherapy. Circulation. 2004;109:2749-54.

Chua G, Versteega HH, Verschoorb AJ, Trinesc SA, Hemelsd MEW, Ayf C et al. Atrial fibrillation and cancer – an unexplored field in cardiovascular oncology. Blood Reviews. 2019;1(2):238-51. https://doi.org/10.1016/j.blre.2019.03.005.

Cohen JB, Geara AS, Hogan JJ, Townsend RR. Hypertension in cancer patients and survivors epidemiology, diagnosis, and management. JACC: Cardiooncology. 2019;1(2):238-51.

Costa IBSS, Bittar CS, Fonseca SMR, Silva CMPD, Rehder MHHS, Rizk SI et al. Brazilian cardio-oncology: the 10-year experience of the Instituto do Cancer do Estado de Sao Paulo. BMC Cardiovascular Disorders. 2020;20:206. https://doi.org/10.1186/s12872-020-01471-8.

GBDB, Collaborators. Burden of disease in Brazil, 1990-2016: a systematic subnational analysis for the global burden of disease study 2016. Lancet. 2018;392(10149):760-75.

Hajjar LA, Costa IBSS, Lopes MACQ, Hoff PMG, Diz MDPE, Fonseca SMR et al. Diretriz Brasileira de Cardio-Oncologia. Arq Bras Cardiol. 2020:PP.0-0.

Hindricks G, Potpara T, Dagres N, Arbelo E, Bax JJ, Blomström-Lundqvist C et al. 2020 ESC guidelines for the diagnosis and management of atrial fibrillation developed in collaboration with the European Association of Cardio-Thoracic Surgery (EACTS). European Heart Journal. 2020:00,1-125.

Malachias MVB, Souza WKSB, Plavnik FL, Rodrigues CIS, Brandão AA, Neves MFT et al. 7ª Diretriz Brasileira de Hipertensão Arterial. Arquivos Brasileiros de Cardiologia. 2016;107(3.3):2016.

McBane RD, Wysokinski WE, Le-Rademacher JG, Zemla T, Ashrani A, Tafur A et al. Apixaban and dalteparin in active malignancy-associated venous thromboembolism: The ADAM VTE trial. J Thromb Haemost. 2020;18(2):411-21.

Porta-Sanchez A, Gilbert C, Spears D, Amir E, Chan J, Nanthakumar K et al. Incidence, diagnosis, and management of qt prolongation induced by cancer therapies: a systematic review. J Am Heart Assoc. 2017;6(12):e007724.

Raskob G, Van Es N, Verhamme P, Carrier M, Di Nisio M, Garcia D et al. Edoxaban for the Treatment of Cancer-AsN Engl J Med. 2018;378:615-24, doi: 10.1056/NEJMoa1711948.

Young A, Marshall A, Thirlwall J, Chapman O, Lokare A, Hill C et al. Comparison of an oral factor Xa inhibitor with low molecular weight heparin in patients with cancer with venous thromboembolism: results of a randomized trial (SELECT-D). Clin Oncol. 2017;36:2017-23. doi: https://doi.org/10.1200/JCO.2018.78.8034.

Zamorano JL, Lancellotti P, Muñoz DR, Aboyans V, Asteggiano R, Galderisi M et al. ESC position paper on cancer treatments and cardiovascular toxicity developed under the auspices of the ESC Committee for Practice Guidelines. European Heart Journal. 2016;37:2768-801.

Capítulo 86

Acometimento cardiovascular na Covid-19

Iurhi Henrique Guerra Pereira Pinto
Bruno Soares da Silva Rangel
Ludhmila Abrahão Hajjar
Stephanie Ítala Rizk

Introdução

O SARS-CoV-2, do inglês *severe acute respiratory syndrome coronavirus 2*, é o sétimo coronavírus a infectar seres humanos. Denominado "novo coronavírus", surgiu em dezembro de 2019 na cidade de Wuhan, província de Hubei, na China. Assemelha-se aos vírus da síndrome respiratória aguda grave por coronavírus (SARS) e da síndrome respiratória aguda grave do Oriente Médio (MERS), ocorridas na China em 2002 e 2003, e no Oriente Médio em 2012, respectivamente. Apesar das semelhanças filogenéticas entre eles, a transmissibilidade do SARS-CoV-2 é até dez vezes maior, o que contribuiu para sua disseminação, sendo declarada uma pandemia pela Organização Mundial da Saúde (OMS) em 11 de março de 2020.

Até dezembro de 2021, no Brasil, foram confirmados mais de 22 milhões de casos e aproximadamente 614 mil óbitos por Covid-19, uma letalidade de 2,8%. Os fatores de riscos associados a piores desfechos são: idade avançada; cardiopatia; diabetes; e obesidade (Figura 86.1).

O Sars-CoV-2 é um vírus de RNA de cadeia única que entra na célula por meio da ligação da proteína S (*spike*) ao receptor da ECA2 (enzima de conversão da angiotensina 2). A TMPRSS2 (serinaprotease transmembrana-2) é uma enzima que participa da ativação da proteína S viral, permitindo a fusão entre as membranas e consequente penetração do vírus no citoplasma da célula hospedeira.

A ECA2 apresenta concentrações elevadas nas células pulmonares alveolares, endotélio vascular e cardiomiócitos; assim, lesões potencialmente graves ao sistema cardiovascular podem ocorrer. Pacientes com doenças cardiovasculares (DCV) parecem ter níveis séricos aumentados da ECA2, o que poderia contribuir para as manifestações mais graves nessa população.

Indivíduos hipertensos apresentam maior expressão da ECA2 secundária ao uso de inibidores da enzima de conversão da angiotensina (IECA) ou bloqueadores do receptor da angiotensina II (BRA), o que potencialmente aumentaria a susceptibilidade à infecção pelo SARS-CoV-2. Diante dessa hipótese, resolveu-se estudar a influência do uso dessas medicações na evolução de pacientes hospitalizados com Covid-19. Realizou-se, então, o BRACE-CORONA trial. Publicado em janeiro de 2021, incluiu 659 pacientes hospitalizados com Covid-19, nas formas leve a moderada, que estavam tomando IECA ou BRA antes da admissão hospitalar.

Os pacientes foram randomizados para descontinuação ou não dessas medicações. O estudo concluiu que não houve diferença significante no tempo de internação hospitalar entre os dois grupos. A recomendação atual é de manter o uso dessas medicações naqueles pacientes que fazem uso regular. Nas formas graves da Covid-19, devem-se avaliar individualmente a estabilidade hemodinâmica e a função renal antes de decidir pela manutenção ou suspensão dessas medicações.

Figura 86.1 Comorbidades e fatores de riscos dos óbitos e de síndrome respiratória aguda grave por Covid-19. Brasil, 2021.

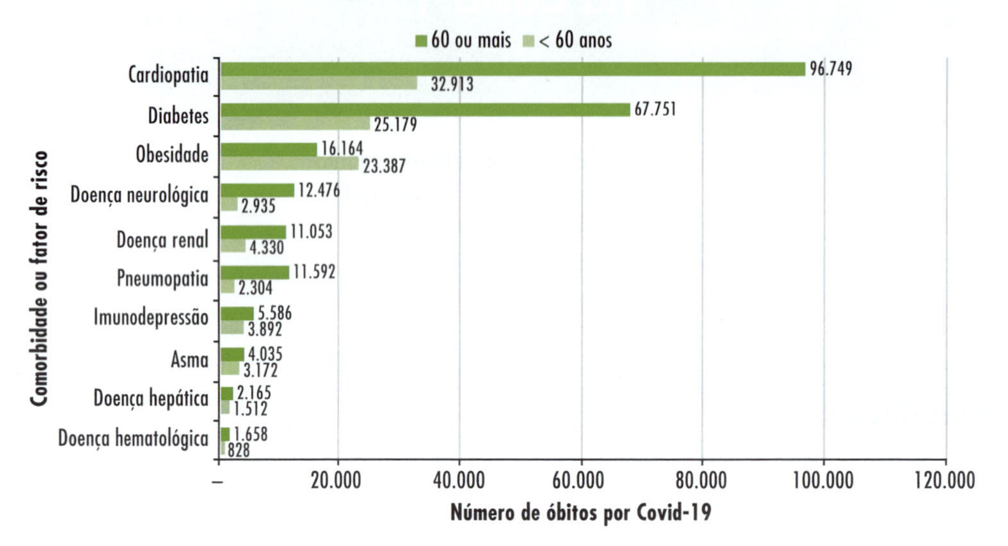

Fonte: Adaptada de SIVEP-Gripe. Dados atualizados em 02/08/2021.

A doença cardiovascular como grupo de risco para forma grave de Covid-19

Pacientes com fatores de risco cardiovasculares (idade avançada, hipertensão e diabetes), assim como aqueles com DCV estabelecida (doença arterial coronária, cardiomiopatias e doença cerebrovascular), estão suscetíveis a desenvolver a forma grave da doença com hipoxemia, necessidade de ventilação mecânica, além de complicações cardiovasculares, sendo classificados como grupo de risco. Aqueles com DCV cursam com elevação de troponina e maiores taxas de choque e arritmias. Guo *et al.* avaliaram uma coorte com 187 pacientes e observaram que aqueles com injúria miocárdica tinham elevada prevalência de hipertensão (63% *vs.* 28%), diabetes (30,8% *vs.* 8,9%), doença arterial coronária (32,7% *vs.* 3%) e insuficiência cardíaca (15,4% *vs.* 0%), além de serem mais idosos (mediana 71,4 anos). Em uma coorte de 191 pacientes, Zhou *et al.* avaliaram as características daqueles que evoluíram a óbito comparadas às daqueles que receberam alta hospitalar. Nessa coorte, os pacientes com desfecho desfavorável tinham maior prevalência de hipertensão (48%), diabetes (31%) e DCV (24%). A idade avançada foi preditor independente de mortalidade. A taxa de mortalidade aumenta com o avançar da idade, sendo de 1,3% nos pacientes com idade entre 50 e 59 anos; 3,6%, naqueles entre 60 e 69 anos; 8%, entre 70 e 79 anos; e 14,8%, em maiores de 80 anos.

Dessa forma, a avaliação cardiovascular desse perfil de pacientes é imprescindível. A avaliação cardiológica inicial deve ser realizada por meio de história clínica, exame físico, dosagem de troponina e eletrocardiograma (ECG). A presença de elevação nos níveis de troponina acima do percentil 99 e alterações agudas no ECG auxiliam na identificação dos pacientes de mais alto risco cardiovascular e podem contribuir na decisão de internação hospitalar e condução do caso. No acompanhamento de pacientes internados, deve-se considerar a realização seriada de troponina, eletrocardiograma e ecocardiograma.

Acometimento cardiovascular na Covid-19

Cerca de 10% a 35% dos pacientes hospitalizados com Covid-19 apresentam quadro de injúria miocárdica, definida por aumento de troponina acima do percentil 99. Este tipo de lesão cardíaca pode ocorrer mesmo na ausência de acometimento pulmonar, por meio dos seguintes mecanismos: desbalanço oferta-demanda de oxigênio; cardiomiopatia de estresse; disfunção microvascular; e endotelial. Níveis elevados de troponina em doentes com Covid-19 estão associados a taxas de mortalidade mais elevadas, sendo importante o diagnóstico diferencial com coronariopatia obstrutiva. Devem-se analisar individualmente os casos, pois a maioria deverá ser manejada com estratégia conservadora.

A miocardite deve ser considerada em pacientes com Covid-19 que tenham insuficiência cardíaca aguda, choque cardiogênico, disfunção miocárdica com níveis elevados de troponina e sem isquemia coronária. Por tratar-se de uma apresentação rara da doença, não há disponível, até o momento, dados definitivos sobre incidência, prognóstico, características da apresentação à biópsia endomiocárdica e da ressonância magnética cardíaca (RMC). Numa coorte de 39 autópsias aleatórias de pacientes infectados por Covid-19 da Alemanha, a presença do SARS-CoV-2 foi documentada em 61,5% das biópsias miocárdicas, porém a maioria não apresentava processo inflamatório com critérios para miocardite. Por essas razões, o tratamento de suporte clínico-hemodinâmico continua sendo a estratégia recomendada para essa doença.

Assim como em outros casos de miocardite viral, a RMC é usada na infecção por Covid-19 para avaliar a função biventricular, o padrão de edema e a inflamação no miocárdio e a presença de envolvimento pericárdico. Um estudo realizado no Reino Unido, com 51 pacientes hospitalizados por Covid-19 e troponina elevada, verificou que 25,5% deles apresentavam RMC com padrão não isquêmico ou combinado isquêmico e não isquêmico. É importante ressaltar, no entanto, que o diagnóstico de miocardite por Covid-19 com base apenas nos achados de imagem deve ser evitado por falta de validação.

Manejo do paciente com Covid-19

Abordagem inicial e suporte intensivo: o tempo médio de início dos sintomas é de 4 a 5 dias, e a maioria dos pacientes (81%) apresentará sintomas leves, sendo os principais febre (88%) e tosse (67,7%). Aproximadamente 20% dos pacientes evoluirão de forma grave, com dispneia, taquipneia, saturação de oxigênio ≤ 93% e infiltrado pulmonar, e 5% destes apresentarão um quadro crítico, com sinais de choque circulatório e falência respiratória. Os pacientes assintomáticos ou oligossintomáticos e clinicamente estáveis não necessitam de internação hospitalar, em sua maioria. Nos casos de maior gravidade, a avaliação inicial deve incluir: ECG; gasometria arterial com lactato; dímero-D; hemograma; avaliação de funções renal e hepática; fatores de coagulação; troponina; creatinofosfoquinase; ferritina; DHL; interleucina-6 (IL-6); e eletrólitos. Deve-se realizar radiografia de tórax e considerar a tomografia computadorizada (TC) de tórax em casos selecionados. A TC mostra anormalidades em 85% dos pacientes, observando-se, em 75% deles, envolvimento pulmonar bilateral, comumente caracterizado por áreas de vidro fosco e consolidações subpleurais e periféricas. Os pacientes com indicação de internação deverão ser submetidos a um exame de ecocardiografia na sala de emergência ou nas primeiras horas da admissão hospitalar. O curso clínico é variável e potencialmente grave, pois 3,4% dos pacientes evoluem para síndrome do desconforto respiratório do adulto

(SDRA), uma proporção que aumenta nas coortes daqueles internados pela doença (19,6%) e naqueles com injúria miocárdica (58,5%).

A monitorização hemodinâmica deve ser realizada em todos os pacientes internados em unidade de terapia intensiva (UTI) e com sinais de choque. A avaliação com monitores de débito minimamente invasivos e a avaliação contínua do débito cardíaco constituem uma estratégia a se considerar em associação com a ecocardiografia dinâmica e com a análise de marcadores de hipoperfusão tecidual, como parâmetros clínicos e a dosagem do lactato arterial, do delta PCO_2 e do excesso de bases. A oxigenação por membrana extracorpórea (ECMO) pode ser necessária em pacientes com insuficiência respiratória aguda refratária às medidas iniciais. Quando associada a acometimento cardiovascular importante em pacientes com disfunção ventricular grave e/ou choque cardiogênico, a ECMO venoarterial pode ser considerada.

Tratamento medicamentoso

O tratamento medicamentoso para Covid-19 é adjuvante das medidas de suporte às disfunções orgânicas. Seguem-se as principais recomendações baseadas em evidências até o momento:

- **Corticosteroide:** *Recovery trial* foi o primeiro grande ensaio clínico randomizado que comparou desfecho de mortalidade e tempo de ventilação mecânica em pacientes internados com Covid-19. Foram incluídos 6.425 pacientes randomizados para receber dexametasona 6 mg uma vez por dia, por até 10 dias ou para receber cuidados habituais. O resultado ao longo de 28 dias de acompanhamento mostrou redução de morte nos pacientes intubados (22,9% *vs.* 41,4%; RR 0,64, IC 95% 0,51 a 0,81), NNT 8,2. Houve benefício também em pacientes não intubados que precisavam de oxigênio suplementar. Não houve benefício, inclusive com tendência numérica não significante de aumento de mortalidade, no grupo que usou dexametasona e não estava precisando de oxigenoterapia (17,8% vs. 14,0%; IC 95%, 0,91 a 1,55). Outro estudo comparou o uso de metilprednisolona *versus* dexametasona, mostrando resultados semelhantes entre as duas drogas.
- **Tocilizumab:** um braço do *Recovery trial* randomizou 4.116 pacientes para avaliar benefício deste anticorpo monoclonal anti-IL-6. Os pacientes incluídos precisavam de oxigênio suplementar e tinham evidência de inflamação sistêmica (proteína C-reativa (PCR) ≥ 75 mg/L). Nos seus resultados, ficou demonstrado benefício com redução absoluta do risco de morte em 4% (31% vs. 35%, NNT 25, p = 0,0028), no grupo que usou esta medicação, além de menor necessidade de ventilação mecânica (NNT 7). Esses benefícios foram observados independentemente do nível de suporte respiratório e foram adicionais aos benefícios dos corticosteroides sistêmicos. Metanálise recente dá consistência a esse benefício com magnitude semelhante.
- **Plasma convalescente:** metanálise que incluiu 23 estudos com total de 27.706 pacientes quanto à utilização de plasma convalescente em pacientes internados. Verificou-se redução de mortalidade nos submetidos a essa terapia (OR 0,65, IC 95% 0,53-0,80, $p < 0{,}0001$). Entretanto, em análise restrita aos ensaios clínicos randomizados (10 no total) não houve redução significante da mortalidade (OR 0,76, IC 95% 0,53 a 1,08, $p = 0{,}13$).
- **Remdesivir:** em 11 de março de 2021, a Anvisa (Agência Nacional de Vigilância Sanitária) optou por liberar esse antiviral para tratamento de pacientes com Covid-19 em ambiente hospitalar. Essa decisão baseou-se principalmente nos resultados do estudo *Adaptive Covid-19 Treatment Trial* (ACTT-1). Esse estudo de fase III randomizou 1.062 pacientes, em sua maioria hospitalizados com necessidade de oxigênio suplementar, para uso de remdesivir 200 mg na primeira dose, seguido de 100 mg ao dia até a alta hospitalar ou até o máximo de 10 dias desde o início dos sintomas. Concluiu benefício de

melhora clínica mais rápida para o grupo que tomou a medicação, especialmente para redução do tempo de necessidade de oxigenoterapia suplementar. Houve redução numérica de mortalidade, mas sem significância estatística (11% vs. 15%; $p = 0,068$).

» **Profilaxia de tromboembolismo venoso:** até o momento não se conseguiu mostrar benefício de dose mais alta do que a profilática para prevenção de fenômenos tromboembólicos em pacientes internados com Covid-19 grave (internados em UTI). Nesse grupo de pacientes, doses mais altas, mesmo naqueles pacientes com D-dímero elevados, mostraram aumento significativo de sangramentos maiores sem redução de fenômenos tromboembólicos. No grupo de pacientes com Covid-19 com doença moderada (não internados em UTI), três *trials* (*ATTACC, ACTIV-4ª e REMAP-CAP*) randomizaram 2.219 para receberem anticoagulação terapêutica *versus* profilática, com heparina não fracionada ou enoxaparina. Observou-se que o uso de doses terapêuticas de heparina associou-se a maior sobrevida e a menor necessidade de suporte em UTI, independentemente do valor de D-dímero. No entanto, a frequência de eventos hemorrágicos foi maior nesse grupo de pacientes (1,9% vs. 1%).

No *Michelle trial*, ensaio clínico randomizado que incluiu 318 pacientes internados por Covid-19, a randomização ocorreu no dia da alta hospitalar para uso de rivaroxabana 10 mg/dia por 35 dias (caso tivessem um *IMPROVE Vte risk* elevado) ou para grupo-controle com placebo. Constatou-se o benefício de uma tromboprofilaxia estendida, com redução de risco relativo do desfecho composto em 67%, NNT 16.

Conclusão

Apesar dos amplos esforços da comunidade científica na tentativa de demonstrar as melhores alternativas no manejo clínico de pacientes com Covid-19, ainda não estão disponíveis tratamentos capazes de reverter o comprometimento multiorgânico causado pela doença de forma contundente. Por essa razão, até o momento, a vacinação e o uso de medidas de distanciamento e de máscaras para prevenção da disseminação do vírus seguem sendo as principais ferramentas de combate à pandemia.

Bibliografia consultada

ATTACC, ACTIV-4a, and REMAP-CAP Investigators. Therapeutic anticoagulation with heparin in noncritically ill patients with Covid-19. New England Journal of Medicine 2021;385:790-802. doi:10.1056/NEJMoa2105911.

Bansal V, Mahapure KS, Mehra I, Bhurwal A, Tekin A, Singh R et al. Mortality benefit of convalescent plasma in Covid-19: a systematic review and meta-analysis. Front Med (Lausanne). 2021;8:624924. doi:10.3389/fmed.2021.624924.

Beigel JH, Tomashek KM, Dodd LE, Mehta AK, Zingman BS, Kalil AC et al. Remdesivir for the treatment of Covid-19. 2020;383:1813-1826.

Clerkin KJ, Fried JA, Raikhelkar J, Sayer G, Griffin JM, Masoumi A et al. Coronavirus disease 2019 (Covid-19) and cardiovascular disease. Circulation. 2020 Mar 21. [Epub ahead of print]. The novel coronavirus disease (Covid-19) threat for patients with cardiovascular disease and cancer. JACC CardioOncology. 2020;141:1648-1655.

Costa IBSDS, Bittar CS, Rizk SI, Araújo Filho AE, Santos KAQ, Machado TIV et al. The Heart and Covid-19: what cardiologists need to know. Arq Bras Cardiol. 2020;114(5):805-816. English, Portuguese. doi:10.36660/abc.20200279. PMID: 32401847; PMCID: PMC8386992.

Ganatra S HS, Hammond SP, Nohria A. The novel coronavirus disease (Covid-19) threat for patients with cardiovascular disease and cancer. JACC CardioOncology. 2020;2(2):350-355.

Knight DS, Kotecha T, Razvi Y, Chacko L, Brown JT, Jeetley PS et al. Covid-19: myocardial injury in survivors. Circulation [Internet]. 2020;142:1120-2.
Lindner D, Fitzek A, Bräuninger H, Aleshcheva G, Edler C, Meissner K et al. Association of Cardiac Infection With SARSCoV-2 in confirmed Covid-19 autopsy cases. JAMA Cardiol 1990;120:1377-81.
Lopes RD et al. Coalition Covid-19 Brazil IV Investigators. Randomized clinical trial to evaluate a routine full anticoagulation strategy in patients with coronavirus infection (SARS-CoV2) admitted to hospital: rationale and design of the ACTION (AntiCoagulaTIon cOroNavirus)-Coalition IV trial. Am Heart J. 2021;238:1-11. doi:10.1016/j.ahj.2021.04.005. Epub 2021 Apr 20.
Lopes RD, Macedo AVS, de Barros ESPGM, Moll-Bernardes RJ, Feldman A, D'Andrea SAG et al. Continuing versus suspending angiotensin-converting enzyme inhibitors and angiotensin receptor blockers: impact on adverse outcomes in hospitalized patients with severe acute respiratory syndrome coronavirus 2 (SARS-CoV-2) – the Brace Corona trial. Am Heart J. 2020;226:49-59. 10.1016/j.ahj.2020.05.002-DOI - PMC - PubMed.
Madjid M, Safavi-Naeini P, Solomon SD, Vardeny O. Potential effects of coronaviruses on the cardiovascular system: a review. JAMA Cardiol. 2020;5(7):831-840.
Ranjbar K et al. Methylprednisolone or dexamethasone, which one is superior corticosteroid in the treatment of hospitalized COVID-19 patients: a triple-blinded randomized controlled trial. BMC Infectious Diseases. 2021;21:337. https://doi.org/10.1186/s12879-021-06045-3.
Horby P, Lim WS, Emberson JR, Mafham M, Bell JL, Linsell L et al. Dexamethasone in hospitalized patients with Covid-19. 2021;384(8):693-704.
RECOVERY Collaborative Group. Tocilizumab in patients admitted to hospital with COVID-19 (RECOVERY): a randomised, controlled, open-label, platform trial. Lancet 2021;397:1637-1645.
Secretaria de Vigilância em Saúde. Ministério da Saúde. Painel de casos de doença pelo coronavírus 19 no Brasil, pelo Ministério da Saúde. Disponível em: https://covid.saude.gov.br/. Acesso em: 13 abr. 2022.
WHO Rapid Evidence Appraisal for Covid-19 Therapies (REACT) Working Group. Association between administration of IL-6 antagonists and mortality among patients hospitalized for Covid-19: a meta-analysis. JAMA 2021;326:499-518.
Xiong TY, Redwood S, Prendergast B, Chen M. Coronaviruses and the cardiovascular system: acute and long-term implications. Eur Heart J. 2020;41(19):1798-1800.
Xu X, Chen P, Wang J, Feng J, Zhou H, Li X et al. Evolution of the novel coronavirus from the ongoing Wuhan outbreak and modeling of its spike protein for risk of human transmission. Sci China Life Sci. 2020;63(3):457-60.

Capítulo 87

Avaliação pré-participação em atividade esportiva

Rubens Fornasari Neto
Patrícia Alves de Oliveira

Introdução

O ato de se movimentar faz parte da essência do ser humano. Na era do sedentarismo, com o aumento da incidência de doenças cardiovasculares e da obesidade na população, não há dúvidas sobre o benefício da atividade física regular na diminuição da morte cardiovascular e da mortalidade geral na população, tendo uma relação dose-efeito de redução de 20% a 30% entre pessoas que se exercitam em comparação a indivíduos sedentários.

A partir destas evidências, a Organização Mundial de Saúde (OMS) recomenda para adultos saudáveis 150 a 300 minutos de atividades físicas de moderada intensidade (< 6 MET), divididos em cinco vezes por semana ou 75 minutos de atividades físicas de alta intensidade (> 6 MET), duas vezes por semana.

A atividade física é definida como qualquer movimento produzido pela atividade muscular esquelética e que culmine em gasto energético. O exercício, por sua vez, é a atividade física estruturada, repetitiva, com intenção de performance, de melhorar ou manter a capacidade física.

As atividades físicas podem ser aeróbias, de moderada intensidade, em sua maioria, utilizando o metabolismo energético por meio da glicólise aeróbica, ao passo que as atividades de alta intensidade, ditas "anaeróbias", utilizam a via glicolítica anaeróbia predominantemente.

Apesar das evidências em relação aos benefícios das atividades físicas e esportes, devemos considerar a necessidade de uma avaliação pré-participação sistemática com o intuito de abranger ampla população e de identificar, ou ao menos indicar, a suspeita de doenças cardíacas que possam ser de alto risco para a prática esportiva.

A avaliação deve ser realizada não somente antes, mas rotineiramente após o início das atividades físicas, periodicamente, dependendo do risco individual, objetivando a prevenção de eventos cardíacos graves, fatais ou não. Entretanto, ainda se discute o modelo ideal de avaliação, assim como quem deve ser avaliado e quais exames devem ser incluídos.

Os custos envolvidos nessa avaliação e a baixa prevalência de doenças capazes de desencadear morte súbita durante atividades esportivas, além do envolvimento de grande parcela da população em esportes competitivos em determinados países, reforçam o debate em relação aos riscos e benefícios desses procedimentos.

A avaliação médica acompanhada dos exames é imprescindível para a segurança pessoal do atleta (profissional ou não), previamente à realização de atividades físicas, sendo uma ferramenta essencial para conhecer e apontar limites físicos e optar pela melhor atividade a ser realizada pelo paciente.

Este capítulo abordará o que é descrito na avaliação pré-participação esportiva, visto que apesar dos inúmeros benefícios relacionados à atividade física, paradoxalmente, para algumas pessoas, a atividade física pode ser a desencadeadora de arritmias ventriculares ou mesmo de morte súbita.

Os eventos cardiovasculares desencadeados pelo exercício físico têm uma ampla gama de apresentação, podendo ocorrer como uma instabilização de placa aterosclerótica com síndrome coronariana aguda (SCA), eventos cerebrovasculares, arritmias supraventriculares e ventriculares, e estas são relacionadas aos eventos de morte súbita. As estimativas atuais de incidência de morte súbita cardíaca em atletas competitivos variam de 1 para 1 milhão a 1 para 5 mil atletas por ano; e em atletas jovens, as causas relacionadas geralmente têm origem genética e hereditária. Em indivíduos maiores de 35 anos, mais de 80% dos eventos são relacionados à doença aterosclerótica coronariana.

Estudos italianos mostraram benefícios com a sistematização de um *screening* para jovens atletas competitivos com associação da anamnese clínica e do exame físico ao eletrocardiograma de repouso na investigação inicial. Esta diretriz, posteriormente endossada por várias entidades médicas europeias, foi responsável por uma redução significativa nas mortes súbitas de origem cardíaca durante o esporte.

A avaliação pré-participação deve ter como base a anamnese e o exame físico direcionados, buscando a detecção de fatores de risco (história familiar ou eventos relacionados à prática de exercícios), sintomas sugestivos de doenças cardiovasculares (palpitações, síncope, dor precordial, tontura, lipotimia ou qualquer outro sintoma desencadeado pela atividade) e alterações no exame físico (sopro cardíaco, 3ª ou 4ª bulhas, estalidos valvares, pulsos periféricos e pressão arterial). O grau de recomendação da anamnese e do exame físico em esportistas é I-C e, para atletas profissionais, I-A.

Exames complementares

A partir da avaliação inicial, é possível estimar os fatores de risco cardiovasculares individuais, com a possibilidade de se direcionar a realização de exames complementares adicionais para melhor estratificação. Exames laboratoriais de rotina não são necessários, devendo ser solicitados visando a promoção de saúde; como exemplos, a função renal, o hemograma e o perfil lipídico.

Eletrocardiograma (ECG) de repouso de 12 derivações

Exame mandatório para todos os indivíduos uma vez que mais de 90% das cardiopatias congênitas têm alguma expressão eletrocardiográfica. Deve ser obtido 24 horas após a última atividade física, com pelo menos 5 minutos de repouso. Devem-se ter em mente as peculiaridades do coração do atleta, para que possíveis alterações não sejam interpretadas como patologias. No rastreio, o maior benefício é a identificação de infarto do miocárdio prévio (áreas inativas), de arritmias, de distúrbios da condução, de síndrome do QT longo ou curto, de sobrecarga ventricular e de síndromes de pré-excitação. Tem nível de recomendação I-A.

O maior benefício em jovens se dá pela identificação de cardiomiopatias, principalmente a cardiomiopatia hipertrófica, considerada a maior causa de morte súbita em atletas jovens e que tem, em sua maioria, alguma expressão eletrocardiográfica, mas dificilmente auxilia no diagnóstico de anomalias congênitas coronarianas e doença aterosclerótica precoce. Além disso, mais de 25% a 40% dos atletas de elite apresentam alguma alteração eletrocardiográfica decorrente das adaptações fisiológicas do sistema cardiovascular e que muitas vezes impõem a necessidade do diagnóstico diferencial com doenças.

Contudo, mesmo em indivíduos maiores de 35 anos, nos quais há maior incidência de eventos por doença coronariana aterosclerótica, a apresentação de doença subclínica e a manifestação apenas durante a atividade física vigorosa dificultam a avaliação e o diagnóstico por intermédio do ECG de repouso.

As recomendações atuais são para avaliação do risco cardiovascular individual, sendo este maior conforme maior o número de fatores de risco, relacionando-se também à intensidade do esforço proposto para realização.

A diretriz da Sociedade Europeia recomenda a realização do *Score Risk* (sexo, tabagismo, idade, pressão arterial sistólica e colesterol total) para esta avaliação, sendo feita a estimativa de risco em 10 anos para um evento coronariano fatal, variando o risco cardiovascular desde baixo a muito alto risco.

Indivíduos que habitualmente são ativos, assintomáticos, de baixo a moderado risco, não necessitam de investigação complementar e estão liberados para realização de atividade física independentemente da intensidade. Sedentários e portadores de alto ou muito alto risco, assintomáticos, podem realizar atividade de baixa intensidade sem avaliação complementar, ao passo que, para a realização de atividades de alta intensidade, deverão realizar um teste provocativo com estresse.

Teste ergométrico

Boa ferramenta na identificação de doença cardiovascular, mas apresenta baixas sensibilidade e especificidade para pacientes com baixo risco cardiovascular. É indicado para pacientes de alto risco ou com sintomas e pode contribuir na avaliação de prognóstico, comportamento hemodinâmico, presença de arritmias induzidas por esforço, além da avaliação da capacidade funcional estimada. Em atletas, a presença de alterações no ECG de repouso pode dificultar a correta interpretação do exame.

Teste cardiopulmonar de exercício

Permite a avaliação hemodinâmica e eletrocardiográfica e faz a avaliação metabólica por meio da análise dos gases expirados. Possibilita avaliar objetivamente a capacidade funcional e individualizar parâmetros para a prescrição da atividade física. Tem como nível de evidência para indicação em esportistas II-C; atletas profissionais, I-B; e, para estratificação mais precisa do fator limitante ao exercício, II-A.

Ecocardiograma

Reservado para casos com história clínica/familiar, achados de exame físico ou alterações de ECG suspeitos para cardiopatia. Não há evidências para sua utilização rotineira como triagem em indivíduos assintomáticos ou que não apresentem as alterações supracitadas.

Outros exames adicionais como cintilografia de estresse, angiotomografia de coronárias ou mesmo cinecoronarioangiografia deverão ser avaliados e indicados de forma individualizada.

Figura 87.1 Fluxograma de avaliação para indivíduos sedentários (definido como gasto energético menor do que 2 MET-h/semana) acima de 35 anos.

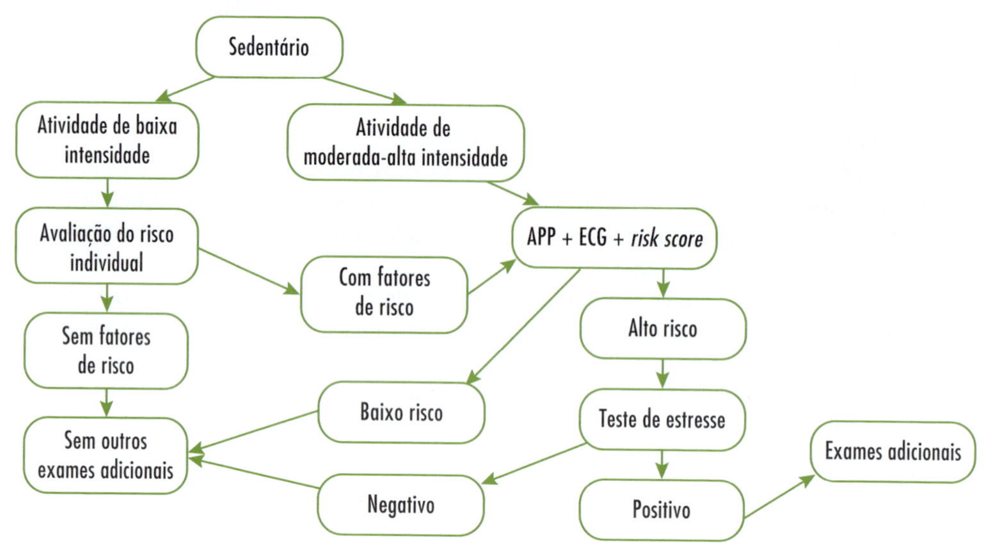

APP: avaliação pré-participação; ECG: eletrocardiograma.

Fonte: Desenvolvida pela autoria.

Figura 87.2 Fluxograma de avaliação para indivíduos ativos (definido como gasto energético maior que 2 MET-h/semana) acima de 35 anos.

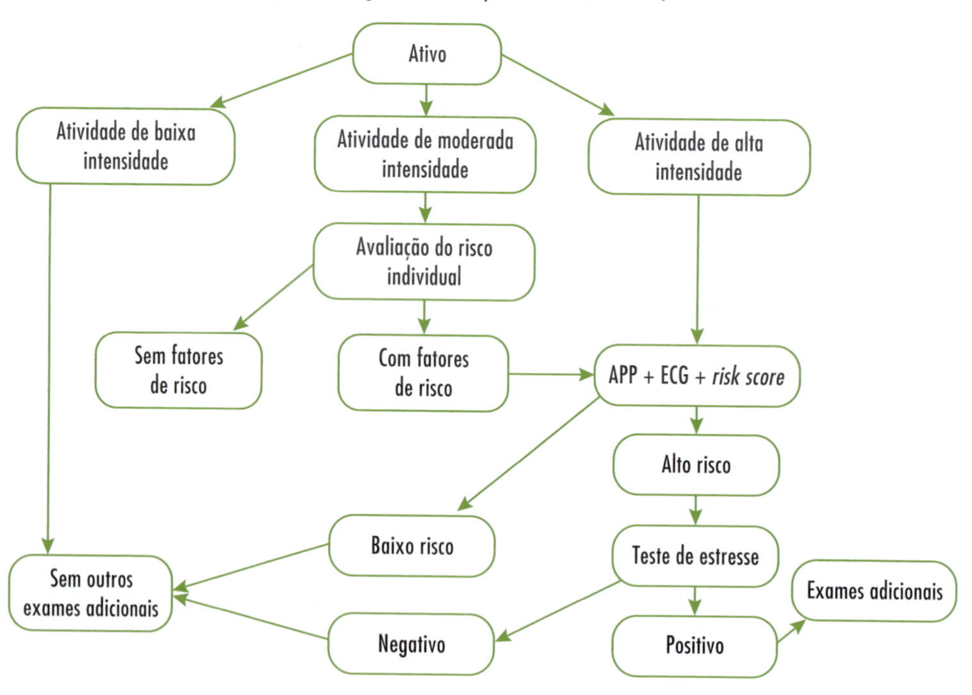

APP: avaliação pré-participação; ECG: eletrocardiograma.

Fonte: Desenvolvida pela autoria.

Conclusão

Uma vez cumpridos todos os passos apresentados, a realização de atividade física poderá ser liberada com maior segurança, tornando-se uma importante ferramenta que deve ser utilizada pelo cardiologista. Devem-se buscar, por meio desta, a promoção da saúde com acompanhamento médico regular e a adoção de hábitos saudáveis de vida.

Bibliografia consutlada

Corrado D, Basso C, Thiene G. Assay: sudden death in young athletes. Lancet 2005;45:S47-S48.

Corrado D et al. Risk of sports: do we need a pre-participation screening for competitive and leisure athletes? Eur Heart J. 2011;32(8):934-44. doi:10.1093/eurheartj/ehq482. Epub 2011 Jan 29. PMID: 21278396.

Drezner JA, Peterson DF, Siebert DM, Thomas LC, Lopez-Anderson M, Suchsland MZ et al. Survival after exercise-related sudden cardiac arrest in young athletes: can we do better? Sports Health 2019;11:9198.

Ghorayeb N et al. Atualização da Diretriz em Cardiologia do Esporte e do Exercício da Sociedade Brasileira de Cardiologia e da Sociedade Brasileira de Medicina do Exercício e do Esporte – 2019. Arq Bras Cardiol. 2019;112(3):326-368. doi:10.5935/abc.20190048.

Marijon E, Uy-Evanado A, Reinier K, Teodorescu C, Narayanan K, Jouven X et al. Sudden cardiac arrest during sports activity in middle age. Circulation 2015;131:1384139.

Maron BJ. Sudden death in young athletes. N Engl J Med. 2003;349(11):1064-75.

Myerburg RJ, Vetter VL. Electrocardiograms should be included in preparticipation screening of athletes. Circulation 2007;116:2616-26.

Pelliccia A et al. 2020 ESC guidelines on sports cardiology and exercise in patients with cardiovascular disease. Eur Heart J. 2021;42(1):17-96. doi:10.1093/eurheartj/ehaa605.

Pelliccia A, Kinoshita N, Pisicchio C, Quattrini F, Dipaolo FM, Ciardo R et al. Long-term clinical consequences of intense, uninterrupted endurance training in Olympic athletes. J Am Coll Cardiol. 2010;55(15):1619-25.

Whitfield GP, Riebe D, Magal M, Liguori G. Applying the ACSM preparticipation screening algorithm to U.S. adults: National Health and Nutrition Examination Survey 2001-2004. Med Sci Sports Exerc. 2017;49(10):2056-63.

Wilson MG, Basavarajaiah S, Whyte GP, Cox S, Loosemore M, Sharma S. Efficacy of personal symptom and family history questionnaires when screening for inherited cardiac pathologies: the role of electrocardiography. Br J Sports Med 2008;42:207211.

Zorzi A, Pelliccia A, Corrado D. Inherited cardiomyopathies and sports participation. Neth Heart J. 2018;26(3):154-65.

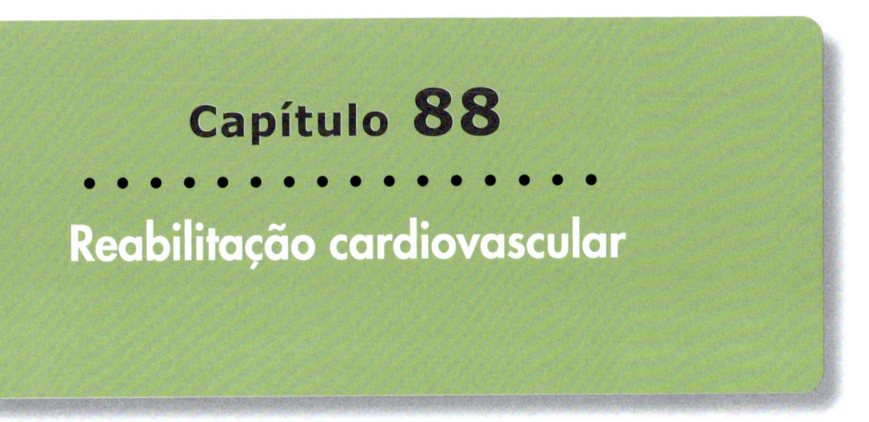

Capítulo 88

Reabilitação cardiovascular

Camila Pimentel Landim de Almeida
Fernanda Queiroz Soares
Bruno Soares da Silva Rangel
Patrícia Alves de Oliveira

Introdução

A reabilitação cardíaca ou reabilitação cardiovascular trata-se de um programa multidisciplinar, no qual o objetivo principal é auxiliar o indivíduo, que sofreu algum evento cardíaco, a reestabelecer suas capacidades físicas, mentais e sociais e a retomar suas atividades e funções na sua vida e na comunidade. Consiste em um processo integrado, com ênfase no exercício físico, mudanças de comportamentos de vida diária, controle de fatores de risco e intervenções psicológicas, com o objetivo de recuperar os danos cardiovasculares (CV) e evitar ou atrasar a progressão da doença.

Diversas metanálises de ensaios clínicos randomizados demonstraram que a reabilitação CV contribui reduzindo internações, auxiliando no controle dos fatores de risco, além de contribuir para a melhora da qualidade de vida.

Apesar dos benefícios comprovados, menos de 30% dos cardiopatas são encaminhados para um programa de reabilitação cardíaca, sendo possível que no Brasil esse número seja ainda menor, provavelmente pela insuficiência de centros e de equipes treinadas, desconhecimento médico, distância entre a moradia dos pacientes e os centros de referência, custos e falta de cobertura destes por parte dos seguros-saúde, apesar de ser uma intervenção de excelente custo-efetividade, superando procedimentos como angioplastia percutânea. Assim, seria economicamente mais viável que países de renda baixa ou intermediária investissem na reabilitação como forma de prevenção, seja primária, seja secundária, em detrimento de continuar fornecendo intervenções terapêuticas de elevado custo, muitas vezes sem critérios de indicação rigorosos.

Estratificação de risco

Para iniciar a reabilitação, os pacientes devem ser avaliados quanto ao risco de apresentar evento CV durante as atividades físicas propostas, além de favorecer e possibilitar uma prescrição e orientação individualizada.

Os pacientes são avaliados do ponto de vista clínico, com o conhecimento da história da doença CV; fatores de risco; comorbidades; limitações motoras e cognitivas; e avaliação da capacidade funcional por meio de testes funcionais, como os da caminhada, ergométrico, ou, preferencialmente, cardiopulmonar (ergoespirométrico).

Assim, é possível estratificar os pacientes em níveis de gravidade. Os de baixo risco devem ser monitorados durante 6 a 18 sessões, por meio de eletrocardiograma ou frequencímetro quando em fase precoce (fase II), mas, dependendo da avaliação individual, podem ser candidatos a programas semissupervisionados, à distância ou por telerreabilitação. Os pacientes de risco intermediário devem ser monitorados por 12 a 24 sessões com monitoramento eletrocardiográfico e supervisão clínica permanente, com diminuição para uma forma intermitente após. Para os pacientes de alto risco, as atividades devem ser supervisionadas e monitorizadas durante todo o programa.

Tabela 88.1 Classificação de risco para realização de reabilitação cardiovascular.

Característica	Alto	Intermediário	Baixo
Evento CV ou internação	< 8 a 12 semanas	> 12 semanas	> 6 meses
Capacidade funcional	TE < 5 MET VO_2 pico < 60% predito	TE 5-7 MET VO_2 pico 60% a 85% predito	TE > 7 MET VO_2 pico > 85% predito
Limiar isquêmico	TE < 6 MET	TE > 6 MET	Ausente
FEVE	< 40%	40% a 50%	> 50%
Sintomas	CF III-IV/Angina CCS III-IV Sintomas em baixa carga > 4 a 5 MEs ou na recuperação	CF I-II/Angina CCS I-II/Sintomas > 5 MET ou na recuperação	Sem isquemia ou sinais de IC
Outras características	Arritmia complexa ou induzida por esforço; DRC; dessaturação ao esforço; sobreviventes de PCR; uso de CDI; infarto ou cirurgia complicada; alteração hemodinâmica no esforço (redução da PA); isquemia > 2 mm	Arritmias não complexas induzidas por esforço	Sem arritmias

CDI: cardiodesfibrilador implantável; CF: classe funcional; DRC: doença renal crônica; FEVE: fração de ejeção do ventrículo esquerdo; IC: insuficiência cardíaca; MET: equivalente metabólico; PA: pressão arterial; PCR: parada cardiorrespiratória; TE: teste ergométrico; VO_2: consumo de oxigênio.

Fonte: Adaptada de Diretriz Brasileira de Reabilitação Cardiovascular, 2020.

Para aumentar a segurança da reabilitação, o paciente deve estar em tratamento otimizado da doença de base, o que reduz a ocorrência de eventos adversos e facilita a tolerância ao exercício. Porém, à medida que o indivíduo adere ao programa de atividades físicas, pode ser necessário reduzir a dose dos fármacos, em virtude de episódios de hipoglicemia, de hipotensão ou de bradicardia.

Fases da reabilitação

- **Fase I:** realizada ainda em ambiente hospitalar, com o objetivo de preparar o indivíduo para a alta com as melhores condições físicas e psicológicas. Inicia-se no momento em que o paciente se encontra estável quanto à cardiopatia que o levou à internação e é realizada a partir de uma combinação de exercícios de baixa intensidade e de orientações acerca da sua patologia.
- **Fase II:** inicia-se imediatamente após a alta, com duração média de 3 meses, a depender da estratificação de risco do paciente. É realizada em ambiente hospitalar, com ênfase em orientar o paciente sobre automonitorização de frequência cardíaca (FC), sintomas e percepção de esforço. Quando se mostrar capaz de realizá-la, estará apto a iniciar a etapa seguinte.
- **Fase III:** tem duração prevista de 3 a 12 meses e pode ser realizada em ambiente extra-hospitalar, considerando que não é necessária a monitorização intensiva porque há baixo risco de complicação. O principal objetivo é melhorar a capacidade funcional e o desempenho aeróbio, além de orientar outras medidas de redução de risco CV.
- **Fase IV:** tem duração indeterminada, com enfoque na prevenção secundária e manutenção das medidas instituídas nas fases anteriores. Pode ser realizada em ambiente domiciliar, com consultas regulares com equipe multidisciplinar, objetivando estimular a adesão e quantificar a evolução atingida.

Benefícios

Exercícios aeróbico e de resistência realizados de forma combinada trazem diversos benefícios para os pacientes que se encontram em programas de reabilitação cardiovascular.

Quadro 88.1 Benefícios relacionados à reabilitação cardiovascular.

Capacidade funcional	Melhora da capacidade funcional com aumento do consumo de oxigênio Aumento da resistência aeróbia, com aumento do número de mitocôndrias e enzimas oxidativas Redução da atividade nervosa simpática e aumento do tônus vagal, com melhora do fluxo muscular periférico
Antiaterogênico	Controle dos fatores de risco associados à aterosclerose – reduz resistência insulínica e dislipidemia Melhora da função endotelial com redução dos níveis pressóricos Aumento da síntese de óxido nítrico
Anti-inflamatório	Redução dos níveis plasmáticos de proteína C
Antitrombótico	Diminuição da agregação plaquetária Melhora da atividade fibrinolítica
Anti-isquêmico	Melhora da perfusão miocárdica Aumento do limiar de isquemia
Antiarrítmico	Melhora da função autonômica, com redução da atividade nervosa e da produção de catecolaminas

Fonte: Adaptado de Diretriz Brasileira de Reabilitação Cardiovascular, 2020.

Quadro 88.2 Pacientes elegíveis para o programa de reabilitação cardíaca.

Insuficiência cardíaca crônica	Pós-transplante cardíaco
Após revascularização miocárdica	Doença vascular periférica
Pós-síndrome coronariana aguda	Cardiotoxicidade
Angina estável	Pós-cirurgia de troca valvar

Fonte: Adaptado de Diretriz Brasileira de Reabilitação Cardiovascular, 2020.

Quando iniciar

O programa deve ser iniciado 2 semanas depois de infarto do miocárdio ou de outras cirurgias não complicadas; 4 semanas após infarto anterior ou com alguma complicação; imediatamente após a alta em pacientes estáveis.

Populações especiais

» **Coronariopatia estável após evento agudo ou revascularização:** indicada estratificação de risco, incluindo provas para avaliação de capacidade funcional, isquemia residual e arritmias induzidas por exercício. Recomenda-se a avaliação nas primeiras 4 a 7 semanas após a alta hospitalar. A atividade física, como regra geral, deve ser retomada com 50% da capacidade máxima de exercícios (expressa em MET), sendo aumentada gradativamente.

» Para prescrição sem teste funcional, pode-se ter como base a escala de percepção subjetiva de esforço (escala BORG entre 1 e –15, na escala de 6 a 20), com intensidade determinada pela ventilação pulmonar e com limitação da frequência cardíaca (FC) de treinamento de modo arbitrário (FC de repouso mais 20 bpm para pacientes que tiveram síndrome coronariana aguda ou FC de repouso mais 30 bpm para aqueles que foram submetidos a cirurgias ou a tratamento intervencionista eletivo). No caso de realização de teste de esforço, a intensidade dos exercícios poderá situar-se entre 40% e 80% da FC de reserva, iniciando-se no limite inferior e com posterior progressão conforme evolução.

» **Insuficiência cardíaca:** antes do início do programa de treinamento, o paciente deve estar com tratamento farmacológico otimizado. Sugere-se a realização do teste cardiopulmonar (TCPE) inicial para determinar se os pacientes podem se exercitar com segurança. Na impossibilidade do TCPE, sugere-se o teste ergométrico (TE) convencional. O teste de caminhada de 6 minutos também pode ser utilizado para auxiliar a avaliação clínica e a prescrição de exercício, sendo parâmetro válido de comparação da capacidade funcional no decorrer do treinamento. O objetivo é realizar exercícios aeróbicos contínuos de moderada intensidade (TCMI) por até 45 minutos na maioria dos dias da semana. A adição de exercícios resistivos auxilia na melhora de força e da resistência muscular, com melhora também da função física e redução da incapacidade funcional. O TCMI corresponde à zona de FC delimitada pelos limiares ventilatórios do TCPE, ou, no caso do TE, à zona situada entre 60% e 80% da FC-pico ou 50% e 70% da FC de reserva.

» **Transplante cardíaco:** recomenda-se a realização de ecocardiograma para descartar derrame pericárdico e avaliar a função ventricular. Sugere-se também a realização de um teste funcional em exercício, preferencialmente o TCPE. O treinamento aeróbico é o mais preconizado, podendo aumentar gradualmente de moderada a alta intensidade ao longo do treinamento. Sugere-se iniciar com uma intensidade menor que 50% do VO_2 de pico ou 10% abaixo do limiar anaeróbico, guiado pela FC. O treinamento aeróbico deve ser complementado com exercícios resistidos a partir da 6ª semana após transplante cardíaco (TxC).

» **Valvopatias:** recomenda-se a realização de um TE para avaliação e prescrição dos exercícios antes de se iniciar o programa, limitando-se a intensidade dos exercícios conforme a ocorrência de anormalidades observadas no teste. Em pacientes que foram submetidos à correção cirúrgica, os limites de intensidade da prescrição dependerão da doença de base, do resultado do procedimento, da presença de lesões residuais, da função ventricular e da resposta ao teste de exercício. Não está indicada realização de atividades semissupervisionadas para pacientes portadores de lesões estenóticas graves, assintomáticas ou não. Pacientes com lesões leves a moderadas ou com lesões regurgitantes importantes, assintomáticos e sem complicadores, podem realizar atividade aeróbica moderada ou de força muscular leve.

» **Portadores de marca-passo (MP) ou cardiodesfibrilador implantável (CDI):** devem-se avaliar a patologia de base, a função ventricular, a presença de arritmias e os parâmetros de ajuste do dispositivo. Entre os ajustes do MP, é imprescindível saber o modo de programação, os limites programados de FC, o tipo e a adaptação do sensor de frequência. O ritmo próprio do paciente, o tipo de MP e a presença de sensor influenciarão a reposta da FC ao esforço, devendo ser avaliados para prescrição de exercícios. No caso dos pacientes com CDI, deve-se limitar a intensidade entre 10 bpm e 20 bpm abaixo da FC programada para a terapêutica (choque ou *burst*).

Bibliografia consultada

Anderson L, Thompson D, Oldridge N, Zwisler A, Rees K, Martin N et al. Exercise-based cardiac rehabilitation for coronary heart disease. Cochrane Database of Systematic Reviews. 2016.

Bozkurt B, Fonarow G, Goldberg L, Guglin M, Panjrath G, Pina I et al. Cardiac rehabilitation for patients with heart failure: JACC Expert Panel. Journal of the American College of Cardiology. 2021;77(11):1454-69.

Bozkurt B. Cardiac rehabilitation for patients with heart failure. Journal of the American College of Cardiology. 2021;(77).

Carvalho T, Milani M, Ferraz AS, Silveira AD, Herdy AH, Hossri CAC et al. Diretriz Brasileira de Reabilitação Cardiovascular – 2020. Arq Bras Cardiol. 2020;114(5):943-87.

Cornelissen V, Smart N. Exercise training for blood pressure: a systematic review and meta-analysis. Journal of the American Heart Association. 2013;2(1).

Costa FF, Oliveira PA. Reabilitação cardiovascular e esporte para o cardiopata. In: Santos EC, Mastrocola F. Cardiologia – Cardiopapers. 2. ed. Rio de Janeiro, Atheneu. 2019:647-9.

Herdy AH, Lopez-Jimenez F, Terzic CP, Milani M, Stein R, Carvalho T et al. Consenso Sul-Americano de Prevenção e Reabilitação Cardiovascular. Arq Bras Cardiol. 2014;103(21):1-31.

Knuuti J. 2019 ESC guidelines for the diagnosis and management of chronic coronary syndromes. The task force for the diagnosis and management of chronic coronary syndromes of the European Society of Cardiology (ESC). Russian Journal of Cardiology. 2020;25(2):119-80.

Leitzmann M. Physical activity recommendations and decreased risk of mortality. Archives of Internal Medicine. 2007;167(22):2453.

Montalescot G, Sechtem U, Achenbach S, Andreotti F, Arden C et al. 2013 ESC guidelines on the management of stable coronary artery disease: the Task Force on the management of stable coronary artery disease of the European Society of Cardiology. Eur Heart J. 2013;34(38): 2949-3003.

Peliccia A et al. 2020 ESC guidelines on sports cardiology and exercise in patients with cardiovascular disease. European Heart Journal. 2021;42:17-96.

Rossi A, Dikareva A, Bacon S, Daskalopoulou S. The impact of physical activity on mortality in patients with high blood pressure. Journal of Hypertension. 2012;30(7):1277-88.

Whelton S, Chin A, He J. Effect of aerobic exercise on blood pressure: a meta-analysis of randomized controlled trials. Circulation. 2001;103(1):1369-1369.

Índice Remissivo

B

C

D

E

F

G

H

I

K

L

M

N

O

P

R

S

T

U

V

Y